海关检验检疫业务实务手册

进出口食品化妆品检验检疫篇

《海关检验检疫业务实务手册》编委会◎编著

检验检疫业务实务宝典

全方面文件汇集　全流程专题解析　全业务实务指南

中国海关出版社有限公司
·北京·

图书在版编目（CIP）数据

海关检验检疫业务实务手册．进出口食品化妆品检验检疫篇/《海关检验检疫业务实务手册》编委会编著．—北京：中国海关出版社有限公司，2023.1
ISBN 978-7-5175-0626-3

Ⅰ.①海… Ⅱ.①海… Ⅲ.①国境检疫—卫生检疫—中国—手册 ②进出口商品—食品安全—食品检验—中国—手册 ③进出口商品—化妆品—检验—中国—手册 Ⅳ.①R185.3-62 ②TS207-62 ③TQ658-62

中国版本图书馆 CIP 数据核字（2022）第 244758 号

海关检验检疫业务实务手册——进出口食品化妆品检验检疫篇

HAIGUAN JIANYAN JIANYI YEWU SHIWU SHOUCE——JINCHUKOU SHIPIN HUAZHUANGPIN JIANYAN JIANYI PIAN

编　　者：《海关检验检疫业务实务手册》编委会
策划编辑：史　娜
责任编辑：文珍妮
出版发行：中国海关出版社有限公司
社　　址：北京市朝阳区东四环南路甲 1 号　　邮政编码：100023
编 辑 部：01065194242-7533（电话）
发 行 部：01065194221/4238/4246/5127（电话）
社办书店：01065195616（电话）
https://weidian.com/?userid=319526934（网址）
印　　刷：北京新华印刷有限公司　　经　　销：新华书店
开　　本：889mm×1194mm　1/16
印　　张：52　　字　　数：1394 千字
版　　次：2023 年 1 月第 1 版
印　　次：2023 年 1 月第 1 次印刷
书　　号：ISBN 978-7-5175-0626-3
定　　价：180.00 元

《海关检验检疫业务实务手册》

编委会

王静松　孙鲁文　王　莹　张　博　陈凤凰
赵凤奇　陈卫军　于雪梅　孙　睿

《进出口食品化妆品检验检疫篇》

编写组

孙鲁文　王　莹　张　博　孙　睿　王静松

《海关检验检疫业务实务手册》

丛书序

2020年，受海关出版社的邀约，几位专注于海关检验检疫业务政策研究的编委经过近一年的时间，完成了《海关检验检疫业务指导手册》的编写工作。这套4册丛书的出版，受到了一线关员和广大从业者的广泛关注和高度评价。作为一套综合介绍海关检验检疫业务管理政策的辅助工具书，其给从事海关管理工作的各级领导、一线工作关员以及从事进出口业务的企业提供了不可或缺的参考。很多系统内领导和关员表示，这套丛书给他们的工作提供了巨大的帮助。特别是新参与海关检验检疫工作的关员，通过对这套丛书全面系统的学习，很快掌握了各项政策。这套丛书对其规范开展检验检疫工作起到了积极的促进作用。进出口企业的业内人士也表示，这套丛书在他们从事进出口业务过程中给他们提供了全面及时的业务政策支持，有效地避免了外贸业务通关过程中的各种问题，大大提升了通关效率。

在过去的两年里，海关检验检疫政策也发生了非常大的变化，从几部法律法规的先后修订（修正），到管理办法的调整，再到具体产品检验检疫要求的更新等，广大读者迫切希望有更新版的图书出版发行。针对广大读者的呼声，我们决定重启这套丛书的新版修订编辑工作，编写团队还专门吸纳了新鲜血液，以确保专业能力的充分体现。2022年夏天启动这项工作后，编委会经过充分论证，决定在原有框架结构基础上对部分章节内容进行大幅调整，编委会成员利用业余时间搜集整理这两年来各方面政策的变化内容，充实完善到这套丛书中，保留了对政策法规解读的延续性，着重对法律法规及文件进行说明、注释、解读，全面提升内容的直观性、准确性、可读性，以满足广大读者了解最新业务政策的迫切需求。经过各位编委的努力，本套丛书中主要工作规范、业务要求基本更新到2022年10月，有效地保障了内容的时效性。编委会成员一致认为，应尽自身所能，把对检验检疫业务的研究理解和多年所积累的宝贵“财富”贡献出来，使得海关检验检疫业务的精髓通过这套丛书得以传承和发扬。

这套丛书的编写，不仅借鉴了检验检疫业务相关图书的精髓，也承蒙行业内的一些业务专家给予无私指导，在此代表编委会成员表示由衷的感谢！

由于编委会成员业务水平、编辑时间的关系，以及实际业务政策不断更新，书中难免存在错漏，如有与实际业务政策不符之处，请以官方最新发布政策为准。在此也希望广大读者和专业人士对于书中存在的错误和问题及时提出，我们将做及时的改正和完善。

编委会

2022年11月

前言

习近平总书记指出，各级党委和政府及有关部门要全面做好食品安全工作，坚持最严谨的标准、最严格的监管、最严厉的处罚、最严肃的问责，增强食品安全监管统一性和专业性，切实提高食品安全监管水平和能力。《中华人民共和国食品安全法》第一条明确规定了其立法目的是保证食品安全，保障公众身体健康和生命安全。

海关总署和各级海关履行国家出入境检验检疫部门和出入境检验检疫机构职责，依法对进出口食品化妆品开展检验检疫工作。

从事进出口食品化妆品检验检疫工作，首先要明确其工作依据。《中华人民共和国食品安全法》专门设置了第六章“食品进出口”，对进出口食品、食品添加剂、食品相关产品的检验监督管理进行了规定，并规定进口的食品、食品添加剂应当依照进出口商品检验相关法律、行政法规的规定检验合格。进出口化妆品列入了《中华人民共和国进出口商品检验法》规定的必须实施检验的进出口商品目录。因此，《中华人民共和国食品安全法》及其实施条例、《中华人民共和国进出口商品检验法》及其实施条例，共同构成进出口食品化妆品检验检疫的法律体系基础。同时，本书还收录了与进出口食品化妆品检验检疫有关的《中华人民共和国生物安全法》、《中华人民共和国进出境动植物检疫法》及其实施条例和《国务院关于加强食品等产品安全监督管理的特别规定》；收集了4部法律法规中与进出口食品化妆品检验检疫工作相关的条款；梳理了涉及进出口食品化妆品检验检疫的现行有效的5部规章的法律法规条款、行政审批和备案、用语定义和特别说明事项；收录了部分重要的与进出口食品化妆品检验检疫相关的文件。

在此基础上，本书对进出口食品化妆品检验检疫的资质管理要求、涉检申报管理要求、现场作业要求和签证管理要求等具体业务管理要求逐一进行了详细阐述。其中，资质管理要求部分，通过对进出口食品检验监管过程中行政相对人的资质管理要求进行梳理和介绍，使读者较全面地了解海关对哪些与食品相关行政相对人有资质管理方面的要求，同时了解相关资质要求的法律依据、办理流程和审核要点。涉检申报管理要求部分，通过对进口食品化妆品报关和出口食品化妆品属地监管申请过程中需实施检验的申报要求进行梳理和介绍，使读者能全面地了解海关对不同货物的要求和注意事项，包括产品范围、审批备案、管理要求和单证审核要求等。现场作业要求部分，对海关总署及原国家质量监督检验检疫总局①的规章和重要文件进行梳理，介绍进出口食品化妆品检验检疫作业内容，收录了相关国家和地区进出口食品的议定检验检疫要求，供广大读者

① 2018年3月，中共中央印发了《深化党和国家机构改革方案》，国家质量监督检验检疫总局的出入境检验检疫管理职责和队伍划入海关总署。本书涉及的2018年3月前的部分相关规章、文件等，由国家质量监督检验检疫总局发布。因此，本书除特别说明外，后文将原国家质量监督检验检疫总局统一简称为国家质检总局。

了解。签证管理要求部分，重点介绍相关食品化妆品检验签证文件清单及签证要求，同时提供了部分证单样例，方便读者在日常工作中参考借鉴。

本书涉及肉类产品、水产品、蛋类、乳品、蜂产品、燕窝、食用植物油、化妆品等类别的检验检疫管理内容，希望通过上述环节的内容介绍，尽可能地使读者对进出口食品化妆品检验检疫工作有所了解，并能对日常相关工作有所帮助。

出入境检验检疫管理职责和队伍划入海关总署后，检验检疫作业已全面融入全国通关一体化整体框架和流程，实现了“统一申报单证、统一作业系统、统一风险研判、统一指令下达、统一现场执法”。本书已力求与实际工作要求保持一致，但业务融合的过程，也是检验检疫作业要求不断调整的过程，实际业务如有与本书介绍不一致之处，应以最新的法规、规章和文件要求为准。

编者

2022 年 11 月

目　录

进出口食品化妆品检验检疫相关法律法规、规章和文件

进出口食品化妆品检验检疫资质管理

进出口食品化妆品涉检申报业务管理

进出口食品化妆品检验检疫现场作业要求

进出口食品化妆品检验检疫签证作业要求

附 录

进出口食品化妆品检验检疫相关法律法规、规章和文件

导读：

本部分主要收录了涉及进出口食品化妆品检验检疫的《中华人民共和国食品安全法》及其实施条例、《中华人民共和国进出口商品检验法》及其实施条例、《中华人民共和国生物安全法》、《中华人民共和国进出境动植物检疫法》及其实施条例和《国务院关于加强食品等产品安全监督管理的特别规定》；收集了4部法律法规中与进出口食品化妆品检验检疫工作相关的条款；梳理了涉及进出口食品化妆品检验检疫的现行有效的5部规章的相关条款、审批和备案流程、用语定义和特别说明事项；收录了部分重要的与进出口食品化妆品检验检疫相关的文件。

第一章
进出口食品化妆品安全及检验检疫法律法规

进出口食品化妆品安全和检验检疫法律法规体系，主要包括《中华人民共和国食品安全法》及其实施条例、《中华人民共和国进出口商品检验法》及其实施条例、《中华人民共和国生物安全法》、《中华人民共和国进出境动植物检疫法》及其实施条例和《国务院关于加强食品等产品安全监督管理的特别规定》等。此外，本章还收录了其他包含进出口食品化妆品安全和检验检疫工作内容的法律及行政法规的条文。

第一节　《中华人民共和国食品安全法》

一、《中华人民共和国食品安全法》概况

《中华人民共和国食品安全法》（以下简称《食品安全法》）于2009年2月28日经第十一届全国人民代表大会常务委员会第七次会议通过，由中华人民共和国主席令第9号发布，自2009年6月1日起施行。《中华人民共和国食品卫生法》同时废止（第一百零四条）。

《食品安全法》对进出口食品的监督管理设置了专门的章节“第六章　食品进出口”，共8条。

《食品安全法》公布施行后，历经1次修订，2次修正。其中，2015年的第一次修订幅度较大，篇幅由原来的10章104条扩充到10章154条。此次修订前的版本，以下简称《食品安全法》（2009）。

二、《食品安全法》第一次修订

（一）修改决定

中华人民共和国主席令

第二十一号

《中华人民共和国食品安全法》已由中华人民共和国第十二届全国人民代表大会常务委员会第十四次会议于2015年4月24日修订通过，现将修订后的《中华人民共和国食品安全法》公布，自2015年10月1日起施行。

中华人民共和国主席习近平

2015年4月24日

党的十八大以来，党中央、国务院进一步改革完善我国食品安全监管体制，着力建立最严格的食品安全监管制度，积极推进食品安全社会共治格局。为了以法律形式固定监管体制改革成果、完善监管制度机制，解决当前食品安全领域存在的突出问题，以法治方式维护食品安全，为最严格的

食品安全监管提供体制制度保障，有必要对《食品安全法》进行修订。

本次修订的主要内容包括：强化预防为主、风险防范的法律制度，设立最严格的全过程监管法律制度，建立最严格的法律责任制度，实行社会共治。针对进出口食品的修改重点是进一步明确进出口食品管理制度，重在把好进口食品的口岸管理关。

修订后的《食品安全法》依然保留专门的章节规范进出口食品监督管理，并扩展到11条。

（二）修订前后内容对比

修订前后内容对比见表1-1。

表1-1　修订前后内容对比

《食品安全法》（2009）	《食品安全法》	备注
—	第九十一条　国家出入境检验检疫部门对进出口食品安全实施监督管理。	增加
第六十二条　进口的食品、食品添加剂以及食品相关产品应当符合我国食品安全国家标准。 进口的食品应当经出入境检验检疫机构检验合格后，海关凭出入境检验检疫机构签发的通关证明放行。	第九十二条　进口的食品、食品添加剂、食品相关产品应当符合我国食品安全国家标准。 进口的食品、食品添加剂应当经出入境检验检疫机构依照进出口商品检验相关法律、行政法规的规定检验合格。 进口的食品、食品添加剂应当按照国家出入境检验检疫部门的要求随附合格证明材料。	修订
第六十三条　进口尚无食品安全国家标准的食品，或者首次进口食品添加剂新品种、食品相关产品新品种，进口商应当向国务院卫生行政部门提出申请并提交相关的安全性评估材料。国务院卫生行政部门依照本法第四十四条的规定作出是否准予许可的决定，并及时制定相应的食品安全国家标准。	第九十三条　进口尚无食品安全国家标准的食品，由境外出口商、境外生产企业或者其委托的进口商向国务院卫生行政部门提交所执行的相关国家（地区）标准或者国际标准。国务院卫生行政部门对相关标准进行审查，认为符合食品安全要求的，决定暂予适用，并及时制定相应的食品安全国家标准。进口利用新的食品原料生产的食品或者进口食品添加剂新品种、食品相关产品新品种，依照本法第三十七条的规定办理。 出入境检验检疫机构按照国务院卫生行政部门的要求，对前款规定的食品、食品添加剂、食品相关产品进行检验，检验结果应当公开。	修订
—	第九十四条　境外出口商、境外生产企业应当保证向我国出口的食品、食品添加剂、食品相关产品符合本法以及我国其他有关法律、行政法规的规定和食品安全国家标准的要求，并对标签、说明书的内容负责。 进口商应当建立境外出口商、境外生产企业审核制度，重点审核前款规定的内容；审核不合格的，不得进口。 发现进口食品不符合我国食品安全国家标准或者有证据证明可能危害人体健康的，进口商应当立即停止进口，并依照本法第六十三条的规定召回。	增加

表1-1　续1

《食品安全法》（2009）	《食品安全法》	备注
第六十四条　境外发生的食品安全事件可能对我国境内造成影响，或者在进口食品中发现严重食品安全问题的，国家出入境检验检疫部门应当及时采取风险预警或者控制措施，并向国务院卫生行政、农业行政、工商行政管理和国家食品药品监督管理部门通报。接到通报的部门应当及时采取相应措施。	第九十五条　境外发生的食品安全事件可能对我国境内造成影响，或者在进口食品、食品添加剂、食品相关产品中发现严重食品安全问题的，国家出入境检验检疫部门应当及时采取风险预警或者控制措施，并向国务院食品药品监督管理、卫生行政、农业行政部门通报。接到通报的部门应当及时采取相应措施。 县级以上人民政府食品药品监督管理部门对国内市场上销售的进口食品、食品添加剂实施监督管理。发现存在严重食品安全问题的，国务院食品药品监督管理部门应当及时向国家出入境检验检疫部门通报。国家出入境检验检疫部门应当及时采取相应措施。	修订
第六十五条　向我国境内出口食品的出口商或者代理商应当向国家出入境检验检疫部门备案。向我国境内出口食品的境外食品生产企业应当经国家出入境检验检疫部门注册。 国家出入境检验检疫部门应当定期公布已经备案的出口商、代理商和已经注册的境外食品生产企业名单。	第九十六条　向我国境内出口食品的境外出口商或者代理商、进口食品的进口商应当向国家出入境检验检疫部门备案。向我国境内出口食品的境外食品生产企业应当经国家出入境检验检疫部门注册。已经注册的境外食品生产企业提供虚假材料，或者因其自身的原因致使进口食品发生重大食品安全事故的，国家出入境检验检疫部门应当撤销注册并公告。 国家出入境检验检疫部门应当定期公布已经备案的境外出口商、代理商、进口商和已经注册的境外食品生产企业名单。	修订
第六十六条　进口的预包装食品应当有中文标签、中文说明书。标签、说明书应当符合本法以及我国其他有关法律、行政法规的规定和食品安全国家标准的要求，载明食品的原产地以及境内代理商的名称、地址、联系方式。预包装食品没有中文标签、中文说明书或者标签、说明书不符合本条规定的，不得进口。	第九十七条　进口的预包装食品、食品添加剂应当有中文标签；依法应当有说明书的，还应当有中文说明书。标签、说明书应当符合本法以及我国其他有关法律、行政法规的规定和食品安全国家标准的要求，并载明食品的原产地以及境内代理商的名称、地址、联系方式。预包装食品没有中文标签、中文说明书或者标签、说明书不符合本条规定的，不得进口。	修订
第六十七条　进口商应当建立食品进口和销售记录制度，如实记录食品的名称、规格、数量、生产日期、生产或者进口批号、保质期、出口商和购货者名称及联系方式、交货日期等内容。 食品进口和销售记录应当真实，保存期限不得少于二年。	第九十八条　进口商应当建立食品、食品添加剂进口和销售记录制度，如实记录食品、食品添加剂的名称、规格、数量、生产日期、生产或者进口批号、保质期、境外出口商和购货者名称、地址及联系方式、交货日期等内容，并保存相关凭证。记录和凭证保存期限应当符合本法第五十条第二款的规定。	修订
第六十八条　出口的食品由出入境检验检疫机构进行监督、抽检，海关凭出入境检验检疫机构签发的通关证明放行。 出口食品生产企业和出口食品原料种植、养殖场应当向国家出入境检验检疫部门备案。	第九十九条　出口食品生产企业应当保证其出口食品符合进口国（地区）的标准或者合同要求。 出口食品生产企业和出口食品原料种植、养殖场应当向国家出入境检验检疫部门备案。	修订

表1-1 续2

《食品安全法》(2009)	《食品安全法》	备注
第六十九条 国家出入境检验检疫部门应当收集、汇总进出口食品安全信息,并及时通报相关部门、机构和企业。 国家出入境检验检疫部门应当建立进出口食品的进口商、出口商和出口食品生产企业的信誉记录,并予以公布。对有不良记录的进口商、出口商和出口食品生产企业,应当加强对其进出口食品的检验检疫。	第一百条 国家出入境检验检疫部门应当收集、汇总下列进出口食品安全信息,并及时通报相关部门、机构和企业: (一)出入境检验检疫机构对进出口食品实施检验检疫发现的食品安全信息; (二)食品行业协会和消费者协会等组织、消费者反映的进口食品安全信息; (三)国际组织、境外政府机构发布的风险预警信息及其他食品安全信息,以及境外食品行业协会等组织、消费者反映的食品安全信息; (四)其他食品安全信息。 国家出入境检验检疫部门应当对进出口食品的进口商、出口商和出口食品生产企业实施信用管理,建立信用记录,并依法向社会公布。对有不良记录的进口商、出口商和出口食品生产企业,应当加强对其进出口食品的检验检疫。	修订
—	第一百零一条 国家出入境检验检疫部门可以对向我国境内出口食品的国家(地区)的食品安全管理体系和食品安全状况进行评估和审查,并根据评估和审查结果,确定相应检验检疫要求。	增加

(三)用语定义

修订后的《食品安全法》第一百五十条规定了本法中有关用语的定义。

食品:指各种供人食用或者饮用的成品和原料以及按照传统既是食品又是中药材的物品,但是不包括以治疗为目的的物品。

食品安全:指食品无毒、无害,符合应当有的营养要求,对人体健康不造成任何急性、亚急性或者慢性危害。

预包装食品:指预先定量包装或者制作在包装材料、容器中的食品。

食品添加剂:指为改善食品品质和色、香、味以及为防腐、保鲜和加工工艺的需要而加入食品中的人工合成或者天然物质,包括营养强化剂。

用于食品的包装材料和容器:指包装、盛放食品或者食品添加剂用的纸、竹、木、金属、搪瓷、陶瓷、塑料、橡胶、天然纤维、化学纤维、玻璃等制品和直接接触食品或者食品添加剂的涂料。

用于食品生产经营的工具、设备:指在食品或者食品添加剂生产、销售、使用过程中直接接触食品或者食品添加剂的机械、管道、传送带、容器、用具、餐具等。

用于食品的洗涤剂、消毒剂:指直接用于洗涤或者消毒食品、餐具、饮具以及直接接触食品的工具、设备或者食品包装材料和容器的物质。

食品保质期:指食品在标明的贮存条件下保持品质的期限。

食源性疾病:指食品中致病因素进入人体引起的感染性、中毒性等疾病,包括食物中毒。

食品安全事故:指食源性疾病、食品污染等源于食品,对人体健康有危害或者可能有危害的事故。

（四）特别规定

修订后的《食品安全法》第一百五十二条规定："国境口岸食品的监督管理由出入境检验检疫机构依照本法以及有关法律、行政法规的规定实施。"

这一规定，与《中华人民共和国国境卫生检疫法》《中华人民共和国国境卫生检疫法实施细则》和《中华人民共和国国境口岸卫生监督办法》的相关规定保持一致，从法律适用上，明确了国境口岸食品的监督管理仍由出入境检验检疫机构实施，解决了《食品安全法》（2009）在国境口岸食品监督管理方面的实际困扰。

《中华人民共和国国境卫生检疫法》有关条款：

第十八条 国境卫生检疫机关根据国家规定的卫生标准，对国境口岸的卫生状况和停留在国境口岸的入境、出境的交通工具的卫生状况实施卫生监督：

（一）监督和指导有关人员对啮齿动物、病媒昆虫的防除；

（二）检查和检验食品、饮用水及其储存、供应、运输设施；

……

《中华人民共和国国境卫生检疫法实施细则》有关条款：

第一百零七条 对饮用水、食品及从业人员的卫生要求是：

（一）国境口岸和交通工具上的食品、饮用水必须符合有关的卫生标准；

……

《中华人民共和国国境口岸卫生监督办法》有关条款：

第十七条 供应国境口岸和交通工具上的食品必须符合《中华人民共和国食品安全法》的规定和食品安全标准。

（五）行政审批事项

《食品安全法》共设定与进出口食品相关的行政审批事项1项：进口食品生产企业注册和出口食品生产企业备案。（第九十六条、第九十九条，2020年取消。）

三、《食品安全法》第一次修正

根据2018年12月29日第十三届全国人民代表大会常务委员会第七次会议《关于修改〈中华人民共和国产品质量法〉等五部法律的决定》修改。

（一）修改决定（节选）

五、对《中华人民共和国食品安全法》作出修改

（一）将第五条、第六条、第七条、第八条第二款、第十四条、第十六条、第十九条、第二十一条第二款、第二十二条、第二十三条、第二十七条、第三十二条、第三十五条第二款、第三十六条第一款、第三十八条、第四十二条第三款、第四十四条第三款、第四十七条、第四十八条第二款、第六十一条、第六十二条第二款、第六十三条、第六十四条、第七十三条第二款、第七十五条第二款、第七十六条第一款、第七十七条第一款、第七十九条、第八十条第一款、第八十一条、第八十二条第二款、第八十三条、第八十四条第二款、第八十七条、第八十八条第一款、第九十五条、第一百零三条、第一百零四条、第一百零五条、第一百零六条、第一百零九条、第一百一十二条第一款、第一百一十三条、第一百一十四条、第一百一十五条第一款、第一百一十六条、第一百一十七条、第一百一十八条、第一百一十九条、第一百二十条第二款、第一百二十一条、第一百二十二条、第一百二十三条、第一百二十四条第一款、第一百二十五条、第一百二十六条、第一百三十条第一款、第一百三十一条第一款、第一百三十二条、第一百三十四条、第一百三十五条第三款、第一百四十条、第一百四十四条、第一百四十五条、第一百四十六条、第一百五十二条中的"食品药品监督管理"修改为"食品安全监督管理"。

（二）删去第十四条、第十九条、第二十一条第二款、第三十二条、第一百零三条第二款、第一百零五条第一款、第一百零九条、第一百一十五条第一款、第一百一十六条、第一百一十八条第二款、第一百一十九条、第一百二十一条、第一百四十四条、第一百四十五条、第一百四十六条中的“质量监督”。

（三）将第四十一条、第一百二十四条第三款、第一百二十六条第三款、第一百五十二条第三款中的“质量监督”修改为“食品安全监督管理”。

（四）将第一百一十条中的“食品药品监督管理、质量监督部门履行各自食品安全监督管理职责”修改为“食品安全监督管理部门履行食品安全监督管理职责”。

（五）将第一百二十一条第三款中的“环境保护”修改为“生态环境”。

（二）修改前内容

第五条 国务院设立食品安全委员会，其职责由国务院规定。

国务院食品药品监督管理部门依照本法和国务院规定的职责，对食品生产经营活动实施监督管理。

国务院卫生行政部门依照本法和国务院规定的职责，组织开展食品安全风险监测和风险评估，会同国务院食品药品监督管理部门制定并公布食品安全国家标准。

国务院其他有关部门依照本法和国务院规定的职责，承担有关食品安全工作。

第十四条 国家建立食品安全风险监测制度，对食源性疾病、食品污染以及食品中的有害因素进行监测。

国务院卫生行政部门会同国务院食品药品监督管理、质量监督等部门，制定、实施国家食品安全风险监测计划。

国务院食品药品监督管理部门和其他有关部门获知有关食品安全风险信息后，应当立即核实并向国务院卫生行政部门通报。对有关部门通报的食品安全风险信息以及医疗机构报告的食源性疾病等有关疾病信息，国务院卫生行政部门应当会同国务院有关部门分析研究，认为必要的，及时调整国家食品安全风险监测计划。

省、自治区、直辖市人民政府卫生行政部门会同同级食品药品监督管理、质量监督等部门，根据国家食品安全风险监测计划，结合本行政区域的具体情况，制定、调整本行政区域的食品安全风险监测方案，报国务院卫生行政部门备案并实施。

第四十一条 生产食品相关产品应当符合法律、法规和食品安全国家标准。对直接接触食品的包装材料等具有较高风险的食品相关产品，按照国家有关工业产品生产许可证管理的规定实施生产许可。质量监督部门应当加强对食品相关产品生产活动的监督管理。

第一百一十条 县级以上人民政府食品药品监督管理、质量监督部门履行各自食品安全监督管理职责，有权采取下列措施，对生产经营者遵守本法的情况进行监督检查：

（一）进入生产经营场所实施现场检查；

（二）对生产经营的食品、食品添加剂、食品相关产品进行抽样检验；

（三）查阅、复制有关合同、票据、账簿以及其他有关资料；

（四）查封、扣押有证据证明不符合食品安全标准或者有证据证明存在安全隐患以及用于违法生产经营的食品、食品添加剂、食品相关产品；

（五）查封违法从事生产经营活动的场所。

（三）修订背景

此次修订，系落实第十三届全国人民代表大会第一次会议《关于国务院机构改革方案的决定》规定，“将国家工商行政管理总局的职责，国家质量监督检验检疫总局的职责，国家食品药品监督管理总局的职责，国家发展和改革委员会的价格监督检查与反垄断执法职责，商务部的经营者集中反垄断执法以及国务院反垄断委员会办公室等职责整合，组建国家市场监督管理总局，作为国务院直属机构。同时，组建国家药品监督管理局，由国家市场监督管理总局管理”。

四、《食品安全法》第二次修正

根据2021年4月29日第十三届全国人民代表大会常务委员会第二十八次会议《关于修改〈中华人民共和国道路交通安全法〉等八部法律的决定》修改。

（一）修改决定（节选）

八、对《中华人民共和国食品安全法》作出修改

将第三十五条第一款修改为：“国家对食品生产经营实行许可制度。从事食品生产、食品销售、餐饮服务，应当依法取得许可。但是，销售食用农产品和仅销售预包装食品的，不需要取得许可。仅销售预包装食品的，应当报所在地县级以上地方人民政府食品安全监督管理部门备案。”

（二）修改前内容

第三十五条 国家对食品生产经营实行许可制度。从事食品生产、食品销售、餐饮服务，应当依法取得许可。但是，销售食用农产品，不需要取得许可。

修订、修正后的《食品安全法》附后。

中华人民共和国食品安全法

第一章 总 则

第一条 为了保证食品安全，保障公众身体健康和生命安全，制定本法。

第二条 在中华人民共和国境内从事下列活动，应当遵守本法：

（一）食品生产和加工（以下称食品生产），食品销售和餐饮服务（以下称食品经营）；

（二）食品添加剂的生产经营；

（三）用于食品的包装材料、容器、洗涤剂、消毒剂和用于食品生产经营的工具、设备（以下称食品相关产品）的生产经营；

（四）食品生产经营者使用食品添加剂、食品相关产品；

（五）食品的贮存和运输；

（六）对食品、食品添加剂、食品相关产品的安全管理。

供食用的源于农业的初级产品（以下称食用农产品）的质量安全管理，遵守《中华人民共和国农产品质量安全法》的规定。但是，食用农产品的市场销售、有关质量安全标准的制定、有关安全信息的公布和本法对农业投入品作出规定的，应当遵守本法的规定。

第三条 食品安全工作实行预防为主、风险管理、全程控制、社会共治，建立科学、严格的监督管理制度。

第四条 食品生产经营者对其生产经营食品的安全负责。

食品生产经营者应当依照法律、法规和食品安全标准从事生产经营活动，保证食品安全，诚信自律，对社会和公众负责，接受社会监督，承担社会责任。

第五条 国务院设立食品安全委员会，其职责由国务院规定。

国务院食品安全监督管理部门依照本法和国务院规定的职责，对食品生产经营活动实施监督管理。

国务院卫生行政部门依照本法和国务院规定的职责，组织开展食品安全风险监测和风险评估，

会同国务院食品安全监督管理部门制定并公布食品安全国家标准。

国务院其他有关部门依照本法和国务院规定的职责，承担有关食品安全工作。

第六条 县级以上地方人民政府对本行政区域的食品安全监督管理工作负责，统一领导、组织、协调本行政区域的食品安全监督管理工作以及食品安全突发事件应对工作，建立健全食品安全全程监督管理工作机制和信息共享机制。

县级以上地方人民政府依照本法和国务院的规定，确定本级食品安全监督管理、卫生行政部门和其他有关部门的职责。有关部门在各自职责范围内负责本行政区域的食品安全监督管理工作。

县级人民政府食品安全监督管理部门可以在乡镇或者特定区域设立派出机构。

第七条 县级以上地方人民政府实行食品安全监督管理责任制。上级人民政府负责对下一级人民政府的食品安全监督管理工作进行评议、考核。县级以上地方人民政府负责对本级食品安全监督管理部门和其他有关部门的食品安全监督管理工作进行评议、考核。

第八条 县级以上人民政府应当将食品安全工作纳入本级国民经济和社会发展规划，将食品安全工作经费列入本级政府财政预算，加强食品安全监督管理能力建设，为食品安全工作提供保障。

县级以上人民政府食品安全监督管理部门和其他有关部门应当加强沟通、密切配合，按照各自职责分工，依法行使职权，承担责任。

第九条 食品行业协会应当加强行业自律，按照章程建立健全行业规范和奖惩机制，提供食品安全信息、技术等服务，引导和督促食品生产经营者依法生产经营，推动行业诚信建设，宣传、普及食品安全知识。

消费者协会和其他消费者组织对违反本法规定，损害消费者合法权益的行为，依法进行社会监督。

第十条 各级人民政府应当加强食品安全的宣传教育，普及食品安全知识，鼓励社会组织、基层群众性自治组织、食品生产经营者开展食品安全法律、法规以及食品安全标准和知识的普及工作，倡导健康的饮食方式，增强消费者食品安全意识和自我保护能力。

新闻媒体应当开展食品安全法律、法规以及食品安全标准和知识的公益宣传，并对食品安全违法行为进行舆论监督。有关食品安全的宣传报道应当真实、公正。

第十一条 国家鼓励和支持开展与食品安全有关的基础研究、应用研究，鼓励和支持食品生产经营者为提高食品安全水平采用先进技术和先进管理规范。

国家对农药的使用实行严格的管理制度，加快淘汰剧毒、高毒、高残留农药，推动替代产品的研发和应用，鼓励使用高效低毒低残留农药。

第十二条 任何组织或者个人有权举报食品安全违法行为，依法向有关部门了解食品安全信息，对食品安全监督管理工作提出意见和建议。

第十三条 对在食品安全工作中做出突出贡献的单位和个人，按照国家有关规定给予表彰、奖励。

第二章 食品安全风险监测和评估

第十四条 国家建立食品安全风险监测制度，对食源性疾病、食品污染以及食品中的有害因素进行监测。

国务院卫生行政部门会同国务院食品安全监督管理等部门，制定、实施国家食品安全风险监测计划。

国务院食品安全监督管理部门和其他有关部门获知有关食品安全风险信息后，应当立即核实并向国务院卫生行政部门通报。对有关部门通报的食品安全风险信息以及医疗机构报告的食源性疾病等有关疾病信息，国务院卫生行政部门应当会同国务院有关部门分析研究，认为必要的，及时调整国家食品安全风险监测计划。

省、自治区、直辖市人民政府卫生行政部门会同同级食品安全监督管理等部门，根据国家食品安全风险监测计划，结合本行政区域的具体情况，制定、调整本行政区域的食品安全风险监测方案，报国务院卫生行政部门备案并实施。

第十五条 承担食品安全风险监测工作的技术机构应当根据食品安全风险监测计划和监测方案开展监测工作，保证监测数据真实、准确，并按照食品安全风险监测计划和监测方案的要求报送监测数据和分析结果。

食品安全风险监测工作人员有权进入相关食用农产品种植养殖、食品生产经营场所采集样品、收集相关数据。采集样品应当按照市场价格支付费用。

第十六条 食品安全风险监测结果表明可能存在食品安全隐患的，县级以上人民政府卫生行政部门应当及时将相关信息通报同级食品安全监督管理等部门，并报告本级人民政府和上级人民政府卫生行政部门。食品安全监督管理等部门应当组织开展进一步调查。

第十七条 国家建立食品安全风险评估制度，运用科学方法，根据食品安全风险监测信息、科学数据以及有关信息，对食品、食品添加剂、食品相关产品中生物性、化学性和物理性危害因素进行风险评估。

国务院卫生行政部门负责组织食品安全风险评估工作，成立由医学、农业、食品、营养、生物、环境等方面的专家组成的食品安全风险评估专家委员会进行食品安全风险评估。食品安全风险评估结果由国务院卫生行政部门公布。

对农药、肥料、兽药、饲料和饲料添加剂等的安全性评估，应当有食品安全风险评估专家委员会的专家参加。

食品安全风险评估不得向生产经营者收取费用，采集样品应当按照市场价格支付费用。

第十八条 有下列情形之一的，应当进行食品安全风险评估：

（一）通过食品安全风险监测或者接到举报发现食品、食品添加剂、食品相关产品可能存在安全隐患的；

（二）为制定或者修订食品安全国家标准提供科学依据需要进行风险评估的；

（三）为确定监督管理的重点领域、重点品种需要进行风险评估的；

（四）发现新的可能危害食品安全因素的；

（五）需要判断某一因素是否构成食品安全隐患的；

（六）国务院卫生行政部门认为需要进行风险评估的其他情形。

第十九条 国务院食品安全监督管理、农业行政等部门在监督管理工作中发现需要进行食品安全风险评估的，应当向国务院卫生行政部门提出食品安全风险评估的建议，并提供风险来源、相关检验数据和结论等信息、资料。属于本法第十八条规定情形的，国务院卫生行政部门应当及时进行食品安全风险评估，并向国务院有关部门通报评估结果。

第二十条 省级以上人民政府卫生行政、农业行政部门应当及时相互通报食品、食用农产品安全风险监测信息。

国务院卫生行政、农业行政部门应当及时相互通报食品、食用农产品安全风险评估结果等信息。

第二十一条 食品安全风险评估结果是制定、修订食品安全标准和实施食品安全监督管理的科学依据。

经食品安全风险评估，得出食品、食品添加剂、食品相关产品不安全结论的，国务院食品安全监督管理等部门应当依据各自职责立即向社会公告，告知消费者停止食用或者使用，并采取相应措施，确保该食品、食品添加剂、食品相关产品停止生产经营；需要制定、修订相关食品安全国家标准的，国务院卫生行政部门应当会同国务院食品安全监督管理部门立即制定、修订。

第二十二条 国务院食品安全监督管理部门应当会同国务院有关部门，根据食品安全风险评估结果、食品安全监督管理信息，对食品安全状况进行综合分析。对经综合分析表明可能具有较高程度安全风险的食品，国务院食品安全监督管理部门应当及时提出食品安全风险警示，并向社会公布。

第二十三条 县级以上人民政府食品安全监督管理部门和其他有关部门、食品安全风险评估专家委员会及其技术机构，应当按照科学、客观、及时、公开的原则，组织食品生产经营者、食品检验机构、认证机构、食品行业协会、消费者协会以及新闻媒体等，就食品安全风险评估信息和食品安全监督管理信息进行交流沟通。

第三章 食品安全标准

第二十四条 制定食品安全标准，应当以保障公众身体健康为宗旨，做到科学合理、安全可靠。

第二十五条 食品安全标准是强制执行的标准。除食品安全标准外，不得制定其他食品强制性标准。

第二十六条 食品安全标准应当包括下列内容：

（一）食品、食品添加剂、食品相关产品中的致病性微生物，农药残留、兽药残留、生物毒素、重金属等污染物质以及其他危害人体健康物质的限量规定；

（二）食品添加剂的品种、使用范围、用量；

（三）专供婴幼儿和其他特定人群的主辅食品的营养成分要求；

（四）对与卫生、营养等食品安全要求有关的标签、标志、说明书的要求；

（五）食品生产经营过程的卫生要求；

（六）与食品安全有关的质量要求；

（七）与食品安全有关的食品检验方法与规程；

（八）其他需要制定为食品安全标准的内容。

第二十七条 食品安全国家标准由国务院卫生行政部门会同国务院食品安全监督管理部门制定、公布，国务院标准化行政部门提供国家标准编号。

食品中农药残留、兽药残留的限量规定及其检验方法与规程由国务院卫生行政部门、国务院农业行政部门会同国务院食品安全监督管理部门制定。

屠宰畜、禽的检验规程由国务院农业行政部门会同国务院卫生行政部门制定。

第二十八条 制定食品安全国家标准，应当依据食品安全风险评估结果并充分考虑食用农产品安全风险评估结果，参照相关的国际标准和国际食品安全风险评估结果，并将食品安全国家标准草案向社会公布，广泛听取食品生产经营者、消费者、有关部门等方面的意见。

食品安全国家标准应当经国务院卫生行政部门组织的食品安全国家标准审评委员会审查通过。食品安全国家标准审评委员会由医学、农业、食品、营养、生物、环境等方面的专家以及国务院有关部门、食品行业协会、消费者协会的代表组成，对食品安全国家标准草案的科学性和实用性等进行审查。

第二十九条 对地方特色食品，没有食品安全国家标准的，省、自治区、直辖市人民政府卫生行政部门可以制定并公布食品安全地方标准，报国务院卫生行政部门备案。食品安全国家标准制定后，该地方标准即行废止。

第三十条 国家鼓励食品生产企业制定严于食品安全国家标准或者地方标准的企业标准，在本企业适用，并报省、自治区、直辖市人民政府卫生行政部门备案。

第三十一条 省级以上人民政府卫生行政部门应当在其网站上公布制定和备案的食品安全国家标准、地方标准和企业标准，供公众免费查阅、下载。

对食品安全标准执行过程中的问题，县级以上人民政府卫生行政部门应当会同有关部门及时给予指导、解答。

第三十二条 省级以上人民政府卫生行政部门应当会同同级食品安全监督管理、农业行政等部门，分别对食品安全国家标准和地方标准的执行情况进行跟踪评价，并根据评价结果及时修订食品安全标准。

省级以上人民政府食品安全监督管理、农业行政等部门应当对食品安全标准执行中存在的问题进行收集、汇总，并及时向同级卫生行政部门通报。

食品生产经营者、食品行业协会发现食品安全标准在执行中存在问题的，应当立即向卫生行政部门报告。

第四章 食品生产经营

第一节 一般规定

第三十三条 食品生产经营应当符合食品安全标准，并符合下列要求：

（一）具有与生产经营的食品品种、数量相适应的食品原料处理和食品加工、包装、贮存等场所，保持该场所环境整洁，并与有毒、有害场所以及其他污染源保持规定的距离；

（二）具有与生产经营的食品品种、数量相适应的生产经营设备或者设施，有相应的消毒、更衣、盥洗、采光、照明、通风、防腐、防尘、防蝇、防鼠、防虫、洗涤以及处理废水、存放垃圾和废弃物的设备或者设施；

（三）有专职或者兼职的食品安全专业技术人员、食品安全管理人员和保证食品安全的规章制度；

（四）具有合理的设备布局和工艺流程，防止待加工食品与直接入口食品、原料与成品交叉污染，避免食品接触有毒物、不洁物；

（五）餐具、饮具和盛放直接入口食品的容器，使用前应当洗净、消毒，炊具、用具用后应当洗净，保持清洁；

（六）贮存、运输和装卸食品的容器、工具和设备应当安全、无害，保持清洁，防止食品污染，并符合保证食品安全所需的温度、湿度等特殊要求，不得将食品与有毒、有害物品一同贮存、运输；

（七）直接入口的食品应当使用无毒、清洁的包装材料、餐具、饮具和容器；

（八）食品生产经营人员应当保持个人卫生，生产经营食品时，应当将手洗净，穿戴清洁的工作衣、帽等；销售无包装的直接入口食品时，应当使用无毒、清洁的容器、售货工具和设备；

（九）用水应当符合国家规定的生活饮用水卫生标准；

（十）使用的洗涤剂、消毒剂应当对人体安全、无害；

（十一）法律、法规规定的其他要求。

非食品生产经营者从事食品贮存、运输和装卸的，应当符合前款第六项的规定。

第三十四条 禁止生产经营下列食品、食品添加剂、食品相关产品：

（一）用非食品原料生产的食品或者添加食品添加剂以外的化学物质和其他可能危害人体健康物质的食品，或者用回收食品作为原料生产的食品；

（二）致病性微生物，农药残留、兽药残留、生物毒素、重金属等污染物质以及其他危害人体健康的物质含量超过食品安全标准限量的食品、食品添加剂、食品相关产品；

（三）用超过保质期的食品原料、食品添加剂生产的食品、食品添加剂；

（四）超范围、超限量使用食品添加剂的食品；

（五）营养成分不符合食品安全标准的专供婴幼儿和其他特定人群的主辅食品；

（六）腐败变质、油脂酸败、霉变生虫、污秽不洁、混有异物、掺假掺杂或者感官性状异常的食品、食品添加剂；

（七）病死、毒死或者死因不明的禽、畜、兽、水产动物肉类及其制品；

（八）未按规定进行检疫或者检疫不合格的肉类，或者未经检验或者检验不合格的肉类制品；

（九）被包装材料、容器、运输工具等污染的食品、食品添加剂；

（十）标注虚假生产日期、保质期或者超过保质期的食品、食品添加剂；

（十一）无标签的预包装食品、食品添加剂；

（十二）国家为防病等特殊需要明令禁止生产经营的食品；

（十三）其他不符合法律、法规或者食品安全标准的食品、食品添加剂、食品相关产品。

第三十五条 国家对食品生产经营实行许可制度。从事食品生产、食品销售、餐饮服务，应当依法取得许可。但是，销售食用农产品和仅销售预包装食品的，不需要取得许可。仅销售预包装食品的，应当报所在地县级以上地方人民政府食品安全监督管理部门备案。

县级以上地方人民政府食品安全监督管理部门应当依照《中华人民共和国行政许可法》的规定，审核申请人提交的本法第三十三条第一款第一项至第四项规定要求的相关资料，必要时对申请人的生产经营场所进行现场核查；对符合规定条件的，准予许可；对不符合规定条件的，不予许可并书面说明理由。

第三十六条 食品生产加工小作坊和食品摊贩等从事食品生产经营活动，应当符合本法规定的与其生产经营规模、条件相适应的食品安全要求，保证所生产经营的食品卫生、无毒、无害，食品安全监督管理部门应当对其加强监督管理。

县级以上地方人民政府应当对食品生产加工小作坊、食品摊贩等进行综合治理，加强服务和统一规划，改善其生产经营环境，鼓励和支持其改进生产经营条件，进入集中交易市场、店铺等固定场所经营，或者在指定的临时经营区域、时段经营。

食品生产加工小作坊和食品摊贩等的具体管理办法由省、自治区、直辖市制定。

第三十七条 利用新的食品原料生产食品，或者生产食品添加剂新品种、食品相关产品新品种，应当向国务院卫生行政部门提交相关产品的安全性评估材料。国务院卫生行政部门应当自收到申请之日起六十日内组织审查；对符合食品安全要求的，准予许可并公布；对不符合食品安全要求的，不予许可并书面说明理由。

第三十八条 生产经营的食品中不得添加药品，但是可以添加按照传统既是食品又是中药材的物质。按照传统既是食品又是中药材的物质目录由国务院卫生行政部门会同国务院食品安全监督管理部门制定、公布。①

第三十九条 国家对食品添加剂生产实行许可制度。从事食品添加剂生产，应当具有与所生产食品添加剂品种相适应的场所、生产设备或者设施、专业技术人员和管理制度，并依照本法第三十五条第二款规定的程序，取得食品添加剂生产许可。

生产食品添加剂应当符合法律、法规和食品安全国家标准。

第四十条 食品添加剂应当在技术上确有必要且经过风险评估证明安全可靠，方可列入允许使用的范围；有关食品安全国家标准应当根据技术必要性和食品安全风险评估结果及时修订。

食品生产经营者应当按照食品安全国家标准使用食品添加剂。

第四十一条 生产食品相关产品应当符合法律、法规和食品安全国家标准。对直接接触食品的包装材料等具有较高风险的食品相关产品，按照国家有关工业产品生产许可证管理的规定实施生产许可。食品安全监督管理部门应当加强对食品相关产品生产活动的监督管理。

第四十二条 国家建立食品安全全程追溯制度。

---

① 请参考本书第十二章第一节“七、按照传统既是食品又是中药材的物质特定要求”的参考资料部分。

食品生产经营者应当依照本法的规定，建立食品安全追溯体系，保证食品可追溯。国家鼓励食品生产经营者采用信息化手段采集、留存生产经营信息，建立食品安全追溯体系。

国务院食品安全监督管理部门会同国务院农业行政等有关部门建立食品安全全程追溯协作机制。

第四十三条 地方各级人民政府应当采取措施鼓励食品规模化生产和连锁经营、配送。

国家鼓励食品生产经营企业参加食品安全责任保险。

第二节 生产经营过程控制

第四十四条 食品生产经营企业应当建立健全食品安全管理制度，对职工进行食品安全知识培训，加强食品检验工作，依法从事生产经营活动。

食品生产经营企业的主要负责人应当落实企业食品安全管理制度，对本企业的食品安全工作全面负责。

食品生产经营企业应当配备食品安全管理人员，加强对其培训和考核。经考核不具备食品安全管理能力的，不得上岗。食品安全监督管理部门应当对企业食品安全管理人员随机进行监督抽查考核并公布考核情况。监督抽查考核不得收取费用。

第四十五条 食品生产经营者应当建立并执行从业人员健康管理制度。患有国务院卫生行政部门规定的有碍食品安全疾病的人员，不得从事接触直接入口食品的工作。

从事接触直接入口食品工作的食品生产经营人员应当每年进行健康检查，取得健康证明后方可上岗工作。

第四十六条 食品生产企业应当就下列事项制定并实施控制要求，保证所生产的食品符合食品安全标准：

（一）原料采购、原料验收、投料等原料控制；

（二）生产工序、设备、贮存、包装等生产关键环节控制；

（三）原料检验、半成品检验、成品出厂检验等检验控制；

（四）运输和交付控制。

第四十七条 食品生产经营者应当建立食品安全自查制度，定期对食品安全状况进行检查评价。生产经营条件发生变化，不再符合食品安全要求的，食品生产经营者应当立即采取整改措施；有发生食品安全事故潜在风险的，应当立即停止食品生产经营活动，并向所在地县级人民政府食品安全监督管理部门报告。

第四十八条 国家鼓励食品生产经营企业符合良好生产规范要求，实施危害分析与关键控制点体系，提高食品安全管理水平。

对通过良好生产规范、危害分析与关键控制点体系认证的食品生产经营企业，认证机构应当依法实施跟踪调查；对不再符合认证要求的企业，应当依法撤销认证，及时向县级以上人民政府食品安全监督管理部门通报，并向社会公布。认证机构实施跟踪调查不得收取费用。

第四十九条 食用农产品生产者应当按照食品安全标准和国家有关规定使用农药、肥料、兽药、饲料和饲料添加剂等农业投入品，严格执行农业投入品使用安全间隔期或者休药期的规定，不得使用国家明令禁止的农业投入品。禁止将剧毒、高毒农药用于蔬菜、瓜果、茶叶和中草药材等国家规定的农作物。

食用农产品的生产企业和农民专业合作经济组织应当建立农业投入品使用记录制度。

县级以上人民政府农业行政部门应当加强对农业投入品使用的监督管理和指导，建立健全农业投入品安全使用制度。

第五十条 食品生产者采购食品原料、食品添加剂、食品相关产品，应当查验供货者的许可证和产品合格证明；对无法提供合格证明的食品原料，应当按照食品安全标准进行检验；不得采购或者使用不符合食品安全标准的食品原料、食品添加剂、食品相关产品。

食品生产企业应当建立食品原料、食品添加剂、食品相关产品进货查验记录制度，如实记录食品原料、食品添加剂、食品相关产品的名称、规格、数量、生产日期或者生产批号、保质期、进货日期以及供货者名称、地址、联系方式等内容，并保存相关凭证。记录和凭证保存期限不得少于产品保质期满后六个月；没有明确保质期的，保存期限不得少于二年。

第五十一条 食品生产企业应当建立食品出厂检验记录制度，查验出厂食品的检验合格证和安全状况，如实记录食品的名称、规格、数量、生产日期或者生产批号、保质期、检验合格证号、销售日期以及购货者名称、地址、联系方式等内容，并保存相关凭证。记录和凭证保存期限应当符合本法第五十条第二款的规定。

第五十二条 食品、食品添加剂、食品相关产品的生产者，应当按照食品安全标准对所生产的食品、食品添加剂、食品相关产品进行检验，检验合格后方可出厂或者销售。

第五十三条 食品经营者采购食品，应当查验供货者的许可证和食品出厂检验合格证或者其他合格证明（以下称合格证明文件）。

食品经营企业应当建立食品进货查验记录制度，如实记录食品的名称、规格、数量、生产日期或者生产批号、保质期、进货日期以及供货者名称、地址、联系方式等内容，并保存相关凭证。记录和凭证保存期限应当符合本法第五十条第二款的规定。

实行统一配送经营方式的食品经营企业，可以由企业总部统一查验供货者的许可证和食品合格证明文件，进行食品进货查验记录。

从事食品批发业务的经营企业应当建立食品销售记录制度，如实记录批发食品的名称、规格、数量、生产日期或者生产批号、保质期、销售日期以及购货者名称、地址、联系方式等内容，并保存相关凭证。记录和凭证保存期限应当符合本法第五十条第二款的规定。

第五十四条 食品经营者应当按照保证食品安全的要求贮存食品，定期检查库存食品，及时清理变质或者超过保质期的食品。

食品经营者贮存散装食品，应当在贮存位置标明食品的名称、生产日期或者生产批号、保质期、生产者名称及联系方式等内容。

第五十五条 餐饮服务提供者应当制定并实施原料控制要求，不得采购不符合食品安全标准的食品原料。倡导餐饮服务提供者公开加工过程，公示食品原料及其来源等信息。

餐饮服务提供者在加工过程中应当检查待加工的食品及原料，发现有本法第三十四条第六项规定情形的，不得加工或者使用。

第五十六条 餐饮服务提供者应当定期维护食品加工、贮存、陈列等设施、设备；定期清洗、校验保温设施及冷藏、冷冻设施。

餐饮服务提供者应当按照要求对餐具、饮具进行清洗消毒，不得使用未经清洗消毒的餐具、饮具；餐饮服务提供者委托清洗消毒餐具、饮具的，应当委托符合本法规定条件的餐具、饮具集中消毒服务单位。

第五十七条 学校、托幼机构、养老机构、建筑工地等集中用餐单位的食堂应当严格遵守法律、法规和食品安全标准；从供餐单位订餐的，应当从取得食品生产经营许可的企业订购，并按照要求对订购的食品进行查验。供餐单位应当严格遵守法律、法规和食品安全标准，当餐加工，确保食品安全。

学校、托幼机构、养老机构、建筑工地等集中用餐单位的主管部门应当加强对集中用餐单位的食品安全教育和日常管理，降低食品安全风险，及时消除食品安全隐患。

第五十八条 餐具、饮具集中消毒服务单位应当具备相应的作业场所、清洗消毒设备或者设施，用水和使用的洗涤剂、消毒剂应当符合相关食品安全国家标准和其他国家标准、卫生规范。

餐具、饮具集中消毒服务单位应当对消毒餐具、饮具进行逐批检验，检验合格后方可出厂，并应当随附消毒合格证明。消毒后的餐具、饮具应当在独立包装上标注单位名称、地址、联系方式、消毒日期以及使用期限等内容。

第五十九条 食品添加剂生产者应当建立食品添加剂出厂检验记录制度，查验出厂产品的检验合格证和安全状况，如实记录食品添加剂的名称、规格、数量、生产日期或者生产批号、保质期、检验合格证号、销售日期以及购货者名称、地址、联系方式等相关内容，并保存相关凭证。记录和凭证保存期限应当符合本法第五十条第二款的规定。

第六十条 食品添加剂经营者采购食品添加剂，应当依法查验供货者的许可证和产品合格证明文件，如实记录食品添加剂的名称、规格、数量、生产日期或者生产批号、保质期、进货日期以及供货者名称、地址、联系方式等内容，并保存相关凭证。记录和凭证保存期限应当符合本法第五十条第二款的规定。

第六十一条 集中交易市场的开办者、柜台出租者和展销会举办者，应当依法审查入场食品经营者的许可证，明确其食品安全管理责任，定期对其经营环境和条件进行检查，发现其有违反本法规定行为的，应当及时制止并立即报告所在地县级人民政府食品安全监督管理部门。

第六十二条 网络食品交易第三方平台提供者应当对入网食品经营者进行实名登记，明确其食品安全管理责任；依法应当取得许可证的，还应当审查其许可证。

网络食品交易第三方平台提供者发现入网食品经营者有违反本法规定行为的，应当及时制止并立即报告所在地县级人民政府食品安全监督管理部门；发现严重违法行为的，应当立即停止提供网络交易平台服务。

第六十三条 国家建立食品召回制度。食品生产者发现其生产的食品不符合食品安全标准或者有证据证明可能危害人体健康的，应当立即停止生产，召回已经上市销售的食品，通知相关生产经营者和消费者，并记录召回和通知情况。

食品经营者发现其经营的食品有前款规定情形的，应当立即停止经营，通知相关生产经营者和消费者，并记录停止经营和通知情况。食品生产者认为应当召回的，应当立即召回。由于食品经营者的原因造成其经营的食品有前款规定情形的，食品经营者应当召回。

食品生产经营者应当对召回的食品采取无害化处理、销毁等措施，防止其再次流入市场。但是，对因标签、标志或者说明书不符合食品安全标准而被召回的食品，食品生产者在采取补救措施且能保证食品安全的情况下可以继续销售；销售时应当向消费者明示补救措施。

食品生产经营者应当将食品召回和处理情况向所在地县级人民政府食品安全监督管理部门报告；需要对召回的食品进行无害化处理、销毁的，应当提前报告时间、地点。食品安全监督管理部门认为必要的，可以实施现场监督。

食品生产经营者未依照本条规定召回或者停止经营的，县级以上人民政府食品安全监督管理部门可以责令其召回或者停止经营。

第六十四条 食用农产品批发市场应当配备检验设备和检验人员或者委托符合本法规定的食品检验机构，对进入该批发市场销售的食用农产品进行抽样检验；发现不符合食品安全标准的，应当要求销售者立即停止销售，并向食品安全监督管理部门报告。

第六十五条 食用农产品销售者应当建立食用农产品进货查验记录制度，如实记录食用农产品的名称、数量、进货日期以及供货者名称、地址、联系方式等内容，并保存相关凭证。记录和凭证保存期限不得少于六个月。

第六十六条 进入市场销售的食用农产品在包装、保鲜、贮存、运输中使用保鲜剂、防腐剂等食品添加剂和包装材料等食品相关产品，应当符合食品安全国家标准。

第三节　标签、说明书和广告

第六十七条　预包装食品的包装上应当有标签。标签应当标明下列事项：

（一）名称、规格、净含量、生产日期；

（二）成分或者配料表；

（三）生产者的名称、地址、联系方式；

（四）保质期；

（五）产品标准代号；

（六）贮存条件；

（七）所使用的食品添加剂在国家标准中的通用名称；

（八）生产许可证编号；

（九）法律、法规或者食品安全标准规定应当标明的其他事项。

专供婴幼儿和其他特定人群的主辅食品，其标签还应当标明主要营养成分及其含量。

食品安全国家标准对标签标注事项另有规定的，从其规定。

第六十八条　食品经营者销售散装食品，应当在散装食品的容器、外包装上标明食品的名称、生产日期或者生产批号、保质期以及生产经营者名称、地址、联系方式等内容。

第六十九条　生产经营转基因食品应当按照规定显著标示。

第七十条　食品添加剂应当有标签、说明书和包装。标签、说明书应当载明本法第六十七条第一款第一项至第六项、第八项、第九项规定的事项，以及食品添加剂的使用范围、用量、使用方法，并在标签上载明“食品添加剂”字样。

第七十一条　食品和食品添加剂的标签、说明书，不得含有虚假内容，不得涉及疾病预防、治疗功能。生产经营者对其提供的标签、说明书的内容负责。

食品和食品添加剂的标签、说明书应当清楚、明显，生产日期、保质期等事项应当显著标注，容易辨识。

食品和食品添加剂与其标签、说明书的内容不符的，不得上市销售。

第七十二条　食品经营者应当按照食品标签标示的警示标志、警示说明或者注意事项的要求销售食品。

第七十三条　食品广告的内容应当真实合法，不得含有虚假内容，不得涉及疾病预防、治疗功能。食品生产经营者对食品广告内容的真实性、合法性负责。

县级以上人民政府食品安全监督管理部门和其他有关部门以及食品检验机构、食品行业协会不得以广告或者其他形式向消费者推荐食品。消费者组织不得以收取费用或者其他牟取利益的方式向消费者推荐食品。

第四节　特殊食品

第七十四条　国家对保健食品、特殊医学用途配方食品和婴幼儿配方食品等特殊食品实行严格监督管理。

第七十五条　保健食品声称保健功能，应当具有科学依据，不得对人体产生急性、亚急性或者慢性危害。

保健食品原料目录和允许保健食品声称的保健功能目录，由国务院食品安全监督管理部门会同国务院卫生行政部门、国家中医药管理部门制定、调整并公布。

保健食品原料目录应当包括原料名称、用量及其对应的功效；列入保健食品原料目录的原料只能用于保健食品生产，不得用于其他食品生产。

第七十六条 使用保健食品原料目录以外原料的保健食品和首次进口的保健食品应当经国务院食品安全监督管理部门注册。但是，首次进口的保健食品中属于补充维生素、矿物质等营养物质的，应当报国务院食品安全监督管理部门备案。其他保健食品应当报省、自治区、直辖市人民政府食品安全监督管理部门备案。

进口的保健食品应当是出口国（地区）主管部门准许上市销售的产品。

第七十七条 依法应当注册的保健食品，注册时应当提交保健食品的研发报告、产品配方、生产工艺、安全性和保健功能评价、标签、说明书等材料及样品，并提供相关证明文件。国务院食品安全监督管理部门经组织技术审评，对符合安全和功能声称要求的，准予注册；对不符合要求的，不予注册并书面说明理由。对使用保健食品原料目录以外原料的保健食品作出准予注册决定的，应当及时将该原料纳入保健食品原料目录。

依法应当备案的保健食品，备案时应当提交产品配方、生产工艺、标签、说明书以及表明产品安全性和保健功能的材料。

第七十八条 保健食品的标签、说明书不得涉及疾病预防、治疗功能，内容应当真实，与注册或者备案的内容相一致，载明适宜人群、不适宜人群、功效成分或者标志性成分及其含量等，并声明“本品不能代替药物”。保健食品的功能和成分应当与标签、说明书相一致。

第七十九条 保健食品广告除应当符合本法第七十三条第一款的规定外，还应当声明“本品不能代替药物”；其内容应当经生产企业所在地省、自治区、直辖市人民政府食品安全监督管理部门审查批准，取得保健食品广告批准文件。省、自治区、直辖市人民政府食品安全监督管理部门应当公布并及时更新已经批准的保健食品广告目录以及批准的广告内容。

第八十条 特殊医学用途配方食品应当经国务院食品安全监督管理部门注册。注册时，应当提交产品配方、生产工艺、标签、说明书以及表明产品安全性、营养充足性和特殊医学用途临床效果的材料。

特殊医学用途配方食品广告适用《中华人民共和国广告法》和其他法律、行政法规关于药品广告管理的规定。

第八十一条 婴幼儿配方食品生产企业应当实施从原料进厂到成品出厂的全过程质量控制，对出厂的婴幼儿配方食品实施逐批检验，保证食品安全。

生产婴幼儿配方食品使用的生鲜乳、辅料等食品原料、食品添加剂等，应当符合法律、行政法规的规定和食品安全国家标准，保证婴幼儿生长发育所需的营养成分。

婴幼儿配方食品生产企业应当将食品原料、食品添加剂、产品配方及标签等事项向省、自治区、直辖市人民政府食品安全监督管理部门备案。

婴幼儿配方乳粉的产品配方应当经国务院食品安全监督管理部门注册。注册时，应当提交配方研发报告和其他表明配方科学性、安全性的材料。

不得以分装方式生产婴幼儿配方乳粉，同一企业不得用同一配方生产不同品牌的婴幼儿配方乳粉。

第八十二条 保健食品、特殊医学用途配方食品、婴幼儿配方乳粉的注册人或者备案人应当对其提交材料的真实性负责。

省级以上人民政府食品安全监督管理部门应当及时公布注册或者备案的保健食品、特殊医学用途配方食品、婴幼儿配方乳粉目录，并对注册或者备案中获知的企业商业秘密予以保密。

保健食品、特殊医学用途配方食品、婴幼儿配方乳粉生产企业应当按照注册或者备案的产品配方、生产工艺等技术要求组织生产。

第八十三条 生产保健食品，特殊医学用途配方食品、婴幼儿配方食品和其他专供特定人群的主辅食品的企业，应当按照良好生产规范的要求建立与所生产食品相适应的生产质量管理体系，定期对该体系的运行情况进行自查，保证其有效运行，并向所在地县级人民政府食品安全监督管理部门提交自查报告。

第五章　食品检验

第八十四条　食品检验机构按照国家有关认证认可的规定取得资质认定后，方可从事食品检验活动。但是，法律另有规定的除外。

食品检验机构的资质认定条件和检验规范，由国务院食品安全监督管理部门规定。

符合本法规定的食品检验机构出具的检验报告具有同等效力。

县级以上人民政府应当整合食品检验资源，实现资源共享。

第八十五条　食品检验由食品检验机构指定的检验人独立进行。

检验人应当依照有关法律、法规的规定，并按照食品安全标准和检验规范对食品进行检验，尊重科学，恪守职业道德，保证出具的检验数据和结论客观、公正，不得出具虚假检验报告。

第八十六条　食品检验实行食品检验机构与检验人负责制。食品检验报告应当加盖食品检验机构公章，并有检验人的签名或者盖章。食品检验机构和检验人对出具的食品检验报告负责。

第八十七条　县级以上人民政府食品安全监督管理部门应当对食品进行定期或者不定期的抽样检验，并依据有关规定公布检验结果，不得免检。进行抽样检验，应当购买抽取的样品，委托符合本法规定的食品检验机构进行检验，并支付相关费用；不得向食品生产经营者收取检验费和其他费用。

第八十八条　对依照本法规定实施的检验结论有异议的，食品生产经营者可以自收到检验结论之日起七个工作日内向实施抽样检验的食品安全监督管理部门或者其上一级食品安全监督管理部门提出复检申请，由受理复检申请的食品安全监督管理部门在公布的复检机构名录中随机确定复检机构进行复检。复检机构出具的复检结论为最终检验结论。复检机构与初检机构不得为同一机构。复检机构名录由国务院认证认可监督管理、食品安全监督管理、卫生行政、农业行政等部门共同公布。

采用国家规定的快速检测方法对食用农产品进行抽查检测，被抽查人对检测结果有异议的，可以自收到检测结果时起四小时内申请复检。复检不得采用快速检测方法。

第八十九条　食品生产企业可以自行对所生产的食品进行检验，也可以委托符合本法规定的食品检验机构进行检验。

食品行业协会和消费者协会等组织、消费者需要委托食品检验机构对食品进行检验的，应当委托符合本法规定的食品检验机构进行。

第九十条　食品添加剂的检验，适用本法有关食品检验的规定。

第六章　食品进出口

第九十一条　国家出入境检验检疫部门对进出口食品安全实施监督管理。

第九十二条　进口的食品、食品添加剂、食品相关产品应当符合我国食品安全国家标准。

进口的食品、食品添加剂应当经出入境检验检疫机构依照进出口商品检验相关法律、行政法规的规定检验合格。

进口的食品、食品添加剂应当按照国家出入境检验检疫部门的要求随附合格证明材料。

第九十三条　进口尚无食品安全国家标准的食品，由境外出口商、境外生产企业或者其委托的进口商向国务院卫生行政部门提交所执行的相关国家（地区）标准或者国际标准。国务院卫生行政部门对相关标准进行审查，认为符合食品安全要求的，决定暂予适用，并及时制定相应的食品安全国家标准。进口利用新的食品原料生产的食品或者进口食品添加剂新品种、食品相关产品新品种，依照本法第三十七条的规定办理。

出入境检验检疫机构按照国务院卫生行政部门的要求，对前款规定的食品、食品添加剂、食品相关产品进行检验。检验结果应当公开。

第九十四条 境外出口商、境外生产企业应当保证向我国出口的食品、食品添加剂、食品相关产品符合本法以及我国其他有关法律、行政法规的规定和食品安全国家标准的要求，并对标签、说明书的内容负责。

进口商应当建立境外出口商、境外生产企业审核制度，重点审核前款规定的内容；审核不合格的，不得进口。

发现进口食品不符合我国食品安全国家标准或者有证据证明可能危害人体健康的，进口商应当立即停止进口，并依照本法第六十三条的规定召回。

第九十五条 境外发生的食品安全事件可能对我国境内造成影响，或者在进口食品、食品添加剂、食品相关产品中发现严重食品安全问题的，国家出入境检验检疫部门应当及时采取风险预警或者控制措施，并向国务院食品安全监督管理、卫生行政、农业行政部门通报。接到通报的部门应当及时采取相应措施。

县级以上人民政府食品安全监督管理部门对国内市场上销售的进口食品、食品添加剂实施监督管理。发现存在严重食品安全问题的，国务院食品安全监督管理部门应当及时向国家出入境检验检疫部门通报。国家出入境检验检疫部门应当及时采取相应措施。

第九十六条 向我国境内出口食品的境外出口商或者代理商、进口食品的进口商应当向国家出入境检验检疫部门备案。向我国境内出口食品的境外食品生产企业应当经国家出入境检验检疫部门注册。已经注册的境外食品生产企业提供虚假材料，或者因其自身的原因致使进口食品发生重大食品安全事故的，国家出入境检验检疫部门应当撤销注册并公告。

国家出入境检验检疫部门应当定期公布已经备案的境外出口商、代理商、进口商和已经注册的境外食品生产企业名单。

第九十七条 进口的预包装食品、食品添加剂应当有中文标签；依法应当有说明书的，还应当有中文说明书。标签、说明书应当符合本法以及我国其他有关法律、行政法规的规定和食品安全国家标准的要求，并载明食品的原产地以及境内代理商的名称、地址、联系方式。预包装食品没有中文标签、中文说明书或者标签、说明书不符合本条规定的，不得进口。

第九十八条 进口商应当建立食品、食品添加剂进口和销售记录制度，如实记录食品、食品添加剂的名称、规格、数量、生产日期、生产或者进口批号、保质期、境外出口商和购货者名称、地址及联系方式、交货日期等内容，并保存相关凭证。记录和凭证保存期限应当符合本法第五十条第二款的规定。

第九十九条 出口食品生产企业应当保证其出口食品符合进口国（地区）的标准或者合同要求。

出口食品生产企业和出口食品原料种植、养殖场应当向国家出入境检验检疫部门备案。

第一百条 国家出入境检验检疫部门应当收集、汇总下列进出口食品安全信息，并及时通报相关部门、机构和企业：

（一）出入境检验检疫机构对进出口食品实施检验检疫发现的食品安全信息；

（二）食品行业协会和消费者协会等组织、消费者反映的进口食品安全信息；

（三）国际组织、境外政府机构发布的风险预警信息及其他食品安全信息，以及境外食品行业协会等组织、消费者反映的食品安全信息；

（四）其他食品安全信息。

国家出入境检验检疫部门应当对进出口食品的进口商、出口商和出口食品生产企业实施信用管理，建立信用记录，并依法向社会公布。对有不良记录的进口商、出口商和出口食品生产企业，应当加强对其进出口食品的检验检疫。

第一百零一条 国家出入境检验检疫部门可以对向我国境内出口食品的国家（地区）的食品安全管理体系和食品安全状况进行评估和审查，并根据评估和审查结果，确定相应检验检疫要求。

第七章 食品安全事故处置

第一百零二条 国务院组织制定国家食品安全事故应急预案。

县级以上地方人民政府应当根据有关法律、法规的规定和上级人民政府的食品安全事故应急预案以及本行政区域的实际情况，制定本行政区域的食品安全事故应急预案，并报上一级人民政府备案。

食品安全事故应急预案应当对食品安全事故分级、事故处置组织指挥体系与职责、预防预警机制、处置程序、应急保障措施等作出规定。

食品生产经营企业应当制定食品安全事故处置方案，定期检查本企业各项食品安全防范措施的落实情况，及时消除事故隐患。

第一百零三条 发生食品安全事故的单位应当立即采取措施，防止事故扩大。事故单位和接收病人进行治疗的单位应当及时向事故发生地县级人民政府食品安全监督管理、卫生行政部门报告。

县级以上人民政府农业行政等部门在日常监督管理中发现食品安全事故或者接到事故举报，应当立即向同级食品安全监督管理部门通报。

发生食品安全事故，接到报告的县级人民政府食品安全监督管理部门应当按照应急预案的规定向本级人民政府和上级人民政府食品安全监督管理部门报告。县级人民政府和上级人民政府食品安全监督管理部门应当按照应急预案的规定上报。

任何单位和个人不得对食品安全事故隐瞒、谎报、缓报，不得隐匿、伪造、毁灭有关证据。

第一百零四条 医疗机构发现其接收的病人属于食源性疾病病人或者疑似病人的，应当按照规定及时将相关信息向所在地县级人民政府卫生行政部门报告。县级人民政府卫生行政部门认为与食品安全有关的，应当及时通报同级食品安全监督管理部门。

县级以上人民政府卫生行政部门在调查处理传染病或者其他突发公共卫生事件中发现与食品安全相关的信息，应当及时通报同级食品安全监督管理部门。

第一百零五条 县级以上人民政府食品安全监督管理部门接到食品安全事故的报告后，应当立即会同同级卫生行政、农业行政等部门进行调查处理，并采取下列措施，防止或者减轻社会危害：

（一）开展应急救援工作，组织救治因食品安全事故导致人身伤害的人员；

（二）封存可能导致食品安全事故的食品及其原料，并立即进行检验；对确认属于被污染的食品及其原料，责令食品生产经营者依照本法第六十三条的规定召回或者停止经营；

（三）封存被污染的食品相关产品，并责令进行清洗消毒；

（四）做好信息发布工作，依法对食品安全事故及其处理情况进行发布，并对可能产生的危害加以解释、说明。

发生食品安全事故需要启动应急预案的，县级以上人民政府应当立即成立事故处置指挥机构，启动应急预案，依照前款和应急预案的规定进行处置。

发生食品安全事故，县级以上疾病预防控制机构应当对事故现场进行卫生处理，并对与事故有关的因素开展流行病学调查，有关部门应当予以协助。县级以上疾病预防控制机构应当向同级食品安全监督管理、卫生行政部门提交流行病学调查报告。

第一百零六条 发生食品安全事故，设区的市级以上人民政府食品安全监督管理部门应当立即会同有关部门进行事故责任调查，督促有关部门履行职责，向本级人民政府和上一级人民政府食品安全监督管理部门提出事故责任调查处理报告。

涉及两个以上省、自治区、直辖市的重大食品安全事故由国务院食品安全监督管理部门依照前款规定组织事故责任调查。

第一百零七条 调查食品安全事故，应当坚持实事求是、尊重科学的原则，及时、准确查清事故性质和原因，认定事故责任，提出整改措施。

调查食品安全事故，除了查明事故单位的责任，还应当查明有关监督管理部门、食品检验机构、认证机构及其工作人员的责任。

第一百零八条 食品安全事故调查部门有权向有关单位和个人了解与事故有关的情况，并要求提供相关资料和样品。有关单位和个人应当予以配合，按照要求提供相关资料和样品，不得拒绝。

任何单位和个人不得阻挠、干涉食品安全事故的调查处理。

第八章 监督管理

第一百零九条 县级以上人民政府食品安全监督管理部门根据食品安全风险监测、风险评估结果和食品安全状况等，确定监督管理的重点、方式和频次，实施风险分级管理。

县级以上地方人民政府组织本级食品安全监督管理、农业行政等部门制定本行政区域的食品安全年度监督管理计划，向社会公布并组织实施。

食品安全年度监督管理计划应当将下列事项作为监督管理的重点：

（一）专供婴幼儿和其他特定人群的主辅食品；

（二）保健食品生产过程中的添加行为和按照注册或者备案的技术要求组织生产的情况，保健食品标签、说明书以及宣传材料中有关功能宣传的情况；

（三）发生食品安全事故风险较高的食品生产经营者；

（四）食品安全风险监测结果表明可能存在食品安全隐患的事项。

第一百一十条 县级以上人民政府食品安全监督管理部门履行食品安全监督管理职责，有权采取下列措施，对生产经营者遵守本法的情况进行监督检查：

（一）进入生产经营场所实施现场检查；

（二）对生产经营的食品、食品添加剂、食品相关产品进行抽样检验；

（三）查阅、复制有关合同、票据、账簿以及其他有关资料；

（四）查封、扣押有证据证明不符合食品安全标准或者有证据证明存在安全隐患以及用于违法生产经营的食品、食品添加剂、食品相关产品；

（五）查封违法从事生产经营活动的场所。

第一百一十一条 对食品安全风险评估结果证明食品存在安全隐患，需要制定、修订食品安全标准的，在制定、修订食品安全标准前，国务院卫生行政部门应当及时会同国务院有关部门规定食品中有害物质的临时限量值和临时检验方法，作为生产经营和监督管理的依据。

第一百一十二条 县级以上人民政府食品安全监督管理部门在食品安全监督管理工作中可以采用国家规定的快速检测方法对食品进行抽查检测。

对抽查检测结果表明可能不符合食品安全标准的食品，应当依照本法第八十七条的规定进行检验。抽查检测结果确定有关食品不符合食品安全标准的，可以作为行政处罚的依据。

第一百一十三条 县级以上人民政府食品安全监督管理部门应当建立食品生产经营者食品安全信用档案，记录许可颁发、日常监督检查结果、违法行为查处等情况，依法向社会公布并实时更新；对有不良信用记录的食品生产经营者增加监督检查频次，对违法行为情节严重的食品生产经营者，可以通报投资主管部门、证券监督管理机构和有关的金融机构。

第一百一十四条 食品生产经营过程中存在食品安全隐患，未及时采取措施消除的，县级以上人民政府食品安全监督管理部门可以对食品生产经营者的法定代表人或者主要负责人进行责任约谈。食品生产经营者应当立即采取措施，进行整改，消除隐患。责任约谈情况和整改情况应当纳入食品生产经营者食品安全信用档案。

第一百一十五条 县级以上人民政府食品安全监督管理等部门应当公布本部门的电子邮件地址或者电话，接受咨询、投诉、举报。接到咨询、投诉、举报，对属于本部门职责的，应当受理并在法定期限内及时答复、核实、处理；对不属于本部门职责的，应当移交有权处理的部门并书面通知咨询、投诉、举报人。有权处理的部门应当在法定期限内及时处理，不得推诿。对查证属实的举报，给予举报人奖励。

有关部门应当对举报人的信息予以保密，保护举报人的合法权益。举报人举报所在企业的，该企业不得以解除、变更劳动合同或者其他方式对举报人进行打击报复。

第一百一十六条 县级以上人民政府食品安全监督管理等部门应当加强对执法人员食品安全法律、法规、标准和专业知识与执法能力等的培训，并组织考核。不具备相应知识和能力的，不得从事食品安全执法工作。

食品生产经营者、食品行业协会、消费者协会等发现食品安全执法人员在执法过程中有违反法律、法规规定的行为以及不规范执法行为的，可以向本级或者上级人民政府食品安全监督管理等部门或者监察机关投诉、举报。接到投诉、举报的部门或者机关应当进行核实，并将经核实的情况向食品安全执法人员所在部门通报；涉嫌违法违纪的，按照本法和有关规定处理。

第一百一十七条 县级以上人民政府食品安全监督管理等部门未及时发现食品安全系统性风险，未及时消除监督管理区域内的食品安全隐患的，本级人民政府可以对其主要负责人进行责任约谈。

地方人民政府未履行食品安全职责，未及时消除区域性重大食品安全隐患的，上级人民政府可以对其主要负责人进行责任约谈。

被约谈的食品安全监督管理等部门、地方人民政府应当立即采取措施，对食品安全监督管理工作进行整改。

责任约谈情况和整改情况应当纳入地方人民政府和有关部门食品安全监督管理工作评议、考核记录。

第一百一十八条 国家建立统一的食品安全信息平台，实行食品安全信息统一公布制度。国家食品安全总体情况、食品安全风险警示信息、重大食品安全事故及其调查处理信息和国务院确定需要统一公布的其他信息由国务院食品安全监督管理部门统一公布。食品安全风险警示信息和重大食品安全事故及其调查处理信息的影响限于特定区域的，也可以由有关省、自治区、直辖市人民政府食品安全监督管理部门公布。未经授权不得发布上述信息。

县级以上人民政府食品安全监督管理、农业行政部门依据各自职责公布食品安全日常监督管理信息。

公布食品安全信息，应当做到准确、及时，并进行必要的解释说明，避免误导消费者和社会舆论。

第一百一十九条 县级以上地方人民政府食品安全监督管理、卫生行政、农业行政部门获知本法规定需要统一公布的信息，应当向上级主管部门报告，由上级主管部门立即报告国务院食品安全监督管理部门；必要时，可以直接向国务院食品安全监督管理部门报告。

县级以上人民政府食品安全监督管理、卫生行政、农业行政部门应当相互通报获知的食品安全信息。

第一百二十条 任何单位和个人不得编造、散布虚假食品安全信息。

县级以上人民政府食品安全监督管理部门发现可能误导消费者和社会舆论的食品安全信息，应当立即组织有关部门、专业机构、相关食品生产经营者等进行核实、分析，并及时公布结果。

第一百二十一条 县级以上人民政府食品安全监督管理等部门发现涉嫌食品安全犯罪的，应当按照有关规定及时将案件移送公安机关。对移送的案件，公安机关应当及时审查；认为有犯罪事实需要追究刑事责任的，应当立案侦查。

公安机关在食品安全犯罪案件侦查过程中认为没有犯罪事实，或者犯罪事实显著轻微，不需要追究刑事责任，但依法应当追究行政责任的，应当及时将案件移送食品安全监督管理等部门和监察机关，有关部门应当依法处理。

公安机关商请食品安全监督管理、生态环境等部门提供检验结论、认定意见以及对涉案物品进行无害化处理等协助的，有关部门应当及时提供，予以协助。

第九章　法律责任

第一百二十二条　违反本法规定，未取得食品生产经营许可从事食品生产经营活动，或者未取得食品添加剂生产许可从事食品添加剂生产活动的，由县级以上人民政府食品安全监督管理部门没收违法所得和违法生产经营的食品、食品添加剂以及用于违法生产经营的工具、设备、原料等物品；违法生产经营的食品、食品添加剂货值金额不足一万元的，并处五万元以上十万元以下罚款；货值金额一万元以上的，并处货值金额十倍以上二十倍以下罚款。

明知从事前款规定的违法行为，仍为其提供生产经营场所或者其他条件的，由县级以上人民政府食品安全监督管理部门责令停止违法行为，没收违法所得，并处五万元以上十万元以下罚款；使消费者的合法权益受到损害的，应当与食品、食品添加剂生产经营者承担连带责任。

第一百二十三条　违反本法规定，有下列情形之一，尚不构成犯罪的，由县级以上人民政府食品安全监督管理部门没收违法所得和违法生产经营的食品，并可以没收用于违法生产经营的工具、设备、原料等物品；违法生产经营的食品货值金额不足一万元的，并处十万元以上十五万元以下罚款；货值金额一万元以上的，并处货值金额十五倍以上三十倍以下罚款；情节严重的，吊销许可证，并可以由公安机关对其直接负责的主管人员和其他直接责任人员处五日以上十五日以下拘留：

（一）用非食品原料生产食品、在食品中添加食品添加剂以外的化学物质和其他可能危害人体健康的物质，或者用回收食品作为原料生产食品，或者经营上述食品；

（二）生产经营营养成分不符合食品安全标准的专供婴幼儿和其他特定人群的主辅食品；

（三）经营病死、毒死或者死因不明的禽、畜、兽、水产动物肉类，或者生产经营其制品；

（四）经营未按规定进行检疫或者检疫不合格的肉类，或者生产经营未经检验或者检验不合格的肉类制品；

（五）生产经营国家为防病等特殊需要明令禁止生产经营的食品；

（六）生产经营添加药品的食品。

明知从事前款规定的违法行为，仍为其提供生产经营场所或者其他条件的，由县级以上人民政府食品安全监督管理部门责令停止违法行为，没收违法所得，并处十万元以上二十万元以下罚款；使消费者的合法权益受到损害的，应当与食品生产经营者承担连带责任。

违法使用剧毒、高毒农药的，除依照有关法律、法规规定给予处罚外，可以由公安机关依照第一款规定给予拘留。

第一百二十四条　违反本法规定，有下列情形之一，尚不构成犯罪的，由县级以上人民政府食品安全监督管理部门没收违法所得和违法生产经营的食品、食品添加剂，并可以没收用于违法生产经营的工具、设备、原料等物品；违法生产经营的食品、食品添加剂货值金额不足一万元的，并处五万元以上十万元以下罚款；货值金额一万元以上的，并处货值金额十倍以上二十倍以下罚款；情节严重的，吊销许可证：

（一）生产经营致病性微生物，农药残留、兽药残留、生物毒素、重金属等污染物质以及其他危害人体健康的物质含量超过食品安全标准限量的食品、食品添加剂；

（二）用超过保质期的食品原料、食品添加剂生产食品、食品添加剂，或者经营上述食品、食品添加剂；

（三）生产经营超范围、超限量使用食品添加剂的食品；

（四）生产经营腐败变质、油脂酸败、霉变生虫、污秽不洁、混有异物、掺假掺杂或者感官性状异常的食品、食品添加剂；

（五）生产经营标注虚假生产日期、保质期或者超过保质期的食品、食品添加剂；

（六）生产经营未按规定注册的保健食品、特殊医学用途配方食品、婴幼儿配方乳粉，或者未按注册的产品配方、生产工艺等技术要求组织生产；

（七）以分装方式生产婴幼儿配方乳粉，或者同一企业以同一配方生产不同品牌的婴幼儿配方乳粉；

（八）利用新的食品原料生产食品，或者生产食品添加剂新品种，未通过安全性评估；

（九）食品生产经营者在食品安全监督管理部门责令其召回或者停止经营后，仍拒不召回或者停止经营。

除前款和本法第一百二十三条、第一百二十五条规定的情形外，生产经营不符合法律、法规或者食品安全标准的食品、食品添加剂的，依照前款规定给予处罚。

生产食品相关产品新品种，未通过安全性评估，或者生产不符合食品安全标准的食品相关产品的，由县级以上人民政府食品安全监督管理部门依照第一款规定给予处罚。

第一百二十五条 违反本法规定，有下列情形之一的，由县级以上人民政府食品安全监督管理部门没收违法所得和违法生产经营的食品、食品添加剂，并可以没收用于违法生产经营的工具、设备、原料等物品；违法生产经营的食品、食品添加剂货值金额不足一万元的，并处五千元以上五万元以下罚款；货值金额一万元以上的，并处货值金额五倍以上十倍以下罚款；情节严重的，责令停产停业，直至吊销许可证：

（一）生产经营被包装材料、容器、运输工具等污染的食品、食品添加剂；

（二）生产经营无标签的预包装食品、食品添加剂或者标签、说明书不符合本法规定的食品、食品添加剂；

（三）生产经营转基因食品未按规定进行标示；

（四）食品生产经营者采购或者使用不符合食品安全标准的食品原料、食品添加剂、食品相关产品。

生产经营的食品、食品添加剂的标签、说明书存在瑕疵但不影响食品安全且不会对消费者造成误导的，由县级以上人民政府食品安全监督管理部门责令改正；拒不改正的，处二千元以下罚款。

第一百二十六条 违反本法规定，有下列情形之一的，由县级以上人民政府食品安全监督管理部门责令改正，给予警告；拒不改正的，处五千元以上五万元以下罚款；情节严重的，责令停产停业，直至吊销许可证：

（一）食品、食品添加剂生产者未按规定对采购的食品原料和生产的食品、食品添加剂进行检验；

（二）食品生产经营企业未按规定建立食品安全管理制度，或者未按规定配备或者培训、考核食品安全管理人员；

（三）食品、食品添加剂生产经营者进货时未查验许可证和相关证明文件，或者未按规定建立并遵守进货查验记录、出厂检验记录和销售记录制度；

（四）食品生产经营企业未制定食品安全事故处置方案；

（五）餐具、饮具和盛放直接入口食品的容器，使用前未经洗净、消毒或者清洗消毒不合格，或者餐饮服务设施、设备未按规定定期维护、清洗、校验；

（六）食品生产经营者安排未取得健康证明或者患有国务院卫生行政部门规定的有碍食品安全疾

病的人员从事接触直接入口食品的工作；

（七）食品经营者未按规定要求销售食品；

（八）保健食品生产企业未按规定向食品安全监督管理部门备案，或者未按备案的产品配方、生产工艺等技术要求组织生产；

（九）婴幼儿配方食品生产企业未将食品原料、食品添加剂、产品配方、标签等向食品安全监督管理部门备案；

（十）特殊食品生产企业未按规定建立生产质量管理体系并有效运行，或者未定期提交自查报告；

（十一）食品生产经营者未定期对食品安全状况进行检查评价，或者生产经营条件发生变化，未按规定处理；

（十二）学校、托幼机构、养老机构、建筑工地等集中用餐单位未按规定履行食品安全管理责任；

（十三）食品生产企业、餐饮服务提供者未按规定制定、实施生产经营过程控制要求。

餐具、饮具集中消毒服务单位违反本法规定用水，使用洗涤剂、消毒剂，或者出厂的餐具、饮具未按规定检验合格并随附消毒合格证明，或者未按规定在独立包装上标注相关内容的，由县级以上人民政府卫生行政部门依照前款规定给予处罚。

食品相关产品生产者未按规定对生产的食品相关产品进行检验的，由县级以上人民政府食品安全监督管理部门依照第一款规定给予处罚。

食用农产品销售者违反本法第六十五条规定的，由县级以上人民政府食品安全监督管理部门依照第一款规定给予处罚。

第一百二十七条 对食品生产加工小作坊、食品摊贩等的违法行为的处罚，依照省、自治区、直辖市制定的具体管理办法执行。

第一百二十八条 违反本法规定，事故单位在发生食品安全事故后未进行处置、报告的，由有关主管部门按照各自职责分工责令改正，给予警告；隐匿、伪造、毁灭有关证据的，责令停产停业，没收违法所得，并处十万元以上五十万元以下罚款；造成严重后果的，吊销许可证。

第一百二十九条 违反本法规定，有下列情形之一的，由出入境检验检疫机构依照本法第一百二十四条的规定给予处罚：

（一）提供虚假材料，进口不符合我国食品安全国家标准的食品、食品添加剂、食品相关产品；

（二）进口尚无食品安全国家标准的食品，未提交所执行的标准并经国务院卫生行政部门审查，或者进口利用新的食品原料生产的食品或者进口食品添加剂新品种、食品相关产品新品种，未通过安全性评估；

（三）未遵守本法的规定出口食品；

（四）进口商在有关主管部门责令其依照本法规定召回进口的食品后，仍拒不召回。

违反本法规定，进口商未建立并遵守食品、食品添加剂进口和销售记录制度、境外出口商或者生产企业审核制度的，由出入境检验检疫机构依照本法第一百二十六条的规定给予处罚。

第一百三十条 违反本法规定，集中交易市场的开办者、柜台出租者、展销会的举办者允许未依法取得许可的食品经营者进入市场销售食品，或者未履行检查、报告等义务的，由县级以上人民政府食品安全监督管理部门责令改正，没收违法所得，并处五万元以上二十万元以下罚款；造成严重后果的，责令停业，直至由原发证部门吊销许可证；使消费者的合法权益受到损害的，应当与食品经营者承担连带责任。

食用农产品批发市场违反本法第六十四条规定的，依照前款规定承担责任。

第一百三十一条 违反本法规定，网络食品交易第三方平台提供者未对入网食品经营者进行实名登记、审查许可证，或者未履行报告、停止提供网络交易平台服务等义务的，由县级以上人民政府食品安全监督管理部门责令改正，没收违法所得，并处五万元以上二十万元以下罚款；造成严重后果的，责令停业，直至由原发证部门吊销许可证；使消费者的合法权益受到损害的，应当与食品经营者承担连带责任。

消费者通过网络食品交易第三方平台购买食品，其合法权益受到损害的，可以向入网食品经营者或者食品生产者要求赔偿。网络食品交易第三方平台提供者不能提供入网食品经营者的真实名称、地址和有效联系方式的，由网络食品交易第三方平台提供者赔偿。网络食品交易第三方平台提供者赔偿后，有权向入网食品经营者或者食品生产者追偿。网络食品交易第三方平台提供者作出更有利于消费者承诺的，应当履行其承诺。

第一百三十二条 违反本法规定，未按要求进行食品贮存、运输和装卸的，由县级以上人民政府食品安全监督管理等部门按照各自职责分工责令改正，给予警告；拒不改正的，责令停产停业，并处一万元以上五万元以下罚款；情节严重的，吊销许可证。

第一百三十三条 违反本法规定，拒绝、阻挠、干涉有关部门、机构及其工作人员依法开展食品安全监督检查、事故调查处理、风险监测和风险评估的，由有关主管部门按照各自职责分工责令停产停业，并处二千元以上五万元以下罚款；情节严重的，吊销许可证；构成违反治安管理行为的，由公安机关依法给予治安管理处罚。

违反本法规定，对举报人以解除、变更劳动合同或者其他方式打击报复的，应当依照有关法律的规定承担责任。

第一百三十四条 食品生产经营者在一年内累计三次因违反本法规定受到责令停产停业、吊销许可证以外处罚的，由食品安全监督管理部门责令停产停业，直至吊销许可证。

第一百三十五条 被吊销许可证的食品生产经营者及其法定代表人、直接负责的主管人员和其他直接责任人员自处罚决定作出之日起五年内不得申请食品生产经营许可，或者从事食品生产经营管理工作、担任食品生产经营企业食品安全管理人员。

因食品安全犯罪被判处有期徒刑以上刑罚的，终身不得从事食品生产经营管理工作，也不得担任食品生产经营企业食品安全管理人员。

食品生产经营者聘用人员违反前两款规定的，由县级以上人民政府食品安全监督管理部门吊销许可证。

第一百三十六条 食品经营者履行了本法规定的进货查验等义务，有充分证据证明其不知道所采购的食品不符合食品安全标准，并能如实说明其进货来源的，可以免予处罚，但应当依法没收其不符合食品安全标准的食品；造成人身、财产或者其他损害的，依法承担赔偿责任。

第一百三十七条 违反本法规定，承担食品安全风险监测、风险评估工作的技术机构、技术人员提供虚假监测、评估信息的，依法对技术机构直接负责的主管人员和技术人员给予撤职、开除处分；有执业资格的，由授予其资格的主管部门吊销执业证书。

第一百三十八条 违反本法规定，食品检验机构、食品检验人员出具虚假检验报告的，由授予其资质的主管部门或者机构撤销该食品检验机构的检验资质，没收所收取的检验费用，并处检验费用五倍以上十倍以下罚款，检验费用不足一万元的，并处五万元以上十万元以下罚款；依法对食品检验机构直接负责的主管人员和食品检验人员给予撤职或者开除处分；导致发生重大食品安全事故的，对直接负责的主管人员和食品检验人员给予开除处分。

违反本法规定，受到开除处分的食品检验机构人员，自处分决定作出之日起十年内不得从事食品检验工作；因食品安全违法行为受到刑事处罚或者因出具虚假检验报告导致发生重大食品安全事故受到开除处分的食品检验机构人员，终身不得从事食品检验工作。食品检验机构聘用不得从事食品检验工作的人员的，由授予其资质的主管部门或者机构撤销该食品检验机构的检验资质。

食品检验机构出具虚假检验报告，使消费者的合法权益受到损害的，应当与食品生产经营者承担连带责任。

第一百三十九条 违反本法规定，认证机构出具虚假认证结论，由认证认可监督管理部门没收所收取的认证费用，并处认证费用五倍以上十倍以下罚款，认证费用不足一万元的，并处五万元以上十万元以下罚款；情节严重的，责令停业，直至撤销认证机构批准文件，并向社会公布；对直接负责的主管人员和负有直接责任的认证人员，撤销其执业资格。

认证机构出具虚假认证结论，使消费者的合法权益受到损害的，应当与食品生产经营者承担连带责任。

第一百四十条 违反本法规定，在广告中对食品作虚假宣传，欺骗消费者，或者发布未取得批准文件、广告内容与批准文件不一致的保健食品广告的，依照《中华人民共和国广告法》的规定给予处罚。

广告经营者、发布者设计、制作、发布虚假食品广告，使消费者的合法权益受到损害的，应当与食品生产经营者承担连带责任。

社会团体或者其他组织、个人在虚假广告或者其他虚假宣传中向消费者推荐食品，使消费者的合法权益受到损害的，应当与食品生产经营者承担连带责任。

违反本法规定，食品安全监督管理等部门、食品检验机构、食品行业协会以广告或者其他形式向消费者推荐食品，消费者组织以收取费用或者其他牟取利益的方式向消费者推荐食品的，由有关主管部门没收违法所得，依法对直接负责的主管人员和其他直接责任人员给予记大过、降级或者撤职处分；情节严重的，给予开除处分。

对食品作虚假宣传且情节严重的，由省级以上人民政府食品安全监督管理部门决定暂停销售该食品，并向社会公布；仍然销售该食品的，由县级以上人民政府食品安全监督管理部门没收违法所得和违法销售的食品，并处二万元以上五万元以下罚款。

第一百四十一条 违反本法规定，编造、散布虚假食品安全信息，构成违反治安管理行为的，由公安机关依法给予治安管理处罚。

媒体编造、散布虚假食品安全信息的，由有关主管部门依法给予处罚，并对直接负责的主管人员和其他直接责任人员给予处分；使公民、法人或者其他组织的合法权益受到损害的，依法承担消除影响、恢复名誉、赔偿损失、赔礼道歉等民事责任。

第一百四十二条 违反本法规定，县级以上地方人民政府有下列行为之一的，对直接负责的主管人员和其他直接责任人员给予记大过处分；情节较重的，给予降级或者撤职处分；情节严重的，给予开除处分；造成严重后果的，其主要负责人还应当引咎辞职：

（一）对发生在本行政区域内的食品安全事故，未及时组织协调有关部门开展有效处置，造成不良影响或者损失；

（二）对本行政区域内涉及多环节的区域性食品安全问题，未及时组织整治，造成不良影响或者损失；

（三）隐瞒、谎报、缓报食品安全事故；

（四）本行政区域内发生特别重大食品安全事故，或者连续发生重大食品安全事故。

第一百四十三条 违反本法规定，县级以上地方人民政府有下列行为之一的，对直接负责的主管人员和其他直接责任人员给予警告、记过或者记大过处分；造成严重后果的，给予降级或者撤职处分：

（一）未确定有关部门的食品安全监督管理职责，未建立健全食品安全全程监督管理工作机制和信息共享机制，未落实食品安全监督管理责任制；

（二）未制定本行政区域的食品安全事故应急预案，或者发生食品安全事故后未按规定立即成立事故处置指挥机构、启动应急预案。

第一百四十四条 违反本法规定，县级以上人民政府食品安全监督管理、卫生行政、农业行政等部门有下列行为之一的，对直接负责的主管人员和其他直接责任人员给予记大过处分；情节较重的，给予降级或者撤职处分；情节严重的，给予开除处分；造成严重后果的，其主要负责人还应当引咎辞职：

（一）隐瞒、谎报、缓报食品安全事故；

（二）未按规定查处食品安全事故，或者接到食品安全事故报告未及时处理，造成事故扩大或者蔓延；

（三）经食品安全风险评估得出食品、食品添加剂、食品相关产品不安全结论后，未及时采取相应措施，造成食品安全事故或者不良社会影响；

（四）对不符合条件的申请人准予许可，或者超越法定职权准予许可；

（五）不履行食品安全监督管理职责，导致发生食品安全事故。

第一百四十五条 违反本法规定，县级以上人民政府食品安全监督管理、卫生行政、农业行政等部门有下列行为之一，造成不良后果的，对直接负责的主管人员和其他直接责任人员给予警告、记过或者记大过处分；情节较重的，给予降级或者撤职处分；情节严重的，给予开除处分：

（一）在获知有关食品安全信息后，未按规定向上级主管部门和本级人民政府报告，或者未按规定相互通报；

（二）未按规定公布食品安全信息；

（三）不履行法定职责，对查处食品安全违法行为不配合，或者滥用职权、玩忽职守、徇私舞弊。

第一百四十六条 食品安全监督管理等部门在履行食品安全监督管理职责过程中，违法实施检查、强制等执法措施，给生产经营者造成损失的，应当依法予以赔偿，对直接负责的主管人员和其他直接责任人员依法给予处分。

第一百四十七条 违反本法规定，造成人身、财产或者其他损害的，依法承担赔偿责任。生产经营者财产不足以同时承担民事赔偿责任和缴纳罚款、罚金时，先承担民事赔偿责任。

第一百四十八条 消费者因不符合食品安全标准的食品受到损害的，可以向经营者要求赔偿损失，也可以向生产者要求赔偿损失。接到消费者赔偿要求的生产经营者，应当实行首负责任制，先行赔付，不得推诿；属于生产者责任的，经营者赔偿后有权向生产者追偿；属于经营者责任的，生产者赔偿后有权向经营者追偿。

生产不符合食品安全标准的食品或者经营明知是不符合食品安全标准的食品，消费者除要求赔偿损失外，还可以向生产者或者经营者要求支付价款十倍或者损失三倍的赔偿金；增加赔偿的金额不足一千元的，为一千元。但是，食品的标签、说明书存在不影响食品安全且不会对消费者造成误导的瑕疵的除外。

第一百四十九条 违反本法规定，构成犯罪的，依法追究刑事责任。

第十章 附 则

第一百五十条 本法下列用语的含义：

食品，指各种供人食用或者饮用的成品和原料以及按照传统既是食品又是中药材的物品，但是不包括以治疗为目的的物品。

食品安全，指食品无毒、无害，符合应当有的营养要求，对人体健康不造成任何急性、亚急性或者慢性危害。

预包装食品，指预先定量包装或者制作在包装材料、容器中的食品。

食品添加剂，指为改善食品品质和色、香、味以及为防腐、保鲜和加工工艺的需要而加入食品中的人工合成或者天然物质，包括营养强化剂。

用于食品的包装材料和容器，指包装、盛放食品或者食品添加剂用的纸、竹、木、金属、搪瓷、陶瓷、塑料、橡胶、天然纤维、化学纤维、玻璃等制品和直接接触食品或者食品添加剂的涂料。

用于食品生产经营的工具、设备，指在食品或者食品添加剂生产、销售、使用过程中直接接触食品或者食品添加剂的机械、管道、传送带、容器、用具、餐具等。

用于食品的洗涤剂、消毒剂，指直接用于洗涤或者消毒食品、餐具、饮具以及直接接触食品的工具、设备或者食品包装材料和容器的物质。

食品保质期，指食品在标明的贮存条件下保持品质的期限。

食源性疾病，指食品中致病因素进入人体引起的感染性、中毒性等疾病，包括食物中毒。

食品安全事故，指食源性疾病、食品污染等源于食品，对人体健康有危害或者可能有危害的事故。

第一百五十一条 转基因食品和食盐的食品安全管理，本法未作规定的，适用其他法律、行政法规的规定。

第一百五十二条 铁路、民航运营中食品安全的管理办法由国务院食品安全监督管理部门会同国务院有关部门依照本法制定。

保健食品的具体管理办法由国务院食品安全监督管理部门依照本法制定。

食品相关产品生产活动的具体管理办法由国务院食品安全监督管理部门依照本法制定。

国境口岸食品的监督管理由出入境检验检疫机构依照本法以及有关法律、行政法规的规定实施。

军队专用食品和自供食品的食品安全管理办法由中央军事委员会依照本法制定。

第一百五十三条 国务院根据实际需要，可以对食品安全监督管理体制作出调整。

第一百五十四条 本法自2015年10月1日起施行。

第二节 《中华人民共和国食品安全法实施条例》

一、《中华人民共和国食品安全法实施条例》概况

根据《中华人民共和国食品安全法》，国务院于2009年7月20日发布国务院令第557号，公布《中华人民共和国食品安全法实施条例》（以下简称《食品安全法实施条例》），并于公布之日起施行，共10章64条。

《食品安全法实施条例》公布施行后，历经2次修订。其中，2019年的第二次修订幅度较大。

二、《食品安全法实施条例》第一次修订

根据2016年2月6日国务院令第666号《国务院关于修改部分行政法规的决定》修改。该项修改不涉及进出口环节。

修改决定（节选）如下：

五十八、将《中华人民共和国食品安全法实施条例》第二十条修改为："食品生产经营者应当依法取得相应的食品生产经营许可。法律、法规对食品生产加工小作坊和食品摊贩另有规定的，依照其规定。"

"食品生产经营许可的有效期为3年。"

三、《食品安全法实施条例》第二次修订

现行的《食品安全法实施条例》，是根据2015年修订后的《食品安全法》修订的，经2019年3月26日国务院第42次常务会议通过，由国务院令第721号公布，自2019年12月1日起施行。

新修订的《食品安全法实施条例》共10章86条，增加22条。其中，第六章“食品进出口”共10条，增加3条。

修订后的《食品安全法实施条例》附后。

中华人民共和国食品安全法实施条例

第一章　总　则

第一条　根据《中华人民共和国食品安全法》(以下简称食品安全法)，制定本条例。

第二条　食品生产经营者应当依照法律、法规和食品安全标准从事生产经营活动，建立健全食品安全管理制度，采取有效措施预防和控制食品安全风险，保证食品安全。

第三条　国务院食品安全委员会负责分析食品安全形势，研究部署、统筹指导食品安全工作，提出食品安全监督管理的重大政策措施，督促落实食品安全监督管理责任。县级以上地方人民政府食品安全委员会按照本级人民政府规定的职责开展工作。

第四条　县级以上人民政府建立统一权威的食品安全监督管理体制，加强食品安全监督管理能力建设。

县级以上人民政府食品安全监督管理部门和其他有关部门应当依法履行职责，加强协调配合，做好食品安全监督管理工作。

乡镇人民政府和街道办事处应当支持、协助县级人民政府食品安全监督管理部门及其派出机构依法开展食品安全监督管理工作。

第五条　国家将食品安全知识纳入国民素质教育内容，普及食品安全科学常识和法律知识，提高全社会的食品安全意识。

第二章　食品安全风险监测和评估

第六条　县级以上人民政府卫生行政部门会同同级食品安全监督管理等部门建立食品安全风险监测会商机制，汇总、分析风险监测数据，研判食品安全风险，形成食品安全风险监测分析报告，报本级人民政府；县级以上地方人民政府卫生行政部门还应当将食品安全风险监测分析报告同时报上一级人民政府卫生行政部门。食品安全风险监测会商的具体办法由国务院卫生行政部门会同国务院食品安全监督管理等部门制定。

第七条　食品安全风险监测结果表明存在食品安全隐患，食品安全监督管理等部门经进一步调查确认有必要通知相关食品生产经营者的，应当及时通知。

接到通知的食品生产经营者应当立即进行自查，发现食品不符合食品安全标准或者有证据证明可能危害人体健康的，应当依照食品安全法第六十三条的规定停止生产、经营，实施食品召回，并报告相关情况。

第八条　国务院卫生行政、食品安全监督管理等部门发现需要对农药、肥料、兽药、饲料和饲料添加剂等进行安全性评估的，应当向国务院农业行政部门提出安全性评估建议。国务院农业行政部门应当及时组织评估，并向国务院有关部门通报评估结果。

第九条　国务院食品安全监督管理部门和其他有关部门建立食品安全风险信息交流机制，明确

食品安全风险信息交流的内容、程序和要求。

第三章 食品安全标准

第十条 国务院卫生行政部门会同国务院食品安全监督管理、农业行政等部门制定食品安全国家标准规划及其年度实施计划。国务院卫生行政部门应当在其网站上公布食品安全国家标准规划及其年度实施计划的草案，公开征求意见。

第十一条 省、自治区、直辖市人民政府卫生行政部门依照食品安全法第二十九条的规定制定食品安全地方标准，应当公开征求意见。省、自治区、直辖市人民政府卫生行政部门应当自食品安全地方标准公布之日起30个工作日内，将地方标准报国务院卫生行政部门备案。国务院卫生行政部门发现备案的食品安全地方标准违反法律、法规或者食品安全国家标准的，应当及时予以纠正。

食品安全地方标准依法废止的，省、自治区、直辖市人民政府卫生行政部门应当及时在其网站上公布废止情况。

第十二条 保健食品、特殊医学用途配方食品、婴幼儿配方食品等特殊食品不属于地方特色食品，不得对其制定食品安全地方标准。

第十三条 食品安全标准公布后，食品生产经营者可以在食品安全标准规定的实施日期之前实施并公开提前实施情况。

第十四条 食品生产企业不得制定低于食品安全国家标准或者地方标准要求的企业标准。食品生产企业制定食品安全指标严于食品安全国家标准或者地方标准的企业标准的，应当报省、自治区、直辖市人民政府卫生行政部门备案。

食品生产企业制定企业标准的，应当公开，供公众免费查阅。

第四章 食品生产经营

第十五条 食品生产经营许可的有效期为5年。

食品生产经营者的生产经营条件发生变化，不再符合食品生产经营要求的，食品生产经营者应当立即采取整改措施；需要重新办理许可手续的，应当依法办理。

第十六条 国务院卫生行政部门应当及时公布新的食品原料、食品添加剂新品种和食品相关产品新品种目录以及所适用的食品安全国家标准。

对按照传统既是食品又是中药材的物质目录，国务院卫生行政部门会同国务院食品安全监督管理部门应当及时更新。

第十七条 国务院食品安全监督管理部门会同国务院农业行政等有关部门明确食品安全全程追溯基本要求，指导食品生产经营者通过信息化手段建立、完善食品安全追溯体系。

食品安全监督管理等部门应当将婴幼儿配方食品等针对特定人群的食品以及其他食品安全风险较高或者销售量大的食品的追溯体系建设作为监督检查的重点。

第十八条 食品生产经营者应当建立食品安全追溯体系，依照食品安全法的规定如实记录并保存进货查验、出厂检验、食品销售等信息，保证食品可追溯。

第十九条 食品生产经营企业的主要负责人对本企业的食品安全工作全面负责，建立并落实本企业的食品安全责任制，加强供货者管理、进货查验和出厂检验、生产经营过程控制、食品安全自查等工作。食品生产经营企业的食品安全管理人员应当协助企业主要负责人做好食品安全管理工作。

第二十条 食品生产经营企业应当加强对食品安全管理人员的培训和考核。食品安全管理人员应当掌握与其岗位相适应的食品安全法律、法规、标准和专业知识，具备食品安全管理能力。食品安全监督管理部门应当对企业食品安全管理人员进行随机监督抽查考核。考核指南由国务院食品安全监督管理部门制定、公布。

第二十一条 食品、食品添加剂生产经营者委托生产食品、食品添加剂的，应当委托取得食品生产许可、食品添加剂生产许可的生产者生产，并对其生产行为进行监督，对委托生产的食品、食品添加剂的安全负责。受托方应当依照法律、法规、食品安全标准以及合同约定进行生产，对生产行为负责，并接受委托方的监督。

第二十二条 食品生产经营者不得在食品生产、加工场所贮存依照本条例第六十三条规定制定的名录中的物质。

第二十三条 对食品进行辐照加工，应当遵守食品安全国家标准，并按照食品安全国家标准的要求对辐照加工食品进行检验和标注。

第二十四条 贮存、运输对温度、湿度等有特殊要求的食品，应当具备保温、冷藏或者冷冻等设备设施，并保持有效运行。

第二十五条 食品生产经营者委托贮存、运输食品的，应当对受托方的食品安全保障能力进行审核，并监督受托方按照保证食品安全的要求贮存、运输食品。受托方应当保证食品贮存、运输条件符合食品安全的要求，加强食品贮存、运输过程管理。

接受食品生产经营者委托贮存、运输食品的，应当如实记录委托方和收货方的名称、地址、联系方式等内容。记录保存期限不得少于贮存、运输结束后2年。

非食品生产经营者从事对温度、湿度等有特殊要求的食品贮存业务的，应当自取得营业执照之日起30个工作日内向所在地县级人民政府食品安全监督管理部门备案。

第二十六条 餐饮服务提供者委托餐具饮具集中消毒服务单位提供清洗消毒服务的，应当查验、留存餐具饮具集中消毒服务单位的营业执照复印件和消毒合格证明。保存期限不得少于消毒餐具饮具使用期限到期后6个月。

第二十七条 餐具饮具集中消毒服务单位应当建立餐具饮具出厂检验记录制度，如实记录出厂餐具饮具的数量、消毒日期和批号、使用期限、出厂日期以及委托方名称、地址、联系方式等内容。出厂检验记录保存期限不得少于消毒餐具饮具使用期限到期后6个月。消毒后的餐具饮具应当在独立包装上标注单位名称、地址、联系方式、消毒日期和批号以及使用期限等内容。

第二十八条 学校、托幼机构、养老机构、建筑工地等集中用餐单位的食堂应当执行原料控制、餐具饮具清洗消毒、食品留样等制度，并依照食品安全法第四十七条的规定定期开展食堂食品安全自查。

承包经营集中用餐单位食堂的，应当依法取得食品经营许可，并对食堂的食品安全负责。集中用餐单位应当督促承包方落实食品安全管理制度，承担管理责任。

第二十九条 食品生产经营者应当对变质、超过保质期或者回收的食品进行显著标示或者单独存放在有明确标志的场所，及时采取无害化处理、销毁等措施并如实记录。

食品安全法所称回收食品，是指已经售出，因违反法律、法规、食品安全标准或者超过保质期等原因，被召回或者退回的食品，不包括依照食品安全法第六十三条第三款的规定可以继续销售的食品。

第三十条 县级以上地方人民政府根据需要建设必要的食品无害化处理和销毁设施。食品生产经营者可以按照规定使用政府建设的设施对食品进行无害化处理或者予以销毁。

第三十一条 食品集中交易市场的开办者、食品展销会的举办者应当在市场开业或者展销会举办前向所在地县级人民政府食品安全监督管理部门报告。

第三十二条 网络食品交易第三方平台提供者应当妥善保存入网食品经营者的登记信息和交易信息。县级以上人民政府食品安全监督管理部门开展食品安全监督检查、食品安全案件调查处理、食品安全事故处置确需了解有关信息的，经其负责人批准，可以要求网络食品交易第三方平台提供者提供，网络食品交易第三方平台提供者应当按照要求提供。县级以上人民政府食品安全监督管理部门及其工作人员对网络食品交易第三方平台提供者提供的信息依法负有保密义务。

第三十三条 生产经营转基因食品应当显著标示，标示办法由国务院食品安全监督管理部门会同国务院农业行政部门制定。

第三十四条 禁止利用包括会议、讲座、健康咨询在内的任何方式对食品进行虚假宣传。食品安全监督管理部门发现虚假宣传行为的，应当依法及时处理。

第三十五条 保健食品生产工艺有原料提取、纯化等前处理工序的，生产企业应当具备相应的原料前处理能力。

第三十六条 特殊医学用途配方食品生产企业应当按照食品安全国家标准规定的检验项目对出厂产品实施逐批检验。

特殊医学用途配方食品中的特定全营养配方食品应当通过医疗机构或者药品零售企业向消费者销售。医疗机构、药品零售企业销售特定全营养配方食品的，不需要取得食品经营许可，但是应当遵守食品安全法和本条例关于食品销售的规定。

第三十七条 特殊医学用途配方食品中的特定全营养配方食品广告按照处方药广告管理，其他类别的特殊医学用途配方食品广告按照非处方药广告管理。

第三十八条 对保健食品之外的其他食品，不得声称具有保健功能。

对添加食品安全国家标准规定的选择性添加物质的婴幼儿配方食品，不得以选择性添加物质命名。

第三十九条 特殊食品的标签、说明书内容应当与注册或者备案的标签、说明书一致。销售特殊食品，应当核对食品标签、说明书内容是否与注册或者备案的标签、说明书一致，不一致的不得销售。省级以上人民政府食品安全监督管理部门应当在其网站上公布注册或者备案的特殊食品的标签、说明书。

特殊食品不得与普通食品或者药品混放销售。

第五章　食品检验

第四十条 对食品进行抽样检验，应当按照食品安全标准、注册或者备案的特殊食品的产品技术要求以及国家有关规定确定的检验项目和检验方法进行。

第四十一条 对可能掺杂掺假的食品，按照现有食品安全标准规定的检验项目和检验方法以及依照食品安全法第一百一十一条和本条例第六十三条规定制定的检验项目和检验方法无法检验的，国务院食品安全监督管理部门可以制定补充检验项目和检验方法，用于对食品的抽样检验、食品安全案件调查处理和食品安全事故处置。

第四十二条 依照食品安全法第八十八条的规定申请复检的，申请人应当向复检机构先行支付复检费用。复检结论表明食品不合格的，复检费用由复检申请人承担；复检结论表明食品合格的，复检费用由实施抽样检验的食品安全监督管理部门承担。

复检机构无正当理由不得拒绝承担复检任务。

第四十三条 任何单位和个人不得发布未依法取得资质认定的食品检验机构出具的食品检验信息，不得利用上述检验信息对食品、食品生产经营者进行等级评定，欺骗、误导消费者。

第六章　食品进出口

第四十四条 进口商进口食品、食品添加剂，应当按照规定向出入境检验检疫机构报检，如实申报产品相关信息，并随附法律、行政法规规定的合格证明材料。

第四十五条 进口食品运达口岸后，应当存放在出入境检验检疫机构指定或者认可的场所；需要移动的，应当按照出入境检验检疫机构的要求采取必要的安全防护措施。大宗散装进口食品应当在卸货口岸进行检验。

第四十六条 国家出入境检验检疫部门根据风险管理需要，可以对部分食品实行指定口岸进口。

第四十七条 国务院卫生行政部门依照食品安全法第九十三条的规定对境外出口商、境外生产企业或者其委托的进口商提交的相关国家（地区）标准或者国际标准进行审查，认为符合食品安全要求的，决定暂予适用并予以公布；暂予适用的标准公布前，不得进口尚无食品安全国家标准的食品。

食品安全国家标准中通用标准已经涵盖的食品不属于食品安全法第九十三条规定的尚无食品安全国家标准的食品。

第四十八条 进口商应当建立境外出口商、境外生产企业审核制度，重点审核境外出口商、境外生产企业制定和执行食品安全风险控制措施的情况以及向我国出口的食品是否符合食品安全法、本条例和其他有关法律、行政法规的规定以及食品安全国家标准的要求。

第四十九条 进口商依照食品安全法第九十四条第三款的规定召回进口食品的，应当将食品召回和处理情况向所在地县级人民政府食品安全监督管理部门和所在地出入境检验检疫机构报告。

第五十条 国家出入境检验检疫部门发现已经注册的境外食品生产企业不再符合注册要求的，应当责令其在规定期限内整改，整改期间暂停进口其生产的食品；经整改仍不符合注册要求的，国家出入境检验检疫部门应当撤销境外食品生产企业注册并公告。

第五十一条 对通过我国良好生产规范、危害分析与关键控制点体系认证的境外生产企业，认证机构应当依法实施跟踪调查。对不再符合认证要求的企业，认证机构应当依法撤销认证并向社会公布。

第五十二条 境外发生的食品安全事件可能对我国境内造成影响，或者在进口食品、食品添加剂、食品相关产品中发现严重食品安全问题的，国家出入境检验检疫部门应当及时进行风险预警，并可以对相关的食品、食品添加剂、食品相关产品采取下列控制措施：

（一）退货或者销毁处理；

（二）有条件地限制进口；

（三）暂停或者禁止进口。

第五十三条 出口食品、食品添加剂的生产企业应当保证其出口食品、食品添加剂符合进口国家（地区）的标准或者合同要求；我国缔结或者参加的国际条约、协定有要求的，还应当符合国际条约、协定的要求。

第七章 食品安全事故处置

第五十四条 食品安全事故按照国家食品安全事故应急预案实行分级管理。县级以上人民政府食品安全监督管理部门会同同级有关部门负责食品安全事故调查处理。

县级以上人民政府应当根据实际情况及时修改、完善食品安全事故应急预案。

第五十五条 县级以上人民政府应当完善食品安全事故应急管理机制，改善应急装备，做好应急物资储备和应急队伍建设，加强应急培训、演练。

第五十六条 发生食品安全事故的单位应当对导致或者可能导致食品安全事故的食品及原料、工具、设备、设施等，立即采取封存等控制措施。

第五十七条 县级以上人民政府食品安全监督管理部门接到食品安全事故报告后，应当立即会同同级卫生行政、农业行政等部门依照食品安全法第一百零五条的规定进行调查处理。食品安全监督管理部门应当对事故单位封存的食品及原料、工具、设备、设施等予以保护，需要封存而事故单位尚未封存的应当直接封存或者责令事故单位立即封存，并通知疾病预防控制机构对与事故有关的因素开展流行病学调查。

疾病预防控制机构应当在调查结束后向同级食品安全监督管理、卫生行政部门同时提交流行病学调查报告。

任何单位和个人不得拒绝、阻挠疾病预防控制机构开展流行病学调查。有关部门应当对疾病预防控制机构开展流行病学调查予以协助。

第五十八条 国务院食品安全监督管理部门会同国务院卫生行政、农业行政等部门定期对全国食品安全事故情况进行分析，完善食品安全监督管理措施，预防和减少事故的发生。

第八章 监督管理

第五十九条 设区的市级以上人民政府食品安全监督管理部门根据监督管理工作需要，可以对由下级人民政府食品安全监督管理部门负责日常监督管理的食品生产经营者实施随机监督检查，也可以组织下级人民政府食品安全监督管理部门对食品生产经营者实施异地监督检查。

设区的市级以上人民政府食品安全监督管理部门认为必要的，可以直接调查处理下级人民政府食品安全监督管理部门管辖的食品安全违法案件，也可以指定其他下级人民政府食品安全监督管理部门调查处理。

第六十条 国家建立食品安全检查员制度，依托现有资源加强职业化检查员队伍建设，强化考核培训，提高检查员专业化水平。

第六十一条 县级以上人民政府食品安全监督管理部门依照食品安全法第一百一十条的规定实施查封、扣押措施，查封、扣押的期限不得超过30日；情况复杂的，经实施查封、扣押措施的食品安全监督管理部门负责人批准，可以延长，延长期限不得超过45日。

第六十二条 网络食品交易第三方平台多次出现入网食品经营者违法经营或者入网食品经营者的违法经营行为造成严重后果的，县级以上人民政府食品安全监督管理部门可以对网络食品交易第三方平台提供者的法定代表人或者主要负责人进行责任约谈。

第六十三条 国务院食品安全监督管理部门会同国务院卫生行政等部门根据食源性疾病信息、食品安全风险监测信息和监督管理信息等，对发现的添加或者可能添加到食品中的非食品用化学物质和其他可能危害人体健康的物质，制定名录及检测方法并予以公布。

第六十四条 县级以上地方人民政府卫生行政部门应当对餐具饮具集中消毒服务单位进行监督检查，发现不符合法律、法规、国家相关标准以及相关卫生规范等要求的，应当及时调查处理。监督检查的结果应当向社会公布。

第六十五条 国家实行食品安全违法行为举报奖励制度，对查证属实的举报，给予举报人奖励。举报人举报所在企业食品安全重大违法犯罪行为的，应当加大奖励力度。有关部门应当对举报人的信息予以保密，保护举报人的合法权益。食品安全违法行为举报奖励办法由国务院食品安全监督管理部门会同国务院财政等有关部门制定。

食品安全违法行为举报奖励资金纳入各级人民政府预算。

第六十六条 国务院食品安全监督管理部门应当会同国务院有关部门建立守信联合激励和失信联合惩戒机制，结合食品生产经营者信用档案，建立严重违法生产经营者黑名单制度，将食品安全信用状况与准入、融资、信贷、征信等相衔接，及时向社会公布。

第九章 法律责任

第六十七条 有下列情形之一的，属于食品安全法第一百二十三条至第一百二十六条、第一百三十二条以及本条例第七十二条、第七十三条规定的情节严重情形：

（一）违法行为涉及的产品货值金额2万元以上或者违法行为持续时间3个月以上；

（二）造成食源性疾病并出现死亡病例，或者造成30人以上食源性疾病但未出现死亡病例；

（三）故意提供虚假信息或者隐瞒真实情况；

（四）拒绝、逃避监督检查；

（五）因违反食品安全法律、法规受到行政处罚后1年内又实施同一性质的食品安全违法行为，或者因违反食品安全法律、法规受到刑事处罚后又实施食品安全违法行为；

（六）其他情节严重的情形。

对情节严重的违法行为处以罚款时，应当依法从重从严。

第六十八条 有下列情形之一的，依照食品安全法第一百二十五条第一款、本条例第七十五条的规定给予处罚：

（一）在食品生产、加工场所贮存依照本条例第六十三条规定制定的名录中的物质；

（二）生产经营的保健食品之外的食品的标签、说明书声称具有保健功能；

（三）以食品安全国家标准规定的选择性添加物质命名婴幼儿配方食品；

（四）生产经营的特殊食品的标签、说明书内容与注册或者备案的标签、说明书不一致。

第六十九条 有下列情形之一的，依照食品安全法第一百二十六条第一款、本条例第七十五条的规定给予处罚：

（一）接受食品生产经营者委托贮存、运输食品，未按照规定记录保存信息；

（二）餐饮服务提供者未查验、留存餐具饮具集中消毒服务单位的营业执照复印件和消毒合格证明；

（三）食品生产经营者未按照规定对变质、超过保质期或者回收的食品进行标示或者存放，或者未及时对上述食品采取无害化处理、销毁等措施并如实记录；

（四）医疗机构和药品零售企业之外的单位或者个人向消费者销售特殊医学用途配方食品中的特定全营养配方食品；

（五）将特殊食品与普通食品或者药品混放销售。

第七十条 除食品安全法第一百二十五条第一款、第一百二十六条规定的情形外，食品生产经营者的生产经营行为不符合食品安全法第三十三条第一款第五项、第七项至第十项的规定，或者不符合有关食品生产经营过程要求的食品安全国家标准的，依照食品安全法第一百二十六条第一款、本条例第七十五条的规定给予处罚。

第七十一条 餐具饮具集中消毒服务单位未按照规定建立并遵守出厂检验记录制度的，由县级以上人民政府卫生行政部门依照食品安全法第一百二十六条第一款、本条例第七十五条的规定给予处罚。

第七十二条 从事对温度、湿度等有特殊要求的食品贮存业务的非食品生产经营者，食品集中交易市场的开办者、食品展销会的举办者，未按照规定备案或者报告的，由县级以上人民政府食品安全监督管理部门责令改正，给予警告；拒不改正的，处1万元以上5万元以下罚款；情节严重的，责令停产停业，并处5万元以上20万元以下罚款。

第七十三条 利用会议、讲座、健康咨询等方式对食品进行虚假宣传的，由县级以上人民政府食品安全监督管理部门责令消除影响，有违法所得的，没收违法所得；情节严重的，依照食品安全法第一百四十条第五款的规定进行处罚；属于单位违法的，还应当依照本条例第七十五条的规定对单位的法定代表人、主要负责人、直接负责的主管人员和其他直接责任人员给予处罚。

第七十四条 食品生产经营者生产经营的食品符合食品安全标准但不符合食品所标注的企业标准规定的食品安全指标的，由县级以上人民政府食品安全监督管理部门给予警告，并责令食品经营者停止经营该食品，责令食品生产企业改正；拒不停止经营或者改正的，没收不符合企业标准规定的食品安全指标的食品，货值金额不足1万元的，并处1万元以上5万元以下罚款，货值金额1万元以上的，并处货值金额5倍以上10倍以下罚款。

第七十五条 食品生产经营企业等单位有食品安全法规定的违法情形，除依照食品安全法的规定给予处罚外，有下列情形之一的，对单位的法定代表人、主要负责人、直接负责的主管人员和其他直接责任人员处以其上一年度从本单位取得收入的1倍以上10倍以下罚款：

（一）故意实施违法行为；

（二）违法行为性质恶劣；

（三）违法行为造成严重后果。

属于食品安全法第一百二十五条第二款规定情形的，不适用前款规定。

第七十六条 食品生产经营者依照食品安全法第六十三条第一款、第二款的规定停止生产、经营，实施食品召回，或者采取其他有效措施减轻或者消除食品安全风险，未造成危害后果的，可以从轻或者减轻处罚。

第七十七条 县级以上地方人民政府食品安全监督管理等部门对有食品安全法第一百二十三条规定的违法情形且情节严重，可能需要行政拘留的，应当及时将案件及有关材料移送同级公安机关。公安机关认为需要补充材料的，食品安全监督管理等部门应当及时提供。公安机关经审查认为不符合行政拘留条件的，应当及时将案件及有关材料退回移送的食品安全监督管理等部门。

第七十八条 公安机关对发现的食品安全违法行为，经审查没有犯罪事实或者立案侦查后认为不需要追究刑事责任，但依法应当予以行政拘留的，应当及时作出行政拘留的处罚决定；不需要予以行政拘留但依法应当追究其他行政责任的，应当及时将案件及有关材料移送同级食品安全监督管理等部门。

第七十九条 复检机构无正当理由拒绝承担复检任务的，由县级以上人民政府食品安全监督管理部门给予警告，无正当理由1年内2次拒绝承担复检任务的，由国务院有关部门撤销其复检机构资质并向社会公布。

第八十条 发布未依法取得资质认定的食品检验机构出具的食品检验信息，或者利用上述检验信息对食品、食品生产经营者进行等级评定，欺骗、误导消费者的，由县级以上人民政府食品安全监督管理部门责令改正，有违法所得的，没收违法所得，并处10万元以上50万元以下罚款；拒不改正的，处50万元以上100万元以下罚款；构成违反治安管理行为的，由公安机关依法给予治安管理处罚。

第八十一条 食品安全监督管理部门依照食品安全法、本条例对违法单位或者个人处以30万元以上罚款的，由设区的市级以上人民政府食品安全监督管理部门决定。罚款具体处罚权限由国务院食品安全监督管理部门规定。

第八十二条 阻碍食品安全监督管理等部门工作人员依法执行职务，构成违反治安管理行为的，由公安机关依法给予治安管理处罚。

第八十三条 县级以上人民政府食品安全监督管理等部门发现单位或者个人违反食品安全法第一百二十条第一款规定，编造、散布虚假食品安全信息，涉嫌构成违反治安管理行为的，应当将相关情况通报同级公安机关。

第八十四条 县级以上人民政府食品安全监督管理部门及其工作人员违法向他人提供网络食品交易第三方平台提供者提供的信息的，依照食品安全法第一百四十五条的规定给予处分。

第八十五条 违反本条例规定，构成犯罪的，依法追究刑事责任。

第十章　附　则

第八十六条 本条例自2019年12月1日起施行。

第三节 《中华人民共和国进出口商品检验法》

现行《中华人民共和国进出口商品检验法》（以下简称《进出口商品检验法》）于1989年2月21日第七届全国人民代表大会常务委员会第六次会议通过，根据2002年4月28日第九届全国人民代表大会常务委员会第二十七次会议《关于修改〈中华人民共和国进出口商品检验法〉的决定》第一次修正，根据2013年6月29日第十二届全国人民代表大会常务委员会第三次会议《关于修改〈中华人民共和国文物保护法〉等十二部法律的决定》第二次修正，根据2018年4月27日第十三届全国人民代表大会常务委员会第二次会议《关于修改〈中华人民共和国国境卫生检疫法〉等六部法律的决定》第三次修正，根据2018年12月29日第十三届全国人民代表大会常务委员会第七次会议《关于修改〈中华人民共和国产品质量法〉等五部法律的决定》第四次修正，根据2021年4月29日第十三届全国人民代表大会常务委员会第二十八次会议《关于修改〈中华人民共和国道路交通安全法〉等八部法律的决定》第五次修正。

修正后的《进出口商品检验法》共六章三十九条，是进出口食品化妆品检验检疫的基本法律依据。详细介绍见《海关检验检疫业务实务手册——进出口商品检验篇》第一章第一节；原文附后。

中华人民共和国进出口商品检验法

第一章 总 则

第一条 为了加强进出口商品检验工作，规范进出口商品检验行为，维护社会公共利益和进出口贸易有关各方的合法权益，促进对外经济贸易关系的顺利发展，制定本法。

第二条 国务院设立进出口商品检验部门（以下简称国家商检部门），主管全国进出口商品检验工作。国家商检部门设在各地的进出口商品检验机构（以下简称商检机构）管理所辖地区的进出口商品检验工作。

第三条 商检机构和依法设立的检验机构（以下称其他检验机构），依法对进出口商品实施检验。

第四条 进出口商品检验应当根据保护人类健康和安全、保护动物或者植物的生命和健康、保护环境、防止欺诈行为、维护国家安全的原则，由国家商检部门制定、调整必须实施检验的进出口商品目录（以下简称目录）并公布实施。

第五条 列入目录的进出口商品，由商检机构实施检验。

前款规定的进口商品未经检验的，不准销售、使用；前款规定的出口商品未经检验合格的，不准出口。

本条第一款规定的进出口商品，其中符合国家规定的免予检验条件的，由收货人或者发货人申请，经国家商检部门审查批准，可以免予检验。

第六条 必须实施的进出口商品检验，是指确定列入目录的进出口商品是否符合国家技术规范的强制性要求的合格评定活动。

合格评定程序包括：抽样、检验和检查；评估、验证和合格保证；注册、认可和批准以及各项的组合。

对本条第一款规定的进出口商品检验，商检机构可以采信检验机构的检验结果；国家商检部门对前述检验机构实行目录管理。

第七条 列入目录的进出口商品，按照国家技术规范的强制性要求进行检验；尚未制定国家技术规范的强制性要求的，应当依法及时制定，未制定之前，可以参照国家商检部门指定的国外有关标准进行检验。

第八条 其他检验机构，可以接受对外贸易关系人或者外国检验机构的委托，办理进出口商品检验鉴定业务。

第九条 法律、行政法规规定由其他检验机构实施检验的进出口商品或者检验项目，依照有关法律、行政法规的规定办理。

第十条 国家商检部门和商检机构应当及时收集和向有关方面提供进出口商品检验方面的信息。

国家商检部门和商检机构的工作人员在履行进出口商品检验的职责中，对所知悉的商业秘密负有保密义务。

第二章　进口商品的检验

第十一条 本法规定必须经商检机构检验的进口商品的收货人或者其代理人，应当向报关地的商检机构报检。

第十二条 本法规定必须经商检机构检验的进口商品的收货人或者其代理人，应当在商检机构规定的地点和期限内，接受商检机构对进口商品的检验。商检机构应当在国家商检部门统一规定的期限内检验完毕，并出具检验证单。

第十三条 本法规定必须经商检机构检验的进口商品以外的进口商品的收货人，发现进口商品质量不合格或者残损短缺，需要由商检机构出证索赔的，应当向商检机构申请检验出证。

第十四条 对重要的进口商品和大型的成套设备，收货人应当依据对外贸易合同约定在出口国装运前进行预检验、监造或者监装，主管部门应当加强监督；商检机构根据需要可以派出检验人员参加。

第三章　出口商品的检验

第十五条 本法规定必须经商检机构检验的出口商品的发货人或者其代理人，应当在商检机构规定的地点和期限内，向商检机构报检。商检机构应当在国家商检部门统一规定的期限内检验完毕，并出具检验证单。

第十六条 经商检机构检验合格发给检验证单的出口商品，应当在商检机构规定的期限内报关出口；超过期限的，应当重新报检。

第十七条 为出口危险货物生产包装容器的企业，必须申请商检机构进行包装容器的性能鉴定。生产出口危险货物的企业，必须申请商检机构进行包装容器的使用鉴定。使用未经鉴定合格的包装容器的危险货物，不准出口。

第十八条 对装运出口易腐烂变质食品的船舱和集装箱，承运人或者装箱单位必须在装货前申请检验。未经检验合格的，不准装运。

第四章　监督管理

第十九条 商检机构对本法规定必须经商检机构检验的进出口商品以外的进出口商品，根据国家规定实施抽查检验。

国家商检部门可以公布抽查检验结果或者向有关部门通报抽查检验情况。

第二十条 商检机构根据便利对外贸易的需要，可以按照国家规定对列入目录的出口商品进行出厂前的质量监督管理和检验。

第二十一条 为进出口货物的收发货人办理报检手续的代理人办理报检手续时应当向商检机构

提交授权委托书。

第二十二条 国家商检部门和商检机构依法对其他检验机构的进出口商品检验鉴定业务活动进行监督，可以对其检验的商品抽查检验。

第二十三条 国务院认证认可监督管理部门根据国家统一的认证制度，对有关的进出口商品实施认证管理。

第二十四条 认证机构可以根据国务院认证认可监督管理部门同外国有关机构签订的协议或者接受外国有关机构的委托进行进出口商品质量认证工作，准许在认证合格的进出口商品上使用质量认证标志。

第二十五条 商检机构依照本法对实施许可制度的进出口商品实行验证管理，查验单证，核对证货是否相符。

第二十六条 商检机构根据需要，对检验合格的进出口商品，可以加施商检标志或者封识。

第二十七条 进出口商品的报检人对商检机构作出的检验结果有异议的，可以向原商检机构或者其上级商检机构以至国家商检部门申请复验，由受理复验的商检机构或者国家商检部门及时作出复验结论。

第二十八条 当事人对商检机构、国家商检部门作出的复验结论不服或者对商检机构作出的处罚决定不服的，可以依法申请行政复议，也可以依法向人民法院提起诉讼。

第二十九条 国家商检部门和商检机构履行职责，必须遵守法律，维护国家利益，依照法定职权和法定程序严格执法，接受监督。

国家商检部门和商检机构应当根据依法履行职责的需要，加强队伍建设，使商检工作人员具有良好的政治、业务素质。商检工作人员应当定期接受业务培训和考核，经考核合格，方可上岗执行职务。

商检工作人员必须忠于职守，文明服务，遵守职业道德，不得滥用职权，谋取私利。

第三十条 国家商检部门和商检机构应当建立健全内部监督制度，对其工作人员的执法活动进行监督检查。

商检机构内部负责受理报检、检验、出证放行等主要岗位的职责权限应当明确，并相互分离、相互制约。

第三十一条 任何单位和个人均有权对国家商检部门、商检机构及其工作人员的违法、违纪行为进行控告、检举。收到控告、检举的机关应当依法按照职责分工及时查处，并为控告人、检举人保密。

第五章　法律责任

第三十二条 违反本法规定，将必须经商检机构检验的进口商品未报经检验而擅自销售或者使用的，或者将必须经商检机构检验的出口商品未报经检验合格而擅自出口的，由商检机构没收违法所得，并处货值金额百分之五以上百分之二十以下的罚款；构成犯罪的，依法追究刑事责任。

第三十三条 进口或者出口属于掺杂掺假、以假充真、以次充好的商品或者以不合格进出口商品冒充合格进出口商品的，由商检机构责令停止进口或者出口，没收违法所得，并处货值金额百分之五十以上三倍以下的罚款；构成犯罪的，依法追究刑事责任。

第三十四条 伪造、变造、买卖或者盗窃商检单证、印章、标志、封识、质量认证标志的，依法追究刑事责任；尚不够刑事处罚的，由商检机构、认证认可监督管理部门依据各自职责责令改正，没收违法所得，并处货值金额等值以下的罚款。

第三十五条 国家商检部门、商检机构的工作人员违反本法规定，泄露所知悉的商业秘密的，依法给予行政处分，有违法所得的，没收违法所得；构成犯罪的，依法追究刑事责任。

第三十六条 国家商检部门、商检机构的工作人员滥用职权，故意刁难的，徇私舞弊，伪造检验结果的，或者玩忽职守，延误检验出证的，依法给予行政处分；构成犯罪的，依法追究刑事责任。

第六章 附 则

第三十七条 商检机构和其他检验机构依照本法的规定实施检验和办理检验鉴定业务，依照国家有关规定收取费用。①

第三十八条 国务院根据本法制定实施条例。

第三十九条 本法自1989年8月1日起施行。

第四节 《中华人民共和国进出口商品检验法实施条例》

现行《中华人民共和国进出口商品检验法实施条例》（以下简称《进出口商品检验法实施条例》）于2005年8月31日由中华人民共和国国务院令第447号公布，根据2013年7月18日《国务院关于废止和修改部分行政法规的决定》第一次修订，根据2016年2月6日《国务院关于修改部分行政法规的决定》第二次修订，根据2017年3月1日《国务院关于修改和废止部分行政法规的决定》第三次修订，根据2019年3月2日《国务院关于修改部分行政法规的决定》第四次修订，根据2022年3月29日《国务院关于修改和废止部分行政法规的决定》第五次修订。

修订后的《进出口商品检验法实施条例》共六章五十九条。详细介绍见《海关检验检疫业务实务手册——进出口商品检验篇》第一章第二节；原文附后。

中华人民共和国进出口商品检验法实施条例

第一章 总 则

第一条 根据《中华人民共和国进出口商品检验法》（以下简称商检法）的规定，制定本条例。

第二条 海关总署主管全国进出口商品检验工作。

海关总署设在省、自治区、直辖市以及进出口商品的口岸、集散地的出入境检验检疫机构及其分支机构（以下简称出入境检验检疫机构），管理所负责地区的进出口商品检验工作。

第三条 海关总署应当依照商检法第四条规定，制定、调整必须实施检验的进出口商品目录（以下简称目录）并公布实施。

目录应当至少在实施之日30日前公布；在紧急情况下，应当不迟于实施之日公布。

海关总署制定、调整目录时，应当征求国务院对外贸易主管部门等有关方面的意见。

第四条 出入境检验检疫机构对列入目录的进出口商品以及法律、行政法规规定须经出入境检验检疫机构检验的其他进出口商品实施检验（以下称法定检验）。

出入境检验检疫机构对法定检验以外的进出口商品，根据国家规定实施抽查检验。

第五条 进出口药品的质量检验、计量器具的量值检定、锅炉压力容器的安全监督检验、船舶（包括海上平台、主要船用设备及材料）和集装箱的规范检验、飞机（包括飞机发动机、机载设备）

① 根据《财政部 发展改革委关于清理规范一批行政事业性收费有关政策的通知》（财税〔2017〕20号），自2017年4月1日起，停征出入境检验检疫费。

的适航检验以及核承压设备的安全检验等项目，由有关法律、行政法规规定的机构实施检验。

第六条 进出境的样品、礼品、暂时进出境的货物以及其他非贸易性物品，免予检验。但是，法律、行政法规另有规定的除外。

列入目录的进出口商品符合国家规定的免予检验条件的，由收货人、发货人或者生产企业申请，经海关总署审查批准，出入境检验检疫机构免予检验。

免予检验的具体办法，由海关总署商有关部门制定。

第七条 法定检验的进出口商品，由出入境检验检疫机构依照商检法第七条规定实施检验。

海关总署根据进出口商品检验工作的实际需要和国际标准，可以制定进出口商品检验方法的技术规范和行业标准。

进出口商品检验依照或者参照的技术规范、标准以及检验方法的技术规范和标准，应当至少在实施之日6个月前公布；在紧急情况下，应当不迟于实施之日公布。

第八条 出入境检验检疫机构根据便利对外贸易的需要，对进出口企业实施分类管理，并按照根据国际通行的合格评定程序确定的检验监管方式，对进出口商品实施检验。

第九条 出入境检验检疫机构对进出口商品实施检验的内容，包括是否符合安全、卫生、健康、环境保护、防止欺诈等要求以及相关的品质、数量、重量等项目。

第十条 出入境检验检疫机构依照商检法的规定，对实施许可制度和国家规定必须经过认证的进出口商品实行验证管理，查验单证，核对证货是否相符。

实行验证管理的进出口商品目录，由海关总署商有关部门后制定、调整并公布。

第十一条 进出口商品的收货人或者发货人可以自行办理报检手续，也可以委托代理报检企业办理报检手续；采用快件方式进出口商品的，收货人或者发货人应当委托出入境快件运营企业办理报检手续。

第十二条 进出口商品的收货人或者发货人办理报检手续，应当依法向出入境检验检疫机构备案。

第十三条 代理报检企业接受进出口商品的收货人或者发货人的委托，以委托人的名义办理报检手续的，应当向出入境检验检疫机构提交授权委托书，遵守本条例对委托人的各项规定；以自己的名义办理报检手续的，应当承担与收货人或者发货人相同的法律责任。

出入境快件运营企业接受进出口商品的收货人或者发货人的委托，应当以自己的名义办理报检手续，承担与收货人或者发货人相同的法律责任。

委托人委托代理报检企业、出入境快件运营企业办理报检手续的，应当向代理报检企业、出入境快件运营企业提供所委托报检事项的真实情况；代理报检企业、出入境快件运营企业接受委托人的委托办理报检手续的，应当对委托人所提供情况的真实性进行合理审查。

第十四条 海关总署建立进出口商品风险预警机制，通过收集进出口商品检验方面的信息，进行风险评估，确定风险的类型，采取相应的风险预警措施及快速反应措施。

海关总署和出入境检验检疫机构应当及时向有关方面提供进出口商品检验方面的信息。

第十五条 出入境检验检疫机构工作人员依法执行职务，有关单位和个人应当予以配合，任何单位和个人不得非法干预和阻挠。

第二章 进口商品的检验

第十六条 法定检验的进口商品的收货人应当持合同、发票、装箱单、提单等必要的凭证和相关批准文件，向报关地的出入境检验检疫机构报检；通关放行后20日内，收货人应当依照本条例第十八条的规定，向出入境检验检疫机构申请检验。法定检验的进口商品未经检验的，不准销售，不准使用。

进口实行验证管理的商品，收货人应当向报关地的出入境检验检疫机构申请验证。出入境检验检疫机构按照海关总署的规定实施验证。

第十七条 法定检验的进口商品、实行验证管理的进口商品，海关按照规定办理海关通关手续。

第十八条 法定检验的进口商品应当在收货人报检时申报的目的地检验。

大宗散装商品、易腐烂变质商品、可用作原料的固体废物以及已发生残损、短缺的商品，应当在卸货口岸检验。

对前两款规定的进口商品，海关总署可以根据便利对外贸易和进出口商品检验工作的需要，指定在其他地点检验。

第十九条 除法律、行政法规另有规定外，法定检验的进口商品经检验，涉及人身财产安全、健康、环境保护项目不合格的，由出入境检验检疫机构责令当事人销毁，或者出具退货处理通知单，办理退运手续；其他项目不合格的，可以在出入境检验检疫机构的监督下进行技术处理，经重新检验合格的，方可销售或者使用。当事人申请出入境检验检疫机构出证的，出入境检验检疫机构应当及时出证。

出入境检验检疫机构对检验不合格的进口成套设备及其材料，签发不准安装使用通知书。经技术处理，并经出入境检验检疫机构重新检验合格的，方可安装使用。

第二十条 法定检验以外的进口商品，经出入境检验检疫机构抽查检验不合格的，依照本条例第十九条的规定处理。

实行验证管理的进口商品，经出入境检验检疫机构验证不合格的，参照本条例第十九条的规定处理或者移交有关部门处理。

法定检验以外的进口商品的收货人，发现进口商品质量不合格或者残损、短缺，申请出证的，出入境检验检疫机构或者其他检验机构应当在检验后及时出证。

第二十一条 对属于法定检验范围内的关系国计民生、价值较高、技术复杂的以及其他重要的进口商品和大型成套设备，应当按照对外贸易合同约定监造、装运前检验或者监装。收货人保留到货后最终检验和索赔的权利。

出入境检验检疫机构可以根据需要派出检验人员参加或者组织实施监造、装运前检验或者监装。

第二十二条 国家对进口可用作原料的固体废物的国外供货商、国内收货人实行注册登记制度，国外供货商、国内收货人在签订对外贸易合同前，应当取得海关总署或者出入境检验检疫机构的注册登记。国家对进口可用作原料的固体废物实行装运前检验制度，进口时，收货人应当提供出入境检验检疫机构或者检验机构出具的装运前检验证书。

对价值较高，涉及人身财产安全、健康、环境保护项目的高风险进口旧机电产品，应当依照国家有关规定实施装运前检验，进口时，收货人应当提供出入境检验检疫机构或者检验机构出具的装运前检验证书。

进口可用作原料的固体废物、国家允许进口的旧机电产品到货后，由出入境检验检疫机构依法实施检验。

第二十三条 进口机动车辆到货后，收货人凭出入境检验检疫机构签发的进口机动车辆检验证单以及有关部门签发的其他单证向车辆管理机关申领行车牌证。在使用过程中发现有涉及人身财产安全的质量缺陷的，出入境检验检疫机构应当及时作出相应处理。

第三章　出口商品的检验

第二十四条 法定检验的出口商品的发货人应当在海关总署统一规定的地点和期限内，持合同等必要的凭证和相关批准文件向出入境检验检疫机构报检。法定检验的出口商品未经检验或者经检验不合格的，不准出口。

出口商品应当在商品的生产地检验。海关总署可以根据便利对外贸易和进出口商品检验工作的需要，指定在其他地点检验。

出口实行验证管理的商品，发货人应当向出入境检验检疫机构申请验证。出入境检验检疫机构按照海关总署的规定实施验证。

第二十五条 在商品生产地检验的出口商品需要在口岸换证出口的，由商品生产地的出入境检验检疫机构按照规定签发检验换证凭单。发货人应当在规定的期限内持检验换证凭单和必要的凭证，向口岸出入境检验检疫机构申请查验。经查验合格的，由口岸出入境检验检疫机构签发货物通关单。

第二十六条 法定检验的出口商品、实行验证管理的出口商品，海关按照规定办理海关通关手续。

第二十七条 法定检验的出口商品经出入境检验检疫机构检验或者经口岸出入境检验检疫机构查验不合格的，可以在出入境检验检疫机构的监督下进行技术处理，经重新检验合格的，方准出口；不能进行技术处理或者技术处理后重新检验仍不合格的，不准出口。

第二十八条 法定检验以外的出口商品，经出入境检验检疫机构抽查检验不合格的，依照本条例第二十七条的规定处理。

实行验证管理的出口商品，经出入境检验检疫机构验证不合格的，参照本条例第二十七条的规定处理或者移交有关部门处理。

第二十九条 出口危险货物包装容器的生产企业，应当向出入境检验检疫机构申请包装容器的性能鉴定。包装容器经出入境检验检疫机构鉴定合格并取得性能鉴定证书的，方可用于包装危险货物。

出口危险货物的生产企业，应当向出入境检验检疫机构申请危险货物包装容器的使用鉴定。使用未经鉴定或者经鉴定不合格的包装容器的危险货物，不准出口。

第三十条 对装运出口的易腐烂变质食品、冷冻品的集装箱、船舱、飞机、车辆等运载工具，承运人、装箱单位或者其代理人应当在装运前向出入境检验检疫机构申请清洁、卫生、冷藏、密固等适载检验。未经检验或者经检验不合格的，不准装运。

第四章 监督管理

第三十一条 出入境检验检疫机构根据便利对外贸易的需要，可以对列入目录的出口商品进行出厂前的质量监督管理和检验。

出入境检验检疫机构进行出厂前的质量监督管理和检验的内容，包括对生产企业的质量保证工作进行监督检查，对出口商品进行出厂前的检验。

第三十二条 国家对进出口食品生产企业实施卫生注册登记管理。获得卫生注册登记的出口食品生产企业，方可生产、加工、储存出口食品。获得卫生注册登记的进出口食品生产企业生产的食品，方可进口或者出口。

实施卫生注册登记管理的进口食品生产企业，应当按照规定向海关总署申请卫生注册登记。

实施卫生注册登记管理的出口食品生产企业，应当按照规定向出入境检验检疫机构申请卫生注册登记。

出口食品生产企业需要在国外卫生注册的，依照本条第三款规定进行卫生注册登记后，由海关总署统一对外办理。

第三十三条 出入境检验检疫机构根据需要，对检验合格的进出口商品加施商检标志，对检验合格的以及其他需要加施封识的进出口商品加施封识。具体办法由海关总署制定。

第三十四条 出入境检验检疫机构按照有关规定对检验的进出口商品抽取样品。验余的样品，出入境检验检疫机构应当通知有关单位在规定的期限内领回；逾期不领回的，由出入境检验检疫机构处理。

第三十五条 进出口商品的报检人对出入境检验检疫机构作出的检验结果有异议的，可以自收到检验结果之日起15日内，向作出检验结果的出入境检验检疫机构或者其上级出入境检验检疫机构以至海关总署申请复验，受理复验的出入境检验检疫机构或者海关总署应当自收到复验申请之日起60日内作出复验结论。技术复杂，不能在规定期限内作出复验结论的，经本机构负责人批准，可以适当延长，但是延长期限最多不超过30日。

第三十六条 海关总署或者出入境检验检疫机构根据进出口商品检验工作的需要，可以指定符合规定资质条件的国内外检测机构承担出入境检验检疫机构委托的进出口商品检测。被指定的检测机构经检查不符合规定要求的，海关总署或者出入境检验检疫机构可以取消指定。

第三十七条 对检验机构的检验鉴定业务活动有异议的，可以向海关总署或者出入境检验检疫机构投诉。

第三十八条 海关总署、出入境检验检疫机构实施监督管理或者对涉嫌违反进出口商品检验法律、行政法规的行为进行调查，有权查阅、复制当事人的有关合同、发票、账簿以及其他有关资料。出入境检验检疫机构对有根据认为涉及人身财产安全、健康、环境保护项目不合格的进出口商品，经本机构负责人批准，可以查封或者扣押。

第三十九条 海关总署、出入境检验检疫机构应当根据便利对外贸易的需要，采取有效措施，简化程序，方便进出口。

办理进出口商品报检、检验、鉴定等手续，符合条件的，可以采用电子数据文件的形式。

第四十条 出入境检验检疫机构依照有关法律、行政法规的规定，签发出口货物普惠制原产地证明、区域性优惠原产地证明、专用原产地证明。

出口货物一般原产地证明的签发，依照有关法律、行政法规的规定执行。

第四十一条 出入境检验检疫机构对进出保税区、出口加工区等海关特殊监管区域的货物以及边境小额贸易进出口商品的检验管理，由海关总署另行制定办法。

第五章 法律责任

第四十二条 擅自销售、使用未报检或者未经检验的属于法定检验的进口商品，或者擅自销售、使用应当申请进口验证而未申请的进口商品的，由出入境检验检疫机构没收违法所得，并处商品货值金额5%以上20%以下罚款；构成犯罪的，依法追究刑事责任。

第四十三条 擅自出口未报检或者未经检验的属于法定检验的出口商品，或者擅自出口应当申请出口验证而未申请的出口商品的，由出入境检验检疫机构没收违法所得，并处商品货值金额5%以上20%以下罚款；构成犯罪的，依法追究刑事责任。

第四十四条 销售、使用经法定检验、抽查检验或者验证不合格的进口商品，或者出口经法定检验、抽查检验或者验证不合格的商品的，由出入境检验检疫机构责令停止销售、使用或者出口，没收违法所得和违法销售、使用或者出口的商品，并处违法销售、使用或者出口的商品货值金额等值以上3倍以下罚款；构成犯罪的，依法追究刑事责任。

第四十五条 进出口商品的收货人、发货人、代理报检企业或者出入境快件运营企业、报检人员不如实提供进出口商品的真实情况，取得出入境检验检疫机构的有关证单，或者对法定检验的进出口商品不予报检，逃避进出口商品检验的，由出入境检验检疫机构没收违法所得，并处商品货值金额5%以上20%以下罚款。

进出口商品的收货人或者发货人委托代理报检企业、出入境快件运营企业办理报检手续，未按照规定向代理报检企业、出入境快件运营企业提供所委托报检事项的真实情况，取得出入境检验检疫机构的有关证单的，对委托人依照前款规定予以处罚。

代理报检企业、出入境快件运营企业、报检人员对委托人所提供情况的真实性未进行合理审查或者因工作疏忽，导致骗取出入境检验检疫机构有关证单的结果的，由出入境检验检疫机构对代理报检企业、出入境快件运营企业处2万元以上20万元以下罚款。

第四十六条 伪造、变造、买卖或者盗窃检验证单、印章、标志、封识、货物通关单或者使用伪造、变造的检验证单、印章、标志、封识、货物通关单，构成犯罪的，依法追究刑事责任；尚不够刑事处罚的，由出入境检验检疫机构责令改正，没收违法所得，并处商品货值金额等值以下罚款。

第四十七条 擅自调换出入境检验检疫机构抽取的样品或者出入境检验检疫机构检验合格的进出口商品的，由出入境检验检疫机构责令改正，给予警告；情节严重的，并处商品货值金额10%以上50%以下罚款。

第四十八条 进口或者出口国家实行卫生注册登记管理而未获得卫生注册登记的生产企业生产的食品的，由出入境检验检疫机构责令停止进口或者出口，没收违法所得，并处商品货值金额10%以上50%以下罚款。

已获得卫生注册登记的进出口食品生产企业，经检查不符合规定要求的，由海关总署或者出入境检验检疫机构责令限期整改；整改仍未达到规定要求或者有其他违法行为，情节严重的，吊销其卫生注册登记证书。

第四十九条 进口可用作原料的固体废物，国外供货商、国内收货人未取得注册登记，或者未进行装运前检验的，按照国家有关规定责令退货；情节严重的，由出入境检验检疫机构并处10万元以上100万元以下罚款。

已获得注册登记的可用作原料的固体废物的国外供货商、国内收货人违反国家有关规定，情节严重的，由出入境检验检疫机构撤销其注册登记。

进口国家允许进口的旧机电产品未按照规定进行装运前检验的，按照国家有关规定予以退货；情节严重的，由出入境检验检疫机构并处100万元以下罚款。

第五十条 提供或者使用未经出入境检验检疫机构鉴定的出口危险货物包装容器的，由出入境检验检疫机构处10万元以下罚款。

提供或者使用经出入境检验检疫机构鉴定不合格的包装容器装运出口危险货物的，由出入境检验检疫机构处20万元以下罚款。

第五十一条 提供或者使用未经出入境检验检疫机构适载检验的集装箱、船舱、飞机、车辆等运载工具装运易腐烂变质食品、冷冻品出口的，由出入境检验检疫机构处10万元以下罚款。

提供或者使用经出入境检验检疫机构检验不合格的集装箱、船舱、飞机、车辆等运载工具装运易腐烂变质食品、冷冻品出口的，由出入境检验检疫机构处20万元以下罚款。

第五十二条 擅自调换、损毁出入境检验检疫机构加施的商检标志、封识的，由出入境检验检疫机构处5万元以下罚款。

第五十三条 从事进出口商品检验鉴定业务的检验机构违反国家有关规定，扰乱检验鉴定秩序的，由出入境检验检疫机构责令改正，没收违法所得，可以并处10万元以下罚款，海关总署或者出入境检验检疫机构可以暂停其6个月以内检验鉴定业务。

第五十四条 代理报检企业、出入境快件运营企业违反国家有关规定，扰乱报检秩序的，由出入境检验检疫机构责令改正，没收违法所得，可以处10万元以下罚款，海关总署或者出入境检验检疫机构可以暂停其6个月以内代理报检业务。

第五十五条 出入境检验检疫机构的工作人员滥用职权，故意刁难当事人的，徇私舞弊，伪造检验结果的，或者玩忽职守，延误检验出证的，依法给予行政处分；违反有关法律、行政法规规定签发出口货物原产地证明的，依法给予行政处分，没收违法所得；构成犯罪的，依法追究刑事责任。

第五十六条 出入境检验检疫机构对没收的商品依法予以处理所得价款、没收的违法所得、收缴的罚款，全部上缴国库。

第六章　附　则

第五十七条　当事人对出入境检验检疫机构、海关总署作出的复验结论、处罚决定不服的，可以依法申请行政复议，也可以依法向人民法院提起诉讼。

当事人逾期不履行处罚决定，又不申请行政复议或者向人民法院提起诉讼的，作出处罚决定的机构可以申请人民法院强制执行。

第五十八条　出入境检验检疫机构实施法定检验、依法设立的检验机构办理检验鉴定业务，按照国家有关规定收取费用。①

第五十九条　本条例自2005年12月1日起施行。1992年10月7日国务院批准、1992年10月23日原国家进出口商品检验局发布的《中华人民共和国进出口商品检验法实施条例》同时废止。

第五节　《中华人民共和国生物安全法》

一、《中华人民共和国生物安全法》概况

《中华人民共和国生物安全法》（以下简称《生物安全法》）于2020年10月17日经第十三届全国人民代表大会常务委员会第二十二次会议通过，由中华人民共和国主席令第56号发布，自2021年4月15日起施行。

二、用语定义

《生物安全法》第二条规定了“生物安全”的定义：

生物安全：指国家有效防范和应对危险生物因子及相关因素威胁，生物技术能够稳定健康发展，人民生命健康和生态系统相对处于没有危险和不受威胁的状态，生物领域具备维护国家安全和持续发展的能力。

《生物安全法》第八十五条规定了本法中有关用语的定义：

生物因子：指动物、植物、微生物、生物毒素及其他生物活性物质。

重大新发突发传染病：指我国境内首次出现或者已经宣布消灭再次发生，或者突然发生，造成或者可能造成公众健康和生命安全严重损害，引起社会恐慌，影响社会稳定的传染病。

重大新发突发动物疫情：指我国境内首次发生或者已经宣布消灭的动物疫病再次发生，或者发病率、死亡率较高的潜伏动物疫病突然发生并迅速传播，给养殖业生产安全造成严重威胁、危害，以及可能对公众健康和生命安全造成危害的情形。

重大新发突发植物疫情：指我国境内首次发生或者已经宣布消灭的严重危害植物的真菌、细菌、病毒、昆虫、线虫、杂草、害鼠、软体动物等再次引发病虫害，或者本地有害生物突然大范围发生并迅速传播，对农作物、林木等植物造成严重危害的情形。

生物技术研究、开发与应用：指通过科学和工程原理认识、改造、合成、利用生物而从事的科学研究、技术开发与应用等活动。

---

① 根据《财政部　发展改革委关于清理规范一批行政事业性收费有关政策的通知》（财税〔2017〕20号），自2017年4月1日起，停征出入境检验检疫费。

病原微生物：指可以侵犯人、动物引起感染甚至传染病的微生物，包括病毒、细菌、真菌、立克次体、寄生虫等。

植物有害生物：指能够对农作物、林木等植物造成危害的真菌、细菌、病毒、昆虫、线虫、杂草、害鼠、软体动物等生物。

人类遗传资源：包括人类遗传资源材料和人类遗传资源信息。人类遗传资源材料是指含有人体基因组、基因等遗传物质的器官、组织、细胞等遗传材料。人类遗传资源信息是指利用人类遗传资源材料产生的数据等信息资料。

微生物耐药：指微生物对抗微生物药物产生抗性，导致抗微生物药物不能有效控制微生物的感染。

生物武器：指类型和数量不属于预防、保护或者其他和平用途所正当需要的、任何来源或者任何方法产生的微生物剂、其他生物剂以及生物毒素；也包括为将上述生物剂、生物毒素使用于敌对目的或者武装冲突而设计的武器、设备或者运载工具。

生物恐怖：指故意使用致病性微生物、生物毒素等实施袭击，损害人类或者动植物健康，引起社会恐慌，企图达到特定政治目的的行为。

中华人民共和国生物安全法

第一章　总　则

第一条　为了维护国家安全，防范和应对生物安全风险，保障人民生命健康，保护生物资源和生态环境，促进生物技术健康发展，推动构建人类命运共同体，实现人与自然和谐共生，制定本法。

第二条　本法所称生物安全，是指国家有效防范和应对危险生物因子及相关因素威胁，生物技术能够稳定健康发展，人民生命健康和生态系统相对处于没有危险和不受威胁的状态，生物领域具备维护国家安全和持续发展的能力。

从事下列活动，适用本法：

（一）防控重大新发突发传染病、动植物疫情；

（二）生物技术研究、开发与应用；

（三）病原微生物实验室生物安全管理；

（四）人类遗传资源与生物资源安全管理；

（五）防范外来物种入侵与保护生物多样性；

（六）应对微生物耐药；

（七）防范生物恐怖袭击与防御生物武器威胁；

（八）其他与生物安全相关的活动。

第三条　生物安全是国家安全的重要组成部分。维护生物安全应当贯彻总体国家安全观，统筹发展和安全，坚持以人为本、风险预防、分类管理、协同配合的原则。

第四条　坚持中国共产党对国家生物安全工作的领导，建立健全国家生物安全领导体制，加强国家生物安全风险防控和治理体系建设，提高国家生物安全治理能力。

第五条　国家鼓励生物科技创新，加强生物安全基础设施和生物科技人才队伍建设，支持生物产业发展，以创新驱动提升生物科技水平，增强生物安全保障能力。

第六条　国家加强生物安全领域的国际合作，履行中华人民共和国缔结或者参加的国际条约规定的义务，支持参与生物科技交流合作与生物安全事件国际救援，积极参与生物安全国际规则的研究与制定，推动完善全球生物安全治理。

第七条　各级人民政府及其有关部门应当加强生物安全法律法规和生物安全知识宣传普及工作，引导基层群众性自治组织、社会组织开展生物安全法律法规和生物安全知识宣传，促进全社会生物安全意识的提升。

相关科研院校、医疗机构以及其他企业事业单位应当将生物安全法律法规和生物安全知识纳入教育培训内容，加强学生、从业人员生物安全意识和伦理意识的培养。

新闻媒体应当开展生物安全法律法规和生物安全知识公益宣传，对生物安全违法行为进行舆论监督，增强公众维护生物安全的社会责任意识。

第八条　任何单位和个人不得危害生物安全。

任何单位和个人有权举报危害生物安全的行为；接到举报的部门应当及时依法处理。

第九条　对在生物安全工作中做出突出贡献的单位和个人，县级以上人民政府及其有关部门按照国家规定予以表彰和奖励。

第二章　生物安全风险防控体制

第十条　中央国家安全领导机构负责国家生物安全工作的决策和议事协调，研究制定、指导实施国家生物安全战略和有关重大方针政策，统筹协调国家生物安全的重大事项和重要工作，建立国家生物安全工作协调机制。

省、自治区、直辖市建立生物安全工作协调机制，组织协调、督促推进本行政区域内生物安全相关工作。

第十一条　国家生物安全工作协调机制由国务院卫生健康、农业农村、科学技术、外交等主管部门和有关军事机关组成，分析研判国家生物安全形势，组织协调、督促推进国家生物安全相关工作。国家生物安全工作协调机制设立办公室，负责协调机制的日常工作。

国家生物安全工作协调机制成员单位和国务院其他有关部门根据职责分工，负责生物安全相关工作。

第十二条　国家生物安全工作协调机制设立专家委员会，为国家生物安全战略研究、政策制定及实施提供决策咨询。

国务院有关部门组织建立相关领域、行业的生物安全技术咨询专家委员会，为生物安全工作提供咨询、评估、论证等技术支撑。

第十三条　地方各级人民政府对本行政区域内生物安全工作负责。

县级以上地方人民政府有关部门根据职责分工，负责生物安全相关工作。

基层群众性自治组织应当协助地方人民政府以及有关部门做好生物安全风险防控、应急处置和宣传教育等工作。

有关单位和个人应当配合做好生物安全风险防控和应急处置等工作。

第十四条　国家建立生物安全风险监测预警制度。国家生物安全工作协调机制组织建立国家生物安全风险监测预警体系，提高生物安全风险识别和分析能力。

第十五条　国家建立生物安全风险调查评估制度。国家生物安全工作协调机制应当根据风险监测的数据、资料等信息，定期组织开展生物安全风险调查评估。

有下列情形之一的，有关部门应当及时开展生物安全风险调查评估，依法采取必要的风险防控措施：

（一）通过风险监测或者接到举报发现可能存在生物安全风险；

（二）为确定监督管理的重点领域、重点项目，制定、调整生物安全相关名录或者清单；

（三）发生重大新发突发传染病、动植物疫情等危害生物安全的事件；

（四）需要调查评估的其他情形。

第十六条 国家建立生物安全信息共享制度。国家生物安全工作协调机制组织建立统一的国家生物安全信息平台，有关部门应当将生物安全数据、资料等信息汇交国家生物安全信息平台，实现信息共享。

第十七条 国家建立生物安全信息发布制度。国家生物安全总体情况、重大生物安全风险警示信息、重大生物安全事件及其调查处理信息等重大生物安全信息，由国家生物安全工作协调机制成员单位根据职责分工发布；其他生物安全信息由国务院有关部门和县级以上地方人民政府及其有关部门根据职责权限发布。

任何单位和个人不得编造、散布虚假的生物安全信息。

第十八条 国家建立生物安全名录和清单制度。国务院及其有关部门根据生物安全工作需要，对涉及生物安全的材料、设备、技术、活动、重要生物资源数据、传染病、动植物疫病、外来入侵物种等制定、公布名录或者清单，并动态调整。

第十九条 国家建立生物安全标准制度。国务院标准化主管部门和国务院其他有关部门根据职责分工，制定和完善生物安全领域相关标准。

国家生物安全工作协调机制组织有关部门加强不同领域生物安全标准的协调和衔接，建立和完善生物安全标准体系。

第二十条 国家建立生物安全审查制度。对影响或者可能影响国家安全的生物领域重大事项和活动，由国务院有关部门进行生物安全审查，有效防范和化解生物安全风险。

第二十一条 国家建立统一领导、协同联动、有序高效的生物安全应急制度。

国务院有关部门应当组织制定相关领域、行业生物安全事件应急预案，根据应急预案和统一部署开展应急演练、应急处置、应急救援和事后恢复等工作。

县级以上地方人民政府及其有关部门应当制定并组织、指导和督促相关企业事业单位制定生物安全事件应急预案，加强应急准备、人员培训和应急演练，开展生物安全事件应急处置、应急救援和事后恢复等工作。

中国人民解放军、中国人民武装警察部队按照中央军事委员会的命令，依法参加生物安全事件应急处置和应急救援工作。

第二十二条 国家建立生物安全事件调查溯源制度。发生重大新发突发传染病、动植物疫情和不明原因的生物安全事件，国家生物安全工作协调机制应当组织开展调查溯源，确定事件性质，全面评估事件影响，提出意见建议。

第二十三条 国家建立首次进境或者暂停后恢复进境的动植物、动植物产品、高风险生物因子国家准入制度。

进出境的人员、运输工具、集装箱、货物、物品、包装物和国际航行船舶压舱水排放等应当符合我国生物安全管理要求。

海关对发现的进出境和过境生物安全风险，应当依法处置。经评估为生物安全高风险的人员、运输工具、货物、物品等，应当从指定的国境口岸进境，并采取严格的风险防控措施。

第二十四条 国家建立境外重大生物安全事件应对制度。境外发生重大生物安全事件的，海关依法采取生物安全紧急防控措施，加强证件核验，提高查验比例，暂停相关人员、运输工具、货物、物品等进境。必要时经国务院同意，可以采取暂时关闭有关口岸、封锁有关国境等措施。

第二十五条 县级以上人民政府有关部门应当依法开展生物安全监督检查工作，被检查单位和个人应当配合，如实说明情况，提供资料，不得拒绝、阻挠。

涉及专业技术要求较高、执法业务难度较大的监督检查工作，应当有生物安全专业技术人员参加。

第二十六条 县级以上人民政府有关部门实施生物安全监督检查，可以依法采取下列措施：

（一）进入被检查单位、地点或者涉嫌实施生物安全违法行为的场所进行现场监测、勘查、检查或者核查；

（二）向有关单位和个人了解情况；

（三）查阅、复制有关文件、资料、档案、记录、凭证等；

（四）查封涉嫌实施生物安全违法行为的场所、设施；

（五）扣押涉嫌实施生物安全违法行为的工具、设备以及相关物品；

（六）法律法规规定的其他措施。

有关单位和个人的生物安全违法信息应当依法纳入全国信用信息共享平台。

第三章　防控重大新发突发传染病、动植物疫情

第二十七条　国务院卫生健康、农业农村、林业草原、海关、生态环境主管部门应当建立新发突发传染病、动植物疫情、进出境检疫、生物技术环境安全监测网络，组织监测站点布局、建设，完善监测信息报告系统，开展主动监测和病原检测，并纳入国家生物安全风险监测预警体系。

第二十八条　疾病预防控制机构、动物疫病预防控制机构、植物病虫害预防控制机构（以下统称专业机构）应当对传染病、动植物疫病和列入监测范围的不明原因疾病开展主动监测，收集、分析、报告监测信息，预测新发突发传染病、动植物疫病的发生、流行趋势。

国务院有关部门、县级以上地方人民政府及其有关部门应当根据预测和职责权限及时发布预警，并采取相应的防控措施。

第二十九条　任何单位和个人发现传染病、动植物疫病的，应当及时向医疗机构、有关专业机构或者部门报告。

医疗机构、专业机构及其工作人员发现传染病、动植物疫病或者不明原因的聚集性疾病的，应当及时报告，并采取保护性措施。

依法应当报告的，任何单位和个人不得瞒报、谎报、缓报、漏报，不得授意他人瞒报、谎报、缓报，不得阻碍他人报告。

第三十条　国家建立重大新发突发传染病、动植物疫情联防联控机制。

发生重大新发突发传染病、动植物疫情，应当依照有关法律法规和应急预案的规定及时采取控制措施；国务院卫生健康、农业农村、林业草原主管部门应当立即组织疫情会商研判，将会商研判结论向中央国家安全领导机构和国务院报告，并通报国家生物安全工作协调机制其他成员单位和国务院其他有关部门。

发生重大新发突发传染病、动植物疫情，地方各级人民政府统一履行本行政区域内疫情防控职责，加强组织领导，开展群防群控、医疗救治，动员和鼓励社会力量依法有序参与疫情防控工作。

第三十一条　国家加强国境、口岸传染病和动植物疫情联合防控能力建设，建立传染病、动植物疫情防控国际合作网络，尽早发现、控制重大新发突发传染病、动植物疫情。

第三十二条　国家保护野生动物，加强动物防疫，防止动物源性传染病传播。

第三十三条　国家加强对抗生素药物等抗微生物药物使用和残留的管理，支持应对微生物耐药的基础研究和科技攻关。

县级以上人民政府卫生健康主管部门应当加强对医疗机构合理用药的指导和监督，采取措施防止抗微生物药物的不合理使用。县级以上人民政府农业农村、林业草原主管部门应当加强对农业生产中合理用药的指导和监督，采取措施防止抗微生物药物的不合理使用，降低在农业生产环境中的残留。

国务院卫生健康、农业农村、林业草原、生态环境等主管部门和药品监督管理部门应当根据职责分工，评估抗微生物药物残留对人体健康、环境的危害，建立抗微生物药物污染物指标评价体系。

第四章　生物技术研究、开发与应用安全

第三十四条　国家加强对生物技术研究、开发与应用活动的安全管理，禁止从事危及公众健康、损害生物资源、破坏生态系统和生物多样性等危害生物安全的生物技术研究、开发与应用活动。

从事生物技术研究、开发与应用活动，应当符合伦理原则。

第三十五条　从事生物技术研究、开发与应用活动的单位应当对本单位生物技术研究、开发与应用的安全负责，采取生物安全风险防控措施，制定生物安全培训、跟踪检查、定期报告等工作制度，强化过程管理。

第三十六条　国家对生物技术研究、开发活动实行分类管理。根据对公众健康、工业农业、生态环境等造成危害的风险程度，将生物技术研究、开发活动分为高风险、中风险、低风险三类。

生物技术研究、开发活动风险分类标准及名录由国务院科学技术、卫生健康、农业农村等主管部门根据职责分工，会同国务院其他有关部门制定、调整并公布。

第三十七条　从事生物技术研究、开发活动，应当遵守国家生物技术研究开发安全管理规范。

从事生物技术研究、开发活动，应当进行风险类别判断，密切关注风险变化，及时采取应对措施。

第三十八条　从事高风险、中风险生物技术研究、开发活动，应当由在我国境内依法成立的法人组织进行，并依法取得批准或者进行备案。

从事高风险、中风险生物技术研究、开发活动，应当进行风险评估，制定风险防控计划和生物安全事件应急预案，降低研究、开发活动实施的风险。

第三十九条　国家对涉及生物安全的重要设备和特殊生物因子实行追溯管理。购买或者引进列入管控清单的重要设备和特殊生物因子，应当进行登记，确保可追溯，并报国务院有关部门备案。

个人不得购买或者持有列入管控清单的重要设备和特殊生物因子。

第四十条　从事生物医学新技术临床研究，应当通过伦理审查，并在具备相应条件的医疗机构内进行；进行人体临床研究操作的，应当由符合相应条件的卫生专业技术人员执行。

第四十一条　国务院有关部门依法对生物技术应用活动进行跟踪评估，发现存在生物安全风险的，应当及时采取有效补救和管控措施。

第五章　病原微生物实验室生物安全

第四十二条　国家加强对病原微生物实验室生物安全的管理，制定统一的实验室生物安全标准。病原微生物实验室应当符合生物安全国家标准和要求。

从事病原微生物实验活动，应当严格遵守有关国家标准和实验室技术规范、操作规程，采取安全防范措施。

第四十三条　国家根据病原微生物的传染性、感染后对人和动物的个体或者群体的危害程度，对病原微生物实行分类管理。

从事高致病性或者疑似高致病性病原微生物样本采集、保藏、运输活动，应当具备相应条件，符合生物安全管理规范。具体办法由国务院卫生健康、农业农村主管部门制定。

第四十四条　设立病原微生物实验室，应当依法取得批准或者进行备案。

个人不得设立病原微生物实验室或者从事病原微生物实验活动。

第四十五条　国家根据对病原微生物的生物安全防护水平，对病原微生物实验室实行分等级管理。

从事病原微生物实验活动应当在相应等级的实验室进行。低等级病原微生物实验室不得从事国家病原微生物目录规定应当在高等级病原微生物实验室进行的病原微生物实验活动。

第四十六条 高等级病原微生物实验室从事高致病性或者疑似高致病性病原微生物实验活动，应当经省级以上人民政府卫生健康或者农业农村主管部门批准，并将实验活动情况向批准部门报告。

对我国尚未发现或者已经宣布消灭的病原微生物，未经批准不得从事相关实验活动。

第四十七条 病原微生物实验室应当采取措施，加强对实验动物的管理，防止实验动物逃逸，对使用后的实验动物按照国家规定进行无害化处理，实现实验动物可追溯。禁止将使用后的实验动物流入市场。

病原微生物实验室应当加强对实验活动废弃物的管理，依法对废水、废气以及其他废弃物进行处置，采取措施防止污染。

第四十八条 病原微生物实验室的设立单位负责实验室的生物安全管理，制定科学、严格的管理制度，定期对有关生物安全规定的落实情况进行检查，对实验室设施、设备、材料等进行检查、维护和更新，确保其符合国家标准。

病原微生物实验室设立单位的法定代表人和实验室负责人对实验室的生物安全负责。

第四十九条 病原微生物实验室的设立单位应当建立和完善安全保卫制度，采取安全保卫措施，保障实验室及其病原微生物的安全。

国家加强对高等级病原微生物实验室的安全保卫。高等级病原微生物实验室应当接受公安机关等部门有关实验室安全保卫工作的监督指导，严防高致病性病原微生物泄漏、丢失和被盗、被抢。

国家建立高等级病原微生物实验室人员进入审核制度。进入高等级病原微生物实验室的人员应当经实验室负责人批准。对可能影响实验室生物安全的，不予批准；对批准进入的，应当采取安全保障措施。

第五十条 病原微生物实验室的设立单位应当制定生物安全事件应急预案，定期组织开展人员培训和应急演练。发生高致病性病原微生物泄漏、丢失和被盗、被抢或者其他生物安全风险的，应当按照应急预案的规定及时采取控制措施，并按照国家规定报告。

第五十一条 病原微生物实验室所在地省级人民政府及其卫生健康主管部门应当加强实验室所在地感染性疾病医疗资源配置，提高感染性疾病医疗救治能力。

第五十二条 企业对涉及病原微生物操作的生产车间的生物安全管理，依照有关病原微生物实验室的规定和其他生物安全管理规范进行。

涉及生物毒素、植物有害生物及其他生物因子操作的生物安全实验室的建设和管理，参照有关病原微生物实验室的规定执行。

第六章 人类遗传资源与生物资源安全

第五十三条 国家加强对我国人类遗传资源和生物资源采集、保藏、利用、对外提供等活动的管理和监督，保障人类遗传资源和生物资源安全。

国家对我国人类遗传资源和生物资源享有主权。

第五十四条 国家开展人类遗传资源和生物资源调查。

国务院科学技术主管部门组织开展我国人类遗传资源调查，制定重要遗传家系和特定地区人类遗传资源申报登记办法。

国务院科学技术、自然资源、生态环境、卫生健康、农业农村、林业草原、中医药主管部门根据职责分工，组织开展生物资源调查，制定重要生物资源申报登记办法。

第五十五条 采集、保藏、利用、对外提供我国人类遗传资源，应当符合伦理原则，不得危害公众健康、国家安全和社会公共利益。

第五十六条 从事下列活动，应当经国务院科学技术主管部门批准：

（一）采集我国重要遗传家系、特定地区人类遗传资源或者采集国务院科学技术主管部门规定的种类、数量的人类遗传资源；

（二）保藏我国人类遗传资源；

（三）利用我国人类遗传资源开展国际科学研究合作；

（四）将我国人类遗传资源材料运送、邮寄、携带出境。

前款规定不包括以临床诊疗、采供血服务、查处违法犯罪、兴奋剂检测和殡葬等为目的采集、保藏人类遗传资源及开展的相关活动。

为了取得相关药品和医疗器械在我国上市许可，在临床试验机构利用我国人类遗传资源开展国际合作临床试验、不涉及人类遗传资源出境的，不需要批准；但是，在开展临床试验前应当将拟使用的人类遗传资源种类、数量及用途向国务院科学技术主管部门备案。

境外组织、个人及其设立或者实际控制的机构不得在我国境内采集、保藏我国人类遗传资源，不得向境外提供我国人类遗传资源。

第五十七条 将我国人类遗传资源信息向境外组织、个人及其设立或者实际控制的机构提供或者开放使用的，应当向国务院科学技术主管部门事先报告并提交信息备份。

第五十八条 采集、保藏、利用、运输出境我国珍贵、濒危、特有物种及其可用于再生或者繁殖传代的个体、器官、组织、细胞、基因等遗传资源，应当遵守有关法律法规。

境外组织、个人及其设立或者实际控制的机构获取和利用我国生物资源，应当依法取得批准。

第五十九条 利用我国生物资源开展国际科学研究合作，应当依法取得批准。

利用我国人类遗传资源和生物资源开展国际科学研究合作，应当保证中方单位及其研究人员全过程、实质性地参与研究，依法分享相关权益。

第六十条 国家加强对外来物种入侵的防范和应对，保护生物多样性。国务院农业农村主管部门会同国务院其他有关部门制定外来入侵物种名录和管理办法。

国务院有关部门根据职责分工，加强对外来入侵物种的调查、监测、预警、控制、评估、清除以及生态修复等工作。

任何单位和个人未经批准，不得擅自引进、释放或者丢弃外来物种。

第七章 防范生物恐怖与生物武器威胁

第六十一条 国家采取一切必要措施防范生物恐怖与生物武器威胁。

禁止开发、制造或者以其他方式获取、储存、持有和使用生物武器。

禁止以任何方式唆使、资助、协助他人开发、制造或者以其他方式获取生物武器。

第六十二条 国务院有关部门制定、修改、公布可被用于生物恐怖活动、制造生物武器的生物体、生物毒素、设备或者技术清单，加强监管，防止其被用于制造生物武器或者恐怖目的。

第六十三条 国务院有关部门和有关军事机关根据职责分工，加强对可被用于生物恐怖活动、制造生物武器的生物体、生物毒素、设备或者技术进出境、进出口、获取、制造、转移和投放等活动的监测、调查，采取必要的防范和处置措施。

第六十四条 国务院有关部门、省级人民政府及其有关部门负责组织遭受生物恐怖袭击、生物武器攻击后的人员救治与安置、环境消毒、生态修复、安全监测和社会秩序恢复等工作。

国务院有关部门、省级人民政府及其有关部门应当有效引导社会舆论科学、准确报道生物恐怖袭击和生物武器攻击事件，及时发布疏散、转移和紧急避难等信息，对应急处置与恢复过程中遭受污染的区域和人员进行长期环境监测和健康监测。

第六十五条 国家组织开展对我国境内战争遗留生物武器及其危害结果、潜在影响的调查。

国家组织建设存放和处理战争遗留生物武器设施，保障对战争遗留生物武器的安全处置。

第八章　生物安全能力建设

第六十六条　国家制定生物安全事业发展规划，加强生物安全能力建设，提高应对生物安全事件的能力和水平。

县级以上人民政府应当支持生物安全事业发展，按照事权划分，将支持下列生物安全事业发展的相关支出列入政府预算：

（一）监测网络的构建和运行；

（二）应急处置和防控物资的储备；

（三）关键基础设施的建设和运行；

（四）关键技术和产品的研究、开发；

（五）人类遗传资源和生物资源的调查、保藏；

（六）法律法规规定的其他重要生物安全事业。

第六十七条　国家采取措施支持生物安全科技研究，加强生物安全风险防御与管控技术研究，整合优势力量和资源，建立多学科、多部门协同创新的联合攻关机制，推动生物安全核心关键技术和重大防御产品的成果产出与转化应用，提高生物安全的科技保障能力。

第六十八条　国家统筹布局全国生物安全基础设施建设。国务院有关部门根据职责分工，加快建设生物信息、人类遗传资源保藏、菌（毒）种保藏、动植物遗传资源保藏、高等级病原微生物实验室等方面的生物安全国家战略资源平台，建立共享利用机制，为生物安全科技创新提供战略保障和支撑。

第六十九条　国务院有关部门根据职责分工，加强生物基础科学研究人才和生物领域专业技术人才培养，推动生物基础科学学科建设和科学研究。

国家生物安全基础设施重要岗位的从业人员应当具备符合要求的资格，相关信息应当向国务院有关部门备案，并接受岗位培训。

第七十条　国家加强重大新发突发传染病、动植物疫情等生物安全风险防控的物资储备。

国家加强生物安全应急药品、装备等物资的研究、开发和技术储备。国务院有关部门根据职责分工，落实生物安全应急药品、装备等物资研究、开发和技术储备的相关措施。

国务院有关部门和县级以上地方人民政府及其有关部门应当保障生物安全事件应急处置所需的医疗救护设备、救治药品、医疗器械等物资的生产、供应和调配；交通运输主管部门应当及时组织协调运输经营单位优先运送。

第七十一条　国家对从事高致病性病原微生物实验活动、生物安全事件现场处置等高风险生物安全工作的人员，提供有效的防护措施和医疗保障。

第九章　法律责任

第七十二条　违反本法规定，履行生物安全管理职责的工作人员在生物安全工作中滥用职权、玩忽职守、徇私舞弊或者有其他违法行为的，依法给予处分。

第七十三条　违反本法规定，医疗机构、专业机构或者其工作人员瞒报、谎报、缓报、漏报，授意他人瞒报、谎报、缓报，或者阻碍他人报告传染病、动植物疫病或者不明原因的聚集性疾病的，由县级以上人民政府有关部门责令改正，给予警告；对法定代表人、主要负责人、直接负责的主管人员和其他直接责任人员，依法给予处分，并可以依法暂停一定期限的执业活动直至吊销相关执业证书。

违反本法规定，编造、散布虚假的生物安全信息，构成违反治安管理行为的，由公安机关依法给予治安管理处罚。

第七十四条 违反本法规定，从事国家禁止的生物技术研究、开发与应用活动的，由县级以上人民政府卫生健康、科学技术、农业农村主管部门根据职责分工，责令停止违法行为，没收违法所得、技术资料和用于违法行为的工具、设备、原材料等物品，处一百万元以上一千万元以下的罚款，违法所得在一百万元以上的，处违法所得十倍以上二十倍以下的罚款，并可以依法禁止一定期限内从事相应的生物技术研究、开发与应用活动，吊销相关许可证件；对法定代表人、主要负责人、直接负责的主管人员和其他直接责任人员，依法给予处分，处十万元以上二十万元以下的罚款，十年直至终身禁止从事相应的生物技术研究、开发与应用活动，依法吊销相关执业证书。

第七十五条 违反本法规定，从事生物技术研究、开发活动未遵守国家生物技术研究开发安全管理规范的，由县级以上人民政府有关部门根据职责分工，责令改正，给予警告，可以并处二万元以上二十万元以下的罚款；拒不改正或者造成严重后果的，责令停止研究、开发活动，并处二十万元以上二百万元以下的罚款。

第七十六条 违反本法规定，从事病原微生物实验活动未在相应等级的实验室进行，或者高等级病原微生物实验室未经批准从事高致病性、疑似高致病性病原微生物实验活动的，由县级以上地方人民政府卫生健康、农业农村主管部门根据职责分工，责令停止违法行为，监督其将用于实验活动的病原微生物销毁或者送交保藏机构，给予警告；造成传染病传播、流行或者其他严重后果的，对法定代表人、主要负责人、直接负责的主管人员和其他直接责任人员依法给予撤职、开除处分。

第七十七条 违反本法规定，将使用后的实验动物流入市场的，由县级以上人民政府科学技术主管部门责令改正，没收违法所得，并处二十万元以上一百万元以下的罚款，违法所得在二十万元以上的，并处违法所得五倍以上十倍以下的罚款；情节严重的，由发证部门吊销相关许可证件。

第七十八条 违反本法规定，有下列行为之一的，由县级以上人民政府有关部门根据职责分工，责令改正，没收违法所得，给予警告，可以并处十万元以上一百万元以下的罚款：

（一）购买或者引进列入管控清单的重要设备、特殊生物因子未进行登记，或者未报国务院有关部门备案；

（二）个人购买或者持有列入管控清单的重要设备或者特殊生物因子；

（三）个人设立病原微生物实验室或者从事病原微生物实验活动；

（四）未经实验室负责人批准进入高等级病原微生物实验室。

第七十九条 违反本法规定，未经批准，采集、保藏我国人类遗传资源或者利用我国人类遗传资源开展国际科学研究合作的，由国务院科学技术主管部门责令停止违法行为，没收违法所得和违法采集、保藏的人类遗传资源，并处五十万元以上五百万元以下的罚款，违法所得在一百万元以上的，并处违法所得五倍以上十倍以下的罚款；情节严重的，对法定代表人、主要负责人、直接负责的主管人员和其他直接责任人员，依法给予处分，五年内禁止从事相应活动。

第八十条 违反本法规定，境外组织、个人及其设立或者实际控制的机构在我国境内采集、保藏我国人类遗传资源，或者向境外提供我国人类遗传资源的，由国务院科学技术主管部门责令停止违法行为，没收违法所得和违法采集、保藏的人类遗传资源，并处一百万元以上一千万元以下的罚款；违法所得在一百万元以上的，并处违法所得十倍以上二十倍以下的罚款。

第八十一条 违反本法规定，未经批准，擅自引进外来物种的，由县级以上人民政府有关部门根据职责分工，没收引进的外来物种，并处五万元以上二十五万元以下的罚款。

违反本法规定，未经批准，擅自释放或者丢弃外来物种的，由县级以上人民政府有关部门根据职责分工，责令限期捕回、找回释放或者丢弃的外来物种，处一万元以上五万元以下的罚款。

第八十二条 违反本法规定，构成犯罪的，依法追究刑事责任；造成人身、财产或者其他损害的，依法承担民事责任。

第八十三条 违反本法规定的生物安全违法行为，本法未规定法律责任，其他有关法律、行政法规有规定的，依照其规定。

第八十四条 境外组织或者个人通过运输、邮寄、携带危险生物因子入境或者以其他方式危害我国生物安全的，依法追究法律责任，并可以采取其他必要措施。

第十章 附 则

第八十五条 本法下列术语的含义：

（一）生物因子，是指动物、植物、微生物、生物毒素及其他生物活性物质。

（二）重大新发突发传染病，是指我国境内首次出现或者已经宣布消灭再次发生，或者突然发生，造成或者可能造成公众健康和生命安全严重损害，引起社会恐慌，影响社会稳定的传染病。

（三）重大新发突发动物疫情，是指我国境内首次发生或者已经宣布消灭的动物疫病再次发生，或者发病率、死亡率较高的潜伏动物疫病突然发生并迅速传播，给养殖业生产安全造成严重威胁、危害，以及可能对公众健康和生命安全造成危害的情形。

（四）重大新发突发植物疫情，是指我国境内首次发生或者已经宣布消灭的严重危害植物的真菌、细菌、病毒、昆虫、线虫、杂草、害鼠、软体动物等再次引发病虫害，或者本地有害生物突然大范围发生并迅速传播，对农作物、林木等植物造成严重危害的情形。

（五）生物技术研究、开发与应用，是指通过科学和工程原理认识、改造、合成、利用生物而从事的科学研究、技术开发与应用等活动。

（六）病原微生物，是指可以侵犯人、动物引起感染甚至传染病的微生物，包括病毒、细菌、真菌、立克次体、寄生虫等。

（七）植物有害生物，是指能够对农作物、林木等植物造成危害的真菌、细菌、病毒、昆虫、线虫、杂草、害鼠、软体动物等生物。

（八）人类遗传资源，包括人类遗传资源材料和人类遗传资源信息。人类遗传资源材料是指含有人体基因组、基因等遗传物质的器官、组织、细胞等遗传材料。人类遗传资源信息是指利用人类遗传资源材料产生的数据等信息资料。

（九）微生物耐药，是指微生物对抗微生物药物产生抗性，导致抗微生物药物不能有效控制微生物的感染。

（十）生物武器，是指类型和数量不属于预防、保护或者其他和平用途所正当需要的、任何来源或者任何方法产生的微生物剂、其他生物剂以及生物毒素；也包括为将上述生物剂、生物毒素使用于敌对目的或者武装冲突而设计的武器、设备或者运载工具。

（十一）生物恐怖，是指故意使用致病性微生物、生物毒素等实施袭击，损害人类或者动植物健康，引起社会恐慌，企图达到特定政治目的的行为。

第八十六条 生物安全信息属于国家秘密的，应当依照《中华人民共和国保守国家秘密法》和国家其他有关保密规定实施保密管理。

第八十七条 中国人民解放军、中国人民武装警察部队的生物安全活动，由中央军事委员会依照本法规定的原则另行规定。

第八十八条 本法自2021年4月15日起施行。

第六节 《中华人民共和国进出境动植物检疫法》

现行《中华人民共和国进出境动植物检疫法》（以下简称《进出境动植物检疫法》）于1991年

10月30日第七届全国人民代表大会常务委员会第二十二次会议通过，由中华人民共和国主席令第53号发布，根据2009年8月27日第十一届全国人民代表大会常务委员会第十次会议《关于修改部分法律的决定》修正。

修正后的《进出境动植物检疫法》共八章五十条，是进出境动植物检疫的基本法律依据。详细介绍见《海关检验检疫业务实务手册——进出境动植物检疫篇》第一章第一节；原文附后。

中华人民共和国进出境动植物检疫法

第一章 总 则

第一条 为防止动物传染病、寄生虫病和植物危险性病、虫、杂草以及其他有害生物（以下简称病虫害）传入、传出国境，保护农、林、牧，渔业生产和人体健康，促进对外经济贸易的发展，制定本法。

第二条 进出境的动植物、动植物产品和其他检疫物，装载动植物、动植物产品和其他检疫物的装载容器、包装物，以及来自动植物疫区的运输工具，依照本法规定实施检疫。

第三条 国务院设立动植物检疫机关（以下简称国家动植物检疫机关），统一管理全国进出境动植物检疫工作。国家动植物检疫机关在对外开放的口岸和进出境动植物检疫业务集中的地点设立的口岸动植物检疫机关，依照本法规定实施进出境动植物检疫。

贸易性动物产品出境的检疫机关，由国务院根据情况规定。

国务院农业行政主管部门主管全国进出境动植物检疫工作。

第四条 口岸动植物检疫机关在实施检疫时可以行使下列职权：

（一）依照本法规定登船、登车、登机实施检疫；

（二）进入港口、机场、车站、邮局以及检疫物的存放、加工、养殖、种植场所实施检疫，并依照规定采样；

（三）根据检疫需要，进入有关生产、仓库等场所，进行疫情监测、调查和检疫监督管理；

（四）查阅、复制、摘录与检疫物有关的运行日志、货运单、合同、发票及其他单证。

第五条 国家禁止下列各物进境：

（一）动植物病原体（包括菌种、毒种等）、害虫及其他有害生物；

（二）动植物疫情流行的国家和地区的有关动植物、动植物产品和其他检疫物；

（三）动物尸体；

（四）土壤。

口岸动植物检疫机关发现有前款规定的禁止进境物的，作退回或者销毁处理。

因科学研究等特殊需要引进本条第一款规定的禁止进境物的，必须事先提出申请，经国家动植物检疫机关批准。

本条第一款第二项规定的禁止进境物的名录，由国务院农业行政主管部门制定并公布。

第六条 国外发生重大动植物疫情并可能传入中国时，国务院应当采取紧急预防措施，必要时可以下令禁止来自动植物疫区的运输工具进境或者封锁有关口岸；受动植物疫情威胁地区的地方人民政府和有关口岸动植物检疫机关，应当立即采取紧急措施，同时向上级人民政府和国家动植物检疫机关报告。

邮电、运输部门对重大动植物疫情报告和送检材料应当优先传送。

第七条 国家动植物检疫机关和口岸动植物检疫机关对进出境动植物、动植物产品的生产、加工、存放过程，实行检疫监督制度。

第八条 口岸动植物检疫机关在港口、机场、车站、邮局执行检疫任务时，海关、交通、民航、铁路、邮电等有关部门应当配合。

第九条 动植物检疫机关检疫人员必须忠于职守，秉公执法。

动植物检疫机关检疫人员依法执行公务，任何单位和个人不得阻挠。

第二章 进境检疫

第十条 输入动物、动物产品、植物种子、种苗及其他繁殖材料的，必须事先提出申请，办理检疫审批手续。

第十一条 通过贸易、科技合作、交换、赠送、援助等方式输入动植物、动植物产品和其他检疫物的，应当在合同或者协议中订明中国法定的检疫要求，并订明必须附有输出国家或者地区政府动植物检疫机关出具的检疫证书。

第十二条 货主或者其代理人应当在动植物、动植物产品和其他检疫物进境前或者进境时持输出国家或者地区的检疫证书、贸易合同等单证，向进境口岸动植物检疫机关报检。

第十三条 装载动物的运输工具抵达口岸时，口岸动植物检疫机关应当采取现场预防措施，对上下运输工具或者接近动物的人员、装载动物的运输工具和被污染的场地作防疫消毒处理。

第十四条 输入动植物、动植物产品和其他检疫物，应当在进境口岸实施检疫。未经口岸动植物检疫机关同意，不得卸离运输工具。

输入动植物，需隔离检疫的，在口岸动植物检疫机关指定的隔离场所检疫。

因口岸条件限制等原因，可以由国家动植物检疫机关决定将动植物、动植物产品和其他检疫物运往指定地点检疫。在运输、装卸过程中，货主或者其代理人应当采取防疫措施。指定的存放、加工和隔离饲养或者隔离种植的场所，应当符合动植物检疫和防疫的规定。

第十五条 输入动植物、动植物产品和其他检疫物，经检疫合格的，准予进境；海关凭口岸动植物检疫机关签发的检疫单证或者在报关单上加盖的印章验放。

输入动植物、动植物产品和其他检疫物，需调离海关监管区检疫的，海关凭口岸动植物检疫机关签发的《检疫调离通知单》验放。

第十六条 输入动物，经检疫不合格的，由口岸动植物检疫机关签发《检疫处理通知单》，通知货主或者其代理人作如下处理：

（一）检出一类传染病、寄生虫病的动物，连同其同群动物全群退回或者全群扑杀并销毁尸体；

（二）检出二类传染病、寄生虫病的动物，退回或者扑杀，同群其他动物在隔离场或者其他指定地点隔离观察。

输入动物产品和其他检疫物经检疫不合格的，由口岸动植物检疫机关签发《检疫处理通知单》，通知货主或者其代理人作除害、退回或者销毁处理。经除害处理合格的，准予进境。

第十七条 输入植物、植物产品和其他检疫物，经检疫发现有植物危险性病、虫、杂草的，由口岸动植物检疫机关签发《检疫处理通知单》，通知货主或者其代理人作除害、退回或者销毁处理。经除害处理合格的，准予进境。

第十八条 本法第十六条第一款第一项、第二项所称一类、二类动物传染病、寄生虫病的名录和本法第十七条所称植物危险性病、虫、杂草的名录，由国务院农业行政主管部门制定并公布。

第十九条 输入动植物、动植物产品和其他检疫物，经检疫发现有本法第十八条规定的名录之外，对农、林、牧、渔业有严重危害的其他病虫害的，由口岸动植物检疫机关依照国务院农业行政主管部门的规定，通知货主或者其代理人作除害、退回或者销毁处理。经除害处理合格的，准予进境。

第三章 出境检疫

第二十条 货主或者其代理人在动植物、动植物产品和其他检疫物出境前，向口岸动植物检疫机关报检。

出境前需经隔离检疫的动物，在口岸动植物检疫机关指定的隔离场所检疫。

第二十一条 输出动植物、动植物产品和其他检疫物，由口岸动植物检疫机关实施检疫，经检疫合格或者经除害处理合格的，准予出境；海关凭口岸动植物检疫机关签发的检疫证书或者在报关单上加盖的印章验放。检疫不合格又无有效方法作除害处理的，不准出境。

第二十二条 经检疫合格的动植物、动植物产品和其他检疫物，有下列情形之一的，货主或者其代理人应当重新报检：

（一）更改输入国家或者地区，更改后的输入国家或者地区又有不同检疫要求的；

（二）改换包装或者原未拼装后来拼装的；

（三）超过检疫规定有效期限的。

第四章 过境检疫

第二十三条 要求运输动物过境的，必须事先商得中国国家动植物检疫机关同意，并按照指定的口岸和路线过境。

装载过境动物的运输工具、装载容器、饲料和铺垫材料，必须符合中国动植物检疫的规定。

第二十四条 运输动植物、动植物产品和其他检疫物过境的，由承运人或者押运人持货运单和输出国家或者地区政府动植物检疫机关出具的检疫证书，在进境时向口岸动植物检疫机关报检，出境口岸不再检疫。

第二十五条 过境的动物经检疫合格的，准予过境；发现有本法第十八条规定的名录所列的动物传染病、寄生虫病的，全群动物不准过境。

过境动物的饲料受病虫害污染的，作除害、不准过境或者销毁处理。

过境的动物的尸体、排泄物、铺垫材料及其他废弃物，必须按照动植物检疫机关的规定处理，不得擅自抛弃。

第二十六条 对过境植物、动植物产品和其他检疫物，口岸动植物检疫机关检查运输工具或者包装，经检疫合格的，准予过境；发现有本法第十八条规定的名录所列的病虫害的，作除害处理或者不准过境。

第二十七条 动植物、动植物产品和其他检疫物过境期间，未经动植物检疫机关批准，不得开拆包装或者卸离运输工具。

第五章 携带、邮寄物检疫

第二十八条 携带、邮寄植物种子、种苗及其他繁殖材料进境的，必须事先提出申请，办理检疫审批手续。

第二十九条 禁止携带、邮寄进境的动植物、动植物产品和其他检疫物的名录，由国务院农业行政主管部门制定并公布。

携带、邮寄前款规定的名录所列的动植物、动植物产品和其他检疫物进境的，作退回或者销毁处理。

第三十条 携带本法第二十九条规定的名录以外的动植物、动植物产品和其他检疫物进境的，在进境时向海关申报并接受口岸动植物检疫机关检疫。

携带动物进境的，必须持有输出国家或者地区的检疫证书等证件。

第三十一条 邮寄本法第二十九条规定的名录以外的动植物、动植物产品和其他检疫物进境的，由口岸动植物检疫机关在国际邮件互换局实施检疫，必要时可以取回口岸动植物检疫机关检疫；未经检疫不得运递。

第三十二条 邮寄进境的动植物、动植物产品和其他检疫物，经检疫或者除害处理合格后放行；经检疫不合格又无有效方法作除害处理的，作退回或者销毁处理，并签发《检疫处理通知单》。

第三十三条 携带、邮寄出境的动植物、动植物产品和其他检疫物，物主有检疫要求的，由口岸动植物检疫机关实施检疫。

第六章 运输工具检疫

第三十四条 来自动植物疫区的船舶、飞机、火车抵达口岸时，由口岸动植物检疫机关实施检疫。发现有本法第十八条规定的名录所列的病虫害的，作不准带离运输工具、除害、封存或者销毁处理。

第三十五条 进境的车辆、由口岸动植物检疫机关作防疫消毒处理。

第三十六条 进出境运输工具上的泔水、动植物性废弃物，依照口岸动植物检疫机关的规定处理，不得擅自抛弃。

第三十七条 装载出境的动植物、动植物产品和其他检疫物的运输工具，应当符合动植物检疫和防疫的规定。

第三十八条 进境供拆船用的废旧船舶，由口岸动植物检疫机关实施检疫，发现有本法第十八条规定的名录所列的病虫害的，作除害处理。

第七章 法律责任

第三十九条 违反本法规定，有下列行为之一的，由口岸动植物检疫机关处以罚款：

（一）未报检或者未依法办理检疫审批手续的；

（二）未经口岸动植物检疫机关许可擅自将进境动植物、动植物产品或者其他检疫物卸离运输工具或者运递的；

（三）擅自调离或者处理在口岸动植物检疫机关指定的隔离场所中隔离检疫的动植物的。

第四十条 报检的动植物、动植物产品或者其他检疫物与实际不符的，由口岸动植物检疫机关处以罚款；已取得检疫单证的，予以吊销。

第四十一条 违反本法规定，擅自开拆过境动植物、动植物产品或者其他检疫物的包装的，擅自将过境动植物、动植物产品或者其他检疫物卸离运输工具的，擅自抛弃过境动物的尸体、排泄物、铺垫材料或者其他废弃物的，由动植物检疫机关处以罚款。

第四十二条 违反本法规定，引起重大动植物疫情的，依照刑法有关规定追究刑事责任。

第四十三条 伪造、变造检疫单证、印章、标志、封识，依照刑法有关规定追究刑事责任。

第四十四条 当事人对动植物检疫机关的处罚决定不服的，可以在接到处罚通知之日起十五日内向作出处罚决定的机关的上一级机关申请复议；当事人也可以在接到处罚通知之日起十五日内直接向人民法院起诉。

复议机关应当在接到复议申请之日起六十日内作出复议决定。当事人对复议决定不服的，可以在接到复议决定之日起十五日内向人民法院起诉。复议机关逾期不作出复议决定的，当事人可以在复议期满之日起十五日内向人民法院起诉。

当事人逾期不申请复议也不向人民法院起诉，又不履行处罚决定的，作出处罚决定的机关可以申请人民法院强制执行。

第四十五条 动植物检疫机关检疫人员滥用职权，徇私舞弊，伪造检疫结果，或者玩忽职守，延误检疫出证，构成犯罪的，依法追究刑事责任；不构成犯罪的，给予行政处分。

第八章　附　则

第四十六条　本法下列用语的含义是：

（一）“动物”是指饲养、野生的活动物、如畜、禽、兽、蛇、龟、鱼、虾、蟹、贝、蚕、蜂等；

（二）“动物产品”是指来源于动物未经加工或者虽经加工但仍有可能传播疫病的产品，如生皮张、毛类、肉类、脏器、油脂、动物水产品、奶制品、蛋类、血液、精液、胚胎、骨、蹄、角等；

（三）“植物”是指栽培植物、野生植物及其种子、种苗及其他繁殖材料等；

（四）“植物产品”是指来源于植物未经加工或者虽经加工但仍有可能传播病虫害的产品，如粮食、豆、棉花、油、麻、烟草、籽仁、干果、鲜果、蔬菜、生药材、木材、饲料等；

（五）“其他检疫物”是指动物疫苗、血清、诊断液、动植物性废弃物等。

第四十七条　中华人民共和国缔结或者参加的有关动植物检疫的国际条约与本法有不同规定的，适用该国际条约的规定。但是，中华人民共和国声明保留的条款除外。

第四十八条　口岸动植物检疫机关实施检疫依照规定收费。[①] 收费办法由国务院农业行政主管部门会同国务院物价等有关主管部门制定。

第四十九条　国务院根据本法制定实施条例。

第五十条　本法自 1992 年 4 月 1 日起施行。1982 年 6 月 4 日国务院发布的《中华人民共和国进出口动植物检疫条例》同时废止。

第七节　《中华人民共和国进出境动植物检疫法实施条例》

现行《中华人民共和国进出境动植物检疫法实施条例》（以下简称《进出境动植物检疫法实施条例》）于 1996 年 12 月 2 日由国务院令第 206 号发布。

《进出境动植物检疫法实施条例》共十章六十八条。详细介绍见《海关检验检疫业务实务手册——进出境动植物检疫篇》第一章第二节；原文附后。

中华人民共和国进出境动植物检疫法实施条例

第一章　总　则

第一条　根据《中华人民共和国进出境动植物检疫法》（以下简称进出境动植物检疫法）的规定，制定本条例。

第二条　下列各物，依照进出境动植物检疫法和本条例的规定实施检疫：

（一）进境、出境、过境的动植物、动植物产品和其他检疫物；

（二）装载动植物、动植物产品和其他检疫物的装载容器、包装物、铺垫材料；

（三）来自动植物疫区的运输工具；

① 根据《财政部　发展改革委关于清理规范一批行政事业性收费有关政策的通知》（财税〔2017〕20 号），自 2017 年 4 月 1 日起，停征出入境检验检疫费。

（四）进境拆解的废旧船舶；

（五）有关法律、行政法规、国际条约规定或者贸易合同约定应当实施进出境动植物检疫的其他货物、物品。

第三条 国务院农业行政主管部门主管全国进出境动植物检疫工作。

中华人民共和国动植物检疫局（以下简称国家动植物检疫局）统一管理全国进出境动植物检疫工作，收集国内外重大动植物疫情，负责国际间进出境动植物检疫的合作与交流。

国家动植物检疫局在对外开放的口岸和进出境动植物检疫业务集中的地点设立的口岸动植物检疫机关，依照进出境动植物检疫法和本条例的规定，实施进出境动植物检疫。

第四条 国（境）外发生重大动植物疫情并可能传入中国时，根据情况采取下列紧急预防措施：

（一）国务院可以对相关边境区域采取控制措施，必要时下令禁止来自动植物疫区的运输工具进境或者封锁有关口岸；

（二）国务院农业行政主管部门可以公布禁止从动植物疫情流行的国家和地区进境的动植物、动植物产品和其他检疫物的名录；

（三）有关口岸动植物检疫机关可以对可能受病虫害污染的本条例第二条所列进境各物采取紧急检疫处理措施；

（四）受动植物疫情威胁地区的地方人民政府可以立即组织有关部门制定并实施应急方案，同时向上级人民政府和国家动植物检疫局报告。

邮电、运输部门对重大动植物疫情报告和送检材料应当优先传送。

第五条 享有外交、领事特权与豁免的外国机构和人员公用或者自用的动植物、动植物产品和其他检疫物进境，应当依照进出境动植物检疫法和本条例的规定实施检疫；口岸动植物检疫机关查验时，应当遵守有关法律的规定。

第六条 海关依法配合口岸动植物检疫机关，对进出境动植物、动植物产品和其他检疫物实行监管。具体办法由国务院农业行政主管部门会同海关总署制定。

第七条 进出境动植物检疫法所称动植物疫区和动植物疫情流行的国家与地区的名录，由国务院农业行政主管部门确定并公布。

第八条 对贯彻执行进出境动植物检疫法和本条例做出显著成绩的单位和个人，给予奖励。

第二章 检疫审批

第九条 输入动物、动物产品和进出境动植物检疫法第五条第一款所列禁止进境物的检疫审批，由国家动植物检疫局或者其授权的口岸动植物检疫机关负责。

输入植物种子、种苗及其他繁殖材料的检疫审批，由植物检疫条例规定的机关负责。

第十条 符合下列条件的，方可办理进境检疫审批手续：

（一）输出国家或者地区无重大动植物疫情；

（二）符合中国有关动植物检疫法律、法规、规章的规定；

（三）符合中国与输出国家或者地区签订的有关双边检疫协定（含检疫协议、备忘录等，下同）。

第十一条 检疫审批手续应当在贸易合同或者协议签订前办妥。

第十二条 携带、邮寄植物种子、种苗及其他繁殖材料进境的，必须事先提出申请，办理检疫审批手续；因特殊情况无法事先办理的，携带人或者邮寄人应当在口岸补办检疫审批手续，经审批机关同意并经检疫合格后方准进境。

第十三条 要求运输动物过境的，货主或者其代理人必须事先向国家动植物检疫局提出书面申请，提交输出国家或者地区政府动植物检疫机关出具的疫情证明、输入国家或者地区政府动植物检疫机关出具的准许该动物进境的证件，并说明拟过境的路线，国家动植物检疫局审查同意后，签发《动物过境许可证》。

第十四条 因科学研究等特殊需要，引进进出境动植物检疫法第五条第一款所列禁止进境物的，办理禁止进境物特许检疫审批手续时，货主、物主或者其代理人必须提交书面申请，说明其数量、用途、引进方式、进境后的防疫措施，并附具有关口岸动植物检疫机关签署的意见。

第十五条 办理进境检疫审批手续后，有下列情况之一的，货主、物主或者其代理人应当重新申请办理检疫审批手续：

（一）变更进境物的品种或者数量的；

（二）变更输出国家或者地区的；

（三）变更进境口岸的；

（四）超过检疫审批有效期的。

第三章 进境检疫

第十六条 进出境动植物检疫法第十一条所称中国法定的检疫要求，是指中国的法律、行政法规和国务院农业行政主管部门规定的动植物检疫要求。

第十七条 国家对向中国输出动植物产品的国外生产、加工、存放单位，实行注册登记制度。具体办法由国务院农业行政主管部门制定。

第十八条 输入动植物、动植物产品和其他检疫物的，货主或者其代理人应当在进境前或者进境时向进境口岸动植物检疫机关报检。属于调离海关监管区检疫的，运达指定地点时，货主或者其代理人应当通知有关口岸动植物检疫机关。属于转关货物的，货主或者其代理人应当在进境时向进境口岸动植物检疫机关申报；到达指运地时，应当向指运地口岸动植物检疫机关报检。

输入种畜禽及其精液、胚胎的，应当在进境前30日报检；输入其他动物的，应当在进境前15日报检；输入植物种子、种苗及其他繁殖材料的，应当在进境前7日报检。

动植物性包装物、铺垫材料进境时，货主或者其代理人应当及时向口岸动植物检疫机关申报；动植物检疫机关可以根据具体情况对申报物实施检疫。

前款所称动植物性包装物、铺垫材料，是指直接用作包装物、铺垫材料的动物产品和植物、植物产品。

第十九条 向口岸动植物检疫机关报检时，应当填写报检单，并提交输出国家或者地区政府动植物检疫机关出具的检疫证书、产地证书和贸易合同、信用证、发票等单证；依法应当办理检疫审批手续的，还应当提交检疫审批单。无输出国家或者地区政府动植物检疫机关出具的有效检疫证书，或者未依法办理检疫审批手续的，口岸动植物检疫机关可以根据具体情况，作退回或者销毁处理。

第二十条 输入的动植物、动植物产品和其他检疫物运达口岸时，检疫人员可以到运输工具上和货物现场实施检疫，核对货、证是否相符，并可以按照规定采取样品。承运人、货主或者其代理人应当向检疫人员提供装载清单和有关资料。

第二十一条 装载动物的运输工具抵达口岸时，上下运输工具或者接近动物的人员，应当接受口岸动植物检疫机关实施的防疫消毒，并执行其采取的其他现场预防措施。

第二十二条 检疫人员应当按照下列规定实施现场检疫：

（一）动物：检查有无疫病的临床症状。发现疑似感染传染病或者已死亡的动物时，在货主或者押运人的配合下查明情况，立即处理。动物的铺垫材料、剩余饲料和排泄物等，由货主或者其代理人在检疫人员的监督下，作除害处理。

（二）动物产品：检查有无腐败变质现象，容器、包装是否完好。符合要求的，允许卸离运输工具。发现散包、容器破裂的，由货主或者其代理人负责整理完好，方可卸离运输工具。根据情况，对运输工具的有关部位及装载动物产品的容器、外表包装、铺垫材料、被污染场地等进行消毒处理。需要实施实验室检疫的，按照规定采取样品。对易滋生植物害虫或者混藏杂草种子的动物产品，同时实施植物检疫。

（三）植物、植物产品：检查货物和包装物有无病虫害，并按照规定采取样品。发现病虫害并有扩散可能时，及时对该批货物、运输工具和装卸现场采取必要的防疫措施。对来自动物传染病疫区或者易带动物传染病和寄生虫病病原体并用作动物饲料的植物产品，同时实施动物检疫。

（四）动植物性包装物、铺垫材料：检查是否携带病虫害、混藏杂草种子、沾带土壤，并按照规定采取样品。

（五）其他检疫物：检查包装是否完好及是否被病虫害污染。发现破损或者被病虫害污染时，作除害处理。

第二十三条 对船舶、火车装运的大宗动植物产品，应当就地分层检查；限于港口、车站的存放条件，不能就地检查的，经口岸动植物检疫机关同意，也可以边卸载边疏运，将动植物产品运往指定的地点存放。在卸货过程中经检疫发现疫情时，应当立即停止卸货，由货主或者其代理人按照口岸动植物检疫机关的要求，对已卸和未卸货物作除害处理，并采取防止疫情扩散的措施；对被病虫害污染的装卸工具和场地，也应当作除害处理。

第二十四条 输入种用大中家畜的，应当在国家动植物检疫局设立的动物隔离检疫场所隔离检疫45日；输入其他动物的，应当在口岸动植物检疫机关指定的动物隔离检疫场所隔离检疫30日。动物隔离检疫场所管理办法，由国务院农业行政主管部门制定。

第二十五条 进境的同一批动植物产品分港卸货时，口岸动植物检疫机关只对本港卸下的货物进行检疫，先期卸货港的口岸动植物检疫机关应当将检疫及处理情况及时通知其他分卸港的口岸动植物检疫机关；需要对外出证的，由卸毕港的口岸动植物检疫机关汇总后统一出具检疫证书。

在分卸港实施检疫中发现疫情并必须进行船上熏蒸、消毒时，由该分卸港的口岸动植物检疫机关统一出具检疫证书，并及时通知其他分卸港的口岸动植物检疫机关。

第二十六条 对输入的动植物、动植物产品和其他检疫物，按照中国的国家标准、行业标准以及国家动植物检疫局的有关规定实施检疫。

第二十七条 输入动植物、动植物产品和其他检疫物，经检疫合格的，由口岸动植物检疫机关在报关单上加盖印章或者签发《检疫放行通知单》；需要调离进境口岸海关监管区检疫的，由进境口岸动植物检疫机关签发《检疫调离通知单》。货主或者其代理人凭口岸动植物检疫机关在报关单上加盖的印章或者签发的《检疫放行通知单》、《检疫调离通知单》办理报关、运递手续。海关对输入的动植物、动植物产品和其他检疫物，凭口岸动植物检疫机关在报关单上加盖的印章或者签发的《检疫放行通知单》、《检疫调离通知单》验放。运输、邮电部门凭单运递，运递期间国内其他检疫机关不再检疫。

第二十八条 输入动植物、动植物产品和其他检疫物，经检疫不合格的，由口岸动植物检疫机关签发《检疫处理通知单》，通知货主或者其代理人在口岸动植物检疫机关的监督和技术指导下，作除害处理；需要对外索赔的，由口岸动植物检疫机关出具检疫证书。

第二十九条 国家动植物检疫局根据检疫需要，并商输出动植物、动植物产品国家或者地区政府有关机关同意，可以派检疫人员进行预检、监装或者产地疫情调查。

第三十条 海关、边防等部门截获的非法进境的动植物、动植物产品和其他检疫物，应当就近交由口岸动植物检疫机关检疫。

第四章　出境检疫

第三十一条 货主或者其代理人依法办理动植物、动植物产品和其他检疫物的出境报检手续时，应当提供贸易合同或者协议。

第三十二条 对输入国要求中国对向其输出的动植物、动植物产品和其他检疫物的生产、加工、存放单位注册登记的，口岸动植物检疫机关可以实行注册登记，并报国家动植物检疫局备案。

第三十三条 输出动物，出境前需经隔离检疫的，在口岸动植物检疫机关指定的隔离场所检疫。输出植物、动植物产品和其他检疫物的，在仓库或者货场实施检疫；根据需要，也可以在生产、加工过程中实施检疫。

待检出境植物、动植物产品和其他检疫物，应当数量齐全、包装完好、堆放整齐、唛头标记明显。

第三十四条 输出动植物、动植物产品和其他检疫物的检疫依据：

（一）输入国家或者地区和中国有关动植物检疫规定；

（二）双边检疫协定；

（三）贸易合同中订明的检疫要求。

第三十五条 经启运地口岸动植物检疫机关检疫合格的动植物、动植物产品和其他检疫物，运达出境口岸时，按照下列规定办理：

（一）动物应当经出境口岸动植物检疫机关临床检疫或者复检；

（二）植物、动植物产品和其他检疫物从启运地随原运输工具出境的，由出境口岸动植物检疫机关验证放行；改换运输工具出境的，换证放行；

（三）植物、动植物产品和其他检疫物到达出境口岸后拼装的，因变更输入国家或者地区而有不同检疫要求的，或者超过规定的检疫有效期的，应当重新报检。

第三十六条 输出动植物、动植物产品和其他检疫物，经启运地口岸动植物检疫机关检疫合格的，运往出境口岸时，运输、邮电部门凭启运地口岸动植物检疫机关签发的检疫单证运递，国内其他检疫机关不再检疫。

第五章　过境检疫

第三十七条 运输动植物、动植物产品和其他检疫物过境（含转运，下同）的，承运人或者押运人应当持货运单和输出国家或者地区政府动植物检疫机关出具的证书，向进境口岸动植物检疫机关报检；运输动物过境的，还应当同时提交国家动植物检疫局签发的《动物过境许可证》。

第三十八条 过境动物运达进境口岸时，由进境口岸动植物检疫机关对运输工具、容器的外表进行消毒并对动物进行临床检疫，经检疫合格的，准予过境。进境口岸动植物检疫机关可以派检疫人员监运至出境口岸，出境口岸动植物检疫机关不再检疫。

第三十九条 装载过境植物、动植物产品和其他检疫物的运输工具和包装物、装载容器必须完好。经口岸动植物检疫机关检查，发现运输工具或者包装物、装载容器有可能造成途中散漏的，承运人或者押运人应当按照口岸动植物检疫机关的要求，采取密封措施；无法采取密封措施的，不准过境。

第六章　携带、邮寄物检疫

第四十条 携带、邮寄植物种子、种苗及其他繁殖材料进境，未依法办理检疫审批手续的，由口岸动植物检疫机关作退回或者销毁处理。邮件作退回处理的，由口岸动植物检疫机关在邮件及发递单上批注退回原因；邮件作销毁处理的，由口岸动植物检疫机关签发通知单，通知寄件人。

第四十一条 携带动植物、动植物产品和其他检疫物进境的，进境时必须向海关申报并接受口岸动植物检疫机关检疫。海关应当将申报或者查获的动植物、动植物产品和其他检疫物及时交由口岸动植物检疫机关检疫。未经检疫的，不得携带进境。

第四十二条 口岸动植物检疫机关可以在港口、机场、车站的旅客通道、行李提取处等现场进行检查，对可能携带动植物、动植物产品和其他检疫物而未申报的，可以进行查询并抽检其物品，必要时可以开包（箱）检查。

旅客进出境检查现场应当设立动植物检疫台位和标志。

第四十三条 携带动物进境的，必须持有输出动物的国家或者地区政府动植物检疫机关出具的检疫证书，经检疫合格后放行；携带犬、猫等宠物进境的，还必须持有疫苗接种证书。没有检疫证书、疫苗接种证书的，由口岸动植物检疫机关作限期退回或者没收销毁处理。作限期退回处理的，携带人必须在规定的时间内持口岸动植物检疫机关签发的截留凭证，领取并携带出境；逾期不领取的，作自动放弃处理。

携带植物、动植物产品和其他检疫物进境，经现场检疫合格的，当场放行；需要作实验室检疫或者隔离检疫的，由口岸动植物检疫机关签发截留凭证。截留检疫合格的，携带人持截留凭证向口岸动植物检疫机关领回；逾期不领回的，作自动放弃处理。

禁止携带、邮寄进出境动植物检疫法第二十九条规定的名录所列动植物、动植物产品和其他检疫物进境。

第四十四条 邮寄进境的动植物、动植物产品和其他检疫物，由口岸动植物检疫机关在国际邮件互换局（含国际邮件快递公司及其他经营国际邮件的单位，以下简称邮局）实施检疫。邮局应当提供必要的工作条件。

经现场检疫合格的，由口岸动植物检疫机关加盖检疫放行章，交邮局运递。需要作实验室检疫或者隔离检疫的，口岸动植物检疫机关应当向邮局办理交接手续；检疫合格的，加盖检疫放行章，交邮局运递。

第四十五条 携带、邮寄进境的动植物、动植物产品和其他检疫物，经检疫不合格又无有效方法作除害处理的，作退回或者销毁处理，并签发《检疫处理通知单》交携带人、寄件人。

第七章 运输工具检疫

第四十六条 口岸动植物检疫机关对来自动植物疫区的船舶、飞机、火车，可以登船、登机、登车实施现场检疫。有关运输工具负责人应当接受检疫人员的询问并在询问记录上签字，提供运行日志和装载货物的情况，开启舱室接受检疫。

口岸动植物检疫机关应当对前款运输工具可能隐藏病虫害的餐车、配餐间、厨房、储藏室、食品舱等动植物产品存放、使用场所和泔水、动植物性废弃物的存放场所以及集装箱箱体等区域或者部位，实施检疫；必要时，作防疫消毒处理。

第四十七条 来自动植物疫区的船舶、飞机、火车，经检疫发现有进出境动植物检疫法第十八条规定的名录所列病虫害的，必须作熏蒸、消毒或者其他除害处理。发现有禁止进境的动植物、动植物产品和其他检疫物的，必须作封存或者销毁处理；作封存处理的，在中国境内停留或者运行期间，未经口岸动植物检疫机关许可，不得启封动用。对运输工具上的泔水、动植物性废弃物及其存放场所、容器，应当在口岸动植物检疫机关的监督下作除害处理。

第四十八条 来自动植物疫区的进境车辆，由口岸动植物检疫机关作防疫消毒处理。装载进境动植物、动植物产品和其他检疫物的车辆，经检疫发现病虫害的，连同货物一并作除害处理。装运供应香港、澳门地区的动物的回空车辆，实施整车防疫消毒。

第四十九条 进境拆解的废旧船舶，由口岸动植物检疫机关实施检疫。发现病虫害的，在口岸动植物检疫机关监督下作除害处理。发现有禁止进境的动植物、动植物产品和其他检疫物的，在口岸动植物检疫机关的监督下作销毁处理。

第五十条 来自动植物疫区的进境运输工具经检疫或者经消毒处理合格后，运输工具负责人或者其代理人要求出证的，由口岸动植物检疫机关签发《运输工具检疫证书》或者《运输工具消毒证书》。

第五十一条 进境、过境运输工具在中国境内停留期间，交通员工和其他人员不得将所装载的动植物、动植物产品和其他检疫物带离运输工具；需要带离时，应当向口岸动植物检疫机关报检。

第五十二条 装载动物出境的运输工具，装载前应当在口岸动植物检疫机关监督下进行消毒处理。

装载植物、动植物产品和其他检疫物出境的运输工具，应当符合国家有关动植物防疫和检疫的规定。发现危险性病虫害或者超过规定标准的一般性病虫害的，作除害处理后方可装运。

第八章 检疫监督

第五十三条 国家动植物检疫局和口岸动植物检疫机关对进出境动植物、动植物产品的生产、加工、存放过程，实行检疫监督制度。具体办法由国务院农业行政主管部门制定。

第五十四条 进出境动物和植物种子、种苗及其他繁殖材料，需要隔离饲养、隔离种植的，在隔离期间，应当接受口岸动植物检疫机关的检疫监督。

第五十五条 从事进出境动植物检疫熏蒸、消毒处理业务的单位和人员，必须经口岸动植物检疫机关考核合格。

口岸动植物检疫机关对熏蒸、消毒工作进行监督、指导，并负责出具熏蒸、消毒证书。

第五十六条 口岸动植物检疫机关可以根据需要，在机场、港口、车站、仓库、加工厂、农场等生产、加工、存放进出境动植物、动植物产品和其他检疫物的场所实施动植物疫情监测，有关单位应当配合。

未经口岸动植物检疫机关许可，不得移动或者损坏动植物疫情监测器具。

第五十七条 口岸动植物检疫机关根据需要，可以对运载进出境动植物、动植物产品和其他检疫物的运输工具、装载容器加施动植物检疫封识或者标志；未经口岸动植物检疫机关许可，不得开拆或者损毁检疫封识、标志。

动植物检疫封识和标志由国家动植物检疫局统一制发。

第五十八条 进境动植物、动植物产品和其他检疫物，装载动植物、动植物产品和其他检疫物的装载容器、包装物，运往保税区（含保税工厂、保税仓库等）的，在进境口岸依法实施检疫；口岸动植物检疫机关可以根据具体情况实施检疫监督；经加工复运出境的，依照进出境动植物检疫法和本条例有关出境检疫的规定办理。

第九章 法律责任

第五十九条 有下列违法行为之一的，由口岸动植物检疫机关处5000元以下的罚款：

（一）未报检或者未依法办理检疫审批手续或者未按检疫审批的规定执行的；

（二）报检的动植物、动植物产品和其他检疫物与实际不符的。

有前款第（二）项所列行为，已取得检疫单证的，予以吊销。

第六十条 有下列违法行为之一的，由口岸动植物检疫机关处3000元以上3万元以下的罚款：

（一）未经口岸动植物检疫机关许可擅自将进境、过境动植物、动植物产品和其他检疫物卸离运输工具或者运递的；

（二）擅自调离或者处理在口岸动植物检疫机关指定的隔离场所中隔离检疫的动植物的；

（三）擅自开拆过境动植物、动植物产品和其他检疫物的包装，或者擅自开拆、损毁动植物检疫封识或者标志的；

（四）擅自抛弃过境动物的尸体、排泄物、铺垫材料或者其他废弃物，或者未按规定处理运输工具上的泔水、动植物性废弃物的。

第六十一条 依照本条例第十七条、第三十二条的规定注册登记的生产、加工、存放动植物、动植物产品和其他检疫物的单位，进出境的上述物品经检疫不合格的，除依照本条件有关规定作退回、销毁或者除害处理外，情节严重的，由口岸动植物检疫机关注销注册登记。

第六十二条 有下列违法行为之一的，依法追究刑事责任；尚不构成犯罪或者犯罪情节显著轻微依法不需要判处刑罚的，由口岸动植物检疫机关处2万元以上5万元以下的罚款：

（一）引起重大动植物疫情的；

（二）伪造、变造动植物检疫单证、印章、标志、封识的。

第六十三条 从事进出境动植物检疫熏蒸、消毒处理业务的单位和人员，不按照规定进行熏蒸和消毒处理的，口岸动植物检疫机关可以视情节取消其熏蒸、消毒资格。

第十章　附　则

第六十四条 进出境动植物检疫法和本条例下列用语的含义：

（一）“植物种子、种苗及其他繁殖材料”，是指栽培、野生的可供繁殖的植物全株或者部分，如植株、苗木（含试管苗）、果实、种子、砧木、接穗、插条、叶片、芽体、块根、块茎、鳞茎、球茎、花粉、细胞培养材料等；

（二）“装载容器”，是指可以多次使用、易受病虫害污染并用于装载进出境货物的容器，如笼、箱、桶、筐等；

（三）“其他有害生物”，是指动物传染病、寄生虫病和植物危险性病、虫、杂草以外的各种为害动植物的生物有机体、病原微生物，以及软体类、啮齿类、螨类、多足虫类动物和危险性病虫的中间寄主、媒介生物等；

（四）“检疫证书”，是指动植物检疫机关出具的关于动植物、动植物产品和其他检疫物健康或者卫生状况的具有法律效力的文件，如《动物检疫证书》、《植物检疫证书》、《动物健康证书》、《兽医卫生证书》、《熏蒸/消毒证书》等。

第六十五条 对进出境动植物、动植物产品和其他检疫物因实施检疫或者按照规定作熏蒸、消毒、退回、销毁等处理所需费用或者招致的损失，由货主、物主或者其代理人承担。

第六十六条 口岸动植物检疫机关依法实施检疫，需要采取样品时，应当出具采样凭单；验余的样品，货主、物主或者其代理人应当在规定的期限内领回；逾期不领回的，由口岸动植物检疫机关按照规定处理。

第六十七条 贸易性动物产品出境的检疫机关，由国务院根据情况规定。

第六十八条 本条例自1997年1月1日起施行。

第八节　《国务院关于加强食品等产品安全监督管理的特别规定》

《国务院关于加强食品等产品安全监督管理的特别规定》于2007年7月26日由国务院令第503号公布，并于公布之日起施行。

本法规共二十条，是进出口食品检验检疫的重要法律依据。原文附后。

国务院关于加强食品等产品安全监督管理的特别规定

第一条 为了加强食品等产品安全监督管理，进一步明确生产经营者、监督管理部门和地方人民政府的责任，加强各监督管理部门的协调、配合，保障人体健康和生命安全，制定本规定。

第二条 本规定所称产品除食品外，还包括食用农产品、药品等与人体健康和生命安全有关的产品。

对产品安全监督管理，法律有规定的，适用法律规定；法律没有规定或者规定不明确的，适用本规定。

第三条 生产经营者应当对其生产、销售的产品安全负责，不得生产、销售不符合法定要求的产品。

依照法律、行政法规规定生产、销售产品需要取得许可证照或者需要经过认证的，应当按照法定条件、要求从事生产经营活动。不按照法定条件、要求从事生产经营活动或者生产、销售不符合法定要求产品的，由农业、卫生、质检、商务、工商、药品等监督管理部门依据各自职责，没收违法所得、产品和用于违法生产的工具、设备、原材料等物品，货值金额不足5000元的，并处5万元罚款；货值金额5000元以上不足1万元的，并处10万元罚款；货值金额1万元以上的，并处货值金额10倍以上20倍以下的罚款；造成严重后果的，由原发证部门吊销许可证照；构成非法经营罪或者生产、销售伪劣商品罪等犯罪的，依法追究刑事责任。

生产经营者不再符合法定条件、要求，继续从事生产经营活动的，由原发证部门吊销许可证照，并在当地主要媒体上公告被吊销许可证照的生产经营者名单；构成非法经营罪或者生产、销售伪劣商品罪等犯罪的，依法追究刑事责任。

依法应当取得许可证照而未取得许可证照从事生产经营活动的，由农业、卫生、质检、商务、工商、药品等监督管理部门依据各自职责，没收违法所得、产品和用于违法生产的工具、设备、原材料等物品，货值金额不足1万元的，并处10万元罚款；货值金额1万元以上的，并处货值金额10倍以上20倍以下的罚款；构成非法经营罪的，依法追究刑事责任。

有关行业协会应当加强行业自律，监督生产经营者的生产经营活动；加强公众健康知识的普及、宣传，引导消费者选择合法生产经营者生产、销售的产品以及有合法标识的产品。

第四条 生产者生产产品所使用的原料、辅料、添加剂、农业投入品，应当符合法律、行政法规的规定和国家强制性标准。

违反前款规定，违法使用原料、辅料、添加剂、农业投入品的，由农业、卫生、质检、商务、药品等监督管理部门依据各自职责没收违法所得，货值金额不足5000元的，并处2万元罚款；货值金额5000元以上不足1万元的，并处5万元罚款；货值金额1万元以上的，并处货值金额5倍以上10倍以下的罚款；造成严重后果的，由原发证部门吊销许可证照；构成生产、销售伪劣商品罪的，依法追究刑事责任。

第五条 销售者必须建立并执行进货检查验收制度，审验供货商的经营资格，验明产品合格证明和产品标识，并建立产品进货台账，如实记录产品名称、规格、数量、供货商及其联系方式、进货时间等内容。从事产品批发业务的销售企业应当建立产品销售台账，如实记录批发的产品品种、规格、数量、流向等内容。在产品集中交易场所销售自制产品的生产企业应当比照从事产品批发业务的销售企业的规定，履行建立产品销售台账的义务。进货台账和销售台账保存期限不得少于2年。销售者应当向供货商按照产品生产批次索要符合法定条件的检验机构出具的检验报告或者由供货商签字或者盖章的检验报告复印件；不能提供检验报告或者检验报告复印件的产品，不得销售。

违反前款规定的，由工商、药品监督管理部门依据各自职责责令停止销售；不能提供检验报告或者检验报告复印件销售产品的，没收违法所得和违法销售的产品，并处货值金额3倍的罚款；造成严重后果的，由原发证部门吊销许可证照。

第六条 产品集中交易市场的开办企业、产品经营柜台出租企业、产品展销会的举办企业，应当审查入场销售者的经营资格，明确入场销售者的产品安全管理责任，定期对入场销售者的经营环境、条件、内部安全管理制度和经营产品是否符合法定要求进行检查，发现销售不符合法定要求产品或者其他违法行为的，应当及时制止并立即报告所在地工商行政管理部门。

违反前款规定的，由工商行政管理部门处以1000元以上5万元以下的罚款；情节严重的，责令停业整顿；造成严重后果的，吊销营业执照。

第七条 出口产品的生产经营者应当保证其出口产品符合进口国（地区）的标准或者合同要求。法律规定产品必须经过检验方可出口的，应当经符合法律规定的机构检验合格。

出口产品检验人员应当依照法律、行政法规规定和有关标准、程序、方法进行检验，对其出具的检验证单等负责。

出入境检验检疫机构和商务、药品等监督管理部门应当建立出口产品的生产经营者良好记录和不良记录，并予以公布。对有良好记录的出口产品的生产经营者，简化检验检疫手续。

出口产品的生产经营者逃避产品检验或者弄虚作假的，由出入境检验检疫机构和药品监督管理部门依据各自职责，没收违法所得和产品，并处货值金额3倍的罚款；构成犯罪的，依法追究刑事责任。

第八条 进口产品应当符合我国国家技术规范的强制性要求以及我国与出口国（地区）签订的协议规定的检验要求。

质检、药品监督管理部门依据生产经营者的诚信度和质量管理水平以及进口产品风险评估的结果，对进口产品实施分类管理，并对进口产品的收货人实施备案管理。进口产品的收货人应当如实记录进口产品流向。记录保存期限不得少于2年。

质检、药品监督管理部门发现不符合法定要求产品时，可以将不符合法定要求产品的进货人、报检人、代理人列入不良记录名单。进口产品的进货人、销售者弄虚作假的，由质检、药品监督管理部门依据各自职责，没收违法所得和产品，并处货值金额3倍的罚款；构成犯罪的，依法追究刑事责任。进口产品的报检人、代理人弄虚作假的，取消报检资格，并处货值金额等值的罚款。

第九条 生产企业发现其生产的产品存在安全隐患，可能对人体健康和生命安全造成损害的，应当向社会公布有关信息，通知销售者停止销售，告知消费者停止使用，主动召回产品，并向有关监督管理部门报告；销售者应当立即停止销售该产品。销售者发现其销售的产品存在安全隐患，可能对人体健康和生命安全造成损害的，应当立即停止销售该产品，通知生产企业或者供货商，并向有关监督管理部门报告。

生产企业和销售者不履行前款规定义务的，由农业、卫生、质检、商务、工商、药品等监督管理部门依据各自职责，责令生产企业召回产品、销售者停止销售，对生产企业并处货值金额3倍的罚款，对销售者并处1000元以上5万元以下的罚款；造成严重后果的，由原发证部门吊销许可证照。

第十条 县级以上地方人民政府应当将产品安全监督管理纳入政府工作考核目标，对本行政区域内的产品安全监督管理负总责，统一领导、协调本行政区域内的监督管理工作，建立健全监督管理协调机制，加强对行政执法的协调、监督；统一领导、指挥产品安全突发事件应对工作，依法组织查处产品安全事故；建立监督管理责任制，对各监督管理部门进行评议、考核。质检、工商和药品等监督管理部门应当在所在地同级人民政府的统一协调下，依法做好产品安全监督管理工作。

县级以上地方人民政府不履行产品安全监督管理的领导、协调职责，本行政区域内一年多次出现产品安全事故、造成严重社会影响的，由监察机关或者任免机关对政府的主要负责人和直接负责的主管人员给予记大过、降级或者撤职的处分。

第十一条 国务院质检、卫生、农业等主管部门在各自职责范围内尽快制定、修改或者起草相关国家标准，加快建立统一管理、协调配套、符合实际、科学合理的产品标准体系。

第十二条 县级以上人民政府及其部门对产品安全实施监督管理，应当按照法定权限和程序履行职责，做到公开、公平、公正。对生产经营者同一违法行为，不得给予2次以上罚款的行政处罚；对涉嫌构成犯罪、依法需要追究刑事责任的，应当依照《行政执法机关移送涉嫌犯罪案件的规定》，向公安机关移送。

农业、卫生、质检、商务、工商、药品等监督管理部门应当依据各自职责对生产经营者进行监督检查，并对其遵守强制性标准、法定要求的情况予以记录，由监督检查人员签字后归档。监督检查记录应当作为其直接负责主管人员定期考核的内容。公众有权查阅监督检查记录。

第十三条 生产经营者有下列情形之一的，农业、卫生、质检、商务、工商、药品等监督管理部门应当依据各自职责采取措施，纠正违法行为，防止或者减少危害发生，并依照本规定予以处罚：

（一）依法应当取得许可证照而未取得许可证照从事生产经营活动的；

（二）取得许可证照或者经过认证后，不按照法定条件、要求从事生产经营活动或者生产、销售不符合法定要求产品的；

（三）生产经营者不再符合法定条件、要求继续从事生产经营活动的；

（四）生产者生产产品不按照法律、行政法规的规定和国家强制性标准使用原料、辅料、添加剂、农业投入品的；

（五）销售者没有建立并执行进货检查验收制度，并建立产品进货台账的；

（六）生产企业和销售者发现其生产、销售的产品存在安全隐患，可能对人体健康和生命安全造成损害，不履行本规定的义务的；

（七）生产经营者违反法律、行政法规和本规定的其他有关规定的。

农业、卫生、质检、商务、工商、药品等监督管理部门不履行前款规定职责、造成后果的，由监察机关或者任免机关对其主要负责人、直接负责的主管人员和其他直接责任人员给予记大过或者降级的处分；造成严重后果的，给予其主要负责人、直接负责的主管人员和其他直接责任人员撤职或者开除的处分；其主要负责人、直接负责的主管人员和其他直接责任人员构成渎职罪的，依法追究刑事责任。

违反本规定，滥用职权或者有其他渎职行为的，由监察机关或者任免机关对其主要负责人、直接负责的主管人员和其他直接责任人员给予记过或者记大过的处分；造成严重后果的，给予其主要负责人、直接负责的主管人员和其他直接责任人员降级或者撤职的处分；其主要负责人、直接负责的主管人员和其他直接责任人员构成渎职罪的，依法追究刑事责任。

第十四条 农业、卫生、质检、商务、工商、药品等监督管理部门发现违反本规定的行为，属于其他监督管理部门职责的，应当立即书面通知并移交有权处理的监督管理部门处理。有权处理的部门应当立即处理，不得推诿；因不立即处理或者推诿造成后果的，由监察机关或者任免机关对其主要负责人、直接负责的主管人员和其他直接责任人员给予记大过或者降级的处分。

第十五条 农业、卫生、质检、商务、工商、药品等监督管理部门履行各自产品安全监督管理职责，有下列职权：

（一）进入生产经营场所实施现场检查；

（二）查阅、复制、查封、扣押有关合同、票据、账簿以及其他有关资料；

（三）查封、扣押不符合法定要求的产品，违法使用的原料、辅料、添加剂、农业投入品以及用于违法生产的工具、设备；

（四）查封存在危害人体健康和生命安全重大隐患的生产经营场所。

第十六条 农业、卫生、质检、商务、工商、药品等监督管理部门应当建立生产经营者违法行为记录制度，对违法行为的情况予以记录并公布；对有多次违法行为记录的生产经营者，吊销许可证照。

第十七条 检验检测机构出具虚假检验报告，造成严重后果的，由授予其资质的部门吊销其检验检测资质；构成犯罪的，对直接负责的主管人员和其他直接责任人员依法追究刑事责任。

第十八条 发生产品安全事故或者其他对社会造成严重影响的产品安全事件时，农业、卫生、质检、商务、工商、药品等监督管理部门必须在各自职责范围内及时作出反应，采取措施，控制事态发展，减少损失，依照国务院规定发布信息，做好有关善后工作。

第十九条 任何组织或者个人对违反本规定的行为有权举报。接到举报的部门应当为举报人保密。举报经调查属实的，受理举报的部门应当给予举报人奖励。

农业、卫生、质检、商务、工商、药品等监督管理部门应当公布本单位的电子邮件地址或者举报电话；对接到的举报，应当及时、完整地进行记录并妥善保存。举报的事项属于本部门职责的，应当受理，并依法进行核实、处理、答复；不属于本部门职责的，应当转交有权处理的部门，并告知举报人。

第二十条 本规定自公布之日起施行。

第九节　与进出口食品化妆品检验检疫相关的其他法律法规

一、《中华人民共和国海关法》

第二十七条 进口货物的收货人经海关同意，可以在申报前查看货物或者提取货样。需要依法检疫的货物，应当在检疫合格后提取货样。

二、《乳品质量安全监督管理条例》

第四条 县级以上地方人民政府对本行政区域内的乳品质量安全监督管理负总责。

县级以上人民政府畜牧兽医主管部门负责奶畜饲养以及生鲜乳生产环节、收购环节的监督管理。县级以上质量监督检验检疫部门负责乳制品生产环节和乳品进出口环节的监督管理。县级以上工商行政管理部门负责乳制品销售环节的监督管理。县级以上食品药品监督部门负责乳制品餐饮服务环节的监督管理。县级以上人民政府卫生主管部门依照职权负责乳品质量安全监督管理的综合协调、组织查处食品安全重大事故。县级以上人民政府其他有关部门在各自职责范围内负责乳品质量安全监督管理的其他工作。

第四十四条 进口的乳品应当按照乳品质量安全国家标准进行检验；尚未制定乳品质量安全国家标准的，可以参照国家有关部门指定的国外有关标准进行检验。

第四十五条 出口乳品的生产者、销售者应当保证其出口乳品符合乳品质量安全国家标准的同时还符合进口国家（地区）的标准或者合同要求。

第四十六条 县级以上人民政府畜牧兽医主管部门应当加强对奶畜饲养以及生鲜乳生产环节、收购环节的监督检查。县级以上质量监督检验检疫部门应当加强对乳制品生产环节和乳品进出口环节的监督检查。县级以上工商行政管理部门应当加强对乳制品销售环节的监督检查。县级以上食品药品监督部门应当加强对乳制品餐饮服务环节的监督管理。监督检查部门之间，监督检查部门与其他有关部门之间，应当及时通报乳品质量安全监督管理信息。

畜牧兽医、质量监督、工商行政管理等部门应当定期开展监督抽查，并记录监督抽查的情况和处理结果。需要对乳品进行抽样检查的，不得收取任何费用，所需费用由同级财政列支。

三、《化妆品监督管理条例》

第三条 本条例所称化妆品，是指以涂擦、喷洒或者其他类似方法，施用于皮肤、毛发、指甲、口唇等人体表面，以清洁、保护、美化、修饰为目的的日用化学工业产品。

第十七条 特殊化妆品经国务院药品监督管理部门注册后方可生产、进口。国产普通化妆品应当在上市销售前向备案人所在地省、自治区、直辖市人民政府药品监督管理部门备案。进口普通化妆品应当在进口前向国务院药品监督管理部门备案。

第十九条 申请特殊化妆品注册或者进行普通化妆品备案，应当提交下列资料：

（一）注册申请人、备案人的名称、地址、联系方式；

（二）生产企业的名称、地址、联系方式；

（三）产品名称；

（四）产品配方或者产品全成分；

（五）产品执行的标准；

（六）产品标签样稿；

（七）产品检验报告；

（八）产品安全评估资料。

注册申请人首次申请特殊化妆品注册或者备案人首次进行普通化妆品备案的，应当提交其符合本条例第十八条规定条件的证明资料。申请进口特殊化妆品注册或者进行进口普通化妆品备案的，应当同时提交产品在生产国（地区）已经上市销售的证明文件以及境外生产企业符合化妆品生产质量管理规范的证明资料；专为向我国出口生产、无法提交产品在生产国（地区）已经上市销售的证明文件的，应当提交面向我国消费者开展的相关研究和试验的资料。

注册申请人、备案人应当对所提交资料的真实性、科学性负责。

第三十五条 化妆品的最小销售单元应当有标签。标签应当符合相关法律、行政法规、强制性国家标准，内容真实、完整、准确。

进口化妆品可以直接使用中文标签，也可以加贴中文标签；加贴中文标签的，中文标签内容应当与原标签内容一致。

第四十五条 出入境检验检疫机构依照《中华人民共和国进出口商品检验法》的规定对进口的化妆品实施检验；检验不合格的，不得进口。

进口商应当对拟进口的化妆品是否已经注册或者备案以及是否符合本条例和强制性国家标准、技术规范进行审核；审核不合格的，不得进口。进口商应当如实记录进口化妆品的信息，记录保存期限应当符合本条例第三十一条第一款的规定。

出口的化妆品应当符合进口国（地区）的标准或者合同要求。

第五十四条 对造成人体伤害或者有证据证明可能危害人体健康的化妆品，负责药品监督管理的部门可以采取责令暂停生产、经营的紧急控制措施，并发布安全警示信息；属于进口化妆品的，国家出入境检验检疫部门可以暂停进口。

第六十二条 有下列情形之一的，由负责药品监督管理的部门责令改正，给予警告，并处1万元以上3万元以下罚款；情节严重的，责令停产停业，并处3万元以上5万元以下罚款，对违法单位的法定代表人或者主要负责人、直接负责的主管人员和其他直接责任人员处1万元以上3万元以下罚款：

（一）未依照本条例规定公布化妆品功效宣称依据的摘要；

（二）未依照本条例规定建立并执行进货查验记录制度、产品销售记录制度；

（三）未依照本条例规定对化妆品生产质量管理规范的执行情况进行自查；

（四）未依照本条例规定贮存、运输化妆品；

（五）未依照本条例规定监测、报告化妆品不良反应，或者对化妆品不良反应监测机构、负责药品监督管理的部门开展的化妆品不良反应调查不予配合。

进口商未依照本条例规定记录、保存进口化妆品信息的，由出入境检验检疫机构依照前款规定给予处罚。

第七十七条 牙膏参照本条例有关普通化妆品的规定进行管理。牙膏备案人按照国家标准、行业标准进行功效评价后，可以宣称牙膏具有防龋、抑牙菌斑、抗牙本质敏感、减轻牙龈问题等功效。牙膏的具体管理办法由国务院药品监督管理部门拟订，报国务院市场监督管理部门审核、发布。

香皂不适用本条例，但是宣称具有特殊化妆品功效的适用本条例。

第七十八条 对本条例施行前已经注册的用于育发、脱毛、美乳、健美、除臭的化妆品自本条例施行之日起设置5年的过渡期，过渡期内可以继续生产、进口、销售，过渡期满后不得生产、进口、销售该化妆品。

第七十九条 本条例所称技术规范，是指尚未制定强制性国家标准、国务院药品监督管理部门结合监督管理工作需要制定的化妆品质量安全补充技术要求。

第八十条 本条例自2021年1月1日起施行。《化妆品卫生监督条例》同时废止。

四、《农业转基因生物安全管理条例》

第三条 本条例所称农业转基因生物，是指利用基因工程技术改变基因组构成，用于农业生产或者农产品加工的动植物、微生物及其产品，主要包括：

（一）转基因动植物（含种子、种畜禽、水产苗种）和微生物；

（二）转基因动植物、微生物产品；

（三）转基因农产品的直接加工品；

（四）含有转基因动植物、微生物或者其产品成分的种子、种畜禽、水产苗种、农药、兽药、肥料和添加剂等产品。

本条例所称农业转基因生物安全，是指防范农业转基因生物对人类、动植物、微生物和生态环境构成的危险或者潜在风险。

第五条 国务院建立农业转基因生物安全管理部际联席会议制度。

农业转基因生物安全管理部际联席会议由农业、科技、环境保护、卫生、外经贸、检验检疫等有关部门的负责人组成，负责研究、协调农业转基因生物安全管理工作中的重大问题。

第九条 国务院农业行政主管部门应当加强农业转基因生物研究与试验的安全评价管理工作，并设立农业转基因生物安全委员会，负责农业转基因生物的安全评价工作。

农业转基因生物安全委员会由从事农业转基因生物研究、生产、加工、检验检疫以及卫生、环境保护等方面的专家组成。

第三十三条 从中华人民共和国境外引进农业转基因生物的，或者向中华人民共和国出口农业转基因生物的，引进单位或者境外公司应当凭国务院农业行政主管部门颁发的农业转基因生物安全证书和相关批准文件，向口岸出入境检验检疫机构报检；经检疫合格后，方可向海关申请办理有关手续。

第三十四条 农业转基因生物在中华人民共和国过境转移的，应当遵守中华人民共和国有关法律、行政法规的规定。

第三十六条 向中华人民共和国境外出口农产品，外方要求提供非转基因农产品证明的，由口岸出入境检验检疫机构根据国务院农业行政主管部门发布的转基因农产品信息，进行检测并出具非转基因农产品证明。

第三十七条 进口农业转基因生物，没有国务院农业行政主管部门颁发的农业转基因生物安全证书和相关批准文件的，或者与证书、批准文件不符的，作退货或者销毁处理。进口农业转基因生物不按照规定标识的，重新标识后方可入境。

第四十九条 违反本条例规定，进口、携带、邮寄农业转基因生物未向口岸出入境检验检疫机构报检的，由口岸出入境检验检疫机构比照进出境动植物检疫法的有关规定处罚。

第二章
进出口食品化妆品检验检疫规章

原国家出入境检验检疫局共颁布了25部与检验检疫工作相关的部门规章，国家质检总局共颁布了87部与检验检疫工作相关的部门规章；经国家质检总局、海关总署对上述部门规章的修订和废止，现行有效的共63部，国家质检总局公告暂缓执行1部；出入境检验检疫管理职责和队伍划入海关总署后，海关总署颁布了4部与检验检疫工作相关的部门规章。上述67部现行有效的部门规章中，涉及进出口食品化妆品检验检疫的5部；海关总署、国家质检总局参与联合发布的部门规章8部。

本章主要梳理了涉及进出口食品、化妆品安全及检验检疫现行有效的相关法律法规条款、审批和备案流程、用语定义及特别说明事项。本章在引用相关法律法规条款时，仅根据需要部分摘选，详见本书第一章。

第一节　货物检验检疫类

一、《中华人民共和国进出口食品安全管理办法》

海关总署令第249号公布，自2022年1月1日起施行。

（一）相关法律法规条款

《中华人民共和国食品安全法》第四条：“食品生产经营者对其生产经营食品的安全负责。”

《中华人民共和国食品安全法》第九十二条：“进口的食品、食品添加剂、食品相关产品应当符合我国食品安全国家标准。”

“进口的食品、食品添加剂应当经出入境检验检疫机构依照进出口商品检验相关法律、行政法规的规定检验合格。”

“进口的食品、食品添加剂应当按照国家出入境检验检疫部门的要求随附合格证明材料。”

《中华人民共和国食品安全法》第九十三条：“进口尚无食品安全国家标准的食品，由境外出口商、境外生产企业或者其委托的进口商向国务院卫生行政部门提交所执行的相关国家（地区）标准或者国际标准。国务院卫生行政部门对相关标准进行审查，认为符合食品安全要求的，决定暂予适用，并及时制定相应的食品安全国家标准。进口利用新的食品原料生产的食品或者进口食品添加剂新品种、食品相关产品新品种，依照本法第三十七条的规定办理。”①

《中华人民共和国食品安全法》第九十四条：“境外出口商、境外生产企业应当保证向我国出口的食品、食品添加剂、食品相关产品符合本法以及我国其他有关法律、行政法规的规定和食品安全

① 《中华人民共和国食品安全法》第三十七条：“利用新的食品原料生产食品，或者生产食品添加剂新品种、食品相关产品新品种，应当向国务院卫生行政部门提交相关产品的安全性评估材料。国务院卫生行政部门应当自收到申请之日起六十日内组织审查；对符合食品安全要求的，准予许可并公布；对不符合食品安全要求的，不予许可并书面说明理由。”

国家标准的要求，并对标签、说明书的内容负责。

“进口商应当建立境外出口商、境外生产企业审核制度，重点审核前款规定的内容；审核不合格的，不得进口。

“发现进口食品不符合我国食品安全国家标准或者有证据证明可能危害人体健康的，进口商应当立即停止进口，并依照本法第六十三条的规定召回。”①

《中华人民共和国食品安全法》第九十五条：“境外发生的食品安全事件可能对我国境内造成影响，或者在进口食品、食品添加剂、食品相关产品中发现严重食品安全问题的，国家出入境检验检疫部门应当及时采取风险预警或者控制措施，并向国务院食品安全监督管理、卫生行政、农业行政部门通报。接到通报的部门应当及时采取相应措施。”

《中华人民共和国食品安全法》第九十六条：“向我国境内出口食品的境外出口商或者代理商、进口食品的进口商应当向国家出入境检验检疫部门备案。向我国境内出口食品的境外食品生产企业应当经国家出入境检验检疫部门注册。已经注册的境外食品生产企业提供虚假材料，或者因其自身的原因致使进口食品发生重大食品安全事故的，国家出入境检验检疫部门应当撤销注册并公告。”

《中华人民共和国食品安全法》第九十七条：“进口的预包装食品、食品添加剂应当有中文标签；依法应当有说明书的，还应当有中文说明书。标签、说明书应当符合本法以及我国其他有关法律、行政法规的规定和食品安全国家标准的要求，并载明食品的原产地以及境内代理商的名称、地址、联系方式。预包装食品没有中文标签、中文说明书或者标签、说明书不符合本条规定的，不得进口。”

《中华人民共和国食品安全法》第九十八条：“进口商应当建立食品、食品添加剂进口和销售记录制度，如实记录食品、食品添加剂的名称、规格、数量、生产日期、生产或者进口批号、保质期、境外出口商和购货者名称、地址及联系方式、交货日期等内容，并保存相关凭证。记录和凭证保存期限应当符合本法第五十条第二款的规定。”②

《中华人民共和国食品安全法》第九十九条：“出口食品生产企业应当保证其出口食品符合进口国（地区）的标准或者合同要求。”

“出口食品生产企业和出口食品原料种植、养殖场应当向国家出入境检验检疫部门备案。”

《中华人民共和国食品安全法》第一百条：“国家出入境检验检疫部门应当收集、汇总下列进出口食品安全信息，并及时通报相关部门、机构和企业：

（一）出入境检验检疫机构对进出口食品实施检验检疫发现的食品安全信息；

（二）食品行业协会和消费者协会等组织、消费者反映的进口食品安全信息；

---

① 《中华人民共和国食品安全法》第六十三条：“国家建立食品召回制度。食品生产者发现其生产的食品不符合食品安全标准或者有证据证明可能危害人体健康的，应当立即停止生产，召回已经上市销售的食品，通知相关生产经营者和消费者，并记录召回和通知情况。”

“食品经营者发现其经营的食品有前款规定情形的，应当立即停止经营，通知相关生产经营者和消费者，并记录停止经营和通知情况。食品生产者认为应当召回的，应当立即召回。由于食品经营者的原因造成其经营的食品有前款规定情形的，食品经营者应当召回。”

“食品生产经营者应当对召回的食品采取无害化处理、销毁等措施，防止其再次流入市场。但是，对因标签、标志或者说明书不符合食品安全标准而被召回的食品，食品生产者在采取补救措施且能保证食品安全的情况下可以继续销售；销售时应当向消费者明示补救措施。”

“食品生产经营者应当将食品召回和处理情况向所在地县级人民政府食品安全监督管理部门报告；需要对召回的食品进行无害化处理、销毁的，应当提前报告时间、地点。食品安全监督管理部门认为必要的，可以实施现场监督。”

“食品生产经营者未依照本条规定召回或者停止经营的，县级以上人民政府食品安全监督管理部门可以责令其召回或者停止经营。”

② 《中华人民共和国食品安全法》第五十条第二款：“食品生产企业应当建立食品原料、食品添加剂、食品相关产品进货查验记录制度，如实记录食品原料、食品添加剂、食品相关产品的名称、规格、数量、生产日期或者生产批号、保质期、进货日期以及供货者名称、地址、联系方式等内容，并保存相关凭证。记录和凭证保存期限不得少于产品保质期满后六个月；没有明确保质期的，保存期限不得少于二年。”

（三）国际组织、境外政府机构发布的风险预警信息及其他食品安全信息，以及境外食品行业协会等组织、消费者反映的食品安全信息；

（四）其他食品安全信息。”

“国家出入境检验检疫部门应当对进出口食品的进口商、出口商和出口食品生产企业实施信用管理，建立信用记录，并依法向社会公布。对有不良记录的进口商、出口商和出口食品生产企业，应当加强对其进出口食品的检验检疫。”

《中华人民共和国食品安全法》第一百零一条：“国家出入境检验检疫部门可以对向我国境内出口食品的国家（地区）的食品安全管理体系和食品安全状况进行评估和审查，并根据评估和审查结果，确定相应检验检疫要求。”

《中华人民共和国食品安全法》第一百二十九条：“违反本法规定，有下列情形之一的，由出入境检验检疫机构依照本法第一百二十四条的规定给予处罚①：

（一）提供虚假材料，进口不符合我国食品安全国家标准的食品、食品添加剂、食品相关产品；

（二）进口尚无食品安全国家标准的食品，未提交所执行的标准并经国务院卫生行政部门审查，或者进口利用新的食品原料生产的食品或者进口食品添加剂新品种、食品相关产品新品种，未通过安全性评估；

（三）未遵守本法的规定出口食品；

（四）进口商在有关主管部门责令其依照本法规定召回进口的食品后，仍拒不召回。”

“违反本法规定，进口商未建立并遵守食品、食品添加剂进口和销售记录制度、境外出口商或者生产企业审核制度的，由出入境检验检疫机构依照本法第一百二十六条的规定给予处罚。”②

《中华人民共和国食品安全法实施条例》第四十五条：“进口食品运达口岸后，应当存放在出入境检验检疫机构指定或者认可的场所；需要移动的，应当按照出入境检验检疫机构的要求采取必要的安全防护措施。大宗散装进口食品应当在卸货口岸进行检验。”

《中华人民共和国食品安全法实施条例》第四十六条：“国家出入境检验检疫部门根据风险管理需要，可以对部分食品实行指定口岸进口。”

《中华人民共和国食品安全法实施条例》第四十七条：“国务院卫生行政部门依照食品安全法第九十三条的规定对境外出口商、境外生产企业或者其委托的进口商提交的相关国家（地区）标准或者国际标准进行审查，认为符合食品安全要求的，决定暂予适用并予以公布；暂予适用的标准公布前，不得进口尚无食品安全国家标准的食品。”

“食品安全国家标准中通用标准已经涵盖的食品不属于食品安全法第九十三条规定的尚无食品安全国家标准的食品。”

《中华人民共和国食品安全法实施条例》第四十九条：“进口商依照食品安全法第九十四条第三款的规定召回进口食品的，应当将食品召回和处理情况向所在地县级人民政府食品安全监督管理部门和所在地出入境检验检疫机构报告。”

《中华人民共和国食品安全法实施条例》第五十三条：“出口食品、食品添加剂的生产企业应当保证其出口食品、食品添加剂符合进口国家（地区）的标准或者合同要求；我国缔结或者参加的国

---

① 《中华人民共和国食品安全法》第一百二十四条：“违反本法规定，有下列情形之一，尚不构成犯罪的，由县级以上人民政府食品安全监督管理部门没收违法所得和违法生产经营的食品、食品添加剂，并可以没收用于违法生产经营的工具、设备、原料等物品；违法生产经营的食品、食品添加剂货值金额不足一万元的，并处五万元以上十万元以下罚款；货值金额一万元以上的，并处货值金额十倍以上二十倍以下罚款；情节严重的，吊销许可证：（具体情形略）。”

② 《中华人民共和国食品安全法》第一百二十六条：“违反本法规定，有下列情形之一的，由县级以上人民政府食品安全监督管理部门责令改正，给予警告；拒不改正的，处五千元以上五万元以下罚款；情节严重的，责令停产停业，直至吊销许可证：（具体情形略）。”

际条约、协定有要求的，还应当符合国际条约、协定的要求。”

《中华人民共和国进出口商品检验法》第六条：“必须实施的进出口商品检验，是指确定列入目录的进出口商品是否符合国家技术规范的强制性要求的合格评定活动。”

“合格评定程序包括：抽样、检验和检查；评估、验证和合格保证；注册、认可和批准以及各项的组合。”

《中华人民共和国进出口商品检验法实施条例》第三十二条：“国家对进出口食品生产企业实施卫生注册登记管理。获得卫生注册登记的出口食品生产企业，方可生产、加工、储存出口食品。获得卫生注册登记的进出口食品生产企业生产的食品，方可进口或者出口。”

“实施卫生注册登记管理的进口食品生产企业，应当按照规定向海关总署申请卫生注册登记。”

“实施卫生注册登记管理的出口食品生产企业，应当按照规定向出入境检验检疫机构申请卫生注册登记。”

“出口食品生产企业需要在国外卫生注册的，依照本条第三款规定进行卫生注册登记后，由海关总署统一对外办理。”

《中华人民共和国进出境动植物检疫法》第十条：“输入动物、动物产品、植物种子、种苗及其他繁殖材料的，必须事先提出申请，办理检疫审批手续。”

《中华人民共和国进出境动植物检疫法》第十四条：“输入动植物、动植物产品和其他检疫物，应当在进境口岸实施检疫。未经口岸动植物检疫机关同意，不得卸离运输工具。”

《中华人民共和国进出境动植物检疫法》第二十一条：“输出动植物、动植物产品和其他检疫物，由口岸动植物检疫机关实施检疫，经检疫合格或者经除害处理合格的，准予出境；海关凭口岸动植物检疫机关签发的检疫证书或者在报关单上加盖的印章验放。检疫不合格又无有效方法作除害处理的，不准出境。”

《中华人民共和国进出境动植物检疫法实施条例》第十一条：“检疫审批手续应当在贸易合同或者协议签订前办妥。”

《中华人民共和国进出境动植物检疫法实施条例》第二十二条：“检疫人员应当按照下列规定实施现场检疫：

（一）动物：检查有无疫病的临床症状。发现疑似感染传染病或者已死亡的动物时，在货主或者押运人的配合下查明情况，立即处理。动物的铺垫材料、剩余饲料和排泄物等，由货主或者其代理人在检疫人员的监督下，作除害处理。

（二）动物产品：检查有无腐败变质现象，容器、包装是否完好。符合要求的，允许卸离运输工具。发现散包、容器破裂的，由货主或者其代理人负责整理完好，方可卸离运输工具。根据情况，对运输工具的有关部位及装载动物产品的容器、外表包装、铺垫材料、被污染场地等进行消毒处理。需要实施实验室检疫的，按照规定采取样品。对易滋生植物害虫或者混藏杂草种子的动物产品，同时实施植物检疫。

（三）植物、植物产品：检查货物和包装物有无病虫害，并按照规定采取样品。发现病虫害并有扩散可能时，及时对该批货物、运输工具和装卸现场采取必要的防疫措施。对来自动物传染病疫区或者易带动物传染病和寄生虫病病原体并用作动物饲料的植物产品，同时实施动物检疫。

（四）动植物性包装物、铺垫材料：检查是否携带病虫害、混藏杂草种子、沾带土壤，并按照规定采取样品。

（五）其他检疫物：检查包装是否完好及是否被病虫害污染。发现破损或者被病虫害污染时，作除害处理。”

《中华人民共和国国境卫生检疫法》第十四条：“国境卫生检疫机关对来自疫区的、被检疫传染病污染的或者可能成为检疫传染病传播媒介的行李、货物、邮包等物品，应当进行卫生检查，实施消毒、除鼠、除虫或者其他卫生处理。”

《国务院关于加强食品等产品安全监督管理的特别规定》第八条：“进口产品应当符合我国国家技术规范的强制性要求以及我国与出口国（地区）签订的协议规定的检验要求。”

（二）行政审批和备案

1. 进口食品化妆品出口商、代理商备案。
2. 进口食品进口商备案。
3. 过境动物、进境特定动植物及其产品检疫审批。
4. 出口食品原料种植场备案。
5. 出口食品原料养殖场备案。
6. 出口食品生产企业备案核准。

（三）用语定义

进出口食品生产经营者：包括向中国境内出口食品的境外生产企业、境外出口商或者代理商、食品进口商、出口食品生产企业、出口商以及相关人员等。（第七十七条）

进口食品的境外生产企业：包括向中国出口食品的境外生产、加工、贮存企业等。（第七十七条）

进口食品的进出口商：包括向中国出口食品的境外出口商或者代理商、食品进口商。（第七十七条）

（四）规章全文

中华人民共和国进出口食品安全管理办法

第一章　总则

第一条　为了保障进出口食品安全，保护人类、动植物生命和健康，根据《中华人民共和国食品安全法》（以下简称《食品安全法》）及其实施条例、《中华人民共和国海关法》《中华人民共和国进出口商品检验法》及其实施条例、《中华人民共和国进出境动植物检疫法》及其实施条例、《中华人民共和国国境卫生检疫法》及其实施细则、《中华人民共和国农产品质量安全法》[①] 和《国务院关于加强食品等产品安全监督管理的特别规定》等法律、行政法规的规定，制定本办法。

第二条　从事下列活动，应当遵守本办法：

（一）进出口食品生产经营活动；

（二）海关对进出口食品生产经营者及其进出口食品安全实施监督管理。

进出口食品添加剂、食品相关产品的生产经营活动按照海关总署相关规定执行。

第三条　进出口食品安全工作坚持安全第一、预防为主、风险管理、全程控制、国际共治的原则。

第四条　进出口食品生产经营者对其生产经营的进出口食品安全负责。

进出口食品生产经营者应当依照中国缔结或者参加的国际条约、协定，中国法律法规和食品安全国家标准从事进出口食品生产经营活动，依法接受监督管理，保证进出口食品安全，对社会和公众负责，承担社会责任。

第五条　海关总署主管全国进出口食品安全监督管理工作。

---

① 2018 年 10 月 26 日第十三届全国人民代表大会常务委员会第六次会议修改的《中华人民共和国农产品质量安全法》第四十二条规定：“进口的农产品必须按照国家规定的农产品质量安全标准进行检验；尚未制定有关农产品质量安全标准的，应当依法及时制定，未制定之前，可以参照国家有关部门指定的国外有关标准进行检验。”2022 年 9 月 2 日第十三届全国人民代表大会常务委员会第三十六次会议修订后，已删除进口农产品相关内容。

各级海关负责所辖区域进出口食品安全监督管理工作。

第六条 海关运用信息化手段提升进出口食品安全监督管理水平。

第七条 海关加强进出口食品安全的宣传教育，开展食品安全法律、行政法规以及食品安全国家标准和知识的普及工作。

海关加强与食品安全国际组织、境外政府机构、境外食品行业协会、境外消费者协会等交流与合作，营造进出口食品安全国际共治格局。

第八条 海关从事进出口食品安全监督管理的人员应当具备相关专业知识。

第二章 食品进口

第九条 进口食品应当符合中国法律法规和食品安全国家标准，中国缔结或者参加的国际条约、协定有特殊要求的，还应当符合国际条约、协定的要求。

进口尚无食品安全国家标准的食品，应当符合国务院卫生行政部门公布的暂予适用的相关标准要求。

利用新的食品原料生产的食品，应当依照《食品安全法》第三十七条的规定①，取得国务院卫生行政部门新食品原料卫生行政许可。

第十条 海关依据进出口商品检验相关法律、行政法规的规定对进口食品实施合格评定。

进口食品合格评定活动包括：向中国境内出口食品的境外国家（地区）〔以下简称境外国家（地区）〕食品安全管理体系评估和审查、境外生产企业注册、进出口商备案和合格保证、进境动植物检疫审批、随附合格证明检查、单证审核、现场查验、监督抽检、进口和销售记录检查以及各项的组合。

第十一条 海关总署可以对境外国家（地区）的食品安全管理体系和食品安全状况开展评估和审查，并根据评估和审查结果，确定相应的检验检疫要求。

第十二条 有下列情形之一的，海关总署可以对境外国家（地区）启动评估和审查：

（一）境外国家（地区）申请向中国首次输出某类（种）食品的；

（二）境外国家（地区）食品安全、动植物检疫法律法规、组织机构等发生重大调整的；

（三）境外国家（地区）主管部门申请对其输往中国某类（种）食品的检验检疫要求发生重大调整的；

（四）境外国家（地区）发生重大动植物疫情或者食品安全事件的；

（五）海关在输华食品中发现严重问题，认为存在动植物疫情或者食品安全隐患的；

（六）其他需要开展评估和审查的情形。

第十三条 境外国家（地区）食品安全管理体系评估和审查主要包括对以下内容的评估、确认：

（一）食品安全、动植物检疫相关法律法规；

（二）食品安全监督管理组织机构；

（三）动植物疫情流行情况及防控措施；

（四）致病微生物、农兽药和污染物等管理和控制；

（五）食品生产加工、运输仓储环节安全卫生控制；

（六）出口食品安全监督管理；

（七）食品安全防护、追溯和召回体系；

---

① 《中华人民共和国食品安全法》第三十七条：“利用新的食品原料生产食品，或者生产食品添加剂新品种、食品相关产品新品种，应当向国务院卫生行政部门提交相关产品的安全性评估材料。国务院卫生行政部门应当自收到申请之日起六十日内组织审查；对符合食品安全要求的，准予许可并公布；对不符合食品安全要求的，不予许可并书面说明理由。”

（八）预警和应急机制；

（九）技术支撑能力；

（十）其他涉及动植物疫情、食品安全的情况。

第十四条 海关总署可以组织专家通过资料审查、视频检查、现场检查等形式及其组合，实施评估和审查。

第十五条 海关总署组织专家对接受评估和审查的国家（地区）递交的申请资料、书面评估问卷等资料实施审查，审查内容包括资料的真实性、完整性和有效性。根据资料审查情况，海关总署可以要求相关国家（地区）的主管部门补充缺少的信息或者资料。

对已通过资料审查的国家（地区），海关总署可以组织专家对其食品安全管理体系实施视频检查或者现场检查。对发现的问题可以要求相关国家（地区）主管部门及相关企业实施整改。

相关国家（地区）应当为评估和审查提供必要的协助。

第十六条 接受评估和审查的国家（地区）有下列情形之一，海关总署可以终止评估和审查，并通知相关国家（地区）主管部门：

（一）收到书面评估问卷12个月内未反馈的；

（二）收到海关总署补充信息和材料的通知3个月内未按要求提供的；

（三）突发重大动植物疫情或者重大食品安全事件的；

（四）未能配合中方完成视频检查或者现场检查、未能有效完成整改的；

（五）主动申请终止评估和审查的。

前款第一、二项情形，相关国家（地区）主管部门因特殊原因可以申请延期，经海关总署同意，按照海关总署重新确定的期限递交相关材料。

第十七条 评估和审查完成后，海关总署向接受评估和审查的国家（地区）主管部门通报评估和审查结果。

第十八条 海关总署对向中国境内出口食品的境外生产企业实施注册管理，并公布获得注册的企业名单。

第十九条 向中国境内出口食品的境外出口商或者代理商（以下简称“境外出口商或者代理商”）应当向海关总署备案。

食品进口商应当向其住所地海关备案。

境外出口商或者代理商、食品进口商办理备案时，应当对其提供资料的真实性、有效性负责。

境外出口商或者代理商、食品进口商备案名单由海关总署公布。

第二十条 境外出口商或者代理商、食品进口商备案内容发生变更的，应当在变更发生之日起60日内，向备案机关办理变更手续。

海关发现境外出口商或者代理商、食品进口商备案信息错误或者备案内容未及时变更的，可以责令其在规定期限内更正。

第二十一条 食品进口商应当建立食品进口和销售记录制度，如实记录食品名称、净含量/规格、数量、生产日期、生产或者进口批号、保质期、境外出口商和购货者名称、地址及联系方式、交货日期等内容，并保存相关凭证。记录和凭证保存期限不得少于食品保质期满后6个月；没有明确保质期的，保存期限为销售后2年以上。

第二十二条 食品进口商应当建立境外出口商、境外生产企业审核制度，重点审核下列内容：

（一）制定和执行食品安全风险控制措施情况；

（二）保证食品符合中国法律法规和食品安全国家标准的情况。

第二十三条 海关依法对食品进口商实施审核活动的情况进行监督检查。食品进口商应当积极配合，如实提供相关情况和材料。

第二十四条 海关可以根据风险管理需要，对进口食品实施指定口岸进口，指定监管场地检查。指定口岸、指定监管场地名单由海关总署公布。

第二十五条 食品进口商或者其代理人进口食品时应当依法向海关如实申报。

第二十六条 海关依法对应当实施入境检疫的进口食品实施检疫。

第二十七条 海关依法对需要进境动植物检疫审批的进口食品实施检疫审批管理。食品进口商应当在签订贸易合同或者协议前取得进境动植物检疫许可。①

第二十八条 海关根据监督管理需要，对进口食品实施现场查验，现场查验包括但不限于以下内容：

（一）运输工具、存放场所是否符合安全卫生要求；

（二）集装箱号、封识号、内外包装上的标识内容、货物的实际状况是否与申报信息及随附单证相符；

（三）动植物源性食品、包装物及铺垫材料是否存在《进出境动植物检疫法实施条例》第二十二条规定的情况；

（四）内外包装是否符合食品安全国家标准，是否存在污染、破损、湿浸、渗透；

（五）内外包装的标签、标识及说明书是否符合法律、行政法规、食品安全国家标准以及海关总署规定的要求；

（六）食品感官性状是否符合该食品应有性状；

（七）冷冻冷藏食品的新鲜程度、中心温度是否符合要求、是否有病变、冷冻冷藏环境温度是否符合相关标准要求、冷链控温设备设施运作是否正常、温度记录是否符合要求，必要时可以进行蒸煮试验。

第二十九条 海关制定年度国家进口食品安全监督抽检计划和专项进口食品安全监督抽检计划，并组织实施。

第三十条 进口食品的包装和标签、标识应当符合中国法律法规和食品安全国家标准；依法应当有说明书的，还应当有中文说明书。

对于进口鲜冻肉类产品，内外包装上应当有牢固、清晰、易辨的中英文或者中文和出口国家（地区）文字标识，标明以下内容：产地国家（地区）、品名、生产企业注册编号、生产批号；外包装上应当以中文标明规格、产地（具体到州/省/市）、目的地、生产日期、保质期限、储存温度等内容，必须标注目的地为中华人民共和国，加施出口国家（地区）官方检验检疫标识。

对于进口水产品，内外包装上应当有牢固、清晰、易辨的中英文或者中文和出口国家（地区）文字标识，标明以下内容：商品名和学名、规格、生产日期、批号、保质期限和保存条件、生产方式（海水捕捞、淡水捕捞、养殖）、生产地区（海洋捕捞海域、淡水捕捞国家或者地区、养殖产品所在国家或者地区）、涉及的所有生产加工企业（含捕捞船、加工船、运输船、独立冷库）名称、注册编号及地址（具体到州/省/市）、必须标注目的地为中华人民共和国。

进口保健食品、特殊膳食用食品的中文标签必须印制在最小销售包装上，不得加贴。

进口食品内外包装有特殊标识规定的，按照相关规定执行。

第三十一条 进口食品运达口岸后，应当存放在海关指定或者认可的场所；需要移动的，必须经海关允许，并按照海关要求采取必要的安全防护措施。

指定或者认可的场所应当符合法律、行政法规和食品安全国家标准规定的要求。

第三十二条 大宗散装进口食品应当按照海关要求在卸货口岸进行检验。

---

① 进境动植物检疫审批相关规定见《进境动植物检疫审批管理办法》（《海关检验检疫业务实务手册——进出境动植物检疫篇》第二章第一节）。

第三十三条 进口食品经海关合格评定合格的，准予进口。

进口食品经海关合格评定不合格的，由海关出具不合格证明；涉及安全、健康、环境保护项目不合格的，由海关书面通知食品进口商，责令其销毁或者退运；其他项目不合格的，经技术处理符合合格评定要求的，方准进口。相关进口食品不能在规定时间内完成技术处理或者经技术处理仍不合格的，由海关责令食品进口商销毁或者退运。

第三十四条 境外发生食品安全事件可能导致中国境内食品安全隐患，或者海关实施进口食品监督管理过程中发现不合格进口食品，或者发现其他食品安全问题的，海关总署和经授权的直属海关可以依据风险评估结果对相关进口食品实施提高监督抽检比例等控制措施。

海关依照前款规定对进口食品采取提高监督抽检比例等控制措施后，再次发现不合格进口食品，或者有证据显示进口食品存在重大安全隐患的，海关总署和经授权的直属海关可以要求食品进口商逐批向海关提交有资质的检验机构出具的检验报告。海关应当对食品进口商提供的检验报告进行验核。

第三十五条 有下列情形之一的，海关总署依据风险评估结果，可以对相关食品采取暂停或者禁止进口的控制措施：

（一）出口国家（地区）发生重大动植物疫情，或者食品安全体系发生重大变化，无法有效保证输华食品安全的；

（二）进口食品被检疫传染病病原体污染，或者有证据表明能够成为检疫传染病传播媒介，且无法实施有效卫生处理的；

（三）海关实施本办法第三十四条第二款规定控制措施的进口食品，再次发现相关安全、健康、环境保护项目不合格的；

（四）境外生产企业违反中国相关法律法规，情节严重的；

（五）其他信息显示相关食品存在重大安全隐患的。

第三十六条 进口食品安全风险已降低到可控水平时，海关总署和经授权的直属海关可以按照以下方式解除相应控制措施：

（一）实施本办法第三十四条第一款控制措施的食品，在规定的时间、批次内未被发现不合格的，在风险评估基础上可以解除该控制措施；

（二）实施本办法第三十四条第二款控制措施的食品，出口国家（地区）已采取预防措施，经海关总署风险评估能够保障食品安全、控制动植物疫情风险，或者从实施该控制措施之日起在规定时间、批次内未发现不合格食品的，海关在风险评估基础上可以解除该控制措施；

（三）实施暂停或者禁止进口控制措施的食品，出口国家（地区）主管部门已采取风险控制措施，且经海关总署评估符合要求的，可以解除暂停或者禁止进口措施。恢复进口的食品，海关总署视评估情况可以采取本办法第三十四条规定的控制措施。

第三十七条 食品进口商发现进口食品不符合法律、行政法规和食品安全国家标准，或者有证据证明可能危害人体健康，应当按照《食品安全法》第六十三条和第九十四条第三款规定，立即停止进口、销售和使用，实施召回，通知相关生产经营者和消费者，记录召回和通知情况，并将食品召回、通知和处理情况向所在地海关报告。

第三章 食品出口

第三十八条 出口食品生产企业应当保证其出口食品符合进口国家（地区）的标准或者合同要求；中国缔结或者参加的国际条约、协定有特殊要求的，还应当符合国际条约、协定的要求。

进口国家（地区）暂无标准，合同也未作要求，且中国缔结或者参加的国际条约、协定无相关要求的，出口食品生产企业应当保证其出口食品符合中国食品安全国家标准。

第三十九条 海关依法对出口食品实施监督管理。出口食品监督管理措施包括：出口食品原料种植养殖场备案、出口食品生产企业备案、企业核查、单证审核、现场查验、监督抽检、口岸抽查、境外通报核查以及各项的组合。

第四十条 出口食品原料种植、养殖场应当向所在地海关备案。

海关总署统一公布原料种植、养殖场备案名单，备案程序和要求由海关总署制定。①

第四十一条 海关依法采取资料审查、现场检查、企业核查等方式，对备案原料种植、养殖场进行监督。

第四十二条 出口食品生产企业应当向住所地海关备案，备案程序和要求由海关总署制定。

第四十三条 境外国家（地区）对中国输往该国家（地区）的出口食品生产企业实施注册管理且要求海关总署推荐的，出口食品生产企业须向住所地海关提出申请，住所地海关进行初核后报海关总署。

海关总署结合企业信用、监督管理以及住所地海关初核情况组织开展对外推荐注册工作，对外推荐注册程序和要求由海关总署制定。②

第四十四条 出口食品生产企业应当建立完善可追溯的食品安全卫生控制体系，保证食品安全卫生控制体系有效运行，确保出口食品生产、加工、贮存过程持续符合中国相关法律法规、出口食品生产企业安全卫生要求；进口国家（地区）相关法律法规和相关国际条约、协定有特殊要求的，还应当符合相关要求。

出口食品生产企业应当建立供应商评估制度、进货查验记录制度、生产记录档案制度、出厂检验记录制度、出口食品追溯制度和不合格食品处置制度。相关记录应当真实有效，保存期限不得少于食品保质期期满后6个月；没有明确保质期的，保存期限不得少于2年。

第四十五条 出口食品生产企业应当保证出口食品包装和运输方式符合食品安全要求。

第四十六条 出口食品生产企业应当在运输包装上标注生产企业备案号、产品品名、生产批号和生产日期。

进口国家（地区）或者合同有特殊要求的，在保证产品可追溯的前提下，经直属海关同意，出口食品生产企业可以调整前款规定的标注项目。

第四十七条 海关应当对辖区内出口食品生产企业的食品安全卫生控制体系运行情况进行监督检查。监督检查包括日常监督检查和年度监督检查。

监督检查可以采取资料审查、现场检查、企业核查等方式，并可以与出口食品境外通报核查、监督抽检、现场查验等工作结合开展。

第四十八条 出口食品应当依法由产地海关实施检验检疫。

海关总署根据便利对外贸易和出口食品检验检疫工作需要，可以指定其他地点实施检验检疫。

第四十九条 出口食品生产企业、出口商应当按照法律、行政法规和海关总署规定，向产地或者组货地海关提出出口申报前监管申请。

产地或者组货地海关受理食品出口申报前监管申请后，依法对需要实施检验检疫的出口食品实施现场检查和监督抽检。

第五十条 海关制定年度国家出口食品安全监督抽检计划并组织实施。

第五十一条 出口食品经海关现场检查和监督抽检符合要求的，由海关出具证书，准予出口。

---

① 出口食品原料种植场备案程序和要求见《出口食品原料种植场备案管理规定》（国家质检总局公告2012年第56号，见第三章第一节）。

② 出口食品生产企业对外推荐注册程序和要求见《出口食品生产企业申请境外注册管理办法》（海关总署公告2021年第87号，见第三章第一节）。

进口国家（地区）对证书形式和内容要求有变化的，经海关总署同意可以对证书形式和内容进行变更。

出口食品经海关现场检查和监督抽检不符合要求的，由海关书面通知出口商或者其代理人。相关出口食品可以进行技术处理的，经技术处理合格后方准出口；不能进行技术处理或者经技术处理仍不合格的，不准出口。

第五十二条 食品出口商或者其代理人出口食品时应当依法向海关如实申报。

第五十三条 海关对出口食品在口岸实施查验，查验不合格的，不准出口。

第五十四条 出口食品因安全问题被国际组织、境外政府机构通报的，海关总署应当组织开展核查，并根据需要实施调整监督抽检比例、要求食品出口商逐批向海关提交有资质的检验机构出具的检验报告、撤回向境外官方主管机构的注册推荐等控制措施。

第五十五条 出口食品存在安全问题，已经或者可能对人体健康和生命安全造成损害的，出口食品生产经营者应当立即采取相应措施，避免和减少损害发生，并向所在地海关报告。

第五十六条 海关在实施出口食品监督管理时发现安全问题的，应当向同级政府和上一级政府食品安全主管部门通报。

第四章 监督管理

第五十七条 海关总署依照《食品安全法》第一百条规定，收集、汇总进出口食品安全信息，建立进出口食品安全信息管理制度。

各级海关负责本辖区内以及上级海关指定的进出口食品安全信息的收集和整理工作，并按照有关规定通报本辖区地方政府、相关部门、机构和企业。通报信息涉及其他地区的，应当同时通报相关地区海关。

海关收集、汇总的进出口食品安全信息，除《食品安全法》第一百条规定内容外，还包括境外食品技术性贸易措施信息。

第五十八条 海关应当对收集到的进出口食品安全信息开展风险研判，依据风险研判结果，确定相应的控制措施。

第五十九条 境内外发生食品安全事件或者疫情疫病可能影响到进出口食品安全的，或者在进出口食品中发现严重食品安全问题的，直属海关应当及时上报海关总署；海关总署根据情况进行风险预警，在海关系统内发布风险警示通报，并向国务院食品安全监督管理、卫生行政、农业行政部门通报，必要时向消费者发布风险警示通告。

海关总署发布风险警示通报的，应当根据风险警示通报要求对进出口食品采取本办法第三十四条、第三十五条、第三十六条和第五十四条规定的控制措施。

第六十条 海关制定年度国家进出口食品安全风险监测计划，系统和持续收集进出口食品中食源性疾病、食品污染和有害因素的监测数据及相关信息。

第六十一条 境外发生的食品安全事件可能对中国境内造成影响，或者评估后认为存在不可控风险的，海关总署可以参照国际通行做法，直接在海关系统内发布风险预警通报或者向消费者发布风险预警通告，并采取本办法第三十四条、第三十五条和第三十六条规定的控制措施。

第六十二条 海关制定并组织实施进出口食品安全突发事件应急处置预案。

第六十三条 海关在依法履行进出口食品安全监督管理职责时，有权采取下列措施：

（一）进入生产经营场所实施现场检查；

（二）对生产经营的食品进行抽样检验；

（三）查阅、复制有关合同、票据、账簿以及其他有关资料；

（四）查封、扣押有证据证明不符合食品安全国家标准或者有证据证明存在安全隐患以及违法生产经营的食品。

第六十四条 海关依法对进出口企业实施信用管理。

第六十五条 海关依法对进出口食品生产经营者以及备案原料种植、养殖场开展稽查、核查。

第六十六条 过境食品应当符合海关总署对过境货物的监管要求。过境食品过境期间，未经海关批准，不得开拆包装或者卸离运输工具，并应当在规定期限内运输出境。

第六十七条 进出口食品生产经营者对海关的检验结果有异议的，可以按照进出口商品复验相关规定申请复验。

有下列情形之一的，海关不受理复验：

（一）检验结果显示微生物指标超标的；

（二）复验备份样品超过保质期的；

（三）其他原因导致备份样品无法实现复验目的的。

第五章　法律责任

第六十八条 食品进口商备案内容发生变更，未按照规定向海关办理变更手续，情节严重的，海关处以警告。

食品进口商在备案中提供虚假备案信息的，海关处1万元以下罚款。

第六十九条 境内进出口食品生产经营者不配合海关进出口食品安全核查工作，拒绝接受询问、提供材料，或者答复内容和提供材料与实际情况不符的，海关处以警告或者1万元以下罚款。

第七十条 海关在进口预包装食品监管中，发现进口预包装食品未加贴中文标签或者中文标签不符合法律法规和食品安全国家标准，食品进口商拒不按照海关要求实施销毁、退运或者技术处理的，海关处以警告或者1万元以下罚款。

第七十一条 未经海关允许，将进口食品提离海关指定或者认可的场所的，海关责令改正，并处1万元以下罚款。

第七十二条 下列违法行为属于《食品安全法》第一百二十九条第一款第三项规定的“未遵守本法的规定出口食品”的，由海关依照《食品安全法》第一百二十四条的规定给予处罚：

（一）擅自调换经海关监督抽检并已出具证单的出口食品的；

（二）出口掺杂掺假、以假充真、以次充好的食品或者以不合格出口食品冒充合格出口食品的；

（三）出口未获得备案出口食品生产企业生产的食品的；

（四）向有注册要求的国家（地区）出口未获得注册出口食品生产企业生产食品的或者出口已获得注册出口食品生产企业生产的注册范围外食品的；

（五）出口食品生产企业生产的出口食品未按照规定使用备案种植、养殖场原料的；

（六）出口食品生产经营者有《食品安全法》第一百二十三条、第一百二十四条、第一百二十五条、第一百二十六条规定情形，且出口食品不符合进口国家（地区）要求的。①

第七十三条 违反本办法规定，构成犯罪的，依法追究刑事责任。

第六章 附 则

第七十四条 海关特殊监管区域、保税监管场所、市场采购、边境小额贸易和边民互市贸易进出口食品安全监督管理，按照海关总署有关规定执行。

第七十五条 邮寄、快件、跨境电子商务零售和旅客携带方式进出口食品安全监督管理，按照海关总署有关规定办理。

第七十六条 样品、礼品、赠品、展示品、援助等非贸易性的食品，免税经营的食品，外国驻中国使领馆及其人员进出境公用、自用的食品，驻外使领馆及其人员公用、自用的食品，中国企业驻外人员自用的食品的监督管理，按照海关总署有关规定办理。

第七十七条 本办法所称进出口食品生产经营者包括：向中国境内出口食品的境外生产企业、境外出口商或者代理商、食品进口商、出口食品生产企业、出口商以及相关人员等。

本办法所称进口食品的境外生产企业包括向中国出口食品的境外生产、加工、贮存企业等。

本办法所称进口食品的进出口商包括向中国出口食品的境外出口商或者代理商、食品进口商。

第七十八条 本办法由海关总署负责解释。

第七十九条 本办法自2022年1月1日起施行。2011年9月13日原国家质量监督检验检疫总局令第144号公布并根据2016年10月18日原国家质量监督检验检疫总局令第184号以及2018年11月23日海关总署令第243号修改的《进出口食品安全管理办法》、2000年2月22日原国家检验检疫局令第20号公布并根据2018年4月28日海关总署令第238号修改的《出口蜂蜜检验检疫管理办

---

① 《中华人民共和国食品安全法》第一百二十三条、第一百二十四条、第一百二十五条、第一百二十六条规定情形：

第一百二十三条：（一）用非食品原料生产食品、在食品中添加食品添加剂以外的化学物质和其他可能危害人体健康的物质，或者用回收食品作为原料生产食品，或者经营上述食品；（二）生产经营营养成分不符合食品安全标准的专供婴幼儿和其他特定人群的主辅食品；（三）经营病死、毒死或者死因不明的禽、畜、兽、水产动物肉类，或者生产经营其制品；（四）经营未按规定进行检疫或者检疫不合格的肉类，或者生产经营未经检验或者检验不合格的肉类制品；（五）生产经营国家为防病等特殊需要明令禁止生产经营的食品；（六）生产经营添加药品的食品。

第一百二十四条：（一）生产经营致病性微生物，农药残留、兽药残留、生物毒素、重金属等污染物质以及其他危害人体健康的物质含量超过食品安全标准限量的食品、食品添加剂；（二）用超过保质期的食品原料、食品添加剂生产食品、食品添加剂，或者经营上述食品、食品添加剂；（三）生产经营超范围、超限量使用食品添加剂的食品；（四）生产经营腐败变质、油脂酸败、霉变生虫、污秽不洁、混有异物、掺假掺杂或者感官性状异常的食品、食品添加剂；（五）生产经营标注虚假生产日期、保质期或者超过保质期的食品、食品添加剂；（六）生产经营未按规定注册的保健食品、特殊医学用途配方食品、婴幼儿配方乳粉，或者未按注册的产品配方、生产工艺等技术要求组织生产；（七）以分装方式生产婴幼儿配方乳粉，或者同一企业以同一配方生产不同品牌的婴幼儿配方乳粉；（八）利用新的食品原料生产食品，或者生产食品添加剂新品种，未通过安全性评估；（九）食品生产经营者在食品安全监督管理部门责令其召回或者停止经营后，仍拒不召回或者停止经营。

第一百二十五条：（一）生产经营被包装材料、容器、运输工具等污染的食品、食品添加剂；（二）生产经营无标签的预包装食品、食品添加剂或者标签、说明书不符合本法规定的食品、食品添加剂；（三）生产经营转基因食品未按规定进行标示；（四）食品生产经营者采购或者使用不符合食品安全标准的食品原料、食品添加剂、食品相关产品。

第一百二十六条：（一）食品、食品添加剂生产者未按规定对采购的食品原料和生产的食品、食品添加剂进行检验；（二）食品生产经营企业未按规定建立食品安全管理制度，或者未按规定配备或者培训、考核食品安全管理人员；（三）食品、食品添加剂生产经营者进货时未查验许可证和相关证明文件，或者未按规定建立并遵守进货查验记录、出厂检验记录和销售记录制度；（四）食品生产经营企业未制定食品安全事故处置方案；（五）餐具、饮具和盛放直接入口食品的容器，使用前未经洗净、消毒或者清洗消毒不合格，或者餐饮服务设施、设备未按规定定期维护、清洗、校验；（六）食品生产经营者安排未取得健康证明或者患有国务院卫生行政部门规定的有碍食品安全疾病的人员从事接触直接入口食品的工作；（七）食品经营者未按规定要求销售食品；（八）保健食品生产企业未按规定向食品安全监督管理部门备案，或者未按备案的产品配方、生产工艺等技术要求组织生产；（九）婴幼儿配方食品生产企业未将食品原料、食品添加剂、产品配方、标签等向食品安全监督管理部门备案；（十）特殊食品生产企业未按规定建立生产质量管理体系并有效运行，或者未定期提交自查报告；（十一）食品生产经营者未定期对食品安全状况进行检查评价，或者生产经营条件发生变化，未按规定处理；（十二）学校、托幼机构、养老机构、建筑工地等集中用餐单位未按规定履行食品安全管理责任；（十三）食品生产企业、餐饮服务提供者未按规定制定、实施生产经营过程控制要求。

法》、2011年1月4日原国家质量监督检验检疫总局令第135号公布并根据2018年11月23日海关总署令第243号修改的《进出口水产品检验检疫监督管理办法》、2011年1月4日原国家质量监督检验检疫总局令第136号公布并根据2018年11月23日海关总署令第243号修改的《进出口肉类产品检验检疫监督管理办法》、2013年1月24日原国家质量监督检验检疫总局令第152号公布并根据2018年11月23日海关总署令第243号修改的《进出口乳品检验检疫监督管理办法》、2017年11月14日原国家质量监督检验检疫总局令第192号公布并根据2018年11月23日海关总署令第243号修改的《出口食品生产企业备案管理规定》同时废止。

二、《进出境粮食检验检疫监督管理办法》

国家质检总局令第177号公布，根据海关总署令第238号、第240号、第243号修改，自2016年7月1日起施行。

（一）行政审批和备案

1. 进境动植物产品的国外生产、加工、存放单位注册登记（进境粮食境外生产、加工、存放企业注册登记）。

2. 出境动植物及其产品、其他检疫物的生产、加工、存放单位注册登记（输出粮食生产、加工、存放企业注册登记）。

3. 进境粮食存放、加工企业指定。

（二）特别说明

《关于发布〈海关指定监管场地管理规范〉的公告》（海关总署公告2019年第212号）将本办法第九条规定的进境粮食指定口岸明确为“进境粮食指定监管场地”。

《关于调整部分进出境货物监管要求的公告》（海关总署公告2020年第99号）规定“取消出境粮食申报提供自检合格证明的监管要求，改为提供质量合格声明”，涉及本办法第二十八条第一款的相关规定。

本办法第二十七条规定装运出境粮食的船舶、集装箱等运输工具需实施适载检验，与通常装载动植物产品的运载工具不实施适载检验的要求不同。

（三）规章全文

进出境粮食检验检疫监督管理办法

第一章 总 则

第一条 根据《中华人民共和国进出境动植物检疫法》及其实施条例、《中华人民共和国食品安全法》及其实施条例、《中华人民共和国进出口商品检验法》及其实施条例、《农业转基因生物安全管理条例》《国务院关于加强食品等产品安全监督管理的特别规定》等法律法规的规定，制定本办法。

第二条 本办法适用于进出境（含过境）粮食检验检疫监督管理。

本办法所称粮食，是指用于加工、非繁殖用途的禾谷类、豆类、油料类等作物的籽实以及薯类的块根或者块茎等。

第三条 海关总署统一管理全国进出境粮食检验检疫监督管理工作。

主管海关负责所辖区域内进出境粮食的检验检疫监督管理工作。

第四条 海关总署及主管海关对进出境粮食质量安全实施风险管理，包括在风险分析的基础上，组织开展进出境粮食检验检疫准入，包括产品携带有害生物风险分析、监管体系评估与审查、确定检验检疫要求、境外生产企业注册登记等。

第五条 进出境粮食收发货人及生产、加工、存放、运输企业应当依法从事生产经营活动，建立并实施粮食质量安全控制体系和疫情防控体系，对进出境粮食质量安全负责，诚实守信，接受社会监督，承担社会责任。

第二章　进境检验检疫

第一节　注册登记

第六条　海关总署对进境粮食境外生产、加工、存放企业（以下简称境外生产加工企业）实施注册登记制度。

境外生产加工企业应当符合输出国家或者地区法律法规和标准的相关要求，并达到中国有关法律法规和强制性标准的要求。

实施注册登记管理的进境粮食境外生产加工企业，经输出国家或者地区主管部门审查合格后向海关总署推荐。海关总署收到推荐材料后进行审查确认，符合要求的国家或者地区的境外生产加工企业，予以注册登记。

境外生产加工企业注册登记有效期为4年。

需要延期的境外生产加工企业，由输出国家或者地区主管部门在有效期届满6个月前向海关总署提出延期申请。海关总署确认后，注册登记有效期延长4年。必要时，海关总署可以派出专家到输出国家或者地区对其监管体系进行回顾性审查，并对申请延期的境外生产加工企业进行抽查。

注册登记的境外生产加工企业向中国输出粮食经检验检疫不合格，情节严重的，海关总署可以撤销其注册登记。

第七条　向我国出口粮食的境外生产加工企业应当获得输出国家或者地区主管部门的认可，具备过筛清杂、烘干、检测、防疫等质量安全控制设施及质量管理制度，禁止添加杂质。

根据情况需要，海关总署组织专家赴境外实施体系性考察，开展疫情调查，生产、加工、存放企业检查及预检监装等工作。

第二节　检验检疫

第八条　海关总署对进境粮食实施检疫准入制度。

首次从输出国家或者地区进口某种粮食，应当由输出国家或者地区官方主管机构向海关总署提出书面申请，并提供该种粮食种植及储运过程中发生有害生物的种类、为害程度及防控情况和质量安全控制体系等技术资料。特殊情况下，可以由进口企业申请并提供技术资料。海关总署可以组织开展进境粮食风险分析、实地考察及对外协商。

海关总署依照国家法律法规及国家技术规范的强制性要求等，制定进境粮食的具体检验检疫要求，并公布允许进境的粮食种类及来源国家或者地区名单。

对于已经允许进境的粮食种类及相应来源国家或者地区，海关总署将根据境外疫情动态、进境疫情截获及其他质量安全状况，组织开展进境粮食具体检验检疫要求的回顾性审查，必要时派专家赴境外开展实地考察、预检、监装及对外协商。

第九条　进境粮食应当从海关总署指定的口岸入境。指定口岸条件及管理规范由海关总署制定①。

第十条　海关总署对进境粮食实施检疫许可制度。进境粮食货主应当在签订贸易合同前，按照

① 见《关于发布〈海关指定监管场地管理规范〉的公告》（海关总署公告2019年第212号，见《海关检验检疫业务实务手册——国境卫生检疫篇》第十三章第一节），该公告将进境粮食指定口岸明确为“进境粮食指定监管场地”。

《进境动植物检疫审批管理办法》① 等规定申请办理检疫审批手续，取得《中华人民共和国进境动植物检疫许可证》（以下简称《检疫许可证》），并将国家粮食质量安全要求、植物检疫要求及《检疫许可证》中规定的相关要求列入贸易合同。

因口岸条件限制等原因，进境粮食应当运往符合防疫及监管条件的指定存放、加工场所（以下简称指定企业），办理《检疫许可证》时，货主或者其代理人应当明确指定场所并提供相应证明文件。

未取得《检疫许可证》的粮食，不得进境。

第十一条 海关按照下列要求，对进境粮食实施检验检疫：

（一）中国政府与粮食输出国家或者地区政府签署的双边协议、议定书、备忘录以及其他双边协定确定的相关要求；

（二）中国法律法规、国家技术规范的强制性要求和海关总署规定的检验检疫要求；

（三）《检疫许可证》列明的检疫要求。

第十二条 货主或者其代理人应当在粮食进境前向进境口岸海关报检，并按要求提供以下材料：

（一）粮食输出国家或者地区主管部门出具的植物检疫证书；

（二）产地证书；

（三）贸易合同、提单、装箱单、发票等贸易凭证；

（四）双边协议、议定书、备忘录确定的和海关总署规定的其他单证。

进境转基因粮食的，还应当取得《农业转基因生物安全证书》。海关对《农业转基因生物安全证书》电子数据进行系统自动比对验核。

鼓励货主向境外粮食出口商索取由输出国家或者地区主管部门，或者由第三方检测机构出具的品质证书、卫生证书、适载证书、重量证书等其他单证。

第十三条 进境粮食可以进行随航熏蒸处理。

现场查验前，进境粮食承运人或者其代理人应当向进境口岸海关书面申报进境粮食随航熏蒸处理情况，并提前实施通风散气。未申报的，海关不实施现场查验；经现场检查，发现熏蒸剂残留物，或者熏蒸残留气体浓度超过安全限量的，暂停检验检疫及相关现场查验活动；熏蒸剂残留物经有效清除且熏蒸残留气体浓度低于安全限量后，方可恢复现场查验活动。

第十四条 使用船舶装载进境散装粮食的，海关应当在锚地对货物表层实施检验检疫，无重大异常质量安全情况后船舶方可进港，散装粮食应当在港口继续接受检验检疫。

需直接靠泊检验检疫的，应当事先征得海关的同意。

以船舶集装箱、火车、汽车等其他方式进境粮食的，应当在海关指定的查验场所实施检验检疫，未经海关同意不得擅自调离。

第十五条 海关应当对进境粮食实施现场检验检疫。现场检验检疫包括：

（一）货证核查。核对证单与货物的名称、数（重）量、出口储存加工企业名称及其注册登记号等信息。船舶散装的，应当核查上一航次装载货物及清仓检验情况，评估对装载粮食的质量安全风险；集装箱装载的，应当核查集装箱箱号、封识等信息。

（二）现场查验。重点检查粮食是否水湿、发霉、变质，是否携带昆虫及杂草籽等有害生物，是否有混杂粮谷、植物病残体、土壤、熏蒸剂残渣、种衣剂污染、动物尸体、动物排泄物及其他禁止进境物等。

（三）抽取样品。根据有关规定和标准抽取样品送实验室检测。

---

① 《进境动植物检疫审批管理办法》（国家质检总局令第 25 号公布，根据国家质检总局令第 170 号、海关总署令第 238 号、海关总署令第 240 号修改，见《海关检验检疫业务实务手册——进出境动植物检疫篇》第二章第一节）。

（四）其他现场查验活动。

第十六条 海关应当按照相关工作程序及标准，对现场查验抽取的样品及发现的可疑物进行实验室检测鉴定，并出具检验检疫结果单。

实验室检测样品应当妥善存放并至少保留3个月。如检测异常需要对外出证的，样品应当至少保留6个月。

第十七条 进境粮食有下列情形之一的，应当在海关监督下，在口岸锚地、港口或者指定的检疫监管场所实施熏蒸、消毒或者其他除害处理：

（一）发现检疫性有害生物或者其他具有检疫风险的活体有害昆虫，且可能造成扩散的；

（二）发现种衣剂、熏蒸剂污染、有毒杂草籽超标等安全卫生问题，且有有效技术处理措施的；

（三）其他原因造成粮食质量安全受到危害的。

第十八条 进境粮食有下列情形之一的，作退运或者销毁处理：

（一）未列入海关总署进境准入名单，或者无法提供输出粮食国家或者地区主管部门出具的《植物检疫证书》等单证的，或者无《检疫许可证》的；

（二）有毒有害物质以及其他安全卫生项目检测结果不符合国家技术规范的强制性要求，且无法改变用途或者无有效处理方法的；

（三）检出转基因成分，无《农业转基因生物安全证书》，或者与证书不符的；

（四）发现土壤、检疫性有害生物以及其他禁止进境物且无有效检疫处理方法的；

（五）因水湿、发霉等造成腐败变质或者受到化学、放射性等污染，无法改变用途或者无有效处理方法的；

（六）其他原因造成粮食质量安全受到严重危害的。

第十九条 进境粮食经检验检疫后，海关签发入境货物检验检疫证明等相关单证；经检验检疫不合格的，由海关签发《检验检疫处理通知书》、相关检验检疫证书。

第二十条 海关对进境粮食实施检疫监督。进境粮食应当在具备防疫、处理等条件的指定场所加工使用。未经有效的除害处理或加工处理，进境粮食不得直接进入市场流通领域。

进境粮食装卸、运输、加工、下脚料处理等环节应当采取防止撒漏、密封等防疫措施。进境粮食加工过程应当具备有效杀灭杂草籽、病原菌等有害生物的条件。粮食加工下脚料应当进行有效的热处理、粉碎或者焚烧等除害处理。

海关应当根据进境粮食检出杂草等有害生物的程度、杂质含量及其他质量安全状况，并结合拟指定加工、运输企业的防疫处理条件等因素，确定进境粮食的加工监管风险等级，并指导与监督相关企业做好疫情控制、监测等安全防控措施。

第二十一条 进境粮食用作储备、期货交割等特殊用途的，其生产、加工、存放应当符合海关总署相应检验检疫监督管理规定。

第二十二条 因科研、参展、样品等特殊原因而少量进境未列入海关总署准入名单内粮食的，应当按照有关规定提前申请办理进境特许检疫审批并取得《检疫许可证》。

第二十三条 进境粮食装卸、储存、加工涉及不同海关的，各相关海关应当加强沟通协作，建立相应工作机制，及时互相通报检验检疫情况及监管信息。

对于分港卸货的进境粮食，海关应当在放行前及时相互通报检验检疫情况。需要对外方出证的，相关海关应当充分协商一致，并按相关规定办理。

对于调离进境口岸的进境粮食，口岸海关应当在调离前及时向指运地海关开具进境粮食调运联系单。

第二十四条 境外粮食需经我国过境的，货主或者其代理人应当提前向海关总署或者主管海关提出申请，提供过境路线、运输方式及管理措施等，由海关总署组织制定过境粮食检验检疫监管方案后，方可依照该方案过境，并接受主管海关的监督管理。

过境粮食应当密封运输，杜绝撒漏。未经主管海关批准，不得开拆包装或者卸离运输工具。

第三章　出境检验检疫

第一节　注册登记

第二十五条　输入国家或者地区要求中国对向其输出粮食生产、加工、存放企业（以下简称出境生产加工企业）注册登记的，直属海关负责组织注册登记，并向海关总署备案。

第二十六条　出境粮食生产加工企业应当满足以下要求：

（一）具有法人资格，在工商行政管理部门注册，持有《企业法人营业执照》；

（二）建立涉及本企业粮食业务的全流程管理制度并有效运行，各台账记录清晰完整，能准确反映入出库粮食物流信息，具备可追溯性，台账保存期限不少于2年；

（三）具有过筛清杂、烘干、检测、防疫等质量安全控制设施以及有效的质量安全和溯源管理体系；

（四）建立有害生物监控体系，配备满足防疫需求的人员，具有对虫、鼠、鸟等的防疫措施及能力；

（五）不得建在有碍粮食卫生和易受有害生物侵染的区域。仓储区内不得兼营、生产、存放有毒有害物质。库房和场地应当硬化、平整、无积水。粮食分类存放，离地、离墙，标识清晰。

第二节　检验检疫

第二十七条　装运出境粮食的船舶、集装箱等运输工具的承运人、装箱单位或者其代理人，应当在装运前向海关申请清洁、卫生、密固等适载检验。未经检验检疫或者检验检疫不合格的，不得装运。

第二十八条　货主或者其代理人应当在粮食出境前向储存或者加工企业所在地海关报检，并提供贸易合同、发票、自检合格证明①等材料。

贸易方式为凭样成交的，还应当提供成交样品。

第二十九条　海关按照下列要求对出境粮食实施现场检验检疫和实验室项目检测：

（一）双边协议、议定书、备忘录和其他双边协定；

（二）输入国家或者地区检验检疫要求；

（三）中国法律法规、强制性标准和海关总署规定的检验检疫要求；

（四）贸易合同或者信用证注明的检疫要求。

第三十条　对经检验检疫符合要求，或者通过有效除害或者技术处理并经重新检验检疫符合要求的，海关按照规定签发《出境货物换证凭单》。输入国家或者地区要求出具检验检疫证书的，按照国家相关规定出具证书。输入国家或者地区对检验检疫证书形式或者内容有新要求的，经海关总署批准后，方可对证书进行变更。

经检验检疫不合格且无有效除害或者技术处理方法的，或者虽经过处理但经重新检验检疫仍不合格的，海关签发《出境货物不合格通知单》，粮食不得出境。

第三十一条　出境粮食检验有效期最长不超过2个月；检疫有效期原则定为21天，黑龙江、吉林、辽宁、内蒙古和新疆地区冬季（11月至次年2月底）可以酌情延长至35天。超过检验检疫有效期的粮食，出境前应当重新报检。

---

①《关于调整部分进出境货物监管要求的公告》（海关总署公告2020年第99号，见第三章第一节）规定："取消出境粮食申报提供自检合格证明的监管要求，改为提供质量合格声明。"

第三十二条 产地与口岸海关应当建立沟通协作机制，及时通报检验检疫情况等信息。

出境粮食经产地检验检疫合格后，出境口岸海关按照相关规定查验，重点检查货证是否相符、是否感染有害生物等。查验不合格的，不予放行。

出境粮食到达口岸后拼装的，应当重新报检，并实施检疫。出境粮食到达口岸后因变更输入国家或者地区而有不同检验检疫要求的，应当重新报检，并实施检验检疫。

第四章 风险及监督管理

第一节 风险监测及预警

第三十三条 海关总署对进出境粮食实施疫情监测制度，相应的监测技术指南由海关总署制定。

海关应当在粮食进境港口、储存库、加工厂周边地区、运输沿线粮食换运、换装等易洒落地段等，开展杂草等检疫性有害生物监测与调查。发现疫情的，应当及时组织相关企业采取应急处置措施，并分析疫情来源，指导企业采取有效的整改措施。相关企业应当配合实施疫情监测及铲除措施。

根据输入国家或者地区的检疫要求，海关应当在粮食种植地、出口储存库及加工企业周边地区开展疫情调查与监测。

第三十四条 海关总署对进出境粮食实施安全卫生项目风险监控制度，制定进出境粮食安全卫生项目风险监控计划。

第三十五条 海关总署及主管海关建立粮食质量安全信息收集报送系统，信息来源主要包括：

（一）进出境粮食检验检疫中发现的粮食质量安全信息；

（二）进出境粮食贸易、储存、加工企业质量管理中发现的粮食质量安全信息；

（三）海关实施疫情监测、安全卫生项目风险监控中发现的粮食质量安全信息；

（四）国际组织、境外政府机构、国内外行业协会及消费者反映的粮食质量安全信息；

（五）其他关于粮食质量安全风险的信息。

第三十六条 海关总署及主管海关对粮食质量安全信息进行风险评估，确定相应粮食的风险级别，并实施动态的风险分级管理。依据风险评估结果，调整进出境粮食检验检疫管理及监管措施方案、企业监督措施等。

第三十七条 进出境粮食发现重大疫情和重大质量安全问题的，海关总署及主管海关依照相关规定，采取启动应急处置预案等应急处置措施，并发布警示通报。当粮食安全风险已不存在或者降低到可接受的水平时，海关总署及主管海关应当及时解除警示通报。

第三十八条 海关总署及主管海关根据情况将重要的粮食安全风险信息向地方政府、农业和粮食行政管理部门、国外主管机构、进出境粮食企业等相关机构和单位进行通报，并协同采取必要措施。粮食安全信息公开应当按照相关规定程序进行。

第二节 监督管理

第三十九条 拟从事进境粮食存放、加工业务的企业可以向所在地主管海关提出指定申请。

主管海关按照海关总署制定的有关要求，对申请企业的申请材料、工艺流程等进行检验评审，核定存放、加工粮食种类、能力。

从事进境粮食储存、加工的企业应当具备有效的质量安全及溯源管理体系，符合防疫、处理等质量安全控制要求。

第四十条 海关对指定企业实施检疫监督。

指定企业、收货人及代理人发现重大疫情或者公共卫生问题时，应当立即向所在地海关报告，海关应当按照有关规定处理并上报。

第四十一条　从事进出境粮食的收发货人及生产、加工、存放、运输企业应当建立相应的粮食进出境、接卸、运输、存放、加工、下脚料处理、发运流向等生产经营档案，做好质量追溯和安全防控等详细记录，记录至少保存2年。

第四十二条　进境粮食存在重大安全质量问题，已经或者可能会对人体健康或者农林牧渔业生产生态安全造成重大损害的，进境粮食收货人应当主动召回。采取措施避免或者减少损失发生，做好召回记录，并将召回和处理情况向所在地海关报告。

收货人不主动召回的，由直属海关发出责令召回通知书并报告海关总署。必要时，海关总署可以责令召回。

第四十三条　海关总署及主管海关根据质量管理、设施条件、安全风险防控、诚信经营状况，对企业实施分类管理。针对不同级别的企业，在粮食进境检疫审批、进出境检验检疫查验及日常监管等方面采取相应的检验检疫监管措施。具体分类管理规范由海关总署制定。

第五章　法律责任

第四十四条　有下列情形之一的，由海关按照《进出境动植物检疫法实施条例》规定处5000元以下罚款：

（一）未报检的；

（二）报检的粮食与实际不符的。

有前款第（二）项所列行为，已取得检疫单证的，予以吊销。

第四十五条　进境粮食未依法办理检疫审批手续或者未按照检疫审批规定执行的，由海关按照《进出境动植物检疫法实施条例》规定处5000元以下罚款。

第四十六条　擅自销售、使用未报检或者未经检验的列入必须实施检验的进出口商品目录的进出境粮食，由海关按照《进出口商品检验法实施条例》规定，没收非法所得，并处商品货值金额5%以上20%以下罚款。

第四十七条　进出境粮食收发货人生产、加工、存放、运输企业未按照本办法第四十一条的规定建立生产经营档案并做好记录的，由海关责令改正，给予警告；拒不改正的，处3000元以上1万元以下罚款。

第四十八条　有下列情形之一的，由海关按照《进出境动植物检疫法实施条例》规定，处3000元以上3万元以下罚款：

（一）未经海关批准，擅自将进境、过境粮食卸离运输工具，擅自将粮食运离指定查验场所的；

（二）擅自开拆过境粮食的包装，或者擅自开拆、损毁动植物检疫封识或者标志的。

第四十九条　列入必须实施检验的进出口商品目录的进出境粮食收发货人或者其代理人、报检人员不如实提供进出境粮食真实情况，取得海关有关证单，或者不予报检，逃避检验，由海关按照《进出口商品检验法实施条例》规定，没收违法所得，并处商品货值金额5%以上20%以下罚款。

第五十条　伪造、变造、买卖或者盗窃检验证单、印章、标志、封识、货物通关单或者使用伪造、变造的检验证单、印章、标志、封识，尚不够刑事处罚的，由海关按照《进出口商品检验法实施条例》规定，责令改正，没收违法所得，并处商品货值金额等值以下罚款。

第五十一条　有下列违法行为之一，尚不构成犯罪或者犯罪情节显著轻微依法不需要判处刑罚的，由海关按照《进出境动植物检疫法实施条例》规定，处2万元以上5万元以下的罚款：

（一）引起重大动植物疫情的；

（二）伪造、变造动植物检疫单证、印章、标志、封识的。

第五十二条　依照本办法规定注册登记的生产、加工、存放单位，进出境的粮食经检疫不合格，除依照本办法有关规定作退回、销毁或者除害处理外，情节严重的，由海关按照《进出境动植物检疫法实施条例》规定，注销注册登记。

第五十三条 擅自调换海关抽取的样品或者海关检验合格的进出境粮食的，由海关按照《进出口商品检验法实施条例》规定，责令改正，给予警告；情节严重的，并处商品货值金额10%以上50%以下罚款。

第五十四条 提供或者使用未经海关适载检验的集装箱、船舱、飞机、车辆等运载工具装运出境粮食的，由海关按照《进出口商品检验法实施条例》规定，处10万元以下罚款。

提供或者使用经海关检验不合格的集装箱、船舱、飞机、车辆等运载工具装运出境粮食的，由海关按照《进出口商品检验法实施条例》规定，处20万元以下罚款。

第五十五条 有下列情形之一的，由海关处3000元以上1万元以下罚款：

（一）进境粮食存在重大安全质量问题，或者可能会对人体健康或农林牧渔业生产生态安全造成重大损害的，没有主动召回的；

（二）进境粮食召回或者处理情况未向海关报告的；

（三）进境粮食未在海关指定的查验场所卸货的；

（四）进境粮食有本办法第十七条所列情形，拒不做有效的检疫处理的。

第五十六条 有下列情形之一的，由海关处3万元以下罚款：

（一）进出境粮食未按规定注册登记或者在指定场所生产、加工、存放的；

（二）买卖、盗窃动植物检疫单证、印章、标识、封识，或者使用伪造、变造的动植物检疫单证、印章、标识、封识的；

（三）使用伪造、变造的输出国家或者地区官方检疫证明文件的；

（四）拒不接受海关检疫监督的。

第五十七条 海关工作人员滥用职权，故意刁难，徇私舞弊，伪造检验检疫结果，或者玩忽职守，延误检验出证，依法给予行政处分；构成犯罪的，依法追究刑事责任。

第六章 附 则

第五十八条 进出境用作非加工而直接销售粮食的检验检疫监督管理，由海关总署另行规定。

第五十九条 以边贸互市方式的进出境小额粮食，参照海关总署相关规定执行。

第六十条 本办法由海关总署负责解释。

第六十一条 本办法自2016年7月1日起施行。国家质检总局2001年12月发布的《出入境粮食和饲料检验检疫管理办法》（国家质检总局令第7号）同时废止。此前进出境粮食检验检疫监管规定与本办法不一致的，以本办法为准。

三、《出境水果检验检疫监督管理办法》

国家质检总局令第91号公布，根据海关总署令第238号、第240号、第243号修改，自2007年2月1日起施行。

（一）行政审批和备案

出境特定动植物及其产品和其他检疫物的生产、加工、存放单位注册登记（出境水果果园和包装厂注册登记）。

（二）用语定义

果园：指没有被障碍物（如道路、沟渠和高速公路）隔离开的单一水果的连续种植地。（第二十八条）

包装厂：指水果采收后，进行挑选、分级、加工、包装、储藏等一系列操作的固定场所，一般包括初选区、加工包装区、储藏库等。（第二十八条）

冷冻水果：指加工后，在-18℃以下储存、运输的水果。（第二十八条）

（三）特别说明

《关于调整部分进出境货物监管要求的公告》（海关总署公告2020年第99号）规定："取消出境水果果园及包装厂注册登记时向所在地海关提交水果有毒有害物质检测记录的监管要求。"修改了本办法第六条（五）的相关规定。

（四）规章全文

出境水果检验检疫监督管理办法

第一章　总　则

第一条　为规范出境水果检验检疫和监督管理工作，提高出境水果质量和安全，根据《中华人民共和国进出境动植物检疫法》及其实施条例、《中华人民共和国进出口商品检验法》及其实施条例和《中华人民共和国食品安全法》等有关法律法规规定，制定本办法。

第二条　本办法适用于我国出境新鲜水果（含冷冻水果，以下简称水果）的检验检疫与监督管理工作。

第三条　海关总署统一管理全国出境水果检验检疫与监督管理工作。

主管海关负责所辖地区出境水果检验检疫与监督管理工作。

第四条　我国与输入国家或者地区签定的双边协议、议定书等明确规定，或者输入国家或者地区法律法规要求对输入该国家的水果果园和包装厂实施注册登记的，海关应当按照规定对输往该国家或者地区的出境水果果园和包装厂实行注册登记。

我国与输入国家或地区签定的双边协议、议定书未有明确规定，且输入国家或者地区法律法规未明确要求的，出境水果果园、包装厂可以向海关申请注册登记。

第二章　注册登记

第五条　申请注册登记的出境水果果园应当具备以下条件：

（一）连片种植，面积在100亩以上；

（二）周围无影响水果生产的污染源；

（三）有专职或者兼职植保员，负责果园有害生物监测防治等工作；

（四）建立完善的质量管理体系。质量管理体系文件包括组织机构、人员培训、有害生物监测与控制、农用化学品使用管理、良好农业操作规范等有关资料；

（五）近两年未发生重大植物疫情；

（六）双边协议、议定书或者输入国家或者地区法律法规对注册登记有特别规定的，还须符合其规定。

第六条　申请注册登记的出境水果包装厂应当具备以下条件：

（一）厂区整洁卫生，有满足水果贮存要求的原料场、成品库；

（二）水果存放、加工、处理、储藏等功能区相对独立、布局合理，且与生活区采取隔离措施并有适当的距离；

（三）具有符合检疫要求的清洗、加工、防虫防病及除害处理设施；

（四）加工水果所使用的水源及使用的农用化学品均须符合有关食品卫生要求及输入国家或地区的要求；

（五）有完善的卫生质量管理体系，包括对水果供货、加工、包装、储运等环节的管理；对水果溯源信息、防疫监控措施、有害生物及有毒有害物质检测等信息有详细记录①；

（六）配备专职或者兼职植保员，负责原料水果验收、加工、包装、存放等环节防疫措施的落实、有毒有害物质的控制、弃果处理和成品水果自检等工作；

（七）有与其加工能力相适应的提供水果货源的果园，或者与供货果园建有固定的供货关系；

（八）双边协议、议定书或者输入国家或者地区法律法规对注册登记有特别规定的，还须符合其规定。

第七条 申请注册登记的果园，应当向所在地海关提出书面申请，并提交以下材料：

（一）《出境水果果园注册登记申请表》；

（二）果园示意图、平面图。

第八条 申请注册登记的包装厂，应当向所在地海关提出书面申请，并提交以下材料：

（一）《出境水果包装厂注册登记申请表》；

（二）包装厂厂区平面图，包装厂工艺流程及简要说明；

（三）提供水果货源的果园名单及包装厂与果园签订的有关水果生产、收购合约复印件。

第九条 海关按照规定对申请材料进行审核，确定材料是否齐全、是否符合有关规定要求，作出受理或者不受理的决定，并出具书面凭证。提交的材料不齐全或者不规范的，应当当场或者在接到申请后5个工作日内一次告知申请人补正。逾期不告知的，自收到申请材料之日起即为受理。

受理申请后，海关应当对申请注册登记的出境水果果园和包装厂提交的申请资料进行审核，并组织专家组进行现场考核。

第十条 海关应当自受理申请之日起20个工作日内，作出准予注册登记或者不予注册登记的决定。

隶属海关受理的，应当自受理之日起10个工作日内，完成对申请资料的初审工作；初审合格后，提交直属海关，直属海关应当在10个工作日内作出准予注册登记或者不予注册登记的决定。

直属海关应当将注册登记的果园、包装厂名单报海关总署备案。

第十一条 注册登记证书有效期为3年，注册登记证书有效期满前3个月，果园、包装厂应当向所在地海关申请换证。

第十二条 注册登记的果园、包装厂出现以下情况之一的，应当向海关办理申请变更手续：

（一）果园种植面积扩大；

（二）果园承包者或者负责人、植保员发生变化；

（三）包装厂法人代表或者负责人发生变化；

（四）向包装厂提供水果货源的注册登记果园发生改变；

（五）包装厂加工水果种类改变；

（六）其他较大变更情况。

第十三条 注册登记的果园、包装厂出现以下情况之一的，应当向海关重新申请注册登记：

（一）果园位置及种植水果种类发生变化；

（二）包装厂改建、扩建、迁址；

（三）其他重大变更情况。

第十四条 我国与输入国家或者地区签定的双边协议、议定书等明确规定，或者输入国家或者地区法律法规要求对输入该国家或者地区的水果果园和包装厂实施注册登记的，出境水果果园、包装厂应当经海关总署集中组织推荐，获得输入国家或地区检验检疫部门认可后，方可向有关国家输

① 《关于调整部分进出境货物监管要求的公告》（海关总署公告2020年第99号，见第三章第一节）规定：“取消出境水果果园及包装厂注册登记时向所在地海关提交水果有毒有害物质检测记录的监管要求”。

出水果。

第三章　监督管理

第十五条　海关对所辖地区出境水果果园、包装厂进行有害生物监测、有毒有害物质监控和监督管理。监测结果及监管情况作为出境水果检验检疫分类管理的重要依据。

第十六条　出境水果果园、包装厂应当采取有效的有害生物监测、预防和综合管理措施，避免和控制输入国家或者地区关注的检疫性有害生物发生。出境水果果园和包装厂应当遵守相关法规标准，安全合理使用农用化学品，不得购买、存放和使用我国或者输入国家或者地区禁止在水果上使用的化学品。

出境水果包装材料应当干净卫生、未使用过，并符合有关卫生质量标准。输入国家或者地区有特殊要求的，水果包装箱应当按照要求，标明水果种类、产地以及果园、包装厂名称或者代码等相关信息。

第十七条　海关对出境水果果园实施监督管理内容包括：

（一）果园周围环境、水果生长状况、管理人员情况；

（二）果园有害生物发生、监测、防治情况及有关记录；

（三）果园农用化学品存放状况，购买、领取及使用记录；

（四）果园水果有毒有害物质检测记录；

（五）双边协议、议定书或者输入国家或者地区法律法规相关规定的落实情况。

第十八条　海关对出境水果包装厂实施监督管理内容包括：

（一）包装厂区环境及卫生状况、生产设施及包装材料的使用情况，管理人员情况；

（二）化学品存放状况，购买、领取及使用记录；

（三）水果的来源、加工、自检、存储、出口等有关记录；

（四）水果有毒有害物质检测控制记录；

（五）冷藏设施使用及防疫卫生情况、温湿度控制记录；

（六）双边协议、议定书或者输入国家或者地区法律法规相关规定的落实情况。

第十九条　出境果园和包装厂出现下列情况之一的，海关应责令其限期整改，并暂停受理报检，直至整改符合要求：

（一）不按规定使用农用化学品的；

（二）周围有环境污染源的；

（三）包装厂的水果来源不明；

（四）包装厂内来源不同的水果混放，没有隔离防疫措施，难以区分；

（五）未按规定在包装上标明有关信息或者加施标识的；

（六）包装厂检疫处理设施出现较大技术问题的；

（七）海关检出国外关注的有害生物或者有毒有害物质超标的；

（八）输入国家或者地区检出检疫性有害生物或者有毒有害物质超标的。

第二十条　海关在每年水果采收季节前对注册登记的出境水果果园、包装厂进行年度审核，对年审考核不合格的果园、包装厂限期整改。

第二十一条　已注册登记的出境水果果园、包装厂出现以下情况之一的，取消其注册登记资格：

（一）限期整改不符合要求的；

（二）隐瞒或者瞒报质量和安全问题的；

（三）拒不接受海关监督管理的；

（四）未按第十三条规定重新申请注册登记的。

第二十二条 出境水果果园、包装厂应当建立稳定的供货与协作关系。包装厂应当要求果园加强疫情、有毒有害物质监测与防控工作，确保提供优质安全的水果货源。

注册登记果园向包装厂提供出境水果时，应当随附产地供货证明，注明水果名称、数量及果园名称或者注册登记编号等信息。

第四章 出境检验检疫

第二十三条 出境水果应当向包装厂所在地海关报检，按报检规定提供有关单证及产地供货证明；出境水果来源不清楚的，不予受理报检。

第二十四条 根据输入国家或者地区进境水果检验检疫规定和果园、包装厂的注册登记情况，结合日常监督管理，海关实施相应的出境检验检疫措施。

第二十五条 海关根据下列要求对出境水果实施检验检疫：

（一）我国与输入国家或者地区签订的双边检疫协议（含协定、议定书、备忘录等）；

（二）输入国家或者地区进境水果检验检疫规定或者要求；

（三）国际植物检疫措施标准；

（四）我国出境水果检验检疫规定；

（五）贸易合同和信用证等订明的检验检疫要求。

第二十六条 海关依照相关工作程序和技术标准实施现场检验检疫和实验室检测：

（一）核查货证是否相符；

（二）植物检疫证书和包装箱的相关信息是否符合输入国或者地区的要求；

（三）检查水果是否带虫体、病症、枝叶、土壤和病虫为害状，发现可疑疫情的，应及时按有关规定和要求将相关样品和病虫体送实验室检疫鉴定。

第二十七条 海关对出境水果实施出境检验检疫及日常监督管理。

出境水果经检验检疫合格的，按照有关规定签发检验检疫证书、出境货物换证凭单等有关检验检疫证单。未经检验检疫或者检验检疫不合格的，不准出境。

出境水果经检验检疫不合格的，海关应当向出境水果果园、包装厂反馈有关信息，并协助调查原因，采取改进措施。出境水果果园、包装厂不在本辖区的，实施检验检疫的海关应当将有关情况及时通知出境水果果园、包装厂所在地海关。

第五章 附 则

第二十八条 本办法下列用语含义：

（一）“果园”，是指没有被障碍物（如道路、沟渠和高速公路）隔离开的单一水果的连续种植地。

（二）“包装厂”，是指水果采收后，进行挑选、分级、加工、包装、储藏等一系列操作的固定场所，一般包括初选区、加工包装区、储藏库等。

（三）“冷冻水果”，是指加工后，在-18℃以下储存、运输的水果。

第二十九条 有关单位和个人违反《中华人民共和国进出境动植物检疫法》及其实施条例、《中华人民共和国进出口商品检验法》及其实施条例和《中华人民共和国食品安全法》的，海关将按有关规定予以处罚。

第三十条 有以下情况之一的，海关处以3万元以下罚款：

（一）来自注册果园、包装厂的水果混有非注册果园、包装厂水果的；

（二）盗用果园、包装厂注册登记编号的；

（三）伪造或变造产地供货证明的；

（四）经检验检疫合格后的水果被调换的；

（五）其他违反本办法规定导致严重安全、卫生质量事故的。

第三十一条 海关人员徇私舞弊、滥用职权、玩忽职守，违反相关法律法规和本办法规定的，依法给予行政处分；情节严重，构成犯罪的，依法追究刑事责任。

第三十二条 本办法由海关总署负责解释。

第三十三条 本办法自2007年2月1日起施行。

四、《进出口化妆品检验检疫监督管理办法》

国家质检总局令第143号发布，根据海关总署令第238号、第240号、第243号修改，自2012年2月1日起施行。

（一）相关法律法规条款

《化妆品监督管理条例》第四十五条："出入境检验检疫机构依照《中华人民共和国进出口商品检验法》的规定对进口的化妆品实施检验；检验不合格的，不得进口。"

"进口商应当对拟进口的化妆品是否已经注册或者备案以及是否符合本条例和强制性国家标准、技术规范进行审核；审核不合格的，不得进口。进口商应当如实记录进口化妆品的信息，记录保存期限应当符合本条例第三十一条第一款的规定。"

"出口的化妆品应当符合进口国（地区）的标准或者合同要求。"

（二）用语定义

化妆品：指以涂、擦、散布于人体表面任何部位（表皮、毛发、指趾甲、口唇等）或者口腔黏膜、牙齿，以达到清洁、消除不良气味、护肤、美容和修饰目的的产品。（第四十八条）

化妆品半成品：指除最后一道"灌装"或者"分装"工序外，已完成其他全部生产加工工序的化妆品。（第四十八条）

化妆品成品：包括销售包装化妆品成品和非销售包装化妆品成品。（第四十八条）

销售包装化妆品成品：指以销售为主要目的，已有销售包装，与内装物一起到达消费者手中的化妆品成品。（第四十八条）

非销售包装化妆品成品：指最后一道接触内容物的工序已经完成，但尚无销售包装的化妆品成品。（第四十八条）

（三）特别说明

《化妆品监督管理条例》规定：本条例所称化妆品，是指以涂擦、喷洒或者其他类似方法，施用于皮肤、毛发、指甲、口唇等人体表面，以清洁、保护、美化、修饰为目的的日用化学工业产品。（第三条）

《关于调整部分进出境货物监管要求的公告》（海关总署公告2020年第99号）规定"进口化妆品在办理报关手续时应声明取得国家相关主管部门批准的进口化妆品卫生许可批件，免于提交批件凭证。对于国家没有实施卫生许可或者备案的化妆品，取消提供具有相关资质的机构出具的可能存在安全性风险物质的有关安全性评估资料的监管要求，要求提供产品安全性承诺"，涉及本办法第八条（一）（三）的相关规定；"取消对出口化妆品生产企业实施备案管理的监管要求"，涉及本办法第十九条的相关规定。

（四）规章全文

进出口化妆品检验检疫监督管理办法

第一章　总　则

第一条　为保证进出口化妆品的安全卫生质量，保护消费者身体健康，根据《中华人民共和国进出口商品检验法》及其实施条例、《化妆品卫生监督条例》和《国务院关于加强食品等产品安全监督管理的特别规定》等法律、行政法规的规定，制定本办法。

第二条　本办法适用于列入海关实施检验检疫的进出境商品目录及有关国际条约、相关法律、行政法规规定由海关检验检疫的化妆品（包括成品和半成品）的检验检疫及监督管理。

第三条　海关总署主管全国进出口化妆品检验检疫监督管理工作。

主管海关负责所辖区域进出口化妆品检验检疫监督管理工作。

第四条　进出口化妆品生产经营者应当依照法律、行政法规和相关标准从事生产经营活动，保证化妆品安全，对社会和公众负责，接受社会监督，承担社会责任。

第二章　进口化妆品检验检疫

第五条　主管海关根据我国国家技术规范的强制性要求以及我国与出口国家（地区）签订的协议、议定书规定的检验检疫要求对进口化妆品实施检验检疫。

我国尚未制定国家技术规范强制性要求的，可以参照海关总署指定的国外有关标准进行检验。

第六条　进口化妆品由口岸海关实施检验检疫。海关总署根据便利贸易和进口检验工作的需要，可以指定在其他地点检验。

第七条　海关对进口化妆品的收货人实施备案管理①。进口化妆品的收货人应当如实记录进口化妆品流向，记录保存期限不得少于2年。

第八条　进口化妆品的收货人或者其代理人应当按照海关总署相关规定报检，同时提供收货人备案号。

其中首次进口的化妆品应当符合下列要求：

（一）国家实施卫生许可的化妆品，应当取得国家相关主管部门批准的进口化妆品卫生许可批件②，海关对进口化妆品卫生许可批件电子数据进行系统自动比对验核；

（二）国家实施备案的化妆品，应当凭备案凭证办理报检手续；

（三）国家没有实施卫生许可或者备案的化妆品，应当提供下列材料：

1. 具有相关资质的机构出具的可能存在安全性风险物质的有关安全性评估资料③；

2. 在生产国家（地区）允许生产、销售的证明文件或者原产地证明；

（四）销售包装化妆品成品除前三项外，还应当提交中文标签样张和外文标签及翻译件；

（五）非销售包装的化妆品成品还应当提供包括产品的名称、数/重量、规格、产地、生产批号

---

① 《关于取消进口肉类收货人、进口化妆品境内收货人备案的公告》（海关总署公告2021年第108号，见本书第三章第一节）自2022年1月1日取消进口化妆品境内收货人备案事项。

② 《关于调整部分进出境货物监管要求的公告》（海关总署公告2020年第99号，见本书第三章第一节）规定："进口化妆品在办理报关手续时应声明取得国家相关主管部门批准的进口化妆品卫生许可批件，免于提交批件凭证。"

③ 《关于调整部分进出境货物监管要求的公告》（海关总署公告2020年第99号，见本书第三章第一节）规定："对于国家没有实施卫生许可或者备案的化妆品，取消提供具有相关资质的机构出具的可能存在安全性风险物质的有关安全性评估资料的监管要求，要求提供产品安全性承诺。"

和限期使用日期（生产日期和保质期）、加施包装的目的地名称、加施包装的工厂名称、地址、联系方式。

第九条 进口化妆品在取得检验检疫合格证明之前，应当存放在海关指定或者认可的场所，未经海关许可，任何单位和个人不得擅自调离、销售、使用。

第十条 海关受理报检后，对进口化妆品进行检验检疫，包括现场查验、抽样留样、实验室检验、出证等。

第十一条 现场查验内容包括货证相符情况、产品包装、标签版面格式、产品感官性状、运输工具、集装箱或者存放场所的卫生状况。

第十二条 进口化妆品成品的标签标注应当符合我国相关的法律、行政法规及国家技术规范的强制性要求。海关对化妆品标签内容是否符合法律、行政法规规定要求进行审核，对与质量有关的内容的真实性和准确性进行检验。

第十三条 进口化妆品的抽样应当按照国家有关规定执行，样品数量应当满足检验、复验、备查等使用需要。以下情况，应当加严抽样：

（一）首次进口的；

（二）曾经出现质量安全问题的；

（三）进口数量较大的。

抽样时，海关应当出具印有序列号、加盖检验检疫业务印章的《抽/采样凭证》，抽样人与收货人或者其代理人应当双方签字。

样品应当按照国家相关规定进行管理，合格样品保存至抽样后 4 个月，特殊用途化妆品合格样品保存至证书签发后一年，不合格样品应当保存至保质期结束。涉及案件调查的样品，应当保存至案件结束。

第十四条 需要进行实验室检验的，海关应当确定检验项目和检验要求，并将样品送具有相关资质的检验机构。检验机构应当按照要求实施检验，并在规定时间内出具检验报告。

第十五条 进口化妆品经检验检疫合格的，海关出具《入境货物检验检疫证明》，并列明货物的名称、品牌、原产国家（地区）、规格、数/重量、生产批号/生产日期等。进口化妆品取得《入境货物检验检疫证明》后，方可销售、使用。

进口化妆品经检验检疫不合格，涉及安全、健康、环境保护项目的，由海关责令当事人销毁，或者出具退货处理通知单，由当事人办理退运手续。其他项目不合格的，可以在海关的监督下进行技术处理，经重新检验检疫合格后，方可销售、使用。

第十六条 免税化妆品的收货人在向所在地直属海关申请备案时，应当提供本企业名称、地址、法定代表人、主管部门、经营范围、联系人、联系方式、产品清单等相关信息。

第十七条 离境免税化妆品应当实施进口检验，可免于加贴中文标签，免于标签的符合性检验。在《入境货物检验检疫证明》上注明该批产品仅用于离境免税店销售。

首次进口的离境免税化妆品，应当提供供货人出具的产品质量安全符合我国相关规定的声明、国外官方或者有关机构颁发的自由销售证明或者原产地证明、具有相关资质的机构出具的可能存在安全性风险物质的有关安全性评估资料、产品配方等。

海关总署对离岛免税化妆品实施检验检疫监督管理，具体办法另行制定。

第三章　出口化妆品检验检疫

第十八条 出口化妆品生产企业应当保证其出口化妆品符合进口国家（地区）标准或者合同要求。进口国家（地区）无相关标准且合同未有要求的，可以由海关总署指定相关标准。

第十九条 海关总署对出口化妆品生产企业实施备案管理①。具体办法由海关总署另行制定。

第二十条 出口化妆品由产地海关实施检验检疫，口岸海关实施口岸查验。

口岸海关应当将查验不合格信息通报产地海关，并按规定将不合格信息上报上级海关。

第二十一条 出口化妆品生产企业应当建立质量管理体系并持续有效运行。海关对出口化妆品生产企业质量管理体系及运行情况进行日常监督检查。

第二十二条 出口化妆品生产企业应当建立原料采购、验收、使用管理制度，要求供应商提供原料的合格证明。

出口化妆品生产企业应当建立生产记录档案，如实记录化妆品生产过程的安全管理情况。

出口化妆品生产企业应当建立检验记录制度，依照相关规定要求对其出口化妆品进行检验，确保产品合格。

上述记录应当真实，保存期不得少于2年。

第二十三条 出口化妆品的发货人或者其代理人应当按照海关总署相关规定报检。其中首次出口的化妆品应当提供以下文件：

（一）出口化妆品生产企业备案材料；

（二）自我声明。声明企业已经取得化妆品生产许可证，且化妆品符合进口国家（地区）相关法规和标准的要求，正常使用不会对人体健康产生危害等内容；

（三）销售包装化妆品成品应当提交外文标签样张和中文翻译件。

第二十四条 海关受理报检后，对出口化妆品进行检验检疫，包括现场查验、抽样留样、实验室检验、出证等。

第二十五条 现场查验内容包括货证相符情况、产品感官性状、产品包装、标签版面格式、运输工具、集装箱或者存放场所的卫生状况。

第二十六条 出口化妆品的抽样应当按照国家有关规定执行，样品数量应当满足检验、复验、备查等使用需要。

抽样时，海关应当出具印有序列号、加盖检验检疫业务印章的《抽/采样凭证》，抽样人与发货人或者其代理人应当双方签字。

样品应当按照国家相关规定进行管理，合格样品保存至抽样后4个月，特殊用途化妆品合格样品保存至证书签发后一年，不合格样品应当保存至保质期结束。涉及案件调查的样品，应当保存至案件结束。

第二十七条 需要进行实验室检验的，海关应当确定检验项目和检验要求，并将样品送具有相关资质的检验机构。检验机构应当按照要求实施检验，并在规定时间内出具检验报告。

第二十八条 出口化妆品经检验检疫合格，进口国家（地区）对检验检疫证书有要求的，应当按照要求同时出具有关检验检疫证书。

出口化妆品经检验检疫不合格的，可以在海关的监督下进行技术处理，经重新检验检疫合格的，方准出口。不能进行技术处理或者技术处理后重新检验仍不合格的，不准出口。

第二十九条 来料加工全部复出口的化妆品，来料进口时，能够提供符合拟复出口国家（地区）法规或者标准的证明性文件的，可免于按照我国标准进行检验；加工后的产品，按照进口国家（地区）的标准进行检验检疫。

第四章 非贸易性化妆品检验检疫

第三十条 化妆品卫生许可或者备案用样品、企业研发和宣传用的非试用样品，进口报检时应

---

① 《关于调整部分进出境货物监管要求的公告》（海关总署公告2020年第99号，见本书第三章第一节）规定："取消对出口化妆品生产企业实施备案管理的监管要求。"

当由收货人或者其代理人提供样品的使用和处置情况说明及非销售使用承诺书，入境口岸海关进行审核备案，数量在合理使用范围的，可免于检验。收货人应当如实记录化妆品流向，记录保存期限不得少于2年。

第三十一条 进口非试用或者非销售用的展品，报检时应当提供展会主办（主管）单位出具的参展证明，可以免予检验。展览结束后，在海关监督下作退回或者销毁处理。

第三十二条 携带、邮寄进境的个人自用化妆品（包括礼品），需要在入境口岸实施检疫的，应当实施检疫。

第三十三条 外国及国际组织驻华官方机构进口自用化妆品，进境口岸所在地海关实施查验。符合外国及国际组织驻华官方机构自用物品进境检验检疫相关规定的，免于检验。

第五章　监督管理

第三十四条 报检人对检验结果有异议而申请复验的，按照国家有关规定进行复验。

第三十五条 海关对进出口化妆品的生产经营者实施分类管理制度。

第三十六条 海关对进口化妆品的收货人、出口化妆品的生产企业和发货人实施诚信管理。对有不良记录的，应当加强检验检疫和监督管理。

第三十七条 海关总署对进出口化妆品安全实施风险监测制度，组织制定和实施年度进出口化妆品安全风险监控计划。主管海关根据海关总署进出口化妆品安全风险监测计划，组织对本辖区进出口化妆品实施监测并上报结果。

主管海关应当根据进出口化妆品风险监测结果，在风险分类的基础上调整对进出口化妆品的检验检疫和监管措施。

第三十八条 海关总署对进出口化妆品建立风险预警与快速反应机制。进出口化妆品发生质量安全问题，或者国内外发生化妆品质量安全问题可能影响到进出口化妆品安全时，海关总署和主管海关应当及时启动风险预警机制，采取快速反应措施。

第三十九条 海关总署可以根据风险类型和程度，决定并公布采取以下快速反应措施：

（一）有条件地限制进出口，包括严密监控、加严检验、责令召回等；

（二）禁止进出口，就地销毁或者作退运处理；

（三）启动进出口化妆品安全应急预案。

主管海关负责快速反应措施的实施工作。

第四十条 对不确定的风险，海关总署可以参照国际通行做法在未经风险评估的情况下直接采取临时性或者应急性的快速反应措施。同时，及时收集和补充有关信息和资料，进行风险评估，确定风险的类型和程度。

第四十一条 进口化妆品存在安全问题，可能或者已经对人体健康和生命安全造成损害的，收货人应当主动召回并立即向所在地海关报告。收货人应当向社会公布有关信息，通知销售者停止销售，告知消费者停止使用，做好召回记录。收货人不主动召回的，主管海关可以责令召回。必要时，由海关总署责令其召回。

出口化妆品存在安全问题，可能或者已经对人体健康和生命安全造成损害的，出口化妆品生产企业应当采取有效措施并立即向所在地海关报告。

主管海关应当将辖区内召回情况及时向海关总署报告。

第四十二条 海关对本办法规定必须经海关检验的进出口化妆品以外的进出口化妆品，根据国家规定实施抽查检验。

第六章　法律责任

第四十三条　未经海关许可，擅自将尚未经海关检验合格的进口化妆品调离指定或者认可监管场所，有违法所得的，由海关处违法所得3倍以下罚款，最高不超过3万元；没有违法所得的，处1万元以下罚款。

第四十四条　将进口非试用或者非销售用的化妆品展品用于试用或者销售，有违法所得的，由海关处违法所得3倍以下罚款，最高不超过3万元；没有违法所得的，处1万元以下罚款。

第四十五条　不履行退运、销毁义务的，由海关处以1万元以下罚款。

第四十六条　海关工作人员泄露所知悉的商业秘密的，依法给予行政处分，有违法所得的，没收违法所得；构成犯罪的，依法追究刑事责任。

第四十七条　进出口化妆品生产经营者、检验检疫工作人员有其他违法行为的，按照相关法律、行政法规的规定处理。

第七章　附　则

第四十八条　本办法下列用语的含义是：

（一）化妆品是指以涂、擦、散布于人体表面任何部位（表皮、毛发、指趾甲、口唇等）或者口腔粘膜、牙齿，以达到清洁、消除不良气味、护肤、美容和修饰目的的产品①；

（二）化妆品半成品是指除最后一道“灌装”或者“分装”工序外，已完成其他全部生产加工工序的化妆品；

（三）化妆品成品包括销售包装化妆品成品和非销售包装化妆品成品；

（四）销售包装化妆品成品是指以销售为主要目的，已有销售包装，与内装物一起到达消费者手中的化妆品成品；

（五）非销售包装化妆品成品是指最后一道接触内容物的工序已经完成，但尚无销售包装的化妆品成品。

第四十九条　本办法由海关总署负责解释。

第五十条　本办法自2012年2月1日起施行。原国家出入境检验检疫局2000年4月1日施行的《进出口化妆品监督检验管理办法》（局令21号）同时废止。

第二节　行政相对人管理类

一、《中华人民共和国进口食品境外生产企业注册管理规定》

海关总署令第248号公布，自2022年1月1日起实施。

（一）相关法律法规条款

《中华人民共和国食品安全法》第九十六条：“向我国境内出口食品的境外出口商或者代理商、进口食品的进口商应当向国家出入境检验检疫部门备案。向我国境内出口食品的境外食品生产企业应当经国家出入境检验检疫部门注册。已经注册的境外食品生产企业提供虚假材料，或者因其自身

---

① 《化妆品监督管理条例》第三条对化妆品的定义为，“指以涂擦、喷洒或者其他类似方法，施用于皮肤、毛发、指甲、口唇等人体表面，以清洁、保护、美化、修饰为目的的日用化学工业产品。”

的原因致使进口食品发生重大食品安全事故的，国家出入境检验检疫部门应当撤销注册并公告。”

《中华人民共和国食品安全法实施条例》第五十条：“国家出入境检验检疫部门发现已经注册的境外食品生产企业不再符合注册要求的，应当责令其在规定期限内整改，整改期间暂停进口其生产的食品；经整改仍不符合注册要求的，国家出入境检验检疫部门应当撤销境外食品生产企业注册并公告。”

《中华人民共和国进出口商品检验法实施条例》第三十二条：“国家对进出口食品生产企业实施卫生注册登记管理。获得卫生注册登记的出口食品生产企业，方可生产、加工、储存出口食品。获得卫生注册登记的进出口食品生产企业生产的食品，方可进口或者出口。实施卫生注册登记管理的进口食品生产企业，应当按照规定向海关总署申请卫生注册登记。”

（二）规章全文

中华人民共和国进口食品境外生产企业注册管理规定

第一章　总　则

第一条　为加强进口食品境外生产企业的注册管理，根据《中华人民共和国食品安全法》及其实施条例、《中华人民共和国进出口商品检验法》及其实施条例、《中华人民共和国进出境动植物检疫法》及其实施条例、《国务院关于加强食品等产品安全监督管理的特别规定》等法律、行政法规的规定，制定本规定。

第二条　向中国境内出口食品的境外生产、加工、贮存企业（以下统称进口食品境外生产企业）的注册管理适用本规定。

前款规定的进口食品境外生产企业不包括食品添加剂、食品相关产品的生产、加工、贮存企业。

第三条　海关总署统一负责进口食品境外生产企业的注册管理工作。

第四条　进口食品境外生产企业，应当获得海关总署注册。

第二章　注册条件与程序

第五条　进口食品境外生产企业注册条件：

（一）所在国家（地区）的食品安全管理体系通过海关总署等效性评估、审查；

（二）经所在国家（地区）主管当局批准设立并在其有效监管下；

（三）建立有效的食品安全卫生管理和防护体系，在所在国家（地区）合法生产和出口，保证向中国境内出口的食品符合中国相关法律法规和食品安全国家标准；

（四）符合海关总署与所在国家（地区）主管当局商定的相关检验检疫要求。

第六条　进口食品境外生产企业注册方式包括所在国家（地区）主管当局推荐注册和企业申请注册。

海关总署根据对食品的原料来源、生产加工工艺、食品安全历史数据、消费人群、食用方式等因素的分析，并结合国际惯例确定进口食品境外生产企业注册方式和申请材料。

经风险分析或者有证据表明某类食品的风险发生变化的，海关总署可以对相应食品的境外生产企业注册方式和申请材料进行调整。

第七条　下列食品的境外生产企业由所在国家（地区）主管当局向海关总署推荐注册：肉与肉制品、肠衣、水产品、乳品、燕窝与燕窝制品、蜂产品、蛋与蛋制品、食用油脂和油料、包馅面食、食用谷物、谷物制粉工业产品和麦芽、保鲜和脱水蔬菜以及干豆、调味料、坚果与籽类、干果、未烘焙的咖啡豆与可可豆、特殊膳食食品、保健食品。

第八条 所在国家（地区）主管当局应当对其推荐注册的企业进行审核检查，确认符合注册要求后，向海关总署推荐注册并提交以下申请材料：

（一）所在国家（地区）主管当局推荐函；

（二）企业名单与企业注册申请书；

（三）企业身份证明文件，如所在国家（地区）主管当局颁发的营业执照等；

（四）所在国家（地区）主管当局推荐企业符合本规定要求的声明；

（五）所在国家（地区）主管当局对相关企业进行审核检查的审查报告。

必要时，海关总署可以要求提供企业食品安全卫生和防护体系文件，如企业厂区、车间、冷库的平面图，以及工艺流程图等。

第九条 本规定第七条所列食品以外的其他食品境外生产企业，应当自行或者委托代理人向海关总署提出注册申请并提交以下申请材料：

（一）企业注册申请书；

（二）企业身份证明文件，如所在国家（地区）主管当局颁发的营业执照等；

（三）企业承诺符合本规定要求的声明。

第十条 企业注册申请书内容应当包括企业名称、所在国家（地区）、生产场所地址、法定代表人、联系人、联系方式、所在国家（地区）主管当局批准的注册编号、申请注册食品种类、生产类型、生产能力等信息。

第十一条 注册申请材料应当用中文或者英文提交，相关国家（地区）与中国就注册方式和申请材料另有约定的，按照双方约定执行。

第十二条 所在国家（地区）主管当局或进口食品境外生产企业应当对提交材料的真实性、完整性、合法性负责。

第十三条 海关总署自行或者委托有关机构组织评审组，通过书面检查、视频检查、现场检查等形式及其组合，对申请注册的进口食品境外生产企业实施评估审查。评审组由2名以上评估审查人员组成。

进口食品境外生产企业和所在国家（地区）主管当局应当协助开展上述评估审查工作。

第十四条 海关总署根据评估审查情况，对符合要求的进口食品境外生产企业予以注册并给予在华注册编号，书面通知所在国家（地区）主管当局或进口食品境外生产企业；对不符合要求的进口食品境外生产企业不予注册，书面通知所在国家（地区）主管当局或进口食品境外生产企业。

第十五条 已获得注册的企业向中国境内出口食品时，应当在食品的内、外包装上标注在华注册编号或者所在国家（地区）主管当局批准的注册编号。

第十六条 进口食品境外生产企业注册有效期为5年。

海关总署在对进口食品境外生产企业予以注册时，应当确定注册有效期起止日期。

第十七条 海关总署统一公布获得注册的进口食品境外生产企业名单。

第三章 注册管理

第十八条 海关总署自行或者委托有关机构组织评审组，对进口食品境外生产企业是否持续符合注册要求的情况开展复查。评审组由2名以上评估审查人员组成。

第十九条 在注册有效期内，进口食品境外生产企业注册信息发生变化的，应当通过注册申请途径，向海关总署提交变更申请，并提交以下材料：

（一）注册事项变更信息对照表；

（二）与变更信息有关的证明材料。

海关总署评估后认为可以变更的，予以变更。

生产场所迁址、法定代表人变更或者所在国家（地区）授予的注册编号改变的应当重新申请注册，在华注册编号自动失效。

第二十条 进口食品境外生产企业需要延续注册的，应当在注册有效期届满前3至6个月内，通过注册申请途径，向海关总署提出延续注册申请。

延续注册申请材料包括：

（一）延续注册申请书；

（二）承诺持续符合注册要求的声明。

海关总署对符合注册要求的企业予以延续注册，注册有效期延长5年。

第二十一条 已注册进口食品境外生产企业有下列情形之一的，海关总署注销其注册，通知所在国家（地区）主管当局或进口食品境外生产企业，并予以公布：

（一）未按规定申请延续注册的；

（二）所在国家（地区）主管当局或进口食品境外生产企业主动申请注销的；

（三）不再符合本规定第五条第（二）项要求的。

第二十二条 进口食品境外生产企业所在国家（地区）主管当局应当对已注册企业实施有效监管，督促已注册企业持续符合注册要求，发现不符合注册要求的，应当立即采取控制措施，暂停相关企业向中国出口食品，直至整改符合注册要求。

进口食品境外生产企业自行发现不符合注册要求时，应当主动暂停向中国出口食品，立即采取整改措施，直至整改符合注册要求。

第二十三条 海关总署发现已注册进口食品境外生产企业不再符合注册要求的，应当责令其在规定期限内进行整改，整改期间暂停相关企业食品进口。

所在国家（地区）主管当局推荐注册的企业被暂停进口的，主管当局应当监督相关企业在规定期限内完成整改，并向海关总署提交书面整改报告和符合注册要求的书面声明。

自行或者委托代理人申请注册的企业被暂停进口的，应当在规定期限内完成整改，并向海关总署提交书面整改报告和符合注册要求的书面声明。

海关总署应当对企业整改情况进行审查，审查合格的，恢复相关企业食品进口。

第二十四条 已注册的进口食品境外生产企业有下列情形之一的，海关总署撤销其注册并予以公告：

（一）因企业自身原因致使进口食品发生重大食品安全事故的；

（二）向中国境内出口的食品在进境检验检疫中被发现食品安全问题，情节严重的；

（三）企业食品安全卫生管理存在重大问题，不能保证其向中国境内出口食品符合安全卫生要求的；

（四）经整改后仍不符合注册要求的；

（五）提供虚假材料、隐瞒有关情况的；

（六）拒不配合海关总署开展复查与事故调查的；

（七）出租、出借、转让、倒卖、冒用注册编号的。

第四章 附 则

第二十五条 国际组织或者向中国境内出口食品的国家（地区）主管当局发布疫情通报，或者相关食品在进境检验检疫中发现疫情、公共卫生事件等严重问题的，海关总署公告暂停该国家（地区）相关食品进口，在此期间不予受理该国家（地区）相关食品生产企业注册申请。

第二十六条 本规定中所在国家（地区）主管当局指进口食品境外生产企业所在国家（地区）负责食品生产企业安全卫生监管的官方部门。

第二十七条 本规定由海关总署负责解释。

第二十八条 本规定自2022年1月1日起施行。2012年3月22日原国家质量监督检验检疫总局令第145号公布，根据2018年11月23日海关总署令第243号修改的《进口食品境外生产企业注册管理规定》同时废止。

第三章

进出口食品化妆品检验检疫重要文件

第一节　部分重要的食品化妆品检验检疫文件

一、《关于〈中华人民共和国进口食品境外生产企业注册管理规定〉和〈中华人民共和国进出口食品安全管理办法〉实施相关事宜的公告》（海关总署公告 2021 年第 103 号）

该文件于 2021 年 12 月 13 日发布。原文如下：

《中华人民共和国进口食品境外生产企业注册管理规定》（海关总署令第 248 号，以下简称《注册规定》）和《中华人民共和国进出口食品安全管理办法》（海关总署令第 249 号，以下简称《管理办法》）已于 2021 年 4 月 12 日公布，将于 2022 年 1 月 1 日起施行。现将相关事宜公告如下：

一、关于境外生产企业注册申请及企业信息查询

（一）注册系统登录及境外生产企业信息查询。

进口食品境外生产企业注册管理系统（以下简称“注册系统”）访问地址为：https://cifer.singlewindow.cn/，或可通过中国国际贸易单一窗口（https://www.singlewindow.cn/）门户网站—进口食品境外生产企业注册管理系统访问。

已注册进口食品境外生产企业可在海关总署官方网站或注册系统查询其在华注册编号、有效期等信息。

（二）境外生产企业注册申请。

除相关境外主管当局与海关总署就申请方式和申请材料另有约定的，《注册规定》第七条所列 18 类进口食品境外生产企业，应由所在国家（地区）主管当局分配其注册系统账号，通过注册系统按流程提交申请。境外主管当局的注册系统账号，由海关总署予以分配。《注册规定》第七条所列 18 类以外的其他食品境外生产企业，应自行申请其注册系统账号，按注册系统流程提交申请。

二、关于境外生产企业注册涉及产品类别及商品编号查询

进口食品境外生产企业注册涉及产品的类别与相应商品编号（HS 编码）、检验检疫名称（检验检疫编码），可登录注册系统查询，查询方式：首页菜单—产品类别查询。

三、关于境外生产企业注册办事指南

进口食品境外生产企业注册办事指南及相关附件，可参见海关总署网站“互联网+海关”办事指南栏目—行政审批—进口食品境外生产企业注册—《进口食品境外生产企业注册办事指南》。

四、关于进口食品境外生产企业的进口申报

2022 年 1 月 1 日起启运的输华食品，在进口申报时应在报关单“产品资质”项下“进口食品境外生产企业注册”证书栏（许可证类别代码 519）规范填写该企业在华注册编号。在实施 2020 版申报项目的海关申报进口食品，应在“其他企业”项下的“其他企业类别”栏选择“进口食品境外生产企业”，在“编号或企业名称”栏填报该企业在华注册编号。未按要求规范填报的，海关不接受

申报。

五、关于注册编号标注及包装标签标识

2022年1月1日起生产的输华食品，应当在输华食品的内、外包装上标注在华注册编号或者所在国家（地区）主管当局批准的注册编号。

《管理办法》关于包装和标签、标识的要求，适用于自2022年1月1日起生产的输华食品；2022年1月1日前生产的输华食品包装和标签、标识要求适用于原规定要求。

六、关于注册有效期

已获注册的进口食品境外生产企业，其注册资格继续有效。已注册企业在注册有效期届满前6—3个月期间，应按照《注册规定》第二十条相关要求办理延续注册。未按规定申请延续注册的企业，海关总署将予以注销。

七、关于费用

实施进口食品境外生产企业注册，海关总署不收取任何费用。

特此公告。

二、《关于发布〈进口食品进出口商备案管理规定〉及〈食品进口记录和销售记录管理规定〉的公告》（国家质检总局公告2012年第55号）

该文件于2012年4月5日发布。原文如下：

为进一步加强进口食品安全监管，根据《中华人民共和国食品安全法》及其实施条例、《国务院关于加强食品等产品安全监督管理的特别规定》和《进出口食品安全管理办法》① 等法律、行政法规、规章的规定，国家质检总局制定了《进口食品进出口商备案管理规定》和《食品进口记录和销售记录管理规定》，现予以批准发布，自2012年10月1日起施行。

附件：1.《进口食品进出口商备案管理规定》
2.《食品进口记录和销售记录管理规定》

附件1

进口食品进出口商备案管理规定

第一章 总 则

第一条 为掌握进口食品进出口商信息及进口食品来源和流向，保障进口食品可追溯性，有效处理进口食品安全事件，保障进口食品安全，根据《中华人民共和国食品安全法》、《国务院关于加强食品等产品安全监督管理的特别规定》和《进出口食品安全管理办法》等法律、行政法规、规章的规定，制定本规定。

第二条 本规定适用于向中国大陆境内（不包括香港、澳门）出口食品的境外出口商或者代理商，以及境内进口食品的收货人（以下统称进出口商）的备案管理。

本规定附表所列经营食品种类之外的产品，如食品添加剂、食品相关产品、部分粮食品种、部分油籽类、水果、食用活动物等依照有关规定执行。

---

① 《进出口食品安全管理办法》于2022年1月1日被《中华人民共和国进出口食品安全管理办法》（海关总署第249号令）废止，下同。

第三条 国家质检总局主管进口食品进出口商备案的监督管理工作，建立进口食品进出口商备案管理系统（以下简称备案管理系统），负责公布和调整进口食品进出口商备案名单。

国家质检总局设在各地的出入境检验检疫机构（以下简称检验检疫机构）负责进口食品收货人备案申请的受理、备案资料信息审核，以及在食品进口时对进出口商备案信息的核查等工作。

第二章 出口商或者代理商备案

第四条 向中国出口食品的出口商或者代理商，应当向国家质检总局申请备案，并对所提供备案信息的真实性负责。

第五条 出口商或者代理商应当通过备案管理系统填写并提交备案申请表（附件1），提供出口商或者代理商名称、所在国家或者地区、地址、联系人姓名、电话、经营食品种类、填表人姓名、电话等信息，并承诺所提供信息真实有效。出口商或者代理商应当保证在发生紧急情况时可以通过备案信息与相关人员取得联系。

出口商或者代理商提交备案信息后，获得备案管理系统生成的备案编号和查询编号，凭备案编号和查询编号查询备案进程或者修改备案信息。

第六条 出口商或者代理商地址、电话等发生变化时，应当及时通过备案管理系统进行修改。备案管理系统保存出口商或者代理商的所提交的信息以及信息修改情况。出口商或者代理商名称发生变化时，应当重新申请备案。

第七条 国家质检总局对完整提供备案信息的出口商或者代理商予以备案。备案管理系统生成备案出口商或者代理商名单，并在国家质检总局网站公布。公布名单的信息包括：备案出口商或者代理商名称及所在国家或者地区。

第三章 进口食品收货人备案

第八条 进口食品收货人（以下简称收货人），应当向其工商注册登记地检验检疫机构申请备案，并对所提供备案信息的真实性负责。

第九条 收货人应当于食品进口前向所在地检验检疫机构申请备案。申请备案须提供以下材料：

（一）填制准确完备的收货人备案申请表；

（二）工商营业执照、组织机构代码证书、法定代表人身份证明、对外贸易经营者备案登记表等的复印件并交验正本；

（三）企业质量安全管理制度；

（四）与食品安全相关的组织机构设置、部门职能和岗位职责；

（五）拟经营的食品种类、存放地点；

（六）2年内曾从事食品进口、加工和销售的，应当提供相关说明（食品品种、数量）；

（七）自理报检的，应当提供自理报检单位备案登记证明书复印件并交验正本。

检验检疫机构核实企业提供的信息后，准予备案。

第十条 收货人在提供上述纸质文件材料的同时，应当通过备案管理系统填写并提交备案申请表（附件2），提供收货人名称、地址、联系人姓名、电话、经营食品种类、填表人姓名、电话以及承诺书等信息。收货人应当保证在发生紧急情况时可以通过备案信息与相关人员取得联系。

收货人提交备案信息后，获得备案管理系统生成的申请号和查询编号，凭申请号和查询编号查询备案进程或者修改备案信息。

第十一条 收货人名称、地址、电话等发生变化时，应当及时通过备案管理系统提出修改申请，由检验检疫机构审核同意后，予以修改。备案管理系统保存收货人所提交的信息以及信息修改情况。

第十二条 备案申请资料齐全的，检验检疫机构应当受理并在5个工作日内完成备案工作。

第十三条 检验检疫机构对收货人的备案资料及电子信息核实后，发放备案编号。备案管理系统生成备案收货人名单，并在国家质检总局网站公布。公布名单的信息包括：备案收货人名称、所在地直属出入境检验检疫局名称等。

第四章 监督管理

第十四条 检验检疫部门对已获得备案的进口食品进出口商备案信息实施监督抽查。

各地检验检疫机构通过对进口食品所载信息核查出口商或者代理商的备案信息，通过查验有关证明材料或者现场核查收货人所提供的备案信息。

对备案信息不符合要求的，应当要求其更正、完善备案信息。不按要求及时更正、完善信息的，应当将有关信息录入进出口食品生产经营企业不良信誉记录。

第十五条 进口食品的收货人或者其代理人在对进口食品进行报检时，应当在报检单中注明进口食品进出口商名称及备案编号。检验检疫机构应当核对备案编号和进口食品进出口商名称等信息与备案信息的一致性，对未备案或者与备案信息不一致的，告知其完成备案或者更正相关信息。

第十六条

(一) 出口商或者代理商在申请备案时提供虚假备案资料和信息的，不予备案；已备案的，取消备案编号。

出口商或者代理商向中国出口的食品存在疫情或者质量安全问题的，纳入信誉记录管理，并加强其进口食品检验检疫；对于其他违规行为，按照相关法律法规规定处理。

(二) 收货人在申请备案时提供虚假备案资料和信息的，不予备案；已备案的，取消备案编号。

收货人转让、借用、篡改备案编号的，纳入信誉记录管理，并加强其进口食品检验检疫。

第五章 附 则

第十七条 本规定自2012年10月1日起施行。

附件1

出口商或者代理商备案申请表

Application Form of Food Exporter/Agent

□初次申请备案 Initial Filing	
第1项——企业信息 Section 1-Applicant's Information	
*企业名称（中英文）Name (in Chinese AND English)	
*企业地址（中英文）Address (in Chinese AND English)	
*企业类型 Company Type：□出口商 Exporter □代理商 Agent	
*国家（地区）Country/Region：	*邮政编码 Postal Code
*联系人姓名 Contact Name：	
*联系人电话/传真（请注明国家/地区代码及区域码）或者手机 Contact Telephone/Fax (Include Area/Country/Region Code) or Cell Phone：	
*联系人电子邮件信箱 Contact E-mail：	
*第2项——经营食品种类（多选项）Section 2-Food Category of Operation	

续表

□肉类 meat □蛋及制品类 egg and egg products □水产及制品类 aquatic products and preserved aquatic products □中药材类 traditional Chinese medicinal materials of animal and plant origin □粮谷及制品类 grains and grain products □油脂及油料类 oil and oil seeds □饮料类 soft drinks and drinking water □糖类 sugar □蔬菜及制品类 vegetable and vegetable products □植物性调料类 processed flavorings of plant origin □干坚果类 dried fruits and nuts □其他植物源性食品类 other plant origin food □罐头类 canned foods □乳制品类 dairy products □蜂产品类 bee products □酒类 alcoholic beverage □糕点饼干类 pastry biscuits and crackers □蜜饯类 candied (preserved) fruits □卷烟类 cigarette □茶叶类 tea □调味品类 processed flavorings □其他加工食品类 other processed foods □特殊食品类 foods for special dietary uses □其他，请描述 others, please describe
第 3 项——中国贸易伙伴信息 Section 3-Information of the Chinese Trade Partner to be contracted with:
企业名称（中文）Name (in Chinese):
企业地址（中文）Address (in Chinese):
联系人 Contact person:
电话/传真 Telephone/Fax:
电子邮件信箱 E-mail:
第 4 项——承诺书 Section. 4-letter of commitment
兹承诺：上述资料信息准确、真实。I hereby commits: The information we submit is authentic and accurate.
*填表人姓名（印刷体）Contractor name (in printing version):
*填表人电话/传真或者手机 Contractor's office Telephone/Fax or cell phone:
*填表人电子邮件信箱 Contractor's E-mail Address:
*填表日期 Date of submitting this form:
第 5 项——填表说明 Note
1. 标“*”的项目必须填写。The above items with mark * must be effectively filled in.

附件 2

收货人备案申请表

第 1 项——备案申请项目
□初次备案
第 2 项——企业资料
＊企业名称:
＊企业地址: 省（市、自治区） 市
＊联系人姓名:
＊联系人电话: 传真: 手机:
＊企业组织机构代码:
＊企业组织机构代码证书到期日:
＊工商营业执照到期日:
＊工商营业执照范围:
＊进出口企业代码（进口肉类企业填写）:
＊企业工商注册号:
＊企业工商注册地址:
＊企业办公地址:
＊企业法人:
＊第 3 项——经营食品种类（多选项）
□肉类 meat □蛋及制品类 egg and egg products □水产及制品类 aquatic products and preserved aquatic products □中药材类 traditional Chinese medicinal materials of animal and plant origin □粮谷及制品类 grains and grain products □油脂及油料类 oil and oil seeds □饮料类 soft drinks and drinking water □糖类 sugar □蔬菜及制品类 vegetable and vegetable products □植物性调料类 processed flavorings of plant origin □干坚果类 dried fruits and nuts □其他植物源性食品类 other plant origin food □罐头类 canned foods □乳制品类 dairy products □蜂产品类 bee products □酒类 alcoholic beverage □糕点饼干类 pastry biscuits and crackers □蜜饯类 candied（preserved）fruits □卷烟类 cigarette □茶叶类 tea □调味品类 processed flavorings

续表

□其他加工食品类 other processed foods □特殊食品类 foods for special dietary uses □其他，请描述　others, please describe
第 4 项——企业承诺书
兹承诺上述信息准确、真实。
*填表人姓名（印刷体）：
*填表人电话/传真或者手机：
*填表人电子邮件信箱：
*填表日期：
第 5 项——填表说明
1. 标“*”的项目必须填写。

附件 2

食品进口记录和销售记录管理规定

第一条　为掌握进口食品来源和流向，确保进口食品可追溯性，加强食品进口记录和销售记录的监督管理，依据《中华人民共和国食品安全法》及其实施条例、《国务院关于加强食品等产品安全监督管理的特别规定》、《进出口食品安全管理办法》① 等法律、行政法规、规章的要求，制定本规定。

第二条　本规定适用于出入境检验检疫机构对食品进口记录和销售记录的监督管理。

《进口食品进出口商备案管理规定》附件 1 所列经营食品种类之外的产品，如食品添加剂、食品相关产品、部分粮食品种、部分油籽类、水果、食用活动物等依照有关规定执行。

第三条　食品进口记录是指记载食品及其相关进口信息的纸质或者电子文件。

进口食品销售记录是指记载进口食品收货人（以下简称“收货人”）将进口食品提供给食品经营者或者消费者的纸质或者电子文件。

第四条　收货人应当建立完善的食品进口记录和销售记录制度并严格执行。

第五条　进口食品结关地出入境检验检疫机构负责进口食品的进口记录和销售记录的监督管理工作。

第六条　收货人应当建立专门的食品进口记录，并指派专人负责。

第七条　收货人建立的食品进口记录应当包括以下内容：

进口食品的名称、品牌、规格、数重量、货值、生产批号、生产日期、保质期、原产地、输出国家或者地区、生产企业名称及在华注册号、出口商或者代理商备案编号、名称及联系方式、贸易合同号、进口口岸、目的地、根据需要出具的国（境）外官方或者官方授权机构出具的相关证书编号、报检单号、入境时间、存放地点、联系人及电话等内容。记录格式见附件 1。

第八条　收货人应当保存如下进口记录档案材料：贸易合同、提单、根据需要出具的国（境）外官方相关证书、报检单的复印件、出入境检验检疫机构出具的《入境货物检验检疫证明》、《卫生

① 《进出口食品安全管理办法》于 2022 年 1 月 1 日被《中华人民共和国进出口食品安全管理办法》（海关总署第 249 号令）废止。

证书》等文件副本。

第九条 收货人应当建立专门的进口食品销售记录（食品进口后直接用于零售的除外），指派专人负责。

第十条 进口食品销售记录应当包括销售流向记录、销售对象投诉及召回记录等内容。

销售流向记录应当包括进口食品名称、规格、数重量、生产日期、生产批号、销售日期、购货人（使用人）名称及联系方式、出库单号、发票流水编号、食品召回后处理方式等信息。记录格式见附件2。

销售对象投诉及召回记录应当包括涉及的进口食品名称、规格、数重量、生产日期、生产批号，召回或者销售对象投诉原因，自查分析、应急处理方式，后续改进措施等信息。记录格式见附件3。

第十一条 收货人应当保存如下销售记录档案材料：购销合同、销售发票留底联、出库单等文件原件或者复印件，自用食品的收货人还应当保存加工使用记录等资料。

第十二条 收货人应当妥善保存食品进口和销售记录，防止污染、破损和遗失。食品进口和销售记录保存时间不得少于2年。

第十三条 进口食品结关地出入境检验检疫机构应当对收货人的食品进口和销售记录进行检查。

第十四条 本规定所称收货人指中国大陆境内（不包括香港、澳门）与外方签订贸易合同的实际收货人。

第十五条 本规定自2012年10月1日起实行。

附件1

食品进口记录

收货人名称：　　　　　　　　收货人备案编号：

<table>
<tr><td>进口日期</td><td>食品名称</td><td>品牌</td><td>规格</td><td>数量</td><td>重量</td><td>货值</td><td>生产批号</td><td>生产日期</td><td>保质期</td><td>原产地</td><td>输出国家（地区）</td><td>生产企业名称</td><td>生产企业在华注册号（如有）</td></tr>
<tr><td></td><td></td><td></td><td></td><td></td><td></td><td></td><td></td><td></td><td></td><td></td><td></td><td></td><td></td></tr>
<tr><td>出口商/代理商备案号</td><td>出口商/代理商名称</td><td>出口商/代理商联系方式</td><td>贸易合同号</td><td>进口口岸</td><td>目的地</td><td>国(境)外检验检疫证书等证书编号</td><td>报检单号</td><td>入境时间</td><td>存放地点</td><td>存放地点</td><td>联系人及电话</td><td colspan="2">备注</td></tr>
<tr><td></td><td></td><td></td><td></td><td></td><td></td><td></td><td></td><td></td><td></td><td></td><td></td><td colspan="2"></td></tr>
</table>

填表人：　　　　　　　　审核：

附件 2

进口食品销售记录

收货人名称：　　　　　　　　收货人备案编号：

销售日期	进口食品名称	规格	数量	重量	生产日期	生产批号	购货人/使用人名称	购货人/使用人地址及电话	出库单号	发票流水编号	食品召回后处理方式	备注

填表人：　　　　　　　　审核：

附件 3

进口食品销售对象投诉及召回记录

编号：

日期				
进口食品名称				
召回或者销售对象投诉原因				
涉及产品生产批号	生产日期	规格	数量	重量
自查分析				
应急处理方式				
后续改进措施				
部门负责人签名		企业负责人签名		
备注				

三、《关于发布〈进口食品不良记录管理实施细则〉的公告》（国家质检总局公告 2014 年第 43 号）

该文件于 2014 年 2 月 26 日发布。原文如下：

为保证进口食品安全，落实进口食品企业主体责任，促进行业自律，根据有关《中华人民共和国食品安全法》及其实施条例、《中华人民共和国进出口商品检验法》及其实施条例、《进出口食品安全管理办法》（总局令第 144 号）① 和《进出口化妆品检验检疫监督管理办法》（总局令第 143 号）的规定，质检总局制定了《进口食品不良记录管理实施细则》，现予公布（见附件），自 2014 年 7 月

① 《进出口食品安全管理办法》于 2022 年 1 月 1 日被《中华人民共和国进出口食品安全管理办法》（海关总署第 249 号令）废止。

1日起施行。

附件：进口食品不良记录管理实施细则

附件

进口食品不良记录管理实施细则

一、总则

（一）为保障进口食品安全，落实进口食品企业主体责任，促进行业自律，根据《中华人民共和国食品安全法》及其实施条例、《中华人民共和国进出口商品检验法》及其实施条例和《进出口食品安全管理办法》（总局令第144号）的有关规定，特制定本细则。

（二）本细则适用于进口食品境外生产企业和出口商、国内进口商、代理商（以下简称：进口食品企业）不良记录使用管理。

（三）国家质量监督检验检疫总局（以下简称质检总局）主管全国进口食品不良记录管理工作，确定和发布相关控制措施。

质检总局设在各地的出入境检验检疫机构负责收集、核准、上报与进口食品有关的进口食品安全信息，建立不良记录，对有不良记录的进口食品企业及相关国家或地区的进口食品实施控制措施。

二、不良记录生成

质检总局和各级检验检疫机构根据下述信息，经研判，记入进口食品企业的不良记录。

（一）进口食品检验检疫监督管理工作中发现的食品安全信息。

（二）国内其他政府部门通报的，以及行业协会、企业和消费者反映的食品安全信息。

（三）国际组织，境外政府机构，境外行业协会、企业和消费者反映的食品安全信息。

（四）其他与进口食品安全有关的信息。

三、风险预警及控制措施

（一）质检总局制订对各级别不良记录所涉及企业和产品的处置措施原则（附件1、2），汇总发布有关信息。

（二）各直属检验检疫局分别对各自辖区的不良记录进行汇总上报，对严重的不良记录信息立即研判，在上报信息的同时按照相关法律法规规定处理。

（三）质检总局对汇总的全国不良记录信息进行研判，根据研判结论发布风险预警通告，公布对不良记录进口食品企业采取不同程度的控制措施。

对列入《进口食品境外生产企业注册实施目录》①，已获得注册资格的进口食品企业，由国家认监委按照《进口食品境外生产企业注册管理规定》（总局2012年第145号令）② 有关条款，采取限期整改、暂停注册资格或撤销其注册等处置措施，并报质检总局。

四、解除风险预警

（一）境内不良记录进口食品企业满足解除风险预警条件时（附件1），可向其工商注册地或最近12个月内有进口食品贸易记录的直属检验检疫局申请解除风险预警。经直属检验检疫局、质检总局分级风险研判，认为其风险已不存在或者已降低到可接受的程度时，由质检总局及时解除风险预

---

① 根据《中华人民共和国进口食品境外生产企业注册管理规定》（海关总署令第248号），所有进口食品境外生产企业均应当获得海关总署注册。

② 《进口食品境外生产企业注册管理规定》于2022年1月1日被《中华人民共和国进口食品境外生产企业注册管理规定》（海关总署令第248号）废止。

警及控制措施。

（二）境外不良记录进口食品企业满足解除风险预警条件时（附件1），可向其所在国家/地区食品安全主管部门申请解除风险预警。该国家/地区食品安全主管部门根据企业申请开展调查，并将企业整改措施和调查报告通报质检总局。质检总局开展风险研判，认为其风险已不存在或者已降低到可接受的程度时，应当及时解除风险预警及控制措施。

（三）不良记录涉及整个国家/地区的，满足解除风险预警条件时（附件2），其食品安全主管部门应将问题原因调查及监管措施整改情况通报质检总局。质检总局开展风险研判，认为其风险已不存在或者已降低到可接受的程度时，应当及时解除风险预警及控制措施。

五、附则

（一）此前质检总局和各检验检疫机构发布的其他进口食品控制措施与本细则规定的控制措施不一致的，应从严执行。

（二）企业提供的检测报告应符合以下要求：

1. 国外合法并具有相应检测能力的检测机构以及境内取得食品检验机构资质认定的检测机构可出具检测报告。必要时，国家质检总局将确认公布检测机构名单，并实施动态管理。

2. 检测报告应与进口食品的生产日期或生产批号一一对应。

3. 因检出非法添加物被列入不良记录的，则检测报告应当包括该项目。

（三）进口化妆品不良记录管理参照本细则实施。

（四）本细则由质检总局负责解释。

（五）本细则自2014年7月1日起施行。

附件：略

四、《关于取消进口肉类收货人、进口化妆品境内收货人备案的公告》（海关总署公告2021年第108号）

该文件于2021年12月17日发布，原文如下：

为进一步深化“放管服”改革，持续优化口岸营商环境，减轻企业负担，海关总署决定取消进口肉类收货人备案事项和进口化妆品境内收货人备案事项，自2022年1月1日起执行。

五、《关于进口食品、食品添加剂检验有关适用标准问题的公告》（国家质检总局　卫生部公告2009年第72号）

该文件于2009年7月22日发布。原文如下：

根据《中华人民共和国食品安全法》的相关规定，现就有关事宜公告如下：

一、自本公告发布之日起，进口本公告附件1、附件2、附件3中的产品，可直接到进境口岸出入境检验检疫机构报检。新制订的食品安全国家标准自动列入附件1、附件2、附件3（附件1、附件2、附件3登录国家质检总局网站、卫生部网站查询，国家质检总局网站网址 http：//aqsiq. gov. cn/，卫生部网站网址 http：//moh. gov. cn）。

二、自本公告发布之日起，《中华人民共和国食品安全法》实施前已有进口记录但尚无食品安全国家标准的食品、食品添加剂，在食品安全国家标准发布实施之前，按照原进口记录中指定的标准实施检验。

三、自本公告发布之日起，首次进口附件1、附件2、附件3之外的食品，经判定无食品安全国家标准，进口商应当向国务院卫生行政部门提出申请并提交相关的安全性评估材料；获得进口许可的①，进口商持卫生部颁发的许可文件向进境口岸出入境检验检疫机构报检。

四、其他法规另有规定的，按其规定执行。

附件：1. 进口食品及对应适用标准目录（略）

2. 我国允许使用的食品添加剂及对应适用标准目录（略）

3. 我国允许使用的食品香料及对应适用标准目录（略）

六、《关于进出口预包装食品标签检验监督管理有关事宜的公告》（海关总署公告2019年第70号）

该文件于2019年4月22日发布。原文如下：

为贯彻落实国务院深化“放管服”改革要求，进一步提高口岸通关效率，依据《中华人民共和国食品安全法》及其实施条例、《中华人民共和国进出口商品检验法》及其实施条例等法律法规规定，现就进出口预包装食品标签检验监督管理有关事宜公告如下：

一、自2019年10月1日起，取消首次进口预包装食品标签备案要求。进口预包装食品标签作为食品检验项目之一，由海关依照食品安全和进出口商品检验相关法律、行政法规的规定检验。

二、进口商应当负责审核其进口预包装食品的中文标签是否符合我国相关法律、行政法规规定和食品安全国家标准要求。审核不合格的，不得进口。

三、进口预包装食品被抽中现场查验或实验室检验的，进口商应当向海关人员提交其合格证明材料、进口预包装食品的标签原件和翻译件、中文标签样张及其他证明材料。

四、海关收到有关部门通报、消费者举报进口预包装食品标签涉嫌违反有关规定的，应当进行核实，一经确认，依法进行处置。

五、入境展示、样品、免税经营（离岛免税除外）、使领馆自用、旅客携带以及通过邮寄、快件、跨境电子商务等形式入境的预包装食品标签监管，按有关规定执行。

六、出口预包装食品生产企业应当保证其出口的预包装食品标签符合进口国（地区）的标准或者合同要求。

七、《关于调整进出口食品、化妆品标签审核制度的公告》（原质检总局2006年第44号公告）、《关于运行进口预包装食品标签管理系统的公告》（原质检总局2011年第59号公告）、《关于实施〈进出口预包装食品标签检验监督管理规定〉的公告》（原质检总局2012年第27号公告）自2019年10月1日起废止，此前已备案的进口预包装食品标签信息同时作废。

特此公告。

七、《关于调整部分进出境货物监管要求的公告》（海关总署公告2020年第99号）

该文件于2020年8月28日发布。原文如下：

为深入贯彻国务院减税降费政策，落实“六稳”“六保”工作任务，持续优化口岸营商环境，减轻企业负担，海关总署决定对部分进出境货物监管要求进行调整，现将有关事项公告如下：

一、取消进境栽培介质办理检疫审批时提供有害生物检疫报告和首次进口栽培介质开展风险评估送样检验的监管要求。

---

① 《中华人民共和国食品安全法》对进口尚无食品安全国家标准的食品的规定已经调整，第九十三条规定：“进口尚无食品安全国家标准的食品，由境外出口商、境外生产企业或者其委托的进口商向国务院卫生行政部门提交所执行的相关国家（地区）标准或者国际标准。国务院卫生行政部门对相关标准进行审查，认为符合食品安全要求的，决定暂予适用，并及时制定相应的食品安全国家标准。”

二、出境饲料及饲料添加剂生产企业，输入国家或地区无注册登记要求的，免于向海关注册登记。

三、取消出境水生动物养殖场提供水质监测报告和进境水生动物隔离场工作人员提供健康证明的监管要求。

四、取消出境粮食申报提供自检合格证明的监管要求，改为提供质量合格声明。

五、取消出境水果果园及包装厂注册登记时向所在地海关提交水果有毒有害物质检测记录的监管要求。

六、取消对供港澳蔬菜生产加工企业备案时向所在地海关提交生产加工用水的水质检测报告的监管要求。

七、取消企业报关时提交供港澳蔬菜加工原料证明文件、出货清单以及出厂合格证明的监管要求。

八、取消出口生产企业对肉类和水产品加工用原辅料进行自检的监管要求。

九、取消对收货人或者其代理人向进口口岸海关提交进口水产品的原产地证书的监管要求。

取消对出口水产品养殖场投喂的饲料来自经海关备案的饲料加工厂的监管要求。

十、进口化妆品在办理报关手续时应声明取得国家相关主管部门批准的进口化妆品卫生许可批件，免于提交批件凭证。

对于国家没有实施卫生许可或者备案的化妆品，取消提供具有相关资质的机构出具的可能存在安全性风险物质的有关安全性评估资料的监管要求，要求提供产品安全性承诺。

取消对出口化妆品生产企业实施备案管理的监管要求。

本公告自发布之日起实施。

八、《关于境外进入综合保税区食品检验放行有关事项的公告》（海关总署公告 2019 年第 29 号）

该文件于 2019 年 2 月 2 日发布。原文如下：

为贯彻落实《国务院关于促进综合保税区高水平开放高质量发展的若干意见》（国发〔2019〕3 号），对境外进入综合保税区的食品实施“抽样后即放行”监管。现就有关事项公告如下：

一、综合保税区内进口的食品，需要进入境内的，可在综合保税区进行合格评定，分批放行；凡需要进行实验室检测的，可在满足以下条件的基础上抽样后即予以放行：

（一）进口商承诺进口食品符合我国食品安全国家标准和相关检验要求（包括包装要求和储存、运输温度要求等）。

（二）进口商已建立完善的食品进口记录和销售记录制度并严格执行。

二、经实验室检测发现安全卫生项目不合格的，进口商应按照《食品安全法》的规定采取主动召回措施，并承担相应的法律责任。

本公告自发布之日起实施。

特此公告。

九、《关于进一步优化完善进口冷链食品口岸疫情防控措施的公告》（海关总署公告 2022 年第 58 号）

该文件于 2022 年 7 月 8 日发布。原文如下：

为科学、精准做好进口冷链食品（含食用农产品，下同）口岸新冠肺炎疫情防控工作，巩固疫情防控成果，保障产业链供应链安全，海关总署决定进一步优化完善进口冷链食品口岸疫情防控措施。现就有关事项公告如下：

一、海关对进口冷链食品开展新冠病毒核酸监测检测，根据检测结果依法对输出国家（地区）的防范污染措施进行检查、调查，确认出口国家（地区）安全管理体系和安全状况是否持续符合中国进口要求，对存在问题的境外食品生产企业，依据相关法律法规采取限期整改、暂停进口、撤销注册等措施。

二、对检出新冠病毒核酸阳性的进口冷链食品，按照国务院联防联控机制印发指南有关规定，进行分级分类处置。

本公告自印发之日起执行，海关总署公告2020年第103号同时废止。

特此公告。

十、《关于加强进口三文鱼检验检疫的公告》（国家质检总局公告2011年第9号）

文件于2011年1月26日发布，原文如下：

2010年以来，出入境检验检疫机构从部分进口冰鲜三文鱼中检出寄生虫鱼虱、致病微生物、兽药残留超标等问题，并已依法做了妥善处理。为保护我国消费者健康和公共卫生安全，应加强对进口三文鱼的检验检疫工作。现公告如下：

一、从2月20日起，各出入境检验检疫机构要按照《中华人民共和国进出境动植物检疫法》及其实施条例和有关规定，对进口养殖三文鱼实施进境检疫审批。所有进口养殖三文鱼（HS编码：0302121000、0302122000、0302190090、0303110000、0303190000、0303221000、0303290090、0305411000、0305412000）须事先申请进境动植物检疫许可证，未获许可证者不得进境。进口野生捕捞三文鱼须提供出口国（地区）官方出具的、注明捕捞渔船编号及捕捞区域的书面证明，否则一律视为养殖三文鱼。

二、各出入境检验检疫机构要按照《中华人民共和国食品安全法》及其实施条例、《中华人民共和国进出境动植物检疫法》及其实施条例、《关于做好进口食品境外出口商或代理商备案准备工作的通知》（国质检食函［2009］618号）等法律法规规定，对进口冰鲜三文鱼（HS编码：0302121000、0302122000、0302190090、0305411000、0305412000）境外出口商及代理商、国内收货人及代理商做好备案管理。

三、要对进口冰鲜三文鱼（HS编码同上）加强现场查验，官方卫生证书等证单不符合规定，或货证不符者不得入境。要按照中国有关法规标准要求，对进口冰鲜三文鱼进行检验，检验合格后方准入境。

四、请消费者注意防范潜在风险，若发现进口三文鱼存在安全卫生问题，请及时与当地出入境检验检疫机构联系。

十一、《关于实行进口乳品检测报告证明事项告知承诺制的公告》（海关总署公告2021年第50号）

该文件于2021年7月5日发布。原文如下：

为进一步深化“放管服”改革，优化营商环境，根据《国务院办公厅关于全面推行证明事项和涉企经营许可事项告知承诺制的指导意见》（国办发〔2020〕42号）要求，经研究，海关总署决定对进口乳品检测报告实行证明事项告知承诺制。进口乳品检测报告证明事项告知承诺制办事指南见附件1，证明事项告知承诺书格式文本见附件2。

本公告自2021年7月5日起施行。

特此公告。

附件：1. 进口乳品检测报告证明事项告知承诺制办事指南

2. 进口乳品检测报告证明事项告知承诺书

附件 1

进口乳品检测报告证明事项告知承诺制办事指南

一、适用范围

办理乳品进口报关业务。

二、办理依据

1.《中华人民共和国食品安全法》第九十二条：“……进口的食品、食品添加剂应当按照国家出入境检验检疫部门的要求随附合格证明材料。”

2.《进出口乳品检验检疫监督管理办法》① 第十一条：“进口乳品的进口商或者其代理人，应当凭下列材料向海关报检：……（三）首次进口的乳品，应当提供相应食品安全国家标准中列明项目的检测报告。……（四）非首次进口的乳品，应当提供首次进口检测报告的复印件以及海关总署要求项目的检测报告。”

三、承诺的条件

进口乳品的进口商或者其代理人应为依法成立并能够承担相应法律责任的法人。申请人有较严重的不良信用记录或者存在曾作出虚假承诺等情形的，在信用修复前不适用告知承诺制。

四、承诺的方式

申请人可自主选择是否采用告知承诺替代证明。申请人不愿承诺或无法承诺的，应当依法提交进口乳品检测报告。申请人愿意作出承诺的，应当向海关提交加盖单位公章后的告知承诺书原件。本证明事项必须由申请人作出承诺，不可代为承诺。

五、承诺的效力

申请人书面承诺已经符合告知的条件、要求，并愿意承担不实承诺的法律责任后，海关受理进口乳品报关时不再索要检测报告而依据书面承诺办理相关事项。

六、不实承诺责任

对于申请人作出虚假承诺或者承诺内容不实的，海关依法撤销相关决定，其基于本次告知承诺取得的利益不受保护，补充提交相关进口乳品检测报告，并承担因此引发的相应法律责任。采取信用惩戒措施，一年内不得申请进口乳品检测报告证明事项告知承诺。符合法定行政处罚情形的给予行政处罚。

七、办理程序

1. 申请人在海关总署官方网站自行下载打印或在业务现场由海关提供证明事项告知承诺书文本。认真阅读告知事项和承诺内容后，填写申请人基本信息，加盖单位公章并填写申请日期。

2. 经审查，符合告知承诺证明事项要求的，海关填写日期并签章；对发现承诺信息虚假、不符合条件的，作出不予审查通过决定并及时告知申请人。

3. 海关按照证明事项告知承诺内容办理相关业务。

---

① 《进出口乳品检验检疫监督管理办法》于 2022 年 1 月 1 日被《中华人民共和国进出口食品安全管理办法》（海关总署令第 249 号）废止。

附件2

进口乳品检测报告证明事项告知承诺书

申请人信息	姓名/名称	
	证件类型	
	证件编号	
海关告知	证明事项名称	进口乳品检测报告
	证明用途	办理乳品进口报关业务
	证明事项设定依据	《食品安全法》第九十二条 《进出口乳品检验检疫监督管理办法》第十一条
	承诺方式	本证明事项采用书面承诺方式，申请人作出承诺的，应当向海关提交加盖单位公章后的告知承诺书原件。
	适用对象	本证明事项申请人可自主选择是否采用告知承诺制方式办理。申请人不愿承诺或无法承诺的，应当依法提交证明材料。申请人有较严重的不良信用记录或者存在曾作出虚假承诺等情形的，在信用修复前不适用告知承诺制。
	承诺的效力	申请人向海关提交书面告知承诺书，承诺已经符合告知的条件、要求，并愿意承担不实承诺的法律责任后，海关不再要求申请人提交该项证明材料。
	不实承诺的责任	对提供不实承诺办理相关事项的，海关依法撤销相关决定，采取信用惩戒措施，符合法定行政处罚情形的给予行政处罚。
申请人的承诺	（一）申请人持有符合《进出口乳品检验检疫监督管理办法》第十一条规定的本批次进口乳品的检测报告； （二）无不良信用记录或者曾作出虚假承诺； （三）已经知晓海关告知的全部内容； （四）自身符合海关告知的相关条件要求； （五）接受海关对本证明事项的核查； （六）愿意承担不实承诺的法律责任； （七）上述承诺意思表示真实。	
申请人（单位公章）： 年 月 日	海关（公章）： 年 月 日	

十二、《关于明确进口乳品检验检疫有关要求的公告》（海关总署公告2021年第114号）

该文件于2021年12月23日发布。原文如下：

《中华人民共和国进口食品境外生产企业注册管理规定》（海关总署第248号令）和《中华人民共和国进出口食品安全管理办法》（海关总署第249号令）将于2022年1月1日正式生效，《进出口乳品检验检疫监督管理办法》同时废止，进口乳品检验检疫的下列相关要求继续有效，现公告如下：

一、进口乳品需随附出口国家或者地区政府主管部门出具的卫生证书。证书应当有出口国家或者地区政府主管部门印章和其授权人签字，目的地应当标明为中华人民共和国。卫生证书样本应当经海关总署确认。

二、进口生乳、生乳制品、巴氏杀菌乳、巴氏杀菌工艺生产加工的调制乳需要办理进境检疫审批手续。

三、境外生产企业应当熟悉并保证其向中国出口的乳品符合中国食品安全国家标准和相关要求。

（一）首次进口的乳品，应当提供相应食品安全国家标准中列明项目的检测报告。首次进口，指境外生产企业、产品名称、配方、境外出口商、境内进口商等信息完全相同的乳品从同一口岸第一次进口。

（二）非首次进口的乳品，应当提供首次进口检测报告的复印件以及海关总署要求项目的检测报告。非首次进口检测报告项目由海关总署根据乳品风险监测等有关情况确定并在海关总署网站公布（在海关总署食品局网站 http：//jckspj. customs. gov. cn 的“信息服务—检验检疫要求”栏目中查询）。

（三）检测报告应与进口乳品的生产日期或生产批号对应。

（四）对进口乳品检测报告实行证明事项告知承诺制。

四、为进口乳品出具检测报告的检测机构，可以是境外官方实验室、第三方检测机构或企业实验室，也可以是境内取得食品检验机构资质认定的检测机构。

五、本公告所指的乳品包括初乳、生乳和乳制品。初乳是指奶畜产犊后 7 天内的乳。生乳是指从符合中国有关要求的健康奶畜乳房中挤出的无任何成分改变的常乳。奶畜初乳、应用抗生素期间和休药期间的乳汁、变质乳不得用作生乳。生乳制品是指由生乳加工而成、加工工艺中无热处理杀菌过程的产品。乳制品是指由乳为主要原料加工而成的食品，如：巴氏杀菌乳、灭菌乳、调制乳、发酵乳、干酪及再制干酪、稀奶油、奶油、无水奶油、炼乳、乳粉、乳清粉及乳清蛋白粉、乳基婴幼儿配方食品及其生产原料基粉、酪蛋白及其他乳与乳制品（如乳矿物盐和乳蛋白等）。

本公告自 2022 年 1 月 1 日起执行。2013 年 4 月 15 日《关于实施〈进出口乳品检验检疫监督管理办法〉有关要求的公告》（原质检总局公告 2013 年 53 号）、2015 年 1 月 8 日《关于调整〈进出口乳品检验检疫监督管理办法〉实施要求的公告》（原国家质检总局公告 2015 年第 3 号）同时废止。

特此公告。

十三、《关于加强进口婴幼儿配方乳粉管理的公告》（国家质检总局公告 2013 年第 133 号）

该文件于 2013 年 9 月 23 日发布。原文如下：

为贯彻落实国务院关于进一步加强婴幼儿乳粉质量安全工作的部署，现就有关要求公告如下。

一、本公告所称婴幼儿配方乳粉指婴儿配方乳粉、较大婴儿和幼儿配方乳粉。

二、对华出口婴幼儿配方乳粉的境外生产企业应按照《进出口乳品检验检疫监督管理办法》（质检总局令第 152 号）①、《进口食品境外生产企业注册管理规定》（质检总局令第 145 号）② 及《质检总局关于公布〈进口食品境外生产企业注册实施目录〉的公告》（质检总局公告 2013 年第 62 号）③的规定，办理注册。自 2014 年 5 月 1 日起，未经注册的境外生产企业的婴幼儿配方乳粉不允许进口。

三、进口婴幼儿配方乳粉，其报检日期到保质期截止日不足 3 个月的，不予进口。

四、严禁进口大包装婴幼儿配方乳粉到境内分装，进口的婴幼儿配方乳粉必须已罐装在向消费者出售的最小零售包装中。

五、自 2014 年 4 月 1 日起，进口婴幼儿配方乳粉的中文标签必须在入境前已直接印制在最小销

---

① 《进出口乳品检验检疫监督管理办法》于 2022 年 1 月 1 日被《中华人民共和国进出口食品安全管理办法》（海关总署令第 249 号）废止。

② 《进口食品境外生产企业注册管理规定》于 2022 年 1 月 1 日被《中华人民共和国进口食品境外生产企业注册管理规定》（海关总署令第 248 号）废止。

③ 根据《中华人民共和国进口食品境外生产企业注册管理规定》（海关总署令第 248 号），所有进口食品境外生产企业均应当获得海关总署注册。

售包装上，不得在境内加贴。产品包装上无中文标签或者中文标签不符合中国法律法规和食品安全国家标准的，一律按不合格产品做退货或销毁处理。

除另有说明外，本公告之各项要求自发布之日起实施。

十四、《关于进口散装食用植物油运输工具要求的公告》（国家质检总局公告2012年第80号）

该文件于2012年5月22日发布。原文如下：

根据《中华人民共和国食品安全法》相关规定，参照国际食品法典委员会（CAC）相关国际标准，为保障进口食用植物油质量安全，进一步加强对进口散装食用植物油运输工具的检验监管。现将有关事项公告如下：

一、进口商或代理商在产品进口报检时，应提供运输工具前三航次装载货物名单。运输工具及其前三航次装载货物应符合有关要求（附件），否则，不准进口。

二、在风险分析的基础上，对《允许装运货物列表》和《禁止装运货物列表》进行评估和调整。

三、本公告自2013年1月1日起正式实施。

附件：进境散装食用植物油运载工具要求

附件

进境散装食用植物油运载工具要求

一、油罐应使用不与食用植物油发生反应、并适于与食品接触的惰性材料制造，不锈钢材料最为适宜。软钢油罐内部应有惰性材料镀层，如酚醛-环氧树脂。禁止用铜及其合金储罐装运食用植物油。

二、油罐上航次装运货物应是食品或在《允许装运货物列表》（附表1）中的物质。油罐前第二、第三航次装运货物应是《禁止装运货物列表》（附表2）以外的物质。

附表1

允许装运货物列表

物质名称	参考译文	CAS编码
Acetic acid (ethanoic acid; vinegar acid; methane carboxylic acid)	乙酸（醋酸；甲烷羧酸）	64-19-7
Acetic anhydride (ethanoic anhydride)	醋酸酐（乙酐）	108-24-7
Acetone (dimethylketone; 2-propanone)	丙酮（二甲基甲酮；2-丙酮）	67-64-1
Acid oils and fatty acid distillates-from animal, marine and vegetable fats and oils	从动物、海洋生物和植物油脂中提取的酸性油和脂肪酸蒸馏物	
Ammonium hydroxide (ammonium hydrate; ammonia solution; aqua ammonia)	氢氧化铵（铵基水合物；氨溶液；氨水）	1336-21-6
Ammonium polyphosphate	聚磷酸铵	68333-79-9

续表1

物质名称	参考译文	CAS 编码
Animal, marine and vegetable oils and fats (including hydrogenated oils and fats) -other than cashew shell nut oil and tall oil	动物、海洋生物和植物油脂，包括氢化油和脂肪-腰果壳油和妥尔油除外。	
Beeswax white	蜂蜡-白的	8006-40-4
Beeswax yellow	蜂蜡-黄的	8012-89-3
Benzyl alcohol (pharmaceutical and reagent grades)	苯甲醇（药品级和试剂级）	100-51-6
1,3-Butanediol (1,3-butylene glycol)	1,3-丁二醇（1,3-丁烯二醇）	107-88-0
1,4-Butanediol (1,4-butylene glycol)	1,4-丁二醇（1,4-丁烯二醇）	110-63-4
Butyl acetate, n-	乙酸正丁酯	123-86-4
Butyl acetate, iso-	乙酸异丁酯	110-19-0
Butyl acetate, sec-	乙酸仲丁酯	105-46-4
Butyl acetate, tert-	乙酸叔丁酯	540-88-5
Calcium ammonium nitrate solution	硝酸铵钙溶液	6484-52-2
Calcium chloride solution	氯化钙溶液	10043-52-4
Calcium lignosulphonate liquid (lignin liquor; sulphite lye)	木质素磺酸钙（亚硫酸盐碱液，木质素酒）	8061-52-7
Calcium nitrate (CN-9) solution	硝酸钙（CN-9）溶液	35054-52-5
Candelilla wax	烛蜡	8006-44-8
Carnauba wax (Brazil wax)	巴西棕榈蜡（巴西蜡）	8015-86-9
Cyclohexane (hexamethylene; hexanaphthene; hexahydrobenzene)	环己烷（六氢苯）	110-82-7
Ethanol (ethyl alcohol; spirits)	乙醇（酒精；蒸馏酒精）	64-17-5
Ethyl acetate (acetic ether; acetic ester; vinegar naphtha)	乙酸乙酯（醋酸酯；乙酸酯；醋石脑油）	141-78-6
2-Ethylhexanol (2-ethylhexy alcohol)	2-乙基己醇	104-76-7
Fatty acids:	脂肪酸：	
Arachidic acid (eicosanoic acid)	花生酸（二十烷酸）	506-30-9
Behenic acid (docosanoic acid)	山俞酸（二十二烷酸）	112-85-6
Butyric acid (n-butyric acid; butanoic acid; ethyl acetic acid; propyl forinic acid)	丁酸（正丁酸；乙基醋酸；丙基甲酸）	107-92-6
Capric acid (n-decanoic acid)	癸酸（正癸酸）	334-48-5
Caproic acid (n-hexanoic acid)	己酸（正己酸）	142-62-1
Caprylic acid (n-octanoic acid)	辛酸（正辛酸）	124-07-2
Erucic acid (cis-13-docosenoic acid)	芥酸（顺式-13-二十二碳烯酸）	112-86-7
Heptoic acid (n-heptanoic acid)	庚酸（正庚酸）	111-14-8
Lauric acid (n-dodecanoic acid)	月桂酸（正十二烷酸）	143-07-7
Lauroleic acid (dodecenoic acid)	月桂烯酸（十二碳烯酸）	4998-71-4
Linoleic acid (9,12-octadecadienoic acid)	亚油酸（9,12-十八碳二烯酸）	60-33-3

续表2

物质名称	参考译文	CAS 编码
Linolenic acid (9, 12, 15-octadecatrienoic acid)	亚麻酸（9,12,15 十八碳二烯酸）	463-40-1
Myristic acid (n-tetradecanoic acid)	肉豆蔻酸（正十四烷酸）	544-63-8
Myristoleic acid (n-tetradecenoic acid)	肉豆蔻脑酸（正十四烷酸）	544-64-9
Oleic acid (n-octadecenoic acid)	油酸（正十八烯酸）	112-80-1
Palmitic acid (n-hexadecanoic acid)	棕榈酸（正十六烷酸）	57-10-3
Palmitoleic acid (cis-9-hexadecenoic acid)	棕榈油酸（顺-9-十六碳烯酸）	373-49-9
Pelargonic acid (n-nonanoic acid)	壬酸（正壬酸）	112-05-0
Ricinoleic acid (cis-12-hydroxy octadec-9-enoic acid; castor oil acid)	蓖麻油酸（顺式-12-羟基十八碳-9-烯酸）	141-22-0
Stearic acid (n-octadecanoic acid)	硬脂酸（正十八烷酸）	57-11-4
Valeric acid (n-pentanoic acid; valerianic acid)	戊酸（正戊酸）	109-52-4
Unfractionated fatty acid mixture or mixtures of fatty acids from natural oils	从天然植物油中提取的未分离的混合脂肪酸或脂肪酸混合物	
Fatty alcohols:	脂肪醇：	
Butyl alcohol (1-butanol; butyric alcohol)	丁醇（1-丁醇；正丁醇）	71-36-3
iso-Butanol (2-methyl-1-propanol)	异丁醇（2-甲基-1-丙醇）	78-83-1
Caproyl alcohol (1-hexanol; hexyl alcohol)	己醇（1-己醇）	111-27-3
Capryl alcohol (1-n-octanol; heptyl carbinol)	辛醇（1-正辛醇；庚基甲醇）	111-87-5
Cetyl alcohol (alcohol C-16; 1-hexadecanol; cetylic alcohol; palmityl alcohol; n-prirnary hexadecyl alcohol)	十六醇（醇 C-16；1-十六烷醇；棕榈醇；正十六烷醇）	36653-82-4
Decyl alcohol (1-decanol)	癸醇（1-癸醇）	112-30-1
Iso decyl alcohol (isodecanol)	异癸醇	25339-17-7
Enanthyl alcohol (1-heptanol; heptyl alcohol)	庚醇（1-庚醇）	111-70-6
Lauryl alcohol (n-dodecanol; dodecyl alcohol)	月桂醇（正月桂醇，十二醇）	112-53-8
Myristyl alcohol (1-tetradecanol; tetradecanol)	肉豆蔻醇（1-十四烷醇；十四烷醇）	112-72-1
Nonyl alcohol (1-nonanol; pelargonic alcohol; octyl carbinol)	壬醇（1-壬醇；辛基甲醇）	143-08-8
Iso nonyl alcohol (isononanol)	异壬醇	27458-94-2
Oleyl alcohol (octadecenol)	油醇（十八烯醇）	143-28-2
Stearyl alcohol (1-octadecanol)	硬脂醇（1-十八醇）	112-92-5
Tridecyl alcohol (I-tridecanol)	十三烷醇（I-十三醇）	27458-92-0
Unfractionated fatty alcohol mixture or mixtures of fatty alcohols from natural oils and fats	从天然植物油脂中提取的未分离的混合脂肪酸或脂肪酸混合物	
Fatty alcohol blends:	脂肪醇混合物：	
Cetyl stearyl alcohol (C16-C18)	十六烷基醇和十八烷基醇混合物（C16-C18）	67762-27-0

续表3

物质名称	参考译文	CAS 编码
Lauryl myristyl alcohol (C12-C14)	十二烷基醇和十四烷基醇混合物(C12-C14)	
Fatty acid esters-combination of above fatty acids and fatty alcohols:	脂肪酸酯-上述脂肪酸和脂肪醇的化合物:	
e. g. Butyl myristate	例如:肉豆蔻酸丁酯	110-36-1
Cetyl stearate	硬脂酸十六烷醇酯	110-63-2
Oleyl palmitate	棕榈酸油醇酯	2906-55-0
Unfractionated fatty esters or mixtures of fatty esters from natural oils and fats	从天然植物油脂中提取的未分离的混合脂肪酸或脂肪酸混合物	
Fatty acid methyl esters (these include for example):	脂肪酸甲酯:	
e. g. Methyl laurate (methyl dodecanoate)	例如:月桂酸甲酯(十二酸甲酯)	111-82-0
Methyl oleate (methyl octadecenoate)	油酸甲酯(十八碳-顺-9-烯酸甲酯)	112-62-9
Methyl palmitate (methyl hexadecanoate)	棕榈酸甲酯(十六烷酸甲酯)	112-39-0
Methyl stearate (methyl octadecanoate)	硬脂酸甲酯(十八烷酸甲酯)	112-61-8
Formic acid (methanoic acid; hydrogen carboxylic acid)	蚁酸(甲酸;氢羧酸)	64-18-6
Fructose	果糖	
Glycerine (glycerol, glycerin)	甘油(丙三醇)	56-81-5
Heptane	庚烷	142-82-5
n-Hexane	正己烷	110-54-3
Hydrogen peroxide	过氧化氢/双氧水	
Kaolin slurry	高岭土浆	1332-58-7
Limonene (dipentene)	柠檬烯(二戊烯)	138-86-3
Magnesium chloride solution	氯化镁溶液	7786-30-3
Methanol (methyl alcohol)	甲醇(甲基醇)	67-56-1
Methyl ethyl ketone (2-butanone; MEK)	甲基乙基酮(2-丁酮;丁酮)	78-93-3
Methyl isobutyl ketone (4-methyl-2-pentanone; iso propylacetone; MIBK)	甲基异丁基酮(4-甲基-2-戊酮;异丙基丙醇)	108-10-1
Methyl tertiary butyl ether (MBTE)	甲基叔丁基醚	1634-04-4
Molasses	糖蜜	57-50-1
Montan wax	褐煤蜡	8002-53-7
iso-Octyl alcohol (isooctanol)	异辛醇	26952-21-6
Pentane	戊烷	109-66-0
Petroleum wax (parafin wax)	石油蜡(石蜡)	8002-74-2
Phosphoric acid (ortho phosphoric acid)	磷酸(正磷酸)	7664-38-2
Potable water-only acceptable where the immediate previous cargo is also on the list	饮用水-只有在前批次装载的货物也在允许装载的物质清单中才可以接受	7732-18-5

续表4

物质名称	参考译文	CAS 编码
Polypropylene glycol	聚丙二醇	25322-69-4
Potassium hydroxide solution (caustic potash)	氢氧化钾溶液（苛性钾）	1310-58-3
Propyl acetate	乙酸丙酯	109-60-4
Propyl alcohol (propane-1-ol; l-propanol)	丙醇（丙烷-1-醇；1-丙醇）	71-23-8
iso-Propyl alcohol (isopropanol; dimethyl carbinol; 2-propanol)	异丙醇（2-丙醇）	67-63-0
Propylene glycol, 1, 2- (1, 2-propylene glycol; propan-1, 2-diol; 1. 2-dihydroxypropane; monopropylene glycol (MPG); methyl glycol)	丙二醇（1,2-丙二醇；甲基乙二醇）	57-55-6
1,3 -Propylene glycol	1,3-丙二醇	504-63-2
Propylene tetramer (tetrapropylene; dodecene)	四聚丙烯（四丙烯；十二碳烯）	6842-15-5
Silicon dioxide (microsilica)	二氧化硅（硅微粉）	7631-86-9
Sodium hydroxide solution (caustic soda, lye; sodium hydrate; white caustic)	氢氧化钠溶液（苛性钠；碱液）	1310-73-2
Sodium silicate (water glass)	硅酸钠（水玻璃）	1344-09-8
Sorbitol (D-sorbitol; hexahydric alcohol; D-sorbite)	山梨糖醇（D-山梨醇；六元醇；D-索氏体）	50-70-4
Soybean oil epoxidized	环氧化大豆油	8013-07-8
Sulphuric acid	硫酸	7664-93-9
Urea ammonia nitrate solution (UAN)	尿素氨硝酸溶液（UAN）	
White mineral oils	石蜡油	8042-47-5

附表 2

禁止装运货物列表

序号	英文名称	参考中文名称	CAS 编码
1	Ethylene dichloride (EDC; 1, 2-dichloroethane; ethylene chloride)	二氯化乙烯（EDC；1,2-二氯乙烷；氯化乙烯）	107-06-2
2	Styrene monomer (vinyl benzene; phenylethylene; cinnamene)	苯乙烯单体（苯乙烯；苯基乙烯；肉桂烯）	100-42-5
3	Leaded products	含铅物质	

注：有机涂层油罐前两航次不得装运的序号 1、2 的货物；所有油罐前三航次均不得装载序号 3 的货物。

十五、《关于进一步加强从日本进口食品农产品检验检疫监管的公告》（国家质检总局公告 2011 年第 44 号）

该文件于 2011 年 4 月 8 日发布。原文如下：

鉴于日本福岛核泄漏事故对食品、农产品质量安全的影响范围不断扩大、影响程度不断加重，世界上众多国家和地区也在不断加强防范措施，为确保日本输华食品、农产品的质量安全，根据

《食品安全法》及其实施条例、《进出境动植物检疫法》及其实施条例的规定，现就有关事项公告如下：

一、自即日起，禁止从日本福岛县、群马县、栃木县、茨城县、宫城县、山形县、新潟县、长野县、山梨县、琦玉县、东京都、千叶县等12个都县进口食品、食用农产品及饲料。

二、进口日本其他地区生产的食品、食用农产品及饲料，报检时应提供日本政府出具的放射性物质检测合格的证明、原产地证明。各地检验检疫机构要对进口的食品、食用农产品及饲料进行放射性物质检测，合格后方可进口；不合格的，要按规定予以公布。

三、各地检验检疫机构要按规定对所有日本输华食品的境外出口商或代理商实施备案管理。

四、日本食品的进口商应按照要求建立进口和销售记录制度，如实记录日本输华食品的名称、规格、数量、生产日期、生产或者进口批号、保质期、出口商或购货者名称及联系方式、交货日期等内容。

五、从日本进口水产品（HS编码：0302110000～0307999090，1212201010～1212209090，1603000090～1605909090）应事先办理检疫审批手续。在《进境动植物检疫许可证申请表》中注明如下信息：在“产地”栏中注明水产品原料养殖地区所在县名称或捕捞区域及其联合国粮农组织渔区编号。在“运输路线”栏中注明加工厂地址及产品运输路线，日本境内运输的，须注明途经县名；经海运的，须注明启运港口。

十六、《关于美国输华葡萄酒证书事宜的公告》（国家质检总局　海关总署公告2013年第164号）

该文件于2013年12月2日发布。原文如下：

经海关总署、质检总局与美国政府有关主管部门磋商达成一致，自2014年3月1日起，美国财政部烟酒税收贸易局将启用美国输华《葡萄酒出口证书》（证书样本见附件），作为美国输华葡萄酒的唯一官方证书，不再签发目前的美国输华葡萄酒原产地证书、健康证书、卫生证书、真品证书及自由销售证书等证书。

特此公告。

附件：1.《葡萄酒出口证书》样本（质检联）
　　　2.《葡萄酒出口证书》样本（海关联）

附件 1

Wine Export Certificate

(葡萄酒出口证书)

For Wine Products Exported to The People's Republic of China

（此证书仅适用于出口至中华人民共和国的葡萄酒）

For AQSIQ

This is a Multi-Purpose Certificate used for Certificate of Origin, Certificate of Health/Sanitation and Certificate of Authenticity/Free Sale.
(此证书具有多种用途：可用作原产地证书，健康证书，卫生证书，真品证书以及自由销售证书.)

US Winery/Bottler/Producer (葡萄酒生产厂家)	**US Exporter/Wholesaler** (出口商/批发商)
US Winery/Bottler/Producer Premises Address (葡萄酒生产厂家地址)	**US Exporter/Wholesaler Premises Address** (出口商/批发商地址)
US Winery/Bottler/Producer TTB Permit Number (葡萄酒生产厂家登记号)	**US Exporter/Wholesaler TTB Permit Number** (出口商/批发商登记号)
China Importer/Consignee (中国进口商/收货人)	**China Importer/Consignee Address** (中国进口商/收货人地址)

We state that（我们声明）:

a) the products listed here were produced or bottled in the US (以下列出的葡萄酒是在美国生产的或者在美国装瓶的);

b) that all products comply with the provisions governing the production and release of products for direct human consumption per the laws of the US (葡萄酒的生产过程是完全按照美国政府制定的法规来操作的。产品是符合有关食用酒的生产和销售的规定);

c) the products were produced by normal and approved methods of production and not specifically for the purpose of export (葡萄酒的生产方式是得到批准的，是通常使用的生产流程。生产的葡萄酒不是专门用于出口。);

d) and the product is authentic and is fit for human consumption in the US (以下列出的葡萄酒确实是在美国生产的，并且符合美国的安全饮用标准。).

Description of Wine: name, brand, varietal or type (where applicable), vintage (where applicable), origin, net volume, alcohol content, and appellation (where applicable). (葡萄酒的名称、品牌、种类（如适用）、年份（如适用）、产地、净含量、酒精度及法定产区（如适用）)	**Quantity** (数量) **# Bottles/case, # Cases** (#瓶/箱, #箱)	**Bottling Date (Lot Code-optional)** (装瓶日期)(批号-可选项)

Signature (签字)	**Date** (签字日期)

Name and title of winery/exporter/wholesaler representative with signing authority, certifying to the above
(酒厂或出口商或批发商代表的姓名和职务(签名者应被授予签字的权力)

For TTB use only (以下仅供 TTB 使用)

The Alcohol and Tobacco Tax and Trade Bureau of the U.S. Department of Treasury (TTB) confirms that the producer of the wine described in this certificate holds a permit issued by TTB. (确认该证书中所描述的葡萄酒生产者持有 TTB 颁发的许可证.)

Signature of authorized official of TTB (签字)	**Done at Washington, DC on** (签字日期)	**Seal of TTB** (TTB 图章)
	Expiration Date: one year from the stamping date (有效期 1 年) JUL 3 1 2013	

附件 2

Wine Export Certificate

(葡萄酒出口证书)

For Wine Products Exported to The People's Republic of China

(此证书仅适用于出口至中华人民共和国的葡萄酒)

This is a Multi-Purpose Certificate used for Certificate of Origin, Certificate of Health/Sanitation and Certificate of Authenticity/Free Sale.
(此证书具有多种用途：可用作原产地证书，健康证书，卫生证书，真品证书以及自由销售证书.)

US Winery/Bottler/Producer (葡萄酒生产厂家)	US Exporter/Wholesaler (出口商/批发商)
US Winery/Bottler/Producer Premises Address (葡萄酒生产厂家地址)	US Exporter/Wholesaler Premises Address (出口商/批发商地址)
US Winery/Bottler/Producer TTB Permit Number (葡萄酒生产厂家登记号)	US Exporter/Wholesaler TTB Permit Number (出口商/批发商登记号)
China Importer/Consignee (中国进口商/收货人)	China Importer/Consignee Address (中国进口商/收货人地址)

We state that (我们声明)：
a) the products listed here were produced or bottled in the US (以下列出的葡萄酒是在美国生产的或者在美国装瓶的);
b) that all products comply with the provisions governing the production and release of products for direct human consumption per the laws of the US (葡萄酒的生产过程是完全按照美国政府制定的法规来操作的，产品是符合有关食用酒的生产和销售的规定);
c) the products were produced by normal and approved methods of production and not specifically for the purpose of export (葡萄酒的生产方式是得到批准的，是通常使用的生产流程。生产的葡萄酒不是专门用于出口。);
d) and the product is authentic and is fit for human consumption in the US (以下列出的葡萄酒确实是在美国生产的，并且符合美国的安全饮用标准。).

Description of Wine: name, brand, varietal or type (where applicable), vintage (where applicable), origin, net volume, alcohol content, and appellation (where applicable). (葡萄酒的名称、品牌、种类（如适用）、年份（如适用）、产地、净含量、酒精度及指定产区（如适用）)	Quantity (数量) # Bottles/case, # Cases (#瓶/箱, #箱)	Bottling Date (Lot Code-optional) (装瓶日期)(批号-可选项)

Signature (签字)	Date (签字日期)

Name and title of winery/exporter/wholesaler representative with signing authority, certifying to the above
(酒厂或出口商或批发商代表的姓名和职务(签名者应被授予签字的权力))

For TTB use only (以下仅供 TTB 使用)

The Alcohol and Tobacco Tax and Trade Bureau of the U.S. Department of Treasury (TTB) confirms that the producer of the wine described in this certificate holds a permit issued by TTB. (确认该证书中所描述的葡萄酒生产者持有 TTB 颁发的许可证.)

Signature of authorized official of TTB (签字)	Done at Washington, DC on (签字日期)	Seal of TTB (TTB 图章)
John R. Lomn [signature]	JAN 2 7 2014 Expiration Date: one year from the stamping date (有效期 1 年)	

十七、《关于进口美国猪肉提供无莱克多巴胺检测报告的通告》（国家质检总局风险警示通告2013年1号）

该文件于2013年2月18日发布。原文如下：

鉴于从美国进口猪肉中多次检出我国禁用兽药莱克多巴胺残留，为保护国内消费者身体健康，落实食品生产经营企业应对所生产经营食品安全的主体责任，根据《中华人民共和国食品安全法》和质检总局风险预警管理有关规定，现通告如下：

自2013年3月1日起，进口肉类进口商或其代理人在入境口岸报检进口美国猪肉时，应当提供经有资质的检测机构出具的无莱克多巴胺残留的检测报告。

特此通告。

十八、《关于实施〈进出口化妆品检验检疫监督管理办法〉[①] 有关事项的公告》（国家质检总局公告2012年第110号）

该文件于2012年7月30日发布。原文如下：

为有效执行《进出口化妆品检验检疫监督管理办法》（以下简称“《办法》”）的各项规定，保障进出口化妆品质量安全，现就有关事项公告如下：

一、检验检疫机构按照《办法》的有关规定，对进口化妆品收货人实施备案管理。[②] 进口化妆品收货人应当向检验检疫机构提出备案申请，其提供的备案申请材料信息完备、属实的，检验检疫机构准予备案。

二、首次进口化妆品是指无既往进口记录的化妆品，既往进口记录等证明材料应由进口商提供，凡不能提供既往进口记录证明材料的应视为首次进口化妆品。对于首次进口国家没有实施卫生许可或者备案的化妆品，报检时应提供由生产企业或权威机构出具的安全性评估资料[③]，包括产品安全性承诺、化妆品中安全性风险物质危害识别表等；对于首次进口的离境免税化妆品，报检时应提供由生产企业或权威机构出具的安全性评估资料，包括产品安全性承诺、在国外允许生产或销售的相关证明材料等。

三、首次出口的化妆品报检时应当提供卫生许可证、生产许可证等材料。对于目前国家尚未实施卫生许可制度或生产许可制度的化妆品，报检时可不提供相关卫生许可证或生产许可证。首次出口的特殊用途化妆品，如不能提供卫生许可批件的，可提供由生产企业或权威机构出具的产品是否存在安全性风险物质的有关安全性评估资料，包括符合进口国家（地区）相关法律法规和标准、正常使用不会对人体造成危害的安全性承诺。

四、进口研发试用化妆品的收货人或代理人应当按照国家质检总局相关规定报检，同时提供收货人备案号、样品研发试用方案、处置管理措施、非销售的承诺书。对于首次进口的，还应提供符合国家相关规定或要求、正常使用不会对人体健康产生危害的声明，产品名称、数/重量、规格、产地、生产批号、生产日期或保质期等有关信息，以及国家质检总局要求的其他材料。试用企业应在试用结束后10个工作日内提供研发试用情况总结报告和剩余样品处置情况报告，并如实记录样品试

---

① 《进出口化妆品检验检疫监督管理办法》（国家质检总局令第143号发布，根据海关总署令第238号、第240号、第243号修改），见第二章第一节。

② 《关于取消进口肉类收货人、进口化妆品境内收货人备案的公告》（海关总署公告2021年第108号，见本节）自2022年1月1日取消进口化妆品境内收货人备案事项。

③ 《关于调整部分进出境货物监管要求的公告》（海关总署公告2020年第99号，见本节）规定：“对于国家没有实施卫生许可或者备案的化妆品，取消提供具有相关资质的机构出具的可能存在安全性风险物质的有关安全性评估资料的监管要求，要求提供产品安全性承诺。”

用情况，相关记录保存期限不得少于2年。

十九、《关于发布〈进口化妆品境内收货人备案、进口记录和销售记录管理规定〉的公告》①（国家质检总局公告2016年第77号）

该文件于2016年8月15日发布。原文如下：

为进一步规范进口化妆品质量安全管理，保障消费者健康和安全，根据《中华人民共和国进出口商品检验法》及其实施条例、《化妆品卫生监督条例》② 及其实施细则、《国务院关于加强食品等产品安全监督管理的特别规定》和《进出口化妆品检验检疫监督管理办法》等法律、法规及部门规章的规定，国家质检总局制定了《进口化妆品境内收货人备案、进口记录和销售记录管理规定》，现予以批准发布，自2017年3月1日起施行。

请境内收货人通过进口食品化妆品进出口商备案系统（网址为http：//ire. eciq. cn），提交备案信息并填写进口和销售记录。质检总局对备案的境内收货人名单予以公布。

附件：进口化妆品境内收货人备案、进口记录和销售记录管理规定

附件

进口化妆品境内收货人备案、进口记录和销售记录管理规定

第一章　总　则

第一条　为加强进口化妆品的溯源管理，保障进口化妆品质量安全，根据《中华人民共和国进出口商品检验法》及其实施条例、《化妆品卫生监督条例》③ 及其实施细则、《国务院关于加强食品等产品安全监督管理的特别规定》和《进出口化妆品检验检疫监督管理办法》等法律、法规及部门规章的规定，制定本规定。

第二条　本规定适用于进口化妆品境内收货人（以下简称收货人）的备案、进口记录和销售记录（以下简称“进口和销售记录”）管理，以及为完成进口和销售记录所必需的生产经营信息记录的监督管理；其中进口记录是指收货人记载化妆品及其相关进口信息的纸质或者电子文件，销售记录是指记载收货人将进口化妆品提供给化妆品经营者的纸质或者电子文件。

第三条　国家质检总局主管收货人备案的监督管理工作。国家质检总局设在各地的出入境检验检疫机构（以下简称检验检疫机构）负责收货人备案申请的受理、备案资料信息审核。进口化妆品结关地检验检疫机构负责进口化妆品的进口和销售记录的监督管理工作。

第四条　收货人应当建立完善的化妆品进口和销售记录制度并严格执行。

第二章　进口化妆品境内收货人备案

第五条　收货人应当向其工商注册登记地检验检疫机构申请备案，并对所提供备案信息的真实性负责。

第六条　收货人可于化妆品进口前申请备案。申请备案须提供以下材料：

---

①《关于取消进口肉类收货人、进口化妆品境内收货人备案的公告》（海关总署公告2021年第108号，见本节）自2022年1月1日取消进口化妆品境内收货人备案事项。

②《化妆品卫生监督条例》于2022年1月1日被《化妆品监督管理条例》废止。

③ 同上。

（一）填制准确完备的收货人备案申请表（见附件1）；

（二）工商营业执照、统一社会信用代码登记证书、法定代表人身份证明、对外贸易经营者备案登记表等的复印件并交验正本；

（三）企业质量安全管理制度；

（四）与化妆品安全相关的组织机构设置、部门职能和岗位职责；

（五）拟经营的化妆品种类、存放场所；

（六）2年内曾从事化妆品进口、加工和销售的，应当提供相关说明（化妆品品种、数量）；

（七）自理报检的，应当提供自理报检单位备案登记证明书复印件并交验正本。

第七条 备案申请资料真实、齐全的，检验检疫机构应当受理，并在5个工作日内完成备案工作。

第八条 备案的信息发生变化时，收货人应当及时提出修改申请，由检验检疫机构审核同意后，予以修改。

第三章 进口和销售记录

第九条 收货人应当建立化妆品进口记录，并指派专人负责。

第十条 收货人建立的化妆品进口记录应当包括以下内容：

进口化妆品的名称、品牌、规格、数重量、货值、生产批号及限制使用日期或生产日期及保质期、原产地、贸易国家或者地区、生产加工企业名称及信息记录号、出口商（代理商）名称及信息记录号、施检机构、目的地、报检单号、入境时间、存放地点、联系人及电话等内容。记录格式见附件2。

第十一条 为完成进口和销售记录，境内收货人应为向其提供化妆品的境外生产企业和出口商（代理商）填写有关信息，信息包括：企业名称、地址、国家（地区）、联系人、联系方式、化妆品种类及填写人信息等内容，获得境外生产企业信息记录号和境外出口商（代理商）信息记录号，并对信息的真实性负责。境外生产企业和出口商（代理商）也可自行填写其有关信息。企业应对所记录信息的真实性负责。

第十二条 收货人应当保存如下进口记录档案材料：贸易合同、提单、根据需要出具的国（境）外官方相关证书、报检单的复印件、检验检疫机构出具的《入境货物检验检疫证明》等文件副本。

第十三条 收货人应当建立进口化妆品销售记录（化妆品进口后直接用于零售的除外），指派专人负责。

第十四条 进口化妆品销售记录应当包括销售流向记录及召回记录等内容。

销售流向记录应当包括进口化妆品名称、规格、数重量、生产批号及限制使用日期或生产日期及保质期、销售日期、购货单位名称及联系方式、化妆品召回后处理方式等信息。记录格式见附件3。

召回记录应当包括涉及的进口化妆品名称、规格、数重量、生产批号及限制使用日期或生产日期及保质期，召回原因，自查分析、应急处理方式，后续改进措施等信息。记录格式见附件4。

第十五条 收货人应当保存如下销售记录档案材料：购销合同、销售发票留底联、出库单等文件原件或者复印件，自用化妆品的收货人还应当保存加工使用记录等资料。

第十六条 收货人应当妥善保存化妆品进口和销售记录，防止污染、破损和遗失。化妆品进口和销售记录保存时间不得少于产品保质期满后6个月；没有明确保质期的，保存期限不得少于2年。

第四章 监督管理

第十七条 收货人在申请备案时提供虚假备案资料和信息的，不予备案；已备案的，取消备案编号。

收货人转让、借用、篡改备案编号的，取消备案编号。

第十八条 检验检疫机构对已获得备案的收货人备案信息实施监督抽查，校验有关证明材料或者现场校验收货人所提供的备案信息。对备案信息不正确、不完善的，应当要求其更正、完善备案信息。不按要求及时更正、完善信息的，取消备案编号。

第十九条 检验检疫机构应当随时对收货人的化妆品进口和销售记录进行监督检查。对进口和销售记录填写不正确、不完善的，应当要求其更正、完善。不按要求及时更正、完善的，应加严进口化妆品检验检疫监管措施。

第二十条 收货人或者其代理人在对进口化妆品进行报检时，应当按照国家质检总局的规定提供报检材料，在报检单中注明收货人名称及备案编号，检验检疫机构应当核对备案编号和收货人名称等信息与备案信息的一致性，与备案信息不一致的，告知其更正相关信息；对未备案的，报检时应当提供报检材料及本规定第六条所列材料，未提前备案的，可加严进口化妆品检验检疫监管措施。

第五章 附 则

第二十一条 本规定所称收货人指中国大陆境内（不包括香港、澳门）与外方签订贸易合同的收货人。

第二十二条 本规定自2017年3月1日起施行。

附件：略

二十、《关于公布实施备案管理出口食品原料品种目录的公告》（国家质检总局公告2012年第149号）

该文件于2012年10月8日发布。原文如下：

按照《中华人民共和国食品安全法》及其实施条例和质检总局《进出口食品安全管理办法》① 的规定，现将实施备案管理的出口食品原料品种目录予以公布。使用目录所列产品作为主要加工原料的出口食品，其原料种植、养殖场应当向检验检疫机构备案。备案的具体要求，按质检总局发布的有关规定执行。

实施备案管理的出口食品原料品种目录

序号	原料品种	备注
1	蔬菜（含栽培食用菌）	
2	茶叶	
3	大米	
4	禽肉	
5	禽蛋	
6	猪肉	
7	兔肉	
8	蜂产品	
9	水产品	

① 《进出口食品安全管理办法》于2022年1月1日被《中华人民共和国进出口食品安全管理办法》（海关总署第249号令）废止。

二十一、《关于发布〈出口食品原料种植场备案管理规定〉的公告》（国家质检总局公告2012年第56号）

该文件于2012年4月5日发布。原文如下：

按照《中华人民共和国食品安全法》及其实施条例等法律法规的有关规定，为进一步做好出口食品原料种植场备案工作，国家质检总局制定了《出口食品原料种植场备案管理规定》，现予发布实施。

特此公告。

附件：出口食品原料种植场备案管理规定

附件

出口食品原料种植场备案管理规定

第一章 总 则

第一条 为加强出口食品原料质量安全管理，根据《中华人民共和国食品安全法》及其实施条例、《国务院关于加强食品等产品安全监督管理的特别规定》和《进出口食品安全管理办法》等有关规定，制定本规定。

第二条 本规定适用于国家质量监督检验检疫总局（以下简称国家质检总局）规定实施备案管理的原料品种目录中原料种植场的备案和监督管理。

第三条 国家质检总局主管全国出口食品原料种植场备案管理工作。

国家质检总局设在各地的出入境检验检疫机构（以下简称检验检疫机构）负责所辖区域出口食品原料种植场的备案和监督检查工作。

第四条 国家质检总局鼓励各级检验检疫机构在与地方政府有关部门建立合作机制框架下，共同做好出口食品原料种植场的备案工作。

第二章 备案申请

第五条 出口食品生产加工企业、种植场、农民专业合作经济组织或者行业协会等具有独立法人资格的组织均可以作为申请人向种植场所在地的检验检疫机构提出备案申请。

第六条 备案种植场应当具备以下条件：

（一）有合法经营种植用地的证明文件；

（二）土地相对固定连片，周围具有天然或者人工的隔离带（网），符合当地检验检疫机构根据实际情况确定的土地面积要求；

（三）大气、土壤和灌溉用水符合国家有关标准的要求，种植场及周边无影响种植原料质量安全的污染源；

（四）有专门部门或者专人负责农药等农业投入品的管理，有适宜的农业投入品存放场所，农业投入品符合中国或者进口国家（地区）有关法规要求；

（五）有完善的质量安全管理制度，应当包括组织机构、农业投入品使用管理制度、疫情疫病监测制度、有毒有害物质控制制度、生产和追溯记录制度等；

（六）配置与生产规模相适应、具有植物保护基本知识的专职或者兼职植保员；

（七）法律法规规定的其他条件。

第七条 申请人应当在种植生产季开始前3个月向种植场所在地的检验检疫机构提交书面备案申请，并提供以下材料，一式二份：

（一）出口食品原料种植场备案申请表（附表1）；

（二）申请人工商营业执照或者其他独立法人资格证明的复印件；

（三）申请人合法使用土地的有效证明文件以及种植场平面图；

（四）种植场的土壤和灌溉用水的检测报告；

（五）要求种植场建立的各项质量安全管理制度，包括组织机构、农业投入品管理制度、疫情疫病监测制度、有毒有害物质控制制度、生产和追溯记录制度等；

（六）种植场负责人或者经营者、植保员身份证复印件，植保员有关资格证明或者相应学历证书复印件；

（七）种植场常用农业化学品清单；

（八）法律法规规定的其他材料。

上述资料均需种植场申请人加盖本单位公章。

第三章 受理与审核

第八条 申请人提交材料齐全的，种植场所在地检验检疫机构应当受理备案申请。

申请人提交材料不齐全的，种植场所在地检验检疫机构应当当场或者在接到申请后5个工作日内一次性书面告知申请人补正，以申请人补正材料之日为受理日期。

第九条 种植场所在地检验检疫机构受理申请后，应当根据本规定第六条和第七条的规定进行文件审核，必要时可以实施现场审核。审核须填写《出口食品原料种植场备案审核记录表》（附表2）。

第十条 审核符合条件的，给予备案编号，编号规则为“省（自治区、直辖市）行政区划代码(6位)+产品代码（拼音首位字母）+5位流水号”。不符合条件的，不予备案，由种植场所在地的检验检疫机构书面通知申请人，并告知不予备案原因。

第十一条 审核工作应当自受理之日起20个工作日内完成。

第四章 监督管理

第十二条 种植场所在地检验检疫机构负责对备案种植场实施监督检查。

第十三条 种植场所在地检验检疫机构对备案种植场每年至少实施一次监督检查。监督检查包括以下内容：

（一）种植场及周围环境、土壤和灌溉用水等状况；

（二）农业投入品管理和使用情况；

（三）种植场病虫害防治情况；

（四）种植品种、面积以及采收、销售情况；

（五）种植场的资质、植保员资质变更情况；

（六）质量安全管理制度运行情况；

（七）种植场生产记录，包括出具原料供货证明文件等情况；

（八）法律、法规规定的其他内容。

检验检疫机构对备案种植场进行监督检查，应当记录监督检查的情况和处理结果，填写《出口食品原料种植场监督检查记录表》（附表3），并告知申请人。监督检查记录经监督检查人员和种植场签字后归档。

第十四条 种植场负责人、植保员等发生变化的，种植场申请人应当自变更之日起30天内向种植场所在地检验检疫机构申请办理种植场备案变更手续。

种植场申请人更名、种植场位置或者面积发生重大变化、种植场及周边种植环境有较大改变，以及其他较大变更情况，种植场申请人应当自变更之日起30天内重新申请种植场备案。

第十五条 备案种植场有下列情形之一的，检验检疫机构应当书面通知种植场申请人限期整改：

（一）周围种植环境有污染风险的；

（二）存放我国和进口国家（地区）禁用农药以及不按规定使用农药的；

（三）产品中有毒有害物质检测结果不合格的；

（四）产品中检出的有毒有害物质与申明使用的农药、化肥等农业投入品明显不符的；

（五）种植场负责人、植保员发生变化后30天内未申请变更的；

（六）实际原料供货量超出种植场生产能力的；

（七）种植场各项记录不完整，相关制度未有效落实的；

（八）法律、法规规定其他需要改正的。

第十六条 备案种植场有下列情形之一的，检验检疫机构可以取消其备案编号：

（一）转让、借用、篡改种植场备案编号的；

（二）对重大疫情及质量安全问题隐瞒或谎报的；

（三）拒绝接受检验检疫机构监督检查的；

（四）使用中国或进口国家（地区）禁用农药的；

（五）产品中有毒有害物质超标一年内达到2次的；

（七）用其他种植场原料冒充本种植场原料的；

（八）种植场备案主体更名、种植场位置或者面积发生重大变化、种植场及周边种植环境有较大改变，以及其他较大变更情况，种植场备案主体未按规定重新申请备案的；

（九）2年内未种植或提供出口食品原料的；

（十）法律法规规定的其他情形。

第五章　上报和公布

第十七条 各直属检验检疫机构（以下简称直属局）应当对本辖区内新增、取消和变更备案种植场信息进行汇总，填写《出口食品原料种植场备案情况统计表》（附表4）于每季度最后1个月28日前上报国家质检总局。种植场和对应生产加工企业不在同一直属局管辖的，种植场所在地的直属局还应当每季度将备案信息通报生产加工企业所在地的直属局，生产加工企业所在地直属局应当及时将产品中检出的有毒有害物质超标信息反馈给基地所在地直属局。

第十八条 国家质检总局在其网站上统一公布备案种植场名单。

第六章　附　则

第十九条 出口食品原料种植场有违法行为的，检验检疫机构依照有关法律法规的规定处理。

第二十条 国家质检总局此前发布的出口食品原料种植基地备案的相关规定与本规定不符的，以本规定为准。供港澳蔬菜种植基地备案管理按照国家质检总局的有关规定执行。

第二十一条 本规定由国家质检总局负责解释。

第二十二条 本规定自发布之日起施行。

附表：1. 出口食品原料种植场备案申请表（略）

2. 出口食品原料种植场备案审核记录表（略）

3. 出口食品原料种植场监督检查记录表
4. 出口食品原料种植场备案情况统计表（略）

附表 3

出口食品原料种植场监督检查记录表

备案种植场名称		申请人	
种植类别		监管日期	
监管项目	监管内容	情况描述	
种植场基本情况	大气、土壤和灌溉用水质量状况		
	种植场及周边污染情况		
	种植场位置情况		
	种植场周边农作物种植、隔离情况		
	现场地块平面分布、标识情况		
	种植环境监测结果		
种植管理	实际种植品种、面积和产量		
	播种、施肥、浇水、除草等田间农作情况		
	间种主要作物品种及其农业投入品施用受控情况		
	推行良好农业规范或者其他标准情况		
	其它		
农业投入品的控制	农业投入品管理部门或者人员		
	农业投入品合格供应商名录		
	农业投入品的采购、贮存、领发、施用等情况		
	禁止、限用农业投入品情况		
	其它		
病虫害防治	主要病虫害发生情况		
	病虫害防治综合措施		
	病虫害监测情况		
	植保员履职情况		
	其它		
采收销售	采收后就地简易加工或者存放场地能力与卫生条件		
	作为出口食品原料签约、销售、流向、供应数量情况		
	出口食品生产加工企业对原料质量反馈意见		
	其它		

续表

产品检测情况	有毒有害物质检测能力	
	委托的有毒有害物质检测机构	
	企业有毒有害物质检测结果登记情况	
	不合格产品追溯情况	
	不合格产品的处理情况	
	其它	
生产记录档案与质量追溯	种植、农业投入品、病虫害监测防治等记录管理情况	
	产品批次溯源管理、出口食品供货证明文件情况	
	生产质量记录真实有效、及时完整情况	
	建立生产质量记录档案，及时归档	
	生产记录保存期限两年以上	
监管情况与结果		
监管人签名 监管日期　　年　　月　　日		
备案种植场意见		
负责人签名 日期　　年　　月　　日		

二十二、《关于对出口加工用肉兔饲养场实行检验检疫备案管理的通知》（国质检食函〔2005〕424号）

该文件于2005年6月10日发布，国家质检总局2017年第54号公告公布为有效规范性文件。原文如下：

为了加强出口加工用肉兔饲养场的安全卫生管理，从源头保证出口兔肉产品的质量安全卫生，根据欧盟等主要进口国的卫生要求，并结合中国的实际情况，在充分调研和反复征求意见的基础上，总局决定对出口加工用肉兔饲养场实行检验检疫备案管理，现就有关问题通知如下：

一、各局对辖区内出口兔肉生产企业的供货肉兔饲养场实行检验检疫备案管理制度。肉兔饲养场检验检疫备案由出口兔肉生产企业向辖区检验检疫机构提出申请，所在地直属检验检疫局负责审查批准。检验检疫备案饲养场必须符合《出口加工用肉兔饲养场检验检疫备案条件和要求（试行）》（附件）的有关规定。出口兔肉生产企业的加工原料必须来自经检验检疫机构备案的饲养场。

二、各地检验检疫机构应对备案饲养场定期监督检查，检查的频率为每年至少组织1次全面监督检查，每60天至少1次随机抽查，疫病多发季节应适当增加监管频率。检查的主要内容包括：检查饲养场是否持续符合规定的备案要求，药物和饲料使用、记录情况，出笼前的疫情、健康卫生状况，向出口生产企业提供屠宰用兔情况等；并与当地农牧兽医部门建立疫病、疫苗、农兽药残信息通报制度，确认出口地区的疫情状况及农兽药使用情况符合要求，对于检出和发现的疫情、农兽药残和违禁农兽药销售使用情况，在24小时内相互通报。

三、出口兔肉生产企业必须对检验检疫备案饲养场拥有管理权，并实行“五统一”管理模式，即由出口兔肉生产企业统一供应种兔、统一防疫消毒、统一供应饲料、统一供应药物、统一屠宰加工。备案饲养场必须接受出口兔肉生产企业的管理。出口兔肉生产企业必须为每个备案饲养场配备专职兽医人员，设立兽医工作室。专职兽医负责备案饲养场的免疫、防疫、疫病控制和用药管理，监督指导备案饲养场的各项活动。备案饲养场必须接受出口兔肉生产企业派出的专职兽医对饲养全过程的疫病控制、用药指导和动物保健的管理，并有完善的记录。专职兽医有权对饲养过程中的异常情况及时提出处理意见，并应在第一时间内向所在地的检验检疫机构报告。专职兽医必须由检验检疫机构培训合格后持证上岗。

四、检验检疫备案饲养场违反检验检疫法律法规和有关规定，具有下列行为之一的，取消其出口备案资格：

（一）存放或使用国家、输入国（地区）规定禁止使用的药物和其他有毒有害物质，使用的药物未标明有效成分或使用含有禁用药物和药物添加剂，未按规定在休药期停药的；

（二）擅自收购非备案饲养场肉兔的；

（三）发生重大疫病和安全卫生问题未及时向检验检疫机构报告的；

（四）拒不接受检验检疫机构和出口生产企业监督管理的；

（五）违反其他法律法规和规定的。

五、各直属检验检疫局每半年（7月和次年1月的第一周）将汇总后的备案饲养场名单报国家质检总局进出口食品安全局备案，并抄送认监委。

附件

出口加工用肉兔饲养场检验检疫备案条件和要求（试行）

一、饲养场周围1000米范围内不得有其他兔场、集贸市场、家兔屠宰场和居民区，并有与外界隔离的建筑设施；

二、场区卫生整洁，布局合理；养殖区和办公区严格分开；种兔养殖区和商品兔养殖区相对隔离；有相对独立的饲料存放室、兽医工作室和无害化处理设施等；

三、饲养场场区大门设有车辆、人员消毒设施；饲养区饲料、疫苗、兽药等的运输通道应与垃圾处理运输通道、粪污道严格分开；

四、进出养殖区应分别设有车辆消毒装置、车轮消毒池和人员专用的更衣、消毒通道；消毒设施、消毒液必须保证其有效性；

五、饲养场内不得同时饲养其他动物（护卫犬除外）；

六、应具有与饲养场规模相适应的粪便、污水处理设施；

七、成立以饲养场负责人为组长的动物防疫领导小组，具有有效的卫生防疫消毒制度、养殖用药管理制度及有关记录；

八、出口肉兔饲养场应符合“五统一”（统一供应仔兔，统一防疫，统一供应饲料，统一供药，统一屠宰加工）管理模式，建立完善的养殖管理制度；

九、用于屠宰的原料兔必须为自繁自养；兔舍应通风良好，养殖密度适宜；

十、饲养场水源充足、卫生，保证肉兔饮用水符合畜禽饮用水水质卫生标准（NY 5027—

2001）①；

十一、饲养场应设有防鼠设施，定期灭鼠并做好记录；

十二、饲养场严禁使用我国或进口国禁止使用的疫苗、兽药和消毒药；允许使用的药物严格执行停药期；

十三、饲养场应做好饲料、免疫、用药、消毒、人员及车辆进出、死亡、淘汰等情况的有关记录；养殖人员应按照检验检疫机构的要求准确、规范、及时地填写《饲养日志》；

十四、备案饲养场必须将所有养殖兔只按相近日龄分群集中养殖，并进行标记；兔舍空舍期不得少于7-15天，并经彻底清洗消毒处理，消毒药品及使用方法由所在地检验检疫机构认可；

十五、配备至少1名兽医专业毕业（中专以上）的技术人员负责肉兔的养殖、卫生防疫管理，并经检验检疫机构考核合格上岗；

十六、与肉兔养殖有关的人员每年应进行一次健康检查，取得健康证书后方可上岗工作；

十七、饲养场的活兔年出栏量应在6万只以上；

十八、在养殖过程中使用的饲料、饲料添加剂、消毒剂和兽药等，必须具有生产单位的检验报告单和出口生产企业抽检的检验合格报告单，并对饲料原料来源地的农残（六六六 、DDT）和重金属（镉、铅、汞、砷）污染情况进行监测；

十九、应具有健全的肉兔卫生防疫制度、完善的专职兽医工作记录，包括每天对兔群的健康状况观察记录，对病死兔的隔离、剖解、送检、处理意见、送检结果和治疗结果及处方情况、处理措施等记录；

二十、所用疫苗必须来自于经国家批准的专业疫苗生产单位；

二十一、所有使用的兽药必须是专职兽医处方用药；

二十二、养殖期间，若发现疑似病兔，应立即隔离观察，并及时通知主管兽医，由主管兽医做出处理意见，并做好相关记录；养殖期间出现的无治疗价值的病死兔，应严格按国家无害化处理标准进行处理，并做好相关记录；

二十三、备案饲养场应自觉接受和配合国家残留计划的执行和实施。

二十三、《关于对出口蜂产品养蜂基地实行检验检疫备案管理的通知》（国质检食函〔2005〕777号）

该文件于2005年9月22日发布，国家质检总局2017年第54号公告公布为有效规范性文件。原文如下：

为了加强对出口蜂蜜、蜂王浆（以下简称“出口蜂产品”）的检验检疫和监督管理工作，有效控制出口蜂产品中的农兽药残留等问题，保障出口蜂产品的安全卫生和质量，总局决定对出口蜂产品加工企业养蜂基地实施检验检疫备案管理。现将有关要求通知如下：

一、各局对辖区内出口蜂产品加工企业养蜂基地实行检验检疫备案管理制度。养蜂基地的检验检疫备案申请由出口蜂产品加工企业向所在地检验检疫机构提出，所在地直属检验检疫局负责审查批准。检验检疫备案养蜂基地必须符合《出口蜂产品加工企业养蜂基地检验检疫备案条件和要求（试行）》（附件1）。出口蜂产品加工企业的生产原料必须来自经检验检疫备案的养蜂基地。

二、各局对备案养蜂基地要加强监督管理，以确保备案工作落实到位。

（一）各局要采取定期和不定期的方式对备案的养蜂基地进行监督抽查，检查的频率为每年至少组织一次全面监督检查。监督抽查内容主要包括：养蜂基地是否符合《出口蜂产品加工企业养蜂基

① 该标准已被《无公害食品　畜禽饮用水水质》（NY 5027—2008）替代废止。

地检验检疫备案条件和要求（试行）》；企业对养蜂基地管理情况；养蜂技术员对基地内蜂农进行监督检查及技术指导的相关记录，蜂药采购、发放台帐，蜂农养蜂日志、用药记录等情况；监督记录参考《出口蜂产品备案养蜂基地现场监督记录》（附件2）的内容进行填写。

（二）检验检疫机构指导出口蜂产品加工企业对养蜂管理和基地内蜂农的培训工作。

（三）备案的养蜂基地纳入国家残留监控计划的实施监控范围。

（四）根据出口蜂产品加工企业养蜂基地提供蜂产品的能力，核实出口蜂产品的总量与该企业养蜂基地的生产能力是否相称，以确保产品的可追溯性。

三、各局在对备案养蜂基地实施管理过程中发现下列情形的，取消养蜂基地的备案资格，对情节严重，企业负有管理责任的，暂停接受出口蜂产品加工企业的出口报检：

（一）违反规定，存放或使用国家、输入国（地区）规定禁止使用的药物和其他有毒有害物质。

（二）使用的药物未标明有效成份，用药后所生产的产品未进行有效隔离和标识的。

（三）不按规定或不如实填写养蜂日志、用药记录的。

（四）提供虚假的交货清单，收购非备案蜂农的产品的。

（五）被欧盟、美国、加拿大、日本等进口国因违禁药物阳性预警通报，并造成严重后果的。

（六）限用药物超标被进口国通报的。

（七）产品原料来源不清、批次及标识管理混乱，无法溯源，对原料未进行安全项目检测，拒不接受检验检疫机构和出口生产企业监督管理的。

四、各局每年要将检验检疫备案的养蜂基地名单汇总后报总局进出口食品安全局备案，并抄送认监委注册部。

附件：1. 出口蜂产品加工企业养蜂基地检验检疫备案条件和要求
2. 出口蜂产品加工企业备案养蜂基地现场监督记录

附件1

出口蜂产品加工企业养蜂基地检验检疫备案条件和要求（试行）

一、适用范围

本管理要求适用于出口蜂产品加工企业（以下简称“企业”）养蜂基地的建立、备案和监督管理。

二、总体要求

（一）企业必须按本管理要求建立养蜂基地（即养蜂联合体或合作社），并且企业对检验检疫备案养蜂基地拥有管理权。

（二）企业必须按照本管理要求对养蜂基地内蜂农进行培训、指导、管理、监督和建档备案工作。

（三）企业对蜂产品的安全卫生质量进行控制必须按照《出口蜂产品追溯规程》（附后）的规定保证每批出口产品具有可追溯性。

三、蜂农参加企业养蜂基地必须符合以下条件

（一）遵纪守法、诚信，无不良记录。

（二）每户养蜂群数应大于60群。

（三）熟悉养蜂生产的有关规定和蜂病防治用药知识。

（四）熟悉国家禁用药物的规定和名称，并自觉遵守。

（五）每户（个）蜂农只能参加一个企业的基地备案，不得重复参加其他企业的基地备案。

四、企业必须建立基地内蜂农档案和养蜂用药记录制度

（一）企业必须建立养蜂基地蜂农台帐，包括蜂农数量、蜂蜜、蜂王浆年产量以及负责人资料。蜂农档案应包括如下内容：所在养蜂基地名称、养蜂户登记编号、姓名和身份证号、联系方式、养蜂历史、该养蜂户的人数和姓名、蜂群数、摇蜜机材质，蜂具卫生和转（定）地情况、参加培训记录等。

（二）企业应印制养蜂日志，发放给养蜂基地内的蜂农，并督促蜂农记录好养蜂日志和用药记录。

养蜂日志和用药记录应包括如下内容：

1. 记录放蜂地点，蜜源种类、流蜜、环境和气候情况；

2. 记录养蜂生产操作情况，如：摇蜜、取浆、移虫、蜂具更换等；

3. 用药记录应记录蜂群健康情况，蜂群发生病害时，蜂病名称或现象描述、发病时间、使用药物名称和剂量、用药方式和时间等；

4. 记录蜂具消毒情况，如消毒药物名称和剂量、消毒方式和时间；

5. 记录蜂产品销售情况（销售时间、品种、数量、对象）。

（三）养蜂基地内蜂农应自觉遵守有关药物使用规定和养蜂基地的规定，按照养蜂生产、用药等实际情况做好养蜂日志的记录。

五、企业必须对养蜂基地内蜂农进行培训和管理

（一）企业必须在每年的秋冬或初春季节对养蜂基地内养蜂技术人员和蜂农进行培训，做好培训记录，发放培训证书或证明。

（二）企业必须建立与养蜂基地内蜂农有效的联系方式，能够保持与基地内的蜂农取得联系，便于及时了解养蜂生产动态。

（三）企业必须建立养蜂管理及养蜂用药监管制度，配备配至少1名专职和兼职的养蜂技术人员（相当于兽医资格），指导和监督蜂农养蜂和用药，并经检验检疫机构考核合格上岗。

（四）企业必须建立巡回指导和督促检查制度。基地内蜂农每年要将放蜂路线图提供给企业，养蜂技术人员必须在养蜂生产和春繁季节，根据放蜂路线图加强跟踪管理，到现场进行了解、督查和指导，并记录现场督查和指导情况（《xxx企业备案养蜂场现场督查记录》附后），存档备查。

（五）养蜂基地内蜂农发现蜜蜂得病（除螨病外）时，应及时与企业养蜂管理部门联系，养蜂管理部门应指导蜂农用药，并做好记录。

（六）企业应根据养蜂需要，为蜂农统一采购符合国家规定的常用蜂药，做好采购和发放核销台帐。

（七）建立重要事项报告制度，如在现场督查和指导时发现使用违禁药物等。

（八）企业必须将备案基地及蜂农的变更情况及时报所在地检验检疫部门备案。

（九）企业必须建立对违规蜂农的处罚规定和处罚记录。

附：《出口蜂产品追溯规程》及《×××企业备案养蜂场现场督查记录》

出口蜂产品追溯规程（试行）

一、适用范围

本规程适用于出口蜂蜜、蜂王浆（以下简称“蜂产品”）及其制品的溯源。

二、总体要求

（一）出口蜂产品加工企业（以下简称“企业”）所用原料必须来自于备案养蜂基地。

（二）企业必须建立原料验收、检验、配料与成品加工等台帐和记录，确保其产品的可追溯性。

任何相关的记录内容应具有唯一性、相关性、连续性，与客观事实相一致。

（三）企业应建立标识管理制度。

三、原料收购的控制

（一）企业应统一养蜂基地投售的原料标识。每桶/壶原料的标识内容包括：交货人、基地名称、蜂农姓名或编号、品名、产地、蜜源种类、采收时间、数重量等。并对每次收购原料建立原料批和标识卡，标识卡内容包括：基地名称、批号和日期、产地和花种、数重量、常规指标、抗生素检测和使情况等。

（二）养蜂基地在向企业投售原料时应提供统一的交货清单，交货清单包括：蜂农姓名、交货数重量等，同时提交各蜂农采收期间蜂病防治与用药记录或未使用药物承诺书。

（三）企业应建立原料台帐，内容包括：原料批号、投售蜂农姓名或编号、数重量、品名、产地、检测结果、对应原料交货单号等内容。

四、批次的确定

（一）原料批的确定。

1. 同一原料批应为同一养蜂基地的蜂农在同一区域、同一时间（一般指同一花期）收购的原料。每个原料批号应和具体的交货单相对应，一个批号应只对应一个交货单，当交货批量较大时，可拆分成二个以上原料批，但必须保证通过交货单可溯源至具体的蜂农；

2. 出口蜂产品加工企业应保存好原料的每批留样，应按照该批原料所对应蜂农组成进行抽样，以便出现阳性时的追查溯源。

（二）成品批的确定。

1. 蜂蜜为同一拼配容器（投料池或成品罐），在同一天、同一车间和生产线加工且充分混匀的产品为 1 个成品批，每批一般不超过 20 吨；

2. 鲜王浆为同一拼配容器（搅拌锅），在同一天、同一车间和生产线加工的产品为 1 个成品批，每批不超过 1000 公斤；蜂王浆冻干粉可为数天的冻干原料经粉碎后，并经充分混匀，每批不超过 500 公斤；

3. 出口加工企业应建立包括投配料记录在内的原料验收、生产加工、成品检测等记录，投配料记录应包括：投料用原料批、数重量及加工后的成品批号；

4. 企业应建立成品台帐，内容包括：批号、数重量、检测结果、成品出口情况等。

五、批次的识别代码

（一）原料批的识别代码：

每个原料批确定 1 个唯一的原料识别代码，即原料批号。识别代码应包括企业建立该批次的日期、蜜种（如果需要的话）、收购流水号（3 位数，每年从 000 开始）等，如：05 年 5 月 8 日的第 30 批，识别代码的表示方式为：0505080。也可根据上述要求自行编制，但必须区别与成品批和有利于溯源。

（二）成品批的识别代码：

1. 出口蜂蜜成品批识别代码按《出口蜂蜜检验检疫管理办法》① 规定进行编写，即：采用卫生注册号+批号分两行组成，第 1 行为卫生注册号，第 2 行表示年份与加工流水批号或生产日期；

2. 出口蜂王浆及干粉的识别代码（参见出口蜂蜜识别代码），也用两行表示，第一行为卫生注册号，第二行用“年月日+当日的生产序号+品名代号”表示，品名代号：鲜王浆为“R”，蜂王浆冻干粉为“L”。

---

① 《出口蜂蜜检验检疫管理办法》于 2022 年 1 月 1 日被《中华人民共和国进出口食品安全管理办法》（海关总署令第 249 号）废止。

六、识别代码管理

（一）企业应在原料台帐、投配料记录、原料检验记录上明确标示原料识别代码，并在验收入库的原料桶/壶上进行标识。

（二）企业应在投配料记录、生产过程记录、成品检验记录上明确标明成品代码，并在成品包装容器上明确标识。

七、出口蜂产品追溯的实施

（一）为保证出口蜂产品的可追溯性，企业在蜂产品出口报检时，应随报检单附上出口成品对应的原料批号，以及原料和成品检验结果等。

（二）企业在进行原料验收、成品检测以及产品在国外被检测发现药物残留呈阳性时，应对该批产品进行追溯，并做好记录。

（三）追溯可按以下途径进行：出口证书号—报检原始记录—报检批（成品批号）—成品检验记录—投配料记录（含生产加工记录）—原料验收记录—基地原料交货单—交货蜂农（养蜂日志）。

×××企业备案养蜂场现场督查记录

<table>
<tr><td colspan="2">养蜂基地名称</td><td></td><td>蜂农名称</td><td></td></tr>
<tr><td colspan="2">放蜂地点</td><td></td><td>蜂农编号</td><td></td></tr>
<tr><td colspan="2">蜜源植物名称</td><td></td><td>蜂群数</td><td></td></tr>
<tr><td colspan="2">放蜂环境情况</td><td></td><td>水源情况</td><td></td></tr>
<tr><td>蜂群情况</td><td colspan="4"></td></tr>
<tr><td>用药情况</td><td colspan="4"></td></tr>
<tr><td>生产情况</td><td colspan="4"></td></tr>
<tr><td colspan="2" rowspan="2">蜂场存药情况</td><td colspan="3">药物名称：</td></tr>
<tr><td colspan="3">药物数量：</td></tr>
<tr><td colspan="2">已生产蜂产品数量</td><td colspan="3">蜂蜜：　　KG；蜂花粉　　KG；蜂胶　　KG
蜂王浆：　　KG；蜂蜡　　KG；其他　　KG</td></tr>
<tr><td colspan="2">蜂产品投售情况</td><td colspan="3"></td></tr>
<tr><td colspan="2">督查日期</td><td></td><td>养蜂技术员签名</td><td></td></tr>
</table>

此表供企业养蜂管理办公室对养蜂联合体内蜂农现场督察用，也可根据此表内容自行设计。

附件 2

出口蜂产品加工企业备案养蜂基地现场监督记录

出口蜂产品加工企业名称______________

备案养蜂基地名称____________________

备案养蜂基地编号____________________

监督内容

审核项目	符合	不符合	客观描述
1. 养蜂基地基本情况	□	□	
(1) 养蜂基地蜂农数	□	□	
(2) 养蜂基地蜂群数	□	□	
(3) 估计年产量（吨）	□	□	
(4) 上年产量（吨）	□	□	
(5) 年供应出境量（吨）	□	□	
2. 生产管理及制度			
(1) 具有完善的养蜂管理制度包括（蜂群、饲料、蜂场机具的消毒、生产及执行记录）	□	□	
(2) 有专职或兼职养蜂技术员负责疾病防治工作	□	□	
(3) 质量负责人对养蜂基地监管情况	□	□	
(4) 有完善的蜂病防治及用药管理制度	□	□	
(5) 使用药物情况	□	□	
(6) 是否存在使用违禁药物情况	□	□	
3. 场区的环境卫生及水质状况			
(1) 蜂场周围环境卫生良好，无污染源	□	□	
(2) 蜂场周围有良好水源	□	□	
(3) 蜂场周围有丰富的蜜源植物	□	□	
4. 养蜂管理情况			
(1) 养蜂器具的清洗消毒情况	□	□	
(2) 未发现蜜蜂病虫害，无疫病迹象	□	□	
(3) 有专人管理蜂药，药品分类标识清楚，并凭处方用药	□	□	
(4) 不使用和存放国家及输入国或地区禁止使用和不规范的药品、消毒剂、及其他饲料添加剂	□	□	
(5) 记录要真实可信：按规定如实填写养蜂日志、药物发放记录，记录保存两年	□	□	

检查意见

下列项目存在不足，需要整改：

本场愿意接受上述检查结果，对提出的上述意见限期要求整改，本场保证在________天内完成。
养蜂基地质量负责人签名：
检验检疫监督人员签名：

年　　月　　日

二十四、《关于进一步加强出口食品防护的公告》（国家质检总局公告2015年第155号）

该文件于2015年12月21日发布。原文如下：

为加强出口食品防护，有效应对非传统食品安全问题，质检总局制定了《出口食品全过程防护工作指南（试行）》，现予以发布，自2016年1月1日起试行。鼓励出口食品生产加工企业在2018年12月31日前将《出口食品全过程防护工作指南（试行）》及《食品防护计划及其应用指南 食品生产企业》（GB/T 27320）转化为企业管理制度，建立并实施食品防护计划。

附件

出口食品全过程防护工作指南（试行）

为加强出口食品全过程防护，防范出口食品在原料种植/养殖、原辅料控制、生产、包装、储存、运输等过程中，遭受人为蓄意通过化学、生物、物理等因素破坏，或受其他有毒有害物质的污染，保障出口食品安全、贸易顺利发展，制定本指南。

一、全过程防护内容

（一）种植/养殖源头防护。

1. 合理规划基地。种植/养殖场应科学合理布局，远离污染源。

2. 加强水源防护。种植/养殖场水源和废水排放布局合理，防止交叉污染和人为破坏。应实施水源管理，定期巡查供水设施。

3. 加强投入品管理。农兽药、饲料等投入品应来自合格的供应方。应对投入品进行严格管理，做好投入品仓储、出入库、使用、回收、处置管理。

4. 加强人员货物管理。应对进入种植/养殖场的人员、运输工具、货物实施管理。

（二）生产企业防护。

出口食品生产加工企业（以下简称“企业”）应按《出口食品生产企业备案管理规定》①《出口食品生产企业安全卫生要求》②，参照《食品防护计划及其应用指南 食品生产企业》国家标准，重点做好：

1. 做好有效隔离。企业在设计时，应将不安全因素通过物理屏障有效隔离，并区分不同层级的敏感、重点区域。应将企业人员限制在指定区域活动。有条件的企业应安装身份识别系统。

2. 确保用水安全。企业自备的水源应由专人负责，封闭管理，防止人为破坏。定期检查厂区供水设施，定期检测水质，发现任何可疑情况立即开展调查处理。

3. 确保原辅料安全。企业应监督供应原料的种植/养殖场做好食品防护。企业应对入厂的原辅料及其他物品加强管理，应建立食品原辅料进货查验记录制度，防止其在存储、运输、交货等过程中被人为蓄意污染。

4. 生产过程防护。

① 《出口食品生产企业备案管理规定》于2022年1月1日被《中华人民共和国进出口食品安全管理办法》（海关总署第249号令）废止。

② 指《关于发布出口食品生产企业安全卫生要求和产品目录的公告》（国家认监委2011年第23号公告）。

（1）盛放原料、辅料、半成品、成品等物料的容器应清洁卫生，加贴标识。

（2）原料、辅料、半成品、成品等物料储藏区域、混料区及车间应严格控制人员流动，非本区域工作人员不得随意进出。储存库要指定人员负责，实施货物和人员出入库管理。

（3）应按照《食品安全法》要求，落实出厂检验记录制度。

5. 严格危货管理。严格杀虫剂、清洁剂、消毒液等化学品的管理，严格实验室化学试剂、菌种的管理，做好预防措施，避免对人身、食品、设备工具造成污染。严格刀具等器具的管理。上述物品应设立专门的储存场所，与加工区域有效隔离，指定人员负责，并实施入库、领用管理。

6. 严密视频监控。有条件的企业应对关键环节、重点设施安装视频监控系统，对生产加工过程实时监控，并确保监控系统持续有效工作。应妥善保存监控视频录像资料。

7. 严格出入控制。应对进入厂区的人员、运输工具、货物实施严格的登记管理。运输工具进入厂区后，在装货和卸货前，应核对货物和文件信息。应对进出生产车间的外来人员实施查核。

（三）原料及产品运输防护。

1. 运输工具条件。运输工具应符合食品安全卫生要求，并进行适载检查。

2. 运输工具管理。应对车辆、集装箱等运输工具实施妥善管理，禁止不明身份的人员接近；应严密监控装货卸货过程。

3. 货物核对确认。企业应主动与供应商确认发货时的品种、数重量等信息；收货时，应认真核对标签、标识等与货物运输文件是否一致，并检查货物运输文件有无异常改动的痕迹。

4. 厂区车辆管理。计划外的出入厂区的运输行为应经过确认；非正常工作时间的到货、发货应加强管理。

（四）严格追溯管理。

企业应当依照《食品安全法》的规定，建立食品安全追溯体系，保证食品可追溯，以在发生问题时能快速、准确地查找问题原因，并实施正确的纠偏措施。

1. 企业应有专人负责检查产品标识。产品的相关记录上应有完整准确的标识，生产过程各生产要素和原辅料的记录、标识来源能相互衔接。

2. 企业应能追踪到出厂产品情况，并获取反馈、状态等信息。

3. 企业应保证能够及时召回问题产品，并能快速有效地开展调查。

二、工作要求

（一）强化风险意识。

企业是食品质量安全第一责任人，对出口食品的质量安全负主要责任，是食品安全防护工作的主体。企业应主动分析出口食品防护面临的潜在风险，强化风险意识，做好各类非传统食品安全风险防范工作。

（二）做好风险评估。

企业应对出口食品整个供应链的原料、生产、出口等各环节存在的弱点、面临的危害、造成的影响进行风险评估，确定薄弱环节，采取有效预防措施。

（三）建立防护计划。

鼓励企业按照本指南并参照《食品防护计划及其应用指南 食品生产企业》（GB/T 27320）要求，成立食品安全防护小组。鼓励企业根据本指南的要求建立并实施食品防护计划［独立实施或与已经建立的危害分析及关键控制点（HACCP）体系等食品质量安全管理体系融合实施］。

企业应定期对食品防护计划进行评估，必要时对其进行修正完善。应定期对食品生产全过程进行自我检查，发现问题或薄弱环节立即整改，采取纠正预防措施。企业实施防护计划应做好书面记录。鼓励企业定期开展食品防护演练，提高全员风险意识和食品防护能力。

（四）加强人员管理。

1. 加强员工培训。企业应对员工开展法律法规培训，特别是开展《食品安全法》等相关法律法规的培训。企业应对种植/养殖基地管理人员开展食品防护培训。企业应加强对临时工、季节工以及短期合同工的健康检查、培训、考核。

2. 严管关键人员。企业应加强对关键环节员工的监督管理。对于原辅料添加、混合加工、储存、包装、成品检验、危险物品存放等关键环节，企业应加强对其操作人员的管理和培训。必要时，同一关键岗位应至少安排两人同时操作。

（五）加强检验检疫监管。

检验检疫机构应在备案、监督检查、培训等各环节，督促企业及种植/养殖场负责人强化责任意识和风险意识，督促其按照相关法律法规要求，建立健全管理制度，确保质量安全管理体系完善并持续有效运行。检验检疫机构应对企业食品防护能力进行检查，查找问题和薄弱环节，并督促其整改。

（六）加强应急处置能力建设。

鼓励企业加强出口食品非传统食品安全突发事件（以下简称“突发事件”）应急处置能力建设，制定应急处置预案，以及时控制事态，最大限度减少或消除损失和危害。发生突发事件时，企业应在第一时间向所在地分支检验检疫机构报告，同时立即开展风险分析，并依据风险分析的结果，第一时间暂停可能存在隐患的食品出口，召回所有存在问题隐患的出口产品。

（七）发挥示范区效应。

地方政府在推动出口食品农产品质量安全示范区建设中，应将食品防护纳入示范区建设体系，发挥示范区引领效应，引导和帮扶区内企业做好食品防护风险分析和评估、排查非传统食品安全风险、发现薄弱环节、建立食品防护计划、防止人为蓄意污染和故意破坏。地方政府应加强区内农业投入品特别是高风险农兽药的全程监管，严禁销售使用违禁农兽药和非法投入品，严格管理有毒有害物质。

三、附则

（一）本指南根据需要进行修订。

（二）本指南由质检总局负责解释。

二十五、《关于发布〈出口食品生产企业申请境外注册管理办法〉的公告》（海关总署公告2021年第87号）

该文件于2021年10月29日发布。原文如下：

为维护我国出口食品生产企业合法权益，规范出口食品生产企业申请境外注册管理工作，海关总署对《出口食品生产企业申请国外卫生注册管理办法》进行了修订，形成了《出口食品生产企业申请境外注册管理办法》，现予以公布。

特此公告。

出口食品生产企业申请境外注册管理办法

第一章　总　则

第一条　为维护我国出口食品生产企业合法权益，规范出口食品生产企业申请境外注册管理工作，根据《中华人民共和国食品安全法》《中华人民共和国进出口商品检验法》和《中华人民共和国进出口食品安全管理办法》等法律法规、部门规章的规定，制定本办法。

第二条 境外国家（地区）对中国输往该国家（地区）的出口食品生产企业实施注册管理且要求海关总署推荐的，海关总署统一向该国家（地区）主管当局推荐。

第三条 境外国家（地区）有注册要求的，出口食品生产企业及其产品应当先获得该国家（地区）主管当局注册批准，其产品方能出口。企业注册信息情况以进口国家（地区）公布为准。

第二章 注册条件和程序

第四条 出口食品生产企业申请境外注册应当具备下列条件：

（一）已完成出口食品生产企业备案手续；

（二）建立完善可追溯的食品安全卫生控制体系，保证食品安全卫生控制体系有效运行，确保出口食品生产、加工、贮存过程持续符合中国相关法律法规、出口食品生产企业安全卫生要求；

（三）进口国家（地区）相关法律法规和相关国际条约、协定有特殊要求的，还应当符合相关要求；

（四）切实履行企业主体责任，诚信自律、规范经营，且信用状况为非海关失信企业；

（五）一年内未因企业自身安全卫生方面的问题被进口国（地区）主管当局通报。

第五条 出口食品生产企业申请境外注册时，应当通过信息化系统向住所地海关提出申请，提供以下申请材料并对其真实性负责：

（一）出口食品生产企业境外注册申请书（见附件1）；

（二）出口食品生产企业申请境外注册自我评估表（见附件2）；

（三）企业生产条件（包括但不限于厂区布局图、车间平面图、人流/物流图、水流/气流图、关键工序图片等）、生产工艺等基本情况；

（四）企业建立的可追溯的食品安全卫生控制体系文件；

（五）进口国家（地区）要求的随附资料。

第六条 海关根据企业申请组织评审，结合企业信用、监督管理、出口食品安全等情况，符合条件的向进口国家（地区）主管当局推荐。

第七条 需经进口国家（地区）主管当局现场检查合格方能获得注册资格的，出口食品生产企业应当按照进口国家（地区）的要求配合做好相关检查工作。

第三章 注册管理

第八条 已获得境外注册企业的注册信息发生变更的，应当及时向住所地海关申请注册信息变更，由海关总署通报进口国家（地区）。企业注册信息变更情况以进口国家（地区）公布为准。

第九条 已获得境外注册企业发生新建、改（扩）建生产车间或食品安全卫生控制体系发生重大变化的，应当及时向住所地海关报告。

根据进口国家（地区）注册要求，必须由进口国家（地区）主管当局批准后方能改（扩）建的，企业应当在事前向住所地海关报送改（扩）建方案，待进口国家（地区）主管当局批准后方可实施。改造完毕后，企业应当向住所地海关提交报告，由海关总署通报进口国家（地区）主管当局。

第十条 已获得境外注册企业发生下列情形之一的，应当重新办理注册，企业注册情况以进口国家（地区）公布为准：

（一）生产场所迁址的；

（二）已注册的产品范围发生变化且进口国家（地区）主管当局要求重新注册的；

（三）已注册国家（地区）主管当局要求重新注册的其他情形。

第十一条 已获境外注册的出口食品生产企业有下列情形之一的，由海关总署撤回向进口国家（地区）主管当局的注册推荐：

（一）企业主动申请取消注册的；

（二）企业依法终止的；

（三）出口食品生产企业备案已注销的；

（四）企业拒绝接受进口国家（地区）官方检查或未按进口国家（地区）主管当局要求进行整改及提供相关材料的；

（五）企业不能持续符合境外注册要求的；

（六）其他依法依规应当撤回向进口国家（地区）主管当局注册推荐的情形。

企业因第（四）、（五）项规定之情形被海关总署撤回境外注册推荐的，两年内不得重新提出申请。

第十二条 获得境外注册的企业，应当每年就是否能够持续符合进口国家（地区）注册条件进行自我评定，并向住所地海关报告。

第十三条 获得境外注册的企业，应当接受进口国家（地区）主管当局和海关实施的监督检查，如实提供有关情况和材料。

第四章 附 则

第十四条 本办法所称的出口食品生产企业不包括出口食品添加剂、食品相关产品的生产、加工、储存企业。

第十五条 进口国家（地区）法律法规、多双边协议规定的其他类型食品生产单位（如渔船）的境外注册管理，参照本办法办理。

第十六条 本办法由海关总署负责解释。

第十七条 本办法自2022年1月1日起施行。国家认证认可监督管理委员会于2002年12月19日发布的《出口食品生产企业申请国外卫生注册管理办法》同时废止。

附件：1. 出口食品生产企业境外注册申请书（略）

2. 出口食品生产企业申请境外注册自我评估表（略）

二十六、《关于进一步规范进口食品、化妆品检验检疫证单签发工作的公告》（国家质检总局公告2015年第91号）

该文件于2015年7月28日发布。原文如下：

为规范进口食品、化妆品检验检疫证单签发工作，保证检验检疫证单签发的统一性、严肃性，依据《中华人民共和国进出口商品检验法》《中华人民共和国进出境动植物检疫法》《中华人民共和国食品安全法》《进出口化妆品检验检疫监督管理办法》等有关规定，现对签发证单、文字规范等有关事项公告如下：

一、证单种类

对进口食品、化妆品经检验检疫合格的，或检验检疫不合格但已进行有效处理合格的签发“入境货物检验检疫证明”，不再签发“卫生证书”。

二、证书文字

对进口食品、化妆品签发“入境货物检验检疫证明”时，除按质检总局规定填写相关内容外，证明栏中证书文字统一为“上述货物业经检验检疫监督管理，准予进口。”。

本公告自发布之日起施行。《出入境检验检疫签证管理办法》（国质检通〔2009〕38号）① 与本

① 见《海关检验检疫业务实务手册——国境卫生检疫篇》第十三章第一节。

公告不一致的以本公告为准。

第二节　有效的检验检疫文件清单

本节以《关于公布继续有效规范性文件和废止部分规范性文件的公告》（国家质检总局公告2017年第54号）为基础，梳理出涉及检验检疫工作的文件。

一是有效公告类文件，包含2017—2018年国家质检总局发布的与检验检疫工作相关的有效公告，详见《海关检验检疫业务实务手册——国境卫生检疫篇》第十三章第二节。

二是其他有效文件（截至2016年12月底），详见《海关检验检疫业务实务手册——国境卫生检疫篇》第十三章第三节。

同时，梳理了2018年后海关总署发布的与检验检疫工作相关的有效公告清单，详见《海关检验检疫业务实务手册——国境卫生检疫篇》第十三章第五节。

第三节　已废止的检验检疫文件清单

本节收集了国家质检总局以公告形式宣布废止的检验检疫文件清单，清单列明了废止文件的公告，以及该文件在公告清单中的序号，以便核对，详见《海关检验检疫业务实务手册——国境卫生检疫篇》第十三章第四节。

收集了海关总署以公告形式宣布废止或修改的检验检疫文件清单，详见《海关检验检疫业务实务手册——国境卫生检疫篇》第十三章第六节。

收集了虽未宣布废止但因后续文件变更或业务调整实际已失效的检验检疫文件清单，详见《海关检验检疫业务实务手册——国境卫生检疫篇》第十三章第七节。

上述清单按照被废止文件发文时间排序，可以用来检索文件的有效性。

进出口食品化妆品检验检疫资质管理

导读：

本部分主要对进出口食品检验监管过程中行政相对人的资质管理要求进行梳理和介绍，使读者较为全面地了解海关对哪些与食品相关行政相对人有资质管理方面的要求，同时了解相关资质要求的法律依据、办理流程和审核要点。

第四章

进口食品生产企业注册和出口食品生产企业备案

第一节　进口食品境外生产企业注册

一、事项名称

进口食品境外生产企业注册。

二、事项类型

行政确认。

三、设定及实施依据

1.《中华人民共和国食品安全法》。

第九十六条　向我国境内出口食品的境外出口商或者代理商、进口食品的进口商应当向国家出入境检验检疫部门备案。向我国境内出口食品的境外食品生产企业应当经国家出入境检验检疫部门注册。已经注册的境外食品生产企业提供虚假材料，或者因其自身的原因致使进口食品发生重大食品安全事故的，国家出入境检验检疫部门应当撤销注册并公告。

2.《中华人民共和国食品安全法实施条例》。

第五十条　国家出入境检验检疫部门发现已经注册的境外食品生产企业不再符合注册要求的，应当责令其在规定期限内整改，整改期间暂停进口其生产的食品；经整改仍不符合注册要求的，国家出入境检验检疫部门应当撤销境外食品生产企业注册并公告。

3.《中华人民共和国进口食品境外生产企业注册管理规定》（海关总署令第248号）。

4.《关于〈中华人民共和国进口食品境外生产企业注册管理规定〉和〈中华人民共和国进出口食品安全管理办法〉实施相关事宜的公告》（海关总署公告2021年第103号）。

四、实施机构

海关总署进出口食品安全局。

五、法定办结时限

无。

六、承诺办结时限

无。

七、结果名称

海关总署官方网站统一公布进口食品境外生产企业名单。

八、结果样本

无。

九、收费标准

不收费。

十、收费依据

无。

十一、申请条件

所有向中国境内出口食品的境外生产、加工、贮存企业都应当申请并获得海关总署的注册；食品添加剂、食品相关产品的生产、加工、贮存企业不在注册范围之内；根据《中华人民共和国食品安全法》，食品相关产品是指用于食品的包装材料、容器、洗涤剂、消毒剂和用于食品生产经营的工具、设备。

1. 企业所在国家（地区）的食品安全管理体系通过海关总署等效性评估、审查。

2. 经所在国家（地区）主管当局批准设立并在其有效监管下。

3. 建立有效的食品安全卫生管理和防护体系，在所在国家（地区）合法生产和出口，保证向中国境内出口的食品符合中国相关法律法规和食品安全国家标准。

4. 符合海关总署与所在国家（地区）主管当局商定的相关检验检疫要求。

十二、申请材料

（一）由所在国家（地区）主管当局推荐注册的18类产品的境外生产企业

表4–1　首次申请注册应提交的材料

序号	提交材料名称	份数	纸质/电子	语言要求	备注
1	所在国家（地区）主管当局推荐注册来函	1	纸质/电子	中文/英文	
2	推荐注册的进口食品境外生产企业名单	1	纸质/电子	中文/英文	
3	推荐注册的进口食品境外生产企业注册申请书	1	纸质/电子	中文/英文	
4	企业身份证明文件，如所在国家（地区）主管当局颁发的营业执照等	1	纸质/电子	中文/英文	
5	所在国家（地区）主管当局推荐注册企业符合性声明	1	纸质/电子	中文/英文	
6	所在国家（地区）主管当局对相关企业进行审核检查的审查报告，或进口食品境外生产企业注册条件及对照检查要点	1	纸质/电子	中文/英文	

表 4-2　申请变更应提交的材料

序号	提交材料名称	份数	纸质/电子	语言要求	备注
1	所在国家（地区）主管当局申请变更来函	1	纸质/电子	中文/英文	
2	进口食品境外生产企业注册事项变更信息对照表	1	纸质/电子	中文/英文	
3	与变更信息有关的证明材料	1	纸质/电子	中文/英文	

表 4-3　申请延续注册应提交的材料

序号	提交材料名称	份数	纸质/电子	语言要求	备注
1	所在国家（地区）主管当局推荐延续注册来函	1	纸质/电子	中文/英文	
2	推荐延续注册的进口食品境外生产企业名单	1	纸质/电子	中文/英文	
3	推荐延续注册的进口食品境外生产企业申请书	1	纸质/电子	中文/英文	
4	推荐延续注册的进口食品境外生产企业符合性声明	1	纸质/电子	中文/英文	

表 4-4　注销注册应提交的材料

序号	提交材料名称	份数	纸质/电子	语言要求	备注
1	所在国家（地区）主管当局申请注销来函	1	纸质/电子	中文/英文	
2	注销注册的进口食品境外生产企业名单	1	纸质/电子	中文/英文	
3	进口食品境外生产企业注销注册申请书	1	纸质/电子	中文/英文	

（二）18 类产品以外其他食品的境外生产企业

表 4-5　首次申请注册应提交的材料

序号	提交材料名称	份数	纸质/电子	语言要求	备注
1	自行申请的进口食品境外生产企业注册申请书	1	纸质/电子	中文/英文	
2	企业身份证明文件，如所在国家（地区）主管当局颁发的营业执照等	1	纸质/电子	中文/英文	
3	自行申请的进口食品境外生产企业符合性声明	1	纸质/电子	中文/英文	

表 4-6　申请变更应提交的材料

序号	提交材料名称	份数	纸质/电子	语言要求	备注
1	进口食品境外生产企业注册事项变更信息对照表	1	纸质/电子	中文/英文	
2	与变更信息有关的证明材料	1	纸质/电子	中文/英文	

表 4-7 申请延续注册应提交的材料

序号	提交材料名称	份数	纸质/电子	语言要求	备注
1	自行申请的进口食品境外生产企业延续注册申请书	1	纸质/电子	中文/英文	
2	自行申请的进口食品境外生产企业延续注册符合性声明	1	纸质/电子	中文/英文	

表 4-8 注销注册应提交的材料

序号	提交材料名称	份数	纸质/电子	语言要求	备注
1	进口食品境外生产企业注销注册申请书	1	纸质/电子	中文/英文	

十三、办理流程

（一）登录中国国际贸易单一窗口

登录中国国际贸易单一窗口（https://www.singlewindow.cn），未注册企业注册后登录。选择“全部应用”，之后选择“其他应用 — 进口食品境外生产企业注册”（如图 4-1 所示）。

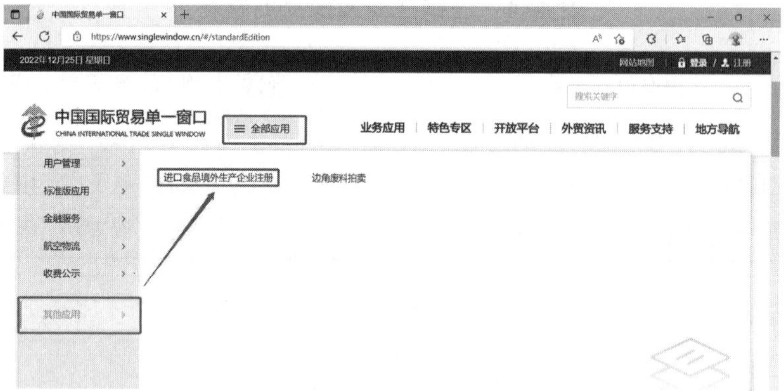

图 4-1 中国国际贸易单一窗口办理界面

（二）提交进口食品境外企业注册申请

进入“进口食品境外生产企业注册管理系统”，点击“注册申请”（如图 4-2 所示），根据推荐注册、企业申请注册方式选择注册产品类别，同时上传相关文件，向海关总署发送信息。

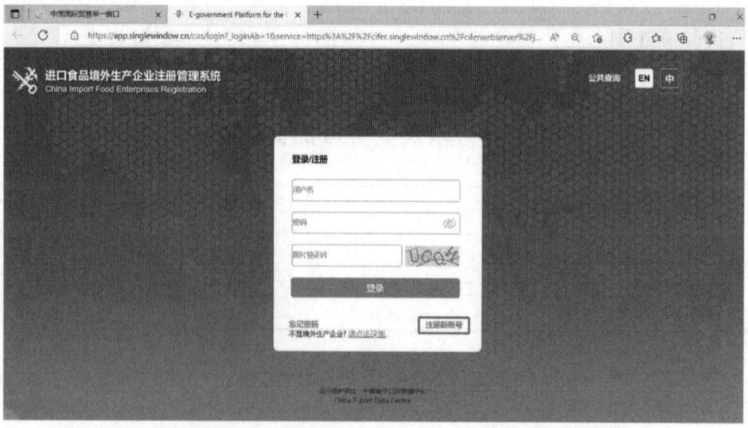

图 4-2 进口食品境外企业注册申请界面

（三）海关总署受理

海关总署进出口食品安全局收到申请材料后，根据下列情况分别作出处理：

1. 材料符合要求的，予以受理；

2. 材料不符合法定形式或者不齐全的，自收到申请材料之日起20个工作日内，一次性告知所在国家（地区）主管当局或进口食品境外生产企业需补正的全部内容；

3. 不属于《中华人民共和国进口食品境外生产企业注册管理规定》（海关总署令第248号）要求实施注册管理的，不予受理，并告知所在国家（地区）主管当局或进口食品境外生产企业；

4. 发现申请注册境外企业提供虚假材料的，不予受理，并告知所在国家（地区）主管当局或进口食品境外生产企业；发现已注册境外企业提供虚假材料的，按《中华人民共和国进口食品境外生产企业注册管理规定》（海关总署令第248号）第二十四条相关要求处理。

海关总署进出口食品安全局可通过书面函件、传真文书、电子邮件或信息化系统等形式，向所在国家（地区）主管当局或进口食品境外生产企业反馈受理情况。

（四）海关总署评估审查

海关总署自行或者委托有关机构组织评审组，通过书面检查、视频检查、现场检查等形式及其组合，对申请注册的进口食品境外生产企业实施评估审查。评审组由2名以上评估审查人员组成。

1. 书面检查：海关总署组织评审组，通过对所递交申请文件材料的审阅，对所在国家（地区）主管当局或境外生产企业提交的申请文件材料实施检查。根据申请文件材料情况，海关总署可以要求申请国家（地区）的主管当局或境外生产企业补充缺少的信息或者材料。

2. 视频检查：海关总署组织评审组，通过互联网视频连线的方式，对企业食品安全卫生管理体系及其食品安全卫生状况等实施检查。接受视频检查的企业及所在国家（地区）主管当局，应当为视频检查提供必要的协助。对于视频检查中发现的相关问题，海关总署可以要求接受视频检查的企业及所在国家（地区）主管当局进行整改并提交相应整改情况。

3. 现场检查：海关总署组织评审组，赴境外到申请注册的境外生产企业实地现场，对企业食品安全卫生管理体系及其食品安全卫生状况等实施检查验证。接受现场检查的企业及所在国家（地区）主管当局，应当为现场检查提供必要的协助。对于现场检查中发现的相关问题，海关总署可要求被现场检查的企业及所在国家（地区）主管当局进行整改并提交相应整改情况。

评估审查的内容和标准，将根据世界贸易组织（WTO）“三姐妹”组织（WOAH、IPPC、CAC）相关指南、海关总署与所在国家（地区）主管当局商定的相关检验检疫要求、中国相关法律法规和食品安全国家标准执行。

海关总署进出口食品安全局组织评审组根据风险分析及国际惯例开展视频检查、现场检查，并与企业所在国家（地区）主管当局提前沟通协商。进口食品境外生产企业和所在国家（地区）主管当局应当协助开展上述评估审查工作。

（五）审核

海关总署进出口食品安全局对评审组工作报告进行审核。

（六）予以注册

海关总署根据评估审查情况，对符合要求的进口食品境外生产企业予以注册并给予在华注册编号，通知所在国家（地区）主管当局或进口食品境外生产企业；对不符合要求的进口食品境外生产企业不予注册，通知所在国家（地区）主管当局或进口食品境外生产企业。

海关总署进出口食品安全局可通过书面函件、传真文书、电子邮件或信息化系统等形式，通知所在国家（地区）主管当局或进口食品境外生产企业。已获得注册的企业向中国境内出口食品时，应当在食品的内、外包装上标注在华注册编号或者所在国家（地区）主管当局批准的注册编号。

企业可在海关总署进出口食品安全局网站（http://jckspj. customs. gov. cn//）“信息服务—业务

信息—进口食品境外生产企业注册信息”栏目查询进口食品境外生产企业注册信息。

进口食品境外生产企业注册有效期为5年，海关总署在对进口食品境外生产企业予以注册时，应当确定注册有效期的起止日期。2022年1月1日前已获得注册的进口食品境外生产企业在注册有效期内继续有效。

（七）注册事项变更

已注册境外企业的注册事项发生变更时，应当由所在国家（地区）主管当局或进口食品境外生产企业按照注册申请途径，递交相应的变更申请材料。

经评估审查，如认为变更事项不涉及境外企业食品安全卫生管理控制（例如企业名称改变等），确认符合变更要求的，予以变更；经评估审查，如认为相关变更调整可能影响境外企业食品安全卫生管理控制的，不予变更并通知所在国家（地区）主管当局或进口食品境外生产企业按照申请途径，提交新的注册申请。新的注册申请通过后，原有在华注册编号将自动失效，注册资格被注销。

企业生产场所迁址、法定代表人变更或者所在国家（地区）授予的注册编号改变等，应提交新的注册申请。新的注册申请通过后，原有在华注册编号将自动失效，注册资格被注销。

生产场所迁址，指向中国出口食品的实际生产场所（厂区）实施搬迁，管理人员办公场所变化不属于生产场所迁址。法定代表人变更，指境外企业的实际拥有者发生变化。如果境外企业实际拥有者不变，但代表实际拥有者执行企业生产场所（厂区）管理的人员发生变化，企业可先申请变更，海关总署评估相应变更对企业食品安全卫生管理控制的实际影响，决定是否予以变更。

（八）延续注册

已注册进口食品境外生产企业，应在其注册有效期届满前3~6个月，由所在国家（地区）主管当局或进口食品境外生产企业按照注册申请途径，递交相应的延续注册申请材料。

经评估审查，确认符合延续注册要求的，予以延续注册；不符合要求的，不予延续并书面通知所在国家（地区）主管当局或进口食品境外生产企业，原有在华注册编号到期自动失效，注册资格被注销。

海关总署进出口食品安全局可通过书面函件、传真文书、电子邮件或信息化系统等形式，通知所在国家（地区）主管当局或进口食品境外生产企业。

（九）注销注册

已注册进口食品境外生产企业申请注销其资格时，应当由所在国家（地区）主管当局或进口食品境外生产企业按照注册申请途径，递交相应的注销申请材料。

海关总署进出口食品安全局对符合注销要求的予以注销，通知所在国家（地区）主管当局或进口食品境外生产企业，并予以公布。

办理流程详见图4-3。

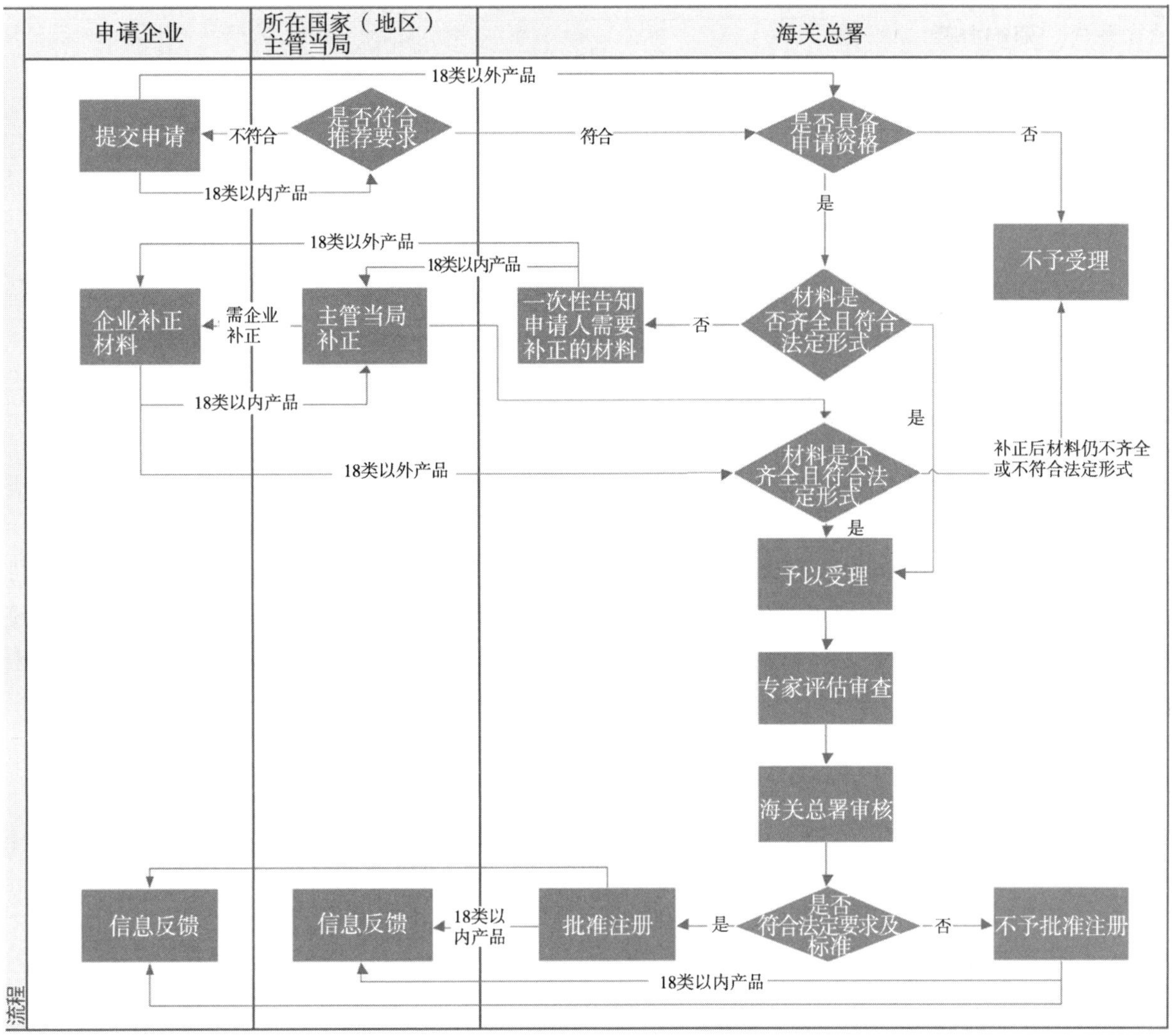

图 4-3　进口食品境外生产企业注册业务流程

十四、办理形式

除相关国家（地区）主管当局与海关总署就申请方式和申请材料另有约定的，进口食品境外生产企业注册、变更、延续、注销的申请，应通过进口食品境外生产企业注册管理系统办理。

十五、到办理现场次数

0 次。

十六、审查标准

1. 申请材料填写准确、完整、真实、有效。
2. 申请材料内容是否符合海关总署与所在国家（地区）主管当局商定的相关检验检疫要求，以及中国相关法律法规和食品安全国家标准等。

十七、通办范围

无。

十八、预约办理

否。

十九、网上支付

否。

二十、物流快递

否。

二十一、办理地点

1. 外交途径：递交申请材料至中华人民共和国海关总署进出口食品安全局，北京市建国门内大街6号。

2. 网上办理：除相关国家（地区）主管当局与海关总署就申请方式和申请材料另有约定的，进口食品境外生产企业注册、变更、延续、注销的申请，应通过进口食品境外生产企业注册管理系统（https://cifer.singlewindow.cn）或中国国际贸易单一窗口（https://www.singlewindow.cn）的“标准版应用”办理。

二十二、办理时间

1. 企业申请时间：网上办理，24小时。

外交途径，法定工作日上午8：00~12：00，下午14：00~17：00。

2. 海关审核时间：法定工作日上午8：00~12：00，下午14：00~17：00。

二十三、咨询电话

12360海关服务热线。

二十四、监督电话

12360海关服务热线。

第二节　出口食品生产企业备案

一、事项名称

出口食品生产企业备案核准。

二、事项类型

行政确认。

三、设定及实施依据

1.《中华人民共和国食品安全法》。

第九十九条 出口食品生产企业和出口食品原料种植、养殖场应当向国家出入境检验检疫部门备案。

2.《中华人民共和国进出口食品安全管理办法》（海关总署令第249号）。

四、实施机构

各主管海关负责企业管理工作的部门。

五、法定办结时限

无。

六、承诺办结时限

3个工作日。

七、结果名称

出口食品生产企业备案号。

八、结果样本

出口食品生产企业备案证明。

九、收费标准

不收费。

十、收费依据

无。

十一、申请条件

1. 中华人民共和国境内拟从事出口的食品生产企业。

2. 应当建立和实施以危害分析和预防控制措施为核心的食品安全卫生控制体系，该体系还应当包括食品防护计划。出口食品生产企业应当保证食品安全卫生控制体系有效运行，确保出口食品生产、加工、储存过程持续符合我国相关法律法规和出口食品生产企业安全卫生要求，以及进口国（地区）相关法律法规要求。

十二、申请材料

出口食品生产企业备案申请书（见本章附件1，要求填写完整，加盖公章，原件或电子版，1份）。

十三、办理流程

（一）申请备案

1. 申请人通过中国出口食品生产企业备案管理系统（http://qgs.customs.gov.cn:10081/efpe/

login）向所在地主管海关提出申请并上传材料。①

2. 主管海关对申请人提出的申请进行审核，对材料齐全、符合法定条件的，核发出口食品生产企业备案证明。

（二）备案变更

出口食品生产企业的名称、法定代表人，生产企业地址发生变化的，申请人应当自发生变更之日起15日内，通过中国出口食品生产企业备案管理系统（http://qgs.customs.gov.cn:10081/efpe/login）向原发证海关递交申请材料"出口食品生产企业备案信息变更申请单"，原发证海关对申请变更内容进行审核。变更申请材料齐全、证明材料真实有效的，准予变更。

（三）备案的注销

申请人需要注销备案证明的，向主管海关提出书面申请，经主管海关审核后，办理注销手续。

办理流程详见图4-4。

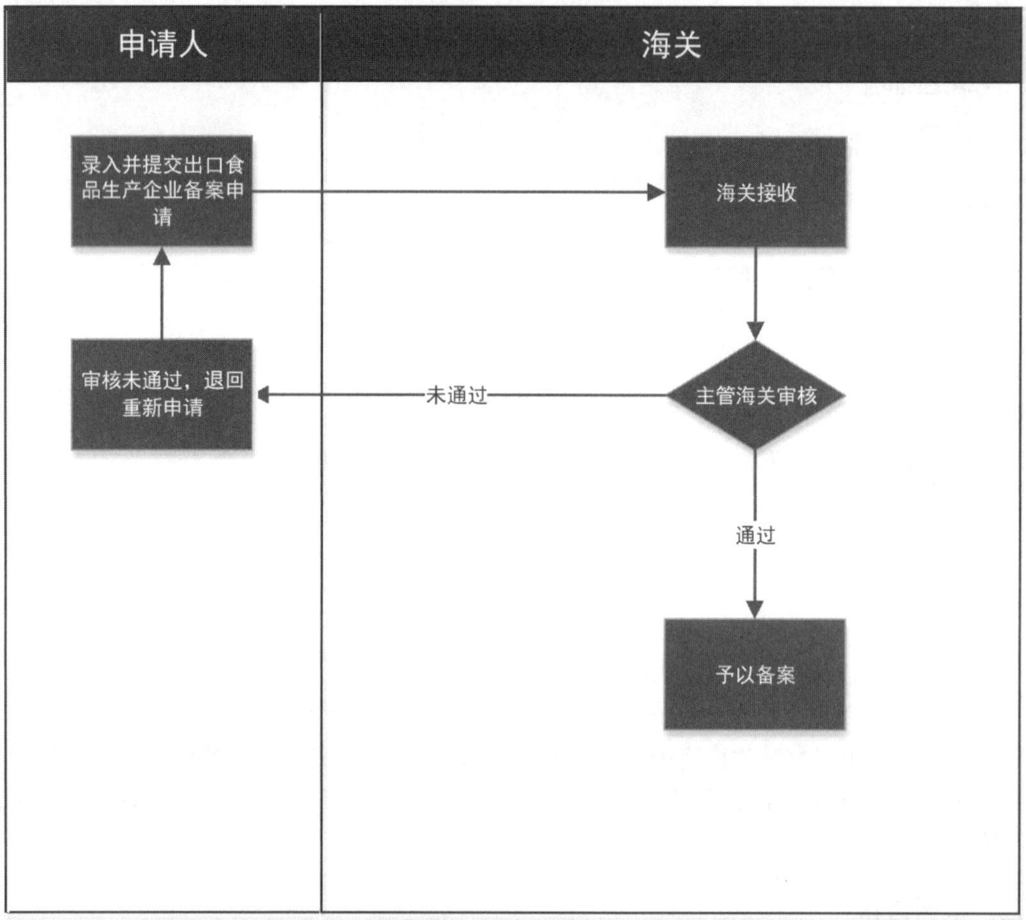

图4-4　出口食品生产企业备案核准办理业务流程

十四、办理形式

网上办理、窗口办理。

---

① 该系统已与"互联网+海关"一体化网上办事平台集成，企业用户请通过"互联网+海关"一体化网上办事平台进行登录，新用户请在"互联网+海关"一体化网上办事平台进行注册登录。

十五、到办理现场次数

网上办理0次或窗口办理1次。

十六、审查标准

申请材料填写准确、完整、真实、有效。

十七、通办范围

企业所在地主管海关。

十八、预约办理

否。

十九、网上支付

否。

二十、物流快递

否。

二十一、办理地点

1. 网上办理："互联网+海关"一体化网上办事平台（http://online.customs.gov.cn）。
2. 窗口办理：各主管海关业务现场，具体地址可通过主管海关网站查询。

二十二、办理时间

1. 企业在线申请时间：24小时。
2. 各地海关窗口办理时间：海关正常工作日时间，具体时间可通过主管海关网站查询。

二十三、咨询电话

各直属海关咨询电话或12360海关服务热线。

二十四、监督电话

各直属海关咨询电话或12360海关服务热线。

第三节　出口食品生产企业对外推荐注册

一、事项名称

出口食品生产企业对外推荐注册。

二、事项类型

其他事项。

三、设定及实施依据

1.《中华人民共和国进出口食品安全管理办法》(海关总署令第249号)。

第四十三条 境外国家(地区)对中国输往该国家(地区)的出口食品生产企业实施注册管理且要求海关总署推荐的，出口食品生产企业须向住所地海关提出申请，住所地海关进行初核后报海关总署。

海关总署结合企业信用、监督管理以及住所地海关初核情况组织开展对外推荐注册工作，对外推荐注册程序和要求由海关总署制定。

2.《出口食品生产企业申请国外卫生注册管理办法》(海关总署公告2021年第87号)。

四、办理(实施)机构

各主管海关负责企业管理工作的部门。

五、法定办结时限

无。

六、承诺办结时限

无。

七、结果名称

申请企业经评审符合要求的，直属海关上报海关总署。经海关总署复审符合要求的，统一向有关国家或地区主管当局推荐。

八、结果样本

无。

九、收费标准

不收费。

十、收费依据

无。

十一、申请条件

1. 已完成出口食品生产企业备案手续；
2. 建立完善可追溯的食品安全卫生控制体系，保证食品安全卫生控制体系有效运行，确保出口食品生产、加工、贮存过程持续符合中国相关法律法规、出口食品生产企业安全卫生要求；
3. 进口国家(地区)相关法律法规和相关国际条约、协定有特殊要求的，还应当符合相关要求；
4. 切实履行企业主体责任，诚信自律、规范经营，且信用状况为非海关失信企业；
5. 一年内未因企业自身安全卫生方面的问题被进口国(地区)主管当局通报。

十二、办理(申请)材料

出口食品生产企业申请境外注册时，应当通过信息化系统向住所地海关提出申请，提供以下申请材料并对其真实性负责：

1. 出口食品生产企业境外注册申请书；

2. 出口食品生产企业申请境外注册自我评估表；

3. 企业生产条件（包括但不限于厂区布局图、车间平面图、人流、物流图、水流/气流图、关键工序图片等）、生产工艺等基本情况；

4. 企业建立的可追溯的食品安全卫生控制体系文件；

5. 进口国家（地区）要求的随附资料。

十三、办理流程

办理流程详见图 4-5。

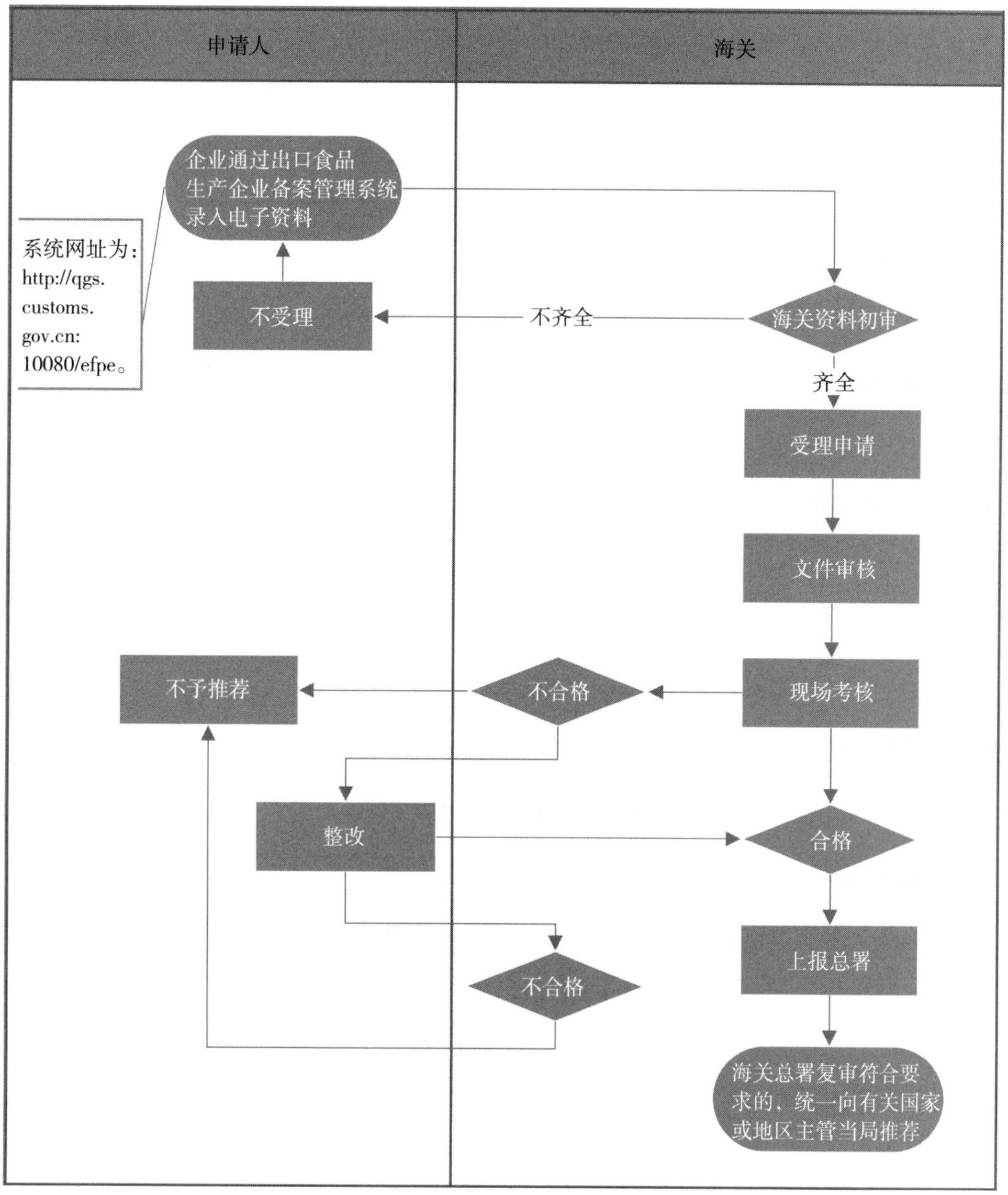

图 4-5　出口食品生产企业对外推荐注册流程

十四、办理形式

网上办理。

十五、到办理现场次数

0 次。

十六、审查标准

申请材料填写准确、完整、真实、有效。

十七、通办范围

各直属海关关区。

十八、预约办理

否。

十九、网上支付

否。

二十、物流快递

否。

二十一、办理地点

网上办理。

二十二、办理时间

详见海关总署、各直属海关网站或拨打 12360 海关服务热线。

二十三、咨询电话

详见海关总署、各直属海关网站或拨打 12360 海关服务热线。

二十四、监督电话

详见海关总署、各直属海关网站或拨打 12360 海关服务热线。

附件 1

出口食品生产企业备案申请表

（空白表格）

<table>
<tr><td>社会统一信用代码</td><td colspan="9"></td></tr>
<tr><td>行政区划</td><td colspan="3"></td><td colspan="2">主管海关</td><td colspan="4"></td></tr>
<tr><td>生产企业名称</td><td colspan="9"></td></tr>
<tr><td>生产企业地址</td><td colspan="9"></td></tr>
<tr><td>法定代表人（负责人）</td><td></td><td colspan="3">法定代表人（负责人）
移动电话</td><td colspan="2"></td><td colspan="2">法定代表人（负责人）
固定电话</td><td></td></tr>
<tr><td>法定代表人（负责人）
身份证件类型</td><td></td><td colspan="3">身份证件号码</td><td colspan="2"></td><td colspan="2">法定代表人（负责人）
电子邮箱</td><td></td></tr>
<tr><td>海关业务联系人</td><td colspan="3"></td><td colspan="3">海关业务联系人
移动电话</td><td colspan="3"></td></tr>
<tr><td>海关业务联系人
固定电话</td><td colspan="3"></td><td colspan="3">邮政编码</td><td colspan="3"></td></tr>
<tr><td>厂区面积</td><td colspan="3">平方米</td><td colspan="3">车间面积</td><td colspan="3">平方米</td></tr>
<tr><td>企业总人数</td><td colspan="3"></td><td colspan="3">管理者人数</td><td colspan="3"></td></tr>
<tr><td rowspan="6">申请备案产品</td><td colspan="2">产品名称</td><td colspan="3">设计生产能力</td><td colspan="4">主要出口国家或地区</td></tr>
<tr><td colspan="2"></td><td colspan="3"></td><td colspan="4"></td></tr>
<tr><td colspan="2"></td><td colspan="3"></td><td colspan="4"></td></tr>
<tr><td colspan="2"></td><td colspan="3"></td><td colspan="4"></td></tr>
<tr><td colspan="2"></td><td colspan="3"></td><td colspan="4"></td></tr>
<tr><td colspan="2"></td><td colspan="3"></td><td colspan="4"></td></tr>
<tr><td rowspan="4">生产企业通过
认证情况</td><td colspan="2">认证种类</td><td colspan="3">认证机构</td><td colspan="2">证书编号</td><td colspan="2">有效期限</td></tr>
<tr><td colspan="2"></td><td colspan="3"></td><td colspan="2"></td><td colspan="2"></td></tr>
<tr><td colspan="2"></td><td colspan="3"></td><td colspan="2"></td><td colspan="2"></td></tr>
<tr><td colspan="2"></td><td colspan="3"></td><td colspan="2"></td><td colspan="2"></td></tr>
<tr><td colspan="10">我单位承诺已依法取得食品生产许可，且符合出口食品生产企业备案条件；已建立和实施以危害分析和预防控制措施为核心的食品安全卫生控制体系，体系包括食品防护计划；保证食品安全卫生控制体系有效运行，确保出口食品生产、加工、储存过程持续符合我国相关法律法规和出口食品生产企业安全卫生要求，以及进口国（地区）相关法律法规要求，现向海关申请办理出口食品生产企业备案，备案申请表填报内容真实有效。
法定代表人（或授权负责人）签名：
（企业公章）
年　　月　　日</td></tr>
</table>

第五章 进口食品进出口商备案

第一节 进口食品进口商备案

一、事项名称

进口食品进口商备案。

二、事项类型

行政确认。

三、设定及实施依据

1.《中华人民共和国食品安全法》。

第九十六条 向我国境内出口食品的境外出口商或者代理商、进口食品的进口商应当向国家出入境检验检疫部门备案。

2.《国务院关于加强食品等产品安全监督管理的特别规定》。

第八条第二款 质检、药品监督管理部门依据生产经营者的诚信度和质量管理水平以及进口产品风险评估的结果，对进口产品实施分类管理，并对进口产品的收货人实施备案管理。

3.《中华人民共和国进出口食品安全管理办法》（海关总署令第249号）。

第十九条第二款 食品进口商应当向其住所地海关备案。

6.《关于发布〈进口食品进出口商备案管理规定〉及〈食品进口记录和销售记录管理规定〉的公告》（国家质检总局公告2012年第55号）。

四、实施机构

主管海关负责企业管理工作的部门。

五、法定办结时限

无。

六、承诺办结时限

5个工作日。

七、结果名称

进口食品进口商备案号。

八、结果样本

无。

九、收费标准

不收费。

十、收费依据

无。

十一、申请条件

1. 取得营业执照（进口食品的进口商办理备案时不再验核“对外贸易经营者备案登记表”、进口食品进口商工商营业执照）。

2. 营业执照的经营范围涵盖拟进口的食品种类。

十二、申请材料

1. 进口食品收货人备案申请表（见本章附件1）。

2. 与食品安全相关的组织机构设置、部门职能和岗位职责。

3. 拟经营的食品种类、存放地点。

4. 2年内曾从事食品进口、加工和销售的，应当提供相关说明（食品品种、数量）。

上述资料除申请表可为电子版外，其他均为纸质版，需加盖申请单位公章，一式一份。

十三、办理流程

1. 企业向所在地主管海关提交备案申请。

2. 企业所在地主管海关审核，符合要求的报海关总署审核，不符合要求的退回企业（企业可以修改申请信息后重新提交）。

办理流程详见图5-1。

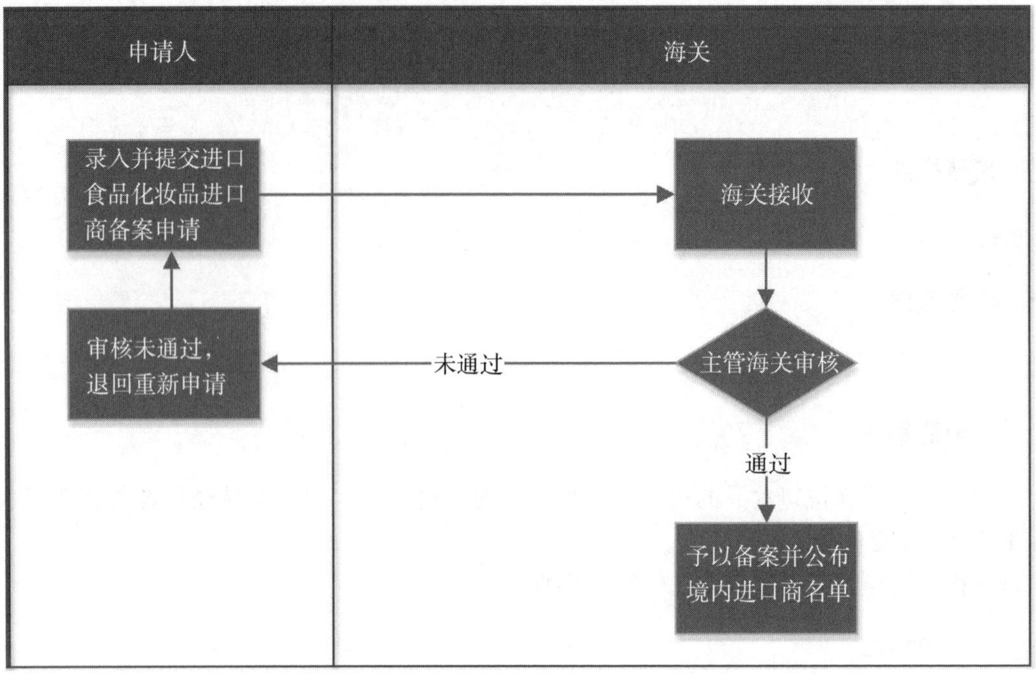

图 5-1　进口食品进口商备案业务流程

十四、办理形式

窗口办理、网上办理。

十五、到办理现场次数

窗口办理 1 次或网上办理 0 次。

十六、审查标准

申请材料填写准确、完整、真实、有效。

十七、通办范围

各直属海关关区。

十八、预约办理

否。

十九、网上支付

否。

二十、物流快递

否。

二十一、办理地点

1. 网上办理：登录“互联网+海关”一体化网上办事平台（http://online.customs.gov.cn），进入“企业管理和稽查”板块办理。

2. 现场办理：各主管海关业务现场，具体地址可通过主管海关网站查询（链接至各直属海关网站）。

二十二、办理时间

1. 企业在线申请时间：24 小时。

2. 各地海关窗口办理时间：海关正常工作日时间，具体时间可通过主管海关网站查询。

二十三、咨询电话

各直属海关咨询电话或 12360 海关服务热线。

二十四、监督电话

各直属海关咨询电话或 12360 海关服务热线。

第二节　进口食品出口商、代理商备案

一、事项名称

进口食品出口商、代理商备案。

二、事项类型

行政确认。

三、设定及实施依据

1.《中华人民共和国食品安全法》。

第九十六条　向我国境内出口食品的境外出口商或者代理商、进口食品的进口商应当向国家出入境检验检疫部门备案。

2.《中华人民共和国进出口食品安全管理办法》（海关总署令第 249 号）。

第十九条　向中国境内出口食品的境外出口商或者代理商（以下简称“境外出口商或者代理商”）应当向海关总署备案。

四、实施机构

各主管海关负责企业管理工作的部门。

五、法定办结时限

无。

六、承诺办结时限

5 个工作日。

七、结果名称

进口食品出口商、代理商备案号。

八、结果样本

无。

九、收费标准

不收费。

十、收费依据

无。

十一、申请条件

从事进口食品的境外出口商或代理商。

十二、申请材料

线上填写进口食品境外出口商或代理商备案申请表单（见本章附件2）。

十三、办理流程

1. 出口商或者代理商在“互联网+海关”一体化网上办事平台（http://online. customs. gov. cn）进行注册，使用用户名和密码登录。

2. 完整填写申请表单并提交。

3. 海关总署审核，符合要求的予以备案并公布境外出口商名单，不符合要求的退回企业。

办理流程见图5-2。

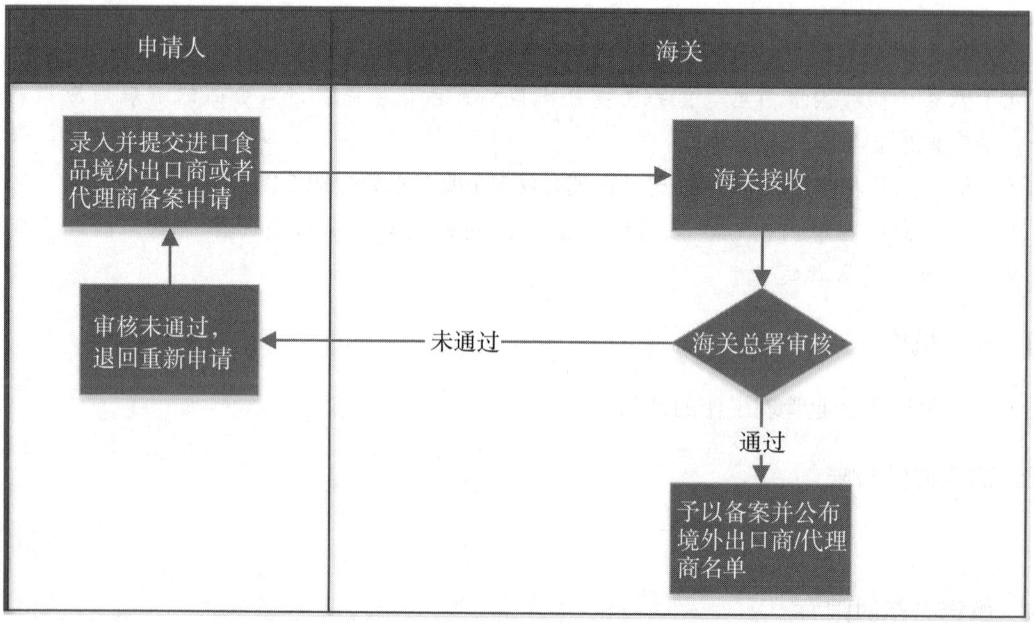

图5-2 进口食品出口商、代理商备案业务流程

十四、办理形式

网上办理。

十五、到办理现场次数

0 次。

十六、审查标准

1. 出口商或者代理商应当提供名称、所在国家或者地区、地址、联系人姓名、电话、经营食品种类、填表人姓名、电话等信息，并承诺所提供信息真实有效。

2. 出口商或者代理商应当保证在发生紧急情况时可以通过备案信息与相关人员取得联系。海关总署对完整提供备案信息的出口商或者代理商予以备案。

十七、通办范围

全国。

十八、预约办理

否。

十九、网上支付

否。

二十、物流快递

否。

二十一、办理地点

登录“互联网+海关”一体化网上办事平台（http://online.customs.gov.cn），进入“企业管理和稽查”板块办理。

二十二、办理时间

24 小时。

二十三、咨询电话

各直属海关咨询电话或 12360 海关服务热线。

二十四、监督电话

各直属海关咨询电话或 12360 海关服务热线。

附件 1

进口食品收货人备案申请表

第 1 项——企业资料
* 企业名称：
* 企业类型
* 企业地址：
* 联系人姓名：
* 联系人电话：
联系人传真：
联系人手机：
* 企业组织机构代码：
* 检验检疫机构
* 企业组织机构代码证书到期日：
* 工商营业执照到期日：
* 工商营业执照范围所包含具体食品类别名称：
* 进出口企业代码（进口肉类企业填写）：
* 统一社会信用代码/企业工商注册号：
* 企业工商注册地址：
* 企业办公地址：
* 企业法人：
* 第 2 项——经营食品种类（多选项）
□肉类 □蛋及制品类 □水产及制品类 □中药材类 □粮谷及制品类 □油脂及油料类 □饮料类 □糖类 □蔬菜及制品类 □植物性调料类 □干坚果类 □其他植物源性食品类 □罐头类 □乳制品类 □蜂产品类 □酒类 □糕点饼干类 □蜜饯类 □卷烟类 □茶叶类 □调味品类 □其他加工食品类 □特殊食品类 □燕窝产品类 □境外远洋捕捞
第 3 项——企业承诺书 本人承诺了解并遵守《中华人民共和国食品安全法》及其实施条例、《中华人民共和国进出口商品检验法实施条例》、《进口食品进出口商备案管理规定》及《食品进口记录和销售记录管理规定》等相关要求，保证提交备案信息的准确、真实。同时按要求将相关材料提交。 (加盖公司印章)
* 填表人姓名（印刷体）：
填表人电话：
填表人传真：
填表人手机：
* 填表人电子邮件信箱：

续表

填表时间：
第 4 项——填表说明　标“＊”的项目必须填写。

附件 2

进口食品境外出口商或代理商备案申请表单

（线上填写）

第1项——企业资料 Section 1 – Applicant's Information

*企业名称（英文）
Name(in English): ☐

企业名称（中文）
Name(in Chinese): ☐

*企业地址（英文）
Address(in English): ☐

企业地址（中文）
Address(in Chinese): ☐

*企业类型
Company Type: ◉出口商 Exporter ○ 代理商 Agent ○ 出口商或代理商 Exporter or Agent

*国家/地区
Country/Region: 美国(United States)　　*邮政编码 Postal Code: ☐

*联系人姓名
Contact Name: ☐

联系人电话（请注明国家/地区代码及区域码）
Contact Telephone(Include Area/Country/Region Code): ☐

联系人传真（请注明国家/地区代码及区域码）
Contact Fax (Include Area/Country/Region Code): ☐

联系人手机（请注明国家/地区代码及区域码）
Contact Cell Phone (Include Area/Country/Region Code): ☐

*联系人电子邮件信箱
Contact E-mail: ☐ 请不要填写gmail和hotmail邮箱！ Please do not fill out the Gmail and Hotmail mailbo

第2项——经营食品及化妆品种类（多选项） Section 2—Food and Cosmetic Category of Operation

- ☐ 肉类 meat
- ☐ 水产及制品类 aquatic products and preserved aquatic products
- ☑ 粮谷及制品类 grains and grain products
- ☑ 饮料类 soft drinks and drinking water
- ☑ 蔬菜及制品类 vegetable and vegetable products
- ☑ 干坚果类 dried fruits and nuts
- ☐ 罐头类 canned foods
- ☐ 蜂产品类 bee products
- ☑ 糕点饼干类 pastry biscuits and crackers
- ☐ 卷烟类 cigarette
- ☐ 调味品类 processed flavorings
- ☐ 特殊食品类 foods for special dietary uses
- ☐ 肤用类化妆品 Skin care products
- ☐ 美容类化妆品 Beauty cosmetics
- ☐ 口腔类化妆品 Oral care products
- ☐ 其他化妆品 Other cosmetic products
- ☐ 蛋及制品类 egg and egg products
- ☐ 中药材类 traditional Chinese medicinal materials of animal and plant origin
- ☐ 油脂及油料类 oil and oil seeds
- ☑ 糖类 sugar
- ☐ 植物性调料类 processed flavorings of plant origin
- ☐ 其他植物源性食品类 other plant origin food
- ☑ 乳制品类 dairy products
- ☑ 酒类 alcoholic beverage
- ☐ 蜜饯类 candied (preserved) fruits
- ☐ 茶叶类 tea
- ☑ 其他加工食品类 other processed foods
- ☐ 燕窝产品类 bird nest products
- ☐ 发用类化妆品 Hair products
- ☐ 香水类化妆品 Perfume
- ☐ 特殊功能化妆品 The special function products

第3项——企业承诺书 Section.3—letter of commitment

兹承诺：所提交资料信息准确、真实。I hereby commits: The information we submit is authentic, and accurate.

同意(Agree)　不同意(Disagree)

*填表人姓名（印刷体）
Name Of The Submitter (The Person Submitting This Form) (In Printing Version): ☐

填表人电话
Submitter's Office Telephone: ☐

填表人传真
Submitter's Office Fax: ☐

填表人手机
Submitter's Office Cell Phone: ☐

*填表人电子邮件信箱
Submitter's E-mail Address: ☐

*填表日期
Date of Submitting This Form: ☐

第六章

出口食品原料种植场、养殖场备案

第一节　出口食品原料种植场备案

一、事项名称

出口食品原料种植场备案。

二、事项类型

行政确认。

三、设定及实施依据

1.《中华人民共和国食品安全法》。

第九十九条　出口食品生产企业和出口食品原料种植、养殖场应当向国家出入境检验检疫部门备案。

2.《中华人民共和国进出口食品安全管理办法》（海关总署令第 249 号）。

第四十条　出口食品原料种植、养殖场应当向所在地海关备案。

海关总署统一公布原料种植、养殖场备案名单，备案程序和要求由海关总署制定。

3.《关于公布实施备案管理出口食品原料品种目录的公告》（国家质检总局公告 2012 年第 149 号）。

实施备案管理的出口食品原料品种目录：蔬菜（含栽培食用菌）、茶叶、大米、禽肉、禽蛋、猪肉、兔肉、蜂产品、水产品。

4.《出口食品原料种植场备案管理规定》（国家质检总局公告 2012 年第 56 号）。

5.《供港澳蔬菜检验检疫监督管理办法》（国家质检总局令第 120 号公布，根据国家质检总局令第 196 号、海关总署令第 238 号、第 240 号修改）。

第四条　海关对供港澳蔬菜种植基地（以下简称种植基地）和供港澳蔬菜生产加工企业（以下简称生产加工企业）实施备案管理。种植基地和生产加工企业应当向海关备案。

6.《政策法规司关于做好清理证明事项有关工作的通知》（政法函〔2019〕137 号）。

四、实施机构

主管海关负责企业管理工作的部门。

五、法定办结时限

无。

六、承诺办结时限

无。

七、结果名称

出口食品原料备案种植场备案号。

八、结果样本

无。

九、收费标准

不收费。

十、收费依据

无。

十一、申请条件

（一）出口食品原料种植场

具有独立法人资格的出口食品生产加工企业、种植场、农民专业合作经济组织或者行业协会等组织均可申请。申请备案的种植场应当具备以下条件：

1. 有合法经营种植用地的证明文件；

2. 土地相对固定连片，周围具有天然或者人工的隔离带（网），符合当地检验检疫机构根据实际情况确定的土地面积要求；

3. 大气、土壤和灌溉用水符合国家有关标准的要求，种植场及周边无影响种植原料质量安全的污染源；

4. 有专门部门或者专人负责农药等农业投入品的管理，有适宜的农业投入品存放场所，农业投入品符合中国或者进口国家（地区）有关法规要求；

5. 有完善的质量安全管理制度，应当包括组织机构、农业投入品使用管理制度、疫情疫病监测制度、有毒有害物质控制制度、生产和追溯记录制度等；

6. 配置与生产规模相适应、具有植物保护基本知识的专职或者兼职植保员；

7. 法律法规规定的其他条件。

（二）供港澳蔬菜种植基地

具有独立法人资格的种植基地、生产加工企业或者农民专业合作经济组织均可申请。对实施区域化管理的种植基地，可以由地方政府有关部门向海关推荐备案。申请备案的种植基地应当具备以下条件：

1. 有合法用地的证明文件；

2. 土地固定连片，周围具有天然或者人工的隔离带（网），符合各地海关根据实际情况确定的土地面积要求；

3. 土壤和灌溉用水符合国家有关标准的要求，周边无影响蔬菜质量安全的污染源；

4. 有专门部门或者专人负责农药等农业投入品的管理，有专人管理的农业投入品存放场所，有专用的农药喷洒工具及其他农用器具；

5. 有完善的质量安全管理体系，包括组织机构、农业投入品使用管理制度、有毒有害物质监控制度等；

6. 有具有植物保护基本知识的专职或者兼职管理人员；

7. 有农药残留检测能力。

十二、申请材料

（一）出口食品原料种植场

1. 出口食品原料种植场备案申请表（见本章附件1）原件。

2. 种植场平面图原件。

3. 要求种植场建立的各项质量安全管理制度，包括组织机构、农业投入品管理制度、疫情疫病监测制度、有毒有害物质控制制度、生产和追溯记录制度等原件。

4. 种植场负责人或者经营者身份证复印件。

5. 种植场常用农业化学品清单原件。

（二）供港澳蔬菜种植基地

1. 供港澳蔬菜种植基地备案申请表（见本章附件2）原件。

2. 种植基地示意图、平面图复印件。

上述资料均为书面材料，需加盖申请单位公章，一式两份。

十三、办理流程

1. 种植场向所在地主管海关申请备案。

2. 种植场所在地主管海关受理申请后应当进行文件审核，必要时可以实施现场审核。

3. 审核符合条件的，予以备案。

办理流程详见图6-1。

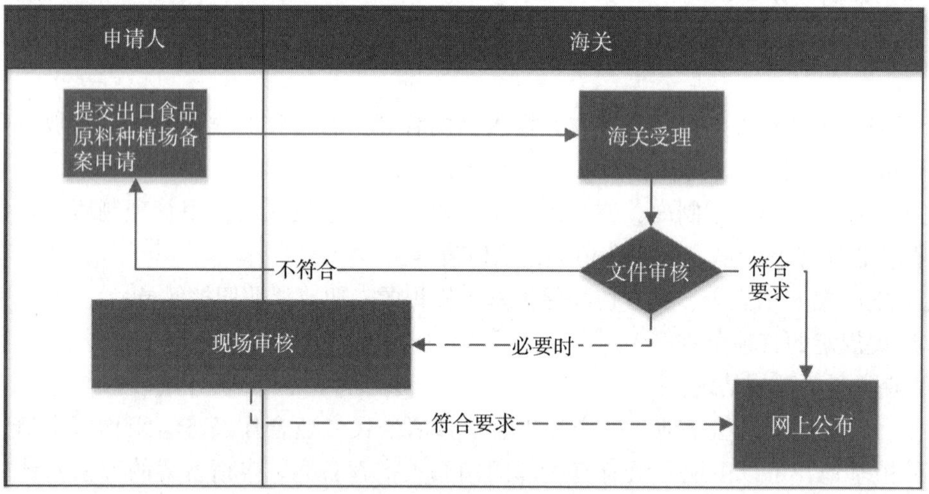

图6-1　出口食品原料种植场备案业务流程

十四、办理形式

窗口办理、网上办理。

十五、到办理现场次数

窗口办理1次或网上办理0次。

十六、审查标准

1. 申请材料填写准确、完整、真实、有效。
2. 种植场符合相关管理要求。

十七、通办范围

各主管海关。

十八、预约办理

否。

十九、网上支付

否。

二十、物流快递

否。

二十一、办理地点

1. 网上办理：登录“互联网+海关”一体化网上办事平台（http://online.customs.gov.cn），进入“企业管理和稽查”板块办理，或者登录中国国际贸易单一窗口（https://www.singlewindow.cn）办理。

2. 窗口办理：各主管海关业务现场，具体地址可通过主管海关网站查询。

二十二、办理时间

1. 企业在线申请时间：24小时。
2. 各地海关窗口办理时间：海关正常工作日时间，具体时间可通过主管海关网站查询。

二十三、咨询电话

各直属海关咨询电话或12360海关服务热线。

二十四、监督电话

各直属海关咨询电话或12360海关服务热线。

第二节　出口食品原料养殖场备案

一、事项名称

出口食品原料养殖场备案。

二、事项类型

行政确认。

三、设定及实施依据

1.《中华人民共和国食品安全法》。

第九十九条 出口食品生产企业和出口食品原料种植、养殖场应当向国家出入境检验检疫部门备案。

2.《中华人民共和国进出口食品安全管理办法》(海关总署令第249号)。

第四十条 出口食品原料种植、养殖场应当向所在地海关备案。

海关总署统一公布原料种植、养殖场备案名单，备案程序和要求由海关总署制定。

3.《关于公布实施备案管理出口食品原料品种目录的公告》(国家质检总局公告2012年第149号)。

实施备案管理的出口食品原料品种目录：蔬菜（含栽培食用菌)、茶叶、大米、禽肉、禽蛋、猪肉、兔肉、蜂产品、水产品。

四、实施机构

各主管海关负责企业管理工作的部门。

五、法定办结时限

无。

六、承诺办结时限

无。

七、结果名称

1. 出口水产品原料备案养殖场备案号（网上反馈)。
2. 出口蜂产品原料备案养殖场备案号（网上反馈)。
3. 出口禽畜原料备案养殖场备案号（网上反馈)。
4. 出口禽蛋原料备案养殖场备案号（网上反馈)。

八、结果样本

无。

九、收费标准

不收费。

十、收费依据

无。

十一、申请条件

1. 获得农业主管部门养殖许可。
2. 与出口食品生产企业签订供货协议。

十二、申请材料

（一）水产品

1. 出口加工用水产养殖场备案申请书（见本章附件3）原件。

2. 养殖场水产养殖质量控制体系文件原件。

3. 养殖场法人代表/承包人的身份证复印件。

4. 中华人民共和国水域滩涂养殖使用证复印件（必要时）。

5. 养殖场平面示意图及彩色照片原件（包括场区全貌、养殖池、药房、饲料房、进排水设施等）。

6. 养殖塘（池）分布示意图及编号原件。

7. 水质检测报告复印件。

8. 所用饲料的品名、成分、生产企业许可证号及生产企业清单原件。

9. 所使用药物（含消毒剂）品名、成分、批准号、生产企业、停药期清单原件。

10. 养殖技术员、质量监督员的资质材料复印件。

（二）蜂产品

1. 出口蜂产品原料备案养殖场申请表（见本章附件4）原件。

2. 申请单位对养蜂场的各项管理制度，主要包括养蜂场管理制度、管理机构名称和设置、养蜂用药管理制度及相关记录（购买、贮存、发放等）、养蜂用药督查制度及相应的督查记录、养蜂现场跟踪监督指导计划、蜜蜂养殖操作规范、养蜂户投售原料标识卡（样张）、养蜂户档案、养蜂日志（样本）、蜂蜜及蜂王浆追溯管理制度等原件。

3. 养蜂场管理负责人、管理人员及技术人员的名单和相关资格证明材料原件。

4. 各养蜂生产小组所属区域及养蜂户数、蜂群数清单原件。

5. 企业和养蜂场签订的供货合同复印件。

（三）畜禽原料

1. 出口禽肉原料养殖场备案表（见本章附件5）原件。

2. 农业行政部门颁发的防疫条件合格证复印件。

3. 场区平面图和行政区划位置图原件。

4. 动物卫生防疫管理制度，包括日常卫生管理制度、消毒制度、疫病防治制度、人员和车辆进出控制、病死动物处理、疫情报告等原件。

5. 饲养用药管理制度，包括饲料和添加剂使用管理制度、用药管理制度等原件。

6. 饲养场和出口企业签订的合同复印件（适用于合同饲养场）。

（四）蛋禽原料

1. 出口禽蛋原料养殖场备案申请表（见本章附件6）原件。

2. 动物防疫条件合格证复印件。

3. 动物卫生防疫制度，包括日常卫生管理制度、疫病防治制度、用药管理制度原件。

4. 饲养管理制度，包括饲料和添加剂使用管理制度、活禽出入场管理制度原件。

5. 养殖场行政区划位置图、场区平面示意图原件（标明大门、禽舍、生活区、水域、饲料库、药品库等）。

6. 养殖场和出口加工企业签订的合同复印件（适用于合同养殖场）。

7. 由拟供货出口食品生产企业代为办理的，需提供养殖场委托生产企业办理的授权委托书原件。

上述资料均为纸质版，需加盖申请单位公章，一式两份。

十三、办理流程

1. 申请人通过登录“互联网+海关”一体化网上办事平台（http://online.customs.gov.cn），或者登录中国国际贸易单一窗口（https://www.singlewindow.cn），向所在地主管海关提出申请并上传材料。

2. 养殖场所在地主管海关受理申请后进行审核。

3. 审核符合条件的，予以备案。

办理流程详见图6-2。

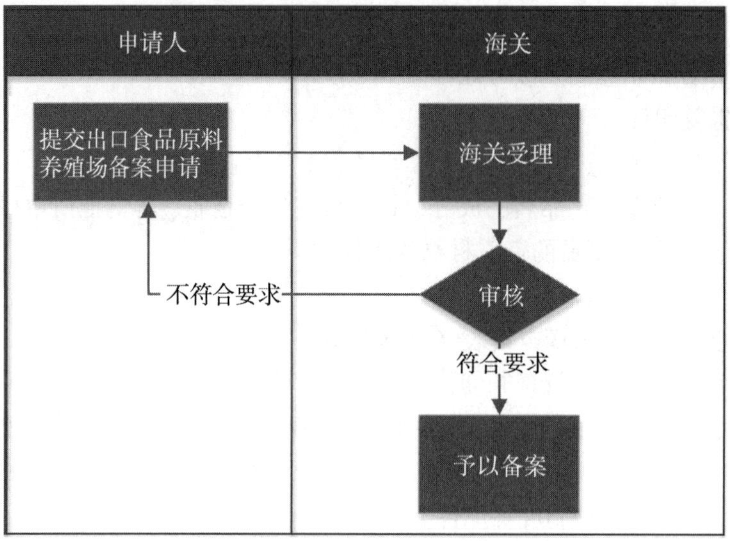

图6-2　出口食品原料养殖场备案业务流程

十四、办理形式

窗口办理、网上办理。

十五、到办理现场次数

窗口办理1次或网上办理0次。

十六、审查标准

1. 申请材料填写准确、完整、真实、有效。
2. 申请企业符合相关管理要求。
3. 对养蜂场拥有管理权（适用于蜂产品）。

十七、通办范围

各直属海关业务现场。

十八、预约办理

否。

十九、网上支付

否。

二十、物流快递

否。

二十一、办理地点

1. 网上办理：登录“互联网+海关”一体化网上办事平台（http://online. customs. gov. cn），进入“企业管理和稽查”板块办理，或者登录中国国际贸易单一窗口（https://www. singlewindow. cn）办理。

2. 窗口办理：各主管海关业务现场，具体地址可通过主管海关网站查询（链接至各直属海关网站）。

二十二、办理时间

1. 企业在线申请时间：24 小时。

2. 各地海关窗口办理时间：海关正常工作日时间，具体时间可通过主管海关网站查询。

二十三、咨询电话

各直属海关咨询电话或 12360 海关服务热线。

二十四、监督电话

各直属海关咨询电话或 12360 海关服务热线。

附件 1

出口食品原料种植场备案申请表

申请单位：____________________

申请单位地址：____________________

产品类别：____________________

种植场名称：____________________

种植场地址：____________________

申请日期：　　年　　月　　日

海关总署印制

填写说明

1. 种植场申请人应当按照规定逐项填写本表，一式二份，文字简练、清楚，内容真实。

2. 本表由种植场申请人在申请种植场备案时与其他材料一并送交所在地海关。

3. 本表部分栏目填写说明：

种植场基本情况：描述种植场土地管理权限，土地连片情况，是否具有天然或者人工的隔离，种植场及其周边环境状况，有无污染源，如化工厂、造纸厂、专业饲养场、垃圾处理厂、医院及污水排放管道等，土壤（或者栽培介质）和灌溉水源农残和重金属含量检测情况等。

农业投入品采购、贮存、使用与控制情况：描述农药、化肥等农业投入品的采购、贮存、保管、发放、配制、施用、记录等情况。

使用农药、化肥等农业投入品清单 ：列出计划施用的农药、化肥等农业投入品名录。

疫情疫病监测情况：描述种植场建立疫情疫病的监测网络、病虫害发生与防治、技术人员履职、疫情疫病信息收集与通报，以及应急管理等情况。

有毒有害物质控制情况：描述种植中控制有毒有害物质活动，并针对有毒有害物质实施的产品抽样、检测、频次，检出不合格产品处理等情况。

生产、溯源记录与档案：描述种植、农业投入品、病虫害监测防治等记录种类与管理，产品批次和追溯管理，出口食品原料供货证明文件管理，记录档案，保存年限等情况。

<table>
<tr><td>申请人名称</td><td colspan="3"></td></tr>
<tr><td>申请人地址</td><td colspan="3"></td></tr>
<tr><td>种植场备案主体类型</td><td colspan="3">□出口食品生产加工企业　□农民专业合作经济组织
□种植场　□行业协会　□</td></tr>
<tr><td>申请人工商营业执照编号</td><td></td><td>有效期限</td><td>年　月　日
至　年　月　日</td></tr>
<tr><td>申请人/种植场负责人</td><td></td><td>专业技术人员</td><td></td></tr>
<tr><td>E-mail 地址</td><td></td><td>联系人及电话</td><td></td></tr>
<tr><td>备案原料类别（面积/预产量）</td><td colspan="3"></td></tr>
<tr><td>备案种植场类别</td><td colspan="3">□出口食品企业自有种植场
□农民专业合作经济组织种植场
□行业协会种植场
□其他：</td></tr>
<tr><td colspan="4">申请人承诺：
1. 所提供的出口食品原料种植场备案申请材料真实有效。
2. 严格遵守国家农药、化肥等农业投入品的管理规定。
3. 不隐瞒或者谎报种植场重大疫情及质量安全问题，不虚报种植场生产数量，不提 供虚假供货证明文件。
4. 遵守国家相关法律法规规定。
申请人负责人签字：　　年　月　日</td></tr>
<tr><td>种植场的基本情况</td><td colspan="3"></td></tr>
<tr><td>农业投入品采购、贮存、使用与控制情况</td><td colspan="3"></td></tr>
<tr><td>使用农药、化肥等农业投入品清单</td><td colspan="3"></td></tr>
<tr><td>疫情疫病监测情况</td><td colspan="3"></td></tr>
</table>

续表

有毒有害物质控制情况	
生产、溯源记录与档案	
其他	
拟收购原料的出口食品生产企业信息	企业名称　　备案编号　　联系人　　联系方式
提供的备案申请材料	□出口食品原料种植场备案申请表（一式二份） □种植场合法使用土地的有效证明文件 □种植场平面图 □种植场土壤和灌溉用水的检测报告 □种植场质量安全管理制度，包括组织机构、农业投入品使用管理制度、疫情疫病监测制度、有毒有害物质控制制度、生产和追溯记录制度等 □种植场负责人或者经营者身份证复印件 □申请人的法人、技术人员身份证复印件 □技术人员有关资格证明或者相应学历证书复印件
提供的质量安全管理制度	□组织机构及职责管理制度 □农业投入品管理制度 □疫情疫病监测制度 □有毒有害物质控制制度 □生产和追溯记录制度 □ □

附件 2

供港澳蔬菜种植基地备案申请表

种植基地名称：________________________________

申请单位名称：________________________________

申请日期：______年______月______日

批准备案号：________________________________

初次申请 □　　　　变更申请 □

供港澳蔬菜种植基地、申请单位情况

<table>
<tr><td rowspan="3">种植基地</td><td colspan="4">名称（中英文）</td></tr>
<tr><td colspan="4">地址（中英文）</td></tr>
<tr><td>负责人</td><td></td><td>联系电话</td><td></td></tr>
<tr><td rowspan="3">申请单位</td><td>名称（中英文）</td><td colspan="3"></td></tr>
<tr><td>地址（中英文）</td><td colspan="3"></td></tr>
<tr><td>负责人</td><td></td><td>联系电话</td><td></td></tr>
<tr><td colspan="2">基地植保员姓名及资格证号</td><td colspan="3"></td></tr>
<tr><td colspan="2">基地种植面积</td><td></td><td>人数</td><td></td></tr>
<tr><td colspan="2">专用农药保管库及状况</td><td colspan="3">专用农药仓库 □有 □无
专人保管 □有 □无
购买记录 □有 □无
使用和领用记录 □有 □无
农药来源于合法经营单位 □有 □无
违禁农药 □有 □无</td></tr>
<tr><td colspan="2">蔬菜基地周围环境</td><td colspan="3">化工厂 □有□无
造纸厂 □有□无
医　院 □有□无
专业养殖场 □有□无
垃圾处理场 □有□无
其他污染源 □有□无（有则具体注明）</td></tr>
<tr><td colspan="2">蔬菜基地主要蔬菜品种及产量</td><td colspan="3"></td></tr>
<tr><td colspan="5">蔬菜基地承诺：
1. 保证蔬菜基地内不使用禁止在蔬菜上使用的农药；
2. 保证所使用的农药来源合法，并保存购药票据；
3. 保证蔬菜生长期间实施用药登记，并遵守安全用药的有关规定；
4. 保证遵守检验检疫有关法律法规。
申请单位签字（盖章）：
年　月　日</td></tr>
<tr><td colspan="5">使用农药名称：</td></tr>
<tr><td colspan="5">农药来源及购买：</td></tr>
<tr><td colspan="5">农药施放程序：</td></tr>
<tr><td colspan="5">施药后的安全处理程序：</td></tr>
<tr><td colspan="5">施药人员安全措施：</td></tr>
<tr><td colspan="5">农药保管人员名单：</td></tr>
<tr><td colspan="5">农药施用人员名单：</td></tr>
<tr><td colspan="5">出境蔬菜的农药残留检验程序：</td></tr>
<tr><td colspan="5">备注：</td></tr>
</table>

附件 3

出口加工用水产养殖场备案申请书

申请形式　□初次申请　□换证复查

养殖场名称：______________________

备案养殖种类：______________________

联系人：______________________

电话：______________________

申请日期：　年　月　日

海关总署印制

申请须知

一、要求用黑色或蓝黑色钢笔填写或打印填写，文字工整、清楚。

二、表中需选择的栏目，请在“□”内打“√”。根据实际情况，可以同时选择多项。

三、申请备案的养殖场应当按照规定，逐项如实填写，申请书一式 2 份。

四、需随申请书附以下资料：

（一）养殖场质量体系文件；

（二）养殖场法人代表/承包人的身份证；

（三）《中华人民共和国水域滩涂养殖使用证》（必要时）复印件；

（四）养殖场平面示意图及彩色照片（包括场区全貌、养殖池、药房、饲料房、进排水设施等）；

（五）养殖塘（池）分布示意图及编号；

（六）水质检测报告；

（七）所用饲料的品名、成份、生产许可证号及生产企业；

（八）所使用药物（含消毒剂）品名、成份、批准号、生产企业、停药期清单；

（九）养殖技术员、质量监督员的资质材料。

以上资料一式 2 份，全部使用 A4 纸。

五、“养殖场地址”：养殖场地址应为企业法定地址，如果企业法定地址与养殖场所在地不在同一地点时，应同时注明养殖场所在地地址。

名称（中文）：______________________

（英文）：______________________

地址（中文）：______________________

（英文）：______________________

法人代表/承包人：__________　电话：__________

传真：__________　邮编：__________

营业执照（身份证）编号：__________

养殖证遍号：__________

质量监督员：__________

技术员：__________

<table>
<tr><td>企业类别</td><td colspan="3">□国营 □集体 □私营 □合资 □独资□其他</td></tr>
<tr><td>养殖水面面积（亩）</td><td>土池：
水泥池（高位池）：
水库：
开放水域：</td><td>年养殖
能力（吨）</td><td></td></tr>
<tr><td>养殖场池
数及编号</td><td colspan="3">土池：
水泥池（高位池）：
水库：
开放水域：</td></tr>
<tr><td>养殖品种</td><td colspan="3"></td></tr>
<tr><td>水源</td><td colspan="3">□井水□河水□海水□水库/湖泊□溪水</td></tr>
<tr><td>进排水结构</td><td colspan="3">□进排水分开 □进排水不分开</td></tr>
<tr><td>拟配套加工企业名称</td><td colspan="3">（加工企业盖章）</td></tr>
<tr><td>增氧设施</td><td colspan="3">□有 □无</td></tr>
<tr><td colspan="4">随附提供资料</td></tr>
<tr><td>序号</td><td colspan="3">名称</td></tr>
<tr><td>1</td><td colspan="3"></td></tr>
<tr><td>2</td><td colspan="3"></td></tr>
<tr><td>3</td><td colspan="3"></td></tr>
<tr><td>4</td><td colspan="3"></td></tr>
<tr><td>5</td><td colspan="3"></td></tr>
<tr><td>6</td><td colspan="3"></td></tr>
<tr><td>7</td><td colspan="3"></td></tr>
<tr><td>8</td><td colspan="3"></td></tr>
<tr><td>9</td><td colspan="3"></td></tr>
<tr><td>10</td><td colspan="3"></td></tr>
<tr><td>养殖场
声明</td><td colspan="3">本养殖场向海关申请出口加工用水产养殖场备案，保证申报资料内容真实，并严格遵守海关的有关管理规定，自愿接受海关和配套出口加工企业的监督和管理，并承担相应的法律责任。
责任人：（签名）
单位：（公章）
年 月 日</td></tr>
<tr><td colspan="4">以下由主管海关填写</td></tr>
<tr><td>评审组意见</td><td colspan="3">考核组长（签名）： 年 月 日</td></tr>
<tr><td>主管海关审核意见</td><td colspan="3">审核人（签名）： 年 月 日</td></tr>
<tr><td>主管海关审批意见</td><td colspan="3">□同意发证（换证）。备案证明编号：
有效期：自 年 月 日至 年 月 日
□不同意发证（换证）。自通知之日起满6个月后，方可重新申请。
经办人： 负责人：
年 月 日 年 月 日</td></tr>
</table>

附件 4

出口蜂产品原料养殖场备案申请表

申请单位名称：________________________________

企业法人代表（签字）：____________________________

申请日期：　　年　　月　　日

海关总署印制

填写说明

一、本申请表适用于出口蜂产品（蜂蜜、蜂王浆）加工企业建立的原料养殖场。表 1 为企业原料养殖场申请表，填写企业管理备案养殖场的相关信息；表 2 为每个养殖场的相关内容，每个养殖场填写一张表，若有数个则填写数张。

二、申请单位填写本表一式两份，要求文字简练、字迹清楚、内容真实、书写工整。

三、随本表要求提供以下附件：

1. 申请单位对原料养殖场的各项管理制度，主要包括原料养殖场管理制度、管理机构名称和设置、养蜂用药管理制度及相关记录（购买、贮存、发放等）、养蜂用药督查制度及相应的督查记录、养蜂现场跟踪监督指导计划、蜜蜂养殖操作规范、养蜂户投售原料标识卡（样张）、养蜂户档案、养蜂日志（样本）、蜂蜜及蜂王浆追溯管理制度等；

2. 原料养殖场管理负责人、管理人员及技术人员的名单和相关资格证明材料；

3. 各养蜂生产小组所属区域及养蜂户数、蜂群数清单；

4. 其他需要提供的材料，如用药规范、养蜂户购药须知等；

5. 出口企业和养蜂场签订的供货合同（复印件）。

四、蜂产品养殖场名称按“企业简称+养殖场名称”原则填写。如 XX 出口蜂产品企业的 YY 养蜂联合体或合作社，其名称为：“XXYY 养蜂联合体或合作社”。

表 1　出口蜂产品加工企业原料养殖场管理情况部分（企业管理部分）

企业名称	中文			卫生注册号	
	英文				
法定地址				企业性质	
养殖场建立时间		管理养殖场负责人		联系电话	
养蜂技术员	专职人数：	兼职人数：		培训情况	
原料养殖场数量及养蜂户户数		养蜂技术咨询电话			
年收购蜂蜜数量	（吨）	年收购蜂王浆数量			（吨）
年收受控蜂蜜数量	（吨）	年收受控蜂王浆数量			（吨）
年生产出口蜂蜜数量	（吨）	年生产出口蜂王浆及干粉数量			（吨）
自检药残项目					

续表

是否建立原料养殖场管理制度		是□　否□　提供书面材料	
是否建立养蜂户档案		是□　否□　按原料养殖场提供养蜂户档案	
是否为养蜂户提供养蜂日志		是□　否□　提供养蜂日志	
是否与养殖场或养蜂户签订购销合同		是□　否□　提供合同文本	
养蜂用药管理			
是否建立养蜂用药管理制度		是□　否□　提供书面材料	
是否建立养蜂用药督查制度		是□　否□　提供书面材料和督查记录表	
蜂药采购途径		蜂药采购地	
蜂药发放记录	有□　否□	有否蜂药专贮地和台帐	有□　否□
购买蜂药名称、种类、批文等（必须填写蜂药的主要化合物名称）：			
出口蜂产品加工企业声明	本企业向海关申请出口蜂产品原料养殖场备案，所填报的材料真实，无虚假内容，严格遵守国家相关法律法规要求，并接受海关的监督管理。 法定代表：　　（签字，单位盖章）　　年　月　日		
主管海关备案考核小组意见	考核小组负责人（签字）：　　年　月　日		
主管海关审批意见	□同意备案 备案编号：　　准予备案时间：　年　月　日 □不予备案 经办人：　　负责人： 年　月　日　　年　月　日		

表2　出口蜂产品加工企业原料养殖场基本情况部分（养殖场部分）

养殖场名称				养殖场属地	
养殖场负责人			联系电话		
蜂场技术员		资格证号			兼职□　专职□
蜂场数		蜂农人数		养蜂方式	
蜂群数	（群）	蜂蜜年产量（吨）		蜂王浆年产量（公斤）	
原料蜂蜜、蜂王浆主要供给企业名称：					
主要放蜂地或放蜂线路：					
专用蜂药保管情况：					
使用蜂药名称（必须填写蜂药正式中文化学学名）：					
蜂药来源或购买途径：					
蜂药使用方式（喷洒、拌入糖水、拌入花粉等）：					
用药后停药期内生产原料和标识：是否有标识：是□　否□，并提供标识卡					

续表

是否建立原料蜂蜜、蜂王浆标识：是□　否□，并提供标识卡
蜂产品养殖场承诺： 1. 保证养殖场内蜂农所有信息真实可靠。遵守国家及海关有关法律法规。 2. 保证并督查养殖场内蜂农不使用国家禁止使用的药物。 3. 保证养殖场内蜂农所使用的蜂药来源合法，并保存购药票据。遵守安全用药的有关规定。 4. 保证并督促养殖场内蜂农在养蜂期间如实登记用药和如实记录养蜂日志，养蜂日志年末交生产企业保存。 养殖场负责人签字　　　　（单位盖章） 年　月　日

附件 5

出口禽肉原料养殖场备案表

类别：□初次备案　　　　□重新备案

动物类别：____________________

养殖场名称：____________________

养殖场地址：____________________

联　系　人：____________________

电　　　话：____________________

申请日期：________年________月________日

海关总署印制

填表说明

一、申请单位填写本表用黑色或蓝黑色钢笔填写或打印填写，要求文字简练、字迹清楚、内容真实、书写工整。

二、表中需选择的栏目，请在“□”内打“√”。根据实际情况，可以同时选择多项。

三、申请备案的养殖场应当按照规定，逐项如实填写。

四、本申请表需随附以下资料：

1.《动物防疫合格证》（复印件）；

2. 行政区划位置图和场区平面图（标明大门、禽舍、生活区、水域、饲料库、药品库等）；

3. 动物卫生防疫管理制度，包括日常卫生管理制度、消毒制度、疫病防治制度、人员和车辆进出控制、病死动物处理、疫情报告等；

4. 饲养用药管理制度，包括饲料和添加剂使用管理制度、用药管理制度等；

5. 饲养场和出口企业签定的合同（适用于合同饲养场，复印件）。

五、备案类别为重新备案的，在此列明重新备案原因：____________________

____

企业名称			
卫生备案范围		卫生备案编号	
联系人		联系电话	

续表

<table>
<tr><td rowspan="11">养殖场概况</td><td>名称</td><td colspan="3"></td></tr>
<tr><td>地址</td><td colspan="3"></td></tr>
<tr><td>负责人</td><td></td><td>联系电话/传真</td><td></td></tr>
<tr><td>建厂年月</td><td></td><td>占地面积</td><td></td></tr>
<tr><td>养殖规模</td><td></td><td>职工人数</td><td></td></tr>
<tr><td colspan="2">养殖品种</td><td colspan="2"></td></tr>
<tr><td colspan="2">拟出口品种</td><td colspan="2"></td></tr>
<tr><td colspan="2">专职兽医（姓名）</td><td colspan="2"></td></tr>
<tr><td colspan="2">兽医专业水平及认可资格</td><td colspan="2"></td></tr>
<tr><td colspan="2">动物防疫合格证编号</td><td colspan="2"></td></tr>
<tr><td colspan="4"></td></tr>
<tr><td colspan="5"></td></tr>
</table>

对照下列备案要求如实填写企业现状	
养殖场要服从出口企业的管理，实行“五统一”（即统一供应禽苗或幼仔、统一防疫消毒、统一供应饲料、统一供应药物、统一屠宰加工）管理模式。	
饲料及饲料添加剂名录及来源	
养殖用药（包括消毒剂）名录及来源	
免疫程序及所用疫苗名录及来源	
养殖场周围500米范围内没有村庄和与该场养殖同一种动物的养殖场。周围1000米范围内无屠宰场、兽医院、牲畜交易市场等。	
饲养区饲料、疫苗、兽药等的运输通道应与粪便运输通道严格分开。	
具备与生产能力相适应的粪便、污水处理设施。	
场区大门口设有与门同宽的车辆隔离消毒设施，设有人员专用通道，并有消毒液淋装置和鞋底消毒池；经允许进入备案养殖场的人员，必须穿着养殖场统一配备的专用工作服经消毒后入场。	
场区卫生整洁，布局合理；饲养区和办公生活区分开。有相对独立的兽医室、饲料加工存放室等。	
进出饲养区设有车辆消毒液喷淋装置、车轮消毒池和人员更衣、消毒通道；饲养舍门口设有消毒池或消毒垫。消毒设施、消毒液必须保证其有效性。	
设有防鼠设施，必要时应有防鸟设施。	
养殖场不得饲养其他动物（栓养护卫犬除外）。	
水源充足、卫生，有企业或官方实验室报告，保证水质符合畜禽饮用水水质卫生标准。	

续表

<table>
<tr><td colspan="2">能按照有关法律法规要求有效实施卫生防疫管理制度（日常卫生管理、消毒程序、免疫程序、人员和车辆进出控制、病死动物处理、疫情报告等）、饲养用药管理制度（饲料和添加剂使用、药物使用等），同时做好饲料、免疫、用药、消毒、人员及车辆进出、死亡和淘汰等情况的有关记录。</td><td></td></tr>
<tr><td colspan="2">场区工作人员有健康证书，每年体检一次。</td><td></td></tr>
<tr><td colspan="2">其他需说明事项</td><td></td></tr>
<tr><td>养殖场声明</td><td colspan="2">本养殖场向海关申请出口原料养殖场备案，保证申报资料内容真实，并严格遵守国家相关法律法规，自愿接受海关和配套出口生产企业的监督和管理，并承担相应的法律责任。

法定代表人签名：
（企业公章）
年　月　日</td></tr>
<tr><td colspan="3">以下由海关填写</td></tr>
<tr><td>评审组意见</td><td colspan="2">经评审，评审组的评审结论为：
□ 符合备案要求，推荐备案
□ 不符合备案要求，不予备案
评审组组长签名：　年　月　日</td></tr>
<tr><td>管理部门审批意见</td><td colspan="2">□ 同意备案
备案证明编号：
准予备案时间：　年　月　日
□ 不予备案
经办人：　负责人：
年　月　日　年　月　日</td></tr>
</table>

附件 6

出口禽蛋原料养殖场备案申请表

申请单位：

主管部门：

申请日期：

海关总署印制

填表说明

一、申请单位填报《申请表》一式两份，填写完整并由法人签字、盖章。

二、递交《申请表》时，须提供以下附件（一式两份）：

1. 动物防疫条件合格证（复印件）；
2. 动物卫生防疫制度，包括日常卫生管理制度、疫病防治制度、用药管理制度；
3. 饲养管理制度，包括饲料和添加剂使用管理制度、活禽出入场管理制度；
4. 养殖场行政区划位置图、场区平面示意图（标明大门、禽舍、生活区、水域、饲料库、药品库等）；

5. 养殖场和出口加工企业签定的合同（适用于合同养殖场）；

6. 由拟供货出口食品生产企业代为办理的，需提供养殖场委托生产企业办理的授权委托书。

企业名称	（中文名）					
	（英文名）					
法定地址				邮政编码		
法人代表		成立时间		电话		
企业性质	国营□ 集体□ 个体□ 合资□ 独资□					
饲养场概况	饲养场	名称				
		地址				
	联系人		电话		邮政编码	
	兽医人数		兼职兽医人数			
	现有职工人数		饲养人员	人数	建场时间	
				健康状况		
	场区面积（亩）		年供蛋量（枚）		月供蛋量（枚）	
	蛋禽数量		蛋禽饲料来源			
	种禽来源		用药情况	（需另附药物清单）		
	病禽隔离区	□有 □无	兽医室	□有 □无	饲料加工存放区	□有 □无
					死禽处理设施	□有 □无
	生产区与生活区隔离屏障	□有 □无	隔离观察区	种禽引进	□有 □无	
				出栏	□有 □无	
	粪便处理设施	□有 □无	污水处理设施	□有 □无		
	生产区出入口	车辆消毒池	□有 □无	更衣消毒室	□有 □无	
		喷雾消毒设施	□有 □无	禽舍消毒池	□有 □无	
	动物卫生制度	□有 □无	饲养管理制度	□有 □无		
			饲养其他动物	□有 □无		
申请单位声明	本企业声明，本企业向海关申请作为出口禽蛋原料备案养殖场，所填报的材料真实，并将严格遵守《中华人民共和国进出境动植物检疫法》等相关规定，并接受海关的监督管理。 法定代表：（签名、单位公章） 年 月 日					
备案考核小组意见主管海关	考核小组负责人签字： 年 月 日					
审批意见主管海关	负责人（签名）： 公章 年 月 日					
备案证编号						

第七章

部分进口动植物产品收货人、生产加工存放过程的备案

第一节　进境肠衣定点加工企业备案

一、事项名称

进境肠衣定点加工企业备案。

二、事项类型

行政检查。

三、设定及实施依据

《中华人民共和国进出境动植物检疫法》。

第七条　国家动植物检疫机关和口岸动植物检疫机关对进出境动植物、动植物产品的生产、加工、存放过程，实行检疫监督制度。

第十四条　输入动植物、动植物产品和其他检疫物，应当在进境口岸实施检疫。未经口岸动植物检疫机关同意，不得卸离运输工具。

输入动植物，需隔离检疫的，在口岸动植物检疫机关指定的隔离场所检疫。

因口岸条件限制等原因，可以由国家动植物检疫机关决定将动植物、动植物产品和其他检疫物运往指定地点检疫。在运输、装卸过程中，货主或者其代理人应当采取防疫措施。指定的存放、加工和隔离饲养或者隔离种植的场所，应当符合动植物检疫和防疫的规定。

四、实施机构

各主管海关负责企业管理工作的部门。

五、法定办结时限

无。

六、承诺办结时限

无。

七、结果名称

进境肠衣定点加工、存放企业备案号。

八、结果样本

无。

九、收费标准

不收费。

十、收费依据

无。

十一、申请条件

1. 获得出口肠衣生产企业备案资质。
2. 应建立健全防疫体系，完善防疫设施。

十二、申请材料

1. 进境肠衣定点加工、存放企业申请表（见本章附件 1）原件。
2. 厂区平面示意图（应注明卫生防疫设施分布情况）及车间平面图原件。
3. 加工工艺流程图原件。
4. 卫生防疫工作领导小组名单及职责原件。
5. 卫生防疫制度原件。

上述资料均为书面材料，需加盖申请单位公章，一式两份。

十三、办理流程

1. 申请人通过登录“互联网+海关”一体化网上办事平台（https://online.customs.gov.cn）或登录中国国际贸易单一窗口（https://www.singlewindow.cn），向主管海关提出申请并上传材料。

2. 主管海关成立专家组对申请企业防疫条件考核验收。

3. 对审核通过的企业在网站上予以公布。

办理流程详见图 7-1。

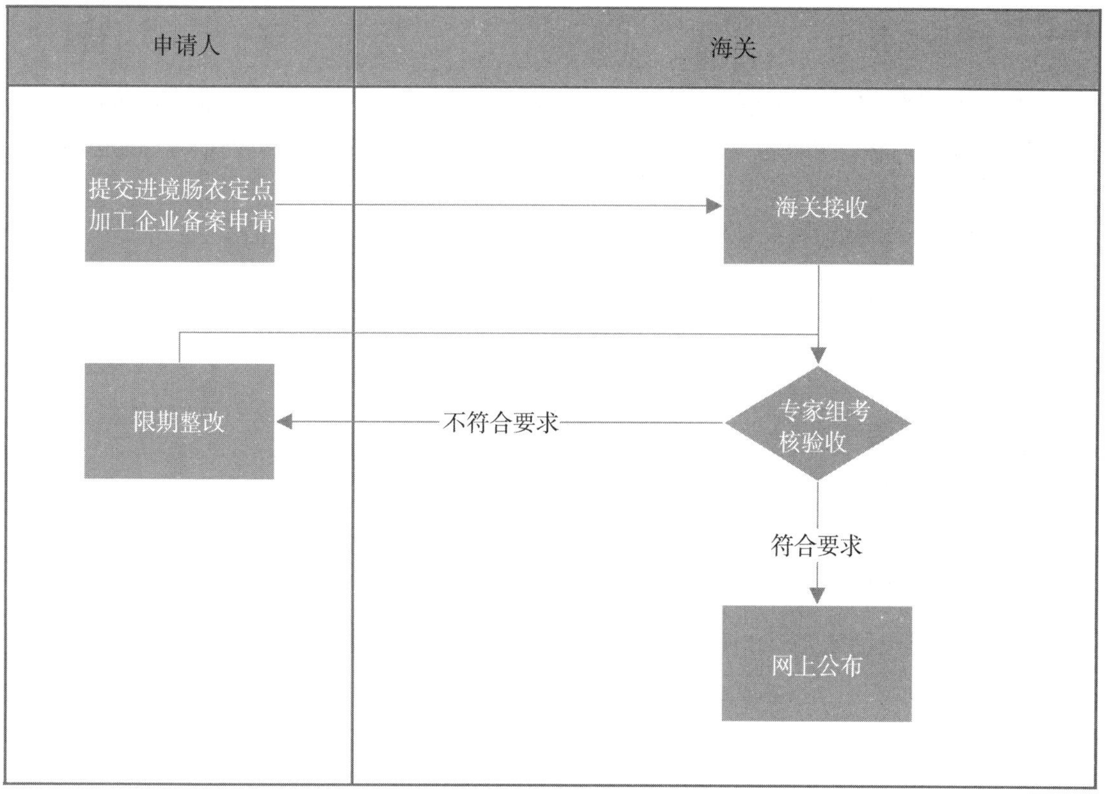

图 7-1　进境肠衣定点加工企业备案业务流程

十四、办理形式

窗口办理或网上办理。

十五、到办理现场次数

窗口办理 1 次或网上办理 0 次。

十六、审查标准

1. 申请材料填写准确、完整、真实、有效。
2. 企业符合相应防疫要求。

十七、通办范围

直属海关各业务现场。

十八、预约办理

否。

十九、网上支付

否。

二十、物流快递

否。

二十一、办理地点

1. 网上办理：用户登录“互联网+海关”一体化网上办事平台（http://online.customs.gov.cn），进入“动植物检疫”板块办理，或登录中国国际贸易单一窗口（https://www.singlewindow.cn）办理。

2. 窗口办理：各主管海关业务现场，具体地址可通过主管海关网站查询。

二十二、办理时间

各主管海关工作时间。

二十三、咨询电话

各直属海关咨询电话或12360海关服务热线。

二十四、监督电话

各直属海关咨询电话或12360海关服务热线。

附件1

进境肠衣定点加工、存放企业申请表

申请单位：____________________

主管海关：____________________

联 系 人：____________________

联系电话：____________________

申请日期：____________________

申请须知

（一）申请企业应认真填写《申请表》，要求用计算机打印（签字盖章栏除外），或用黑色或蓝黑色钢笔填写，文字工整、字迹清楚。

（二）申请企业提交《申请表》时应随附如下材料（一式二份）：

1. 厂区平面示意图（应注明卫生防疫设施分布情况）及车间平面图；

2. 加工工艺流程图（应注明工艺流程中温度、时间、PH值、化学试剂的种类、浓度以及使用的有关设备等与卫生防疫工作有关的项目情况）；

3. 卫生防疫工作领导小组名单及职责（组长应由法人代表或其书面委托的企业主要管理者担任）；

4. 卫生防疫制度（内容包括进境肠衣类产品运输、存放、加工过程中的防疫消毒措施，工人的劳动防护措施，防虫、灭鼠措施，固形废弃物的处理措施，污水处理措施，包装物的消毒措施等）。

企业名称			
企业地址			
联系电话/传真		E-mail	
法人代表		出口备案证明编号 备案证明号	

续表

<table>
<tr><td>组织机构代码</td><td></td><td>营业执照编号</td><td></td></tr>
<tr><td>经营范围</td><td colspan="3"></td></tr>
<tr><td>企业性质</td><td colspan="3">民营□　合资□　独资□</td></tr>
<tr><td>企业总人数</td><td></td><td>加工人数</td><td></td></tr>
<tr><td>申请进境肠衣种类</td><td colspan="3"></td></tr>
<tr><td>拟进境国家或地区</td><td colspan="3"></td></tr>
<tr><td>年加工能力（吨）</td><td colspan="3"></td></tr>
<tr><td colspan="4">企业防疫体系建立及运行情况：
□　进境肠衣类产品运输、存放、加工过程中的防疫消毒措施
□　工人的劳动防护措施
□　防虫、灭鼠措施
□　固形废弃物的处理措施，污水处理措施，包装物的消毒措施</td></tr>
<tr><td colspan="4">企业声明：
本企业严格遵守海关总署的有关规定，申报资料属实，自愿接受海关的监督和管理。本企业保证对加工、装卸过程中产生的下脚料进行防疫消毒处理，不用于生产其他任何产品。
法定代表人：（单位公章）　　年　月　日</td></tr>
<tr><td colspan="4">以下由主管海关填写</td></tr>
<tr><td colspan="4">初审意见：
经办人：　　负责人：
（单位公章）　　日　期</td></tr>
<tr><td colspan="4">现场考核意见：
考核组组长（签名）：
考核组成员（签名）：　　年　月　日</td></tr>
<tr><td colspan="4">主管海关意见：
负责人（签名）：
（单位盖章）　　年　月　日</td></tr>
</table>

进出口食品化妆品涉检申报业务管理

导读：

本部分对进口食品化妆品报关和出口食品化妆品属地监管申请过程中需要实施检验的申报要求进行梳理和介绍，使读者较为全面地了解海关对不同货物的要求和相关注意事项，包括产品范围、审批备案和单证审批要求等。

第八章

进口食品检验检疫申报及管理

第一节 进口食品检验检疫申报

一、进口食品检验检疫申报范围

食品，指各种供人食用或者饮用的成品和原料以及按照传统既是食品又是中药材的物品，但是不包括以治疗为目的的物品。

预包装食品，指预先定量包装或者制作在包装材料、容器中的食品。

二、进口食品检验检疫申报相关管理要求

（一）进口食品检验检疫申报通用管理要求

1. 进口食品应当符合中国法律法规和食品安全国家标准，中国缔结或者参加的国际条约、协定有特殊要求的，还应当符合国际条约、协定的要求。

进口尚无食品安全国家标准的食品，应当符合国务院卫生行政部门公布的暂予适用的相关标准要求。

利用新的食品原料生产的食品，应当依照《中华人民共和国食品安全法》第三十七条的规定，取得国务院卫生行政部门新食品原料卫生行政许可。

2. 海关依据进出口商品检验相关法律、行政法规的规定对进口食品实施合格评定。

进口食品合格评定活动包括：向中国境内出口食品的境外国家（地区）〔以下简称境外国家（地区）〕食品安全管理体系评估和审查、境外生产企业注册、进出口商备案和合格保证、进境动植物检疫审批、随附合格证明检查、单证审核、现场查验、监督抽检、进口和销售记录检查以及各项的组合。

3. 海关总署可以对境外国家（地区）的食品安全管理体系和食品安全状况开展评估和审查，并根据评估和审查结果，确定相应的检验检疫要求。

4. 海关总署对向中国境内出口食品的境外生产企业实施注册管理，并公布获得注册的企业名单。

5. 向中国境内出口食品的境外出口商或者代理商（以下简称“境外出口商或者代理商”）应当向海关总署备案。

食品进口商应当向其住所地海关备案。

境外出口商或者代理商、食品进口商办理备案时，应当对其提供资料的真实性、有效性负责。

境外出口商或者代理商、食品进口商备案名单由海关总署公布。

6. 海关可以根据风险管理需要，对进口食品实施指定口岸进口、指定监管场地检查。指定口岸、指定监管场地名单由海关总署公布。

7. 海关依法对需要进境动植物检疫审批的进口食品实施检疫审批管理。食品进口商应当在签订

贸易合同或者协议前取得进境动植物检疫许可。

（二）进口食品检验申报其他管理要求

1. 转基因产品

（1）转基因产品是指《农业转基因生物安全管理条例》规定的农业转基因生物及其他法律法规规定的转基因生物与产品。

（2）海关总署对进境转基因动植物及其产品、微生物及其产品和食品实行申报制度。

（3）货主或者其代理人在办理进境申报手续时，应当在货物属性栏选择“16-转基因产品”。申报为转基因产品的，除按规定提供有关单证外，还应当取得法律法规规定的主管部门签发的“农业转基因生物安全证书（进口）”或者相关批准文件。海关对“农业转基因生物安全证书（进口）”电子数据进行系统自动比对验核。

2. 保健食品

（1）保健食品声称保健功能，应当具有科学依据，不得对人体产生急性、亚急性或者慢性危害。

（2）保健食品原料目录和允许保健食品声称的保健功能目录，由国务院食品安全监督管理部门会同国务院卫生行政部门、国家中医药管理部门制定、调整并公布。

（3）首次进口的保健食品应当经国务院食品安全监督管理部门注册。其中，首次进口的保健食品中属于补充维生素、矿物质等营养物质的，应当报国务院食品安全监督管理部门备案；其他保健食品应当报省、自治区、直辖市人民政府食品安全监督管理部门备案。进口的保健食品应当是出口国（地区）主管部门准许上市销售的产品。

根据《关于〈特殊医学用途配方食品注册证书〉等5种监管证件实施联网核查的公告》（海关总署　市场监督管理总局公告2018年第142号），在全国范围内实施“保健食品注册证书或保健食品备案凭证”电子数据与进出口货物报关单电子数据的联网核查。市场监督管理部门根据相关法律法规签发证件，将证件电子数据传输至海关，海关在通关环节进行比对核查，并按规定办理进出口手续。联网核查实施前已签发的证件，企业可凭纸质证件在有效期内向海关办理进出口手续。

3. 特殊医学用途配方食品

特殊医学用途配方食品应当经国务院食品安全监督管理部门注册。

根据《关于〈特殊医学用途配方食品注册证书〉等5种监管证件实施联网核查的公告》（海关总署　市场监督管理总局公告2018年第142号），在全国范围内实施“特殊医学用途配方食品注册证书”电子数据与进出口货物报关单电子数据的联网核查。市场监督管理部门根据相关法律法规签发证件，将证件电子数据传输至海关，海关在通关环节进行比对核查，并按规定办理进出口手续。联网核查实施前已签发的证件，企业可凭纸质证件在有效期内向海关办理进出口手续。

4. 从日本进口食品农产品

（1）禁止从日本福岛县、群马县、枥木县、茨城县、宫城县、新潟县、长野县、琦玉县、东京都、千叶县10个都县进口食品、食用农产品及饲料。

（2）允许输华的日本食品、食用农产品和饲料中，蔬菜及其制品、乳及乳制品、水产品及水生动物、茶叶及制品、水果及制品、药用植物产品，报关时应提供日本政府出具的放射性物质检测合格的证明。

（3）所有允许输华的日本食品、食用农产品和饲料需日本官方出具原产地证明。

第二节 进口食品检验检疫审单

进口食品的审单除按照货物大类关注具体审单要求之外，需特别注意以下具体情况的审单。

1. 转基因产品

申报为转基因产品的，需审核“农业转基因生物安全证书（进口）”或者相关批准文件。根据《关于〈国（境）外引进农业种苗检疫审批单〉等3种监管证件实施联网核查的公告》（海关总署 农业农村部 国家林业和草原局公告2018年第141号），该证书已联网核查。

2. 保健食品

（1）首次进口的保健食品应当经国务院食品安全监督管理部门注册。其中，首次进口的保健食品中属于补充维生素、矿物质等营养物质的，应当报国务院食品安全监督管理部门备案。其他保健食品应当报省、自治区、直辖市人民政府食品安全监督管理部门备案。进口的保健食品应当是出口国（地区）主管部门准许上市销售的产品。

（2）审核“进口保健食品批准证书”或“保健食品注册批件”。根据《关于〈特殊医学用途配方食品注册证书〉等5种监管证件实施联网核查的公告》（海关总署 市场监督管理总局公告2018年第142号），在全国范围内实施“保健食品注册证书”或“保健食品备案凭证”电子数据与进出口货物报关单电子数据的联网核查。

3. 特殊医学用途配方食品

特殊医学用途配方食品应当经国务院食品安全监督管理部门注册。特殊医学用途配方食品、特殊医学用途婴儿配方食品需审核特殊医学用途配方食品注册证书。根据《关于〈特殊医学用途配方食品注册证书〉等5种监管证件实施联网核查的公告》（海关总署 市场监督管理总局公告2018年第142号），在全国范围内实施“特殊医学用途配方食品注册证书”电子数据与进出口货物报关单电子数据的联网核查。

4. 从日本进口食品农产品

（1）禁止从日本福岛县、群马县、枥木县、茨城县、宫城县、新潟县、长野县、琦玉县、东京都、千叶县等10个都县进口食品、食用农产品及饲料。

（2）允许输华的日本食品、食用农产品和饲料中，蔬菜及其制品、乳及乳制品、水产品及水生动物、茶叶及制品、水果及制品、药用植物产品，报关时应提供日本政府出具的放射性物质检测合格的证明。

（3）所有允许输华的日本食品、食用农产品和饲料需日本官方出具原产地证明。日本官方出具的原产地证明和放射性物质检测合格证明需要符合证书样本和签章要求。

（4）从日本进口水产品应事先办理检疫审批手续。

一、肉类产品

（一）产品范围

肉类产品是指动物屠体的任何可供人类食用部分，包括胴体、脏器、副产品以及以上述产品为原料的制品，不包括罐头产品。

（二）文件依据

1.《进境动植物检疫审批管理办法》（国家质检总局令第25号发布，根据国家质检总局令第170号、海关总署令第238号、第240号修改）。

2.《中华人民共和国进口食品境外生产企业注册管理规定》（海关总署令第248号）。

3.《中华人民共和国进出口食品安全管理办法》（海关总署令第 249 号）。

4.《关于〈中华人民共和国进口食品境外生产企业注册管理规定〉和〈中华人民共和国进出口食品安全管理办法〉实施相关事宜的公告》（海关总署公告 2021 年第 103 号）。

5.《关于取消进口肉类收货人、进口化妆品境内收货人备案的公告》（海关总署公告 2021 年第 108 号）。

6.《关于修订〈海关监管作业场所（场地）设置规范〉〈海关监管作业场所（场地）监控摄像头设置规范〉和〈海关指定监管场地管理规范〉的公告》（海关总署公告 2021 年第 4 号）。

（三）管理要求

1. 准入要求

海关对进口肉类产品实施准入制度。列入《符合评估审查要求及有传统贸易的国家或地区输华食品目录》（见本书附录 1）的国家或地区对应的产品，方可进口。

禁止从日本福岛县、群马县、枥木县、茨城县、宫城县、新潟县、长野县、琦玉县、东京都、千叶县 10 个都县进口肉类产品。

2. 境外生产企业注册

肉类产品的境外生产企业，应当获得海关总署注册。肉类产品的境外生产企业由所在国家（地区）主管当局向海关总署推荐注册。

3. 进出口商备案

海关总署对向中国境内出口肉类产品的出口商或者代理商和进口商实施备案管理。

4. 进境动植物检疫审批

海关总署对进口肉类产品实行检疫审批制度。进口商应当在签订贸易合同前办理检疫审批手续，取得进境动植物检疫许可。相关信息已经实现系统联网核查。

5. 进境肠衣定点加工、存放企业备案

进口肠衣的企业应事先办理进境肠衣定点加工企业备案。

6. 海关指定监管场地

肉类产品应当从进境肉类指定监管场地所在口岸进境。

（四）所需单证要点

1. 输出国家或者地区官方检验检疫证书。

2. 原产地证。

3. 进境动植物产品检疫许可。

（五）审单要点

1. 进境动植物检疫许可

需对基本内容进行完整性、有效性审核。包括但不限于：申请单位与报关单上的收货人一致性；品名、产地、输出国家（地区）、用途、进境和结关地口岸/查验场、目的地、运输路线等与报关单、卫生证书、贸易及运输单证上的内容一致性等。

2. 输出国家或者地区官方检验检疫证书（特定国家证书要求见下）

（1）须加盖官方印章及官方兽医签名。

（2）目的地须标明为中华人民共和国。

（3）一份证书对应一个集装箱（特殊情况因多种产品拼柜而出具了多份证书的，每份证书的集装箱号与封识号应一致，并与电子信息完全一致）。

（4）卫生证书的格式、防伪标识、官方印章、签字兽医官及其签字笔迹等应与海关总署下发的证书模板、兽医官签字相符。

（5）卫生证书上的收货人、贸易合同的签约方应与检疫许可证上的申请单位一致。

（6）根据卫生证书中标明的收货人信息，登录海关总署网站查询收货人备案信息是否有效。

（7）根据卫生证书中的厂号信息，登录海关总署网站查询是否为准入生产企业。

（8）通过进口肉类卫生证书电子核查系统实现检验检疫证书信息传输的产品包括：冷冻猪肉（加拿大、巴西、墨西哥、法国、西班牙、英国、丹麦、爱尔兰、德国、比利时、匈牙利、芬兰）、牛产品、猪产品（美国）、冷冻牛肉（加拿大、墨西哥、乌拉圭、匈牙利、南非、哥斯达黎加）、冷冻剔骨牛肉（巴西、阿根廷）、去骨腌制猪肉（西班牙、意大利）、冷冻禽肉（巴西）、冷冻鸡肉（阿根廷）、冷冻羊肉（乌拉圭）、冷冻马肉、熟制牛羊肉（蒙古）、熟制猪肉、腌制猪肉（法国）、热处理去骨猪肉（意大利）。

（9）澳大利亚、新西兰、荷兰和智利的官方证书可通过电子证书信息交换核查系统（http://ecert.zslw.hg.cn，海关管理网网站）进行核查核销。

3. 原产地证

进口日本肉类时，原产地证明应为日本官方出具。

4. 企业资质栏目：选取“508-进口食品境外出口商代理商备案”“509-进口食品进口商备案”，分别填写企业资质编号。

产品资质栏目：选取“325-进境动植物产品检疫许可”“519-进口食品境外生产企业注册”，分别填写许可证编号等信息。

货物属性栏目：根据货物实际情况选择“14-预包装”或“15-非预包装”。

5.《符合评估审查要求及有传统贸易的国家或地区输华食品目录》见本书附录1。

6. 进口食品境外生产企业注册信息可在网站 https://ciferquery.singlewindow.cn/查询。相关信息已经实现系统联网核查。

7. 境外出口商或者代理商及境内进口食品的进口商在海关总署备案号可通过进口食品化妆品进出口商备案系统（http://ire.customs.gov.cn/）查询。境内进口食品的进口商备案号已经实现系统联网核查。

8. 进境肠衣定点加工、存放企业名单可在海关总署企业管理和稽查司官方网站（http://qgjcs.customs.gov.cn/）的“信息服务—出口食品原料种植、养殖场备案名单”栏目查询。

（六）特定国家进境要求

1. 白俄罗斯牛肉

（1）依据文件

《关于进口白俄罗斯牛肉检验检疫要求的公告》（海关总署公告2022年第2号）。

（2）商品名称

允许进口的白俄罗斯牛肉指冷冻和冰鲜剔骨和带骨骨骼肌［牛经宰杀、放血后除去毛、内脏、头、尾及四肢（腕及关节以下）后的躯体部分］。膈膜、碎肉、绞肉、碎脂、机械分离肉及其他副产品不允许输华。

允许进口的白俄罗斯牛肉制品指以上述允许进口的牛肉作为主要原料，经加工处理、装罐、密封、加热杀菌等工序加工而成的不含有致病性微生物，也不含有在通常温度下能在其中繁殖的非致病性微生物的商业无菌的罐装食品。

（3）商品产地

白俄罗斯。

（4）证书要求

向中国出口的每一集装箱牛肉及其制品应至少随附一份正本兽医卫生证书，证明该批产品符合中国和白俄罗斯兽医和公共卫生法律法规及有关规定。证书用中文、俄文和英文（必填）写成，证书的格式、内容须事先获得双方认可。

2. 俄罗斯牛肉

（1）依据文件

《关于关于进口俄罗斯牛肉检验检疫要求的公告》（海关总署公告 2021 年第 83 号）。

（2）商品名称

允许进口的俄罗斯牛肉指屠宰时 30 月龄以下牛的冷冻或冰鲜的剔骨或带骨骨骼肌［牛经宰杀、放血后除去毛、内脏、头尾及四肢（腕及关节以下）］、可食用副产品［包括冷冻牛横膈膜、冷冻牛蹄（去匣）、冷冻牛蹄筋、冷冻牛板筋、冷冻牛鞭］及其未炼制的体脂肪。

绞肉、碎块、机械分离肉、脊柱、头骨及其他未提及的副产品不允许输华。

（3）商品产地

俄罗斯。

（4）证书要求

向中国出口的每一集装箱（批）牛肉应至少随附一份正本兽医卫生证书，证明该批产品符合中国和俄罗斯法律法规及议定书的有关规定。兽医卫生证书用中文、俄文和英文写成（填写证书内容时，英文必填）。兽医卫生证书的格式、内容须事先获得双方认可。

3. 俄罗斯禽肉

（1）依据文件

《关于中国和俄罗斯进出口禽肉检验检疫要求的公告》（海关总署公告 2019 年第 76 号）。

（2）商品名称

允许进出口的禽肉是指冷冻禽肉（去骨和带骨）以及胴体、部分胴体和副产品，不包括羽毛。副产品具体为冷冻鸡心、冷冻鸡肝、冷冻鸡肾、冷冻鸡胗、冷冻鸡头、冷冻鸡皮、冷冻鸡翅（不含翅尖）、冷冻鸡翅尖、冷冻鸡爪、冷冻鸡软骨。

（3）商品产地

繁殖、出生并饲养在俄罗斯境内经认可未感染禽流感、新城疫的非疫区。来自过去 12 个月未因发生中国和欧亚经济联盟俄罗斯兽医规定中提及的传染病和寄生虫而实施隔离检疫或限制活动的区域。

（4）证书要求

每批出口禽肉应随附一份主管部门出具的官方兽医卫生证书，证明其符合中俄以及欧亚经济联盟的检验检疫要求。

4. 斯洛伐克羊肉

（1）依据文件

《关于进口斯洛伐克羊肉检验检疫要求的公告》（海关总署公告 2021 年第 27 号）。

（2）商品名称

允许进口的斯洛伐克羊肉指 12 月龄以下的冷冻和冰鲜（剔骨和带骨）绵羊或山羊骨骼肌［羊经宰杀、放血后除去毛、内脏、头尾及四肢（腕及关节以下）后的躯体部分］。

（3）商品产地

斯洛伐克。

（4）证书要求

每一集装箱输华羊肉应至少随附一份主管部门出具的官方正本兽医卫生证书，证明其符合中国和斯洛伐克的检验检疫要求

5. 斯洛文尼亚禽肉

（1）依据文件

《关于关于进口斯洛文尼亚禽肉检验检疫要求的公告》（海关总署公告2021年第55号）。

（2）商品名称

允许进口的斯洛文尼亚禽肉指可食用的冷冻（带骨或去骨）鸡肉（活禽经宰杀、放血后除去毛、内脏、头、翅及脚后的躯体可食部分）及其可食用副产品。

可食用禽副产品包括：冻鸡爪、冻鸡翼（包括或不包括翼尖）、冻鸡冠、冻鸡软骨、冻鸡皮、冻鸡脖、冻鸡肝、冻鸡心。

（3）商品产地

斯洛文尼亚。

（4）证书要求

每一集装箱输华禽肉应至少随附一份主管部门出具的官方正本兽医卫生证书，证明其符合中国、斯洛文尼亚和欧盟的检验检疫要求。

6. 泰国鳄鱼肉

（1）依据文件

《关于印发中泰新鲜蔬菜、熟制禽肉、泰输华鳄鱼肉卫生议定书的通知》（国质检食〔2005〕445号）。

（2）商品名称

鳄鱼肉。

（3）商品产地

用于生产向中国输出鳄鱼肉的屠宰用鳄鱼应符合下列条件：出生、饲养并屠宰于泰国境内；来自由官方确认在过去六个月未发生衣原体病、鳄鱼痘、霍乱弧菌、旋毛虫病和绦虫病的养殖场；来自过去六个月内未因发生过泰国动物卫生法规规定应申报的动物疫病而受到限制或监测的农场。

（4）证书要求

向中国输出的每一批鳄鱼肉应随附一份正本卫生证书，证明输出产品符合泰国兽医和公共卫生法律法规及本议定书的有关规定，并标明启运地、目的地、收货人、发货人、生产企业名称、地址等信息。

卫生证书用中文和英文写成，卫生证书的格式、内容须事先获得双方认可。

7. 意大利牛肉

（1）依据文件

《关于进口意大利牛肉检验检疫要求的公告》（海关总署公告2021年第85号）。

（2）商品名称

30月龄以下牛的冷冻和冰鲜剔骨骨骼肌肉，即：牛经宰杀、放血后除去皮（毛）、内脏、头、尾及四肢（腕及关节以下）后的骨骼肌肉。绞肉、肉糜、碎肉、下脚料、机械分割肉及其他副产品不允许输华。

（3）商品产地

意大利。

（4）证书要求

每一批（集装箱）进口意大利牛肉应至少随附一份意大利主管部门出具的官方兽医卫生证书，证明该批产品符合中国和意大利兽医和公共卫生法律法规以及双边议定书的有关规定。

8. 智利牛肉

（1）依据文件

《关于进口智利牛肉检验检疫要求的公告》（海关总署公告 2022 年第 18 号）。

（2）商品名称

允许进口的智利牛肉指冷冻和冰鲜剔骨和带骨骨骼肌［牛经宰杀、放血后除去皮毛、内脏、头尾及四肢（腕及关节以下）后的躯体部分］及牛副产品（牛心、牛肝、牛肾、牛头肉、牛软骨、牛心管、牛食管、牛气管、牛舌、牛唇、牛脸颊肉、牛蹄筋、牛横膈膜、牛尾）。

碎肉、肉糜、绞肉、下角料、机械分离肉及不可食用牛副产品不允许输华。

（3）商品产地

智利。

（4）证书要求

向中国出口的每一集装箱牛肉应至少随附一份正本兽医卫生证书，证明该批产品符合中国和智利兽医和公共卫生法律法规及有关规定。证书用中文，西班牙文和英文（必填）写成，证书的格式、内容须事先获得双方认可。

9. 智利羊肉

（1）依据文件

《关于进口智利羊肉检验检疫要求的公告》（海关总署公告 2022 年第 17 号）。

（2）商品名称

允许进口的智利羊肉指冷冻和冰鲜剔骨和带骨绵羊肉和山羊肉［羊经宰杀、放血后除去皮毛、内脏、头尾及四肢（腕及关节以下）后的躯体部分］及羊副产品（包括羊心、羊肝、羊肾、羊头肉、羊软骨、羊心管、羊食管、羊气管、羊舌、羊唇、羊脸颊肉、羊蹄筋、羊横膈膜、羊尾）。

碎肉、肉糜、绞肉、下角料、机械分离肉及不可食用羊副产品不允许输华。

（3）商品产地

智利。

（4）证书要求

向中国出口的每一集装箱羊肉应至少随附一份正本兽医卫生证书，证明该批产品符合中国和智利兽医和公共卫生法律法规及有关规定。证书用中文，西班牙文和英文（必填）写成，证书的格式、内容须事先获得双方认可。

10. 智利禽肉

（1）依据文件

《中华人民共和国国家质量监督检验检疫总局和智利共和国农业部关于中华人民共和国和智利共和国进出口禽肉的卫生要求议定书》（国质检食函〔2004〕1018 号）。

（2）商品名称

禽肉。

（3）商品产地

智利。

（4）证书要求

智利出口禽肉的官方检验检疫和出证工作按出口方规定程序和体系开展。出口证书的格式和内容应经双方同意。

二、乳品

（一）产品范围

乳品包括初乳、生乳和乳制品。

初乳是指奶畜产犊后7天内的乳。

生乳是指从符合中国有关要求的健康奶畜乳房中挤出的无任何成分改变的常乳。奶畜初乳、应用抗生素期间和休药期间的乳汁、变质乳不得用作生乳。生乳制品是指由生乳加工而成、加工工艺中无热处理杀菌过程的产品。

乳制品是指由乳为主要原料加工而成的食品，如：巴氏杀菌乳、灭菌乳、调制乳、发酵乳、干酪及再制干酪、稀奶油、奶油、无水奶油、炼乳、乳粉、乳清粉及乳清蛋白粉、乳基婴幼儿配方食品及其生产原料基粉、酪蛋白及其他乳与乳制品（如乳矿物盐和乳蛋白等）。

（二）文件依据

1.《进境动植物检疫审批管理办法》（国家质检总局令第25号发布，根据国家质检总局令第170号、海关总署令第238号、第240号修改）。

2.《中华人民共和国进口食品境外生产企业注册管理规定》（海关总署令第248号）。

3.《中华人民共和国进出口食品安全管理办法》（海关总署令第249号）。

4.《关于〈中华人民共和国进口食品境外生产企业注册管理规定〉和〈中华人民共和国进出口食品安全管理办法〉实施相关事宜的公告》（海关总署公告2021年第103号）。

5.《关于加强进口婴幼儿配方乳粉管理的公告》（国家质检总局公告2013年第133号）。

6.《关于实行进口乳品检测报告证明事项告知承诺制的公告》（海关总署公告2021年第50号）。

7.《关于明确进口乳品检验检疫有关要求的公告》（海关总署公告2021年第114号）。

（三）管理要求

1. 准入要求

海关对进口乳品实施准入制度。列入《符合评估审查要求及有传统贸易的国家或地区输华食品目录》（见本书附录1）的国家或地区对应的产品，方可进口。

禁止从日本福岛县、群马县、栃木县、茨城县、宫城县、新潟县、长野县、琦玉县、东京都、千叶县10个都县进口乳品。

2. 境外生产企业注册

乳品的境外生产企业，应当获得海关总署注册。乳品的境外生产企业由所在国家（地区）主管当局向海关总署推荐注册。

3. 进出口商备案

向中国境内出口乳品的境外出口商或者代理商应当向海关总署备案。乳品进口商应当向其住所地海关备案。

境外出口商或者代理商及境内进口食品的进口商在海关总署备案号可通过进口食品化妆品进出口商备案系统（http://ire.customs.gov.cn/）进行验核。境内进口食品的进口商备案号已经实现系统联网核查。

4. 进境动植物检疫审批

海关总署对生乳、生乳制品、巴氏杀菌乳［是指仅以生牛（羊）乳为原料，经过巴氏杀菌等工序制得的液体产品］、巴氏杀菌工艺生产加工的调制乳等实行检疫审批制度。进口商应当在签订贸易合同前办理检疫审批手续，取得进境动植物检疫许可。

（四）所需单证要点

1. 进境动植物检疫许可（生乳、生乳制品、巴氏杀菌乳、巴氏杀菌工艺生产加工的调制乳需要）。

2. 卫生证书。

3. 检测报告。

（五）审单要点

1. 进境动植物检疫许可

进口生乳、生乳制品、巴氏杀菌乳、巴氏杀菌工艺生产加工的调制乳需要办理进境检疫审批手续。

2. 卫生证书

进口乳品需随附出口国家或者地区政府主管部门出具的卫生证书。证书应当有出口国家或者地区政府主管部门印章和其授权人签字，目的地应当标明为中华人民共和国。卫生证书样本应当经海关总署确认。

自 2020 年 6 月 1 日起，新西兰初级产业部对输华乳制品直接签发卫生证书电子版，不再签发纸质卫生证书。可通过电子证书信息交换核查系统（http://ecert.zslw.hg.cn，海关管理网网站）验核新西兰输华乳制品卫生证书电子信息。

3. 检测报告

为进口乳品出具检测报告的检测机构，可以是境外官方实验室、第三方检测机构或企业实验室，也可以是境内取得食品检验机构资质认定的检测机构。

（1）首次进口的乳品，应当提供相应食品安全国家标准中列明项目的检测报告。首次进口，指境外生产企业、产品名称、配方、境外出口商、境内进口商等信息完全相同的乳品从同一口岸第一次进口。

（2）非首次进口的乳品，应当提供首次进口检测报告的复印件以及海关总署要求项目的检测报告。非首次进口检测报告项目由海关总署根据乳品风险监测等有关情况确定并在海关总署网站公布［在海关总署进出口食品安全局网站（http://jckspj.customs.gov.cn/）的“信息服务—产品监管重要信息—乳品”栏目中查询］。

（3）检测报告应与进口乳品的生产日期或生产批号对应。

（4）对进口乳品检测报告实行证明事项告知承诺制。（申请人可自主选择是否采用告知承诺替代证明。申请人不愿承诺或无法承诺的，应当依法提交进口乳品检测报告。申请人愿意作出承诺的，应当向海关提交加盖单位公章后的告知承诺书原件。本证明事项必须由申请人作出承诺，不可代为承诺。）

4. 进口日本乳品时，还应随附以下文件：

（1）日本官方出具的原产地证明；

（2）日本政府出具的放射性物质检测合格的证明。

5.“婴幼儿配方乳粉产品配方注册证书”电子数据已与进出口货物报关单电子数据联网核查。因海关和市场监督管理部门审核需要或计算机管理系统、通信网络故障等原因，可以转为有纸报关作业或补充提交纸质证件。

6. 企业资质栏目：选取“508-进口食品境外出口商代理商备案”“509-进口食品进口商备案”，分别填写企业资质编号。

产品资质栏目：选取“325-进境动植物产品检疫许可”（需要提供时）、“519-进口食品境外生产企业注册”，分别填写许可证编号等信息。

货物属性栏目：根据货物实际情况选择“14-预包装”或“15-非预包装”。

7.《符合评估审查要求及有传统贸易的国家或地区输华食品目录》（见本书附录 1）可在网站 http://43.248.49.223/查询。

8. 进口食品境外生产企业注册信息可在网站 https://ciferquery.singlewindow.cn/查询。相关信息已经实现系统联网核查。

9. 境外出口商或者代理商及境内进口食品的进口商在海关总署备案号可通过进口食品化妆品进出口商备案系统（http://ire.customs.gov.cn/）查询。境内进口食品的进口商备案号已经实现系统联网核查。

（六）特定国家进境要求

1. 阿尔巴尼亚乳品

（1）依据文件

《关于进口阿尔巴尼亚乳品检验检疫要求的公告》（海关总署公告 2021 年第 18 号）。

（2）商品名称

阿尔巴尼亚输华乳品是指以经过加热处理的牛奶、绵羊奶和山羊奶为主要原料加工而成的乳及乳制品，包括巴氏杀菌乳、灭菌乳、调制乳、发酵乳、干酪及再制干酪、稀奶油、奶油、无水奶油、炼乳、乳粉、乳清粉、乳清蛋白粉、牛初乳粉、酪蛋白、乳矿物盐、乳基婴幼儿配方食品及其预混料（或基粉）等。

（3）商品产地

阿尔巴尼亚。

（4）证书要求

进口阿尔巴尼亚巴氏杀菌乳和以巴氏杀菌工艺生产的调制乳，应事先办理检疫审批，获得进境动植物检疫许可。阿尔巴尼亚输华乳品应随附阿尔巴尼亚官方签发的卫生证书。

2. 俄罗斯乳品

（1）依据文件

《关于修订中俄乳品双向贸易检验检疫要求的公告》（海关总署公告 2020 年第 89 号）。

（2）商品名称

俄罗斯输华乳品是指以经过加热处理的牛乳或羊乳为主要原料加工而成的食品。

表 8-1　俄罗斯输华乳品清单

HS 编码	产品
40110	未浓缩及未加糖或其他甜物质的乳及奶油：脂肪含量小于 1%
40120	未浓缩及未加糖或其他甜物质的乳及奶油：脂肪含量在 1%～6%
40140	未浓缩及未加糖或其他甜物质的乳及奶油：脂肪含量在 6%～10%
40150	未浓缩及未加糖或其他甜物质的乳及奶油：脂肪含量大于 10%
40210	浓缩、加糖或其他甜物质的乳及奶油：脂肪含量小于 1.5%的粉、颗粒或其他固体类型
40221 40291	浓缩、加糖或其他甜物质的乳及奶油：不加糖或其他甜物质（按脂肪的质量分数进行分级）
40229 40299	浓缩、加糖或其他甜物质的乳及奶油：其他（按脂肪的质量分数进行分级）
40310	不论是否浓缩、加糖或其他甜物质、加香料、加水果、加坚果或加可可的酪乳、结块的乳和奶油、酸乳、酸乳酒和其他发酵或酸化的乳和奶油：酸乳
40390	不论是否浓缩、加糖或其他甜物质、加香料、加水果、加坚果或加可可的酪乳、结块的乳和奶油、酸乳、酸乳酒和其他发酵或酸化的乳和奶油：其他（通过添加风味添加剂和脂肪质量分数来进行分级）

表8-1 续

HS 编码	产品
40410	乳清，不论是否浓缩、加糖或其他甜物质；其他品目未列明的含天然乳的产品，不论是否加糖或其他甜物质：乳清和改性乳清，不论是否浓缩、加糖或其他甜物质
40490	乳清，不论是否浓缩、加糖或其他甜物质；其他品目未列明的含天然乳的产品，不论是否加糖或其他甜物质：其他（按脂肪的质量分数进行分级）
40510	黄油和其他从乳中提取的脂和油；乳酱：黄油
40520	黄油和其他从乳中提取的脂和油；乳酱：乳酱
40590	黄油和其他从乳中提取的脂和油；乳酱：其他（按脂肪的质量分数进行分级）
40610	乳酪和凝乳：包括乳清和白蛋白奶酪、凝乳的未成熟干酪（未成熟或未固化的）
40630	乳酪和凝乳：经加工的乳酪，但磨碎或粉化的除外
40640	乳酪和凝乳：蓝纹乳酪和娄地青霉生产的带有纹理的其他乳酪
40690	乳酪和凝乳：其他奶酪
210500	冰淇淋及其他冰制食品，无论是否含可可
350110	酪蛋白
350220	乳白蛋白（包括两种或两种以上乳清蛋白浓缩物）

（3）商品产地

俄罗斯。

（4）证书要求

进口俄罗斯巴氏杀菌乳和以巴氏杀菌工艺生产的调制乳，应事先办理检疫审批，获得进境动植物检疫许可证。

俄罗斯输华乳品应随附俄罗斯联邦兽医部门签发的兽医卫生证书。

3. 克罗地亚乳品

（1）依据文件

《关于进口克罗地亚乳品检验检疫要求的公告》（海关总署公告2020年第87号）。

（2）商品名称

克罗地亚输华乳品是指以经过加热处理的牛乳或羊乳为主要原料加工而成的食品，包括巴氏杀菌乳、灭菌乳、调制乳、发酵乳、干酪及再制干酪、稀奶油、奶油、无水奶油、炼乳、乳粉、乳清粉、乳清蛋白粉、牛初乳粉、酪蛋白、乳矿物盐、乳基婴幼儿配方食品及其预混料（或基粉）。

（3）商品产地

克罗地亚。

（4）证书要求

克罗地亚输华乳品应随附克罗地亚官方签发的卫生证书。

4. 哈萨克斯坦乳品

（1）依据文件

《关于进口哈萨克斯坦共和国乳品检验检疫要求的公告》（海关总署公告2020年第13号）。

（2）商品名称

哈萨克斯坦输华乳品是指以经过加热处理的牛乳或羊乳为主要原料加工而成的食品，包括巴氏杀菌乳、灭菌乳、调制乳、发酵乳、干酪及再制干酪、稀奶油、奶油、无水奶油、炼乳、乳粉、乳清粉、乳清蛋白粉、牛初乳粉、酪蛋白、乳矿物盐、乳基婴幼儿配方食品及其预混料（或基粉）以及骆驼乳粉等。

（3）商品产地

哈萨克斯坦。

（4）证书要求

哈萨克斯坦输华乳品应随附哈萨克斯坦官方签发的卫生证书。

5. 吉尔吉斯乳品

（1）依据文件

《关于进口吉尔吉斯共和国乳品检验检疫要求的公告》（海关总署公告 2019 年第 228 号）。

（2）商品名称

吉尔吉斯输华乳品仅包括牛乳来源的脱脂乳粉和干酪。

（3）商品产地

吉尔吉斯。

（4）证书要求

吉尔吉斯输华乳品应随附吉尔吉斯官方签发的卫生证书。

6. 蒙古国乳品

（1）依据文件

《关于进口蒙古国乳品检验检疫要求的公告》（海关总署公告 2022 年第 23 号）。

（2）商品名称

蒙古国输华乳品是指原产于蒙古国、以经过适当热处理的奶牛乳、山羊乳和绵羊乳为主要原料加工而成的乳及乳制品，包括灭菌乳、调制乳、发酵乳、干酪及再制干酪、稀奶油、奶油、无水奶油、炼乳、乳粉、乳清粉和乳清蛋白粉、牛初乳粉等。

（3）商品产地

蒙古国。

（4）证书要求

蒙古国输华乳品应随附蒙古国官方签发的卫生证书。

7. 塞尔维亚乳品

（1）依据文件

《关于进口塞尔维亚乳品检验检疫要求的公告》（海关总署公告 2020 年第 90 号）。

（2）商品名称

塞尔维亚输华乳品是指以经过加热处理的牛乳或羊乳为主要原料加工而成的乳及乳制食品，包括巴氏杀菌乳、灭菌乳、调制乳、发酵乳、干酪及再制干酪、稀奶油、奶油、无水奶油、炼乳、乳粉、乳清粉、乳清蛋白粉、牛初乳粉、酪蛋白、乳矿物盐、乳基婴幼儿配方食品及其预混料（或基粉）等。

（3）商品产地

塞尔维亚。

（4）证书要求

进口塞尔维亚巴氏杀菌乳和以巴氏杀菌工艺生产的调制乳，应事先办理检疫审批，获得进境动植物检疫许可证。

塞尔维亚输华乳品应随附塞尔维亚官方签发的卫生证书。

8. 斯洛伐克乳品

（1）依据文件

《关于进口斯洛伐克乳品检验检疫要求的公告》（海关总署公告 2020 年第 19 号）。

（2）商品名称

斯洛伐克输华乳品是指以经过加热处理的牛乳或羊乳为主要原料加工而成的食品，包括巴氏杀菌乳、灭菌乳、调制乳、发酵乳、干酪及再制干酪、稀奶油、奶油、无水奶油、炼乳、乳粉、乳清粉、乳清蛋白粉、牛初乳粉、酪蛋白、乳矿物盐、乳基婴幼儿配方食品及其预混料（或基粉）等。

（3）商品产地

斯洛伐克。

（4）证书要求

斯洛伐克输华乳品应随附斯洛伐克官方签发的卫生证书。

9. 越南乳品

（1）依据文件

《关于进口越南乳品检验检疫要求的公告》（海关总署公告2019年第156号）。

（2）商品名称

越南输华乳品是指以经过加热处理的牛乳为主要原料加工而成的食品，包括巴氏杀菌乳、灭菌乳、调制乳、发酵乳、干酪及再制干酪、稀奶油、奶油、无水奶油、炼乳、乳粉、乳清粉、乳清蛋白粉、牛初乳粉、酪蛋白、乳矿物盐、乳基婴幼儿配方食品及其预混料（或基粉）等。

（3）商品产地

越南。

（4）证书要求

越南输华乳品应随附越南官方签发的卫生证书。

三、水产品

（一）产品范围

水产品是指供人类食用的水生动物产品及其制品，包括水母类、软体类、甲壳类、棘皮类、头索类、鱼类、两栖类、爬行类、水生哺乳类动物等其他水生动物产品以及藻类等海洋植物产品及其制品，不包括活水生动物及水生动植物繁殖材料。

（二）文件依据

1.《进境动植物检疫审批管理办法》（国家质检总局令第25号发布，根据国家质检总局令第170号、海关总署令第238号、第240号修改）。

2.《中华人民共和国进口食品境外生产企业注册管理规定》（海关总署令第248号）。

3.《中华人民共和国进出口食品安全管理办法》（海关总署令第249号）。

4.《关于修订〈海关监管作业场所（场地）设置规范〉〈海关监管作业场所（场地）监控摄像头设置规范〉和〈海关指定监管场地管理规范〉的公告》（海关总署公告2021年第4号）。

5.《关于〈中华人民共和国进口食品境外生产企业注册管理规定〉和〈中华人民共和国进出口食品安全管理办法〉实施相关事宜的公告》（海关总署公告2021年第103号）。

（三）管理要求

1. 准入要求

海关对进口水产品实施准入制度。列入《符合评估审查要求及有传统贸易的国家或地区输华食品目录》（见本书附录1）的国家或地区对应的产品，方可进口。

禁止从日本福岛县、群马县、栃木县、茨城县、宫城县、新潟县、长野县、琦玉县、东京都、千叶县10个都县进口水产品。

2. 境外生产企业注册

水产品的境外生产企业，应当获得海关总署注册。水产品的境外生产企业由所在国家（地区）

主管当局向海关总署推荐注册。

3. 检验检疫证书确认

输出国家或者地区官方签发的检验检疫证书需经海关总署确认。

4. 进出口商备案

海关总署对向中国境内出口水产品的出口商或者代理商实施备案管理，对进口水产品进口商实施备案管理。已经实施备案管理的进口商方可办理水产品进口手续。

5. 进境动植物检疫审批

海关总署对安全卫生风险较高的进口两栖类、爬行类、水生哺乳类动物以及其他养殖水产品及其非熟制加工品、日本输华水产品等实行检疫审批制度。

6. 海关指定监管场地

冰鲜水产品应当从进境冰鲜水产品指定监管场地所在口岸进境。

（四）所需单证要点

1. 输出国家或者地区官方签发的检验检疫证书。

2. 进境动植物产品检疫许可（需要的）。

（五）审单要点

1. 输出国家或者地区官方签发的检验检疫证书

需符合海关总署确认的输华水产品证书格式。

2. 进境动植物检疫许可

海关总署对安全卫生风险较高的进口两栖类、爬行类、水生哺乳类动物以及其他养殖水产品及其非熟制加工品、日本输华水产品等实行检疫审批制度。上述产品的进口商应当在签订贸易合同前办理检疫审批手续，取得进境动植物检疫许可。检疫许可证应真实有效，且检疫许可证上的申请单位应与报关单上的收货人一致；检疫许可证上的品名、产地、输出国家（地区）、境外生产厂家、用途、进境和结关地口岸、目的地、运输路线等应与报关单、境外官方检验检疫证书、原产地证书、合同及提单上的内容相符。

3. 进境水产品需符合中国有关动植物检疫法律、法规、规章的规定，以及中国参与的动植物保护要求和公约。符合中国与输出国家（地区）签订的有关双边检疫协定（包括检疫协议、议定书、备忘录等）。对于以参展、使馆自用等非贸易方式进境的水产品，按海关总署有关规定执行。

4.《符合评估审查要求及有传统贸易的国家或地区输华食品目录》（见本书附录1）可在网站http://43.248.49.223/查询。

5. 进口食品境外生产企业注册信息可在网站https://ciferquery.singlewindow.cn/查询。

6. 境外出口商或者代理商及境内进口食品的进口商在海关总署备案号可通过进口食品化妆品进出口商备案系统（http://ire.customs.gov.cn/）进行验核。境内进口食品的进口商备案号已经实现系统联网核查。

7. 进口日本水产品时，还应随附以下文件：

（1）日本官方出具的原产地证明；

（2）日本政府出具的放射性物质检测合格的证明。

8. 企业资质栏目：选取“508-进口食品境外出口商代理商备案”“509-进口食品进口商备案”，分别填写企业资质编号。

产品资质栏目：选取“325-进境动植物产品检疫许可”“519-进口食品境外生产企业注册”，分别填写许可证编号等信息。

货物属性栏目：根据货物实际情况选择“14-预包装”或“15-非预包装”。

（六）特定国家进境要求

1. 巴布亚新几内亚野生水产品

（1）依据文件

《关于进口巴布亚新几内亚野生水产品检验检疫要求的公告》（海关总署公告 2022 年第 87 号）。

（2）商品名称

野生水产品，是指供人类食用的野生水生动物产品及其制品、藻类等海洋植物产品及其制品，不包括《濒危野生动植物种国际贸易公约》（CITES）附录或中国国家重点保护野生动物名录所列物种、活水生动物及水生动植物繁殖材料。

（3）商品产地

巴布亚新几内。

（4）证书要求

向中国出口的每一集装箱野生水产品应至少随附一份正本兽医（卫生）证书，证明该批产品符合中国和巴布亚新几内亚兽医和公共卫生法律法规及议定书的有关规定。巴新方应在兽医（卫生）证书中完整填写从捕捞、加工、包装、存储、运输、中转和出口等全过程中涉及的生产企业信息，包括加工厂、捕捞船、运输船、加工船和独立冷库的名称和注册编号等，不得遗漏上述任何环节涉及的生产企业信息。

证书用中文和英文打印（填写证书内容时英文必填）。证书的格式、内容须事先获得双方认可。巴新方应及时将卫生证书样本、官方出证机构及其印章、官方签字兽医官名单及其签字等资料提供中方备案。如证书样本的内容和格式有变更，巴新方应至少在生效前一个月向中方备案。

2. 厄瓜多尔冷冻南美白虾

（1）依据文件

《关于进口厄瓜多尔冷冻南美白虾检验检疫要求的公告》（海关总署公告 2020 年第 93 号）。

（2）商品名称

冷冻南美白虾是指人工养殖、供人类食用的冷冻南美白虾（学名：*Penaeus vannamei*）及其制品，不包括活的南美白虾。

（3）商品产地

厄瓜多尔。

（4）证书要求

进口厄瓜多尔冷冻南美白虾，应事先办理检疫审批，获得进境动植物检疫许可证。

每一批厄瓜多尔输华冷冻南美白虾应至少随附一份厄官方签发的正本兽医（卫生）证书，并在证书中声明：该产品来自主管当局注册的企业；该产品是在卫生条件下生产、包装、储藏和运输，并置于主管当局监督之下；该产品经主管当局检验检疫，未发现中国规定的致病微生物、有毒有害物质和异物，及中国和 OIE 所列的疫病；该产品符合兽医卫生要求，适合人类食用。

3. 古巴野生水产品

（1）依据文件

《关于进口古巴野生水产品检验检疫要求的公告》（海关总署公告 2021 年第 93 号）。

（2）商品名称

野生水产品，是指野生的、供人类食用的水生动物产品及其制品、藻类等海洋植物产品及其制品，不包括《濒危野生动植物种国际贸易公约》（CITES）附录和中国国家重点保护野生动物名录所列物种、活水生动物及水生动植物繁殖材料。

（3）商品产地

古巴。

（4）证书要求

古巴向中国出口的每一集装箱野生水产品应至少随附一份正本兽医（卫生）证书，证明该批产品符合中国和古巴兽医和公共卫生法律法规及本议定书的有关规定。古方应在兽医（卫生）证书上完整填写从捕捞、加工、包装、存储、运输、中转和出口等全过程中涉及的生产企业信息，包括加工厂、捕捞船、运输船、加工船和独立冷库的名称和注册编号等，不得遗漏上述任何环节涉及的生产企业信息。

4. 古巴养殖水产品

（1）依据文件

《关于进口古巴养殖水产品检验检疫要求的公告》（海关总署公告 2021 年第 92 号）

（2）商品名称

养殖水产品，是指人工养殖的、供人类食用的水生动物产品及其制品、藻类等海洋植物产品及其制品，不包括《濒危野生动植物种国际贸易公约》（CITES）附录和中国国家重点保护野生动物名录所列物种、活水生动物及水生动植物繁殖材料。

表 8–2　古巴输华养殖类水产品目录

序号	英文品名	拉丁学名	纲	目	科	生产方式	生活水域（海水或淡水）
1	南美白对虾	*Penaeus vannamei*	甲壳纲	十足目	对虾科	养殖	海水和淡水

（3）商品产地

古巴。

（4）证书要求

进口古巴养殖水产品，应事先办理检疫审批，获得进境动植物检疫许可证。

古巴向中国出口的一集装箱养殖水产品应至少随附一份正本兽医（卫生）证书，证明该批产品符合中国和古巴兽医和公共卫生法律法规及本议定书的有关规定。古方应在兽医（卫生）证书上完整填写养殖、加工、包装、存储、运输、中转和出口等全过程中涉及的生产企业信息，包括养殖场、加工厂和独立冷库的名称和注册编号等，不得遗漏上述任何环节涉及的生产企业信息。

证书用中文和英文印制（填写证书时英文为必选语言）。证书的格式、内容须事先获得双方认可。古方应及时将证书样本、官方签发机构印章和签字官员笔迹提供中方备案。如证书样本的内容和格式、官方签发机构印章和签字官员笔迹有变更，古方应至少在生效前一个月向中方备案。

5. 肯尼亚野生水产品

（1）依据文件

《关于进口肯尼亚野生水产品检验检疫要求的公告》（海关总署公告 2022 年第 34 号）。

（2）商品名称

野生水产品，是指供人类食用的野生水生动物产品及其制品，不包括《濒危野生动植物种国际贸易公约》（CITES）附录和中国国家重点保护野生动物名录所列物种、活水生动物及水生动物繁殖材料。

（3）商品产地

在肯尼亚本国或国际水域合法捕捞。

(4) 证书要求

肯尼亚向中国出口的每一集装箱野生水产品应至少随附一份正本兽医（卫生）证书，证明该批产品符合中国和肯尼亚食品安全、兽医和公共卫生法律法规及本议定书的有关规定。肯方应在兽医（卫生）证书上完整填写捕捞、加工、包装、存储、运输、中转和出口等全过程中涉及的生产企业信息，包括捕捞船、加工船、运输船、加工厂和独立冷库的名称和注册编号等，不得遗漏上述任何环节涉及的生产企业信息。

6. 马达加斯加斑节对虾

(1) 依据文件

《关于印发中国从马达加斯加输入斑节对虾检验检疫要求议定书的通知》（质检食函〔2013〕262 号）。

(2) 商品名称

马达加斯加输华斑节对虾指冰鲜或冷冻的未经加工的整只虾，或经加工的去头/去头去壳虾（无论是否带尾），不包括活的斑节对虾。

(3) 商品产地

马达加斯加。

(4) 证书要求

马达加斯加对输华斑节对虾实施检验检疫，并按双方已确认的样式出具检验检疫证书。向中国输出的每一批斑节对虾应随附一份检验检疫证书和原产地证书。

7. 文莱养殖水产品

(1) 依据文件

《关于进口文莱养殖水产品检验检疫要求的公告》（海关总署公告 2021 年第 59 号）。

(2) 商品名称

养殖水产品，是指人工养殖的、供人类食用的水生动物产品及其制品、藻类等海洋植物产品及其制品，不包括《濒危野生动植物种国际贸易公约》（CITES）附录和中国国家重点保护野生动物名录所列物种、活水生动物及水生动植物繁殖材料。

表 8-3 文莱输华养殖类水产品目录

序号	英文品名	拉丁学名	纲	目	科	属	生产方式（野生或养殖）
1	Hybrid Grouper（石斑鱼）	*Epinephelus spp.*	Actinopterygii（辐鳍鱼纲）	Perciformes（鲈形目）	Serranidae（鮨科）	Epinephelus（石斑鱼属）	养殖
2	Golden Pompano（布氏鲳鲹）	*Trachinotus blochii*	Actinopterygii（辐鳍鱼纲）	Carangiformes（鲹形目）	Carangidae（鲹科）	Trachinotus（鲳鲹属）	养殖
3	Asian Seabass（尖吻鲈）	*Lates calcarifer*	Actinopterygii（辐鳍鱼纲）	Perciformes（鲈形目）	Latidae（尖吻鲈科）	Lates（尖吻鲈属）	养殖
4	Giant Tiger Prawn（斑节对虾）	*Penaeus monodon*	Malacostraca（软甲纲）	Decapoda（十足目）	Penaeidae（对虾科）	Penaeus（对虾属）	养殖
5	Whiteleg Shrimp（南美白对虾）	*Litopenaeus vannamei*	Malacostraca（软甲纲）	Decapoda（十足目）	Penaeidae（对虾科）	Litopenaeus（滨对虾属）	养殖

表8-3 续

序号	英文品名	拉丁学名	纲	目	科	属	生产方式（野生或养殖）
6	Oyster（牡蛎）	*Ostrea spp*, *Crassostrea spp*, *Ostreola spp*, *Magallana spp*, *Saccostrea spp*	Bivalvia（双壳纲）	Ostreida（牡蛎目）	Ostreidae（牡蛎科）	Ostrea（牡蛎属），Crassostrea（厚牡蛎属），Ostreola（扁牡蛎属），Magallana（太平洋牡蛎属），Saccostrea（小蛎属）	养殖
7	Atlantic salmon（大西洋鲑鱼）	*Salmo salar*	Actinopterygii（辐鳍鱼纲）	Salmoniformes（鲑形目）	Salmonidae（鲑科）	Salmo（鲑属）	养殖
8	Giant Freshwater Prawn（淡水长臂大虾）	*Macrobrachium rosenbergii*	Malacostraca（软甲纲）	Decapoda（十足目）	Palaemonidae（长臂虾科）	Macrobrachium（沼虾属）	养殖
9	Mudcrab（锯缘青蟹）	*Scylla serrata*	Malacostraca（软甲纲）	Decapoda（十足目）	Portunidae（梭子蟹科）	Scylla（青蟹属）	养殖
10	Red Snapper（摩拉吧笛鲷）	*Lutjanus malabaricus*	Actinopterygii（辐鳍鱼纲）	Perciformes（鲈形目）	Lutjanidae（笛鲷科）	Lutjanus（笛鲷属）	养殖
11	Lobster（锦绣龙虾）	*Panulirus ornatus*	Malacostraca（软甲纲）	Decapoda（十足目）	Palinuridae（海龙虾科）	Panulirus（龙虾属）	养殖
12	Yellow Fin Tuna（黄鳍金枪鱼）	*Thunnus albacares*	Actinopterygii（辐鳍鱼纲）	Scombriformes（鲭形目）	Scombridae（鲭科）	Thunnus（金枪鱼属）	养殖
13	Humpback Grouper（驼背鲈）	*Cromileptes altivelis*	Actinopterygii（辐鳍鱼纲）	Perciformes（鲈形目）	Serranidae（鮨科）	Cromileptes（驼背鲈属）	养殖
14	Leopard Coral Trout（豹纹鳃棘鲈）	*Plectropomus leopardus*	Actinopterygii（辐鳍鱼纲）	Perciformes（鲈形目）	Scombridae（鲭科）	Plectropomus（鳃棘鲈属）	养殖

（3）商品产地

在文莱本国水域养殖。

（4）证书要求

进口文莱养殖水产品，应事先办理检疫审批，获得进境动植物检疫许可。

文莱向中国出口的每一个集装箱的养殖水产品应至少随附一份文莱官方签发的正本兽医（卫生）证书。并在证书内完整填写养殖、加工、包装、存储、运输、中转和出口等全过程中涉及的生产企业信息，包括养殖场、加工厂和独立冷库的名称和注册编号等，不得遗漏上述任何环节涉及的生产企业信息。

四、燕窝

（一）产品范围

燕窝产品包括毛燕、食用燕窝、燕窝制品以及具有保健食品批准文号的燕窝等。

燕窝产品，指由金丝燕及相同类型燕子唾液形成，已去除污垢和羽毛，适合人类食用的食用燕窝及其制品。

毛燕，指由金丝燕及同类型燕子唾液形成，经去除粪便、土壤以及一般杂质的初级处理，无霉变，未添加任何物质的产品。

食用燕窝，指经分拣、用水浸泡、清洁、去除羽毛、重新塑型、加热烘干、分装等工艺制成的燕窝产品，不包括冰糖燕窝等燕窝制品。

燕窝制品，指以燕窝为主要原料，添加或不添加适当辅料，经相关加工工艺制成的食品，按原卫生部复函要求目前仅限冰糖燕窝。

（二）文件依据

1.《进境动植物检疫审批管理办法》（国家质检总局令第25号发布，根据国家质检总局令第170号、海关总署令第238号、第240号修改）。

2.《中华人民共和国进口食品境外生产企业注册管理规定》（海关总署令第248号）。

3.《中华人民共和国进出口食品安全管理办法》（海关总署令第249号）。

4.《关于〈中华人民共和国进口食品境外生产企业注册管理规定〉和〈中华人民共和国进出口食品安全管理办法〉实施相关事宜的公告》（海关总署公告2021年第103号）。

（三）管理要求

1. 准入要求

海关对进口燕窝产品实施准入制度。列入《符合评估审查要求及有传统贸易的国家或地区输华食品目录》（见本书附录1）的国家或地区对应的产品，方可进口。

2. 境外生产企业注册

燕窝产品的境外生产企业，应当获得海关总署注册。燕窝产品的境外生产企业由所在国家（地区）主管当局向海关总署推荐注册。

3. 进出口商备案

向中国境内出口燕窝产品的境外出口商或者代理商应当向海关总署备案。食品进口商应当向其住所地海关备案。

4. 进境动植物检疫审批

海关总署对进口毛燕、食用燕窝实行检疫审批制度。进口商应当在签订贸易合同前办理检疫审批手续，取得进境动植物检疫许可。

5. 进口毛燕指定加工企业备案

进口毛燕的企业应事先办理进口毛燕指定加工企业备案。

（四）所需单证要点

1. 经海关总署确认的兽医（卫生）证书。

2. 原产地证书。

3. 进境动植物产品检疫许可。

（五）审单要点

1. 海关总署对安全卫生风险较高的进口食用燕窝实行检疫审批制度。进口食用燕窝的进口商应当在签订贸易合同前办理检疫审批手续，取得进境动植物检疫许可。检疫许可证应真实有效，且检疫许可证上的申请单位应与报关单上的进口商一致；检疫许可证上的品名、产地、输出国家（地区)、境外生产厂家、用途、进境和结关地口岸、目的地、运输路线等应与报关单、境外官方检验检疫证书、合同及提单上的内容相符。

2. 燕窝产品进口商或其代理人报关时所提交的进口燕窝产品清单，应当列明货物品名、品牌、原产国（地区)、规格、数/重量、生产日期（批号)，没有品牌、规格的，应当标明“无”。

3. 应要求，境内进口商或代理商在报关时，应当准确填写燕窝种类（食用燕窝)、来源（屋燕、洞燕)、颜色等信息。

4.《符合评估审查要求及有传统贸易的国家或地区输华食品目录》见本书附录1。

5. 进口食品境外生产企业注册信息可在网站 https://ciferquery. singlewindow. cn/查询。

6. 境外出口商或者代理商及境内进口食品的进口商在海关总署备案号可通过进口食品化妆品进出口商备案系统（http://ire. customs. gov. cn/）进行验核。境内进口食品的进口商备案号已经实现系统联网核查。

7. 进口毛燕指定加工企业名单可在海关总署企业管理和稽查司官方网站（http://qgjcs. customs. gov. cn/）“信息服务—出口食品原料种植、养殖场备案名单”栏目查询。

8. 企业资质栏目：选取“508-进口食品境外出口商代理商备案”“509-进口食品进口商备案”，分别填写企业资质编号。

产品资质栏目：选取“325-进境动植物产品检疫许可”（需办理检疫审批的燕窝产品)、“519-进口食品境外生产企业注册”，分别填写许可证编号等信息。

货物属性栏目：根据货物实际情况选择“14-预包装”或“15-非预包装”；

（六）特定国家进境要求

1. 马来西亚毛燕

（1）依据文件

《关于进口马来西亚毛燕检验检疫要求的公告》（海关总署公告2018年第107号)。

（2）商品名称

毛燕是指由金丝燕及同类型燕子唾液形成，经去除粪便、土壤以及一般杂质的初级处理，无霉变，未添加任何物质的产品。

（3）商品产地

马来西亚。

（4）证书要求

进口毛燕应随附马来西亚政府主管部门签发的兽医卫生证书，证明符合中国法律法规要求。

2. 马来西亚燕窝产品

（1）依据文件

《关于进口马来西亚燕窝产品检验检疫要求的公告》（国家质检总局公告2013年第180号)。

（2）商品名称

燕窝产品是指由金丝燕及相同类型燕子唾液形成、已去除污垢和羽毛、适合人类食用的食用燕窝及其制品。

（3）商品产地

马来西亚。

（4）证书要求

马来西亚政府主管部门应当对输华燕窝产品出具原产地证书、兽医卫生证书和卫生证书，证明其符合中国法律法规和相关标准的要求。

3. 泰国燕窝产品

（1）依据文件

《关于进口泰国燕窝产品检验检疫要求的公告》（国家质检总局公告 2017 年第 66 号）。

（2）商品名称

泰国白色燕窝产品。

燕窝产品是指由金丝燕及相同类型燕子唾液形成、已去除污垢和羽毛、适合人类食用的食用燕窝及其制品。

泰国白色燕窝产品是指颜色呈白色、黄色或金色的可食用燕窝产品（燕窝颜色与燕子栖息地有关）（引自泰国农业标准 TAS 6705—2014）。

（3）商品产地

泰国。

（4）证书要求

泰国政府主管部门应当对输华燕窝产品出具原产地证书、兽医（卫生）证书，证明其符合中国法律法规和相关标准的要求。

4. 印度尼西亚燕窝

（1）依据文件

《关于进口印度尼西亚燕窝产品检验检疫要求的公告》（国家质检总局公告 2014 年第 121 号）。

（2）商品名称

燕窝产品是指由金丝燕及相同类型燕子唾液形成、已去除污垢和羽毛、适合人类食用的食用燕窝及其制品。

（3）商品产地

印度尼西亚。

（4）证书要求

印度尼西亚政府主管部门应当对输华燕窝产品出具原产地证书、兽医（卫生）证书，证明其符合中国法律法规和相关标准的要求，并在兽医（卫生）证书中注明动物卫生状况（禽流感疫情和其他疫情疫病情况）。

五、蜂产品

（一）产品范围

蜂产品包括蜂蜜、蜂王浆及制品、蜂胶、蜂花粉、其他蜂产品等。

（二）文件依据

1.《中华人民共和国进口食品境外生产企业注册管理规定》（海关总署令第 248 号）。

2.《中华人民共和国进出口食品安全管理办法》（海关总署令第 249 号）。

3.《关于〈中华人民共和国进口食品境外生产企业注册管理规定〉和〈中华人民共和国进出口食品安全管理办法〉实施相关事宜的公告》（海关总署公告 2021 年第 103 号）。

4.《关于进一步加强进口蜂产品检验检疫监管的通知》（质检食函〔2016〕81 号）。

（三）管理要求

1. 准入要求

海关对进口蜂产品实施检疫准入制度。列入《符合评估审查要求及有传统贸易的国家或地区输华食品目录》（见本书附录 1）的国家或地区对应的产品，方可进口。

禁止从日本福岛县、群马县、栃木县、茨城县、宫城县、新潟县、长野县、琦玉县、东京都、千叶县 10 个都县进口蜂产品。

2. 境外生产企业注册

蜂产品的境外生产企业，应当获得海关总署注册。蜂产品的境外生产企业由所在国家（地区）

主管当局向海关总署推荐注册。

3. 进出口商备案

向中国境内出口蜂产品的境外出口商或者代理商应当向海关总署备案。食品进口商应当向其住所地海关备案。

（四）所需单证要点

1. 输出国家（地区）官方卫生证书。

2. 原产地证明。

（五）审单要点

1. 输出国家（地区）官方卫生证书

应对其基本信息的完整性、有效性进行审核。

2. 原产地证明

需对证书基本内容（包括但不限于货物数重量、原产国、品名等）的完整性、有效性进行审核。

3.《符合评估审查要求及有传统贸易的国家或地区输华食品目录》见本书附录1。

4. 进口食品境外生产企业注册信息可在网站 https://ciferquery.singlewindow.cn/查询。

5. 境外出口商或者代理商及境内进口食品的进口商在海关总署备案号可通过进口食品化妆品进出口商备案系统（http://ire.customs.gov.cn/）进行验核。境内进口食品的进口商备案号已经实现系统联网核查。

6. 进口日本蜂产品时，还应随附日本官方出具的原产地证明。

7. 企业资质栏目：选取“508-进口食品境外出口商代理商备案”“509-进口食品进口商备案”，分别填写企业资质编号。

产品资质栏目：选取“519-进口食品境外生产企业注册”，填写许可证编号等信息。

货物属性栏目：根据货物实际情况选择“14-预包装”或“15-非预包装”。

（六）特定国家进境要求

1. 阿尔巴尼亚蜂蜜

（1）依据文件

《关于进口阿尔巴尼亚蜂蜜检验检疫要求的公告》（海关总署公告2021年第28号）。

（2）商品名称

允许进口的阿尔巴尼亚蜂蜜指蜜蜂采集植物的花蜜、分泌物或蜜露，与自身分泌物混合后，经充分酿造而成的天然甜物质。

（3）商品产地

阿尔巴尼亚。

（4）证书要求

每一集装箱输华蜂蜜应至少随附一份主管部门出具的官方正本卫生证书，证明其符合中国和阿尔巴尼亚的检验检疫要求。

2. 保加利亚蜂蜜

（1）依据文件

《关于进口保加利亚蜂蜜检验检疫要求的公告》（海关总署公告2021年第33号）。

（2）商品名称

允许进口的保加利亚蜂蜜指蜜蜂采集植物的花蜜、分泌物或蜜露，与自身分泌物混合后，经充分酿造而成的天然甜物质。

（3）商品产地

保加利亚。

（4）证书要求

每一集装箱输华蜂蜜应至少随附一份主管部门出具的官方正本卫生证书，证明其符合中国和保加利亚的检验检疫要求。

六、粮食加工品及粮食制品

（一）产品范围

粮食加工品及粮食制品包括小麦粉、米粉、麦芽、已焙制麦芽、未焙制麦芽、其他麦芽、玉米粉、荞麦粉、黑麦粉、大豆粉、燕麦粉和其他粮食加工产品等，以及大米、豆类制品及薯类制品等。

（二）文件依据

1.《中华人民共和国进口食品境外生产企业注册管理规定》（海关总署令第248号）。

2.《中华人民共和国进出口食品安全管理办法》（海关总署令第249号）。

3.《关于〈中华人民共和国进口食品境外生产企业注册管理规定〉和〈中华人民共和国进出口食品安全管理办法〉实施相关事宜的公告》（海关总署公告2021年第103号）。

（三）管理要求

1. 准入要求

海关对进口植物源性食品实施准入制度。列入《符合评估审查要求及有传统贸易的国家或地区输华食品目录》（见本书附录1）的国家或地区对应的产品，方可进口。

禁止从日本福岛县、群马县、枥木县、茨城县、宫城县、新潟县、长野县、琦玉县、东京都、千叶县10个都县进口粮食加工品及粮食制品。

2. 境外生产企业注册

粮食加工品及粮食制品的境外生产企业，应当获得海关总署注册。粮食加工品及粮食制品境外生产企业，应当自行或者委托代理人向海关总署提出注册申请。

3. 进出口商备案

向中国境内出口粮食加工品及粮食制品的境外出口商或者代理商应当向海关总署备案。进口商应当向其住所地海关备案。

（四）所需单证要点

1. 输出国家或者地区官方检验检疫证书（检验检疫类别含有P的需要）。

2. 原产地证书（检验检疫类别含有P的需要）。

3. 进境动植物产品检疫许可（需要办理检疫审批的）。

4. 熏蒸证书（大米需要）。

（五）审单要点

1.《符合评估审查要求及有传统贸易的国家或地区输华食品目录》（见本书附录1）可在网站http://43.248.49.223/查询。

2. 进口食品境外生产企业注册信息可在网站https://ciferquery.singlewindow.cn/查询。

3. 境外出口商或者代理商及境内进口食品的进口商在海关总署备案号可通过进口食品化妆品进出口商备案系统（http://ire.customs.gov.cn/）进行验核。境内进口食品的进口商备案号已经实现系统联网核查。

4. 进口日本粮食加工品及粮食制品，还应随附以下文件：

（1）日本官方出具的原产地证明；

（2）日本政府出具的放射性物质检测合格的证明（豆类产品需要）。

5. 企业资质栏目：选取“508-进口食品境外出口商代理商备案”“509-进口食品进口商备案”，分别填写企业资质编号。

产品资质栏目：选取“519-进口食品境外生产企业注册”，填写许可证编号等信息。

货物属性栏目：根据货物实际情况选择“14-预包装”或“15-非预包装”。

（六）特定国家进境要求

1. 韩国大米

（1）依据文件

《关于进口韩国大米检验检疫要求的公告》（国家质检总局公告 2015 年第 149 号）。

（2）商品名称

韩国输华大米包括糙米、精米和碎米。

（3）商品产地

韩国。

（4）证书要求

每批韩国输华大米进境时应随附官方植物检疫证书，证明其符合我国的植物检疫要求，还需附加如下信息：“The rice covered by this Phytosanitary Certificate complies with ‘the Requirements of inspection and quarantine on Korean Rice exported to China of the ‘Memorandum of Understanding Between China and Korea on Inspection and Quarantine Cooperation of Bilateral Rice Trade agreed on Oct 31, 2015 by Chinese side and Korean side.”。

每批韩国输华大米在出口前应进行熏蒸处理，以保证大米中不带有活的昆虫，特别是仓储性害虫，并在进境时随附熏蒸处理证书。

2. 柬埔寨大米

（1）依据文件

《关于进口柬埔寨大米检验检疫要求的公告》（国家质检总局公告 2016 年第 98 号）

（2）商品名称

柬埔寨输华大米包括精米和碎米。

（3）商品产地

柬埔寨。

（4）证书要求

柬埔寨输华大米应随附官方植物检疫证书，证明其符合中方的植物检疫要求，并注明具体产地。

柬埔寨输华大米装运前应进行熏蒸处理，以保证不带有活的昆虫，特别是仓储性害虫，并随附柬埔寨王国农林渔业部出具的官方熏蒸处理证书。

3. 老挝大米

（1）依据文件

《关于老挝大米准入问题的公告》（国家质检总局公告 2015 年第 129 号）

（2）商品名称

经碾制加工、不带稻壳以及其他杂物的精米（*Oryza sativa* L.）。

（3）商品产地

老挝。

（4）证书要求

老挝农林部应对输华大米进行检疫并出具植物检疫证书，证明其符合中方的植物检疫要求，还需注明具体产地，并在附加声明栏中注明：“This batch of rice meets the requirements of The Protocol on Plant Inspection and Quarantine Requirements for Exporting Rice from Lao to China and is free of quarantine pests of concern to China.”。

老挝大米向中国出口前应进行熏蒸处理，并随附老挝官方签发的熏蒸处理证书。

4. 美国大米

（1）依据文件

《关于进口美国大米检验检疫要求的公告》（海关总署公告 2018 年第 211 号）。

（2）商品名称

原产地为美国的大米（含糙米、精米和碎米，HS 编码：1006.20、1006.30、1006.40）。

（3）商品产地

美国。

（4）证书要求

每批美国输华大米应随附美国官方出具的植物检疫证书。植物检疫证书应有如下附加信息："该植物检疫证书所证明的大米符合中国和美国于 2017 年 7 月 19 日在华盛顿签署的关于美国大米输华植物卫生要求议定书的规定。"

5. 缅甸大米

（1）依据文件

《关于进口缅甸大米检验检疫要求的公告》（海关总署公告 2020 年第 22 号）。

（2）商品名称

在缅甸境内生产、加工的经碾制加工的大米，包括精米及碎米。

（3）商品产地

缅甸。

（4）证书要求

每批进口缅甸大米须随附缅方出具的官方植物检疫证书。每一植物检疫证书都应有如下中文或英文附加证明："该批大米符合《缅甸大米输华植物检验检疫要求议定书》的规定，不携带中方关注的检疫性有害生物。"（This batch of rice meets the requirements of The Protocol on Plant Inspection and Quarantine Requirements for Exporting Rice from Myanmar to China and is free of quarantine pests of concern to China.）

缅甸大米对华出口前应进行熏蒸处理，以保证大米中不带有活的昆虫，特别是仓储害虫，并随附熏蒸处理证书。

6. 泰国大米

（1）依据文件

《关于进口泰国大米检验检疫要求的公告》（国家质检总局公告 2016 年第 56 号）。

（2）商品名称

泰国输华大米包括糙米、精米和碎米。

（3）商品产地

泰国。

（4）证书要求

每批泰国输华大米应随附官方植物检疫证书，证明其符合中国和泰国的检疫法规和植物卫生要求。植物检疫证书上应注明具体产地。

每批泰国输华大米在出口前应进行熏蒸处理，以保证大米中不带有活的昆虫，并在进境时随附熏蒸处理证书。

7. 印度大米

（1）依据文件

《关于进口印度大米检验检疫要求的公告》（海关总署公告 2018 年第 62 号）。

（2）商品名称

在印度种植、生产的大米（包括 Basmati 大米和非 Basmati 大米）。

（3）商品产地

印度。

（4）证书要求

每批印度输华大米须随附印度农业合作及农民福利部（DAC&FW）出具的官方植物检疫证书，证明其符合中国植物检疫要求，并注明具体产地。

8. 越南大米

（1）依据文件

《关于进口越南大米检验检疫要求的公告》（国家质检总局公告 2016 年第 60 号）。

（2）商品名称

越南输华大米包括糙米、精米和碎米。

（3）商品产地

越南输华大米须来自水稻茎线虫（*Ditylenchus angustus*）和（*Aphelenchoides nechaleos*）的非疫区或非疫点。

（4）证书要求

每批越南输华大米要随附越南官方出具的植物检疫证书，证明其符合中方的植物检疫要求，并注明具体产地。

熏蒸企业、熏蒸日期和地点，以及熏蒸使用的药剂、时间、温度等信息应在植物检疫证书中注明。

9. 波兰面粉

（1）依据文件

《关于进口波兰面粉检验检疫要求的公告》（海关总署公告 2021 年第 98 号）。

（2）商品名称

波兰输华面粉是指由波兰境内生产的小麦（*Triticum aestivum* L.）（包括斯卑尔脱小麦 *Triticum aestivum ssp. spelta*）或黑麦（*Secale cereal* L.）在波兰加工完成并输往中国的面粉。

（3）商品产地

波兰。

（4）证书要求

波兰官方应对每批符合议定书检验检疫要求的面粉出具植物检疫证书，并在证书附加声明中注明："该批面粉符合于 2021 年 2 月 5 日签订的《中华人民共和国海关总署与波兰共和国农业和农村发展部关于波兰面粉输华检验检疫要求的议定书》要求和中华人民共和国植物检疫相关规定，不带有谷斑皮蠹 *Trogoderma granarium*、大谷蠹 *Prostephanus truncatus* 和小麦矮腥黑穗病 *Tilletia controversa* 等中方关注的检疫性有害生物。"

10. 捷克麦芽

（1）依据文件

《关于进口捷克麦芽检验检疫要求的公告》（海关总署公告 2018 年第 128 号）。

（2）商品名称

捷克输华麦芽是由捷克春季播种的大麦 *Hordeum vulgare* L. 成熟果实发芽干燥制得的麦芽。

（3）商品产地

捷克。

（4）证书要求

每批捷克输华麦芽须随附捷克农业部出具的官方植物检疫证书，证明其符合中国植物检疫要求，并注明麦芽的具体产地和原料大麦的播种季节。

11. 蒙古国面粉

（1）依据文件

《关于进口蒙古国面粉检验检疫要求的公告》（海关总署公告 2020 年第 126 号）

（2）商品名称

蒙古国输华面粉是指由蒙古国境内生产的小麦（*Triticum aestivum* L.）或黑麦（*Secale cereal* L.）在蒙古国境内经加工而获得可食用的精细粉状食物。

（3）商品产地

蒙古国输华面粉的原料小麦和黑麦应产自没有发生小麦矮腥黑穗病菌（*Tilletia controversa* Kühn）及小麦印度腥黑穗病菌（*Tilletia indica* Mitra）的地区。

（4）证书要求

蒙古国输华面粉在向中国出口前，蒙古国国家技术监督总局应对其实施检验检疫，对每批符合本议定书要求的面粉出具植物检疫证书，注明原料品种和产区，并在附加声明栏中使用中文或英文注明“该批面粉符合于 2020 年 9 月 15 日在乌兰巴托签订的《中华人民共和国海关总署与蒙古国国家技术监督总局关于蒙古国面粉输华检验检疫要求的议定书》规定”。

七、蔬菜制品

（一）产品范围

本部分蔬菜制品包括冷冻蔬菜、脱水蔬菜、腌渍蔬菜等，不包含保鲜蔬菜。

（二）文件依据

1.《中华人民共和国进口食品境外生产企业注册管理规定》（海关总署令第 248 号）。

2.《中华人民共和国进出口食品安全管理办法》（海关总署令第 249 号）。

3.《关于〈中华人民共和国进口食品境外生产企业注册管理规定〉和〈中华人民共和国进出口食品安全管理办法〉实施相关事宜的公告》（海关总署公告 2021 年第 103 号）。

（三）管理要求

1. 准入要求

海关对进口植物源性食品实施准入制度。列入《符合评估审查要求及有传统贸易的国家或地区输华食品目录》（见本书附录 1）的国家或地区对应的产品，方可进口。

禁止从日本福岛县、群马县、栃木县、茨城县、宫城县、新潟县、长野县、琦玉县、东京都、千叶县 10 个都县进口蔬菜。

2. 境外生产企业注册

蔬菜的境外生产企业，应当获得海关总署注册。脱水蔬菜以及干豆的境外生产企业由所在国家（地区）主管当局向海关总署推荐注册。其他蔬菜及制品的境外生产企业自行或者委托代理人向海关总署提出注册申请。

3. 进出口商备案

向中国境内出口蔬菜的境外出口商或者代理商应当向海关总署备案。蔬菜进口商应当向其住所地海关备案。

4. 进境动植物检疫审批

进口具有疫情疫病传播风险的蔬菜，应取得进境动植物检疫许可。

（四）所需单证要点

1. 输出国家或者地区官方签发的检验检疫证书。

2. 进境动植物检疫许可（需检疫审批的）。

（五）审单要点

1. 输出国家（地区）官方签发的检验检疫证书

应对其基本信息的完整性、有效性进行审核。

2.《符合评估审查要求及有传统贸易的国家或地区输华食品目录》（见本书附录1）可在网站http://43.248.49.223/查询。

3. 进口食品境外生产企业注册信息可在网站https://ciferquery.singlewindow.cn/查询。

4. 境外出口商或者代理商及境内进口食品的进口商在海关总署备案号可通过进口食品化妆品进出口商备案系统（http://ire.customs.gov.cn/）进行验核。境内进口食品的进口商备案号已经实现系统联网核查。

5. 进口日本蔬菜及制品时，还应随附以下文件：

（1）日本官方出具的原产地证明；

（2）日本政府出具的放射性物质检测合格证明。

6. 企业资质栏目：选取“508-进口食品境外出口商代理商备案”“509-进口食品进口商备案”，分别填写企业资质编号。

产品资质栏目：选取“519-进口食品境外生产企业注册”，填写许可证编号等信息。

货物属性栏目：根据货物实际情况选择“14-预包装”或“15-非预包装”。

（六）特定国家进境要求

印度尼西亚魔芋干片

（1）依据文件

《关于进口印度尼西亚魔芋干片检验检疫要求的公告》（海关总署公告2022年第28号）

（2）商品名称

印度尼西亚输华魔芋干片是指由印度尼西亚境内种植和加工的珠芽弥勒魔芋（*Amorphophallus muelleri*）块茎为原料，经清洗、切片、烘干等工艺加工而成的，非直接供人类食用并输往中国的干燥切片。

（3）商品产地

印度尼西亚。

（4）证书要求

印度尼西亚官方应对每批符合议定书要求的魔芋干片出具植物检疫证书，并在证书附加声明中注明：“该植物检疫证书所证明的魔芋干片由XXX（具体生产企业）生产，符合中印（尼）双方于2021年11月28日签署的关于印度尼西亚魔芋干片输华检验检疫要求议定书的规定”。

八、食用植物油

（一）产品范围

食用植物油包括初榨植物食用油、食用植物油等。

（二）文件依据

1.《中华人民共和国进口食品境外生产企业注册管理规定》（海关总署令第248号）。

2.《中华人民共和国进出口食品安全管理办法》（海关总署令第249号）。

3.《关于〈中华人民共和国进口食品境外生产企业注册管理规定〉和〈中华人民共和国进出口食品安全管理办法〉实施相关事宜的公告》（海关总署公告2021年第103号）。

4.《关于进口散装食用植物油运输工具要求的公告》(国家质检总局公告 2012 年第 80 号)。

5.《关于进一步加强进口食用植物油检验监管的通知》(国质检食函〔2012〕229 号)。

6.《关于做好进口食用植物油检验监管工作的补充通知》(质检食函〔2012〕493 号)。

(三)管理要求

1. 准入要求

禁止从日本福岛县、群马县、枥木县、茨城县、宫城县、新潟县、长野县、琦玉县、东京都、千叶县 10 个都县进口食用植物油。

2. 境外生产企业注册

食用植物油的境外生产企业,应当获得海关总署注册。食用油脂和油料的境外生产企业由所在国家(地区)主管当局向海关总署推荐注册。

3. 进出口商备案

向中国境内出口食用植物油的境外出口商或者代理商应当向海关总署备案。食用植物油进口商应当向其住所地海关备案。

(四)所需单证要点

1. 输出国家或者地区官方签发的检验检疫证书(入境后用于分装加工并且检验检疫要求有 P 的植物油提供)。

2. 原产地证书。

3. 运输工具前三航次装载货物名单(散装植物油提供)。

4. 相应食品安全国家标准中规定项目的检测报告(每批散装食用植物油及首次向中国出口的预包装食用植物油)。

5. 首次进口检测报告复印件、进口商经风险分析确定的重要指标和检验检疫机构指定指标的检测报告(预包装食用植物油再次进口时提供)。

(五)审单要点

1. 输出国家或地区官方签发的检验检疫证书

植物检疫证书应是输出国家(地区)官方出具,并加盖官方印章及签名。

2. 原产地证书

应对基本内容(包括但不限于货物数重量、原产国、品名等)的完整性、有效性进行审核。

3. 进口食品信息申明的内容应包括品名、品牌、原产国(地区)、规格、数/重量、总值、生产日期(批号)及海关总署规定的其他内容,并与报关信息一致。

4. 审核检测报告中的项目及结果应符合中国法律法规及标准的要求。

5. 运输工具及其前三航次装载货物应符合《关于进口散装食用植物油运输工具要求的公告》(国家质检总局公告 2012 年第 80 号,见第三章第一节)的要求。

6. 进口食品境外生产企业注册信息可在网站 https://ciferquery.singlewindow.cn/查询。

7. 境外出口商或者代理商及境内进口食品的进口商在海关总署备案号可通过进口食品化妆品进出口商备案系统(http://ire.customs.gov.cn/)进行验核。境内进口食品的进口商备案号已经实现系统联网核查。

8. 进口日本食用植物油时,还应随附日本官方出具的原产地证明。

9. 企业资质栏目:选取"508-进口食品境外出口商代理商备案""509-进口食品进口商备案",分别填写企业资质编号。

产品资质栏目:选取"519-进口食品境外生产企业注册",并填写许可证编号等信息。

九、干（坚）果

（一）产品范围

干（坚）果包含坚果和籽类、干果。其中，坚果和籽类食品含有核桃、带壳核桃、核桃仁、苦杏仁、甜杏仁、板栗、开心果、夏威夷坚果、带壳夏威夷坚果、夏威夷坚果仁、榧子、腰果、松子、榛子、白果、扁桃仁（巴旦木）、瓜子、红瓜子、黑瓜子、白瓜子、其他瓜子、莲子、巴西果等；干果食品含有干枣、椰枣、葡萄干、龙眼干、杏干、干无花果、干菠萝、李干、梅干、柿饼、干椰子肉、山楂干、柠檬干、荔枝干、香蕉干、芒果干、干的槟榔果等。

（二）文件依据

1.《中华人民共和国进口食品境外生产企业注册管理规定》（海关总署令第 248 号）。

2.《中华人民共和国进出口食品安全管理办法》（海关总署令第 249 号）。

3.《关于〈中华人民共和国进口食品境外生产企业注册管理规定〉和〈中华人民共和国进出口食品安全管理办法〉实施相关事宜的公告》（海关总署公告 2021 年第 103 号）。

（三）管理要求

1. 准入要求

海关对进口植物源性食品实施准入制度。列入《符合评估审查要求及有传统贸易的国家或地区输华食品目录》（见本书附录 1）的国家或地区对应的产品，方可进口。

禁止从日本福岛县、群马县、栃木县、茨城县、宫城县、新潟县、长野县、琦玉县、东京都、千叶县 10 个都县进口干（坚）果、调味香料。

2. 境外生产企业注册

干（坚）果的境外生产企业需获得海关总署注册方可向中国出口。坚果与籽类、干果的境外生产企业由所在国家（地区）主管当局向海关总署推荐注册。

3. 进出口商备案

向中国境内出口干（坚）果的境外出口商或者代理商应当向海关总署备案。干（坚）果的进口商应当向其住所地海关备案。

（四）所需单证要点

输出国家或者地区官方签发的检验检疫证书。

（五）审单要点

1. 输出国家或者地区官方签发的检验检疫证书

应对其基本信息的真实性、有效性进行审核。

2.《符合评估审查要求及有传统贸易的国家或地区输华食品目录》（见本书附录 1）可在网站 http://43.248.49.223/查询。

3. 进口食品境外生产企业注册信息可在网站 https://ciferquery.singlewindow.cn/查询。

4. 境外出口商或者代理商及境内进口食品的进口商在海关总署备案号可通过进口食品化妆品进出口商备案系统（http://ire.customs.gov.cn/）进行验核。境内进口食品的进口商备案号已经实现系统联网核查。

5. 进口日本干（坚）果时，还应随附以下文件：

（1）日本官方出具的原产地证明；

（2）日本政府出具的放射性物质检测合格证明（干果需要）。

6. 企业资质栏目：选取“508-进口食品境外出口商代理商备案”“509-进口食品进口商备案”，分别填写企业资质编号。

产品资质栏目：选取“519-进口食品境外生产企业注册”，填写许可证编号等信息。

货物属性栏目：根据货物实际情况选择“14-预包装”或“15-非预包装”。

（六）特定国家进境要求

1. 土耳其开心果

（1）依据文件

《关于进口土耳其开心果检验检疫要求的公告》（海关总署公告2019年第110号）。

（2）商品名称

土耳其开心果是指在土耳其生产的、未经过焙烤等熟制工艺的、不论是否去壳的开心果。

（3）商品产地

土耳其。

（4）证书要求

土耳其输华开心果须随附土耳其官方植物检疫证书，证书声明栏中应注明“该批货物符合《土耳其开心果输华植物卫生要求议定书》要求，不带有中方关注的检疫性有害生物”。植物检疫证书内容须用英文书写。

2. 意大利榛子

（1）依据文件

《关于进口意大利榛子检验检疫要求的公告》（海关总署公告2019年第65号）。

（2）商品名称

意大利输华榛子是指在意大利生产的、去壳的、不再有萌发力的欧洲榛（*Corylus avellana* L.）成熟果实。

（3）商品产地

意大利。

（4）证书要求

意大利输华榛子须随附意大利官方植物检疫证书，证书声明栏中应以英文注明“该批货物符合《中华人民共和国海关总署和意大利共和国农业、食品与林业政策部关于意大利榛子输华植物卫生要求议定书》的要求，不带有中方关注的检疫性有害生物”。植物检疫证书内容须用英文书写。

3. 智利榛子

（1）依据文件

《关于进口智利榛子检验检疫要求的公告》（海关总署公告2019年第75号）。

（2）商品名称

智利输华榛子是指在智利生产去壳的欧洲榛（*Corylus avellana* L.）成熟果仁。

（3）商品产地

智利。

（4）证书要求

智利输华榛子须随附智利官方植物检疫证书，证书声明栏中应注明“该批货物符合《中华人民共和国海关总署和智利共和国农业部关于智利榛子输华植物卫生要求议定书》的要求，不带有中方关注的检疫性有害生物”。植物检疫证书内容须用英文书写。

十、酒类产品

（一）产品范围

酒类产品包括发酵酒、蒸馏酒、配制酒、原酒、食用酒精、酿酒原料等。

（二）文件依据

1.《中华人民共和国进口食品境外生产企业注册管理规定》（海关总署令第248号）。

2.《中华人民共和国进出口食品安全管理办法》（海关总署令第249号）。

3.《关于〈中华人民共和国进口食品境外生产企业注册管理规定〉和〈中华人民共和国进出口食品安全管理办法〉实施相关事宜的公告》（海关总署公告2021年第103号）。

4. 关于印发《贯彻落实〈关于进一步加强酒类质量安全工作的通知〉的指导意见》的通知（质检食监函〔2011〕777号）。

5.《关于美国输华葡萄酒证书事宜的公告》（国家质检总局　海关总署联合公告2013年第164号）。

（三）管理要求

1. 准入要求

禁止从日本福岛县、群马县、栃木县、茨城县、宫城县、新潟县、长野县、琦玉县、东京都、千叶县10个都县进口酒类产品。

2. 境外生产企业注册

酒类产品的境外生产企业，应当获得海关总署注册。酒类产品的境外生产企业，应当自行或者委托代理人向海关总署提出注册申请。

3. 进出口商备案

向中国境内出口酒类产品的境外出口商或者代理商应当向海关总署备案。酒类产品进口商应当向其住所地海关备案。

（四）所需单证要点

原产地证明。

（五）审单要点

1. 原产地证明

应对其基本内容（包括但不限于货物数/重量、原产国、品名等）的完整性、有效性进行审核。

2. 美国输华葡萄酒应随附葡萄酒出口证书。

3. 进口日本酒类产品时，还应随附日本官方出具的原产地证明。

4. 进口食品境外生产企业注册信息可在网站 https://ciferquery. singlewindow. cn/查询。

5. 境外出口商或者代理商及境内进口食品的进口商在海关总署备案号可通过进口食品化妆品进出口商备案系统（http://ire. customs. gov. cn/）进行验核。境内进口食品的进口商备案号已经实现系统联网核查。

6. 企业资质栏目：选取“508-进口食品境外出口商代理商备案”“509-进口食品进口商备案”，分别填写企业资质编号。

产品资质栏目：选取“519-进口食品境外生产企业注册”，并填写许可证编号等信息。

货物属性栏目，根据货物实际情况选择“14-预包装”或“15-非预包装”。

十一、特殊食品

（一）产品范围

国家对保健食品、特殊医学用途配方食品和婴幼儿配方食品等特殊食品实行严格监督管理。

保健食品，是指声称并具有特定保健功能或者以补充维生素、矿物质为目的的食品。即适用于特定人群食用，具有调节机体功能，不以治疗疾病为目的，并且对人体不产生任何急性、亚急性或慢性危害的食品。

特殊医学用途配方食品，是指为了满足进食受限、消化吸收障碍、代谢紊乱或特定疾病状态人群对营养素或膳食的特殊需要，专门加工配制而成的配方食品。该类产品必须在医生或临床营养师指导下，单独食用或与其他食品配合食用。

婴幼儿配方食品，是指以乳类及乳蛋白制品和/或大豆及大豆蛋白制品为主要原料，加入适量的维生素、矿物质和/或其他辅料，仅用物理方法生产加工制成的液态或粉状产品，适用于婴儿、较大婴儿和幼儿食用，其能量和营养成分能够满足0~6月龄婴儿的正常营养需要，或正常较大婴儿和幼儿的部分营养需要。

（二）文件依据

1.《中华人民共和国进口食品境外生产企业注册管理规定》（海关总署令第248号）。

2.《中华人民共和国进出口食品安全管理办法》（海关总署令第249号）。

3.《关于〈中华人民共和国进口食品境外生产企业注册管理规定〉和〈中华人民共和国进出口食品安全管理办法〉实施相关事宜的公告》（海关总署公告2021年第103号）。

（三）管理要求

1. 准入要求

海关对进口肉类、水产品、乳制品、燕窝、肠衣、植物源性食品、蜂产品实施准入制度。

目前，我国禁止从日本福岛县、群马县、栃木县、茨城县、宫城县、新潟县、长野县、琦玉县、东京都、千叶县10个都县进口食品。

2. 境外生产企业注册

特殊食品的境外生产企业，应当获得海关总署注册。特殊食品的境外生产企业由所在国家（地区）主管当局向海关总署推荐注册。

3. 进出口商备案

海关总署对向中国境内出口特殊食品的出口商或者代理商实施备案管理。特殊食品进口商应当向其住所地海关备案。

4. 进境动植物检疫审批

海关依法对需要进境动植物检疫审批的进口食品实施检疫审批管理。属于审批范围内的特殊食品，进口商应当在签订贸易合同或者协议前取得进境动植物检疫许可。

5. 食品安全监督管理部门的注册备案

除进口食品的通用要求外，进口特殊食品还涉及以下食品安全监督管理部门的注册备案要求。

（1）进口保健食品

首次进口的保健食品应当经国务院食品安全监督管理部门注册。首次进口的保健食品中属于补充维生素、矿物质等营养物质的，应当报国务院食品安全监督管理部门备案。

（2）进口特殊医学用途配方食品

特殊医学用途配方食品应当经国务院食品安全监督管理部门注册。

（3）进口婴幼儿配方食品

婴幼儿配方乳粉的产品配方应当经国务院食品安全监督管理部门注册。

（四）所需单证要点

1. 保健食品

保健食品注册证书或保健食品备案凭证（进口）。

2. 特殊医学用途配方食品

特殊医学用途配方食品注册证书（进口）。

3. 婴幼儿配方食品

婴幼儿配方乳粉配方注册证明文件（进口）。

（五）审单要点

1. 海关对进口肉类、水产品、乳制品、燕窝、肠衣、植物源性食品、蜂产品实施准入制度。属于上述种类的特殊食品，列入《符合评估审查要求及有传统贸易的国家或地区输华食品目录》（见本书附录 1）的国家或地区对应的特殊食品，方可进口。

2. 根据法律法规及相关规定需要办理检疫审批的进口食品包括：肉类及其产品（含脏器、肠衣）、鲜蛋类（含食用鲜乌龟蛋、食用甲鱼蛋）、乳品（包括生乳、生乳制品、巴氏杀菌乳、巴氏杀菌工艺生产的调制乳）、水产品（包括两栖类、爬行类、水生哺乳类动物及其他养殖水产品及其非熟制加工品、日本输华水产品等）、可食用骨蹄角及其产品、燕窝等动物源性食品；各种杂豆、杂粮、茄科类蔬菜等具有疫情疫病传播风险的植物源性食品。

3. 进口保健食品注册号格式为国食健注 J+4 位年代号+4 位顺序号；进口保健食品备案号格式为食健备 J+4 位年代号+00+6 位顺序编号。保健食品注册证书或保健食品备案凭证电子数据已与进出口货物报关单电子数据实现联网核查。

4. 特殊医学用途配方食品注册证书电子数据已与进出口货物报关单电子数据实现联网核查。

5. 婴幼儿配方乳粉产品配方注册证书电子数据已与进出口货物报关单电子数据实现联网核查。

6. 进口食品境外生产企业注册信息可在网站 https://ciferquery. singlewindow. cn/查询。

7. 境外出口商或者代理商及境内进口食品的进口商在海关总署备案号可通过进口食品化妆品进出口商备案系统（http://ire. customs. gov. cn/）进行验核。境内进口食品的进口商备案号已经实现系统联网核查。

8. 进口日本特殊食品时，应随附以下文件：

（1）日本官方出具的原产地证明；

（2）日本政府出具的放射性物质检测合格的证明（适用于鱼油、鱼肝油制品、乳制品）。

9. 保健食品

企业资质栏目：选取“508-进口食品境外出口商代理商备案”“509-进口食品进口商备案”，分别填写企业资质编号。

产品资质栏目：选取“325-进境动植物产品检疫许可”（需要提供时）、“519-进口食品境外生产企业注册”、“529-保健食品注册证书或保健食品备案凭证（进口）”，分别填写许可证编号等信息。

货物属性栏目：根据货物实际情况选择“14-预包装”或“15-非预包装”。

10. 特殊医学用途配方食品

企业资质栏目：选取“508-进口食品境外出口商代理商备案”“509-进口食品进口商备案”，分别填写企业资质编号。

产品资质栏目：选取“519-进口食品境外生产企业注册”“528-特殊医学用途配方食品注册证书（进口）”，分别填写许可证编号等信息。

货物属性栏目：根据货物实际情况选择“14-预包装”或“15-非预包装”。

11. 婴幼儿配方食品

企业资质栏目：选取“508-进口食品境外出口商代理商备案”“509-进口食品进口商备案”，分别填写企业资质编号。

产品资质栏目：选取“519-进口食品境外生产企业注册”“527-婴幼儿配方乳粉配方注册证明文件（进口）”（属于婴幼儿配方乳粉的产品），分别填写许可证编号等信息。

货物属性栏目：根据货物实际情况选择“14-预包装”或“15-非预包装”。

十二、冷冻水果

（一）产品范围

本部分水果是指加工后在-18℃以下储存、运输的冷冻水果。不包含新鲜水果。

（二）文件依据

无。

（三）管理要求

1. 准入要求

海关总署对冷冻水果实施准入制度。输出国家（地区）与我国签订双边协议、议定书的种类，才可进境。

2. 加工厂的注册

向中国出口冷冻水果的加工厂需经输出国家（地区）官方批准备案，并由海关总署审核批准注册。

（四）特定国家进境要求

1. 菲律宾冷冻水果

（1）依据文件

《关于进口菲律宾冷冻水果检验检疫要求的公告》（海关总署公告 2019 年第 30 号）。

（2）商品名称

冷冻水果是指去除不可食用果皮后经过-20℃或以下速冻处理且在-18℃或以下冷藏运输的水果。菲律宾输华冷冻水果品种包括：冷冻香蕉（*Musa sapientum*）、冷冻菠萝（*Ananas comosus*）和冷冻芒果（*Mangifera indica*）。

（3）商品产地

菲律宾香蕉、菠萝和芒果产区。

（4）证书要求

每批检验检疫合格的冷冻水果，菲律宾卫生部（DOH）和菲律宾农业部（DA）应分别出具通关单和植物检疫证书，并在植物检疫证书的附加声明中注明“该批货物符合《菲律宾冷冻水果输华检验检疫要求的议定书》的规定”（“The consignment is in compliance with requirements described in the PROTOCOL OF SANITARY AND PHYTOSANITARY REQUIREMENTS FOR THE EXPORT OF FROZEN FRUITS FROM THE PHILIPPINES TO CHINA”）。

植物检疫证书处理栏内须注明速冻处理的温度、持续时间及加工厂名称。

2. 肯尼亚冷冻鳄梨

（1）依据文件

《关于允许进口肯尼亚冷冻鳄梨的公告》（海关总署公告 2019 年第 98 号）。

（2）商品名称

冷冻鳄梨（*Persea americana* Mills.）是指去除不可食用果皮、果核后，经-30℃或以下速冻处理不少于 30 分钟，且在-18℃或以下存储、运输的鳄梨。

（3）商品产地

肯尼亚鳄梨产区。

（4）证书要求

经检验检疫合格的冷冻鳄梨，由肯尼亚共和国国家植物健康监督局（KEPHIS），签发植物检疫证书，并随附检测报告。植物检疫证书需注明“该批货物符合肯尼亚冷冻鳄梨输华检验检疫要求的议定书的要求”（“The consignment is in compliance with requirements described in the PROTOCOL OF SANITARY AND PHYTOSANITARY REQUIREMENTS FOR THE EXPORT OF FROZEN AVOCADO FRUITS FROM KENYA TO CHINA”）。

3. 马来西亚冷冻榴莲

（1）依据文件

《关于允许马来西亚冷冻榴莲进口的公告》（海关总署公告 2019 年第 95 号）。

（2）商品名称

冷冻榴莲，学名 *Durio zibethinus*，英文名 Frozen Durian，是指在-18℃或以下储藏和运输之前，经过-30℃或以下冷冻 30 分钟的榴莲果肉和果泥（不带果壳），和在-80℃至-110℃之间冷冻不少于 1 小时的榴莲整果（带果壳）。

（3）商品产地

马来西亚榴莲产区。

（4）证书要求

经检验检疫合格的冷冻榴莲，由马来西亚农业和农基产业部（MOA）签发植物检疫证书，并在植物检疫证书的附加声明中注明“该批货物符合《马来西亚冷冻榴莲出口中国检验检疫要求议定书》规定的要求”（“The consignment is in compliance with requirements described in the Protocol of Inspection and Quarantine Requirements for the Export of Frozen Durian from Malaysia to China”）。

如出口的是果肉或浆料，在出具植物检疫证书的同时还需出具卫生证书。

4. 智利冷冻水果

（1）依据文件

《关于进口智利冷冻水果检验检疫要求的公告》（海关总署公告 2022 年第 10 号）。

（2）商品名称

冷冻水果是指去除不可食用果皮、果核后（樱桃除外），经过速冻处理，并在整个冷链环节中保持果肉核心达到-18℃或以下的水果，且符合《国际食品标准》“速冻食品加工和处理操作规范”（CAC/RCP 8—1976）要求。冷冻水果品种如下：

①冷冻木莓（Frozen Raspberries） Rubus idaeus

②冷冻博伊森莓（Frozen Boysenberry） Rubus ursinus var. Longanobaccus

③冷冻蔓越莓（Frozen Cranberry） Vaccinium macrocarpon

④冷冻苹果（Frozen Apple） Malus domestica

⑤冷冻鳄梨（Frozen Avocado） Persea americana

⑥冷冻樱桃（Frozen Cherry） Prunus avium

⑦冷冻番荔枝（Frozen Cherimoya） Annona cherimola

⑧冷冻葡萄（Frozen Grape） Vitis vinifera

⑨冷冻猕猴桃（Frozen Kiwi） Actinidia chinensis/A. deliciosa

⑩冷冻桃（Frozen Peach） Prunus persica

⑪冷冻芒果（Frozen Mango） Mangifera indica

⑫冷冻番木瓜（Frozen Papaya） Carica papaya

⑬冷冻菠萝（Frozen Pineapple） Ananas comosus

⑭冷冻石榴（Frozen Pomegranate） Punica granatum

⑮冷冻蓝莓（Frozen blueberry） Vaccinium spp.

⑯冷冻黑莓（Frozen blackberry） Rubus ulmifo-lius

⑰冷冻草莓（Frozen Strawberry） Fragaria ananassa

（3）商品产地

智利。

（4）证书要求

经检验检疫合格的冷冻水果，由智利共和国农业部的智利农牧局（SAG）出具植物检疫证书，并随附检测证书。植物检疫证书附加声明应注明“该批货物符合智利冷冻水果输华检验检疫要求的议定书”（“This consignment is in compliance with the requirements specified in the Protocol of Inspection and Quarantine Requirements for Export of Chilean Frozen Fruits to China”）。

5. 中东欧国家冷冻水果

（1）依据文件

《关于进口中东欧国家冷冻水果检验检疫要求的公告》（海关总署公告 2021 年第 96 号）。

（2）商品名称

冷冻水果是指除去不可食用果皮、果核后，经过-18℃或以下速冻处理不少于 30 分钟，且在-18℃或以下存储、运输的水果，并符合《国际食品标准》“速冻食品加工和处理操作规范”（CAC/RCP 8—1976）要求。

（3）商品产地

中东欧国家。

（4）证书要求

每批检验检疫合格的冷冻水果，出口国官方应出具健康证书、卫生证书或植物检疫证书以及其他等效证书，在证书的附加声明中注明“该批货物符合中东欧国家冷冻水果输华检验检疫要求”（“The consignment is in compliance with Requirements of Inspection and Quarantine for Export of Frozen Fruits from Central and Eastern European Countries to China”）。同时在证书内须注明速冻处理的温度、持续时间及加工厂名称。

第九章

进口化妆品检验申报及管理

第一节 进口化妆品申报

一、进口化妆品申报范围

化妆品，是指以涂、擦、散布于人体表面任何部位（表皮、毛发、指趾甲、口唇等）或者口腔黏膜、牙齿，以达到清洁、消除不良气味、护肤、美容和修饰目的的产品。

化妆品分为特殊化妆品和普通化妆品。用于染发、烫发、祛斑美白、防晒、防脱发的化妆品以及宣称新功效的化妆品为特殊化妆品；特殊化妆品以外的化妆品为普通化妆品。

化妆品成品包括销售包装化妆品成品和非销售包装化妆品成品。销售包装化妆品成品是指以销售为主要目的，已有销售包装，与内装物一起到达消费者手中的化妆品成品；非销售包装化妆品成品是指最后一道接触内容物的工序已经完成，但尚无销售包装的化妆品成品。

牙膏按照普通化妆品的规定进行管理；香皂不作为化妆品管理，但宣称具有特殊化妆品功效的香皂仍作为化妆品管理。

二、进口化妆品申报相关管理要求

国家对化妆品实行注册和备案管理。特殊化妆品经国务院药品监督管理部门注册后方可进口。普通化妆品应当在进口前向国务院药品监督管理部门备案。

第二节 进口化妆品检验审单

一、产品范围

化妆品，是指以涂擦、喷洒或者其他类似方法，施用于皮肤、毛发、指甲、口唇等人体表面，以清洁、保护、美化、修饰为目的的日用化学工业产品。

《化妆品监督管理条例》施行前已经注册的用于育发、脱毛、美乳、健美、除臭的化妆品，自2021年1月1日起设置5年的过渡期，过渡期内可以继续进口，过渡期满后不得进口。

二、文件依据

1.《进出口化妆品检验检疫监督管理办法》（国家质检总局令第143号公布，根据海关总署令第238号、第240号、第243号修改）。

2.《关于发布〈进口化妆品境内收货人备案、进口记录和销售记录管理规定〉的公告》（国家质检总局公告 2016 年第 77 号）。

3.《政策法规司关于做好清理证明事项有关工作的通知》（政法函〔2019〕137 号）。

4.《关于取消进口肉类收货人、进口化妆品境内收货人备案的公告》（海关总署公告 2021 年第 108 号）。

5.《关于调整部分进口化妆品申报要求的公告》（海关总署公告 2022 年第 51 号）。

三、管理要求

1. 首次进口的化妆品

首次进口的化妆品应当符合下列要求：

（1）国家没有实施卫生许可或者备案的化妆品，应提供产品安全性承诺，以及在生产国家（地区）允许生产、销售的证明文件或者原产地证明；

（2）销售包装化妆品成品还应当提交中文标签样张和外文标签及翻译件；

（3）非销售包装化妆品成品还应当提供产品的名称、数/重量、规格、产地、生产批号和限期使用日期（生产日期和保质期）、加施包装的目的地名称、加施包装的工厂名称、地址、联系方式等信息。

2. 离境免税化妆品

首次进口的离境免税化妆品，应当提供供货人出具的产品质量安全符合我国相关规定的声明、国外官方或者有关机构颁发的自由销售证明或者原产地证明、产品安全性承诺、产品配方等。

3. 非贸易性化妆品

（1）化妆品卫生许可或者备案用样品、企业研发和宣传用的非试用样品，进口申报时应当由进口商或者其代理人提供样品的使用和处置情况说明及非销售使用承诺书。进口商应当如实记录化妆品流向，记录保存期限不得少于 2 年；

（2）进口非试用或者非销售用的展品，申报时应当提供展会主办（主管）单位出具的参展证明。

四、所需单证要点

进口（非）特殊用途化妆品行政许可批件。

五、审单要点

1. 进口化妆品卫生许可批件

进口化妆品在办理报关手续时应声明取得国家相关主管部门批准的进口化妆品卫生许可批件，免于提交批件凭证。

2. 产品资质栏目：选取“526-进口（非）特殊用途化妆品行政许可批件”，填写许可证编号等信息。

货物属性栏目：属于销售包装化妆品成品的，选择“14-预包装”；不属于销售包装化妆品成品的，选择“15-非预包装”；首次进口的化妆品产品应选择“18-首次进出口”。

货物用途栏目：属于化妆品成品的，选择“27-化妆品”；属于化妆品原料的，选择“28-化妆品原料”。

3. 申报进口商品税目在 3303、3304 项下的化妆品时，应按以下规定填报报关单：

（1）化妆品的第一法定计量单位为“千克”，第二法定计量单位为“件”。

（2）包装标注含量以重量计的化妆品，按照净含量申报第一法定数量，即液体/乳状/膏状/粉状部分的重量；按照有独立包装的瓶/罐/支等数量申报第二法定数量。

（3）包装标注含量以体积计的化妆品，按照净含量 1 升 = 1 千克的换算关系申报第一法定数量，即液体/乳状/膏状/粉状部分的体积；按照有独立包装的瓶/罐/支等数量申报第二法定数量。

（4）包装标注规格为“片”或“张”的化妆品，按照净含量申报第一法定数量，即液体/乳状/膏状/粉状部分的重量，净含量以体积标注的化妆品，按照净含量 1 升 = 1 千克的换算关系申报；按照“片”或“张”的数量申报第二法定数量。

（5）其他包装标注规格的化妆品，参照本条第 2 项要求进行申报。

4. 首次进口的化妆品

（1）国家没有实施卫生许可或者备案的化妆品，应提供产品安全性承诺，以及在生产国家（地区）允许生产、销售的证明文件或者原产地证明。

（2）销售包装化妆品成品还应当提交中文标签样张和外文标签及翻译件。

（3）非销售包装化妆品成品还应当提供产品的名称、数/重量、规格、产地、生产批号和限期使用日期（生产日期和保质期）、加施包装的目的地名称、加施包装的工厂名称、地址、联系方式等信息。

5. 离境免税化妆品

首次进口的离境免税化妆品，应当提供供货人出具的产品质量安全符合我国相关规定的声明、国外官方或者有关机构颁发的自由销售证明或者原产地证明、产品安全性承诺、产品配方等。

6. 非贸易性化妆品

（1）化妆品卫生许可或者备案用样品、企业研发和宣传用的非试用样品，进口申报时应当由进口商或者其代理人提供样品的使用和处置情况说明及非销售使用承诺书。

（2）进口非试用或者非销售用的展品，申报时应当提供展会主办（主管）单位出具的参展证明。

第十章

出口食品检验检疫申报及管理

第一节　出口食品通用申报要求

一、申报范围

食品，指各种供人食用或者饮用的成品和原料以及按照传统既是食品又是中药材的物品，但是不包括以治疗为目的的物品。

预包装食品，指预先定量包装或者制作在包装材料、容器中的食品。

二、文件依据

1.《中华人民共和国进出口食品安全管理办法》（海关总署令第 249 号）。

2.《关于发布〈出口食品生产企业申请境外注册管理办法〉的公告》（海关总署公告 2021 年第 87 号）。

3.《关于〈中华人民共和国进口食品境外生产企业注册管理规定〉和〈中华人民共和国进出口食品安全管理办法〉实施相关事宜的公告》（海关总署公告 2021 年第 103 号）。

三、管理要求

1. 出口食品生产企业应当保证其出口食品符合进口国家（地区）的标准或者合同要求；中国缔结或者参加的国际条约、协定有特殊要求的，还应当符合国际条约、协定的要求。

进口国家（地区）暂无标准，合同也未作要求，且中国缔结或者参加的国际条约、协定无相关要求的，出口食品生产企业应当保证其出口食品符合中国食品安全国家标准。

2. 海关依法对出口食品实施监督管理。出口食品监督管理措施包括：出口食品原料种植养殖场备案、出口食品生产企业备案、企业核查、单证审核、现场查验、监督抽检、口岸抽查、境外通报核查以及各项的组合。

3. 出口食品原料种植、养殖场应当向所在地海关备案。

海关总署统一公布原料种植、养殖场备案名单，备案程序和要求由海关总署制定。

4. 出口食品生产企业应当向住所地海关备案，备案程序和要求由海关总署制定。

5. 境外国家（地区）对中国输往该国家（地区）的出口食品生产企业实施注册管理且要求海关总署推荐的，出口食品生产企业须向住所地海关提出申请，住所地海关进行初核后报海关总署。

海关总署结合企业信用、监督管理以及住所地海关初核情况组织开展对外推荐注册工作，对外推荐注册程序和要求由海关总署制定。

6. 出口食品生产企业应当建立完善可追溯的食品安全卫生控制体系，保证食品安全卫生控制体系有效运行，确保出口食品生产、加工、贮存过程持续符合中国相关法律法规、出口食品生产企业安全卫生要求；进口国家（地区）相关法律法规和相关国际条约、协定有特殊要求的，还应当符合相关要求。

出口食品生产企业应当建立供应商评估制度、进货查验记录制度、生产记录档案制度、出厂检验记录制度、出口食品追溯制度和不合格食品处置制度。相关记录应当真实有效，保存期限不得少于食品保质期期满后6个月；没有明确保质期的，保存期限不得少于2年。

四、申报要求

1. 出口食品生产企业、出口商应当按照法律、行政法规和海关总署规定，向产地或者组货地海关提出出口申报前监管申请。

2. 食品出口商或者其代理人出口食品时应当依法向海关如实申报。

第二节　出口特定食品检验检疫申报要求

一、肉类产品

（一）产品范围

肉类产品是指动物屠体的任何可供人类食用的部分，包括胴体、脏器、副产品，以及以上述产品为原料的制品，不包括罐头产品。

（二）文件依据

1.《中华人民共和国进出口食品安全管理办法》（海关总署令第249号）。

2.《关于发布〈出口食品生产企业申请境外注册管理办法〉的公告》（海关总署公告2021年第87号）。

3.《关于〈中华人民共和国进口食品境外生产企业注册管理规定〉和〈中华人民共和国进出口食品安全管理办法〉实施相关事宜的公告》（海关总署公告2021年第103号）。

（三）管理要求

1. 出口食品原料养殖场备案

出口肉类产品加工用动物应当来自经海关备案的饲养场。

2. 出口食品生产企业备案

海关对出口肉类产品的生产企业实施备案管理。

3. 出口食品生产企业对外推荐注册

境外国家（地区）对中国输往该国家（地区）的出口肉类产品生产企业实施注册管理且要求海关总署推荐的，海关总署统一向该国家（地区）主管当局推荐。

（四）所需单证要点

出口肉类产品生产企业、出口商应当按照法律、行政法规和海关总署规定，向产地或者组货地海关提出出口申报前监管申请。

（五）审单要点

1. 备案养殖场名单可在海关总署企业管理和稽查司官方网站（http://qgjcs.customs.gov.cn/）“信息服务”栏目查询。

2. 出口食品生产企业备案信息可通过中国出口食品生产企业备案管理系统（http://qgs.customs.gov.cn:10081/efpe/login）进行查询。

3. 获国外（境外）注册的食品生产企业名单可在海关总署企业管理和稽查司官方网站（http://qgjcs.customs.gov.cn/）“信息服务”栏目查询。

（六）特定国家出境要求

1. 鸭肉出口哈萨克斯坦

（1）依据文件

《关于中国鸭肉出口哈萨克斯坦检验检疫要求的公告》（海关总署公告2020年第62号）。

（2）商品名称

允许出口的鸭肉指冷冻鸭胴体、分割肉和可食用内脏。

（3）商品产地

中国。

（4）证书要求

每批出口鸭肉应随附一份主管部门出具的官方兽医卫生证书，证明其符合中国、哈萨克斯坦以及欧亚经济联盟的检验检疫要求。

2. 自产原料熟制禽肉出口美国

（1）依据文件

《关于中国自产原料熟制禽肉输美有关要求的公告》（海关总署公告2019年第214号）。

（2）商品名称

中国自产原料熟制禽肉。

（3）商品产地

中国。

（4）证书要求

每批出口禽肉应随附一份当地海关出具的官方兽医卫生证书，证明其符合美国法规要求。

3. 禽肉出口马来西亚

（1）依据文件

《关于恢复对马来西亚出口禽肉的通知》（国质检食联〔2003〕407号）。

（2）商品名称

在马来西亚注册的屠宰厂按伊斯兰方式屠宰的鸡肉。

（3）商品产地

中国。

（4）证书要求

①要求对每批货物必须随附兽医卫生证书和肉类检验检疫证书时须证明的内容：

原产国或原产地在出口前12个月内没有发生禽流感、新城疫和禽霍乱；

家禽必须来自确认没有检出鸡白痢沙门氏菌和肠炎沙门氏菌的注册农场，农场没有使用硝基呋喃、氯霉素和其他未经批准使用的药物；

家禽是在经马来西亚当局检查、认可的屠宰加工厂进行加工的；

胴体、产品或分割肉应来自经宰前宰后检验是健康的，屠宰时没有传染病临床症状的家禽；

已经采取预防措施防止有害健康的物质污染，出口到马来西亚的家禽胴体、产品或分割肉是安全和适合人类消费的；

胴体、产品或分割肉已经在认可的实验室检测过，没有发现硝基呋喃、氯霉素和其他危险药物残留。

②每批货物必须随附一份来自在中国批准的伊斯兰机构出具的按伊斯兰方式屠宰的哈拉（halal）证书。

二、乳品

（一）产品范围

乳品包括初乳、生乳、生乳制品和乳制品。

初乳是指奶畜产犊后7天内的乳。

生乳是指从符合中国有关要求的健康奶畜乳房中挤出的无任何成分改变的常乳。奶畜初乳、应用抗生素期间和休药期间的乳汁、变质乳不得用作生乳。

生乳制品是指由生乳加工而成、加工工艺中无热处理杀菌过程的产品。

乳制品是指以乳为主要原料加工而成的食品，如巴氏杀菌乳、灭菌乳、调制乳、发酵乳、干酪及再制干酪、稀奶油、奶油、无水奶油、炼乳、乳粉、乳清粉及乳清蛋白粉、乳基婴幼儿配方食品及其生产原料基粉、酪蛋白及其他乳与乳制品（如乳矿物盐和乳蛋白等）。

（二）文件依据

1.《中华人民共和国进出口食品安全管理办法》（海关总署令第249号）。

2.《关于发布〈出口食品生产企业申请境外注册管理办法〉的公告》（海关总署公告2021年第87号）。

3.《关于〈中华人民共和国进口食品境外生产企业注册管理规定〉和〈中华人民共和国进出口食品安全管理办法〉实施相关事宜的公告》（海关总署公告2021年第103号）。

（三）管理要求

1. 出口食品生产企业备案

海关总署对出口乳品生产企业实施备案管理。

2. 出口食品生产企业对外推荐注册

境外国家（地区）对中国输往该国家（地区）的出口乳品生产企业实施注册管理且要求海关总署推荐的，海关总署统一向该国家（地区）主管当局推荐。

（四）所需单证要点

出口乳品生产企业、出口商应当按照法律、行政法规和海关总署规定，向产地或者组货地海关提出出口申报前监管申请。

（五）审单要点

1. 出口食品生产企业备案信息可通过中国出口食品生产企业备案管理系统（http://qgs.customs.gov.cn:10081/efpe/login）进行查询。

2. 获国外（境外）注册的食品生产企业名单可在海关总署企业管理和稽查司官方网站（http://qgjcs.customs.gov.cn/）“信息服务”栏目查询。

（六）特定国家出境要求

乳品出口俄罗斯

（1）依据文件

《关于修订中俄乳品双向贸易检验检疫要求的公告》（海关总署公告2020年第89号）。

（2）商品名称

中国输俄乳品是指以经过加热处理的牛乳或羊乳为主要原料加工而成的食品。

（3）商品产地

中国。

（4）证书要求

中国输俄乳品应随附中国海关部门签发的兽医卫生证书。

三、水产品

（一）产品范围

水产品是指供人类食用的水生动物产品及其制品，包括水母类、软体类、甲壳类、棘皮类、头索类、鱼类、两栖类、爬行类、水生哺乳类动物等其他水生动物产品以及藻类等海洋植物产品及其制品，不包括活水生动物及水生动植物繁殖材料。

（二）文件依据

1.《中华人民共和国进出口食品安全管理办法》（海关总署令第249号）。

2.《关于发布〈出口食品生产企业申请境外注册管理办法〉的公告》（海关总署公告2021年第87号）。

3.《关于〈中华人民共和国进口食品境外生产企业注册管理规定〉和〈中华人民共和国进出口食品安全管理办法〉实施相关事宜的公告》（海关总署公告2021年第103号）。

（三）管理要求

1. 出口食品原料养殖场备案

海关对出口水产品养殖场实施备案管理。

2. 出口食品生产企业备案

海关对出口水产品的生产企业实施备案管理。

3. 出口食品生产企业对外推荐注册

境外国家（地区）对中国输往该国家（地区）的出口水产品生产企业实施注册管理且要求海关总署推荐的，海关总署统一向该国家（地区）主管当局推荐。

（四）所需单证要点

出口水产品生产企业、出口商应当按照法律、行政法规和海关总署规定，向产地或者组货地海关提出出口申报前监管申请。

（五）审单要点

1. 出口食品生产企业备案信息可通过中国出口食品生产企业备案管理系统（http://qgs.customs.gov.cn:10081/efpe/login）进行查询。

2. 获国外（境外）注册的食品生产企业名单可在海关总署企业管理和稽查司官方网站（http://qgjcs.customs.gov.cn/）“信息服务”栏目查询。

3. 出口水产品备案养殖场名单可在海关总署企业管理和稽查司官方网站（http://qgjcs.customs.gov.cn/）“信息服务”栏目查询。

（六）特定国家出境要求

鲶形目鱼类产品出口美国

（1）依据文件

《关于我国输美鲶形目鱼类产品有关要求的公告》（海关总署公告2019年第230号）。

（2）商品名称

中国生制鲶形目鱼类。

（3）商品产地

中国。

（4）证书要求

每批输美鲶鱼产品应随附海关出具的出口鲶鱼产品检验证书。

第十一章

出口化妆品检验申报及管理

第一节　出口化妆品检验申报范围

化妆品，是指以涂擦、喷洒或者其他类似方法，施用于皮肤、毛发、指甲、口唇等人体表面，以清洁、保护、美化、修饰为目的的日用化学工业产品。

化妆品分为特殊化妆品和普通化妆品。用于染发、烫发、祛斑美白、防晒、防脱发的化妆品以及宣称新功效的化妆品为特殊化妆品；特殊化妆品以外的化妆品为普通化妆品。

化妆品成品包括销售包装化妆品成品和非销售包装化妆品成品。销售包装化妆品成品是指以销售为主要目的，已有销售包装，与内装物一起到达消费者手中的化妆品成品；非销售包装化妆品成品是指最后一道接触内容物的工序已经完成，但尚无销售包装的化妆品成品。

牙膏按照普通化妆品的规定进行管理；香皂不作为化妆品管理，但宣称具有特殊化妆品功效的香皂仍作为化妆品管理。

第二节　出口化妆品检验申报要求

一、产品范围

化妆品，是指以涂擦、喷洒或者其他类似方法，施用于皮肤、毛发、指甲、口唇等人体表面，以清洁、保护、美化、修饰为目的的日用化学工业产品。

二、文件依据

《进出口化妆品检验检疫监督管理办法》（国家质检总局令第 143 号公布，根据海关总署令第 238 号、第 240 号、第 243 号修改）。

三、管理要求

出口化妆品生产企业应当建立质量管理体系并持续有效运行；应当保证其出口化妆品符合进口国家（地区）标准或者合同要求。

四、申报审单要点

出口化妆品生产企业、出口商应当按照法律、行政法规和海关总署规定，向产地或者组货地海关提出出口申报前监管申请。

其中，首次出口的化妆品应当提供以下文件：

1. 自我声明。声明企业已经取得化妆品生产许可证，且化妆品符合进口国家（地区）相关法规和标准的要求，正常使用不会对人体健康产生危害等内容；

2. 销售包装化妆品成品应当提交外文标签样张和中文翻译件。

进出口食品化妆品检验检疫现场作业要求

导读：

本部分通过对相关规章制度的梳理，介绍了进出口食品及化妆品检验检疫作业内容及特定国家或地区的检验检疫要求，供广大读者了解。

第十二章

进出口食品化妆品现场检验检疫

食用农产品［如粮食（禾谷类、豆菽类、薯类）、水果、蔬菜］等具有检疫风险的产品应同时符合动植物检疫有关规定，其中属于转基因产品的，还应同时满足转基因产品相关规定，详见《海关检验检疫业务实务手册——进出境动植物检疫篇》相关章节。

食品接触产品、食品添加剂的管理依照商品检验有关规定执行，详见《海关检验检疫业务实务手册——进出口商品检验篇》相关章节。

涉及动植物产品的现场作业，应由具备相关资质的人员实施，详见《海关检验检疫业务实务手册——国境卫生检疫篇》相关章节。

第一节　进口食品检验检疫

食品，是指各种供人食用或者饮用的成品和原料，以及按照传统既是食品又是中药材的物品，但是不包括以治疗为目的的物品。其中，预先定量包装或者制作在包装材料和容器中的食品称为预包装食品。

进口食品依法接受检验检疫，只有经检验检疫合格后方允许进口。经检验检疫发现存在质量安全问题或卫生问题的食品，依法采取相应的处理措施（包括退回、销毁、无害化处理等）。

需要特别注意的是，从口岸提离的进口食品，并不意味着已经完成检验检疫。进口食品在确认业经检验检疫并评定合格前，不得销售、使用。

一、制度依据

1.《中华人民共和国进出口食品安全管理办法》（海关总署令第249号）。

2.《关于进口食品、食品添加剂检验有关适用标准问题的公告》（国家质检总局　卫生部公告2009年第72号）

3.《关于加强进口三文鱼检验检疫的公告》（国家质检总局公告2011年第9号）。

4.《关于进一步加强从日本进口食品农产品检验检疫监管的公告》（国家质检总局公告2011年第44号）。

5.《关于发布〈进口食品进出口商备案管理规定〉及〈食品进口记录和销售记录管理规定〉的公告》（国家质检总局公告2012年第55号）。

6.《关于进口散装食用植物油运输工具要求的公告》（国家质检总局2012年第80号公告）。

7.《关于加强进口婴幼儿配方乳粉管理的公告》（国家质检总局2013年第133号公告）。

8.《关于美国输华葡萄酒证书事宜的公告》（国家质检总局　海关总署公告2013年第164号）。

9.《关于境外进入综合保税区食品检验放行有关事项的公告》（海关总署公告2019年第29号）。

10.《关于进出口预包装食品标签检验监督管理有关事宜的公告》（海关总署公告2019年第70

号）。

11.《关于实行进口乳品检测报告证明事项告知承诺制的公告》（海关总署公告 2021 年第 50 号）。

12.《关于〈中华人民共和国进口食品境外生产企业注册管理规定〉和〈中华人民共和国进出口食品安全管理办法〉实施相关事宜的公告》（海关总署公告 2021 年第 103 号）。

13.《关于明确进口乳品检验检疫有关要求的公告》（海关总署公告 2021 年 114 号）。

14.《关于进口美国猪肉提供无莱克多巴胺检测报告的通告》（国家质检总局风险警示通告 2013 年 1 号）。

二、检验检疫依据

1. 进口食品应当符合中国法律法规和食品安全国家标准，中国缔结或者参加的国际条约、协定有特殊要求的，还应当符合国际条约、协定的要求。

现行食品安全国家标准参见本书附录 2。我国与部分国家或地区协定的检验检疫要求参见《海关检验检疫业务实务手册——进出境动植物检疫篇》第十八章和本书第十三章。

2. 进口尚无食品安全国家标准的食品，应当符合国务院卫生行政部门公布的暂予适用的相关标准要求。

根据《关于进口食品、食品添加剂检验有关适用标准问题的公告》（国家质检总局　卫生部公告 2009 年第 72 号）、《进口无食品安全国家标准食品许可管理规定》（卫生部 2010 年通知）及《食品相关产品新品种行政许可管理规定》（卫生部卫监督发〔2011〕25 号），进口无食品安全国家标准食品是指由境外生产经营的，尚未进口且我国未制定公布相应食品安全国家标准的食品，但不包括：已制定食用农产品质量安全标准、食品卫生标准、食品质量标准和有关食品行业标准的食品；国务院有关部门公告或列入允许进口名单的食品；由已有标准的各种原料混合而成的预混食品；其他不属于进口无食品安全国家标准的食品。

《关于进口食品、食品添加剂检验有关适用标准问题的公告》（国家质检总局　卫生部公告 2009 年第 72 号）明确，《中华人民共和国食品安全法》实施前已有进口记录但尚无食品安全国家标准的食品、食品添加剂，在食品安全国家标准发布实施之前，按照原进口记录中指定的标准实施检验。

3. 利用新的食品原料生产的食品，应当依照《中华人民共和国食品安全法》第三十七条的规定，取得国务院卫生行政部门新食品原料卫生行政许可。

三、检验检疫实施

海关依法对应当实施入境检疫的进口食品实施检疫；依据进出口商品检验相关法律、行政法规的规定对进口食品实施合格评定。

进口食品合格评定活动包括：向中国境内出口食品的境外国家（地区）〔以下简称境外国家（地区）〕食品安全管理体系评估和审查、境外生产企业注册、进出口商备案和合格保证、进境动植物检疫审批、随附合格证明检查、单证审核、现场查验、监督抽检、进口和销售记录检查以及各项的组合。

（一）检验检疫地点

1. 进口食品运达口岸后，应当存放在海关指定或者认可的场所；需要移动的，必须经海关允许，并按照海关要求采取必要的安全防护措施。

2. 海关根据风险管理需要，对进口食品实施指定口岸进口，指定监管场地检查。

海关总署已在官方网站（www. customs. gov. cn）公布了进口肉类、进境水果、进境粮食、进境食用水生动物、进口冰鲜水产品的指定监管场地名单，并实施动态管理。

3. 指定或者认可的场所应当符合法律、行政法规和食品安全国家标准［如《食品安全国家标准 食品生产通用卫生规范》（GB 14881）、《食品安全国家标准 食品经营过程卫生规范》（GB 31621）、《食品安全国家标准 食品冷链物流卫生规范》（GB 31605）等］规定的要求。（更多内容详见《海关检验检疫业务实务手册——国境卫生检疫篇》第十六章。）

4. 大宗散装进口食品应当按照要求在卸货口岸进行检验。

（二）检验检疫合格评定

1. 食品安全管理体系评估和审查

海关总署可以对境外国家（地区）的食品安全管理体系和食品安全状况开展评估和审查，并根据评估和审查结果，确定相应的检验检疫要求。

有下列情形之一的，海关总署可以对境外国家（地区）启动评估和审查：

（1）境外国家（地区）申请向中国首次输出某类（种）食品的；

（2）境外国家（地区）食品安全、动植物检疫法律法规、组织机构等发生重大调整的；

（3）境外国家（地区）主管部门申请对其输往中国某类（种）食品的检验检疫要求发生重大调整的；

（4）境外国家（地区）发生重大动植物疫情或者食品安全事件的；

（5）海关在输华食品中发现严重问题，认为存在动植物疫情或者食品安全隐患的；

（6）其他需要开展评估和审查的情形。

境外国家（地区）食品安全管理体系评估和审查主要包括对以下内容的评估、确认：

（1）食品安全、动植物检疫相关法律法规；

（2）食品安全监督管理组织机构；

（3）动植物疫情流行情况及防控措施；

（4）致病微生物、农兽药和污染物等管理和控制；

（5）食品生产加工、运输仓储环节安全卫生控制；

（6）出口食品安全监督管理；

（7）食品安全防护、追溯和召回体系；

（8）预警和应急机制；

（9）技术支撑能力；

（10）其他涉及动植物疫情、食品安全的情况。

《符合评估审查要求的国家或地区输华肉类产品名单》《符合评估审查要求及有传统贸易的国家或地区输华肠衣产品名单》《符合评估审查要求及有传统贸易的国家或地区输华蜂产品名单》《符合评估审查要求的国家或地区输华燕窝产品名单》可在海关总署进出口食品安全局网站（http://jckspj. customs. gov. cn）的“信息服务—产品监管重要信息”栏目查询；《符合评估审查要求及有传统贸易的国家或地区输华食品目录（水产品、乳制品、植物源性食品）》可在网站 http://43. 248. 49. 223 查询（见本书附录 1）。我国禁止从日本福岛县、群马县、栃木县、茨城县、宫城县、新潟县、长野县、琦玉县、东京都、千叶县 10 个都县进口食品、食用农产品。

2. 境外生产企业注册

海关总署对向中国境内出口食品的境外生产企业（包括生产、加工、贮存企业）实施注册管理，并公布获得注册的企业名单。（进口食品境外生产企业不包括食品添加剂、食品相关产品的生产、加工、贮存企业。）

肉与肉制品、肠衣、水产品、乳品、燕窝与燕窝制品、蜂产品、蛋与蛋制品、食用油脂和油料、包馅面食、食用谷物、谷物制粉工业产品和麦芽、保鲜和脱水蔬菜以及干豆、调味料、坚果与籽类、干果、未烘焙的咖啡豆与可可豆、特殊膳食食品、保健食品等食品的境外生产企业，由所在国家

（地区）主管当局向海关总署推荐注册；其他食品境外生产企业，应当自行或者委托代理人向海关总署注册。

注册的要求及程序等更多内容详见本书第四章第一节。

进口食品境外生产企业注册信息（港澳台地区生产企业注册信息）可在网站 https://ciferquery. singlewindow. cn/查询。

3. 进出口商备案

向中国境内出口食品的境外出口商或者代理商（简称“境外出口商或者代理商”）应当向海关总署备案。

食品进口商应当向其住所地海关备案。

备案的要求及程序等更多内容详见本书第五章。

境外出口商或者代理商及境内进口食品的进口商在海关总署备案号可通过进口食品化妆品进出口商备案系统（http://ire. customs. gov. cn/）查询。境内进口食品的进口商备案号已经实现系统联网核查。

4. 进境动植物检疫审批

海关依法对需要进境动植物检疫审批的进口食品实施检疫审批管理。食品进口商应当在签订贸易合同或者协议前取得进境动植物检疫许可。

需要办理动植物检疫审批的产品范围及办理方式详见《海关检验检疫业务实务手册——进出境动植物检疫篇》第四章。

5. 单证审核

当作业流程不要求在实施检验检疫时验核相关材料（如在其他环节已对相关材料实施了验核）时，应按作业流程规定执行。但在检验检疫实施过程中仍可根据实际需要对相关材料进行验核。

涉及检疫审批的，应审核进境动植物检疫许可证上是否列有指定的检验检疫要求。

随附官方检验检疫证书或合格证明的，应结合现场作业核对实际货物与随附的官方检验检疫证书和/或合格证明所载内容是否相符。

资料验核有关具体要求详见本书第八章。

6. 现场查验

海关根据监督管理需要，对进口食品实施现场查验，现场查验包括但不限于以下内容：

（1）运输工具、存放场所是否符合安全卫生要求；

（2）集装箱号、封识号、内外包装上的标识内容、货物的实际状况是否与申报信息及随附单证相符；[《关于〈中华人民共和国进口食品境外生产企业注册管理规定〉和〈中华人民共和国进出口食品安全管理办法〉实施相关事宜的公告》（海关总署公告 2021 年第 103 号）明确规定：2022 年 1 月 1 日起生产的输华食品，应当在输华食品的内、外包装上标注在华注册编号或者所在国家（地区）主管当局批准的注册编号。]

（3）动植物源性食品、包装物及铺垫材料是否存在《进出境动植物检疫法实施条例》第二十二条规定的情况；

（4）内外包装是否符合食品安全国家标准，是否存在污染、破损、湿浸、渗透；

（5）内外包装的标签、标识及说明书是否符合法律、行政法规、食品安全国家标准以及海关总署规定的要求；

参考材料

预包装食品标签检验要求

进口预包装食品标签作为食品检验项目之一，由海关依照食品安全和进出口商品检验相关法律、行政法规的规定检验。具体要求包括但不限于以下内容：

（1）进口的预包装食品应当有中文标签；依法应当有说明书的，还应当有中文说明书。标签、说明书应当符合《中华人民共和国食品安全法》以及我国其他有关法律、行政法规的规定和食品安全国家标准的要求，并载明食品的原产地以及境内代理商的名称、地址、联系方式。预包装食品没有中文标签、中文说明书或者标签、说明书不符合规定的，不得进口。

（2）标签应当标明下列事项：①名称、规格、净含量、生产日期；②成分或者配料表；③生产者的名称、地址、联系方式；④保质期；⑤产品标准代号；⑥贮存条件；⑦所使用的食品添加剂在国家标准中的通用名称；⑧生产许可证编号；⑨法律、法规或者食品安全标准规定应当标明的其他事项。专供婴幼儿和其他特定人群的主辅食品，其标签还应当标明主要营养成分及其含量。

（3）食品的标签、说明书，不得含有虚假内容，不得涉及疾病预防、治疗功能。生产经营者对其提供的标签、说明书的内容负责。

（4）食品的标签、说明书应当清楚、明显，生产日期、保质期等事项应当显著标注，容易辨识。

入境展示、样品、免税经营（离岛免税除外）、使领馆自用、旅客携带以及通过邮寄、快件、跨境电子商务等形式入境的预包装食品标签监管，按有关规定执行。

进口预包装食品被抽中现场查验或实验室检验的，进口商应当向海关人员提交其合格证明材料、进口预包装食品的标签原件和翻译件、中文标签样张及其他证明材料。

（6）食品感官性状是否符合该食品应有性状；

（7）冷冻冷藏食品的新鲜程度、中心温度是否符合要求、是否有病变、冷冻冷藏环境温度是否符合相关标准要求、冷链控温设备设施运作是否正常、温度记录是否符合要求，必要时可以进行蒸煮试验。

对于现场查验发现被有毒有害物质污染的，查验人员应立即通知收货人或者其代理人，并与运方及卸货作业等有关单位共同采取措施，保护好现场。查验人员应当认真调查取证，包括照相、摄像、要求收货人或其代理人对现场记录进行签字确认等，同时扩大取样范围，对异物和被污染的食品样本要妥善保存，必要时可对运输工具或进口商品加施封识。

7. 监督抽检和风险监测

海关制定年度国家进口食品安全监督抽检计划和专项进口食品安全监督抽检计划，并组织实施。

参考材料

进口食品抽/采样的实施

1. 取样原则

施检人员经过资料审核和现场查验后，应根据食品的不同种类、数量、包装形式和检验要求确定抽/采样方案，实施抽/采样。抽/采样要有充分的代表性。

采样前，应当了解该批食品的详细情况，包括该食品的包装、形状、配方、加工工艺、运输和储藏条件等；仔细检验整批食品的外表情况，有无包装破损、变形、受污染、霉变、生虫、腐败变质等情况。

抽/采样工具和容器必须清洁、干燥、无异味，不得将有害物质带入样品中。如供细菌检验的，所有接触样品的工具、容器都必须保持清洁，需消毒或灭菌的，可采取干热或湿热方法进行灭菌，采样时严格遵守无菌操作程序；需检验铅含量的，容器应进行去铅处理；检验铬、锌时，采样工具和容器不宜使用镀铬或镀锌的制品；检验3，4-苯并芘时，样品不能用托蜡纸制品盛放，并应防止太阳光照射；需检黄曲霉毒素的，应避免阳光和紫外光的照射等。

应按照随机规则抽/采样，不能有意识地只抽好的或差的，特殊需要的例外；抽/采样的部位应具有代表性，应从批的整体中各部位抽取，如从四角+中间；分上、中、下层；或上、中上、中、中下、下层；梅点式等。

无菌采样时，应从未打开的包装容器内取样。需无菌操作时，须用75%酒精消毒手和采样工具，必要时可将工具用酒精棉球灼烧灭菌；用酒精棉球将待启处周围擦拭消毒。固体、半固体和粉末状样品可用匙、勺、铲等器具取样，液体的混匀后使用吸管吸取，放于灭菌容器内，在火焰下迅速盖好或封口。

擦拭取样时，用棉拭子蘸无菌生理盐水反复擦拭约100cm^2，放于盛有无菌生理盐水或保存液的试管中，盖好送检。

2. 取样数量

不同类别食品抽/采样量应严格按照规定要求执行。

进口食品有抽样标准的按抽样标准要求执行，没有抽样标准的参照《计数抽样检验程序　第2部分：按极限质量LQ检索的孤立批检验抽样方案》（GB/T 2828.2—2008）、《计数抽样检验程序　第1部分：按接收质量限（AQL）检索的逐批检验抽样计划》（GB/T 2828.1—2012）、《食品卫生检验方法　理化部分　总则》（GB/T 5009.1—2003）、《食品安全国家标准　食品微生物学检验　总则》（GB 4789.1—2016）进行。抽样数量应当保证检验、复验、仲裁等使用需要。

3. 微生物采样

（1）采样原则

①根据检验目的、食品特点、批量、检验方法、微生物的危害程度等确定采样方案。

②应采用随机原则进行采样，确保所采集的样品具有代表性。

③采样过程遵循无菌操作程序，防止一切可能的外来污染。

④样品在保存和运输的过程中，应采取必要的措施防止样品中原有微生物的数量变化，保持样品的原有状态。

（2）采样方案

①类型

采样方案分为二级和三级采样方案。二级采样方案设有n、c和m值，三级采样方案设有n、c、m和M值。

n：同一批次产品应采集的样品件数；

c：最大可允许超出m值的样品数；

m：微生物指标可接受水平的限量值；

M：微生物指标的最高安全限量值。

注1：按照二级采样方案设定的指标，在n个样品中，允许有≤c个样品其相应微生物指标检验值大于m值。

注2：按照三级采样方案设定的指标，在n个样品中，允许全部样品中相应微物指标检验值小于或等于m值；允许有≤c个样品其相应微生物指标检验值在m值和M值之间；不允许有样品相应微

生物指标检验值大于M值。

例如，n=5，c=2，m=100 CFU/g，M=1000 CFU/g。含义是从一批产品中采集5个样品，若5个样品的检验结果均小于或等于m值（≤100CFU/g），则这种情况是允许的；若≤2个样品的结果（X）位于m值和M值之间（100 CFU/g < X ≤ 1000 CFU/g），则这种情况也是允许的；若有3个及以上样品的检验结果位于m值和M值之间，则这种情况是不允许的；若有任一样品的检验结果大于M值（>1000 CFU/g），则这种情况也是不允许的。

②各类食品的采样方案按相应产品标准中的规定执行。

（3）各类食品的采样方法

采样应遵循无菌操作程序，采样工具和容器应无菌、干燥、防漏，形状及大小适宜。

①即食类包装食品，取相同批次的最小零售原包装。检验前要保持包装的完整，避免污染。

②非即食类预包装食品，原包小于500g的固态食品或小于500mL的液态食品，取相同批次的最小零售原包装；大于500mL的液态食品，应在采样前摇动或用无菌棒搅拌液体，使其达到均匀后分别从相同批次的n个容器中采集5倍或以上检验单位的样品；大于500g的固态食品，应用无菌采样器从同一包装的几个不同位分别采取适量样品，放入同一个无菌采样容器内。采样总量应满足微生物指标检验的要求。

③食源性疾病及食品安全事件的食品样品，其采样量应满足食源性疾病诊断和食品安全事件病因判定的检验要求。

（4）采集样品的标记

应对采集的样品进行及时、准确的记录和标记，采样人应清晰填写采样单（包括采样人、采样地点、时间、样品名称、来源、批号、数量、保存条件等信息）。

（5）采集样品的储存和运输

采样后，应将样品在接近原有储存温度条件下尽快送往实验室检验。运输时应保持样品完整。如不能及时运送，应在接近原有储存温度条件下储存。

（6）样品处理

①实验室接到送检样品后应认真核对登记，确保样品的相关信息完整并符合检验要求。

②实验室应按要求尽快检验。若不能及时检验，应采取必要的措施保持样品的原有状态，防止样品中目标微生物因客观条件的干扰而发生变化。

③冷冻食品应在45℃以下不超过15分钟，或2℃~5℃不超过18小时解冻后进行。

（7）检验方法的选择

①应选择现行有效的国家标准方法。

②食品微生物检验方法标准中对同一检验项目有两个及两个以上定性检验方法时，应以常规培养方法为基准方法。

③食品微生物检验方法标准中对同一检验项目有两个及两个以上定量检验方法时，应以平板计数法为基准方法。

（8）检验后样品的处理

①检验结果报告后，被检样品方能处理。检出致病菌的样品要经过无害化处理。

②检验结果报告后，剩余样品或同批样品不进行微生物项目的复检。

4. 理化检验采样

（1）抽/采样要求

采样应注意样品的生产日期、批号、代表性和均匀性（掺伪食品和食品中毒样品除外），样品量应能反映该食品的卫生质量和满足检验项目对样品量的需要，一式三份，供检验、复验、备查用，一般散装样品每份不少于0.5kg。

采样容器根据检验项目，选用硬质玻璃瓶或聚乙烯制品。

液体、半流体食品如植物油、鲜乳、酒或其他饮料，如用大桶或大罐盛装者，应先充分混匀后再采样，样品应分别盛放在三个干净的容器中。

粮食及固体食品应自每批食品上、中、下三层中的不同部位分别采取部分样品，混合后按四分法对角取样，再进行几次混合，最后取有代表性样品。

肉类、水产等食品应按分析项目要求分采取不同部位的样品或混合后取样。

罐头、瓶装食品或其他小包装食品，应根据批号随机取样。

掺伪食品和食物中毒的样品采集，要具有典型性。

（2）样品保存要求

一般样品在检验结束后，应保存一个月，以备需要时复检。易变质食品不予保留，保存时应加封并尽量保持状。检验取样一般指取可食部分，以所检验的样品计算。

5. 抽/采样凭证

抽样时，抽样机构应当出具印有序列号、加盖检验检业务印章的《抽/采样凭证》，抽样人与收货人或其代理人应当双方签字。

6. 送样

为了保持样品的原始状况，从采集到送检的过程中，工作人员应做好样品的保存工作，使样品不发生变化。

样品的容器应扎紧、盖好，必要时用石蜡封口。易变质的，应放置在冷藏容器内，但不可直接放在冰块上。有些特殊样品应在现场作适当处理，如准备作霉菌分析的样品，应低温保存或置于1%~3%的甲醛的保存液中；也可在5%的乙醇或乙酸溶液中，供霉菌形态学等定。有活昆虫的，应先用乙醚或三氯甲烷棉球将虫杀死，以防止逃脱和繁殖。有挥发性物质的，应采取防止挥发逸散的措施，如加固定液固定等。

运送样品时，应防止容器破损和样品的洒漏。必要时可贴上封条、写明日期、加盖公章，防止样品被更换。

8. 进口和销售记录

食品进口商应当建立食品进口和销售记录制度，如实记录食品名称、净含量/规格、数量、生产日期、生产或者进口批号、保质期、境外出口商和购货者名称、地址及联系方式、交货日期等内容，并保存相关凭证。记录和凭证保存期限不得少于食品保质期满后6个月；没有明确保质期的，保存期限为销售后2年以上。

食品进口商应当建立境外出口商、境外生产企业审核制度，重点审核下列内容：制定和执行食品安全风险控制措施情况；保证食品符合中国法律法规和食品安全国家标准的情况。

海关依法对食品进口商实施审核活动的情况进行监督检查。食品进口商应当积极配合，如实提供相关情况和材料。

《食品进口记录和销售记录管理规定》（国家质检总局公告2012年第55号附件2）详见本书第三章第一节。

（三）检验检疫结果处置

1. 海关评定合格

进口食品经海关合格评定合格的，准予进口。

2. 海关评定不合格

进口食品经海关合格评定不合格的，由海关出具不合格证明；涉及安全、健康、环境保护项目不合格的，由海关书面通知食品进口商，责令其销毁或者退运；其他项目不合格的，经技术处理符合合格评定要求的，方准进口。相关进口食品不能在规定时间内完成技术处理或者经技术处理仍不合格的，由海关责令食品进口商销毁或者退运。

3. 食品进口商发现不合格

食品进口商发现进口食品不符合法律、行政法规和食品安全国家标准，或者有证据证明可能危害人体健康，应当按照《中华人民共和国食品安全法》第六十三条和第九十四条第三款规定，立即停止进口、销售和使用，实施召回，通知相关生产经营者和消费者，记录召回和通知情况，并将食品召回、通知和处理情况向所在地海关报告。

4. 进口预包装食品标签涉嫌违规的处置

海关收到有关部门通报、消费者举报进口预包装食品标签涉嫌违反有关规定的，应当进行核实，一经确认，依法进行处置。

参考材料

进口食品不合格的分类

进口食品不合格可分为以下 12 类：

1. 用回收食品和病死、毒死或者死因不明等的禽、畜、兽、水产动物肉类及其制品作为原料生产的食品；

2. 致病性微生物、农药残留、兽药残留、重金属、污染物质以及其他危害人体健康的物质含量超过食品安全标准限量的食品；

3. 营养成分不符合食品安全标准的专供婴幼儿和其他特定人群的主辅食品；

4. 腐败变质、油脂酸败、霉变生虫、污秽不洁、混有异物、掺假掺杂或者感官性状异常的食品；

5. 病死、毒死或者死因不明的、畜、兽、水产动物肉类及其制品；

6. 无标签或标签检验不合格的预包装食品；

7. 超过保质期的食品；

8. 未按规定申报检验检疫的食品；

9. 经检疫不合格的食品；

10. 被包装材料、容器、运输工具等污染的食品；

11. 国家为防病等特殊需要明令禁止进口的食品；

12. 其他不符合食品安全标准或者要求的食品。

（四）境外进入综合保税区食品的检验放行

1. 综合保税区内进口的食品，需要进入境内的，可在综合保税区进行合格评定，分批放行；凡需要进行实验室检测的，可在满足以下条件的基础上抽样后即予以放行：

（1）进口商承诺进口食品符合我国食品安全国家标准和相关检验要求（包括包装要求和储存、运输温度要求等）；

（2）进口商已建立完善的食品进口记录和销售记录制度并严格执行。

2. 经实验室检测发现安全卫生项目不合格的，进口商应按照《中华人民共和国食品安全法》的规定采取主动召回措施，并承担相应的法律责任。

四、检验检疫措施调整

（一）监督抽检比例调整

1. 实施提高监督抽检比例措施

境外发生食品安全事件可能导致中国境内食品安全隐患，或者海关实施进口食品监督管理过程中发现不合格进口食品，或者发现其他食品安全问题的，海关总署和经授权的直属海关可以依据风险评估结果对相关进口食品实施提高监督抽检比例等控制措施。

2. 解除提高监督抽检比例措施

在规定的时间、批次内未被发现不合格的，在风险评估基础上可以解除该控制措施。

（二）逐批提供检验报告

1. 实施逐批提供检验报告要求

已依照规定对进口食品采取提高监督抽检比例等控制措施后，再次发现不合格进口食品，或者有证据显示进口食品存在重大安全隐患的，海关总署和经授权的直属海关可以要求食品进口商逐批向海关提交有资质的检验机构出具的检验报告。

2. 解除逐批提供检验报告要求

出口国家（地区）已采取预防措施，经海关总署风险评估能够保障食品安全、控制动植物疫情风险，或者从实施该控制措施之日起在规定时间、批次内未被发现不合格食品的，在风险评估基础上可以解除该控制措施。

（三）暂停或禁止进口

1. 采取暂停或禁止进口措施

有下列情形之一的，海关总署依据风险评估结果，可以对相关食品采取暂停或者禁止进口的控制措施：

（1）出口国家（地区）发生重大动植物疫情，或者食品安全体系发生重大变化，无法有效保证输华食品安全的；

（2）进口食品被检疫传染病病原体污染，或者有证据表明能够成为检疫传染病传播媒介，且无法实施有效卫生处理的；

（3）海关实施“要求食品进口商逐批向海关提交有资质的检验机构出具的检验报告”控制措施的进口食品，再次发现相关安全、健康、环境保护项目不合格的；

（4）境外生产企业违反中国相关法律法规，情节严重的；

（5）其他信息显示相关食品存在重大安全隐患的。

2. 解除暂停或禁止进口措施

出口国家（地区）主管部门已采取风险控制措施，且经海关总署评估符合要求的，可以解除暂停或者禁止进口措施。

恢复进口的食品，海关总署视评估情况可以采取“提高监督抽检比例”“要求食品进口商逐批向海关提交有资质的检验机构出具的检验报告”等控制措施。

五、动物源性食品的特定要求

（一）肉类产品、肠衣

进口肉类，指进口后直接在我国境内销售、食用或加工复出口，可供人类食用的屠宰畜禽胴体及其分割产品、脏器、副产品和非熟制加工品（肠衣除外），包括冰鲜肉类、冷冻肉类、腌制肉类、熏制肉类。其中：冰鲜肉类，指对检疫屠宰后的肉类迅速进行冷却处理，使其温度在24小时内降为0~4℃，并在后续的加工、流通和零售过程中始终保持在0~4℃范围内，或者其他处理方式及适当温度保存下的新鲜肉类；冷冻肉类，指经冷冻保存且产品中心温度始终保持在-15℃以下的肉类产品；腌制、熏制肉类，指以畜、禽肉为主要原料，经风干、腌制、熏制等加工工艺制成的非熟制肉制品。

1. 进境动植物检疫审批

拟进口肉类产品的，除熟制肉类、已高温炼制的动物油脂外，食品进口商应当在签订贸易合同或者协议前取得进境动植物检疫许可。

国家质检总局2004年第111号公告取消了熟制肉类产品（如香肠、火腿、肉类罐头、食用高温炼制动物油脂）的进境动植物产品检疫审批要求。

2. 进境口岸检疫处理

未经许可，进口肉类不得卸离运输工具和集装箱。

有如下情形之一的，对可能受污染的铺垫材料、场地、工器具、容器、外表包装实施消毒处理：

（1）货物出现腐败变质的；

（2）在集装箱内发现禁止进境物、病媒昆虫的，存在疫情传播风险的；

（3）其他海关总署明确规定需实施消毒处理的。

3. 包装和标签、标识

对于进口鲜冻肉类产品，内外包装上应当有牢固、清晰、易辨的中英文或者中文和出口国家（地区）文字标识，标明以下内容：产地国家（地区）、品名、生产企业注册编号、生产批号；外包装上应当以中文标明规格、产地（具体到州/省/市）、目的地、生产日期、保质期限、储存温度等内容，必须标注目的地为中华人民共和国，加施出口国家（地区）官方检验检疫标识。（《中华人民共和国进出口食品安全管理办法》第三十条。）

4. 感官查验

（1）可按下表随机抽取规定数量的货物实施感官查验。打开包装检查货物的色泽、气味、状态是否正常，有无腐败变质；必要时进行蒸煮试验。

表12-1 感官查验货物的抽样件数

批量货物的总数（件数）	感官查验货物的抽样件数
≤100	7
101～250	8
251～10000	9
>10000	（最多10）

（2）货物感官查验应按照相关国家标准，与输出国家（地区）签订的相关协议、议定书、备忘录等规定执行。其中鲜（冻）畜禽产品感官查验应符合《食品安全国家标准 鲜（冻）畜、禽产品》（GB 2707—2016）标准要求，腌肉、腊肉、风干肉感官查验应符合《食品安全国家标准 腌腊肉制品》（GB 2730—2015）标准要求。

（3）感官查验应重点关注以下内容：

①货物是否有解冻迹象；

②是否有毛污、血污、粪污；

③有无出现淤血、淤血面积大小及其所占抽样的比例；

④有无出血、炎症、脓肿、水疱结痂、结节性病灶、关节肿大膨胀等病变；

⑤具有产品应有的状态，无正常视力可见外来异物；

⑥是否有寄生虫及包囊、生活害虫、异物及其他异常情况等；

⑦是否夹带有禁止进境物；

⑧其他海关总署规定的感官查验要求。

5. 规格检验

（1）检验货物品种、规格等项目是否与卫生证书、合同、装箱单等单证相符。

（2）检验包装外标记是否与内容物一致。

6. 进境肠衣定点加工企业备案

进境肠衣加工、存放企业应取得定点生产企业资格，并经海关总署备案。具体要求详见本书相关章节。

参考材料

《关于进口熟制猪肉产品监管措施的公告》（国家质检总局　农业部公告2009年第49号）明确：经风险分析评估，参照联合国粮农组织、世界卫生组织和世界动物卫生组织有关联合声明，经过一定条件热处理的熟制猪肉产品不具有传播甲型H1N1流感风险。

《关于进口盐渍猪肠衣和食用猪源性明胶监管措施的公告》（国家质检总局　农业部公告2009年第62号）明确：根据风险评估结果，盐渍猪肠衣和食用猪源性明胶不具有传播甲型H1N1流感风险。

参考材料

进口肉类采样室管理基本要求

一、采样室防疫制度

1. 采样前应用有效方法对采样室进行消毒。

2. 专用橱柜存放刀具、食品级采样袋、灭菌手套、消毒液、酒精灯等物品以及高温高压消毒设施。

3. 无关人员不得擅自进出采样室。

4. 进入操作间，应穿戴好鞋套、工作服、工作帽、口罩；如使用推车，推车车轮应经过消毒。

5. 采样时，应防止样品被人为污染。需要进行微生物学检验的样品，其采样工具、容器应经灭菌、消毒处理，并按无菌操作要求进行采样；在不同批次的样品采集过程中不相互污染；采样完毕，应对接触过的工器具、台面再次进行清洗消毒，防止对下一批样品产生污染。

6. 每天结束采样工作时，应对采样室进行全面清理、消毒。

7. 采样室工作人员应经培训合格后方可上岗；每年定期体检，并取得健康证明。

8. 及时填写采样室工作记录表。

9. 需销毁的留样应统一做无害化处理，并及时填写留样处理记录。

二、采样操作流程

1. 采样前应用有效方法对采样室进行消毒。

2. 采样人员进入操作室前，穿戴好鞋套、工作服、工作帽、口罩，清洗双手。

3. 采样前，对相关工器具、台面执行清洗消毒程序，保证清洁卫生且没有消毒剂残留（用酒精再消毒后，不需再次清洗消毒剂残留）；准备好采样袋、标签等。

4. 送检货物到后，先进行外包装消毒，搬一件消毒一件。

5. 戴灭菌手套（或用75%酒精棉球擦洗消毒），按以下原则实施采样：

（1）采集的样品应尽量考虑代表性、随机性；若怀疑有可能受病原体污染者或者带有病原体者，应进行选择性采样。

（2）冷冻品采样时，应使用工具在内包装袋外进行敲击，尽量避免内包装袋损坏，不得在地面摔打。

（3）使用专用样品袋存放样品；采集的样品应当保持在与运输环境近似的温度下，以保持样品原有的性状。

（4）采集的数量应能反映该产品卫生质量和满足检验检疫项目对样品量的需要。

6. 将同一批货物的样品混合，制出多份混样，分送检测项目涉及的各实验室（如微生物、理化、动物毒理）。

7. 在盛装样品的容器或者样品袋上应当加贴标签，标明样品名称、报检单号、来源、数量、采样地点、采样人及采样日期等，并出具《抽/采样凭证》。样品封口后装入大袋中，放入冷冻或冷藏柜内保存。

8. 采样完毕，对接触过的工器具、台面执行清洗消毒程序，保证清洁卫生且没有消毒剂残留。

9. 做好采样工作记录。

（二）水产品

1. 进境动植物检疫审批

国家质检总局2004年第111号公告取消了水产品的进境动植物产品检疫审批要求。

《关于加强进口三文鱼检验检疫的公告》（国家质检总局公告2011年第9号）规定：所有进口养殖三文鱼（HS编码：0302121000、0302122000、0302190090、0303110000、0303190000、0303221000、0303290090、0305411000、0305412000）须事先申请进境动植物检疫许可证，未获许可证者不得进境。进口野生捕捞三文鱼须提供出口国（地区）官方出具的、注明捕捞渔船编号及捕捞区域的书面证明，否则一律视为养殖三文鱼。

《关于进一步加强从日本进口食品农产品检验检疫监管的公告》（国家质检总局公告2011年第44号）规定：从日本进口水产品（HS编码：0302110000－0307999090，1212201010－1212209090，1603000090－1605909090）应事先办理检疫审批手续。

2. 进境口岸检疫处理

未经许可，进口水产品不得卸离运输工具和集装箱。

有如下情形之一的，对可能受污染的铺垫材料、场地、工器具、容器、外表包装实施消毒处理：

（1）货物出现腐败变质的；

（2）在集装箱内发现禁止进境物、病媒昆虫的，存在疫情传播风险的；

（3）其他海关总署明确规定需实施消毒处理的。

3. 对进口水产品卸运、存放等过程监管

要求卸货机械设备必须清洁，不得有漏油或严重脱漆、脱屑等现象，不得对产品造成污染。

运输工具必须清洁干燥并加铺衬垫，有防雨设备等。

产品应按品种、批次分类存放，防止相互混杂。

4. 包装和标签、标识

对于进口水产品，内外包装上应当有牢固、清晰、易辨的中英文或者中文和出口国家（地区）文字标识，标明以下内容：商品名和学名、规格、生产日期、批号、保质期限和保存条件、生产方式（海水捕捞、淡水捕捞、养殖）、生产地区（海洋捕捞海域、淡水捕捞国家或者地区、养殖产品所在国家或者地区）、涉及的所有生产加工企业（含捕捞船、加工船、运输船、独立冷库）名称、注册编号及地址（具体到州/省/市）、必须标注目的地为中华人民共和国。（《中华人民共和国进出口食品安全管理办法》第三十条。）

5. 产品查验要求

（1）对易滋生植物性害虫的进口盐渍或者干制水产品实施植物检疫，必要时进行除害处理。

（2）查验货物是否货证相符，是否腐败变质，是否含有异物，是否有干枯，是否存在血冰、冰霜过多。

（3）现场检验进口水产品感官指标是否符合中国食品安全国家标准和相关检验检疫要求。

6. 取样要求

可按照《进出口冷冻水产品检验规程》（SN/T 0223—2011）、《进出口水产品检验规程》（SN/T 2920—2011）和《出入境动物检疫采样》（GB/T 18088—2000）抽取代表性样品进行检验检疫。

场地应清洁，无污染，光线充足；取样工具和容器必须清洁并经严格消毒，盛放样品的容器不易破损；取样时应当从整批货物的几个不同部位随机抽取。微生物取样要遵循无菌操作程序，避免样品被污染；其他项目的取样要防止交叉污染。

抽样做实验室检测的，所取样品要做好标签，标明样品名称、单号、数/重量、采样人、采样日期、采样产品的其他详细信息（保证样品的可追溯性）等，并填写取送样单。样品应尽快送实验室保存待检。

（三）蛋类产品

蛋及蛋制品包括鲜蛋、再制蛋、冰蛋品、干蛋品及其制品，不包括种蛋。

鲜蛋，指新鲜或冷藏的鸡蛋、鸭蛋、鹌鹑蛋等鲜禽蛋。

再制蛋，指皮蛋、咸蛋、糟蛋等。其中：皮蛋是以鲜鸭、鸡等禽蛋，经用生石灰、碱、盐等配制的料液（泥）或氢氧化钠等配制的料液加工而成的再制蛋；咸蛋是以鲜鸭、鸡等禽蛋，经用盐水或含盐的纯净黄泥、红泥、草木灰等腌制而成的再制蛋；糟蛋是以鲜鸭、鸡等禽蛋，经裂壳、用食盐、酒糟及其他配料等糟淹渍而成的再制蛋。

冰蛋品，指以新鲜鸡蛋或冷藏鸡蛋为原料，经加工处理、冷冻等过程而制成的冰鸡全蛋、巴氏消毒冰鸡全蛋、冰鸡蛋黄、冰鸡蛋白等。其中：巴氏杀菌冰鸡全蛋指新鲜鸡蛋或新鲜冷藏鸡蛋经蛋壳消毒、打蛋去壳、过滤、巴氏低温杀菌、冷却、冷冻制成的蛋制品；冰鸡蛋黄指新鲜鸡蛋或新鲜冷藏鸡蛋的蛋黄经加工处理、冷冻制成的蛋制品；冰鸡蛋白指新鲜鸡蛋或新鲜冷藏鸡蛋的蛋白经加工处理、冷冻制成的蛋制品。

干蛋品指以新鲜鸡蛋或冷藏鸡蛋为原料，经打蛋、过滤、消毒、喷雾干燥或经发酵、干燥等过程而制成的鸡全蛋、巴氏消毒鸡全蛋粉、鸡蛋黄粉、鸡蛋白片（粉）等。其中：鸡全蛋粉指新鲜鸡蛋或新鲜冷藏鸡蛋经蛋壳消毒、打蛋去壳、过滤、喷雾干燥制成的蛋制品；巴氏杀菌鸡全蛋指新鲜鸡蛋或新鲜冷藏鸡蛋经蛋壳消毒、打蛋去壳、过滤、巴氏低温杀菌、喷雾干燥制成的蛋制品；鸡蛋黄指新鲜鸡蛋或新鲜冷藏鸡蛋的蛋黄经加工处理、喷雾干燥制成的蛋制品；鸡蛋白片（粉）指新鲜鸡蛋或新鲜冷藏鸡蛋的蛋白经加工处理、发酵、干燥制成的蛋制品。

1. 进境动植物检疫审批

国家质检总局 2004 年第 111 号公告取消了蛋制品（不含鲜蛋）的进境动植物产品检疫审批要求。

2. 包装和标签、标识

无特定要求。

（四）乳品

乳品包括初乳、生乳和乳制品。

初乳是指奶畜产犊后 7 天内的乳。

生乳是指从符合中国有关要求的健康奶畜乳房中挤出的无任何成分改变的常乳。奶畜初乳、应用抗生素期间和休药期间的乳汁、变质乳不得用作生乳。

生乳制品是指由生乳加工而成、加工工艺中无热处理杀菌过程的产品。

乳制品是指由乳为主要原料加工而成的食品，如：巴氏杀菌乳、灭菌乳、调制乳、发酵乳、干酪及再制干酪、稀奶油、奶油、无水奶油、炼乳、乳粉、乳清粉及乳清蛋白粉、乳基婴幼儿配方食品及其生产原料基粉、酪蛋白及其他乳与乳制品（如乳矿物盐和乳蛋白等）。

1. 进境动植物检疫审批

国家质检总局2004年第111号公告取消了奶制品（鲜奶除外）的进境动植物产品检疫审批要求。

《关于明确进口乳品检验检疫有关要求的公告》（海关总署公告2021年114号）规定：进口生乳、生乳制品、巴氏杀菌乳、巴氏杀菌工艺生产加工的调制乳需要办理进境检疫审批手续。

2. 随附合格证明

首次进口的乳品，应当提供相应食品安全国家标准中列明项目的检测报告。首次进口，指境外生产企业、产品名称、配方、境外出口商、境内进口商等信息完全相同的乳品从同一口岸第一次进口。

非首次进口的乳品，应当提供首次进口检测报告的复印件以及海关总署要求项目的检测报告。非首次进口检测报告项目由海关总署根据乳品风险监测等有关情况确定并在海关总署网站公布［在海关总署进出口食品安全局网站（http://jckspj. customs. gov. cn）的“信息服务—产品监管重要信息—乳品”栏目中查询］，参见表12-2。

表12-2　非首次进口乳品检测项目

（2021年12月27日更新）

乳品种类	检测项目	推荐检测方法
巴氏杀菌乳	黄曲霉毒素 M_1	GB 5009. 24
	铅	GB 5009. 12
	汞	GB 5009. 17
	砷	GB 5009. 11
	铬	GB 5009. 123
	菌落总数	GB 4789. 2
	大肠菌群	GB 4789. 3 平板计数法
	金黄色葡萄球菌	GB 4789. 10
	沙门氏菌	GB 4789. 4
灭菌乳	铅	GB 5009. 12
	汞	GB 5009. 17
	砷	GB 5009. 11
	铬	GB 5009. 123
	黄曲霉毒素 M_1	GB 5009. 24
	商业无菌	GB 4789. 26

表12-2 续1

乳品种类	检测项目	推荐检测方法
调制乳	黄曲霉毒素 M_1	GB 5009.24
	铅	GB 5009.12
	汞	GB 5009.17
	砷	GB 5009.11
	铬	GB 5009.123
	商业无菌（适用采用灭菌工艺生产的产品）	GB 4789.26
	菌落总数（适用其他未采用灭菌工艺生产的产品）	GB 4789.2
	大肠菌群（适用其他未采用灭菌工艺生产的产品）	GB 4789.3 平板计数法
	金黄色葡萄球菌（适用其他未采用灭菌工艺生产的产品）	GB 4789.10
	沙门氏菌（适用其他未采用灭菌工艺生产的产品）	GB 4789.4
发酵乳	黄曲霉毒素 M_1	GB 5009.24
	铅	GB 5009.12
	汞	GB 5009.17
	砷	GB 5009.11
	铬	GB 5009.123
	大肠菌群	GB 4789.3 平板计数法
	金黄色葡萄球菌	GB 4789.10
	沙门氏菌	GB 4789.4
	酵母	GB 4789.15
	霉菌	GB 4789.15
	乳酸菌数（不适用发酵后经热处理的产品）	GB 4789.35
干酪与再制干酪	黄曲霉毒素 M_1	GB 5009.24
	大肠菌群	GB 4789.3
	金黄色葡萄球菌	GB 4789.10
	沙门氏菌	GB 4789.4
	单核细胞增生李斯特氏菌	GB 4789.30
稀奶油、奶油、无水奶油	铅	GB 5009.12
	苯并［a］芘	GB 5009.27
	商业无菌（适用以罐头工艺或超高温瞬时灭菌工艺生产的稀奶油）	GB 4789.26
	菌落总数（不适用于以发酵稀奶油为原料的产品）	GB 4789.2
	大肠菌群	GB 4789.3 平板计数法
	沙门氏菌	GB 4789.4
	霉菌	GB 4789.15

表12-2　续2

乳品种类	检测项目	推荐检测方法
炼乳	黄曲霉毒素 M_1	GB 5009.24
	商业无菌（适用淡炼乳和调制淡炼乳）	GB 4789.26
	菌落总数（适用加糖炼乳和调制加糖炼乳）	GB 4789.2
	大肠菌群（适用加糖炼乳和调制加糖炼乳）	GB 4789.3 平板计数法
	金黄色葡萄球菌（适用加糖炼乳和调制加糖炼乳）	GB 4789.10
	沙门氏菌（不适用于淡炼乳和调制淡炼乳）	GB 4789.4
乳粉与调制乳粉	蛋白质	GB 5009.5
	砷	GB 5009.11
	铬	GB 5009.123
	铅	GB 5009.12
	亚硝酸盐	GB 5009.33
	黄曲霉毒素 M_1	GB 5009.24
	菌落总数（不适用于添加活性菌种（好氧和兼性厌氧益生菌）的产品）	GB 4789.2
	大肠菌群	GB 4789.3 平板计数法
	金黄色葡萄球菌	GB 4789.10
	沙门氏菌	GB 4789.4
乳清粉和乳清蛋白粉	蛋白质	GB 5009.5
	灰分	GB 5009.4
	黄曲霉毒素 M_1	GB 5009.24
	铅（仅限于非脱盐乳清粉）	GB 5009.12
	沙门氏菌	GB 4789.4
乳基婴幼儿配方食品	蛋白质	GB 5009.5
	脂肪	GB 5009.168
	维生素 A	GB 5009.82
	维生素 D	GB 5009.82
	维生素 E	GB 5009.82
	维生素 K_1	GB 5009.158
	维生素 B_1	GB 5009.84
	维生素 B_2	GB 5009.85
	维生素 B_6	GB 5009.154
	维生素 B_{12}	GB 5413.14
	叶酸	GB 5009.211
	泛酸	GB 5009.210
	生物素	GB 5009.259
	胆碱（不适用未添加的产品）	GB 5413.20

表12-2 续3

乳品种类	检测项目	推荐检测方法
乳基婴幼儿配方食品	肌醇（ 不适用未添加的产品）	GB 5009.270
	牛磺酸（ 不适用未添加的产品）	GB 5009.169
	左旋肉碱（ 不适用未添加的产品）	GB 29989
	钙	GB 5009.92
	磷	GB 5009.87
	碘	GB 5009.267
	硒（不适用未添加的产品）	GB 5009.93
	铁	GB 5009.90
	铜	GB 5009.13
	锌	GB 5009.14
	商业无菌（适用液态婴幼儿配方食品）	GB 4789.26
	菌落总数（不适用于添加活性菌种（好氧和兼性厌氧菌）的产品）	GB 4789.2
	大肠菌群	GB 4789.3 平板计数法
	沙门氏菌	GB 4789.4
	阪崎肠杆菌（适用 0~6 个月婴儿配方食品）	GB 4789.40 计数法
	金黄色葡萄球菌	GB 4789.10
	硝酸盐（不适用添加蔬菜和水果的较大婴儿和幼儿配方食品）	GB 5009.33
	亚硝酸盐	GB 5009.33
	铅	GB 5009.12
	黄曲霉毒素 M_1	GB 5009.24
乳基婴幼儿配方食品基粉原料	铅	GB 5009.12
	硝酸盐	GB 5009.33
	亚硝酸盐	GB 5009.33
	黄曲霉毒素 M_1	GB 5009.24
	菌落总数（不适用于添加活性菌种（好氧和兼性厌氧菌）的产品）	GB 4789.2
	大肠菌群	GB 4789.3 平板计数法
	沙门氏菌	GB 4789.4
	金黄色葡萄球菌	GB 4789.10
	阪崎肠杆菌（适用于 0-6 个月婴儿配方食品基粉）	GB 4789.40 计数法
酪蛋白	黄曲霉毒素 M_1	GB 5009.24
	铅	GB 5009.12
	菌落总数	GB 4789.2
	大肠菌群	GB 4789.3 平板计数法
	沙门氏菌	GB 4789.4

表12-2 续4

乳品种类	检测项目	推荐检测方法
其他乳与乳制品	黄曲霉毒素 M_1	GB 5009. 24
	铅	GB 5009. 12
	沙门氏菌	GB 4789. 4

备注：牛初乳粉归入其他乳与乳制品。

4. 包装和标签、标识

属于保健食品、特殊膳食用食品的乳品，应同时符合对应的要求。

5. 其他要求

（1）检测报告应与进口乳品的生产日期或生产批号对应。

为进口乳品出具检测报告的检测机构，可以是境外官方实验室、第三方检测机构或企业实验室，也可以是境内取得食品检验机构资质认定的检测机构。

（2）海关对进口乳品检测报告实行证明事项告知承诺制。

《进口乳品检测报告证明事项告知承诺制办事指南》（海关总署公告 2021 年第 50 号附件 1）及《进口乳品检测报告证明事项告知承诺书》（海关总署公告 2021 年第 50 号附件 2）详见本书第三章第一节。

（五）蜂产品

1. 进境动植物检疫审批

国家质检总局 2004 年第 111 号公告取消了蜂产品的进境动植物产品检疫审批要求。

2. 包装和标签、标识

属于保健食品、特殊膳食用食品的蜂产品，应同时符合对应的要求。

（六）燕窝

1. 进境动植物检疫审批

燕窝的检疫审批仅限食用燕窝。

2. 包装和标签、标识

属于保健食品、特殊膳食用食品的燕窝产品，应同时符合对应的要求。

六、植物源性食品和深加工食品的特定要求

（一）食用植物油

1. 散装植物油运输工具要求

散装植物油应提供运输工具前三航次装载货物名单。运输工具及前三航次装载货物应符合以下要求：

（1）油罐应使用不与食用植物油发生反应并适于与食品接触的惰性材料制造，不锈钢材料最为适宜。软钢油罐内部应有惰性材料镀层，如酚醛-环氧树脂。禁止用铜及其合金储罐装运食用植物油。

（2）油罐上航次装运货物应是食品或在《允许装运货物列表》中的物质。油罐第二、第三航次装运货物应是《禁止装运货物列表》以外的物质。货物列表详见《关于进口散装食用植物油运输工具要求的公告》（国家质检总局公告 2012 年第 80 号，见本书第三章第一节）。

2. 包装和标签、标识

《关于加强食用植物油标识管理的公告》（国家市场监督管理总局　农业农村部　国家卫生健康委员会公告 2018 年第 16 号）对食用植物油的标识提出了以下要求：

（1）食用植物油的标签、说明书应当按照《中华人民共和国食品安全法》《食品标识管理规定》以及相关食品安全国家标准的规定标注。食用植物油标签、说明书不得含有虚假内容，生产经营者对其提供的标签、说明书内容负责。

（2）食用植物油的名称应当反映食用植物油的真实属性。单一品种食用植物油应当使用该种食用植物油的规范名称，不得掺有其他品种油脂。采用两种或两种以上食用植物油调配制成的食用油脂，产品名称应当依据《食品安全国家标准　植物油》（GB 2716—2018）的规定，标注为“食用植物调和油”，并在标签上注明各种食用植物油的比例。

（3）转基因食用植物油应当按照规定在标签、说明书上显著标示。对我国未批准进口用作加工原料且未批准在国内商业化种植，市场上并不存在该种转基因作物及其加工品的，食用植物油标签、说明书不得标注“非转基因”字样。

（二）酒类

美国输华《葡萄酒出口证书》是美国葡萄酒输华的唯一官方证书。该证书替代原产地证书、健康证书、卫生证书、真品证书、自由销售证书等证书。

七、按照传统既是食品又是中药材的物质特定要求

《按照传统既是食品又是中药材的物质目录》由国务院卫生行政部门会同国务院食品安全监督管理部门制定、公布。现行《按照传统既是食品又是中药材的物质目录》详见参考材料。

参考材料

《按照传统既是食品又是中药材的物质目录》

表 1　《按照传统既是食品又是中药材的物质目录》2002 年发布明确 86 种

注：排序按照植物、动物；再按笔划

序号	物质名称	植物名/动物名	拉丁学名	所属科名	使用部分	备注
1	丁香	丁香	*Eugeniacaryophyllata* Thunb.	桃金娘科	花蕾	
2	八角茴香	八角茴香	*Illicium verum* Hook. f.	木兰科	成熟果实	在调味品中也称“八角”
3	刀豆	刀豆	*Canavalia gladiata*（Jacq.）DC.	豆科	成熟种子	
4	小茴香	茴香	*Foeniculum vulgare* Mill.	伞形科	成熟果实	用于调味时还可用叶和梗
5	小蓟	刺儿菜	*Cirsium setosum*（Willd.）MB.	菊科	地上部分	
6	山药	薯蓣	*Dioscorea opposita* Thunb.	薯蓣科	根茎	
7	山楂	山里红	*Crataegus pinnatifida* Bge. var. *major* N. E. Br.	蔷薇科	成熟果实	
		山楂	*Crataegus pinnatifida* Bge.	蔷薇科		
8	马齿苋	马齿苋	*Portulaca oleracea* L.	马齿苋科	地上部分	
9	乌梅	梅	*Prunus mume*（Sieb.）Sieb. et Zucc.	蔷薇科	近成熟果实	
10	木瓜	贴梗海棠	*Chaenomeles speciosa*（Sweet）Nakai	蔷薇科	近成熟果实	

表1 续1

序号	物质名称	植物名/动物名	拉丁学名	所属科名	使用部分	备注
11	火麻仁	大麻	*Cannabis sativa* L.	桑科	成熟果实	
12	代代花	代代花	*Citrusaurantium* L. var. *amara* Engl.	芸香科	花蕾	果实地方常用作枳壳
13	玉竹	玉竹	*Polygonatum odoratum* (Mill.) Druce	百合科	根茎	
14	甘草	甘草	*Glycyrrhiza uralensis* Fisch.	豆科	根和根茎	
		胀果甘草	*Glycyrrhiza inflata* Bat.	豆科		
		光果甘草	*Glycyrrhiza glabra* L.	豆科		
15	白芷	白芷	*Angelicadahurica* (Fisch. ex Hoffm.) Benth. et Hook. f.	伞形科	根	
		杭白芷	*Angelicadahurica* (Fisch. ex Hoffm.) Benth. et Hook. f. var. *formosana* (Boiss.) Shan et Yuan	伞形科		
16	白果	银杏	*Ginkgobiloba* L.	银杏科	成熟种子	
17	白扁豆	扁豆	*Dolichos lablab* L.	豆科	成熟种子	
18	白扁豆花	扁豆	*Dolichos lablab* L.	豆科	花	
19	龙眼肉（桂圆）	龙眼	*Dimocarpus longan* Lour.	无患子科	假种皮	
20	决明子	决明	*Cassiaobtusifolia* L.	豆科	成熟种子	需经过炮制方可使用
		小决明	*Cassiatora* L.	豆科		
21	百合	卷丹	*Lilium lancifolium* Thunb.	百合科	肉质鳞叶	
		百合	*Lilium brownie* F. E. Brown var. *viridulum* Baker	百合科		
		细叶百合	*Lilium pumilum* DC.	百合科		
22	肉豆蔻	肉豆蔻	*Myristica fragrans* Houtt.	肉豆蔻科	种仁；种皮	种皮仅作为调味品使用
23	肉桂	肉桂	*Cinnamomum cassia* Presl	樟科	树皮	在调味品中也称“桂皮”
24	余甘子	余甘子	*Phyllanthus emblica* L.	大戟科	成熟果实	
25	佛手	佛手	*Citrusmedica* L. var. *sarcodactylis* Swingle	芸香科	果实	
26	杏仁（苦、甜）	山杏	*Prunus armeniaca* L. var. *ansu* Maxim	蔷薇科	成熟种子	苦杏仁需经过炮制方可使用
		西伯利亚杏	*Prunus sibirica* L.	蔷薇科		
		东北杏	*Prunus mandshurica* (Maxim) Koehne	蔷薇科		
		杏	*Prunus armeniaca* L.	蔷薇科		
27	沙棘	沙棘	*Hippophae rhamnoides* L.	胡颓子科	成熟果实	
28	芡实	芡	*Euryaleferox* Salisb.	睡莲科	成熟种仁	

表1　续2

序号	物质名称	植物名/动物名	拉丁学名	所属科名	使用部分	备注
29	花椒	青椒	*Zanthoxylum schinifolium* Sieb. et Zucc.	芸香科	成熟果皮	花椒果实可作为调味品使用
		花椒	*Zanthoxylum bungeanum* Maxim.	芸香科		
30	赤小豆	赤小豆	*Vigna umbellata* Ohwi et Ohashi	豆科	成熟种子	
		赤豆	*Vigna angularis* Ohwi et Ohashi	豆科		
31	麦芽	大麦	*Hordeum vulgare* L.	禾本科	成熟果实经发芽干燥的炮制加工品	
32	昆布	海带	*Laminaria japonica* Aresch.	海带科	叶状体	
		昆布	*Ecklonia kurome* Okam.	翅藻科		
33	枣（大枣、黑枣）①	枣	*Ziziphus jujuba* Mill.	鼠李科	成熟果实	
34	罗汉果	罗汉果	*Siraitia grosvenorii* (Swingle.) C. Jeffrey ex A. M. Lu et Z. Y. Zhang	葫芦科	果实	
35	郁李仁	欧李	*Prunus humilis* Bge.	蔷薇科	成熟种子	
		郁李	*Prunus japonica* Thunb.	蔷薇科		
		长柄扁桃	*Prunus pedunculata* Maxim.	蔷薇科		
36	金银花	忍冬	*Lonicera japonica* Thunb.	忍冬科	花蕾或带初开的花	
37	青果	橄榄	*Canarium album* Raeusch.	橄榄科	成熟果实	
38	鱼腥草	蕺菜	*Houttuynia cordata* Thunb.	三白草科	新鲜全草或干燥地上部分	
39	姜（生姜、干姜）	姜	*Zingiber officinale* Rosc.	姜科	根茎（生姜所用为新鲜根茎，干姜为干燥根茎。）	
40	枳椇子	枳椇	*Hovenia dulcis* Thunb.	鼠李科	药用为成熟种子；食用为肉质膨大的果序轴、叶及茎枝。	
41	枸杞子	宁夏枸杞	*Lycium barbarum* L.	茄科	成熟果实	
42	栀子	栀子	*Gardeniajasminoides* Ellis	茜草科	成熟果实	

① 2002版名单中“酸枣”列在“枣（大枣、酸枣、黑枣）”项下，国卫办食品函〔2014〕975号将其中的“酸枣”拆分到表中第72项。

表1 续3

序号	物质名称	植物名/动物名	拉丁学名	所属科名	使用部分	备注
43	砂仁	阳春砂	*Amomum villosum* Lour.	姜科	成熟果实	
		绿壳砂	*Amomum villosum* Lour. var. *xanthioides* T. L. Wu et Senjen	姜科		
		海南砂	*Amomum longiligularg* T. L. Wu	姜科		
44	胖大海	胖大海	*Sterculia lychnophora* Hance	梧桐科	成熟种子	
45	茯苓	茯苓	*Poria cocos*（Schw.） Wolf	多孔菌科	菌核	
46	香橼	枸橼	*Citrusmedica* L.	芸香科	成熟果实	
		香圆	*Citruswilsonii* Tanaka	芸香科		
47	香薷	石香薷	*Mosla chinensis* Maxim.	唇形科	地上部分	
		江香薷	*Mosla chinensis* 'jiangxiangru'	唇形科		
48	桃仁	桃	*Prunus persica*（L.） Batsch	蔷薇科	成熟种子	
		山桃	*Prunus davidiana*（Carr.） Franch.	蔷薇科		
49	桑叶	桑	*Morus alba* L.	桑科	叶	
50	桑椹	桑	*Morus alba* L.	桑科	果穗	
51	桔红（橘红）	橘及其栽培变种	*Citrusreticulata* Blanco	芸香科	外层果皮	
52	桔梗	桔梗	*Platycodon grandiflorum*（Jacq.） A. DC.	桔梗科	根	
53	益智仁	益智	Alpinia oxyphylla Miq.	姜科	去壳之果仁，而调味品为果实。	
54	荷叶	莲	*Nelumbo nucifera* Gaertn.	睡莲科	叶	
55	莱菔子	萝卜	*Raphanus sativus* L.	十字花科	成熟种子	
56	莲子	莲	*Nelumbo nucifera* Gaertn.	睡莲科	成熟种子	
57	高良姜	高良姜	*Alpinia officinarum* Hance	姜科	根茎	
58	淡竹叶	淡竹叶	*Lophatherum gracile* Brongn.	禾本科	茎叶	
59	淡豆豉	大豆	*Glycinemax*（L.） Merr.	豆科	成熟种子的发酵加工品	
60	菊花	菊	*Chrysanthemummorifolium* Ramat.	菊科	头状花序	
61	菊苣	毛菊苣	*Cichorium glandulosum* Boiss. et Huet	菊科	地上部分或根	
		菊苣	*Cichorium intybus* L.	菊科		
62	黄芥子	芥	*Brassicajuncea*（L.） Czern. et Coss	十字花科	成熟种子	
63	黄精	滇黄精	*Polygonatum kingianum* Coll. et Hemsl.	百合科	根茎	
		黄精	*Polygonatum sibiricum* Red.	百合科		
		多花黄精	*Polygonatum cyrtonema* Hua	百合科		
64	紫苏	紫苏	*Perilla frutescens*（L.） Britt.	唇形科	叶（或带嫩枝）	

表1 续4

序号	物质名称	植物名/动物名	拉丁学名	所属科名	使用部分	备注
65	紫苏子（籽）	紫苏	*Perilla frutescens*（L.）Britt.	唇形科	成熟果实	
66	葛根	野葛	*Pueraria lobata*（Willd.）Ohwi	豆科	根	
67	黑芝麻	脂麻	*Sesamum indicum* L.	脂麻科	成熟种子	在调味品中也称“胡麻、芝麻”
68	黑胡椒	胡椒	*Pipernigrum* L.	胡椒科	近成熟或成熟果实	在调味品中称“白胡椒”
69	槐花、槐米①	槐	*Sophora japonica* L.	豆科	花及花蕾	
70	蒲公英	蒲公英	*Taraxacum mongolicum* Hand. -Mazz.	菊科	全草	
		碱地蒲公英	*Taraxacum borealisinense* Kitam.	菊科		
		同属数种植物		菊科		
71	榧子	榧	*Torreya grandis* Fort.	红豆杉科	成熟种子	
72	酸枣、酸枣仁②	酸枣	*Ziziphus jujuba* Mill. var. *spinosa*（Bunge）Hu ex H. F. Chou	鼠李科	果肉、成熟种子	
73	鲜白茅根（或干白茅根）	白茅	*Imperata cylindrical* Beauv. var. *major*（Nees）C. E. Hubb.	禾本科	根茎	
74	鲜芦根（或干芦根）	芦苇	*Phragmites communis* Trin.	禾本科	根茎	
75	橘皮（或陈皮）	橘及其栽培变种	*Citrusreticulata* Blanco	芸香科	成熟果皮	
76	薄荷	薄荷	*Mentha haplocalyx* Briq.	唇形科	地上部分	
		薄荷	*Mentha arvensis* L.	唇形科	叶、嫩芽	仅作为调味品使用
77	薏苡仁	薏苡	*Coix lacryma-jobi* L. var. *mayuen.*（Roman.）Stapf	禾本科	成熟种仁	
78	薤白	小根蒜	*Alliummacrostemon* Bge.	百合科	鳞茎	
		薤	*Alliumchinense* G. Don	百合科		
79	覆盆子	华东覆盆子	*Rubus chingii* Hu	蔷薇科	果实	
80	藿香	广藿香	*Pogostemon cablin*（Blanco）Benth.	唇形科	地上部分	

① 2002版名单中为2项，此处按国卫办食品函〔2014〕975号整合。
② 2002版名单中“酸枣”列在“枣（大枣、酸枣、黑枣）”项下。

表1　续5

序号	物质名称	植物名/动物名	拉丁学名	所属科名	使用部分	备注
81	乌梢蛇	乌梢蛇	*Zaocys dhumnades*（Cantor）	游蛇科	剥皮、去除内脏的整体	仅限获得林业部门许可进行人工养殖的乌梢蛇
82	牡蛎	长牡蛎	*Ostrea gigas* Thunberg	牡蛎科	贝壳	
		大连湾牡蛎	*Ostrea talienwhanensis* Crosse	牡蛎科		
		近江牡蛎	*Ostrea rivularis* Gould	牡蛎科		
83	阿胶	驴	*Equus asinus* L.	马科	干燥皮或鲜皮经煎煮、浓缩制成的固体胶。	
84	鸡内金	家鸡	*Gallusgallus domesticus* Brisson	雉科	沙囊内壁	
85	蜂蜜	中华蜜蜂	*Apis cerana* Fabricius	蜜蜂科	蜂所酿的蜜	
		意大利蜂	*Apis mellifera* Linnaeus	蜜蜂科		
86	蝮蛇（蕲蛇）	五步蛇	*Agkistrodon acutus*（Güenther）	蝰科	去除内脏的整体	仅限获得林业部门许可进行人工养殖的蝮蛇

备注：《卫生部关于进一步规范保健食品原料管理的通知》（卫法监发〔2002〕51号）附件1发布了《既是食品又是药品的物品名单》。2002版名单中仅列出了物质名称，按照国卫办食品函〔2014〕975号文件有关内容完善了其他项目。

表2　《按照传统既是食品又是中药材的物质目录》2002—2014年新增列入15种

注：排序按照植物、动物；再按笔划

序号	物质名称	植物名/动物名	拉丁学名	所属科名	使用部分	备注
1	人参	人参	*Panax ginseng* C. A. Mey	五加科	根和根茎	为5年及5年以下人工种植的人参；食用量≤3克/天；孕妇、哺乳期妇女及14周岁以下儿童不宜食用
2	山银花	华南忍冬	*Lonicera confuse* DC.		忍冬科	花蕾或带初开的花
		红腺忍冬	*Lonicera hypoglauca* Miq.			
		灰毡毛忍冬	*Lonicera macranthoides* Hand. -Mazz.			
		黄褐毛忍冬	*Lonicera fulvotomentosa* Hsu et S. C. Cheng			
3	芫荽	芫荽	*Coriandrum sativum* L.	伞形科	果实、种子	

表2 续

序号	物质名称	植物名/动物名	拉丁学名	所属科名	使用部分	备注
4	玫瑰花	玫瑰	*Rosarugosa* Thunb 或 *Rose rugosa* cv. Plena	蔷薇科	花蕾	
5	松花粉	马尾松	*Pinus massoniana* Lamb.	松科	干燥花粉	
		油松	*Pinus tabuliformis* Carr.			
6		同属数种植物				
7	粉葛	甘葛藤	*Pueraria thomsonii* Benth.	豆科	根	
8	布渣叶	破布叶	*Microcos paniculata* L.	椴树科	叶	仅作为凉茶饮料原料；使用量≤15克/天
9	夏枯草	夏枯草	*Prunella vulgaris* L.	唇形科	果穗	仅作为凉茶饮料原料；使用量≤9克/天
10	当归	当归	*Angelicasinensis*（Oliv.）Diels.	伞形科	根	仅限用于香辛料；使用量≤3克/天
11	山奈	山奈	*Kaempferia galanga* L.	姜科	根茎	仅作为调味品使用；使用量≤6克/天；在调味品中标示“根、茎”
12	西红花	藏红花	*Crocussativus* L.	鸢尾科	柱头	仅作为调味品使用；使用量≤1克/天；在调味品中也称“藏红花”
13	草果	草果	*Amomum tsao-ko* Crevost et Lemaire	姜科	果实	仅作为调味品使用；使用量≤3克/天
14	姜黄	姜黄	*Curcuma Longa*L.	姜科	根茎	仅作为调味品使用；使用量≤3克/天；在调味品中标示“根、茎”
15	荜茇	荜茇	*Piperlongum* L.	胡椒科	果实或成熟果穗	仅作为调味品使用；使用量≤1克/天

备注：《按照传统既是食品又是中药材物质目录》新增物质纳入依据：

一、人参。《原卫生部2012年第17号公告》批准人参（人工种植）为新资源食品；《中国药典》记载；基源植物和使用部分与《中国药典》记载一致。

二、山银花。金银花列入2002年原卫生部公布《既是食品又是药品的物品名单》，金银花来源为忍冬 *Lonicera japonica* Thunb.、红腺忍冬 *Lonicerahypog lauca* Miq.、山银花 *Lonicera confuse* DC.、毛花柱忍冬 *Lonicera dasystyla* Rehd.，金银花和山银花在《中国药典》中二者未分开，遵循药典的处理方法；经查阅文献和实地调研，山银花在南方种植时间悠久，在当地有食用历史，且无毒副反应报道。

三、粉葛。《中国药典》（2005版）为甘葛藤葛根基源之一。

四、玫瑰花。《原卫生部2010年第3号公告》将玫瑰花作为普通食品；《中国药典》记载；基源植物和使用部分与《中国药典》记载一致。

五、松花粉。《原卫生部2004年第17号公告》将松花粉作为新资源食品；《中国药典》记载；基源植物和使用部分与《中国药典》记载一致。

六、布渣叶、夏枯草。《原卫生部2010年第3号公告》允许夏枯草、布渣叶作为凉茶饮料原料使用；《中国药典》记载；基源植物和使用部分与《中国药典》记载一致。

七、当归。美国联邦法典21CFR 182.10、欧盟食品安全局（EFSA）将当归作为香辛料（每天食用3~15克的当归根或3~6克的根粉）；日本将当归列入“源自植物或动物的天然香料名单”作为食品的香辛料使用；《中国药典》记载；基源植物和使用部分与《中国药典》记载一致。

八、山柰、西红花、草果、姜黄、荜茇。列入《香辛料和调味品标准》（GB/T 12729.1—2008）；《中国药典》记载；基源植物和使用部分与《中国药典》记载一致。

表3 《按照传统既是食品又是中药材的物质目录》2019年新增列入6种

序号	名称	植物名/动物名	拉丁学名	所属科名	部位	备注
1	当归	当归	*Angelica sinensis*（Oliv.） Diels	伞形科	根	仅作为香辛料和调味品
2	山柰	山柰	*Kaempferia galanga* L.	姜科	根茎	仅作为香辛料和调味品
3	西红花	番红花	*Crocus sativus* L.	鸢尾科	柱头	仅作为香辛料和调味品，在香辛料和调味品中又称“藏红花”
4	草果	草果	*Amomum tsao-ko* Crevost et Lemaire	姜科	果实	仅作为香辛料和调味品
5	姜黄	姜黄	*Curcuma longa* L.	姜科	根茎	仅作为香辛料和调味品
6	荜茇	荜茇	*Piper longum* L.	胡椒科	果穗	仅作为香辛料和调味品

备注：《关于当归等6种新增按照传统既是食品又是中药材的物质公告》（国家卫生健康委 国家市场监管总局公告2019年第8号）更新当归、山柰、西红花、草果、姜黄、荜茇等6种物质，同时明确上述物质仅作为香辛料和调味品使用。

表4 《按照传统既是食品又是中药材的物质目录》2019年试点列入9种

序号	名称	植物名/动物名	拉丁学名	所属科名	部位	备注
1	党参	党参	*Codonopsis pilosula*（Franch.） Nannf.	桔梗科	根	
		素花党参	*Codonopsis pilosula* Nannf. var. *modesta*（Nannf.）*L. T. Shen*			
		川党参	*Codonopsis tangshen* Oliv.			
2	肉苁蓉（荒漠）	肉苁蓉	*Cistanche deserticola* Y. C. Ma	列当科	肉质茎	
3	铁皮石斛	铁皮石斛	*Dendrobium officinale* Kimura et Migo	兰科	茎	
4	西洋参	西洋参	*Panax quinquefolium* L.	五加科	根	
5	黄芪	蒙古黄芪	*Astragalus membranaceus*（Fisch.） Bge. var. *mongholicus*（Bge.） Hsiao	豆科	根	
		膜荚黄芪	*Astragalus membranaceus*（Fisch.） Bge.			
6	灵芝	赤芝	*Ganoderma lucidum*（Leyss. ex Fr.） Karst.	多孔菌科	子实体	
		紫芝	*Ganoderma sinense* Zhao，Xu et Zhang			

表4　续

序号	名称	植物名/动物名	拉丁学名	所属科名	部位	备注
7	山茱萸	山茱萸	*Cornus officinalis* Sieb. et Zucc.	山茱萸科	果肉	
8	天麻	天麻	*Gastrodia elata* Bl.	兰科	块茎	
9	杜仲叶	杜仲	*Eucommia ulmoides* Oliv.	杜仲科	叶	

备注:《关于对党参等9种物质开展按照传统既是食品又是中药材的物质管理试点工作的通知》（国卫食品函〔2019〕311号）更新党参、肉苁蓉、铁皮石斛、西洋参、黄芪、灵芝、山茱萸、天麻、杜仲叶等9种物质，同时要求各省级卫生健康委会同市场监管局（厅、委）根据辖区实际，提出具体的试点方案，试点方案应当包括拟开展试点的食药物质种类、风险监测计划和配套监管措施等，报请省级人民政府同意后，报国家卫生健康委与国家市场监管总局核定。

（一）申报为食用的物质

申报为“食用”的，列入《按照传统既是食品又是中药材的物质目录》的物质，由海关依照进出口食品相关规定实施检验检疫和监督管理。

申报为“食用”的，列入《按照传统既是食品又是中药材的物质目录》的物质，应符合食品安全国家标准的要求。（现行食品安全国家标准参见本书附录2。）

（二）申报为药用的物质

申报为“药用”的，列入《按照传统既是食品又是中药材的物质目录》的物质，由国家药品监督管理部门依照《进口药材管理办法》实施检验和监督管理。海关依照《进出境中药材检疫监督管理办法》对其实施检疫和监督管理。

进境中药材检疫监督管理要求参见《海关检验检疫业务实务手册——进出境动植物检疫篇》第十六章第十二节。

八、特殊食品的特定要求

国家对保健食品、特殊医学用途配方食品和婴幼儿配方食品等特殊食品实行严格监督管理。

除传统上用于食品生产加工的菌种外，特殊食品使用的菌种应列入《可用于食品的菌种名单》（详见后文参考资料），其中用于婴幼儿食品的菌种按《可用于婴幼儿食品的菌种名单》（详见后文参考资料）执行。预包装的特殊食品中使用了上述菌种的，应当按照《预包装食品标签通则》（GB 7718—2011）的要求标注其菌种名称，企业可同时在预包装食品上标注相应菌株号及菌种含量。

（一）保健食品

保健食品，是指声称并具有特定保健功能或者以补充维生素、矿物质为目的的食品。即适用于特定人群食用，具有调节机体功能，不以治疗疾病为目的，并且对人体不产生任何急性、亚急性或慢性危害的食品。

1. 注册备案证书验核

实际进口的保健食品，应与申报时提交的“529-保健食品注册证书或保健食品备案凭证（进口）”相符。

2. 原料要求

保健食品中声称保健功能的原料应列入《保健食品原料目录》（国家市场监督管理总局　国家卫生健康委员会　国家中医药管理局公告2020年第54号、2020年第55号）。

保健食品中不得添加药品，但列入《按照传统既是食品又是中药材的物质目录》及《可用于保健食品的物品名单》的中药材可在符合要求的情况下使用；《禁止和限制用于保健食品的物质目录》

中的中药材禁止或限制在保健食品中使用。

保健食品所用辅料应符合《保健食品备案产品可用辅料及其使用规定（2021 年版）》（市场监管总局公告 2021 年第 7 号）的规定。

3. 标签、说明书的附加要求

保健食品的标签、说明书不得涉及疾病预防、治疗功能，内容应当真实，与注册或者备案的内容一致，载明适宜人群、不适宜人群、功效成分或者标志性成分及其含量等，并声明“本品不能代替药物”。保健食品的功能和成分应当与标签、说明书一致。

进口保健食品、特殊膳食用食品的中文标签必须印制在最小销售包装上，不得加贴。

参考材料

可用于保健食品的物品名单

《卫生部关于进一步规范保健食品原料管理的通知》（卫法监发〔2002〕51 号）附件 2《可用于保健食品的物品名单》中列明的 114 种物质（其中 3 种已调出，1 种部分调出）如下（按笔画顺序排列）：

1. 人参（注 1）；2. 人参叶；3. 人参果；4. 三七；5. 土茯苓；6. 大蓟；7. 女贞子；8. 山茱萸；9. 川牛膝；10. 川贝母；11. 川芎；12. 马鹿胎；13. 马鹿茸；14. 马鹿骨；15. 丹参；16. 五加皮；17. 五味子；18. 升麻；19. 天门冬；20. 天麻；21. 太子参；22. 巴戟天；23. 木香；24. 木贼；25. 牛蒡子；26. 牛蒡根（注 2）；27. 车前子；28. 车前草；29. 北沙参；30. 平贝母；31. 玄参；32. 生地黄；33. 生何首乌；34. 白及；35. 白术；36. 白芍；37. 白豆蔻；38. 石决明；39. 石斛（需提供可使用证明）；40. 地骨皮；41. 当归；42. 竹茹；43. 红花；44. 红景天；45. 西洋参；46. 吴茱萸；47. 怀牛膝；48. 杜仲；49. 杜仲叶；50. 沙苑子；51. 牡丹皮；52. 芦荟；53. 苍术；54. 补骨脂；55. 诃子；56. 赤芍；57. 远志；58. 麦门冬；59. 龟甲；60. 佩兰；61. 侧柏叶；62. 制大黄；63. 制何首乌；64. 刺五加；65. 刺玫果；66. 泽兰；67. 泽泻；68. 玫瑰花；69. 玫瑰茄；70. 知母；71. 罗布麻；72. 苦丁茶（注 3、注 4）；73. 金荞麦；74. 金樱子；75. 青皮；76. 厚朴；77. 厚朴花；78. 姜黄；79. 枳壳；80. 枳实；81. 柏子仁；82. 珍珠；83. 绞股蓝；84. 胡芦巴；85. 茜草；86. 荜茇；87. 韭菜子；88. 首乌藤；89. 香附；90. 骨碎补；91. 党参；92. 桑白皮；93. 桑枝；94. 浙贝母；95. 益母草；96. 积雪草；97. 淫羊藿；98. 菟丝子；99. 野菊花；100. 银杏叶；101. 黄芪；102. 湖北贝母；103. 番泻叶；104. 蛤蚧；105. 越橘；106. 槐实；107. 蒲黄；108. 蒺藜；109. 蜂胶；110. 酸角（注 5）；111. 墨旱莲；112. 熟大黄；113. 熟地黄；114. 鳖甲。

注 1：人参（人工种植）（*Panax Ginseng* C. A. Meyer），根据《关于批准人参（人工种植）为新资源食品的公告》（卫生部公告 2012 年第 17 号），批准 5 年及 5 年以下人工种植的人参为新资源食品。

注 2：牛蒡根（Arctium lappa root），根据《国家卫生计生委关于牛蒡作为普通食品管理有关问题的批复》（国卫食品函〔2013〕83 号），同意将牛蒡根作为普通食品管理。

注 3：木犀科粗壮女贞苦丁茶［Ligustrum robustum（Roxb.）Blum.］，根据《卫生部关于同意木犀科粗壮女贞苦丁茶为普通食品的批复》（卫监督函〔2011〕428 号），同意木犀科粗壮女贞苦丁茶为普通食品。

注 4：冬青科苦丁茶（Ilex kudingcha C. J. Tseng），根据《关于同意将冬青科苦丁茶作为普通食品管理的批复》（卫计生函〔2013〕86 号），同意将冬青科苦丁茶作为普通食品管理。

注5：酸角（Tamarindus indica），根据《关于批准茶叶籽油等7种物品为新资源食品的公告》（卫生部公告2009年第18号），允许酸角作为普通食品生产经营。

参考材料

禁止和限制用于保健食品的物质目录

一、《卫生部关于限制以野生动植物及其产品为原料生产保健食品的通知》（卫法监发〔2001〕160号）规定的禁止与限制物质：

1. 禁止使用国家一级和二级保护野生动植物及其产品作为保健食品成分。

2. 禁止使用人工驯养繁殖或人工栽培的国家一级保护野生动植物及其产品作为保健食品成分。

3. 使用人工驯养繁殖或人工栽培的国家二级保护野生动植物及其产品作为保健食品成分的，应提供省级以上农业（渔业）、林业行政主管部门的批准文件。

4. 使用国家保护的有益的或者有重要经济、科学研究价值的陆生野生动物及其产品作为保健食品成分的，应提供省级以上农业（渔业）、林业行政主管部门依据管理职能批准的开发利用的证明。

5. 使用《中华人民共和国林业植物新品种保护名录》中植物及其产品作为保健食品成分的，如果该种植物已获“品种权”，应提供该种植物品种权所有人许可使用的证明；如该种植物尚未取得品种权，应提供国务院林业主管部门出具的该种品种尚未取得品种权的证明。

6. 对于进口保健食品中使用《濒危野生动植物种国际贸易公约》名录中动植物及其产品的，应提供国务院农业（渔业）、林业行政主管部门批准文件、进出口许可证及海关的证明文件。

二、《卫生部关于限制以甘草、麻黄草、苁蓉和雪莲及其产品为原料生产保健食品的通知》（卫法监发〔2001〕188号）规定的限制物质：

1. 禁止使用野生甘草、麻黄草、苁蓉和雪莲及其产品作为保健食品成分。

2. 使用人工栽培的甘草、麻黄草、苁蓉和雪莲及其产品作为保健食品成分，应提供原料来源、购销合同以及原料供应商出具的收购许可证（复印件）。

三、《卫生部关于不再审批以熊胆粉和肌酸为原料生产的保健食品的通告》（卫法监发〔2001〕267号）规定的禁用物质：

卫生部不再审批以熊胆粉和肌酸为原料生产的保健食品。

四、《卫生部关于进一步规范保健食品原料管理的通知》（卫法监发〔2002〕51号）附件3规定的禁用物质：

八角莲、八里麻、千金子、土青木香、山莨菪、川乌、广防己、马桑叶、马钱子、六角莲、天仙子、巴豆、水银、长春花、甘遂、生天南星、生半夏、生白附子、生狼毒、白降丹、石蒜、关木通、农吉痢、夹竹桃、朱砂、米壳（罂粟壳）、红升丹、红豆杉、红茴香、红粉、羊角拗、羊踯躅、丽江山慈姑、京大戟、昆明山海棠、河豚、闹羊花、青娘虫、鱼藤、洋地黄、洋金花、牵牛子、砒石（白砒、红砒、砒霜）、草乌、香加皮（杠柳皮）、骆驼蓬、鬼臼、莽草、铁棒槌、铃兰、雪上一枝蒿、黄花夹竹桃、斑蝥、硫磺、雄黄、雷公藤、颠茄、藜芦、蟾酥。

参考材料

可用于食品的菌种名单

编号	更新后的菌种名称		原用菌种名称	
	菌种	拉丁名称	菌种	拉丁名称
一	双歧杆菌属	*Bifidobacterium*	双歧杆菌属	*Bifidobacterium*
1	青春双歧杆菌	*Bifidobacterium adolescentis*	青春双歧杆菌	*Bifidobacterium adolescentis*
2	动物双歧杆菌动物亚种	*Bifidobacterium animalis* subsp. *animalis*	动物双歧杆菌（乳双歧杆菌）	*Bifidobacterium animalis* (*Bifidobacterium lactis*)
3	动物双歧杆菌乳亚种	*Bifidobacterium animalis* subsp. *lactis*		
4	两歧双歧杆菌	*Bifidobacterium bifidum*	两歧双歧杆菌	*Bifidobacterium bifidum*
5	短双歧杆菌	*Bifidobacterium breve*	短双歧杆菌	*Bifidobacterium breve*
6	长双歧杆菌长亚种	*Bifidobacterium longum* subsp. *longum*	长双歧杆菌	*Bifidobacterium longum*
7	长双歧杆菌婴儿亚种	*Bifidobacterium longum* subsp. *infantis*	婴儿双歧杆菌	*Bifidobacterium infantis*
二	乳杆菌属	*Lactobacillus*	乳杆菌属	*Lactobacillus*
1	嗜酸乳杆菌	*Lactobacillus acidophilus*	嗜酸乳杆菌	*Lactobacillus acidophilus*
2	卷曲乳杆菌	*Lactobacillus crispatus*	卷曲乳杆菌	*Lactobacillus crispatus*
3	德氏乳杆菌保加利亚亚种	*Lactobacillus delbrueckii* subsp. *bulgaricus*	德氏乳杆菌保加利亚亚种（保加利亚乳杆菌）	*Lactobacillus delbrueckii* subsp. *bulgaricus*
4	德氏乳杆菌乳亚种	*Lactobacillus delbrueckii* subsp. *lactis*	德氏乳杆菌乳亚种	*Lactobacillus delbrueckii* subsp. *lactis*
5	格氏乳杆菌	*Lactobacillus gasseri*	格氏乳杆菌	*Lactobacillus gasseri*
6	瑞士乳杆菌	*Lactobacillus helveticus*	瑞士乳杆菌	*Lactobacillus helveticus*
7	约氏乳杆菌	*Lactobacillus johnsonii*	约氏乳杆菌	*Lactobacillus johnsonii*
8	马乳酒样乳杆菌马乳酒样亚种	*Lactobacillus kefiranofaciens* subsp. *kefiranofaciens*	马乳酒样乳杆菌马乳酒样亚种	*Lactobacillus kefiranofaciens* subsp. *kefiranofaciens*
三	乳酪杆菌属	*Lacticaseibacillus*	乳杆菌属	*Lactobacillus*
1	干酪乳酪杆菌	*Lacticaseibacillus casei*	干酪乳杆菌	*Lactobacillus casei*
2	副干酪乳酪杆菌	*Lacticaseibacillus paracasei*	副干酪乳杆菌	*Lactobacillus paracasei*
3	鼠李糖乳酪杆菌	*Lacticaseibacillus rhamnosus*	鼠李糖乳杆菌	*Lactobacillus rhamnosus*
四	粘液乳杆菌属	*Limosilactobacillus*	乳杆菌属	*Lactobacillus*
1	发酵粘液乳杆菌	*Limosilactobacillus fermentum*	发酵乳杆菌	*Lactobacillus fermentum*
2	罗伊氏粘液乳杆菌	*Limosilactobacillus reuteri*	罗伊氏乳杆菌	*Lactobacillus reuteri*
五	乳植杆菌属	*Lactiplantibacillus*	乳杆菌属	*Lactobacillus*

续表1

编号	更新后的菌种名称		原用菌种名称	
	菌种	拉丁名称	菌种	拉丁名称
1	植物乳植杆菌	*Lactiplantibacillus plantarum*	植物乳杆菌	*Lactobacillus plantarum*
六	联合乳杆菌属	*Ligilactobacillus*	乳杆菌属	*Lactobacillus*
1	唾液联合乳杆菌	*Ligilactobacillus salivarius*	唾液乳杆菌	*Lactobacillus salivarius*
七	广布乳杆菌属	*Latilactobacillus*	乳杆菌属	*Lactobacillus*
1	弯曲广布乳杆菌	*Latilactobacillus curvatus*	弯曲乳杆菌	*Lactobacillus curvatus*
2	清酒广布乳杆菌	*Latilactobacillus sakei*	清酒乳杆菌	*Lactobacillus sakei*
八	链球菌属	*Streptococcus*	链球菌属	*Streptococcus*
1	唾液链球菌嗜热亚种	*Streptococcus salivarius* subsp. *thermophilus*	嗜热链球菌	*Streptococcus thermophilus*
九	乳球菌属	*Lactococcus*	乳球菌属	*Lactococcus*
1	乳酸乳球菌乳亚种	*Lactococcus lactis* subsp. *lactis*	乳酸乳球菌乳酸亚种	*Lactococcus lactis* subsp. *lactis*
2	乳酸乳球菌乳亚种（双乙酰型）	*Lactococcus lactis* subsp. *lactis* biovar diacetylactis	乳酸乳球菌双乙酰亚种	*Lactococcus lactis* subsp. *diacetylactis*
3	乳脂乳球菌	*Lactococcus cremoris*	乳酸乳球菌乳脂亚种	*Lactococcus lactis* subsp. *cremoris*
十	丙酸杆菌属	*Propionibacterium*	丙酸杆菌属	*Propionibacterium*
1	费氏丙酸杆菌谢氏亚种	*Propionibacterium freudenreichii* subsp. *shermanii*	费氏丙酸杆菌谢氏亚种	*Propionibacterium freudenreichii* subsp. *shermanii*
十一	丙酸菌属	*Acidipropionibacterium*	丙酸杆菌属	*Propionibacterium*
1	产丙酸丙酸菌	*Acidipropionibacterium acidipropionici*	产丙酸丙酸杆菌	*Propionibacterium acidipropionici*
十二	明串珠菌属	*Leuconostoc*	明串珠菌属	*Leuconostoc*
1	肠膜明串珠菌肠膜亚种	*Leuconostoc mesenteroides* subsp. *mesenteroides*	肠膜明串珠菌肠膜亚种	*Leuconostoc mesenteroides* subsp. *mesenteroides*
十三	片球菌属	*Pediococcus*	片球菌属	*Pediococcus*
1	乳酸片球菌	*Pediococcus acidilactici*	乳酸片球菌	*Pediococcus acidilactici*
2	戊糖片球菌	*Pediococcus pentosaceus*	戊糖片球菌	*Pediococcus pentosaceus*
十四	魏茨曼氏菌属	*Weizmannia*	芽孢杆菌属	*Bacillus*
1	凝结魏茨曼氏菌	*Weizmannia coagulans*	凝结芽孢杆菌	*Bacillus coagulans*
十五	动物球菌属	*Mammaliicoccus*	葡萄球菌属	*Staphylococcus*
1	小牛动物球菌	*Mammaliicoccus vitulinus*	小牛葡萄球菌	*Staphylococcus vitulinus*
十六	葡萄球菌属	*Staphylococcus*	葡萄球菌属	*Staphylococcus*
1	木糖葡萄球菌	*Staphylococcus xylosus*	木糖葡萄球菌	*Staphylococcus xylosus*
2	肉葡萄球菌	*Staphylococcus carnosus*	肉葡萄球菌	*Staphylococcus carnosus*
十七	克鲁维酵母属	*Kluyveromyces*	克鲁维酵母属	*Kluyveromyces*

续表2

编号	更新后的菌种名称		原用菌种名称	
	菌种	拉丁名称	菌种	拉丁名称
1	马克斯克鲁维酵母	*Kluyveromyces marxianus*	马克斯克鲁维酵母	*Kluyveromyces marxianus*

注：1. 传统上用于食品生产加工的菌种允许继续使用。名单以外的、新菌种按照《新食品原料安全性审查管理办法》执行。

2. 用于婴幼儿食品的菌种按《可用于婴幼儿食品的菌种名单》执行。

3. 2010 年后公告、增补入《可用于食品的菌种名单》的菌种，使用范围应符合原公告内容。

可用于婴幼儿食品的菌种名单

编号	更新后的菌种名称		原用菌种名称	
	菌种	拉丁名称	菌种	拉丁名称
1	嗜酸乳杆菌 NCFM*	*Lactobacillus acidophilus* NCFM	嗜酸乳杆菌 NCFM*	*Lactobacillus acidophilus* NCFM
2	动物双歧杆菌乳亚种 Bb-12	*Bifidobacterium animalis* subsp. *lactis* Bb-12	动物双歧杆菌 Bb-12	*Bifidobacterium animalis* Bb-12
3	动物双歧杆菌乳亚种 HN019	*Bifidobacterium animalis* subsp. *lactis* HN019	乳双歧杆菌 HN019	*Bifidobacterium lactis* HN019
4	动物双歧杆菌乳亚种 Bi-07	*Bifidobacterium animalis* subsp. *lactis* Bi-07	乳双歧杆菌 Bi-07	*Bifidobacterium lactis* Bi-07
5	鼠李糖乳酪杆菌 GG	*Lacticaseibacillus rhamnosus* GG	鼠李糖乳杆菌 LGG	*Lactobacillus rhamnosus* LGG
6	鼠李糖乳酪杆菌 HN001	*Lacticaseibacillus rhamnosus* HN001	鼠李糖乳杆菌 HN001	*Lactobacillus rhamnosus* HN001
7	鼠李糖乳杆菌 MP108	*Lacticaseibacillus rhamnosus* MP108	鼠李糖乳酪杆菌 MP108	*Lactobacillus rhamnosus* MP108
8	罗伊氏粘液乳杆菌 DSM 17938	*Limosilactobacillus reuteri* DSM 17938	罗伊氏乳杆菌 DSM 17938	*Lactobacillus reuteri* DSM 17938
9	发酵粘液乳杆菌 CECT 5716	*Limosilactobacillus fermentum*CECT 5716	发酵乳杆菌 CECT 5716	*Lactobacillus fermentum* CECT 5716
10	短双歧杆菌 M-16V	*Bifidobacterium breve* M-16V	短双歧杆菌 M-16V	*Bifidobacterium breve* M-16V
11	瑞士乳杆菌 R0052	*Lactobacillus helveticus* R0052	瑞士乳杆菌 R0052	*Lactobacillus helveticus* R0052
12	长双歧杆菌婴儿亚种 R0033	*Bifidobacterium longum* subsp. *infantis* R0033	婴儿双歧杆菌 R0033	*Bifidobacterium infantis* R0033
13	两歧双歧杆菌 R0071	*Bifidobactericun bifidum* R0071	两歧双歧杆菌 R0071	*Bifidobacterium bificdum* R0071
14	长双歧杆菌长亚种 BB536	*Bifidobacterium longum* subsp. *longum* BB536	长双歧杆菌长亚种 *BB536*	*Bifidobacterium longum* subsp. *longum* BB536

*仅限用于 1 岁以上幼儿的食品

说明：

根据《中华人民共和国食品安全法》及其实施条例有关规定，原卫生部先后于2010年、2011年发布了《可用于食品的菌种名单》（卫办监督发〔2010〕65号）（含21个菌种）、《可用于婴幼儿食品的菌种名单》（卫生部公告2011年第25号）（含4个菌种的6个菌株）。2013年《新食品原料安全性审查管理办法》施行后，又陆续审批公告了16个可用于食品的菌种和8个可用于婴幼儿食品的菌株。随着生物科技的发展，近年来，有关国际权威组织对两个名单中部分菌种和菌株的分类学地位和拉丁名称进行了调整，并在相关国际食品和贸易领域广泛使用。为规范两个名单的管理，顺应国际食品贸易需要，便于公众检索查询，国家卫生健康委员会发布《关于〈可用于食品的菌种名单〉和〈可用于婴幼儿食品的菌种名单〉更新的公告》（2022年第4号），对上述两个名单进行更新完善。

菌种名称的更新既是科学问题，也涉及产业的平稳发展。在长期的生产经营过程中，市场上流通的相关产品均使用原两个名单的菌种名称（包括中文名称和拉丁名称），消费者已形成普遍认知。名单更新后，政策宣贯解读、企业调整标签标识、原产品库存消化等需要一定过程。为了确保管理科学稳定、不影响正常生产经营，设置了两年的过渡期。并在更新的名单中保留了原名单的中文名称和拉丁名称，便于菌种使用者和管理者查阅。过渡期内新旧菌种名称均可以使用，过渡期满后均需使用更新后的菌种名单。

（二）特殊医学用途配方食品

特殊医学用途配方食品，是指为了满足进食受限、消化吸收障碍、代谢紊乱或特定疾病状态人群对营养素或膳食的特殊需要，专门加工配制而成的配方食品。该类产品必须在医生或临床营养师指导下，单独食用或与其他食品配合食用。

1. 注册备案证书验核

实际进口的特殊医学用途配方食品，应与申报时提交的“528-特殊医学用途配方食品注册证书（进口）”相符。

2. 标签、说明书的附加要求

进口特殊医学用途配方食品的标签、说明书内容应当与注册或者备案的标签、说明书一致。

进口特殊医学用途配方食品的中文标签必须印制在最小销售包装上，不得加贴。

（三）婴幼儿配方食品

婴幼儿配方食品，是指以乳类及乳蛋白制品和/或大豆及大豆蛋白制品为主要原料，加入适量的维生素、矿物质和/或其他辅料，仅用物理方法生产加工制成的液态或粉状产品，适用于婴儿、较大婴儿和幼儿食用，其能量和营养成分能够满足0~6月龄婴儿的正常营养需要，或正常较大婴儿和幼儿的部分营养需要。

1. 注册备案证书验核

实际进口的婴幼儿配方食品，属于婴幼儿配方乳粉的，应与申报时提交的“527-婴幼儿配方乳粉配方注册证明文件（进口）”相符。

2. 标签、说明书的附加要求

（1）通用要求

进口婴幼儿配方食品的标签、说明书内容应当与注册或者备案的标签、说明书一致。

进口婴幼儿配方食品的中文标签必须印制在最小销售包装上，不得加贴。

对添加食品安全国家标准规定的选择性添加物质的婴幼儿配方食品，不得以选择性添加物质命名。

（2）婴幼儿配方乳粉的特殊要求

不得以分装方式生产婴幼儿配方乳粉，同一企业不得用同一配方生产不同品牌的婴幼儿配方乳粉。

进口婴幼儿配方乳粉，其申报日期到保质期截止日不足3个月的，不予进口。［《关于加强进口婴幼儿配方乳粉管理的公告》（国家质检总局公告2013年第133号）］

第二节　出口食品原料种植、养殖场监督管理

海关依法对出口食品实施监督管理。出口食品监督管理措施包括：出口食品原料种植养殖场备案、出口食品生产企业备案、企业核查、单证审核、现场查验、监督抽检、口岸抽查、境外通报核查以及各项的组合。

鼓励企业将《出口食品全过程防护工作指南（试行）》（国家质检总局公告2015年第155号附件，详见本书第三章第一节）及《食品防护计划及其应用指南　食品生产企业》（GB/T 27320）转化为企业管理制度，建立并实施食品防护计划。

一、制度依据

1.《中华人民共和国进出口食品安全管理办法》（海关总署令第249号）。

2.《关于发布〈出口食品原料种植场备案管理规定〉的公告》（国家质检总局公告2012年第56号）。

3.《关于公布实施备案管理出口食品原料品种目录的公告》（国家质检总局公告2012年第149号）。

4.《关于进一步加强出口食品防护的公告》（国家质检总局公告2015年第155号）。

5.《关于对出口加工用肉兔饲养场实行检验检疫备案管理的通知》（国质检食函〔2005〕424号，国家质检总局公告2017年第54号确认继续有效）。

6.《关于对出口蜂产品养蜂基地实行检验检疫备案管理的通知》（国质检食函〔2005〕777号，国家质检总局公告2017年第54号确认继续有效）。

二、种植、养殖场备案

出口食品原料种植、养殖场应当向所在地海关备案。

《关于公布实施备案管理出口食品原料品种目录的公告》明确实施备案管理的出口食品原料品种目录为：蔬菜（含栽培食用菌）、茶叶、大米、禽肉、禽蛋、猪肉、兔肉、蜂产品、水产品。

种植、养殖场备案具体要求详见本书相关章节。

已备案的种植、养殖场名单可在海关总署企业管理和稽查司网站（http://qgjcs. customs. gov. cn/）的“信息服务—出口食品原料种植、养殖场备案名单”栏目查询。

三、种植场监督管理

海关依法采取资料审查、现场检查、企业核查等方式，对备案原料种植、养殖场进行监督。

（一）监督检查内容

《出口食品原料种植场备案管理规定》第十三条规定监督检查的内容包括：

1. 种植场及周围环境、土壤和灌溉用水等状况；
2. 农业投入品管理和使用情况；
3. 种植场病虫害防治情况；
4. 种植品种、面积以及采收、销售情况；
5. 种植场的资质、植保员资质变更情况；
6. 质量安全管理制度运行情况；
7. 种植场生产记录，包括出具原料供货证明文件等情况；

8. 法律、法规规定的其他内容。

（二）监督检查记录

《出口食品原料种植场备案管理规定》第十三条规定监督检查应当记录监督检查的情况和处理结果，填写《出口食品原料种植场监督检查记录表》（国家质检总局公告2012年第56号附表3，见第三章第一节）。

（三）监督检查结果处置

1. 限期整改

《出口食品原料种植场备案管理规定》第十五条规定，备案种植场有下列情形之一的，应当书面通知种植场申请人限期整改：

（1）周围种植环境有污染风险的；

（2）存放我国和进口国家（地区）禁用农药以及不按规定使用农药的；

（3）产品中有毒有害物质检测结果不合格的；

（4）产品中检出的有毒有害物质与申明使用的农药、化肥等农业投入品明显不符的；

（5）种植场负责人、植保员发生变化后30天内未申请变更的；

（6）实际原料供货量超出种植场生产能力的；

（7）种植场各项记录不完整，相关制度未有效落实的；

（8）法律、法规规定其他需要改正的。

2. 取消备案

《出口食品原料种植场备案管理规定》第十六条规定，备案种植场有下列情形之一的，可以取消其备案编号：

（1）转让、借用、篡改种植场备案编号的；

（2）对重大疫情及质量安全问题隐瞒或谎报的；

（3）拒绝接受检验检疫机构监督检查的；

（4）使用中国或进口国家（地区）禁用农药的；

（5）产品中有毒有害物质超标一年内达到2次的；

（6）用其他种植场原料冒充本种植场原料的；

（7）种植场备案主体更名、种植场位置或者面积发生重大变化、种植场及周边种植环境有较大改变，以及其他较大变更情况，种植场备案主体未按规定重新申请备案的；

（8）2年内未种植或提供出口食品原料的；

（9）法律法规规定的其他情形。

四、出口加工用肉兔饲养场监督管理

（一）备案条件和要求

《关于对出口加工用肉兔饲养场实行检验检疫备案管理的通知》（国质检食函〔2005〕424号）规定，备案饲养场必须符合《出口加工用肉兔饲养场检验检疫备案条件和要求（试行）》（国质检食函〔2005〕424号附件，详见第三章第一节）的有关规定。

该文件同时要求出口兔肉生产企业必须对检验检疫备案饲养场拥有管理权，并实行“五统一”管理模式，即由出口兔肉生产企业统一供应种兔、统一防疫消毒、统一供应饲料、统一供应药物、统一屠宰加工。备案饲养场必须接受出口兔肉生产企业的管理。出口兔肉生产企业必须为每个备案饲养场配备专职兽医人员，设立兽医工作室。专职兽医负责备案饲养场的免疫、防疫、疫病控制和用药管理，监督指导备案饲养场的各项活动。备案饲养场必须接受出口兔肉生产企业派出的专职兽医对饲养全过程的疫病控制、用药指导和动物保健的管理，并有完善的记录。专职兽医有权对饲养过程中的异常情况及时提出处理意见，并应在第一时间内向所在地的检验检疫机构报告。专职兽医必须由检验检疫机构培训合格后持证上岗。

（二）监督检查内容

《关于对出口加工用肉兔饲养场实行检验检疫备案管理的通知》（国质检食函〔2005〕424 号）规定监督检查的内容为：检查饲养场是否持续符合规定的备案要求，药物和饲料使用、记录情况，出笼前的疫情、健康卫生状况，向出口生产企业提供屠宰用兔情况等。

该文件同时要求与当地农牧兽医部门建立疫病、疫苗、农兽药残信息通报制度，确认出口地区的疫情状况及农兽药使用情况符合要求，对于检出和发现的疫情、农兽药残和违禁农兽药销售使用情况，在 24 小时内相互通报。

（三）监督检查结果处置

《关于对出口加工用肉兔饲养场实行检验检疫备案管理的通知》（国质检食函〔2005〕424 号）规定，备案饲养场具有下列行为之一的，取消其出口备案资格：

（1）存放或使用国家、输入国（地区）规定禁止使用的药物和其他有毒有害物质，使用的药物未标明有效成分或使用含有禁用药物和药物添加剂，未按规定在休药期停药的；

（2）擅自收购非备案饲养场肉兔的；

（3）发生重大疫病和安全卫生问题未及时向检验检疫机构报告的；

（4）拒不接受海关和出口生产企业监督管理的；

（5）违反其他法律法规和规定的。

五、出口蜂产品养蜂基地监督管理

（一）养蜂基地备案条件和要求

《关于对出口蜂产品养蜂基地实行检验检疫备案管理的通知》（国质检食函〔2005〕777 号）规定，备案养蜂基地必须符合《出口蜂产品加工企业养蜂基地检验检疫备案条件和要求（试行）》（国质检食函〔2005〕777 号附件 1，详见第三章第一节）的要求。

《出口蜂产品加工企业养蜂基地检验检疫备案条件和要求（试行）》中同时明确了《出口蜂产品追溯规程（试行）》（国质检食函〔2005〕777 号附件 1 之附 1）及《xxx 企业备案养蜂场现场督查记录》（国质检食函〔2005〕777 号附件 1 之附 2）。

（二）监督检查内容

《关于对出口蜂产品养蜂基地实行检验检疫备案管理的通知》（国质检食函〔2005〕777 号）规定监督检查的内容为：养蜂基地是否符合《出口蜂产品加工企业养蜂基地检验检疫备案条件和要求（试行）》；企业对养蜂基地管理情况；养蜂技术员对基地内蜂农进行监督检查及技术指导的相关记录，蜂药采购、发放台账，蜂农养蜂日志、用药记录等情况；监督记录参考《出口蜂产品备案养蜂基地现场监督记录》（国质检食函〔2005〕777 号附件 2，详见第三章第一节）的内容进行填写。

该文件同时要求根据出口蜂产品加工企业养蜂基地提供蜂产品的能力，核实出口蜂产品的总量与该企业养蜂基地的生产能力是否相称，以确保产品的可追溯性。

（三）监督检查结果处置

《关于对出口蜂产品养蜂基地实行检验检疫备案管理的通知》（国质检食函〔2005〕777 号）规定，在对备案养蜂基地实施管理过程中发现下列情形的，取消养蜂基地的备案资格，对情节严重，企业负有管理责任的，暂停接受出口蜂产品加工企业的出口报检：

1. 违反规定，存放或使用国家、输入国（地区）规定禁止使用的药物和其他有毒有害物质；

2. 使用的药物未标明有效成份，用药后所生产的产品未进行有效隔离和标识的；

3. 不按规定或不如实填写养蜂日志、用药记录的；

4. 提供虚假的交货清单，收购非备案蜂农的产品的；

5. 被欧盟、美国、加拿大、日本等进口国因违禁药物阳性预警通报，并造成严重后果的；

6. 限用药物超标被进口国通报的；

7. 产品原料来源不清、批次及标识管理混乱，无法溯源，对原料未进行安全项目检测，拒不接受检验检疫机构和出口生产企业监督管理的。

第三节　出口食品生产企业监督管理

海关依法对出口食品实施监督管理。出口食品监督管理措施包括：出口食品原料种植养殖场备案、出口食品生产企业备案、企业核查、单证审核、现场查验、监督抽检、口岸抽查、境外通报核查以及各项的组合。

鼓励企业将《出口食品全过程防护工作指南（试行）》（国家质检总局公告 2015 年第 155 号附件，详见本书第三章第一节）及《食品防护计划及其应用指南　食品生产企业》（GB/T 27320）转化为企业管理制度，建立并实施食品防护计划。

一、制度依据

1. 《中华人民共和国进出口食品安全管理办法》（海关总署令第 249 号）。

2. 《关于发布出口食品生产企业安全卫生要求和产品目录的公告》（认监委公告 2011 年第 23 号）。

2. 《关于进一步加强出口食品防护的公告》（国家质检总局公告 2015 年第 155 号）。

二、出口食品生产企业备案与对外推荐注册

（一）出口食品生产企业备案

出口食品生产企业应当向住所地海关备案。（出口食品生产企业备案程序和要求详见第四章第二节。）

《实施出口食品生产企业备案的产品目录》包括：罐头类，水产品类，肉及肉制品类，茶叶类，肠衣类，蜂产品类，蛋制品类，速冻果蔬类、脱水果蔬类，糖类，乳及乳制品类，饮料类，酒类，花生、干果、坚果制品类，果脯类，粮食制品及面、糖制品类，食用油脂类，调味品类，速冻方便食品类，功能食品类，食用明胶类，腌渍菜类，其他。

《出口食品生产企业备案需验证 HACCP 体系的产品目录》包括：罐头类，水产品类（活品、冰鲜、晾晒、腌制品除外），肉及肉制品类，速冻蔬菜，果蔬汁，含肉或水产品的速冻方便食品，乳及乳制品类。

（二）出口食品生产企业对外推荐注册

境外国家（地区）对中国输往该国家（地区）的出口食品生产企业实施注册管理且要求海关总署推荐的，出口食品生产企业须向住所地海关提出申请，住所地海关进行初核后报海关总署。

海关总署结合企业信用、监督管理以及住所地海关初核情况组织开展对外推荐注册工作，对外推荐注册程序和要求由海关总署制定。

三、出口食品生产企业食品安全卫生控制体系

出口食品生产企业应当遵守《出口食品生产企业安全卫生要求》（见本部分参考资料）和以下

各项要求。

（一）生产要求

出口食品生产企业应当建立完善可追溯的食品安全卫生控制体系，保证食品安全卫生控制体系有效运行，确保出口食品生产、加工、贮存过程持续符合中国相关法律法规、出口食品生产企业安全卫生要求；进口国家（地区）相关法律法规和相关国际条约、协定有特殊要求的，还应当符合相关要求。

出口食品生产企业应当建立供应商评估制度、进货查验记录制度、生产记录档案制度、出厂检验记录制度、出口食品追溯制度和不合格食品处置制度。相关记录应当真实有效，保存期限不得少于食品保质期期满后6个月；没有明确保质期的，保存期限不得少于2年。

（二）包装运输要求

出口食品生产企业应当保证出口食品包装和运输方式符合食品安全要求。

出口食品生产企业应当在运输包装上标注生产企业备案号、产品品名、生产批号和生产日期。进口国家（地区）或者合同有特殊要求的，在保证产品可追溯的前提下，经直属海关同意，出口食品生产企业可以调整前款规定的标注项目。

参考材料

出口食品生产企业安全卫生要求

第一条 为规范出口食品生产企业的安全卫生管理，提高食品的安全卫生质量水平，根据《中华人民共和国食品安全法》及其实施条例、国际食品法典委员会《食品卫生通用规范》等有关规定，制定本要求。本要求是对出口食品生产企业在食品安全卫生方面的一般性原则和规定。

第二条 申请出口备案的食品生产、加工、储存企业（以下简称出口食品生产企业）应依照国家和相关进口国（地区）法律、法规及食品安全卫生标准进行生产、加工、储存、运输等，并遵守以下基本原则：

（一）承担食品安全的主体责任；

（二）建立和实施以危害分析和预防控制措施为核心的食品安全卫生控制体系，并保证体系有效运行；

（三）保留食品链的食品安全信息，保持产品的可追溯性；

（四）配备与生产相适应的专业技术人员和卫生质量管理人员；

（五）评估生产过程中存在的人为故意污染风险及可能的突发问题，建立预防性控制措施，必要时实施食品防护计划；

（六）建立诚信机制，确保提供的资料和信息真实有效。

第三条 出口食品生产企业应建立并有效运行食品安全卫生控制体系，并达到如下要求：

（一）分析产品的来源、预期用途、包装方式、消费方式及产品工艺流程等信息，识别食品本身和生产加工过程中可能存在的危害，采取相应的预防控制措施；对影响食品安全卫生的关键工序，应制定明确的操作规程，保证控制有效、及时纠正偏差、持续改进不足，做好记录；

（二）建立并有效执行原辅料、食品添加剂、食品相关产品的合格供应商评价程序；

（三）建立并有效执行食品加工卫生控制程序，确保加工用水（冰）、食品接触表面、加工操作卫生、人员健康卫生、卫生间设施、外来污染物、虫害防治、有毒有害物质等处于受控状态，并记录；

（四）建立并有效执行产品追溯系统，准确记录并保持食品链相关食品安全信息和批次、标识信息，实现产品追溯的完整性和有效性；

（五）建立并有效执行产品召回制度，确保出厂产品在出现安全卫生质量问题时及时发出警示，必要时召回；

（六）建立并有效执行对不合格品的控制制度，包括不合格品的标识、记录、评价、隔离和处置等内容；

（七）建立并有效执行加工设备、设施的维护程序，保证加工设备、设施满足生产加工的需要；

（八）建立并有效执行员工培训计划并做好培训记录，保证不同岗位的人员熟练完成本职工作；

（九）建立管理体系内部审核制度，持续完善改进企业的安全卫生控制体系；

（十）对反映产品安全卫生控制情况的有关记录，应制定并执行标记、收集、编目、归档、存储、保管和处理等管理规定。所有记录应真实、准确、规范并具有可追溯性，保存期不少于2年。

第四条 列入必须实施危害分析与关键控制点（HACCP）体系验证的出口食品生产企业范围的出口食品生产企业，应按照国际食品法典委员会《HACCP体系及其应用准则》的要求建立和实施HACCP体系。

第五条 出口食品生产企业应保证其生产和管理人员适合其岗位需要，并符合下列要求：

（一）进入生产区域应保持良好的个人清洁卫生和操作卫生；进入车间时应更衣、洗手、消毒；工作服、帽和鞋应消毒并保持清洁卫生；

（二）与食品生产相关的人员应经体检合格后方可上岗并每年进行健康检查，凡出现伤口感染或者患有可能污染食品的皮肤病、消化道疾病或呼吸道疾病者，应立即报告其症状或疾病，不得继续工作；

（三）从事监督、指导、员工培训的卫生质量管理人员，应熟悉国家和相关进口国（地区）的相关法律法规、食品安全卫生标准，具备适应其工作相关的资质和能力，考核合格后方可上岗。

第六条 出口食品生产企业的厂区环境应避免污染，并符合下列要求：

（一）企业选址应远离有毒有害场所及其他污染源，其设计和建造应避免形成污垢聚集、接触有毒材料，厂区内不得兼营、生产、存放有碍食品卫生的其他产品；

（二）生产区域宜与非生产区域隔离，否则应采取有效措施使得生产区域不会受到非生产区域污染和干扰；

（三）建有与生产能力相适应并符合卫生要求的原料、辅料、成品、化学物品和包装物料的储存设施，以及污水处理、废弃物和垃圾暂存等设施；

（四）主要道路应铺设适于车辆通行的硬化路面（如混凝土或沥青路面等），路面平整、无积水、无积尘；

（五）避免存有卫生死角和蚊蝇孳生地，废弃物和垃圾应用防溢味、不透水、防腐蚀的容器具盛放和运输，放置废弃物和垃圾的场所应保持整洁，废弃物和垃圾应及时清理出厂；

（六）卫生间应有冲水、洗手、防蝇、防虫、防鼠设施，保持足够的自然通风或机械通风，保持清洁、无异味；

（七）排水系统应保持畅通、无异味；

（八）应有防鼠、防虫蝇设施，不得使用有毒饵料；不宜饲养与生产加工无关的动物，为安全目的饲养的犬只等不得进入生产区域；

（九）生产中产生的废水、废料、烟尘的处理和排放应符合国家有关规定。

第七条 食品生产加工车间及设施均应设置合理，易于进行适当的维护和清洗，与食品接触的物品、装置和设备表面均应保持清洁、光滑，以合适的频次进行有效清洗和消毒，并符合下列要求：

（一）车间的面积、高度应与生产能力和设备的安置相适应，满足所加工的食品工艺流程和加工卫生要求；车间地面应用防滑、密封性好、防吸附、易清洗的无毒材料修建，具有便于排水和清洗的构造，保持清洁、无积水，确保污水从清洁区域流向非清洁区域；车间出口及与外界连通处应有防鼠、防虫蝇措施；

（二）车间内墙面、门窗应用浅色、密封性好、防吸附、易清洗的无毒材料修建，保持清洁、光滑，必要时应消毒，可开启的窗户应装有防虫蝇窗纱；

（三）车间屋顶或者天花板及架空构件应能防止灰尘、霉斑和冷凝水的形成以及脱落，保持清洁；

（四）车间内应具备充足的自然或人工照明，光线以不改变被加工物的本色为宜，光线强度应能保证生产、检验各岗位正常操作；固定的照明设施应具有保护装置，防止碎片落入食品；

（五）在有温度、湿度控制要求的工序和场所安装温湿度显示装置；

（六）车间应具有适宜的自然或机械通风设施，保持车间内通风良好。进排风系统在设计和建造上应便于维护和清洁，使空气从高清洁区域流向低清洁区域；

（七）在车间内适当的地点设足够数量的洗手、消毒、干手设备或者用品、鞋靴消毒设施，洗手水龙头应为非手动开关，必要时车间还应供应用于洗手的适宜温度热水；

（八）设有与车间连接并与员工数量相适应的更衣室，不同清洁要求的区域设有单独的更衣室，视需要设立符合卫生要求的卫生间，更衣室和卫生间应保持清洁卫生、无异味，其设施和布局应避免对车间造成污染；

（九）车间内宜有独立区域用于食品容器和工器具的清洗消毒，防止清洗消毒区域对加工区域的污染，清洗消毒设施应易于清洁，具有充分的水供应和排水能力，必要时供应热水；

（十）与食品接触的设备和容器（一次性使用的容器和包装除外），应用耐腐蚀、防锈、防吸附、易清洗的无毒材料制成，其构造应易于清洗消毒，摆放整齐并维护良好；

（十一）盛装废弃物及非食用产品的容器应由防渗透材料制成并予以特别标明。盛装化学物质的容器应标识，必要时上锁；

（十二）应设有充分的污水排放系统并保持通畅，应设有适宜的废弃物处理设施，避免其污染食品或生产加工用水；

（十三）原辅料库应满足储存要求，保持卫生和整洁，必要时控制温度和湿度；不同原辅料分别存放，避免受到损坏和污染。

第八条 生产加工用水（包括冰、蒸汽）应确保安全卫生，并符合以下要求：

（一）属于城市供水的，应按当地卫生行政部门要求每年检测并取得官方出具的检测合格证明；

（二）属于自备水源的，应在使用前经当地卫生行政部门检测合格；使用中应至少每半年检测一次并取得官方出具的检测合格证明；

（三）进口国（地区）对水质有明确要求的，按相关要求执行；

（四）储水设施、输水管道应用无毒材料制成，出水口应有防止回流的装置。储水设施应建在无污染区域，定期清洗消毒，并加以防护；

（五）非生产加工用水应在充分标识的独立系统中循环，不得进入生产加工用水系统。

第九条 出口食品生产企业应采取有效措施保证原辅料、食品添加剂、食品相关产品的安全性，符合下列要求：

（一）根据原辅料特性，应避免其初级生产过程中受到环境污染物、农业投入品、化学物质、有害生物和动植物病害等污染；

（二）应采购、使用符合安全卫生规定要求的原辅料、食品添加剂、食品相关产品，要求供应商提供许可证和产品合格证明文件，并对供应商进行全面评价；对无法提供合格证明文件的食品原辅料，应依照食品安全标准进行检验；

（三）二次加工的动物源性原料应来自检验检疫机构备案的出口食品生产企业；

（四）不改变食品性状或仅进行简单切割、不使用其他物理或化学方法处理食品的分包装出口食品生产企业，其原料应来自检验检疫机构备案的出口食品生产企业；

（五）进口原辅料应提供有效的出口国（地区）证明文件及检验检疫机构出具的进口检验合格证明；

（六）应建立食品原辅料、食品添加剂、食品相关产品进货查验记录制度，如实记录其名称、规格、数量、供货者名称及联系方式、进货日期等内容；食品的原辅料、食品添加剂、食品相关产品经进厂验收合格后方准使用；超过保质期的原辅料、食品添加剂、食品相关产品不得用于食品生产，非食品用途的物质不得用于食品生产；

（七）应依照国家和相关进口国（地区）标准中食品添加剂的品种、使用范围、用量的规定使用食品添加剂。

第十条 食品生产加工过程应防止交叉污染，确保产品适合消费者食用，并符合下列要求：

（一）加工工艺应设计合理，防止交叉污染；根据加工工艺和产品特性，通过物理分隔或时间交错，将不同清洁卫生要求的区域分开设置，控制加工区域人流、物流方向，防止交叉污染；

（二）根据加工工艺、产品特性和预期消费方式，控制加工时间、产品温度和车间的环境温度，保证温度测量装置的准确性并定期进行校准；

（三）应对速冻、冷藏、冷却、热处理、干燥、辐照、化学保藏、真空或改良空气包装等与食品安全卫生密切相关的特殊加工环节进行有效控制，应有科学的依据或国际公认的标准证明该环节采取的措施能够满足安全卫生要求；

（四）建立并有效执行生产设备、工具、容器、场地等清洗消毒程序，班前班后进行卫生清洁工作，专人负责检查；

（五）盛放食品的容器不得直接接触地面；对加工过程中产生的不合格品、跌落地面的产品和废弃物，用有明显标志的专用容器分别收集盛装，并由专人及时处理，其容器和运输工具及时消毒；

（六）加工过程中产生的废水、废料不得对产品及车间卫生造成污染；

（七）内外包装过程应防止交叉污染，必要时内外包装间应分开设置；用于包装食品的内、外包装材料符合安全卫生标准并保持清洁和完整，防止污染食品；再次利用的食品内外包装材料要易于清洁，必要时要进行消毒；包装标识应符合国家和相关进口国（地区）有关法律法规标准要求；包装物料间应保持干燥，内、外包装物料分别存放，避免受到污染。

第十一条 出口食品的储存、运输过程应卫生清洁，并符合下列要求：

（一）储存库应保持清洁，定期消毒，有防霉、防鼠、防蝇虫设施；库内产品应有明显标识以便追溯，并与墙壁、地面保持一定距离；库内不得存放有碍卫生的物品；

（二）预冷库、速冻库、冷藏库应满足产品温度、湿度控制要求，配备自动温度记录装置并定期校准；定期除霜，除霜操作不得污染库内产品或造成库内产品不符合温度要求；

（三）运输工具应保持卫生清洁并维护良好，根据产品特点配备防雨、防尘、制冷、保温等设施；运输过程中保持必要的温度和湿度，确保产品不受损坏和污染，必要时应将不同食品进行有效隔离。

第十二条 企业使用化学物品应避免污染产品，并符合下列要求：

（一）厂区、车间和实验室使用的洗涤剂、消毒剂、杀虫剂、燃油、润滑油、化学试剂等应专库存放，标识清晰，建立并严格执行化学品储存和领用管理规定，设立专人保管并记录，按照产品的使用说明谨慎使用；

（二）在生产加工区域临时使用的化学物品应专柜上锁并由专人保管；

（三）避免对食品、食品接触表面和食品包装物料造成污染。

第十三条 企业应通过检测监控产品的安全卫生，并符合下列要求：

（一）企业如内设实验室，其应布局合理，避免对生产加工和产品造成污染，应配备相应专业技术资格的检测人员，具备开展工作所需要的实验室管理文件、标准资料、检验设施和仪器设备；检测仪器应按规定进行检定或校准；应按照规定的程序和方法抽样，按照相关国家标准、行业标准、企业标准等对产品进行检测判定，并保有检测结果记录；

（二）企业如委托社会实验室，其承担的企业产品检测项目，应具有经主管部门认定或批准的相应资质和能力，并签订合同。

第十四条 新技术/新工艺应提供科学的依据或国际公认的标准证明其符合安全卫生要求，经主管部门批准后方可应用。

在保证食品安全卫生的前提下，必要时可按传统工艺生产加工产品。

第十五条 本要求由国家认证认可监督管理委员会负责解释。

四、监督管理实施

（一）出口食品生产企业监督检查

海关应当对辖区内出口食品生产企业的食品安全卫生控制体系运行情况进行监督检查。监督检查包括日常监督检查和年度监督检查。

监督检查可以采取资料审查、现场检查、企业核查等方式，并可以与出口食品境外通报核查、监督抽检、现场查验等工作结合开展。

（二）企业 HACCP 管理体系验证

根据中国政府主管部门与外国（地区）有关机构签订的双边协议或者合同约定及国外有关要求，企业应当接受国外食品卫生管理机构的验证。

五、其他特殊要求

《关于进一步做好输日菠菜质量安全监管工作的通知》（质检食函〔2017〕112 号）中明确要求，要将《输日菠菜企业产品质量安全控制体系指导意见（试行）》通报地方政府及输日菠菜生产企业，帮促企业进一步完善输日菠菜质量安全管理体系，强化风险自检自控措施，保障输日菠菜符合日本相关要求。

参考材料

输日菠菜企业产品质量安全控制体系指导意见（试行）

为提高输日菠菜生产企业及原料种植场质量安全管理水平，确保其产品质量安全符合进口国要求，依据《出口食品生产企业卫生要求》《出口食品原料种植场备案管理规定》等相关规定，制定本指导意见。本指导意见适用于输日干燥菠菜、冷冻菠菜、调理菠菜等。

1. 种植场管理

1.1 出口菠菜生产企业应具有完全受企业管理的种植场。调理菠菜和干燥菠菜生产企业所用原料，可来自同一辖区内具备输日菠菜资质的企业或其所辖种植场。

1.2 菠菜原料种植场应集中连片，符合《出口食品原料种植场备案管理规定》的要求。

2. 检测能力

2.1 生产企业应有满足质量安全管理需要的检测能力（自有检测实验室或具有资质的第三方检

测实验室）。

2.2　生产企业应按照日方要求对输日菠菜原料、成品实施取样检测。

3. 原料采收与运输管理

3.1　原料采收前需由企业质量管理部门从种植基地取样检测

农残项目，符合日方农药残留限量等标准的方可采收用于加工出口产品。抽样按照每个种植地块为一个采样区，每个采样区按 25 点采样法均匀采样，混合后进行农残等检测。

3.2　原料采收后需用清洁、无污染的运输工具运抵加工地点，运输过程应采取安全防护措施。

4. 加工过程管理

4.1　生产企业必须具有完善的生产、加工、储存等硬件设施，符合《出口食品生产企业安全卫生要求》（国家认监委 2011 年第 23 号公告），卫生质量体系运行有效。生产企业必须实施良好操作规范（GMP）和卫生标准操作规程（SSOP），并在此基础上建立运行危害分析和关键控制点体系（HACCP），有完善的安全卫生关键控 制记录，确保卫生质量体系运行有效，记录保存两年以上。

4.2　菠菜加工工艺及原辅料等应符合日本食品安全标准要求。

5. 出口管理

5.1　成品出口报检前，生产企业对每个报检批次取 1 个样品，每个样品取 100g 作农残等检测。

5.2　生产、加工、储运等各环节管理符合本指导意见要求，原料及成品检测合格的，可向当地检验检疫机构申报出口。

6. 溯源管理

生产企业应对菠菜建立从种植到出口的全过程可追溯制度，建立并保存符合追溯管理要求的工作记录档案。

第四节　出口食品检验检疫

一、制度依据

1.《中华人民共和国进出口食品安全管理办法》（海关总署令第 249 号）。

2.《关于进一步加强出口食品防护的公告》（国家质检总局公告 2015 年第 155 号）。

3.《关于进出口预包装食品标签检验监督管理有关事宜的公告》（海关总署公告 2019 年第 70 号）。

4.《关于调整部分进出境货物监管要求的公告》（海关总署公告 2020 年第 99 号）。

二、检验检疫依据

1. 出口食品生产企业应当保证其出口食品符合进口国家（地区）的标准或者合同要求；中国缔结或者参加的国际条约、协定有特殊要求的，还应当符合国际条约、协定的要求。

我国与部分国家或地区协定的检验检疫要求参见《海关检验检疫业务实务手册——进出境动植物检疫篇》第十八章和本书第十三章。

2. 进口国家（地区）暂无标准，合同也未作要求，且中国缔结或者参加的国际条约、协定无相关要求的，出口食品生产企业应当保证其出口食品符合中国食品安全国家标准。

3. 出口预包装食品生产企业应当保证其出口的预包装食品标签符合进口国（地区）的标准或者

合同要求。

三、检验检疫实施

海关依法对出口食品实施监督管理。鼓励企业将《出口食品全过程防护工作指南（试行）》（国家质检总局公告2015年第155号附件，详见本书第三章第一节）及《食品防护计划及其应用指南　食品生产企业》（GB/T 27320）转化为企业管理制度，建立并实施食品防护计划。

出口食品监督管理措施包括：出口食品原料种植养殖场备案、出口食品生产企业备案、企业核查、单证审核、现场查验、监督抽检、口岸抽查、境外通报核查以及各项的组合。

此外，对装运出口易腐烂变质食品、冷冻品的船舱、集装箱，还应实施适载检验。根据《关于执行〈进出境集装箱检验检疫管理办法〉有关问题的通知》（国检检〔2000〕第234号），易腐烂变质食品、冷冻品是指如下编码的商品：

02011000.11～02109000.90，03021100.10～04100090.90，05040011.10～05040090.90；

07011000～13023990，15010000～15219000.90，16010000.10～24039900。

适载检验的具体要求详见《海关检验检疫业务实务手册——进出口商品检验篇》第九章第五节。

（一）产地检验检疫（出口申报前监管）

1. 检验检疫地点

出口食品应当依法由产地海关实施检验检疫。

海关总署根据便利对外贸易和出口食品检验检疫工作需要，可以指定其他地点实施检验检疫。

2. 现场检查和监督抽检

出口食品生产企业、出口商应当按照法律、行政法规和海关总署规定，向产地或者组货地海关提出出口申报前监管申请。

产地或者组货地海关受理食品出口申报前监管申请后，依法对需要实施检验检疫的出口食品实施现场检查和监督抽检。

海关制定年度国家出口食品安全监督抽检计划并组织实施。

3. 检验检疫结果处置

（1）合格处置

出口食品经海关现场检查和监督抽检符合要求的，由海关出具证书，准予出口。进口国家（地区）对证书形式和内容要求有变化的，经海关总署同意可以对证书形式和内容进行变更。

（2）不合格处置

出口食品经海关现场检查和监督抽检不符合要求的，由海关书面通知出口商或者其代理人。相关出口食品可以进行技术处理的，经技术处理合格后方准出口；不能进行技术处理或者经技术处理仍不合格的，不准出口。

（二）出口食品申报与口岸监管

食品出口商或者其代理人出口食品时应当依法向海关如实申报。

海关对出口食品在口岸实施查验，查验不合格的，不准出口。

（三）出口食品通报调查

出口食品因安全问题被国际组织、境外政府机构通报的，海关总署应当组织开展核查，并根据需要实施调整监督抽检比例、要求食品出口商逐批向海关提交有资质的检验机构出具的检验报告、撤回向境外官方主管机构的注册推荐等控制措施。

参考材料

《关于调整出口食品加施检验检疫标志措施的公告》（国家质检总局公告2009年第134号）明确：自2010年1月1日起，凡进口国家（地区）没有要求的，不再对出口食品加施检验检疫标志。

（四）出口食品安全问题报告

1. 企业自主报告

出口食品存在安全问题，已经或者可能对人体健康和生命安全造成损害的，出口食品生产经营者应当立即采取相应措施，避免和减少损害发生，并向所在地海关报告。

2. 海关监管通报

海关在实施出口食品监督管理时发现安全问题的，应当向同级政府和上一级政府食品安全主管部门通报。

第五节　进出口化妆品检验

化妆品是指以涂、擦、散布于人体表面任何部位（表皮、毛发、指趾甲、口唇等）或者口腔黏膜、牙齿，以达到清洁、消除不良气味、护肤、美容和修饰目的的产品。

化妆品半成品是指除最后一道灌装或者分装工序外，已完成其他全部生产加工工序的化妆品。

化妆品成品包括销售包装化妆品成品和非销售包装化妆品成品。销售包装化妆品成品是指以销售为主要目的，已有销售包装，与内装物一起到达消费者手中的化妆品成品；非销售包装化妆品成品是指最后一道接触内容物的工序已经完成，但尚无销售包装的化妆品成品。

牙膏参照《化妆品监督管理条例》有关普通化妆品的规定进行管理。牙膏备案人按照国家标准、行业标准进行功效评价后，可以宣称牙膏具有防龋、抑牙菌斑、抗牙本质敏感、减轻牙龈问题等功效。

香皂不适用《化妆品监督管理条例》，但是宣称具有特殊化妆品功效的适用。

一、制度依据

1.《化妆品监督管理条例》（国务院令第727号，2021年1月1日起施行，《化妆品卫生监督条例》同时废止）。

2.《进出口化妆品检验检疫监督管理办法》（国家质检总局令第143号发布，海关总署令第238号、第240号、第243号修改）。

3.《关于实施〈进出口化妆品检验检疫监督管理办法〉有关事项的公告》（国家质检总局公告2012年第110号）。

4.《关于调整部分进出境货物监管要求的公告》（海关总署公告2020年第99号）。

二、进口化妆品

（一）检验依据

化妆品应当符合强制性国家标准。禁止含二甘醇成分的牙膏产品进口。

化妆品原料、直接接触化妆品的包装材料应当符合强制性国家标准、技术规范。此处所称技术规范，是指尚未制定强制性国家标准、国务院药品监督管理部门结合监督管理工作需要制定的化妆品质量安全补充技术要求。

来料加工全部复出口的化妆品，来料进口时，能够提供符合拟复出口国家（地区）法规或者标准的证明性文件的，可免于按照我国标准进行检验；加工后的产品，按照进口国家（地区）的标准进行检验。

进口化妆品检验常用的强制性国家标准和技术规范有：

1.《消费品使用说明　化妆品通用标签》（GB 5296.3—2008）；

2.《化妆品卫生标准》（GB 7916—1987）；

3.《牙膏用原料规范》（GB 22115—2008）；

4.《手消毒剂通用要求》（GB 27950—2020）；

5.《口腔清洁护理用品通用标签》（GB 29337—2012）；

6.《消毒产品标签说明书通用要求》（GB 38598—2020）；

7.《化妆品安全技术规范（2015 版）》（国家食品药品监督管理总局公告 2015 年第 268 号）。①

目前，中国食品药品检定研究院（国家药品监督管理局医疗器械标准管理中心，中国药品检验总所）正在组织开展《化妆品安全技术规范》修订工作。《化妆品安全技术规范（2022 年版）》征求意见稿已在其官方网站（www.nifdc.org.cn）面向社会公开征求意见。使用时应注意相关国家标准和技术规范是否已有更新版本。

（二）检验实施

《化妆品监督管理条例》第四十五条规定："出入境检验检疫机构依照《中华人民共和国进出口商品检验法》的规定对进口的化妆品实施检验；检验不合格的，不得进口。"

按照《进出口化妆品检验监督管理办法》第二章的要求实施进口化妆品检验。

1. 资料验核

进口化妆品境内收货人备案已由《关于取消进口肉类收货人、进口化妆品境内收货人备案的公告》（海关总署公告 2021 年第 108 号）自 2022 年 1 月 1 日起取消。

当作业流程不要求在实施检验时验核相关材料（如在其他环节已对相关材料实施了验核）时，应按作业流程规定执行。但在检验实施过程中仍可根据实际需要对相关材料进行验核。

资料验核有关具体要求详见本书第九章"进口化妆品检验审单及管理"。

2. 检验

海关依照相关工作程序和标准对进口化妆品实施检验，包括现场查验、抽样留样、实验室检验等。

现场查验内容包括货证相符情况、产品包装、标签版面格式、产品感官性状、运输工具、集装箱或者存放场所的卫生状况。

抽样应当按照国家有关规定执行，样品数量应当满足检验、复验、备查等使用需要。首次进口的，或曾经出现质量安全问题的，以及进口数量较大的情况，应当加严抽样。

抽样时，海关应当出具印有序列号、加盖检验检疫业务印章的抽/采样凭证，抽样人与收货人或者其代理人应当双方签字。

样品应当按照国家相关规定进行管理，合格样品保存至抽样后 4 个月，特殊用途化妆品合格样

---

① 使用时应同时参阅以下后续更新文件：《国家食品药品监督管理总局关于将化妆品用化学原料体外 3T3 中性红摄取光毒性试验方法纳入化妆品安全技术规范（2015 年版）的通告》（2016 年第 147 号）、《国家食品药品监督管理总局关于将化妆品用化学原料离体皮肤腐蚀性大鼠经皮电阻和皮肤光变态反应 2 个试验方法纳入化妆品安全技术规范（2015 年版）的通告》（2017 年第 136 号）、《国家药品监督管理局关于将化妆品中游离甲醛的检测方法等 9 项检验方法纳入化妆品安全技术规范（2015 年版）的通告》（2019 年第 12 号）、《国家药品监督管理局关于将化妆品中 3-亚苄基樟脑等 22 种防晒剂的检测方法纳入化妆品安全技术规范（2015 年版）的通告》（2019 年第 40 号）、《国家药品监督管理局关于将化妆品中激素类成分的检测方法和化妆品中抗感染类药物的检测方法纳入化妆品安全技术规范（2015 年版）的通告》（2019 年第 66 号）、《国家药品监督管理局关于批准月桂酰精氨酸乙酯 HCl 等 4 个原料作为化妆品原料使用的公告》（2020 年第 141 号）、《国家药品监督管理局关于将化妆品中防腐剂检验方法等 7 项检验方法纳入化妆品安全技术规范（2015 年版）的通告》（2021 年第 17 号）、《国家药品监督管理局关于更新化妆品禁用原料目录的公告》（2021 年第 74 号）。

品保存至证书签发后 1 年，不合格样品应当保存至保质期结束。涉及案件调查的样品，应当保存至案件结束。

需要进行实验室检验的，海关应当确定检验项目和检验要求，并将样品送具有相关资质的检验机构。检验机构应当按照要求实施检验，并在规定时间内出具检验报告。

3. 检验结果处置

进口化妆品经检验合格的，海关出具入境货物检验检疫证明，并列明货物的名称、品牌、原产国家（地区）、规格、数/重量、生产批号/生产日期等。进口化妆品取得入境货物检验检疫证明后，方可销售、使用。

进口化妆品经检验不合格，涉及安全、健康、环境保护项目的，由海关责令当事人销毁，或者出具退货处理通知单，由当事人办理退运手续。其他项目不合格的，可以在海关的监督下进行技术处理，经重新检验合格后，方可销售、使用。

《化妆品监督管理条例》第五十四条明确规定："对造成人体伤害或者有证据证明可能危害人体健康的化妆品，负责药品监督管理的部门可以采取责令暂停生产、经营的紧急控制措施，并发布安全警示信息；属于进口化妆品的，国家出入境检验检疫部门可以暂停进口。"

参考材料

《关于取消进口化妆品加贴检验检疫标志的公告》（国家质检总局公告 2012 年第 39 号）明确：经检验合格的进口化妆品不再加贴检验检疫标志。

（三）离境免税化妆品进口检验特殊规定

离境免税化妆品应当实施进口检验，可免于加贴中文标签，免于标签的符合性检验。在入境货物检验检疫证明上注明该批产品仅用于离境免税店销售。

依据《政策法规司关于做好清理证明事项有关工作的通知》（政法函〔2019〕137 号），首次进口的离境免税化妆品不再验核"具有相关资质的机构出具的可能存在安全性风险物质的有关安全性评估资料"。

（四）非贸易性化妆品进口检验特殊规定

1. 样品

化妆品卫生许可或者备案用样品、企业研发和宣传用的非试用样品，进口申报时应当由收货人或者其代理人提供样品的使用和处置情况说明及非销售使用承诺书，入境口岸海关进行审核备案，数量在合理使用范围的，可免于检验。收货人应当如实记录化妆品流向，记录保存期限不得少于 2 年。

2. 展品

进口非试用或者非销售用的展品，申报时应当提供展会主办（主管）单位出具的参展证明，可以免予检验。展览结束后，在海关监督下作退回或者销毁处理。

3. 驻华官方机构自用

外国及国际组织驻华官方机构进口自用化妆品，进境口岸所在地海关实施查验。符合外国及国际组织驻华官方机构自用物品进境检验检疫相关规定的，免于检验。

（五）《化妆品监督管理条例》的其他相关规定

《化妆品监督管理条例》第四十五条规定："进口商应当对拟进口的化妆品是否已经注册或者备案以及是否符合本条例和强制性国家标准、技术规范进行审核；审核不合格的，不得进口。进口商应当如实记录进口化妆品的信息，记录保存期限应当符合本条例第三十一条第一款（保存期限不得少于产品使用期限届满后 1 年；产品使用期限不足 1 年的，记录保存期限不得少于 2 年）的规定。"

《化妆品监督管理条例》第七十八条规定：“对本条例施行（2021年1月1日）前已经注册的用于育发、脱毛、美乳、健美、除臭的化妆品自本条例施行之日起设置5年的过渡期，过渡期内可以继续生产、进口、销售，过渡期满后不得生产、进口、销售该化妆品。”

三、出口化妆品

（一）检验依据

出口化妆品生产企业应当保证其出口化妆品符合进口国家（地区）标准或者合同要求。进口国家（地区）无相关标准且合同未有要求的，可以由海关总署指定相关标准。

禁止含二甘醇成分的牙膏产品出口。出口牙膏因其他原料带入而致牙膏产品中含有二甘醇的，其含量必须符合进口国家或地区要求。

（二）检验实施

按照《进出口化妆品检验监督管理办法》第三章的要求实施出口化妆品检验。

1. 资料验核

对出口化妆品生产企业实施备案管理的监管要求已于2020年8月28日取消。

当作业流程不要求在实施检验时验核相关材料（如在其他环节已对相关材料实施了验核）时，应按作业流程规定执行。但在检验实施过程中仍可根据实际需要对相关材料进行验核。

资料验核有关具体要求详见本书第十一章。

2. 检验

海关依照相关工作程序和标准对出口化妆品实施检验检疫，包括现场查验、抽样留样、实验室检验等。

现场查验内容包括货证相符情况、产品感官性状、产品包装、标签版面格式、运输工具、集装箱或者存放场所的卫生状况。

抽样应当按照国家有关规定执行，样品数量应当满足检验、复验、备查等使用需要。

抽样时，海关应当出具印有序列号、加盖检验检疫业务印章的抽/采样凭证，抽样人与发货人或者其代理人应当双方签字。

样品应当按照国家相关规定进行管理，合格样品保存至抽样后4个月，特殊用途化妆品合格样品保存至证书签发后1年，不合格样品应当保存至保质期结束。涉及案件调查的样品，应当保存至案件结束。

需要进行实验室检验的，海关应当确定检验项目和检验要求，并将样品送具有相关资质的检验机构。检验机构应当按照要求实施检验，并在规定时间内出具检验报告。

3. 检验结果处置

出口化妆品经检验合格，进口国家（地区）对检验检疫证书有要求的，应当按照要求同时出具有关检验检疫证书。

出口化妆品经检验不合格的，可以在海关的监督下进行技术处理，经重新检验合格的，方准出口。不能进行技术处理或者技术处理后重新检验仍不合格的，不准出口。

（三）危险化学品包装鉴定

属于危险品的出口化妆品运输包装，还应符合包装性能鉴定和使用鉴定的要求。详见《海关检验检疫业务实务手册——进出口商品检验篇》第八章第三节。

第十三章

特定国家和地区相关食品检验检疫要求

本章收录了部分截至2022年10月我国通过公告或其他已公开文件等方式公布的特定国家和地区相关食品的进出口检验检疫要求。整理时对相关公告和文件中涉及外方工作的部分（如外方对中方出口的货物进行检验检疫的内容）进行了删减，以便于使用者更好地识别我国在该产品的进出口检验检疫方面应开展的工作，以及对应的权利和义务等。如无特别说明，本章涉及“国家质量监督检验检疫总局（AQSIQ）”以及“国家认证认可监督管理委员会（CNCA）”的有关内容，均按照2018年机构改革后的职能划分改为“海关总署（GACC）”。

国家和地区名称后的括号标注了该国家或地区的三位字母代码（ISO3166-1 alpha-3），中国港澳台地区除外。

所有涉及获得注册登记的相关企业名单以及官方证书样本，均可在海关总署官方网站上进行查询。

食用水生动物、粮食（含豆类、薯类）、油籽油料、新鲜水果、新鲜蔬菜、植物源性调味料、未加工咖啡豆、未加工可可豆、植物源性新食品原料等产品有关内容详见《海关检验检疫业务实务手册——进出境动植物检疫篇》。

另外，世界动物卫生组织宣布自2022年5月31日起，“世界动物卫生组织”的缩写将同其全称保持一致，由原来的“OIE”正式更新为“WOAH”。为与相关历史材料保持一致，该日期前发布的有关要求，仍使用“OIE”缩写。

第一节　进口动物源性食品检验检疫要求

一、进口肉类

（一）白俄罗斯（BLR）——牛肉

根据《关于进口白俄罗斯牛肉检验检疫要求的公告》（海关总署公告2022年第2号），允许符合相关要求的白俄罗斯牛肉及其制品进口。

公告同时发布了检验检疫要求，相关内容摘录如下：

1. 产品范围

允许进口的白俄罗斯牛肉指冷冻和冰鲜剔骨和带骨骨骼肌［牛经宰杀、放血后除去毛、内脏、头、尾及四肢（腕及关节以下）后的躯体部分］。膈膜、碎肉、绞肉、碎脂、机械分离肉及其它副产品不允许输华。

允许进口的白俄罗斯牛肉制品指以上述允许进口的牛肉作为主要原料，经加工处理、装罐、密封、加热杀菌等工序加工而成的不含有致病性微生物，也不含有在通常温度下能在其中繁殖的非致病性微生物的商业无菌的罐装食品。

2. 生产设施注册登记要求

向中华人民共和国出口牛肉及其制品的生产企业（包括屠宰、分割、加工和贮存企业）应位于白俄罗斯境内，在白方的监督之下，符合中国和白俄罗斯有关兽医卫生和公共卫生法规的要求。

根据《中华人民共和国食品安全法》和《中华人民共和国进出境动植物检疫法实施条例》，向中国出口牛肉及其制品的企业应当经中方注册。未经注册的肉类企业不得向中国出口。

3. 产品要求

（1）动物疫病管理要求

白方确认其境内没有疯牛病、口蹄疫、牛瘟、牛传染性胸膜肺炎（牛肺疫）、牛结节性皮肤病和小反刍兽疫。

（2）输华牛肉的活牛须符合的条件

①出生、饲养并屠宰于白俄罗斯，具有唯一身份标识，可追溯到其出生和生长农场。

②来自于宰前12个月内未发生过蓝舌病、布鲁氏菌病、炭疽、伪狂犬病、结核病、牛巴贝斯虫病、牛恶性卡他热、牛地方流行性白血病、牛边虫病、牛赤羽病、牛病毒性腹泻、牛无浆体病、牛传染性鼻气管炎/传染性脓疱性阴户阴道炎、牛生殖道弯曲杆菌病和狂犬病的农场。

③来自宰前6个月未因发生中国、白俄罗斯动物卫生法规及世界动物卫生组织（OIE）规定的上述条款未提及的疫病而受到检疫限制或监测的场所。

④动物屠宰前至少14天没有接种过炭疽活疫苗。

⑤从未饲喂过含反刍动物来源的肉骨粉和油渣。

⑥在运往屠宰场过程中和在屠宰场里，没有接触过不符合本检验检疫要求规定的牛以及来自未在华注册企业的牛和其它种类动物。

（3）加工过程要求

①用于生产输华牛肉及其制品的牛：

a. 出生、饲养并屠宰于白俄罗斯，具有唯一身份标识，可追溯到其出生和生长农场；

b. 从未使用过中国和（或）白俄罗斯禁止或未批准使用的兽药和饲料添加剂；

c. 在中方批准的企业屠宰、分割、加工和贮存；

d. 来源于符合本检验检疫要求规定的农场，依照中国和白俄罗斯的有关法律法规对用于生产输华牛肉及其制品的牛实施宰前宰后检查，结果合格；证明所有屠宰牛是健康的，没有任何传染病、寄生虫病的临床症状，胴体和脏器无病理变化，且胴体上的主要淋巴、腺体组织已去除。

②执行白俄罗斯国家残留监控计划，证明产品中兽药、农药、重金属、食品添加剂、持久性有机污染物（POPs）及其它有毒、有害物质的残留不超过中国和（或）白俄罗斯的最高限量。

③产品没有被致病微生物污染，符合中国和白俄罗斯法律规定的要求。

④产品不得与其它种类的动物产品、不符合本检验检疫要求规定的产品、非本企业的产品一起加工。

⑤产品是卫生、安全的，适合人类食用。

⑥输华牛肉制品：

a. 辅料添加符合中国和白俄罗斯相关法律法规的要求，且不含有不符合本检验检疫要求的动物产品。

b. 产品密封在耐性容器或包装中，如金属罐或柔性材料。包装应经过测试和检查，以防止密封和闭合缺陷。

c. 热处理过程经过验证以确保达到F0不低于6，保证产品的商业无菌。针对产品配方和特定的设备，热加工过程应事先通过热穿透测试，热加工设备使用前要进行热分布测试。热处理过程应使用自动温度记录装置进行记录。

d. 产品在受控的温度下进行保温测试以确保其商业无菌。

⑦在重大公共卫生疫病如新冠肺炎流行期间，企业应按照有关国际标准如联合国粮农组织和世界卫生组织制定发布的《新冠肺炎与食品安全：对食品企业指南》开展疫情防控，定期对员工开展相关疫病检测，制定相关安全防控措施，确保在原料接收、加工、包装、贮存、运输等全过程防控措施有效，未被交叉污染。

（4）存放要求

在贮存牛肉及其制品的仓库和冷库中，应设有贮存输华牛肉及其制品专用区域并明显标识。

4. 包装、贮存、运输及标识要求

产品必须用符合中国、白俄罗斯和国际卫生标准的全新材料包装，且应有单独的内包装，内包装上应当有牢固、清晰、易辨的中英文或者中文和俄文标识，标明品名、产地国、生产企业注册编号、生产批号；外包装上应当以中文标明产品名、产品的规格、产地（具体到州/省/市）、生产企业注册编号、生产批号、目的地（目的地应当标明为中华人民共和国）、生产日期（年/月/日）、保质期限、贮存温度等内容，加施白俄罗斯官方检验检疫标识。预包装肉类产品还应符合中国关于预包装食品标签的法律法规和标准的要求。

产品从包装、贮存到运输的全过程，均应符合中国和白俄罗斯的相关卫生要求，防止被有毒有害物质污染。运输工具应清洁无污染，运输产品时应避免日晒、雨淋，不得与有毒有害、有异味或影响产品质量的物品混装运输。产品贮存和运输应在相应的温度条件下进行，冷冻牛肉的中心温度不应高于零下 15℃，冰鲜牛肉中心温度介于零至 4℃。产品装入集装箱后，在白俄罗斯官方监督下施加封识，封识号须在兽医卫生证书中注明。运输过程中不得拆开及更换包装。

输华冰鲜真空包装牛肉产品（不论有无气调包装）应符合中国食品安全国家标准和白俄罗斯包装卫生标准，出口商应确认保质期并在包装上明确标识，且保质期不超过 120 天。输华冰鲜非真空包装牛肉产品保质期不超过 14 天。

5. 兽医卫生证书要求

向中国出口的每一集装箱牛肉及其制品应至少随附 1 份正本兽医卫生证书，证明该批产品符合中国和白俄罗斯兽医和公共卫生法律法规及有关规定。证书用中文、俄文和英文（必填）写成，证书的格式、内容须事先获得双方认可。

白方应提供官方肉类检验印章印模、出口证书样本、授权签证兽医名单及对应的签名式样、防伪标识说明、证书电子信息发送邮箱名称（如适用）等资料给中方备案。如有更改、变换，应至少提前 1 个月向中方通报。

白方应于证书签发后 48 小时内，通过中方指定途径将已签发兽医卫生证书电子信息发送至中国海关，以便中方进行口岸检查。白方应确保电子信息安全无误。

（二）俄罗斯（RUS）——牛肉

根据《关于进口俄罗斯牛肉检验检疫要求的公告》（海关总署公告 2021 年第 83 号），允许符合相关要求的俄罗斯牛肉进口。

公告同时发布了检验检疫要求，相关内容摘录如下：

1. 产品范围

允许进口的俄罗斯牛肉指屠宰时 30 月龄以下牛的冷冻或冰鲜的剔骨或带骨骨骼肌［牛经宰杀、放血后除去毛、内脏、头尾及四肢（腕及关节以下）］、可食用副产品［包括冷冻牛横膈膜、冷冻牛蹄（去匣）、冷冻牛蹄筋、冷冻牛板筋、冷冻牛鞭］，及其未炼制的体脂肪。

绞肉、碎块、机械分离肉、脊柱、头骨及其它未提及的副产品不允许输华。

2. 生产设施注册登记要求

向中华人民共和国出口牛肉的生产企业（包括屠宰、分割、加工和贮存企业）应设在世界动物卫生组织（OIE）认可的口蹄疫非免疫无疫区和牛结节性皮肤病无疫区，在俄罗斯官方的监督之下，符合中华人民共和国和俄罗斯联邦有关兽医卫生和公共卫生法规的要求。

根据《中华人民共和国食品安全法》和《中华人民共和国进出境动植物检疫法实施条例》，向中国出口牛肉的生产企业应当经中方注册。未经注册的牛肉生产企业不得向中国出口。

3. 产品要求

（1）动物疫病管理要求

①俄罗斯境内没有牛海绵状脑病、小反刍兽疫、牛瘟、牛传染性胸膜肺炎。

②俄罗斯按照 OIE 要求实施疯牛病监测及饲料禁令，并建立有效的追溯体系。

③俄罗斯对口蹄疫实施区域化管理并获得 OIE 认可。

④俄罗斯按照 OIE 的推荐措施，对牛结节性皮肤病实施区域化管理。

（2）输华牛肉的活牛须符合的条件

①出生、饲养并屠宰于 OIE 认可的俄罗斯口蹄疫非免疫无疫区以及牛结节性皮肤病无疫区，具有唯一身份标识，可追溯到其出生和生长农场。

②屠宰及运输前，来自过去 12 个月内没有从俄罗斯口蹄疫非免疫无疫区和牛结节性皮肤病无疫区以外的地区或国家引进过任何偶蹄类动物的农场。

③来自于过去 12 个月内未发生过 Q 热、结核病、副结核病、炭疽、牛病毒性腹泻/粘膜病、布鲁氏菌病（流产型）、牛囊虫病和裂谷热临床病例的农场。

④来自过去 6 个月未因发生中国、俄罗斯动物卫生法规及 OIE 列出的高度危险的动物疫病及传染病而受到检疫限制或监测的场所。

⑤动物屠宰前至少在原农场饲养了 3 个月。

⑥动物屠宰前至少 14 天没有接种过炭疽活疫苗，屠宰前至少 60 天内没有接种过牛结节性皮肤病疫苗。

⑦从未饲喂过含有反刍动物肉骨粉和油渣的饲料。

（3）运输过程要求

用于生产输华牛肉的屠宰活牛，在运往屠宰场过程中和在屠宰场里，没有接触过：

a. 其他种类动物；

b. 不符合议定书要求规定的牛；

c. 不满足中方注册要求生产企业生产的牛及其它动物。

（4）加工过程要求

①用于生产输华牛肉的活牛从未使用过双方禁止使用的兽药和饲料添加剂。在中方批准的企业屠宰、加工和贮存。依照中国和俄罗斯的有关法律法规对用于生产输华牛肉的牛实施宰前宰后检查且结果合格。生产输华牛肉时，未使用向脑腔内注射压缩空气或气体的击昏方法，也未对屠宰牛使用脊髓刺死法。

②牛的胴体在屠宰后和分割前，在 2℃以上温度条件下至少预冷和熟化 24 小时，并保证相应时间内肉的中心温度为 2℃至 4℃之间。胴体两个背最长肌中间的 pH 值在 6.0 以下。

③执行俄罗斯国家残留监控计划，证明产品中兽药、农药、重金属、环境污染物及其他有毒有害物质的残留（MRLs）不超过中国和俄罗斯国家法规规定的最高限量。

④产品没有被中国和俄罗斯法规规定的致病微生物污染。

⑤在重大公共卫生疫病如新冠肺炎流行期间，企业按照有关国际标准开展疫情防控，定期对员工开展相关疫病检测及免疫，制定必要的肉类安全防控措施，确保肉类在原料接收、加工、包装、贮存、运输等全过程防控措施有效，防止交叉污染。

⑥俄方应向中方提供对输华牛肉屠宰、分割、加工、贮存企业管理的法律法规、相关检验检疫

项目（包括监测项目、实验室检测方法和程序），检验检疫合格标志等资料和信息。

⑦向中国出口的牛肉不得与以下产品一起加工：

a. 其他种类动物产品；

b. 不符合议定书规定动物的产品；

c. 非本注册企业的产品；

d. 非出口中国的产品。

4. 包装、贮存、运输及标识要求

向中国出口的牛肉必须用符合中国和俄罗斯法规要求的全新材料包装。牛肉内包装上应以中英文标明品名、产地国、生产企业注册编号、生产批号。外包装上应当以中英文标明产品名、产品的规格、产地（具体到州/省/市）、生产企业注册编号、生产批号、目的地（目的地必须标明为中华人民共和国）、生产日期（年/月/日）、保质期、贮存温度等内容，加施（粘贴或印刷）官方检验检疫标识。预包装肉类产品还应符合中国关于预包装食品标签的法律法规和标准的要求。

向中国出口的牛肉，从包装、存放到运输的全过程，均应符合中国和俄罗斯的相关卫生要求，防止受到致病微生物或有毒有害物质的污染。牛肉的贮存和运输应在合适的温度条件下进行，冷冻牛肉的中心温度不应高于零下15℃，冰鲜牛肉的中心温度介于0℃至4℃之间。输华冰鲜真空或非真空包装牛肉（不论有无气调包装），应符合中国和俄罗斯包装卫生标准，出口商应确认保质期并在包装上明确标识。输华冰鲜真空包装牛肉保质期不超过120天，输华冰鲜非真空包装牛肉保质期不超过14天。

货物装入集装箱（海运或空运或陆路运输）后，在俄罗斯官方监督下施加封识，封识号须在兽医卫生证书中注明。运输过程不得拆开及更换包装。

在存放牛肉的冷库中，应设有存放输华牛肉的专用区域并明显标识。

5. 兽医卫生证书要求

俄方负责向中国出口牛肉的检验检疫工作，并出具兽医卫生证书。向中国出口的每一集装箱/批牛肉应至少随附一份正本兽医卫生证书，证明该批产品符合中国和俄罗斯法律法规及议定书的有关规定。兽医卫生证书用中文、俄文和英文写成（填写证书内容时，英文必填）。兽医卫生证书的格式、内容须事先获得双方认可。

6. 可食用牛副产品加工卫生要求

获准输华的可食用牛副产品应符合以下加工卫生要求：

（1）一般要求

①根据中国和俄罗斯的法律法规，本加工卫生要求所指的牛副产品均属于人类可食用肉类产品的范围。

②俄罗斯已针对输华产品建立了包括相关可食用牛副产品的食品安全卫生管理体系。

③输华可食用牛副产品应来自已建立追溯系统的农场、屠宰场和加工厂，保证输华可食用牛副产品可以追溯到来源地。

④只有取得注册的牛肉生产企业方可向中国出口可食用牛副产品，其牛副产品专用加工车间也须获得中方认可。

⑤输华可食用牛副产品应接受俄罗斯国家残留监测计划监控。基于监测结果，俄方证明牛副产品不含危害人类健康的农兽药、污染物等化学残留及其它有毒有害物质。

⑥所有输华可食用牛副产品均应按照供人类食用肉类产品的方式和安全卫生要求进行加工、处理，建立相关可食用牛副产品的质量安全卫生控制体系（如HACCP体系）确保并符合要求。

（2）可食用牛副产品加工过程要求

①加工场所及设施设备要求。输华可食用牛副产品应有独立的加工车间或区域，与牛肉的加工

相对隔离。加工车间或区域及其加工卫生条件应当符合中国和俄罗斯有关可食用肉类产品的卫生标准。加工车间的面积应与屠宰加工能力相适宜，设备设施应符合卫生要求，工艺布局应做到脏、净分开，流程合理，避免交叉污染。各类输华可食用牛副产品应设有专用的预冷设施、包装间。蹄、尾加工处理间应设浸烫池和清洗机等设备。

②人员卫生要求。生产加工企业应根据可食用牛副产品加工流程配备相应经过培训的人员。肉类和可食用牛副产品加工区域的人员，以及洁净度不同的各加工区域的人员，在未经过消毒及更换工作服等清洁程序前，不得相互串岗。

③温度要求。可食用牛副产品预冷设施温度控制在0℃至4℃之间。加工分割间、包装间的温度应控制在12℃以下（不包括蹄、尾的烫洗车间）；冻结间温度应控制在零下28℃以下；冷藏贮存库温度应控制在零下18℃以下。可食用牛副产品冻结时间要求应与中国、俄罗斯及议定书中同品种可食用牛肉产品的规定保持一致。可食用内脏预冷后，其中心温度应当保持3℃以下。设施清洗用热水温度不应低于40℃，设备消毒用热水温度不应低于82℃。运输工具应符合卫生要求，并根据产品特点配置制冷、保温设施。

④加工后对产品的要求。可食用牛副产品在冷冻和包装前需经过充分的清洗、修整，并确认其表面清洁，无病变组织、分泌物、伤斑、脓包、淋巴结，无粪污、胆污、其他异物（塑料、金属、残留饲料等）。完成清洗、修整后的可食用牛副产品不得与非食用产品在同一区域内加工。用于向中国出口的可食用牛副产品必须按产品种类单独包装，有专门区域存放并明显标识。

⑤生产过程卫生控制。生产加工企业应制定可食用牛副产品微生物监测计划，保存记录并定期分析微生物监控数据，建立数据库。可食用牛副产品生产过程的卫生控制应符合相关微生物指标要求。

（三）俄罗斯（RUS）——禽肉

根据《关于中国和俄罗斯进出口禽肉检验检疫要求的公告》（海关总署公告2019年第76号），允许符合相关要求的俄罗斯禽肉进口。

公告同时发布了检验检疫要求，相关内容摘录如下：

1. 产品范围

允许进口的禽肉是指冷冻禽肉（去骨和带骨）以及胴体、部分胴体和副产品，不包括羽毛。副产品具体为冷冻鸡心、冷冻鸡肝、冷冻鸡肾、冷冻鸡胗、冷冻鸡头、冷冻鸡皮、冷冻鸡翅（不含翅尖）、冷冻鸡翅尖、冷冻鸡爪、冷冻鸡软骨。

2. 生产设施注册登记要求

出口禽肉的生产企业（包括屠宰、分割、加工和储存）应符合中国和俄罗斯以及欧亚经济联盟的兽医与公共卫生法律法规要求，应获得双方主管部门注册，获准出口的生产企业名单及批准日期将在双方主管部门官方网站公布。

3. 产品要求

（1）动物来源要求

①繁殖、出生并饲养在中国和俄罗斯境内经认可未感染禽流感、新城疫的非疫区。

②来自过去12个月未因发生中国和欧亚经济联盟俄罗斯兽医规定中提及的传染病和寄生虫而实施隔离检疫或限制活动的区域。

（2）进出口禽肉要求

①未在出口加工用的活禽上使用任何禁用或有害的兽药、添加剂。

②按照中俄以及欧亚经济联盟现行的有关法律法规，对屠宰禽肉实施宰前宰后检验；证明所有屠宰活禽是健康的，没有任何传染病的临床症状，胴体和脏器无病理变化。

③兽药残留、杀虫剂或环境污染物不超过中俄及欧亚经济联盟规定的最高限量。

④符合卫生和安全标准，适合人类消费。

4. 包装、贮存、运输及标识要求

用于出口的冷冻禽肉应由生产企业使用符合食品法典规定的全新材料进行包装。

内包装应使用中、俄文标明品名、产地国、生产企业注册号及生产批号。外包装应使用中、俄文标明品名、规格、产地（国家/地区/城市）、生产企业注册号、生产批号、目的地（中华人民共和国或俄罗斯联邦）、生产日期（年/月/日）、保质期和加工企业的储存条件，并施加主管部门官方检验检疫标识。

预包装肉类的标签应符合进口国有关预包装食品标签的标准及规定。

储存和运输应在合适的温度条件下进行，冷冻禽肉的中心温度不应高于-15℃。

货物装入集装箱后施加主管部门认可的铅封，铅封号在随附的官方兽医卫生证书中注明。运输过程不得拆开及更换包装。

5. 兽医卫生证书要求

每批出口禽肉应随附一份主管部门出具的官方兽医卫生证书，证明其符合中俄以及欧亚经济联盟的检验检疫要求。

（四）美国（USA）——牛肉

根据《关于进口美国牛肉检验检疫要求的公告》（国家质检总局公告 2017 年第 47 号），允许符合相关要求的美国牛肉进口。

公告同时发布了检验检疫要求，相关内容摘录如下：

1. 产品范围

允许进口的牛肉指 30 月龄以下剔骨和带骨牛肉，包括心、肾、肝、瓣胃、牛筋，不包括扁桃体、回肠末端、碎肉及机械分离肉。

2. 生产设施注册登记要求

输华牛肉应来自获得海关总署注册的肉类企业。

3. 产品要求

（1）动物来源要求

①输华牛肉的牛须有完善的记录，可以保证追溯到牛只的出生农场。

②出生、饲养并屠宰于美国，或出生于墨西哥或加拿大，屠宰于美国。

③不是疑似或确诊疯牛病病牛的后代，不是世界动物卫生组织（OIE）定义的确诊疯牛病病例的同群牛。

④屠宰前未使用向颅腔注射压缩空气或气体的击昏方法或脑脊髓刺死法。

⑤屠宰时小于 30 月龄。

（2）输华牛肉要求

①对用于生产输华牛肉的牛实施宰前宰后检查，结果合格；证明所有屠宰牛是健康的，没有任何全身性系统症状或传染病、寄生虫病，且胴体和脏器无病理变化。

②已采用安全和卫生的方式去除扁桃体和回肠末端。

③是卫生、安全的，适合人类食用。

④在中国口岸入境时，不得检出中国法律法规禁止的非天然产生的兽药、促生长剂、饲料添加剂和其他化合物，包括莱克多巴胺。低于或等于本底水平的内源性激素不在禁止之列。

4. 包装、贮存、运输及标识要求

输华牛肉必须用符合国际卫生标准的全新材料包装。

牛肉应有单独的内包装，内包装上应当标明品名、产地国、生产企业注册号、生产批号。外包装上应当以中文标明产品名、规格、产地（具体到州/省/市）、生产企业注册号、生产批号、目的地

（仅限中国）、生产日期（年/月/日）、保质期、储存温度等内容，在外包装上也应可见美国官方检验检疫的标识。

预包装肉类产品还应符合中国关于预包装食品标签的法律法规和标准的要求。

输华牛肉的储存和运输应在合适的温度条件下进行，冷冻牛肉的中心温度不应高于-15℃，冰鲜牛肉的中心温度应在0℃~4℃。

货物装入集装箱后施加美国农业部认可的铅封，铅封号在产品随附的兽医卫生证书中注明。运输过程不得拆开及更换包装。

5. 兽医卫生证书要求

每批美国输华牛肉应随附美国农业部出具的兽医卫生证书，证明其符合中方的检验检疫要求。

（五）蒙古国（MNG）——马肉

根据《关于进口蒙古马肉产品检验检疫要求的公告》（国家质检总局公告2016年第36号），允许符合相关要求的蒙古马肉产品进口。

公告同时发布了检验检疫要求，相关内容摘录如下：

1. 产品范围

蒙古输华马肉产品是指由马肉为馅心、小麦粉为皮，制作而成的速冻包子或饺子。

2. 生产设施注册登记要求

蒙古输华马肉产品生产加工企业必须符经海关总署注册登记。

3. 产品要求

（1）产品原料要求

蒙古输华马肉产品中所使用的马肉原料应来自经海关总署注册的肉类生产企业，并符合《中华人民共和国国家质量监督检验检疫总局和蒙古食品农业部关于中国从蒙古国输入马肉的检验检疫和兽医卫生条件议定书》的有关要求。

（2）环境温度要求

蒙古输华马肉产品从包装、存放到运输的全过程，均应符合食品安全条件。不得受到有毒有害物质污染，产品的中心温度应保持不高于-18℃。

（3）食品安全要求

蒙古国输华马肉产品应符合蒙古和我国相关法律法规和食品安全国家标准要求。

4. 包装要求

蒙古输华马肉产品应使用干净、卫生、不会对产品造成污染的全新材料包装。运输包装上应用蒙文和中文注明产品品名、数量、重量、生产企业名称、地址、注册编号、储存条件和生产日期等信息。

5. 食品卫生证书要求

每批符合要求的蒙古输华马肉产品应随附蒙古国技术监督总局出具的英文食品卫生证书。

（六）斯洛伐克（SVK）——羊肉

根据《关于进口斯洛伐克羊肉检验检疫要求的公告》（海关总署公告2021年第27号），允许符合相关要求的斯洛伐克羊肉进口。

公告同时发布了检验检疫要求，相关内容摘录如下：

1. 产品范围

允许进口的斯洛伐克羊肉指12月龄以下的冷冻和冰鲜（剔骨和带骨）绵羊或山羊骨骼肌［羊经宰杀、放血后除去毛、内脏、头尾及四肢（腕及关节以下）后的躯体部分］。

2. 生产设施注册登记要求

斯洛伐克羊肉生产企业（包括屠宰、分割、加工和储存企业）应符合中国和斯洛伐克有关兽医卫生和公共卫生法规要求，获得中方注册。

3. 产品要求

（1）动物来源要求

①出生、饲养并屠宰于斯洛伐克，具有唯一永久身份标识，可追溯到其出生和生长农场。

②来自符合世界动物卫生组织（OIE）《陆生动物卫生法典》及下列条件的痒病无疫养殖场：

a. 从未发生过痒病病例；

b. 如引进过绵羊或山羊及其精液、体内授精山羊胚胎或体外培养绵羊和山羊胚胎和卵母细胞，应来自符合世界动物卫生组织（OIE）条件的痒病无疫养殖场、痒病无疫国或区域；

c. 养殖场内的羊，没有间接或直接接触过本养殖场以外的，非痒病无疫养殖场或生物安全水平低于本场的羊，也未与之共同放牧；

d. 经过中方正式确认、允许对中国出口羊肉。

③来自宰前12个月内未发生过结核病、副结核病、炭疽、羊型布鲁氏菌病（马尔他布氏杆菌）、绵羊附睾炎（流产布氏杆菌）、狂犬病、Q热、羊沙门氏菌病（流产沙门氏菌）临床病例，宰前24个月未感染旋毛虫病、细粒棘球蚴病的农场。

④来自宰前6个月未因发生中国、斯洛伐克动物卫生法规及世界动物卫生组织（OIE）《陆生动物卫生法典》规定的其它应申报羊病而受到移动限制或检疫监测的场所。

⑤屠宰前至少15天没有接种过炭疽活疫苗和绵羊痘及山羊痘疫苗。

⑥从未饲喂过含有反刍动物肉骨粉和油渣的饲料。

⑦屠宰时小于12月龄。

（2）进口羊肉要求

① 生产输华羊肉的活羊从未使用过中国和斯洛伐克禁止使用的兽药和饲料添加剂。在屠宰前，未使用注射压缩空气或气体进入颅腔击晕或脑脊髓刺入法处死。

② 按照中国和斯洛伐克的有关法律法规，对用于生产输华羊肉的屠宰活羊实施宰前宰后检验，证明所有屠宰活羊是健康的，没有任何传染病、寄生虫病的临床症状，胴体和脏器无病理变化，且胴体上的主要淋巴、腺体组织已去除。头（包括大脑、神经节和眼）、脊柱（包括神经节和脊髓）、扁桃体、胸腺、脾、小肠、肾上腺、胰腺和肝脏等物质，按照欧盟和斯洛伐克的法规以避免污染的安全、卫生的方式去除。

③执行斯洛伐克国家残留监控计划，证明产品中兽药、农药、重金属、持久性有机污染物（POPs）及其他有毒有害物质的残留不超过中国和斯洛伐克要求的最高残留限量（MRLs）。

④未受病原微生物污染，符合中国和斯洛伐克法律法规及国际标准的要求。

⑤符合卫生和安全标准，适合人类食用。

4. 包装、贮存、运输及标识要求

斯洛伐克输华羊肉必须用符合中国食品安全国家标准和国际卫生标准的全新材料包装。

羊肉应有单独的内包装，内包装上应当标明品名（产品描述）、产地国、生产企业注册号、生产批号。外包装上应当以中文标明产地国、产品名、产品的规格、产地（具体到州/省/市）、生产企业注册号、生产批号、目的地（目的地应当标明为中华人民共和国）、生产日期（年/月/日）、保质期、储存温度等内容，并加施经中方备案认可的斯洛伐克官方检验检疫标识。

输华冰鲜真空或非真空包装羊肉（不论有无气调包装）应符合中国食品安全国家标准和斯洛伐克包装卫生标准，出口商应确认保质期并在包装上明确标识。

预包装羊肉还应符合中国关于预包装食品标签的法律法规和标准的要求。

输华羊肉从包装、存放到运输的全过程，均应符合中国和斯洛伐克的相关卫生要求，防止受有害物质的污染。

存放羊肉的冷库中，应设有存放输华羊肉的专门区域并明显标识。

储存和运输应在合适的温度条件下进行，冷冻羊肉的中心温度不应高于零下15℃，冰鲜羊肉的中心温度介于0℃至4℃之间。

货物装入集装箱后，应在斯洛伐克主管部门的监督下加施铅封，铅封号须在兽医卫生证书中注明。运输过程中不得拆开及更换包装。

5. 兽医卫生证书要求

每一集装箱输华羊肉应至少随附一份主管部门出具的官方正本兽医卫生证书，证明其符合中国和斯洛伐克的检验检疫要求。

（七）斯洛文尼亚（SVN）——禽肉

根据《关于进口斯洛文尼亚禽肉检验检疫要求的公告》（海关总署公告2021年第55号），允许符合相关要求的斯洛文尼亚禽肉进口。

公告同时发布了检验检疫要求，相关内容摘录如下：

1. 产品范围

允许进口的斯洛文尼亚禽肉指可食用的冷冻（带骨或去骨）鸡肉（活禽经宰杀、放血后除去毛、内脏、头、翅及脚后的躯体可食部分）及其可食用副产品。

可食用禽副产品包括：冻鸡爪、冻鸡翼（包括或不包括翼尖）、冻鸡冠、冻鸡软骨、冻鸡皮、冻鸡脖、冻鸡肝、冻鸡心。

2. 生产设施注册登记要求

斯洛文尼亚输华禽肉生产企业（包括屠宰、分割、加工和储存企业）应符合中国、斯洛文尼亚和欧盟有关兽医卫生和公共卫生法规的要求，应当经中华人民共和国海关总署注册。

3. 产品要求

（1）动物来源要求

①孵化、饲养、屠宰于斯洛文尼亚，未曾与其他圈养动物混养，可追溯到其来源农场。

②来自宰前12个月内未发生过禽衣原体病、鸡传染性支气管炎、鸡白痢和禽伤寒、传染性法氏囊病和低致病性禽流感临床病例的农场。

③来自宰前6个月内未发生过中国、斯洛文尼亚和世界动物卫生组织（OIE）规定的上述条款未提及的其它应申报禽类疫病而受到检疫监测或移动限制的农场。

（2）进口禽肉要求

①出口禽肉在中华人民共和国海关总署注册的企业屠宰、分割、加工和储存，上述企业已建立追溯系统，保证出口禽肉可追溯到其来源农场。

②生产出口禽肉的活禽从未使用过中国和斯洛文尼亚禁止使用的兽药和饲料添加剂。

③按照中国、斯洛文尼亚和欧盟的有关法律法规对用于生产出口禽肉的活禽实施宰前宰后检查，证明所有屠宰活禽是健康的，没有任何传染病的临床症状，胴体和脏器无病理变化。

④执行斯洛文尼亚国家残留监控计划，证明产品中兽药、农药、重金属、持久性有机污染物（POPs）及其它有毒、有害物质等的残留量不超过中国、斯洛文尼亚和欧盟规定的“最高残留限量”（MRLs）。

⑤未受病原微生物污染，符合中国、斯洛文尼亚和欧盟法律法规的要求和国际标准。

⑥符合卫生和安全标准，适合人类食用。

4. 包装、贮存、运输及标识要求

斯洛文尼亚输华禽肉必须用符合中国食品安全国家标准和国际卫生标准的全新材料包装。

应有单独的内包装，内包装上应当标明品名（产品描述）、产地国、生产企业注册号、生产批号。外包装上应当以中文标明产地国、产品名、产品的规格、产地（具体到州/省/市）、生产企业注册号、生产批号、目的地（目的地应当标明为中华人民共和国）、生产日期（年/月/日）、保质期、储存温度等内容，加施经中华人民共和国海关总署备案认可的斯洛文尼亚官方检验检疫标识。

预包装禽肉还应符合中国关于预包装食品标签的法律法规和标准的要求。

输华禽肉从包装、存放到运输的全过程，均应符合中国、斯洛文尼亚和欧盟的相关卫生要求，防止受有害物质的污染。

存放禽肉的冷库中，应设有存放输华禽肉的专门区域并明显标识。

贮存和运输应在相应的温度条件下进行，产品中心温度不应高于零下15℃。

货物装入集装箱后，应在斯洛文尼亚主管部门的监督下加施铅封，铅封号须在兽医卫生证书中注明。运输过程中不得拆开及更换包装。

5. 兽医卫生证书要求

每一集装箱输华禽肉应至少随附一份主管部门出具的官方正本兽医卫生证书，证明其符合中国、斯洛文尼亚和欧盟的检验检疫要求。

6. 可食用禽副产品加工卫生要求

输华可食用禽副产品还应符合相关加工卫生要求。

（1）一般要求

①输华可食用禽副产品应来自已建立追溯系统的农场、屠宰场和加工厂，保证可以追溯到农场。

②只有取得中华人民共和国海关总署注册的禽肉出口的企业方可向中国出口可食用禽副产品，而且其禽副产品专用加工车间也必须取得中华人民共和国海关总署许可。

③输华可食用禽副产品应来源于接受斯洛文尼亚国家残留监控计划监控的动物，不含危害人类健康的兽药、化学残留及其它有毒有害物质。

④所有输华可食用禽副产品均应按照供人类食用肉类产品的方式和安全卫生要求进行加工、处理，建立相关可食用禽副产品的质量安全卫生控制体系（如HACCP体系）并有效运行。

（2）加工过程要求

①输华可食用禽副产品应有独立的加工处理间，与非食用副产品的处理相对隔离。加工车间及其加工卫生条件应当符合中国、斯洛文尼亚和欧盟有关可食用肉类产品的卫生标准。可食用禽副产品加工车间的面积应与屠宰加工能力相适宜，设备设施应符合卫生要求，工艺布局应做到脏、净分开，流程合理，避免交叉污染。如实施预冷，应有专用的预冷设施、包装间。

②生产加工企业应根据可食用禽副产品加工流程配备相应经过培训的人员，肉类和可食用禽副产品加工区域的人员，以及洁净度不同的各加工区域的人员，在未经过消毒及更换工作服等清洁程序前，不得相互串岗。

③可食用禽副产品加工分割间的温度应控制在12℃以下（不包括爪的烫洗车间）；冻结间温度应控制在零下28℃以下；冷藏储存库温度应控制在零下18℃以下。可食用禽副产品冻结时间要求应与中国、斯洛文尼亚、欧盟及议定书中同品种可食用禽肉产品的规定保持一致。设施清洗用热水温度不应低于40℃，设备消毒用热水温度不应低于82℃。如实施预冷，预冷后可食用禽副产品中心温度应保持不高于3℃。运输过程中可食用禽副产品中心温度应不高于零下15℃。

④修整后的禽副产品在冷冻和包装前需经过充分的清洗、修整，并确认其表面清洁，无脓液、渗出物、病变组织、体液、胃肠内容物或其他异物（塑料、金属、残留饲料等）。完成清洗、修整后的禽副产品不得与非食用产品在同一区域内加工。用于向中国出口的可食用禽副产品必须按产品种类单独包装，有专门区域存放并明显标识。

⑤生产加工企业应对不同工艺的输华可食用禽副产品制定并实施微生物监测计划，监测项目包括菌落总数、大肠杆菌和沙门氏菌，采集记录并定期分析微生物监控数据，建立数据库。如样本监测结果超标，应查找原因并采取适当的纠正或整改措施。应记录问题产生的原因以及纠正或整改措

施，相关记录保存期限不得少于2年。

（八）意大利（ITA）——牛肉

根据《关于进口意大利牛肉检验检疫要求的公告》（海关总署公告2021年第85号），允许符合相关要求的意大利牛肉进口。

公告同时发布了检验检疫要求，相关内容摘录如下：

1. 产品范围

30月龄以下牛的冷冻和冰鲜剔骨骨骼肌肉，即：牛经宰杀、放血后除去皮（毛）、内脏、头、尾及四肢（腕及关节以下）后的骨骼肌肉。绞肉、肉糜、碎肉、下角料、机械分割肉及其它副产品不允许输华。

2. 生产设施注册登记要求

向中国出口牛肉的生产企业（包括屠宰、分割、加工和储存企业）应符合中国和意大利的兽医和公共卫生法律法规要求，应当经海关总署注册。获得注册的意大利牛肉生产企业名单在海关总署官方网站公布。

3. 产品要求

（1）动物来源要求

①出生、饲养并屠宰于意大利，具有唯一身份标识，可追溯到其出生和生长农场。

②来自于无任何疯牛病风险的农场，且不是疯牛病可疑或确诊病例及其后代，也不是来自于已知的疯牛病病例出生前后12个月内、在同一个农场出生的同群牛和饲料同群牛。

③来自在规定时间内没有双方关注动物疫病的临床病例、也未因发生特定动物疫病而受到检疫监测或移动限制的农场。

④未饲喂过含有反刍动物肉骨粉和油渣的饲料，未使用过中国和意大利禁止使用的兽药和饲料添加剂。

⑤屠宰前至少14天内没有接种过炭疽活疫苗。

⑥屠宰时小于30月龄。

（2）屠宰加工要求

①屠宰活牛按照中国和意大利相关法律法规规定实施宰前宰后检验，结果合格。

②屠宰活牛是健康的，没有任何传染病的临床症状，胴体和脏器无病理变化，且胴体上的主要淋巴结和腺体已摘除。

③屠宰前或屠宰过程中未使用向脑腔内注射压缩空气或气体的击昏方式，或脊髓刺死法。

④扁桃体、回肠末端等高风险物质按照欧盟和意大利法规以避免污染的安全卫生的方式去除。

（3）安全卫生要求

①产品中兽药、农药、重金属、环境污染物及其它有毒、有害物质等不超过中国、欧盟和意大利规定的最高残留限量，不得检出双方禁止使用的兽药和饲料添加剂。

②产品没有被致病微生物污染，符合中国、欧盟和意大利法律规定的要求。

③产品是卫生、安全的，适合人类食用。

4. 包装、贮存、运输及标识要求

牛肉必须使用符合中国食品安全国家标准和国际卫生标准的全新材料包装。

牛肉应有单独的内包装，内包装上应当标明品名、产地国、生产企业注册号、生产批号。外包装上应当以中文标明产品名、产地国、产品的规格、产地（具体到省/市）、生产企业注册号、生产批号、目的地（目的地应当标明为中华人民共和国）、生产日期（年/月/日）、保质期、储存温度等内容。外包装上应加施意大利官方的肉类检验标识。

预包装肉类产品还应符合中国关于预包装食品标签的法律法规和标准的要求。

冰鲜真空或非真空包装牛肉（不论有无气调包装），应符合中国和意大利包装卫生标准，出口商应确认保质期并在包装上明确标识。冰鲜真空包装牛肉保质期不超过120天，冰鲜非真空包装牛肉保质期不超过14天。

在存放牛肉的冷冻产品库或冰鲜产品库中，应设有存放输华牛肉的专用区域并明显标识。储存和运输应在相应的温度条件下进行，冷冻牛肉的中心温度应不高于零下15℃，冰鲜牛肉的中心温度介于0℃至4℃之间。

货物装入集装箱后施加意大利主管部门认可的铅封，铅封号须在兽医卫生证书中注明。运输过程不得拆开及更换包装。

5. 兽医卫生证书要求

每一批/集装箱进口意大利牛肉应至少随附1份意大利主管部门出具的官方兽医卫生证书，证明该批产品符合中国和意大利兽医和公共卫生法律法规以及双边议定书的有关规定。

（九）智利（CHL）——牛肉

根据《关于进口智利牛肉检验检疫要求的公告》（海关总署公告2022年第18号），允许符合相关要求的智利牛肉及牛副产品进口。

公告同时发布了检验检疫要求，相关内容摘录如下：

1. 产品范围

允许进口的智利牛肉指冷冻和冰鲜剔骨和带骨骨骼肌［牛经宰杀、放血后除去皮毛、内脏、头尾及四肢（腕及关节以下）后的躯体部分］及牛副产品（牛心、牛肝、牛肾、牛头肉、牛软骨、牛心管、牛食管、牛气管、牛舌、牛唇、牛脸颊肉、牛蹄筋、牛横膈膜、牛尾）。

碎肉、肉糜、绞肉、下角料、机械分离肉及不可食用牛副产品不允许输华。

2. 生产设施注册登记要求

向中华人民共和国出口牛肉的生产企业（包括屠宰、分割、加工和贮存企业）应位于智利境内，在智方的监督之下，符合中国和智利有关兽医卫生和公共卫生法规的要求。

根据《中华人民共和国食品安全法》和《中华人民共和国进出境动植物检疫法实施条例》，向中国出口牛肉的生产企业应当经中国注册。未经注册的牛肉生产企业不得向中国出口。

3. 产品要求

（1）动物疫病管理要求

智方确认其境内没有牛传染性胸膜肺炎、牛结节性皮肤病和牛瘟，且智利是世界动物卫生组织（OIE）认可的非免疫无口蹄疫、小反刍兽疫无疫和牛海绵状脑病风险可忽略国家。

（2）输华牛肉的活牛须符合的条件

①出生、饲养并屠宰于智利，具有唯一身份标识，可追溯到其来源农场。

②来自于宰前12个月内未发生过布鲁氏菌病、Q热、结核病、副结核病、炭疽、牛病毒性腹泻/粘膜病、牛生殖道弯曲杆菌病、牛传染性鼻气管炎和牛白血病，过去24个月内未发生旋毛虫病临床病例的农场。

③来自于宰前6个月内未因发生中国、智利动物卫生法规及OIE列出的疫病及传染病，存在可疑畜群感染或确认感染而受到检疫限制或监测的场所。

④屠宰前至少14天没有接种过炭疽活疫苗。

⑤从未饲喂过含有反刍动物来源的肉骨粉和油渣。

⑥从未使用过中国和（或）智利禁止或未批准使用的兽药和/或饲料添加剂。

⑦在运往屠宰场过程中和在屠宰场里，没有接触过不符合本检验检疫要求规定的牛以及来自未在华注册企业的牛和其它种类动物。

（3）加工过程要求

①用于生产输华牛肉的牛：

a. 在中方注册的企业屠宰、分割、加工和贮存；

b. 来源于符合本检验检疫要求规定的农场，依照中国和智利的有关法律法规对其实施宰前宰后检查，结果合格；

c. 所有屠宰牛是健康的，没有任何传染病、寄生虫病的临床症状，胴体和脏器无病理变化，且胴体上的主要淋巴、腺体组织已去除。脑、头骨、眼睛、脊髓、扁桃体和回肠末端，在生产加工过程中有效去除，未污染输华牛肉。

d. 胴体在屠宰后和分割前，在2℃以上温度条件下至少预冷和熟化24小时，并保证相应时间内肉的中心温度为2℃至4℃之间，胴体背最长肌中央的pH值在6.0以下。

e. 生产输华牛肉时，未对屠宰牛使用向脑腔内注射压缩空气或气体的击昏方法，或脊髓刺死法。

②执行智利国家残留监控计划，证明产品中兽药、农药、重金属、持久性有机污染物（POPs）及其他有毒有害物质的残留/限值不超过中国、智利法律法规和/或国际标准规定的“最高残留限量”（MRLs）。

③产品没有被致病微生物污染，没有受到核辐射污染，符合中国、智利法律规定的要求。

④产品不得与其它种类的动物产品、不符合本检验检疫要求规定的产品、非本企业的产品、不向中国出口的产品一起加工。

⑤产品是卫生、安全的，适合人类食用。

⑥在重大公共卫生疫病如新冠肺炎流行期间，企业按照有关国际标准如联合国粮农组织和世界卫生组织制定发布的《新冠肺炎与食品安全：对食品企业指南》开展疫情防控，定期对员工开展相关疫病检测，制定必要的肉类安全防控措施，确保肉类在原料接收、加工、包装、贮存、运输等全过程防控措施有效，未被交叉污染。

（4）存放要求

贮存牛肉的冷库应设有贮存输华牛肉的专用区域并明显标识。

4. 包装、贮存、运输及标识要求

产品必须用符合中国、智利和国际卫生标准的全新材料包装，且应有单独的内包装，内包装上应当有牢固、清晰、易辨的中英文或者中文和西班牙文标识，标明品名、产地国、生产企业注册编号、生产批号；外包装上应当以中文标明产品名、产品的规格、产地（具体到州/省/市）、生产企业注册编号、生产批号、目的地（目的地应当标明为中华人民共和国）、生产日期（年/月/日）、保质期限、贮存温度等内容，加施智利官方检验检疫标识。预包装肉类产品还应符合中国关于预包装食品标签的法律法规和标准的要求。

产品从包装、贮存到运输的全过程，均应符合中国和智利的相关卫生要求，防止受到致病微生物或有毒有害物质的污染。运输工具应清洁无污染，运输产品时应避免日晒、雨淋，不得与有毒有害、有异味或影响产品质量的物品混装运输。产品贮存和运输应在相应的温度条件下进行，冷冻牛肉的中心温度不应高于零下15℃，冰鲜牛肉中心温度介于零至4℃。产品装入集装箱后，在智利官方监督下施加封识，封识号须在兽医卫生证书中注明。运输过程不得拆开及更换包装。

输华冰鲜真空或非真空包装牛肉（不论是否气调包装）应符合中国食品安全国家标准和智利包装卫生标准，出口商应确认保质期并在包装上明确标识。输华冰鲜真空包装牛肉保质期不超过120天。输华冰鲜非真空包装牛肉保质期不超过14天。

5. 兽医卫生证书要求

向中国出口的每一集装箱牛肉应至少随附1份正本兽医卫生证书，证明该批产品符合中国和智利兽医和公共卫生法律法规及有关规定。证书用中文，西班牙文和英文（必填）写成，证书的格式、内容须事先获得双方认可。

智方应提供官方肉类检疫印章印模、兽医卫生证书样本、授权签证兽医名单及对应的签名式样、防伪标识说明、证书电子信息发送邮箱地址（如适用）等资料给中方备案。如有更改、变换，应至少提前1个月向中方通报。

智方应于证书签发后48小时内，通过中方指定途径将已签发兽医卫生证书电子信息发送至中国海关，以便中方进行口岸检查。智方应确保电子信息安全无误。

6. 可食用牛副产品加工卫生要求

获准输华的可食用牛副产品应符合以下加工卫生要求：

（1）一般要求

①根据中国和智利的法律法规，本加工卫生要求所指的牛副产品均属于人类可食用肉类产品的范围。

②智利已针对输华产品建立了包括相关可食用牛副产品的食品安全卫生管理体系。

③输华可食用牛副产品应来自已建立追溯系统的农场、屠宰场和加工厂，保证输华可食用牛副产品可以追溯到来源地。

④只有取得注册的牛肉生产企业方可向中国出口可食用牛副产品，其牛副产品专用加工车间也须获得中方认可。

⑤输华可食用牛副产品已经纳入智利国家残留物质、污染物质和微生物等有毒有害物质监控计划，并定期向中方提供其年度监控计划和监控结果报告。

⑥所有输华可食用牛副产品均应按照供人类食用肉类产品的方式和安全卫生要求进行加工、处理，建立相关可食用牛副产品的质量安全卫生控制体系（如HACCP体系）确保并符合要求。

（2）可食用牛副产品加工过程要求

①加工场所及设施设备要求。输华可食用牛副产品应有独立的加工车间或区域，与牛肉的去骨和分割相对隔离。加工车间或区域及其加工卫生条件应当符合智利有关可食用肉类产品的卫生标准。加工车间的面积应与屠宰加工能力相适宜，设备设施应符合卫生要求，工艺布局应做到脏、净分开，流程合理，避免交叉污染。各类输华可食用牛副产品应设有专用的预冷设施、包装间。牛蹄、尾加工处理间应设浸烫池、脱毛机和清洗机等设备。

②人员卫生要求。生产加工企业应根据可食用牛副产品加工流程配备相应人员，肉类和可食用牛副产品加工区域的人员，以及洁净度不同的各加工区域的人员不得相互串岗。

③温度要求。可食用牛副产品预冷设施温度控制在0℃至4℃之间。加工分割间、包装间的温度应控制在12℃以下（不包括蹄、尾的烫洗车间）；冻结间温度应控制在零下28℃以下；冷藏贮存库温度应控制在零下18℃以下。可食用牛副产品冻结时间和终产品中心温度要求应与同品种牛肉产品保持一致。可食用内脏预冷后，其中心温度应当保持3℃以下。设施清洗用热水温度不应低于40℃，设备消毒用热水温度不应低于82℃。运输工具应符合卫生要求，并根据产品特点配置制冷、保温设施。

④加工后对产品的要求。可食用牛副产品在冷冻和包装前需经过充分的清洗、修整，并确认其表面清洁，无病变组织、分泌物、伤斑、脓包、淋巴结，无粪污、胆污、其他异物（塑料、金属、残留饲料等）。完成清洗、修整后的可食用牛副产品不得与非食用产品在同一区域内加工。向中国出口的可食用牛副产品必须按产品种类单独包装，有专门区域存放并明显标识。

⑤生产过程卫生控制。生产加工企业应制定可食用牛副产品微生物监测计划，保存记录并定期分析微生物监控数据。可食用牛副产品生产过程的卫生控制应符合相关微生物指标要求。

（十）智利（CHL）——羊肉

根据《关于进口智利羊肉检验检疫要求的公告》（海关总署公告2022年第17号），允许符合相关要求的智利羊肉及羊副产品进口。

公告同时发布了检验检疫要求，相关内容摘录如下：

1. 产品范围

允许进口的智利羊肉指冷冻和冰鲜剔骨和带骨绵羊肉和山羊肉［羊经宰杀、放血后除去皮毛、内脏、头尾及四肢（腕及关节以下）后的躯体部分］及羊副产品（包括羊心、羊肝、羊肾、羊头肉、羊软骨、羊心管、羊食管、羊气管、羊舌、羊唇、羊脸颊肉、羊蹄筋、羊横膈膜、羊尾）。

碎肉、肉糜、绞肉、下角料、机械分离肉及不可食用羊副产品不允许输华。

2. 生产设施注册登记要求

向中华人民共和国出口羊肉的生产企业（包括屠宰、分割、加工和贮存企业）应位于智利境内，在智方的监督之下，符合中国和智利有关兽医卫生和公共卫生法规的要求。

根据《中华人民共和国食品安全法》和《中华人民共和国进出境动植物检疫法实施条例》，向中国出口羊肉的生产企业应当经中国注册。未经注册的羊肉生产企业不得向中国出口。

3. 产品要求

（1）动物疫病管理要求

智方确认其境内没有羊痒病、绵羊痘和山羊痘，且智利是世界动物卫生组织（OIE）认可的非免疫无口蹄疫、小反刍兽疫无疫和牛海绵状脑病风险可忽略国家。

（2）输华羊肉的活羊须符合的条件

①出生、饲养并屠宰于智利，具有唯一身份标识，可追溯到其来源农场。

②来自于宰前12个月内未发生过结核病、炭疽、羊布鲁氏菌病、副结核、绵羊附睾炎、山羊关节炎/脑炎、绵羊地方性流产、梅迪-维斯纳病、Q热，宰前6个月内未发生细粒棘球蚴病临床病例的农场。

③来自于宰前6个月未因发生中国、智利动物卫生法规及OIE列出的疫病及传染病，存在可疑畜群感染或确认感染而受到检疫限制或监测的场所。

④屠宰前至少14天没有接种过炭疽活疫苗。

⑤从未饲喂过含有反刍动物来源的肉骨粉和油渣。

⑥从未使用过中国和（或）智利禁止或未批准使用的兽药和/或饲料添加剂。

⑦在运往屠宰场过程中和在屠宰场里，没有接触过不符合本检验检疫要求规定的羊以及来自未在华注册企业的羊和其它种类动物。

（3）加工过程要求

①用于生产输华羊肉的羊：

a. 在中方注册的企业屠宰、分割、加工和贮存；

b. 来源于符合本检验检疫要求规定的农场，依照中国和智利的有关法律法规对其实施宰前宰后检查，结果合格；

c. 所有屠宰羊是健康的，没有任何传染病、寄生虫病的临床症状，胴体和脏器无病理变化，且胴体上的主要淋巴、腺体组织已去除。

②执行智利国家残留监控计划，证明产品中兽药、农药、重金属、持久性有机污染物（POPs）及其他有毒有害物质的残留/限值不超过中国、智利法律法规和/或国际标准规定的“最高残留限量”（MRLs）。

③产品没有被致病微生物污染，没有受到核辐射污染，符合中国、智利法律规定的要求。

④产品不得与其它种类的动物产品、不符合本检验检疫要求规定的产品、非本企业的产品、不向中国出口的产品一起加工。

⑤产品是卫生、安全的，适合人类食用。

⑥在重大公共卫生疫病如新冠肺炎流行期间，企业按照有关国际标准如联合国粮农组织和世界卫生组织制定发布的《新冠肺炎与食品安全：对食品企业指南》开展疫情防控，定期对员工开展相关疫病检测，制定必要的肉类安全防控措施，确保肉类在原料接收、加工、包装、贮存、运输等全过程防控措施有效，未被交叉污染。

（4）存放要求

贮存羊肉的冷库应设有贮存输华羊肉的专用区域并明显标识。

4. 包装、贮存、运输及标识要求

产品必须用符合中国、智利和国际卫生标准的全新材料包装，且应有单独的内包装，内包装上应当有牢固、清晰、易辨的中英文或者中文和西班牙文标识，标明品名、产地国、生产企业注册编号、生产批号；外包装上应当以中文标明产品名、产品的规格、产地（具体到州/省/市）、生产企业注册编号、生产批号、目的地（目的地应当标明为中华人民共和国）、生产日期（年/月/日）、保质期限、贮存温度等内容，加施智利官方检验检疫标识。预包装肉类产品还应符合中国关于预包装食品标签的法律法规和标准的要求。

产品从包装、贮存到运输的全过程，均应符合中国和智利的相关卫生要求，防止受到致病微生物或有毒有害物质的污染。运输工具应清洁无污染，运输产品时应避免日晒、雨淋，不得与有毒有害、有异味或影响产品质量的物品混装运输。产品贮存和运输应在相应的温度条件下进行，冷冻羊肉的中心温度不应高于零下 15℃，冰鲜羊肉中心温度介于零至 4℃。产品装入集装箱后，在智利官方监督下施加封识，封识号须在兽医卫生证书中注明。运输过程不得拆开及更换包装。

输华冰鲜真空或非真空包装羊肉（不论是否气调包装）应符合中国食品安全国家标准和智利包装卫生标准，出口商应确认保质期并在包装上明确标识。输华冰鲜真空包装羊肉保质期不超过 120 天。输华冰鲜非真空包装羊肉保质期不超过 14 天。

5. 兽医卫生证书要求

向中国出口的每一集装箱羊肉应至少随附 1 份正本兽医卫生证书，证明该批产品符合中国和智利兽医和公共卫生法律法规及有关规定。证书用中文，西班牙文和英文（必填）写成，证书的格式、内容须事先获得双方认可。

智方应提供官方肉类检疫印章印模、兽医卫生证书样本、授权签证兽医名单及对应的签名式样、防伪标识说明、证书电子信息发送邮箱地址（如适用）等资料给中方备案。如有更改、变换，应至少提前 1 个月向中方通报。

智方应于证书签发后 48 小时内，通过中方指定途径将已签发兽医卫生证书电子信息发送至中国海关，以便中方进行口岸检查。智方应确保电子信息安全无误。

6. 可食用羊副产品加工卫生要求

获准输华的可食用羊副产品应符合以下加工卫生要求：

（1）一般要求

①根据中国和智利的法律法规，本加工卫生要求所指的羊副产品均属于人类可食用肉类产品的范围。

②智利已针对输华产品建立了包括相关可食用羊副产品的食品安全卫生管理体系。

③输华可食用羊副产品应来自已建立追溯系统的农场、屠宰场和加工厂，保证输华可食用羊副产品可以追溯到来源地。

④只有取得注册的羊肉生产企业方可向中国出口可食用羊副产品，其羊副产品专用加工车间也须获得中方认可。

⑤输华可食用羊副产品已经纳入智利国家残留物质、污染物质和微生物等有毒有害物质监控计划，并定期向中方提供其年度监控计划和监控结果报告。

⑥所有输华可食用羊副产品均应按照供人类食用肉类产品的方式和安全卫生要求进行加工、处理，建立相关可食用羊副产品的质量安全卫生控制体系（如HACCP体系）确保并符合要求。

（2）可食用羊副产品加工过程要求

①加工场所及设施设备要求。输华可食用羊副产品应有独立的加工车间，与羊肉的去骨和分割相对隔离。加工车间或区域及其加工卫生条件应当符合智利有关可食用肉类产品的卫生标准。加工车间的面积应与屠宰加工能力相适宜，设备设施应符合卫生要求，工艺布局应做到脏、净分开，流程合理，避免交叉污染。各类输华可食用羊副产品应设有专用的预冷设施、包装间。羊蹄、尾加工处理间应设浸烫池、脱毛机和清洗机等设备。

②人员卫生要求。生产加工企业应根据可食用羊副产品加工流程配备相应人员，肉类和可食用羊副产品加工区域的人员，以及洁净度不同的各加工区域的人员不得相互串岗。

③温度要求。可食用羊副产品预冷设施温度控制在0℃至4℃之间。加工分割间、包装间的温度应控制在12℃以下（不包括蹄、尾的烫洗车间）；冻结间温度应控制在零下28℃以下；冷藏贮存库温度应控制在零下18℃以下。可食用羊副产品冻结时间和终产品中心温度要求应与同品种羊肉产品保持一致。可食用内脏预冷后，其中心温度应当保持3℃以下。设施清洗用热水温度不应低于40℃，设备消毒用热水温度不应低于82℃。运输工具应符合卫生要求，并根据产品特点配置制冷、保温设施。

④加工后对产品的要求。可食用羊副产品在冷冻和包装前需经过充分的清洗、修整，并确认其表面清洁，无病变组织、分泌物、伤斑、脓包、淋巴结，无粪污、胆污、其他异物（塑料、金属、残留饲料等）。完成清洗、修整后的羊副产品不得与非食用产品在同一区域内加工。向中国出口的可食用羊副产品必须按产品种类单独包装，有专门区域贮存并明显标识。

⑤生产过程卫生控制。生产加工企业应制定可食用羊副产品微生物监测计划，保存记录并定期分析微生物监测数据。可食用羊副产品生产过程的卫生控制应符合相关微生物要求。

二、进口水产品

（一）巴布亚新几内亚（PNG）——野生水产品

根据《关于进口巴布亚新几内亚野生水产品检验检疫要求的公告》（海关总署公告2022年第87号），自2022年9月19日起执行议定的检验检疫要求。

公告同时发布了检验检疫要求，相关内容摘录如下：

1. 产品范围

野生水产品，是指供人类食用的野生水生动物产品及其制品、藻类等海洋植物产品及其制品，不包括《濒危野生动植物种国际贸易公约》（CITES）附录或中国国家重点保护野生动物名录所列物种、活水生动物及水生动植物繁殖材料。

2. 生产设施注册登记要求

向中国出口野生水产品的生产企业（包括加工企业、捕捞船、运输船、加工船和独立冷库），应在巴布亚新几内亚独立国渔业和海洋资源部（以下简称“巴新方”）批准并在其有效监督之下，其卫生条件应当符合中华人民共和国海关总署（以下简称“中方”）和巴新方有关兽医卫生和公共卫生法规的要求。

向中国出口野生水产品的生产企业应当由巴新方向中方推荐注册。未经注册，不得向中国出口。

3. 产品要求

巴新方应确保输华野生水产品符合以下条件：

（1）在本国或国际水域合法捕捞。

（2）原料及产品均未在以下所列问题的涉及区域：

①巴新方境内发生世界动物卫生组织规定的必须通报的水生动物疫病，使输华野生水产品受到或可能受到感染。

②巴新方境内发生重大食品安全事件，已经影响或可能影响输华野生水产品。

③出口生产企业发生任何重大公共卫生事件，如员工感染新冠肺炎等重大传染病，已经污染或可能污染输华野生水产品及其包装、运输工具。

④巴新方已输华或拟输华野生水产品严重违反中国法律法规和本议定书规定。

（3）未直接或间接使用中方禁用的药物或添加剂，按规定使用中方限用或允许使用的药物或添加剂；经主管当局检验，未发现中国法律法规中列明的致病微生物、有毒有害物质和异物。

（4）所有输华野生水产品经主管当局检疫检验，是卫生的，未发现任何传染病和寄生虫病的病理指征，未发现中国和世界动物卫生组织所列的水生动物疫病。

（5）从捕捞、加工、包装、存储、运输到出口等全过程，均符合中方和巴新方的相关卫生要求和可追溯要求，同时应保证冷链控制运行正常。

（6）在新冠肺炎疫情流行期间，企业应按照联合国粮农组织和世界卫生组织制定发布的有关新冠肺炎与食品安全指南开展疫情防控，对企业员工定期开展相关疫病检测，建立必要的野生水产品安全防控措施，确保从原料、加工、包装、储存、运输等全过程各项防控措施执行有效，以防止被污染。

4. 包装和标识要求

输华野生水产品应用符合国际卫生标准的全新材料包装，应有单独的内包装，内外包装应满足防止外界因素污染的要求。

内外包装上应加贴中文标签，内容包括：商品名和学名、规格、生产日期、批号、保存条件、生产方式（野生）、原产国、生产地区（具体到州/省/市）、生产企业名称及注册号、目的地（标注为中华人民共和国）。

以预包装形式输华的野生水产品，预包装的中文标签应符合中国进口预包装食品标签要求。

5. 检疫审批要求

海关总署公告2022年第87号未提及。

6. 兽医卫生证书要求

向中国出口的每一集装箱野生水产品应至少随附一份正本兽医（卫生）证书，证明该批产品符合中国和巴布亚新几内亚兽医和公共卫生法律法规及《议定书》的有关规定。巴新方应在兽医（卫生）证书中完整填写从捕捞、加工、包装、存储、运输、中转和出口等全过程中涉及生产企业信息，包括加工厂、捕捞船、运输船、加工船和独立冷库的名称和注册编号等，不得遗漏上述任何环节涉及的生产企业信息。

证书用中文和英文打印（填写证书内容时英文必填）。证书的格式、内容须事先获得双方认可。巴新方应及时将卫生证书样本、官方出证机构及其印章、官方签字兽医官名单及其签字等资料提供中方备案。如证书样本的内容和格式有变更，巴新方应至少在生效前一个月向中方备案。

7. 存储和运输要求

海关总署公告2022年第87号未提及。

8. 进境检验检疫

中国海关对输华野生水产品实施进口检验检疫。

对于不合格产品，将依照中国法律法规实施退回、销毁或其他处理。对发生严重问题或多次发生不合格问题的生产企业，中方可采取加强检验检疫或禁止进口等措施。

（二）厄瓜多尔（ECU）——冷冻南美白虾

根据《关于进口厄瓜多尔冷冻南美白虾检验检疫要求的公告》（海关总署公告2020年第93号），

自 2020 年 8 月 14 日起执行议定的检验检疫要求。

公告同时发布了检验检疫要求，相关内容摘录如下：

1. 产品范围

冷冻南美白虾是指人工养殖、供人类食用的冷冻南美白虾（学名：*Penaeus vannamei*）及其制品，不包括活的南美白虾。

2. 生产设施注册登记要求

厄瓜多尔输华冷冻南美白虾生产企业应经厄官方批准，并获得中方注册。未经注册，不得向中国出口，相关企业名单可在海关总署网站查询。

3. 产品要求

在新冠肺炎疫情流行期间，企业应当按照联合国粮农组织和世界卫生组织制定发布的《新冠肺炎与食品安全：对食品企业指南》，开展疫情防控，对企业员工定期开展相关疫病检测，建立必要的冷冻南美白虾安全防控措施，确保从原料、加工、包装、储存、运输等全过程各项防控措施执行有效，以防止被污染。

4. 包装和标识要求

输华冷冻南美白虾应当采用符合国际卫生标准的全新材料包装。

包装上应加贴中文标签，内容包括：商品名和学名、规格、生产日期、批号、保存条件、生产方式（人工养殖）、生产地区、生产企业名称及编号、目的地（标注为中华人民共和国）。

以预包装形式输华的冷冻南美白虾，预包装的中文标签应符合中国进口预包装食品标签要求。

5. 检疫审批要求

进口厄瓜多尔冷冻南美白虾，应事先办理检疫审批，获得《进境动植物检疫许可证》。

6. 兽医卫生证书要求

每一批厄瓜多尔输华冷冻南美白虾应至少随附一份厄官方签发的正本兽医（卫生）证书，并在证书中声明：

（1）该产品来自主管当局注册的企业。

（2）该产品是在卫生条件下生产、包装、储藏和运输，并置于主管当局监督之下。

（3）该产品经主管当局检验检疫，未发现中国规定的致病微生物、有毒有害物质和异物，及中国和 OIE 所列的疫病。

（4）该产品符合兽医卫生要求，适合人类食用。

7. 食品安全要求

厄瓜多尔输华冷冻南美白虾应符合中国法律、行政法规的规定和食品安全国家标准，对于不符合中方要求的产品，中方可依法对相关的产品实施退运、销毁或其他处理。对发生严重问题或多次发生不合格问题的生产企业，中方可采取加强检验检疫、禁止进口、取消生产企业在华注册资格等措施。

8. 储存和运输要求

厄瓜多尔输华冷冻南美白虾存储、运输的全过程，均应符合相关卫生要求和可追溯要求，同时应保证冷链控制运行正常。

（三）古巴（CUB）——养殖/野生水产品

根据《关于进口古巴养殖水产品检验检疫要求的公告》（海关总署公告 2021 年第 92 号）及《关于进口古巴野生水产品检验检疫要求的公告》（海关总署公告 2021 年第 93 号），进口古巴养殖水产品和野生水产品自 2021 年 11 月 22 日起执行议定的检验检疫要求。

以上公告同时发布了新的检验检疫要求，相关内容摘录如下：

1. 产品范围

（1）养殖水产品，是指人工养殖的、供人类食用的水生动物产品及其制品、藻类等海洋植物产品及其制品，不包括《濒危野生动植物种国际贸易公约》（CITES）附录和中国国家重点保护野生动物名录所列物种、活水生动物及水生动植物繁殖材料。

表 13-1　古巴输华养殖类水产品目录

序号	英文品名	拉丁学名	纲	目	科	生产方式	生活水域（海水或淡水）
1	南美白对虾	*Penaeus vannamei*	甲壳纲	十足目	对虾科	养殖	海水和淡水

（2）野生水产品，是指野生的、供人类食用的水生动物产品及其制品、藻类等海洋植物产品及其制品，不包括《濒危野生动植物种国际贸易公约》（CITES）附录和中国国家重点保护野生动物名录所列物种、活水生动物及水生动植物繁殖材料。

2. 生产设施注册登记要求

古巴向中国出口养殖水产品的生产企业（包括加工企业和独立冷库）和养殖场，及向中国出口野生水产品的生产企业（包括加工企业、捕捞船、运输船、加工船和独立冷库），应获古官方批准并受其有效监督。生产企业的卫生条件应当符合中方和古方有关兽医卫生和公共卫生法规的要求。

根据《中华人民共和国食品安全法》《中华人民共和国进出境动植物检疫法实施条例》，向中国出口养殖/野生水产品的生产企业应当在中方注册。未经注册，不得向中国出口。

3. 产品要求

（1）在古巴本国水域养殖，或在古巴本国或国际水域捕捞。

（2）原料及产品均未在以下所列问题的涉及区域：

①古巴境内发生中国和世界动物卫生组织（OIE）规定的必须通报的水生动物疫病，使输华养殖/野生水产品受到或可能受到感染；

②古巴境内发生任何重大食品安全事件，已经影响或可能影响输华养殖/野生水产品；

③古方已输华或拟输华养殖/野生水产品严重违反中国法律法规和议定书规定；

④生产企业发生重大公共卫生事件，如员工感染新冠肺炎等重大传染病，已经污染或可能污染输华养殖/野生水产品及其包装、运输工具。

（3）未直接或间接（如在饲料中添加）使用中方禁用的药物或添加剂，按规定使用中方限用或允许使用的药物或添加剂；经主管当局检验，未发现中国法律法规中列明的致病微生物、有毒有害物质和异物。

（4）所有输华养殖/野生水产品是卫生的，没有任何传染病的临床症状，无病理变化；经主管当局检疫，未发现中国和世界动物卫生组织（OIE）所列的疫病。

（5）养殖水产品从养殖、加工、包装、存储、运输、中转和出口等全过程，野生水产品从捕捞、加工、包装、储存、运输、中转和出口等全过程，应符合双方相关卫生要求和可追溯要求。同时，应保证冷链控制运行正常。

（6）在新冠肺炎疫情流行期间，企业应按照联合国粮农组织和世界卫生组织制定发布的有关新冠肺炎与食品安全指南开展疫情防控，定期对员工开展相关疫病检测，制定必要的水产品安全防控措施，并确保在原料、加工、包装、储存、运输等全过程各项防控措施执行有效，以防止被污染。

4. 包装和标识要求

输华养殖/野生水产品应有单独的内包装。内外包装应符合国际卫生标准的全新材料，应满足防止外界因素污染的要求。

包装应加贴中文标签，内容包括：商品名和学名、规格、生产日期、保质期、生产批号、保存条件、生产方式（人工养殖/野生捕捞）、原产国、生产地区（具体到国家/省/市）、生产企业名称及编号、目的地（标注为中华人民共和国）。

以预包装形式输华的水产品，预包装的中文标签应符合中国进口预包装食品标签要求。

5. 检疫审批要求

进口古巴养殖水产品，应事先办理检疫审批，获得《进境动植物检疫许可证》。

6. 兽医卫生证书要求

向中国出口的每1集装箱养殖/野生水产品应至少随附1份正本兽医（卫生）证书，证明该批产品符合中国和古巴兽医和公共卫生法律法规及相关议定书的有关规定。古方应在兽医（卫生）证书上完整填写养殖、加工、包装、存储、运输、中转和出口（养殖水产品）或捕捞、加工、包装、存储、运输、中转和出口（野生水产品）等全过程中涉及的生产企业信息，包括养殖场、捕捞船、运输船、加工厂、加工船和独立冷库的名称和注册编号等，不得遗漏上述任何环节涉及的生产企业信息。

证书用中文和英文印制（填写证书时英文为必选语言）。证书的格式、内容须事先获得双方认可。古方应及时将证书样本、官方签发机构印章和签字官员笔迹提供中方备案。如证书样本的内容和格式、官方签发机构印章和签字官员笔迹有变更，古方应至少在生效前1个月向中方备案。

7. 食品安全要求

古巴输华养殖/野生水产品应符合中国法律、行政法规的规定和食品安全国家标准，对于不合格产品，将依照中国法律法规实施退回、销毁或其他处理。对发生严重问题或多次发生不合格问题的生产企业，中方可采取加强检验检疫或暂停进口措施。

8. 储存和运输要求

古巴输华养殖/野生水产品存储、运输的全过程，均应符合相关卫生要求和可追溯要求，同时，应保证冷链控制运行正常。

（四）柬埔寨（KHM）——养殖水产品

根据《关于进口柬埔寨养殖水产品检验检疫要求的公告》（海关总署公告2022年第45号），自2022年5月30日起执行议定的检验检疫要求。

公告同时发布了检验检疫要求，相关内容摘录如下：

1. 产品范围

养殖水产品，是指人工养殖的、供人类食用的水生动物产品及其制品、藻类等海洋植物产品及其制品，不包括《濒危野生动植物种国际贸易公约》（CITES）附录和中国国家重点保护野生动物名录所列物种、活水生动物及水生动植物繁殖材料。

表13-2　柬埔寨输华养殖水产品信息表

序号	中英文品名	拉丁学名	纲	目	科	属	生产方式	生活水域
1	低眼无齿鮏（Striped catfish）	*Pangasianodon hypophthalmus*	辐鳍鱼纲（Actinopteri）	鲇形目（Siluriformes）	巨鲶科（Pangasiidae）	无齿鲶属（*Pangasianodon*）	养殖	淡水

2. 生产设施注册登记要求

向中国出口养殖水产品的生产企业（包括加工企业和独立冷库）和养殖场，应获柬官方批准并受其有效监督。生产企业的卫生条件应当符合中方和柬方有关兽医卫生和公共卫生法规的要求。

向中国出口养殖水产品的生产企业应当由柬方向中方推荐注册，未经注册，不得向中国出口。

生产企业申请在华注册的产品种类应在前述范围内。

3. 产品要求

（1）在柬埔寨本国水域养殖。

（2）未直接或间接使用中方禁用的药物或添加剂（如在饲料中添加），按规定使用中方限用或允许使用的药物或添加剂；经主管当局检验，未发现中国法律法规中列明的致病微生物、有毒有害物质和异物。

（3）所有输华养殖水产品经主管当局检疫检验，是卫生的，未发现任何传染病和寄生虫病的病理指征，未发现中国和世界动物卫生组织（OIE）所列的水生动物疫病。

（4）从养殖、加工、包装、存储、运输、中转和出口等全过程应符合双方相关卫生要求和可追溯要求。同时，应保证冷链控制运行正常。

（5）在新冠肺炎疫情流行期间，企业应按照联合国粮农组织、世界卫生组织等制定发布的有关新冠肺炎与食品安全指南开展疫情防控，定期对员工开展相关疫病检测，制定必要的水产品安全防控措施，并确保在原料、加工、包装、储存、运输等全过程各项防控措施有效执行，以防止被污染。

4. 包装和标识要求

输华养殖水产品应有单独的内包装。内外包装应是符合国际卫生标准的全新材料，满足防止外界因素污染的要求。

内外包装上应当有牢固、清晰、易辨的中英文或者中文和出口国家（地区）文字标识，标明以下内容：商品名和学名、规格、生产日期、批号、保质期限和保存条件、生产方式（养殖）、生产地区（养殖产品所在国家或者地区）、涉及的所有生产加工企业（含独立冷库）名称、注册编号及地址（具体到州/省/市），必须标注目的地为中华人民共和国。

以预包装形式输华的水产品，预包装的中文标签应符合中国进口预包装食品标签要求。

5. 检疫审批要求

进口柬埔寨养殖水产品，应事先办理检疫审批，获得《进境动植物检疫许可证》。

6. 兽医卫生证书要求

柬埔寨向中国出口的每一集装箱养殖水产品应至少随附一份正本兽医（卫生）证书，证明该批产品符合中国和柬埔寨兽医和公共卫生法律法规及本议定书的有关规定。柬方应在兽医（卫生）证书上完整填写养殖、加工、包装、存储、运输、中转和出口等全过程中涉及的生产企业信息，包括养殖场、加工厂和独立冷库的名称和注册编号等，不得遗漏上述任何环节涉及的生产企业信息。

证书用中文和英文印制（填写证书时英文为必选语言）。证书的格式、内容须事先获得双方认可。柬方应及时将证书样本、官方签发机构印章和签字官员笔迹提供中方备案。如证书样本的内容和格式、官方签发机构印章和签字官员笔迹有变更，柬方应至少在生效前一个月向中方备案。

7. 存储和运输要求

柬埔寨输华养殖水产品存储、运输的全过程，均应符合相关卫生要求和可追溯要求，同时，应保证冷链控制运行正常。

8. 进境检验检疫

中国海关对输华养殖水产品实施入境检验检疫。

柬埔寨输华养殖水产品应符合中国法律、行政法规的规定和食品安全国家标准，对于不合格产品，将依照中国法律法规实施退回、销毁或作其他处理。对发生严重问题或多次发生不合格问题的生产企业，中方可采取加强检验检疫或暂停进口等措施。

9. 其他要求

当发生以下情况时，柬埔寨应当立即停止相应养殖场、生产企业、区域甚至全国所有的养殖水产品输华，召回问题产品和存在潜在风险的产品，并向中方通报。只有经中方确认上述风险已经消除或降到可控范围后，方可恢复产品输华。

①柬埔寨境内发生世界动物卫生组织（OIE）规定的必须通报的水生动物疫病，使输华养殖水产品受到或可能受到感染；

②柬埔寨境内发生任何重大食品安全事件，已经影响或可能影响输华养殖水产品；

③柬埔寨出口中国养殖水产品严重违反中国法律法规和议定书规定；

④生产企业发生重大公共卫生事件，已经污染或可能污染输华养殖水产品及其包装、运输工具。

（五）肯尼亚（KEN）——野生水产品

根据《关于进口肯尼亚野生水产品检验检疫要求的公告》（海关总署公告 2022 年第 34 号），自 2022 年 4 月 26 日起执行议定的检验检疫要求。

公告同时发布了检验检疫要求，相关内容摘录如下：

1. 产品范围

野生水产品，是指供人类食用的野生水生动物产品及其制品，不包括《濒危野生动植物种国际贸易公约》（CITES）附录和中国国家重点保护野生动物名录所列物种、活水生动物及水生动物繁殖材料。

2. 生产设施注册登记要求

向中国出口野生水产品的生产企业（包括捕捞船、加工船、运输船、加工企业、独立冷库），应获肯官方批准并受其有效监督。生产企业的卫生条件应当符合中国和肯尼亚有关食品安全、兽医卫生和公共卫生法规的要求。

根据《中华人民共和国食品安全法》《中华人民共和国进出境动植物检疫法实施条例》，向中国出口野生水产品的生产企业应当在中方注册。未经注册，不得向中国出口。生产企业申请在华注册的产品种类应在前述范围内。

3. 产品要求

（1）在肯尼亚本国或国际水域合法捕捞。

（2）原料及产品均未在以下所列问题的涉及区域：

①肯尼亚境内发生世界动物卫生组织（OIE）规定的必须通报的水生动物疫病，使输华野生水产品受到或可能受到感染。

②肯尼亚境内发生任何重大食品安全事件，已经影响或可能影响输华野生水产品。

③肯尼亚已输华或拟输华野生水产品严重违反中国法律法规和本议定书规定。

④生产企业发生重大公共卫生事件，如员工感染新冠肺炎等重大传染病，已经污染或可能污染输华野生水产品及其包装、运输工具。

（3）未直接或间接使用中方禁用的药物或添加剂，按规定使用中方限用或允许使用的药物或添加剂；经主管当局检验，未发现中国法律法规中列明的致病微生物、有毒有害物质和异物。

（4）水产品来源的水生动物是健康的，没有任何传染病的临床症状，无病理变化；经主管当局检疫，未发现中国和世界动物卫生组织（OIE）所列的疫病。

（5）捕捞、加工、包装、存储、运输、中转和出口等全过程应符合双方相关卫生要求和可追溯要求。同时，应保证冷链控制运行正常。

（6）在新冠肺炎疫情流行期间，企业应按照联合国粮农组织、世界卫生组织等制定发布的有关新冠肺炎与食品安全指南开展疫情防控，定期对员工开展相关疫病检测，制定必要的水产品安全防控措施，并确保在原料、加工、包装、储存、运输等全过程各项防控措施执行有效，以防止被污染。

4. 包装和标识要求

输华野生水产品应用符合国际卫生标准的全新材料包装，应有单独的内包装。内外包装应满足防止外界因素污染的要求。

内外包装上应当有牢固、清晰、易辨的中英文或者中文和出口国家（地区）文字标识，标明以下内容：商品名和学名、规格、生产日期、批号、保质期限和保存条件、生产方式（海水捕捞、淡水捕捞）、生产地区（海洋捕捞海域、淡水捕捞国家或者地区）、涉及的所有生产加工企业（含捕捞船、加工船、运输船、独立冷库）名称、注册编号及地址（具体到州/省/市）、必须标注目的地为中华人民共和国。

以预包装形式输华的野生水产品，预包装的中文标签应符合中国进口预包装食品标签要求。

5. 兽医卫生证书要求

肯尼亚向中国出口的每一集装箱野生水产品应至少随附一份正本兽医（卫生）证书，证明该批产品符合中国和肯尼亚食品安全、兽医和公共卫生法律法规及本议定书的有关规定。肯方应在兽医（卫生）证书上完整填写捕捞、加工、包装、存储、运输、中转和出口等全过程中涉及的生产企业信息，包括捕捞船、加工船、运输船、加工厂和独立冷库的名称和注册编号等，不得遗漏上述任何环节涉及的生产企业信息。

证书用中文和英文印制（填写证书内容时英文为必选语言）。证书的格式、内容须事先获得双方认可。肯方应及时将证书、官方印章和签字官员笔迹样式提供中方备案。如有变更，肯方应至少在生效前一个月向中方备案。

6. 进境检验检疫

中国海关对输华野生水产品实施入境检验检疫。

对于不合格产品，将依照中国法律法规实施退回、销毁或其他处理。对发生严重问题或多次发生不合格问题的生产企业，中方可采取加强检验检疫或暂停进口措施。

（六）尼加拉瓜（NIC）——养殖/野生水产品

根据《关于进口尼加拉瓜养殖水产品检验检疫要求的公告》（海关总署公告 2022 年第 99 号）及《关于进口尼加拉瓜野生水产品检验检疫要求的公告》（海关总署公告 2022 年第 100 号），进口尼加拉瓜养殖水产品和野生水产品自 2022 年 10 月 25 日起执行议定的检验检疫要求。

以上公告同时发布了检验检疫要求，相关内容摘录如下：

1. 产品范围

（1）养殖水产品，是指人工养殖的、供人类食用的水生动物产品及其制品、藻类等海洋植物产品及其制品，不包括《濒危野生动植物种国际贸易公约》（CITES）附录和中国国家重点保护野生动物名录所列物种、活水生动物及水生动植物繁殖材料。

表 13-3 尼加拉瓜输华养殖水产品信息表

序号	中英文品名	拉丁学名	纲	目	科	属	生产方式	生活水域（海水/淡水）
1	凡纳滨对虾	*Litopenaus vannamei*	软甲纲	十足目	对虾科	滨对虾属	养殖	海水
2	尼罗罗非鱼	*Oreochromis niloticus*	辐鳍鱼纲	慈鲷目	慈鲷科	口孵非鲫属	养殖	淡水
3	墨西哥笛鲷	*Lutjanus guttatus*	辐鳍鱼纲	鲈形目	笛鲷科	笛鲷属	养殖	海水

注：经双方确认，该表中的养殖水产品种类可以增加或删除。

（2）野生水产品是指野生的、供人类食用的水生动物产品及其制品、藻类等海洋植物产品及其制品，不包括《濒危野生动植物种国际贸易公约》（CITES）附录和中国国家重点保护野生动物名录所列物种、活水生动物及水生动植物繁殖材料。

2. 生产设施注册登记要求

向中国出口养殖水产品的生产企业（包括加工企业和独立冷库）和养殖场，及向中国出口野生水产品的生产企业（包括捕捞船、加工船、运输船、加工企业、独立冷库），应获尼加拉瓜官方批准并受其有效监督。生产企业的卫生条件应当符合中方和尼方有关兽医卫生和公共卫生法规的要求。

根据《中华人民共和国食品安全法》，向中国出口养殖/野生水产品的生产企业应当由尼加拉瓜官方向海关总署（GACC）推荐注册。未经注册，不得向中国出口。生产企业申请在华注册的产品种类应在前述范围内。

3. 产品要求

（1）在尼加拉瓜本国水域养殖，或在尼加拉瓜本国或国际水域合法捕捞。

（2）原料及产品均未在以下所列问题的涉及区域：

①尼加拉瓜境内发生《中华人民共和国进境动物检疫疫病名录》中列明的和世界动物卫生组织（WOAH）规定的必须通报的水生动物疫病，使输华养殖/野生水产品受到或可能受到感染。

②尼加拉瓜境内发生任何重大食品安全事件，已经影响或可能影响输华养殖/野生水产品；

③尼方已输华或拟输华养殖/野生水产品严重违反中国和尼加拉瓜法律法规以及双方议定书规定；

④生产企业发生重大公共卫生事件，如员工感染新冠肺炎等重大传染病，已经污染或可能污染输华养殖/野生水产品及其包装、运输工具。

（3）未直接或间接（如在饲料中添加）使用双方禁用的药物或添加剂，按规定使用双方限用或允许使用的药物或添加剂；经主管当局检验，未发现中国和尼加拉瓜法律法规中列明的致病微生物、有毒有害物质和异物。

（4）所有输华养殖/野生水产品经主管当局检疫检验，是卫生的、安全的，适合人类食用，未发现任何传染病和寄生虫病的病理指征，未发现《中华人民共和国进境动物检疫疫病名录》中列明的和世界动物卫生组织（WOAH）规定的必须通报的水生动物疫病。

（5）养殖水产品从养殖、加工、包装、存储、运输、中转和出口等全过程，野生水产品从捕捞、加工、包装、存储、运输、中转和出口等全过程均符合双方相关卫生要求和可追溯要求。同时，符合冷链的相关安全卫生要求。

（6）在新冠肺炎疫情流行期间，企业按照联合国粮农组织（FAO）等国际组织最新制定发布的有关新冠肺炎与食品安全指南开展疫情防控，定期对员工开展相关疫病检测，制定必要的水产品安全防控措施，并确保在原料、加工、包装、储存、运输等全过程各项防控措施有效执行，防止出口产品及包装被新冠病毒污染。

4. 包装和标识要求

输华养殖/野生水产品应有外包装和单独的内包装。内外包装应是符合国际卫生标准的全新材料，满足防止外界因素污染的要求。

内外包装应加贴中英文或中西文标签，内容包括：商品名和学名、规格、生产日期、保质期、批号、保存条件、生产方式（养殖/野生捕捞）、原产国、生产企业名称及编号、生产地区及生产企业地址（具体到州/省/市）、目的地（标注为中华人民共和国）。

以预包装形式输华的水产品，预包装的中文标签应符合中国进口预包装食品标签要求。

5. 兽医卫生证书要求

向中国出口的每一集装箱养殖/野生水产品应至少随附一份正本兽医（卫生）证书，证明该批产品符合中国和尼加拉瓜兽医和公共卫生法律法规及本议定书的有关规定。尼方应在兽医（卫生）证书上完整填写养殖、加工、包装、存储、运输、中转和出口（养殖水产品）或捕捞、加工、包装、存储、运输、中转和出口（野生水产品）等全过程中涉及的生产企业信息，包括养殖场、捕捞船、运输船、加工厂、加工船和独立冷库的名称和注册编号等，不得遗漏上述任何环节涉及的生产企业信息。

证书至少用中文和英文印制（填写证书时英文为必选语言）。证书的格式、内容须事先获得双方认可。尼方应及时将证书样本、官方签发机构印章和签字官员笔迹提供中方备案。如证书样本的内容和格式、官方签发机构印章和签字官员笔迹有变更，尼方应至少在生效前一个月向中方备案。

6. 进境检验检疫

中国海关对输华养殖/野生水产品实施进口检验检疫。

对于不合格产品，将依照中国法律法规实施退回、销毁或其他处理。对发生严重问题或多次发生不合格问题的生产企业，中方可采取加强检验检疫或暂停进口等措施。

（七）文莱（BRN）——养殖水产品

根据《关于进口文莱养殖水产品检验检疫要求的公告》（海关总署公告 2021 年第 59 号），自 2021 年 8 月 4 日起执行议定的检验检疫要求。

公告同时发布了检验检疫要求，相关内容摘录如下：

1. 产品范围

养殖水产品，是指人工养殖的、供人类食用的水生动物产品及其制品、藻类等海洋植物产品及其制品，不包括《濒危野生动植物种国际贸易公约》（CITES）附录和中国国家重点保护野生动物名录所列物种、活水生动物及水生动植物繁殖材料。

表 13-4 文莱输华养殖类水产品目录

序号	英文品名	拉丁学名	纲	目	科	属	生产方式（野生或养殖）
1	Hybrid Grouper（石斑鱼）	*Epinephelus spp.*	Actinopterygii（辐鳍鱼纲）	Perciformes（鲈形目）	Serranidae（鮨科）	Epinephelus（石斑鱼属）	养殖
2	Golden Pompano（布氏鲳鲹）	*Trachinotus blochii*	Actinopterygii（辐鳍鱼纲）	Carangiformes（鲹形目）	Carangidae（鲹科）	Trachinotus（鲳鲹属）	养殖
3	Asian Seabass（尖吻鲈）	*Lates calcarifer*	Actinopterygii（辐鳍鱼纲）	Perciformes（鲈形目）	Latidae（尖吻鲈科）	Lates（尖吻鲈属）	养殖
4	Giant Tiger Prawn（斑节对虾）	*Penaeus monodon*	Malacostraca（软甲纲）	Decapoda（十足目）	Penaeidae（对虾科）	Penaeus（对虾属）	养殖
5	Whiteleg Shrimp（南美白对虾）	*Litopenaeus vannamei*	Malacostraca（软甲纲）	Decapoda（十足目）	Penaeidae（对虾科）	Litopenaeus（滨对虾属）	养殖
6	Oyster（牡蛎）	*Ostrea spp*, *Crassostrea spp*, *Ostreola spp*, *Magallana spp*, *Saccostrea spp*	Bivalvia（双壳纲）	Ostreida（牡蛎目）	Ostreidae（牡蛎科）	Ostrea（牡蛎属），Crassostrea（厚牡蛎属），Ostreola（扁牡蛎属），Magallana（太平洋牡蛎属），Saccostrea（小蛎属）	养殖

表13-4 续

序号	英文品名	拉丁学名	纲	目	科	属	生产方式（野生或养殖）
7	Atlantic salmon（大西洋鲑鱼）	*Salmo salar*	Actinopterygii（辐鳍鱼纲）	Salmoniformes（鲑形目）	Salmonidae（鲑科）	Salmo（鲑属）	养殖
8	Giant Freshwater Prawn（淡水长臂大虾）	*Macrobrachium rosenbergii*	Malacostraca（软甲纲）	Decapoda（十足目）	Palaemonidae（长臂虾科）	Macrobrachium（沼虾属）	养殖
9	Mudcrab（锯缘青蟹）	*Scylla serrata*	Malacostraca（软甲纲）	Decapoda（十足目）	Portunidae（梭子蟹科）	Scylla（青蟹属）	养殖
10	Red Snapper（摩拉吧笛鲷）	*Lutjanus malabaricus*	Actinopterygii（辐鳍鱼纲）	Perciformes（鲈形目）	Lutjanidae（笛鲷科）	Lutjanus（笛鲷属）	养殖
11	Lobster（锦绣龙虾）	*Panulirus ornatus*	Malacostraca（软甲纲）	Decapoda（十足目）	Palinuridae（海龙虾科）	Panulirus（龙虾属）	养殖
12	Yellow Fin Tuna（黄鳍金枪鱼）	*Thunnus albacares*	Actinopterygii（辐鳍鱼纲）	Scombriformes（鲭形目）	Scombridae（鲭科）	Thunnus（金枪鱼属）	养殖
13	Humpback Grouper（驼背鲈）	*Cromileptes altivelis*	Actinopterygii（辐鳍鱼纲）	Perciformes（鲈形目）	Serranidae（鮨科）	Cromileptes（驼背鲈属）	养殖
14	Leopard Coral Trout（豹纹鳃棘鲈）	*Plectropomus leopardus*	Actinopterygii（辐鳍鱼纲）	Perciformes（鲈形目）	Scombridae（鲭科）	Plectropomus（鳃棘鲈属）	养殖

2. 生产设施注册登记要求

向中国出口养殖水产品的生产企业（包括加工企业和独立冷库）和养殖场，应获文莱官方批准并受其有效监督。生产企业的卫生条件应当符合中方和文方有关兽医卫生和公共卫生法规的要求。

根据《中华人民共和国食品安全法》《中华人民共和国进出境动植物检疫法实施条例》，向中国出口养殖水产品的生产企业应当在中方注册。未经注册，不得向中国出口。

3. 产品要求

（1）在文莱本国水域养殖。

（2）原料及产品均未在以下所列问题的涉及区域：

①文莱境内发生中国和世界动物卫生组织（OIE）规定的必须通报的水生动物疫病，使输华养殖水产品受到或可能受到感染；

②文莱境内发生任何重大食品安全事件，已经影响或可能影响输华养殖水产品；

③文莱已输华或拟输华养殖水产品严重违反中国法律法规和本检验检疫要求规定；

④生产企业发生重大公共卫生事件，如员工感染新冠肺炎等重大传染病，已经污染或可能污染输华养殖水产品及其包装、运输工具。

（3）未直接或间接（如在饲料中添加）使用中国禁用的药物或添加剂，按规定使用中国限用或允许使用的药物或添加剂；经主管当局检验，未发现中国法律法规中列明的致病微生物、有毒有害物质和异物。

（4）所有输华养殖水产品是卫生的，没有任何传染病的临床症状，无病理变化；经主管当局检疫，未发现中国和世界动物卫生组织（OIE）所列的疫病。

（5）养殖、加工、包装、存储、运输、中转和出口等全过程应符合双方相关卫生要求和可追溯要求。同时，应保证冷链控制运行正常。

（6）在新冠肺炎疫情流行期间，生产企业应按照联合国粮农组织和世界卫生组织制定发布的《新冠肺炎与食品安全：对食品企业指南》开展疫情防控，定期对员工开展相关疫病检测，制定必要的水产品安全防控措施，并确保各项防控措施在原料、加工、包装、储存、运输等全过程有效执行，以防止被污染。

4. 包装和标识要求

输华养殖水产品应用符合国际卫生标准的全新材料包装，应有单独的内包装，内包装上应标明商品名、原产国、生产企业注册号、生产批号。内外包装应满足防止外界因素污染的要求。

外包装上应加贴中文标签，内容包括：商品名和学名、规格、生产日期、保质期、生产批号、保存条件、生产方式（人工养殖）、原产国、生产地区（具体到州/省/市）、生产企业名称及编号、目的地（标注为中华人民共和国）。

以预包装形式输华的养殖水产品，预包装的中文标签应符合中国进口预包装食品标签要求。

5. 检疫审批要求

进口文莱养殖水产品，应事先办理检疫审批，获得《进境动植物检疫许可证》。

6. 兽医卫生证书要求

文莱向中国出口的每一个集装箱的养殖水产品应至少随附一份文官方签发的正本兽医（卫生）证书。并在证书内完整填写养殖、加工、包装、存储、运输、中转和出口等全过程中涉及的生产企业信息，包括养殖场、加工厂和独立冷库的名称和注册编号等，不得遗漏上述任何环节涉及的生产企业信息。

7. 食品安全要求

文莱输华养殖水产品应符合中国法律、行政法规的规定和食品安全国家标准，对于不合格产品，将依照中国法律法规实施退回、销毁或其他处理。对发生严重问题或多次发生不合格问题的生产企业，中方可采取加强检验检疫或暂停进口措施。

8. 储存和运输要求

文莱输华养殖水产品存储、运输的全过程，均应符合相关卫生要求和可追溯要求，同时，应保证冷链控制运行正常。

三、进口乳品

（一）阿尔巴尼亚（ALB）——乳品

根据《关于进口阿尔巴尼亚乳品检验检疫要求的公告》（海关总署公告 2021 年第 18 号），允许符合相关要求的阿尔巴尼亚乳品进口。

公告同时发布了检验检疫要求，相关内容摘录如下：

1. 产品范围

阿尔巴尼亚输华乳品是指以经过加热处理的牛奶、绵羊奶和山羊奶为主要原料加工而成的乳及乳制品，包括巴氏杀菌乳、灭菌乳、调制乳、发酵乳、干酪及再制干酪、稀奶油、奶油、无水奶油、炼乳、乳粉、乳清粉、乳清蛋白粉、牛初乳粉、酪蛋白、乳矿物盐、乳基婴幼儿配方食品及其预混料（或基粉）等。

2. 生产设施注册登记要求

阿尔巴尼亚输华乳品生产企业应符合中国和阿尔巴尼亚有关动物卫生和公共卫生要求，应经阿尔巴尼亚官方批准或注册，并获得中方注册。

阿尔巴尼亚输华乳品应来自获得中方注册的生产企业。获得注册的阿尔巴尼亚输华乳品企业名单，可通过海关总署网站查询。

3. 动物检疫要求

为输华乳品提供原料乳的奶畜须符合下列条件：

（1）采集生乳前至少一个月，农场无口蹄疫病例或疑似病例。

（2）采集生乳时，农场未发现炭疽临床症状。

（3）农场无牛结核病、副结核、牛瘟、裂谷热、小反刍兽疫、羊天花、传染性牛胸膜肺炎。

（4）农场受阿尔巴尼亚共和国农业和农村发展部监管。

（5）农场及其周边地区未因动物疾病按《OIE 陆生动物卫生法典》和本国动物卫生法规规定而受到检疫限制。

4. 检疫审批要求

进口阿尔巴尼亚巴氏杀菌乳和以巴氏杀菌工艺生产的调制乳，应事先办理检疫审批，获得《中华人民共和国进境动植物检疫许可证》。

5. 卫生证书要求

阿尔巴尼亚输华乳品应随附阿尔巴尼亚官方签发的卫生证书。

6. 食品安全要求

阿尔巴尼亚输华乳品应符合中国法律法规的规定和中国食品安全国家标准。

7. 包装和标识要求

阿尔巴尼亚输华乳品必须用符合中国相关标准的全新材料包装，外包装要用中文及英文标明规格、产地（具体到州/省/市）、目的地、品名、重量、生产厂名称、注册号、生产批号、储存条件、生产日期和保质期。

内包装须符合中国相关规定，标签上应注明原产国、品名、企业注册号、生产企业名称地址和联系方式、生产日期和保质期、生产批号。

8. 存放和运输要求

阿尔巴尼亚输华乳品的存放、运输的全过程，均应符合卫生条件，防止受有毒有害物质的污染。货物装入集装箱后，应加施封识，封识号须在卫生证书中注明。运输过程中不得拆开及更换包装。

（二）俄罗斯（RUS）——乳品

根据《关于中俄乳品双向贸易检验检疫要求的公告》（海关总署公告 2019 年第 44 号），允许符合相关要求的俄罗斯乳品进口，公告同时发布了检验检疫要求。

《关于修订中俄乳品双向贸易检验检疫要求的公告》（海关总署公告 2020 年第 89 号）修订了并发布了最新检验检疫要求。

相关内容摘录如下：

1. 产品范围

（1）海关总署公告 2019 年第 44 号规定的产品范围

中国输俄乳品及俄罗斯输华乳品是指以经过加热处理的牛乳或羊乳为主要原料加工而成的食品，不包括乳粉、奶油粉、乳清粉（产品清单见表 13-5）。

表 13-5　俄罗斯输华乳品产品清单（2019）

HS 编码	产品
040110	非浓缩，不添加糖或其他甜味剂的牛奶和奶油：脂肪含量小于 1%
040120	非浓缩，不添加糖或其他甜味剂的牛奶和奶油：脂肪含量在 1%～6%
040140	非浓缩，不添加糖或其他甜味剂的牛奶和奶油：脂肪含量在 6%～10%
040150	非浓缩，不添加糖或其他甜味剂的牛奶和奶油：脂肪含量大于 10%
040210	浓缩或添加糖或其他甜味剂且不包括奶粉、乳清粉和干奶油的牛奶和奶油：脂肪含量小于 1.5%的粉、颗粒或其他固体类型
040221 040291	不包括奶粉、乳清粉和干奶油的浓缩或添加糖或其他甜味剂的牛奶和奶油：不添加糖或其他甜味剂（按脂肪的质量分数进行分级）
040229 040299	不包括奶粉、乳清粉和干奶油的浓缩或添加糖或其他甜味剂的牛奶和奶油：其他（按脂肪的质量分数进行分级）
040310	不论是否浓缩，是否添加糖或其他甜味剂，有无口味、水果、坚果或可可添加的凝乳、凝固牛奶和奶油、酸乳酪、克非尔和其他发酵或发酵的牛奶和奶油：酸奶
040390	不论是否浓缩，是否添加糖或其他甜味剂，有无口味、水果、坚果或可可添加的凝乳、奶油、酸乳酪、克非尔和其他发酵或发酵的牛奶和奶油：其他（通过添加风味添加剂和脂肪质量分数来进行分级）
040410	浓缩或非增稠，有无添加糖或其他甜味剂的牛奶乳清；有无添加糖或其他甜味剂，在其他方面没有指定或包括的牛奶的天然成分：乳清和改良乳清，浓缩或非浓缩，有无添加糖或其他甜味剂
040490	浓缩或非增稠，有无添加糖或其他甜味剂的牛奶乳清；有无添加糖或其他甜味剂，在其他方面没有指定或包括的牛奶的天然成分：其他（按脂肪的质量分数进行分级）
040510	黄油和其他由牛奶制成的脂肪和油脂；乳贴：黄油
040520	黄油和其他由牛奶制成的脂肪和油脂；乳贴：乳贴
040590	黄油和其他由牛奶制成的脂肪和油脂；奶糊：其他（按脂肪的质量分数进行分级）
040610	奶酪和白软干酪：包括乳清和白蛋白奶酪，白软干酪的未成熟干酪（未成熟或成熟）。
040630	奶酪和白软干酪：包括乳清和白蛋白奶酪，白软干酪的未成熟干酪（未成熟或成熟）。
040640	蓝纹乳酪和娄地青霉生产的带有纹理的其他乳酪
040690	奶酪和白软干酪：其他奶酪
210500	包含或非包含可可粉的冰激凌或其他可食用冰激凌
350110	酪蛋白

（2）海关总署公告 2020 年第 89 号更新的产品范围

中国输俄乳品及俄罗斯输华乳品是指以经过加热处理的牛乳或羊乳为主要原料加工而成的食品（产品清单见表 13-6）。

表 13-6　俄罗斯输华乳品产品清单（2020）

HS 编码	产品
040110	未浓缩及未加糖或其他甜物质的乳及奶油：脂肪含量小于 1%

表13-6　续

HS 编码	产品
040120	未浓缩及未加糖或其他甜物质的乳及奶油：脂肪含量在 1%～6%
040140	未浓缩及未加糖或其他甜物质的乳及奶油：脂肪含量在 6%～10%
040150	未浓缩及未加糖或其他甜物质的乳及奶油：脂肪含量大于 10%
040210	浓缩、加糖或其他甜物质的乳及奶油：脂肪含量小于 1. 5%的粉、颗粒或其他固体类型
040221 040291	浓缩、加糖或其他甜物质的乳及奶油：不加糖或其他甜物质（按脂肪的质量分数进行分级）
040229 040299	浓缩、加糖或其他甜物质的乳及奶油：其他（按脂肪的质量分数进行分级）
040310	不论是否浓缩、加糖或其他甜物质、加香料、加水果、加坚果或加可可的酪乳、结块的乳和奶油、酸乳、酸乳酒和其他发酵或酸化的乳和奶油：酸乳
040390	不论是否浓缩、加糖或其他甜物质、加香料、加水果、加坚果或加可可的酪乳、结块的乳和奶油、酸乳、酸乳酒和其他发酵或酸化的乳和奶油：其他（通过添加风味添加剂和脂肪质量分数来进行分级）
040410	乳清，不论是否浓缩、加糖或其他甜物质；其他品目未列明的含天然乳的产品，不论是否加糖或其他甜物质：乳清和改性乳清，不论是否浓缩、加糖或其他甜物质
040490	乳清，不论是否浓缩、加糖或其他甜物质；其他品目未列明的含天然乳的产品，不论是否加糖或其他甜物质：其他（按脂肪的质量分数进行分级）
040510	黄油和其他从乳中提取的脂和油；乳酱：黄油
040520	黄油和其他从乳中提取的脂和油；乳酱：乳酱
040590	黄油和其他从乳中提取的脂和油；乳酱：其他（按脂肪的质量分数进行分级）
040610	乳酪和凝乳：包括乳清和白蛋白奶酪、凝乳的未成熟干酪（未成熟或未固化的）
040630	乳酪和凝乳：经加工的乳酪，但磨碎或粉化的除外
040640	乳酪和凝乳：蓝纹乳酪和娄地青霉生产的带有纹理的其他乳酪
040690	乳酪和凝乳：其他奶酪
210500	冰激凌及其他冰制食品，无论是否含可可
350110	酪蛋白
350220	乳白蛋白（包括两种或两种以上乳清蛋白浓缩物）

2. 生产设施注册登记要求

俄罗斯输华乳品生产企业应当获得海关总署注册，相关企业名单见海关总署网站。

3. 动物检疫要求（2020 年新增要求）

为出口对方的乳品提供原料乳的奶畜须符合下列条件：

（1）来自口蹄疫检疫限制已取消至少 2 个月的农场。

（2）农场过去 12 个月内没有发生过牛瘟、裂谷热、牛传染性胸膜肺炎、小反刍兽疫、羊天花、痒病。

（3）农场在过去 12 个月内没有确认的炭疽病例。接种炭疽活疫苗的动物，自接种之日起 21 天内的生乳不得用作原料生产出口乳品。

（4）在收集生乳时，农场未发现布鲁氏菌病、牛副结核病、结核病临床症状。

（5）农场受到中国主管部门或俄罗斯联邦国家兽医局监管。

（6）农场及其周边地区未因动物疾病按《OIE 陆生动物卫生法典》和本国动物卫生法规规定而受到检疫限制。

4. 检疫审批要求

进口俄罗斯巴氏杀菌乳和以巴氏杀菌工艺生产的调制乳，应事先办理检疫审批，获得《进境动植物检疫许可证》。

5. 卫生证书要求

俄罗斯输华乳品应随附俄罗斯联邦兽医部门签发的兽医卫生证书。

6. 食品安全要求（2020 年新增要求）

俄罗斯输华乳品应符合中国法律、行政法规的规定和中国食品安全国家标准。

7. 包装和标识要求

中俄双向贸易的乳品必须用符合国际标准的全新材料包装，外包装要用中文、俄文及英文标明规格、产地（具体到州/省/市）、目的地、品名、重量、生产厂名称、注册编号、生产批号、储存条件、生产日期和保质期。

内包装须符合中国、俄罗斯和欧亚经济联盟相关规定，标签上应注明原产国、品名、企业注册号、生产企业名称地址和联系方式、生产日期和保质期、生产批号。

8. 存放和运输要求

中俄双向贸易乳品的存放、运输的全过程，均应符合卫生条件，防止受有毒有害物质的污染。货物装入集装箱后，应加施封识，封识号须在兽医卫生证书中注明。运输过程中不得拆开及更换包装。

（三）哈萨克斯坦（KAZ）——乳品

根据《关于进口哈萨克斯坦共和国乳品检验检疫要求的公告》（海关总署公告 2020 年第 13 号），允许符合相关要求的哈萨克斯坦乳品进口。

公告同时发布了检验检疫要求，相关内容摘录如下：

1. 产品范围

哈萨克斯坦输华乳品是指以经过加热处理的牛乳或羊乳为主要原料加工而成的食品，包括巴氏杀菌乳、灭菌乳、调制乳、发酵乳、干酪及再制干酪、稀奶油、奶油、无水奶油、炼乳、乳粉、乳清粉、乳清蛋白粉、牛初乳粉、酪蛋白、乳矿物盐、乳基婴幼儿配方食品及其预混料（或基粉）以及骆驼乳粉等。

2. 生产设施注册登记要求

哈萨克斯坦输华乳品生产企业应经哈萨克斯坦官方批准，并获得中方注册。获得注册的哈萨克斯坦乳品企业名单见海关总署网站。

3. 卫生证书要求

哈萨克斯坦输华乳品应随附哈萨克斯坦官方签发的卫生证书。输华乳品卫生证书样本见海关总署网站。

4. 食品安全要求

哈萨克斯坦输华乳品应符合中国食品安全国家标准。其中，骆驼乳粉暂时按《驼乳粉》（RHB 903—2017）的规定执行，待相关食品安全国家标准发布后按国家标准执行。

5. 包装和标识要求

哈萨克斯坦输华乳品必须用符合中国相关标准的全新材料包装，外包装要用中文及英文标明规格、产地（具体到州/省/市）、目的地、品名、重量、生产厂名称、注册编号、生产批号、储存条件、生产日期和保质期。

内包装须符合中国相关规定，标签上应注明原产国、品名、企业注册号、生产企业名称地址和联系方式、生产日期和保质期、生产批号。

6. 存放和运输要求

哈萨克斯坦输华乳品的存放、运输的全过程，均应符合卫生条件，防止受有毒有害物质的污染。货物装入集装箱后，应加施封识，封识号须在卫生证书中注明。运输过程中不得拆开及更换包装。

（四）吉尔吉斯斯坦（KGZ）——乳品

根据《关于进口吉尔吉斯共和国乳品检验检疫要求的公告》（海关总署公告2019年第228号），允许符合相关要求的吉尔吉斯共和国乳品进口。

公告同时发布了检验检疫要求，相关内容摘录如下：

1. 产品范围

吉尔吉斯输华乳品仅包括牛乳来源的脱脂乳粉和干酪。

2. 生产设施注册登记要求

吉尔吉斯输华乳品生产企业应经吉尔吉斯官方批准，并获得中方注册。

3. 卫生证书要求

吉尔吉斯输华乳品应随附吉尔吉斯官方签发的卫生证书。

4. 食品安全要求

吉尔吉斯输华乳品应符合中国食品安全国家标准。

5. 包装和标识要求

吉尔吉斯输华乳品必须用符合中国相关标准的全新材料包装，外包装要用中文及英文标明规格、产地（具体到州/省/市）、目的地、品名、重量、生产厂名称、注册编号、生产批号、储存条件、生产日期和保质期。

内包装须符合中国相关规定，标签上应注明原产国、品名、企业注册号、生产企业名称地址和联系方式、生产日期和保质期、生产批号。

6. 存放和运输要求

吉尔吉斯输华乳品的存放、运输的全过程，均应符合卫生条件，防止受有毒有害物质的污染。货物装入集装箱后，应加施封识，封识号须在卫生证书中注明。运输过程中不得拆开及更换包装。

（五）克罗地亚（HRV）——乳品

根据《关于进口克罗地亚乳品检验检疫要求的公告》（海关总署公告2020年第87号），允许符合相关要求的克罗地亚乳品进口。

公告同时发布了检验检疫要求，相关内容摘录如下：

1. 产品范围

克罗地亚输华乳品是指以经过加热处理的牛乳或羊乳为主要原料加工而成的食品，包括巴氏杀菌乳、灭菌乳、调制乳、发酵乳、干酪及再制干酪、稀奶油、奶油、无水奶油、炼乳、乳粉、乳清粉、乳清蛋白粉、牛初乳粉、酪蛋白、乳矿物盐、乳基婴幼儿配方食品及其预混料（或基粉）。

2. 生产设施注册登记要求

克罗地亚输华乳品生产企业应经克罗地亚官方批准，并获得中方注册。获得注册的克罗地亚乳品企业名单见海关总署网站。

3. 动物检疫要求

为输华乳品提供原料乳的奶畜须符合下列条件：

（1）来自没有发生过口蹄疫、炭疽、牛瘟、小反刍兽疫、羊痘、裂谷热、牛传染性胸膜肺炎、牛海绵状脑病和痒病的农场。

（2）奶畜未患布鲁氏菌病、牛副结核病、结核病。

（3）农场受克罗地亚共和国农业部或农业部认可的第三方机构监管。

（4）农场及其周边地区未因动物疾病按 OIE 法典和克罗地亚官方动物卫生法规规定而受到检疫限制。

4. 检疫审批要求

进口克罗地亚巴氏杀菌乳和以巴氏杀菌工艺生产的调制乳，应事先办理检疫审批，获得《进境动植物检疫许可证》。

5. 卫生证书要求

克罗地亚输华乳品应随附克罗地亚官方签发的卫生证书。

6. 食品安全要求

克罗地亚输华乳品应符合中国食品安全国家标准。

7. 包装和标识要求

克罗地亚输华乳品必须用符合中国相关标准的全新材料包装，外包装要用中文及英文标明规格、产地（具体到州/省/市）、目的地、品名、重量、生产厂名称、注册编号、生产批号、储存条件、生产日期和保质期。

内包装须符合中国相关规定，标签上应注明原产国、品名、企业注册号、生产企业名称地址和联系方式、生产日期和保质期、生产批号。

（六）蒙古国（MNG）——乳品

根据《关于进口蒙古国乳品检验检疫要求的公告》（海关总署公告 2022 年第 23 号），允许符合相关要求的蒙古国乳品进口。

公告同时发布了检验检疫要求，相关内容摘录如下：

1. 产品范围

蒙古国输华乳品是指原产于蒙古国、以经过适当热处理的奶牛乳、山羊乳和绵羊乳为主要原料加工而成的乳及乳制品，包括灭菌乳、调制乳、发酵乳、干酪及再制干酪、稀奶油、奶油、无水奶油、炼乳、乳粉、乳清粉和乳清蛋白粉、牛初乳粉等。

2. 生产设施注册登记要求

蒙古国输华乳品生产企业应当符合中国和蒙古国有关动物卫生和公共卫生要求，应经蒙古国官方批准或注册，并获得中方注册。

蒙古国输华乳品应来自获得海关总署注册的生产企业。获得注册的蒙古国输华乳品企业名单，可通过海关总署网站查询。

3. 动物检疫要求

为输华乳品提供原料乳的奶畜须符合下列条件：

（1）采集生乳前至少 1 个月，养殖场无口蹄疫病例或疑似病例。

（2）采集生乳时，养殖场未发现炭疽临床症状。

（3）养殖场无牛结核病、副结核、牛瘟、裂谷热、小反刍兽疫、羊天花、传染性牛胸膜肺炎。

（4）养殖场受蒙古国技术监督总局监管。

（5）养殖场及其周边地区未因动物疾病按 OIE 法典和蒙古国动物卫生法规规定而受到检疫限制。

4. 检疫审批要求

蒙古国输华巴氏杀菌乳和以巴氏杀菌工艺生产的调制乳，应事先办理检疫审批，获得《进境动植物检疫许可证》。

5. 卫生证书要求

蒙古国输华乳品应随附蒙古国官方签发的卫生证书。

6. 食品安全要求

蒙古国输华乳品应当符合中国法律法规的规定和中国食品安全国家标准。

7. 包装和标识要求

蒙古国输华乳品必须用符合中国标准的全新材料包装。外包装要标明生产厂注册编号。内包装须符合中国相关法律法规和标准规定，标签上至少应注明原产国、品名、企业注册号、生产企业名称地址和联系方式、生产日期和保质期、贮存条件、净含量等内容。

8. 存放和运输要求

蒙古国输华乳品的存放、运输的全过程，均应符合卫生条件，防止受有毒有害物质的污染。货物装入集装箱后，应加施封识，封识号须在卫生证书中注明。运输过程中不得拆开及更换包装。

（七）塞尔维亚（SRB）——乳品

根据《关于进口塞尔维亚乳品检验检疫要求的公告》（海关总署公告2020年第90号），允许符合相关要求的塞尔维亚乳品进口。

公告同时发布了检验检疫要求，相关内容摘录如下：

1. 产品范围

塞尔维亚输华乳品是指以经过加热处理的牛乳或羊乳为主要原料加工而成的乳及乳制食品，包括巴氏杀菌乳、灭菌乳、调制乳、发酵乳、干酪及再制干酪、稀奶油、奶油、无水奶油、炼乳、乳粉、乳清粉、乳清蛋白粉、牛初乳粉、酪蛋白、乳矿物盐、乳基婴幼儿配方食品及其预混料（或基粉）等。

2. 生产设施注册登记要求

塞尔维亚输华乳品生产企业应经塞尔维亚官方批准，并获得中方注册。获得注册的塞尔维亚乳品企业名单见海关总署网站。

3. 动物检疫要求

为输华乳品提供原料乳的奶畜须符合下列条件：

（1）采集生乳前至少一个月，农场无口蹄疫病例或疑似病例。

（2）采集生乳时，农场未发现炭疽临床症状。

（3）农场无牛结核病、副结核、牛瘟、裂谷热、小反刍兽疫、羊天花、传染性牛胸膜肺炎。

（4）农场受塞尔维亚共和国农业、林业和水资源管理部监管。

（5）农场及其周边地区未因动物疾病按《OIE陆生动物卫生法典》和本国动物卫生法规规定而受到检疫限制。

4. 检疫审批要求

进口塞尔维亚巴氏杀菌乳和以巴氏杀菌工艺生产的调制乳，应事先办理检疫审批，获得《进境动植物检疫许可证》。

5. 卫生证书要求

塞尔维亚输华乳品应随附塞尔维亚官方签发的卫生证书。

6. 食品安全要求

塞尔维亚输华乳品应符合中国法律、行政法规的规定和中国食品安全国家标准。

7. 包装和标识要求

塞尔维亚输华乳品必须用符合中国相关标准的全新材料包装，外包装要用中文及英文标明规格、产地（具体到州/省/市）、目的地、品名、重量、生产厂名称、注册编号、生产批号、储存条件、生产日期和保质期。

内包装须符合中国相关规定，标签上应注明原产国、品名、企业注册号、生产企业名称地址和联系方式、生产日期和保质期、生产批号。

8. 存放和运输要求

塞尔维亚输华乳品的存放、运输的全过程，均应符合卫生条件，防止受有毒有害物质的污染。货物装入集装箱后，应加施封识，封识号须在卫生证书中注明。运输过程中不得拆开及更换包装。

（八）斯洛伐克（SVK）——乳品

根据《关于进口斯洛伐克乳品检验检疫要求的公告》（海关总署公告 2020 年第 19 号），允许符合相关要求的斯洛伐克乳品进口。

公告同时发布了检验检疫要求，相关内容摘录如下：

1. 产品范围

斯洛伐克输华乳品是指以经过加热处理的牛乳或羊乳为主要原料加工而成的食品，包括巴氏杀菌乳、灭菌乳、调制乳、发酵乳、干酪及再制干酪、稀奶油、奶油、无水奶油、炼乳、乳粉、乳清粉、乳清蛋白粉、牛初乳粉、酪蛋白、乳矿物盐、乳基婴幼儿配方食品及其预混料（或基粉）等。

2. 生产设施注册登记要求

斯洛伐克输华乳品生产企业应经斯洛伐克官方批准，并获得中方注册。获得注册的斯洛伐克乳品企业名单见海关总署网站。

3. 卫生证书要求

斯洛伐克输华乳品应随附斯洛伐克官方签发的卫生证书。斯洛伐克输华乳品卫生证书样本见海关总署网站。

4. 食品安全要求

斯洛伐克输华乳品应符合中国食品安全国家标准。

5. 包装和标识要求

斯洛伐克输华乳品必须用符合中国相关标准的全新材料包装，外包装要用中文及英文标明规格、产地（具体到州/省/市）、目的地、品名、重量、生产厂名称、注册编号、生产批号、储存条件、生产日期和保质期。

内包装须符合中国相关规定，标签上应注明原产国、品名、企业注册号、生产企业名称地址和联系方式、生产日期和保质期、生产批号。

6. 存放和运输要求

斯洛伐克输华乳品的存放、运输的全过程，均应符合卫生条件，防止受有毒有害物质的污染。货物装入集装箱后，应加施封识，封识号须在卫生证书中注明。运输过程中不得拆开及更换包装。

（九）越南（VNM）——乳品

根据《关于进口越南乳品检验检疫要求的公告》（海关总署公告 2019 年第 156 号），允许符合相关要求的越南乳品进口。

公告同时发布了检验检疫要求，相关内容摘录如下：

1. 产品范围

越南输华乳品是指以经过加热处理的牛乳为主要原料加工而成的食品，包括巴氏杀菌乳、灭菌乳、调制乳、发酵乳、干酪及再制干酪、稀奶油、奶油、无水奶油、炼乳、乳粉、乳清粉、乳清蛋白粉、牛初乳粉、酪蛋白、乳矿物盐、乳基婴幼儿配方食品及其预混料（或基粉）等。

2. 生产设施注册登记要求

越南输华乳品生产企业应当经越南官方批准，并获得海关总署注册，相关企业名单见海关总署网站。

3. 检疫审批要求

进口越南巴氏杀菌乳和以巴氏杀菌工艺生产的调制乳，应事先办理检疫审批，获得《进境动植物检疫许可证》。

4. 卫生证书要求

越南输华乳品应随附越南官方签发的卫生证书。

5. 包装和标识要求

越南输华乳品必须用符合中国相关标准的全新材料包装，外包装要用中文及英文标明规格、产地（具体到州/省/市）、目的地、品名、重量、生产厂名称、注册编号、生产批号、储存条件、生产日期和保质期。

内包装须符合中国相关规定，标签上应注明原产国、品名、企业注册号、生产企业名称地址和联系方式、生产日期和保质期、生产批号。

6. 存放和运输要求

越南输华乳品的存放、运输的全过程，均应符合卫生条件，防止受有毒有害物质的污染。货物装入集装箱后，应加施封识，封识号须在卫生证书中注明。运输过程中不得拆开及更换包装。

四、进口燕窝

（一）马来西亚（MYS）——毛燕

根据《关于进口马来西亚毛燕检验检疫要求的公告》（海关总署公告 2018 年第 107 号），允许符合相关要求的马来西亚毛燕进口。

公告同时发布了检验检疫要求，相关内容摘录如下：

1. 产品范围

毛燕，是指由金丝燕及同类型燕子唾液形成，经去除粪便、土壤以及一般杂质的初级处理，无霉变，未添加任何物质的产品。

2. 燕屋及初级加工企业注册要求

进口毛燕的燕屋应获得经马来西亚政府主管部门注册。马来西亚输华初级加工企业应获得海关总署注册登记。

3. 质量安全管理体系要求

马来西亚政府主管部门应当建立燕屋防疫和卫生管理制度，制定燕窝采收和运输卫生控制操作程序，每年度有效实施动物疫情和有毒有害物质监控计划，按照中方有关法律法规对输华毛燕实施检验检疫。

初级加工企业应具备一定生产规模，并建立有效防疫制度；布局科学合理、无交叉污染；具备对毛燕去除粪便、土壤以及一般杂质的初级处理、外包装消毒等能力；具备按中马双方达成一致的方法对毛燕实施有效卫生处理的能力；建立从燕屋到出口的毛燕追溯体系，确保产品可追溯并在发生问题时能及时召回相关产品。

4. 检疫审批要求

进口毛燕应事先办理检疫审批，获得《进境动植物检疫许可证》。

5. 兽医（卫生）证书要求

进口毛燕应随附马来西亚政府主管部门签发的兽医卫生证书，证明符合中国法律法规要求。

6. 包装和标识要求

进口毛燕必须用符合国际卫生标准的全新材料包装，内外包装应密封，包装过程应符合兽医卫生要求。外包装要用中英文清晰标明品名、重量、燕屋名称及注册号、初级加工企业名称、地址及注册号、产品储存条件和生产日期、保质期，标明目的地为中华人民共和国；标示“仅用于加工场所进行深加工，不得用于零售市场”以及其他相关信息，有关产品信息的标示须符合中国法律法规及相关标准要求。

7. 加工场所要求

根据《进出境动植物检疫法》及其实施条例的规定和中马两国有关议定书，马来西亚毛燕应当从具有防疫条件的口岸进口，指定的存放、加工场所应当符合动植物检疫和防疫的规定，海关对其加工、存放过程，实行检疫监督制度。

8. 存放和运输要求

进口毛燕的存放、运输的全过程，均应符合兽医卫生要求。运输工具装运前后应进行消毒，防止污染。运输过程中不得拆换包装。

（二）马来西亚（MYS）——燕窝

根据《关于进口马来西亚燕窝产品检验检疫要求的公告》（国家质检总局公告 2013 年第 180 号），允许符合相关要求的马来西亚燕窝进口。

公告同时发布了检验检疫要求，相关内容摘录如下：

1. 产品范围

燕窝产品，是指由金丝燕及相同类型燕子唾液形成，已去除污垢和羽毛，适合人类食用的食用燕窝及其制品。

2. 燕屋及加工企业注册要求

马来西亚输华燕窝产品的燕屋应当经马方主管部门注册，并报中方备案；输华燕窝产品的加工企业应当由海关总署（GACC）进行注册。

3. 质量安全管理体系要求

马来西亚政府主管部门应当建立燕屋防疫及卫生管理制度，制定燕窝采收和运输卫生控制操作程序，每年度有效实施动物疫情和有毒有害物质监控计划。

输华燕窝产品加工企业应当建立从燕屋到出口的燕窝追溯体系，确保产品可追溯，并在发生问题时能及时召回相关产品。

4. 检疫审批要求

每一批次的进口燕窝产品（经深加工的燕窝制品除外）应事先办理检疫审批，获得《进境动植物检疫许可证》。

5. 兽医（卫生）证书要求

马来西亚政府主管部门应当对输华燕窝产品出具原产地证书、兽医卫生证书和卫生证书，证明其符合中国法律法规和相关标准的要求。

6. 包装和标识要求

马来西亚输华燕窝产品的内外包装上应当用中英文注明品名、重量、燕窝（洞）名称及注册号、加工企业名称、地址及注册号、产品储存条件和生产日期等信息，有关产品信息的标示应当符合中国法律法规及相关标准和要求。马来西亚输华预包装燕窝产品标签应当符合中国法律法规和相关标准的要求。

（三）泰国（THA）——燕窝

根据《关于进口泰国燕窝产品检验检疫要求的公告》（国家质检总局公告 2017 年第 66 号），允许符合相关要求的泰国燕窝产品进口。

公告同时发布了检验检疫要求，相关内容摘录如下：

1. 产品范围

准予进境的产品范围：泰国白色燕窝产品。

燕窝产品是指：由金丝燕及相同类型燕子唾液形成，已去除污垢和羽毛，适合人类食用的食用燕窝及其制品。

泰国白色燕窝产品是指：颜色呈白色、黄色或金色的可食用燕窝产品（燕窝颜色与燕子栖息地有关）（引自泰国农业标准 TAS 6705—2014）。

2. 燕屋及加工企业注册要求

泰国输华燕窝产品的燕屋（洞）应当经泰国政府主管部门注册，并报中方备案；输华燕窝产品的加工企业应当由海关总署（GACC）进行注册。

3. 质量安全管理体系要求

泰国政府主管部门应当建立燕屋（洞）防疫及卫生管理制度，制定燕窝采收和运输卫生控制操作程序，每年度有效实施动物疫情监控计划和有毒有害物质监控计划。

输华燕窝产品加工企业应当建立从燕屋（洞）到出口的燕窝追溯体系，确保产品可追溯，并在发生问题时能及时召回相关产品。

4. 检疫审批要求

每一批次的进口燕窝产品（经深加工的燕窝制品除外）应事先办理检疫审批，获得《进境动植物检疫许可证》。

5. 兽医（卫生）证书要求

泰国政府主管部门应当对输华燕窝产品出具原产地证书、兽医（卫生）证书，证明其符合中国法律法规和相关标准的要求。

6. 包装和标识要求

泰国输华燕窝产品的内外包装上应当用中英文注明品名、重量、燕屋（洞）名称及注册号、加工企业名称、地址及注册号、产品储存条件和生产日期等信息，有关产品信息的标示应当符合中国法律法规及相关标准和要求。

（四）印度尼西亚（IDN）——燕窝

根据《关于进口印度尼西亚燕窝产品检验检疫要求的公告》（国家质检总局公告 2014 年第 121 号），允许符合相关要求的印度尼西亚燕窝产品进口。

公告同时发布了检验检疫要求，相关内容摘录如下：

1. 产品范围

燕窝产品，是指由金丝燕及相同类型燕子唾液形成、已去除污垢和羽毛、适合人类食用的食用燕窝及其制品。

2. 燕屋及加工企业注册要求

印度尼西亚输华燕窝产品的燕屋应当经印方主管部门注册，并报中方备案；输华燕窝产品的加工企业应当由海关总署（GACC）进行注册；加工企业所使用的燕窝产品原料只能来自与之对应的备案燕屋（对应关系见《燕屋备案名单》）。

3. 质量安全管理体系要求

印度尼西亚政府主管部门应当建立燕屋防疫及卫生管理制度，制定燕窝采收和运输卫生控制操作程序，每年度有效实施动物疫情和有毒有害物质监控计划。

输华燕窝产品加工企业应当建立从燕屋到出口的燕窝追溯体系，确保产品可追溯，并在发生问题时能及时召回相关产品。

4. 检疫处理要求

印度尼西亚输华燕窝产品加工企业须具备相应的热加工设施，输华燕窝产品须经过“中心温度不低于 70℃加热至少 3.5 秒”的杀灭禽流感病毒的有效热处理。

5. 检疫审批要求

每一批次的进口燕窝产品（经深加工的燕窝制品除外）应事先办理检疫审批，获得《进境动植物检疫许可证》。

6. 兽医（卫生）证书要求

印度尼西亚政府主管部门应当对输华燕窝产品出具原产地证书、兽医（卫生）证书，证明其符合中国法律法规和相关标准的要求，并在兽医（卫生）证书中注明动物卫生状况（禽流感疫情和其他疫情疫病情况）。

7. 包装和标识要求

印度尼西亚输华燕窝产品的内外包装上应当用中英文注明品名、重量、燕屋（洞）名称及注册号、加工企业名称、地址及注册号、产品储存条件和生产日期等信息，有关产品信息的标示应当符合中国法律法规及相关标准和要求。印度尼西亚输华预包装燕窝产品标签应当符合中国法律法规和相关标准的要求。

五、进口蜂产品

（一）阿尔巴尼亚（ALB）——蜂蜜

根据《关于进口阿尔巴尼亚蜂蜜检验检疫要求的公告》（海关总署公告 2021 年第 28 号），允许符合相关要求的阿尔巴尼亚蜂蜜产品进口。

公告同时发布了检验检疫要求，相关内容摘录如下：

1. 产品范围

允许进口的阿尔巴尼亚蜂蜜指蜜蜂采集植物的花蜜、分泌物或蜜露，与自身分泌物混合后，经充分酿造而成的天然甜物质。

2. 加工企业注册要求

阿尔巴尼亚蜂蜜加工企业应符合中国和阿尔巴尼亚有关兽医卫生和公共卫生法规要求，获得中方注册。

3. 产品要求

（1）蜜蜂来源要求

①来自位于阿尔巴尼亚国境内的养蜂场，该养蜂场应在当地主管部门登记且受到有效监管。

②蜜蜂采集植物的花蜜、分泌物或蜜露应安全无毒，不得来源于有毒蜜源植物和转基因植物。

③养蜂场周围半径 5 千米，6 个月内无美洲蜂幼虫腐臭病和欧洲蜂幼虫腐臭病。

④对于狄氏瓦螨（大蜂螨）的检疫要求：该批蜂蜜来自无狄氏瓦螨疫情地区的养蜂场；或已使用孔径小于 0.42mm 滤网过滤；或经过中心温度 50℃以上至少 20 分钟或中心温度不高于−12℃至少 24 小时处理，以确保杀灭狄氏瓦螨，并采取必要措施，有效去除螨虫残体。

（2）进口蜂蜜要求

①为生产输华蜂蜜提供原料的养蜂场从未使用过中国和阿尔巴尼亚禁止使用的兽药。

②来自已建立溯源系统的加工企业，保证输华蜂蜜可追溯到养蜂场。

③ 兽药、农药、微生物、重金属及其他环境污染物残留量不超过中国和阿尔巴尼亚的最高限量。

④符合卫生和安全标准，适合人类食用。

4. 包装和标识要求

①阿尔巴尼亚输华蜂蜜必须用符合中国食品安全国家标准的食品接触材料包装。

②包装须密封，并应当以中文标明品名、产品的规格、产地（州/省/市）、生产企业注册号、生产批号、目的地（目的地应当标明为中华人民共和国）、生产日期（年/月/日）、保质期等内容。

③预包装输华蜂蜜还应符合中国关于预包装食品标签的法律法规和标准的要求。

5. 卫生证书要求

每一集装箱输华蜂蜜应至少随附一份主管部门出具的官方正本卫生证书，证明其符合中国和阿尔巴尼亚的检验检疫要求。

6. 储存运输要求

（1）输华蜂蜜从包装、存放到运输的全过程，均应符合中国和阿尔巴尼亚的相关卫生要求，防止受有害物质的污染。

（2）应设有专门存放输华蜂蜜的独立成品库或专门区域并明显标识。

（3）货物装入集装箱后，应在阿尔巴尼亚主管部门的监督下加施铅封，铅封号须在卫生证书中注明。运输过程中不得拆开及更换包装。

（二）保加利亚（BGR）——蜂蜜

根据《关于进口保加利亚蜂蜜检验检疫要求的公告》（海关总署公告 2021 年第 33 号），允许符合相关要求的保加利亚蜂蜜产品进口。

公告同时发布了检验检疫要求，相关内容摘录如下：

1. 产品范围

允许进口的保加利亚蜂蜜指蜜蜂采集植物的花蜜、分泌物或蜜露，与自身分泌物混合后，经充分酿造而成的天然甜物质。

2. 加工企业注册要求

保加利亚蜂蜜加工企业应符合中国和保加利亚有关兽医卫生和公共卫生法规要求，获得中方注册。

3. 产品要求

（1）蜜蜂及蜜源植物要求

①来自位于保加利亚共和国境内的养蜂场，该养蜂场应在当地主管部门登记且受到有效监管。

②养蜂场周围半径 3 千米，6 个月内无美洲蜂幼虫腐臭病和欧洲蜂幼虫腐臭病。

③蜜蜂采集植物的花蜜、分泌物或蜜露应安全无毒，不得来源于有毒蜜源植物和转基因植物。

（2）进口蜂蜜要求

①为生产输华蜂蜜提供原料的养蜂场从未使用过中国和保加利亚禁止使用的兽药。

②来自已建立溯源系统的加工企业，保证输华蜂蜜可追溯到其养蜂场。

③兽药、农药、微生物、重金属及其他环境污染物残留量不超过中国和保加利亚的最高限量。

④对于狄氏瓦螨（*Varroa*）（大蜂螨）的检疫要求：通过实验室方法，该批蜂蜜的任何一种狄氏瓦螨（大蜂螨）病的检测结果为阴性；或已使用孔径小于 0.42mm 滤网过滤；或经过中心温度 50℃或以上至少 20 分钟或中心温度不高于-12℃至少 24 小时处理，以确保杀灭狄氏瓦螨。

⑤符合卫生和安全标准，适合人类食用。

4. 包装和标识要求

①保加利亚输华蜂蜜必须用符合中国食品安全国家标准的食品接触材料包装。

②包装须密封，并应当以中文标明品名、产品的规格、产地（州/省/市）、生产企业注册号、生产批号、目的地（目的地应当标明为中华人民共和国）、生产日期（年/月/日）、保质期等内容。

③预包装输华蜂蜜还应符合中国关于预包装食品标签的法律法规和标准的要求。

5. 卫生证书要求

每一集装箱输华蜂蜜应至少随附一份主管部门出具的官方正本卫生证书，证明其符合中国和保加利亚的检验检疫要求。

6. 储存运输要求

（1）输华蜂蜜从包装、存放到运输的全过程，均应符合中国和保加利亚的相关卫生要求，防止受有害物质的污染。

（2）应设有专门存放输华蜂蜜的独立成品库或专门区域并明显标识。

（3）货物装入集装箱后，应在保加利亚主管部门的监督下加施铅封，铅封号须在卫生证书中注明。运输过程中不得拆开及更换包装。

第二节 进口植物源性食品检验检疫要求

一、进口大米

（一）巴基斯坦（PAK）——大米

按照《关于对获得我国大米检验检疫准入资格的国家名单的公告》（国家质检总局公告2006年第3号），确认泰国、乌拉圭、越南、巴基斯坦等四个国家的大米已获我国检验检疫准入。

参考材料

巴基斯坦输华大米有关注意事项

根据2005年4月5日我国与巴基斯坦在伊斯兰堡签署的《中华人民共和国国家质量监督检验检疫总局和巴基斯伊斯兰共和国食品农牧部关于巴基斯输华大米植物卫生要求议定书》有关规定，国家质检总局已同意允许巴基斯坦大米输华。2006年1月，国家质检总局发布2006年第3号公告确定了获得我国大米检验检疫准入资格的巴基斯坦产大米品种，这标志着从2006年起允许巴基斯坦产大米进入我国市场。

进口巴基斯坦大米应注意以下事项：

1. 进口巴基斯坦大米的企业、货主和代理单位在进口大米前，要求巴供货方必须提供经检疫合格每批大米的巴基斯坦食品农牧部出具的官方植物检疫证书，证书上注明大米具体产地。

2. 进口到中国的大米不得带有土壤，不得混有杂草籽、稻壳、糠及植物残体。

3. 输华大米必须用符合我国植物检疫要求、干净卫生、新的材料包装。每一包装应有明显的“本产品输往中华人民共和国”的中文字样以及可以识别大米的品种、加工厂、储藏库、包装厂和出口商名称和地址的英文信息。

4. 输华大米装车前应被巴方植物检疫部门进行熏蒸处理，保证大米中不带有活的昆虫，特别是仓储性昆虫，同时必须要有巴基斯坦食品农牧部出具的熏蒸处理证书。

5. 输华大米装运前，运输工具必须被巴方植物检疫部门彻底进行检查、消毒、杀虫处理，防止检疫性有害生物混入大米中。

（二）韩国（KOR）——大米

根据《关于进口韩国大米检验检疫要求的公告》（国家质检总局公告2015年第149号），允许符合相关要求的韩国大米进口。

公告同时发布了检验检疫要求，相关内容摘录如下：

1. 产品范围

韩国输华大米包括糙米、精米和碎米。

2. 生产设施注册登记要求

韩国输华大米的加工厂或存放仓库必须经海关总署（GACC）注册登记。

3. 植物检疫要求

（1）韩国输华大米不得带有下列中方关注的检疫性有害生物：谷斑皮蠹 *Trogoderma granarium*、锯谷盗 *Oryzaephihus surinamensis*（Linnaeus）、赤拟谷盗 *Tribolium castaneum*（Herst）、黑皮蠹 *Attagenus japonicas* Reitter、*Cephitinea colonella*（Erschoff）、*Nemapo gongranellus*（Linnaeus）、假高粱 *Sorghum halepense*、荚壳伯克霍尔德氏菌 *Burkholderia ghumae*。

（2）韩国输华大米不得带有土壤，不得混有稻壳、糠、其他杂草籽及其他植物残体。

4. 食品安全要求

韩国输华大米应符合中国相关法律法规和食品安全国家标准要求。

5. 植物检疫证书要求

每批韩国输华大米进境时应随附官方植物检疫证书，证明其符合中国的植物检疫要求，还需附加如下信息："The rice covered by this Phytosanitary Certificate complies with 'the Requirements of inspection and quarantine on Korean Rice exported to China' of the 'Memorandum of Understanding Between China and Korea on Inspection and Quarantine Cooperation of Bilateral Rice Trade' agreed on Oct 31，2015 by Chinese side and Korean side."

6. 熏蒸证书要求

每批韩国输华大米在出口前应进行熏蒸处理，以保证大米中不带有活的昆虫，特别是仓储性害虫，并在进境时随附熏蒸处理证书。

7. 包装要求

韩国输华大米必须用符合中国植物检疫要求的，干净、卫生、新的，且易于熏蒸渗透的材料包装。每一包装应有明显的"本产品输往中华人民共和国"的中文字样以及可以识别大米的类型、加工厂名称和地址、出口商名称和地址的中文信息。

8. 运输工具要求

韩国输华大米运输工具不得携带害虫或其他检疫物。

（三）柬埔寨（KHM）——大米

根据《关于进口柬埔寨大米检验检疫要求的公告》（国家质检总局公告 2016 年第 98 号），允许符合要求的柬埔寨精米及碎米输华，公告发布了新的检验检疫要求。

自该公告公布实施之日起，《关于柬埔寨精米输华的公告》（国家质检总局公告 2011 年第 168 号）、《关于做好柬埔寨输华精米检验检疫工作的通知》（国质检食函〔2011〕914 号）废止。

相关内容摘录如下：

1. 产品范围

柬埔寨输华大米包括精米和碎米。

2. 生产设施注册登记要求

柬埔寨输华大米生产、加工、储存企业应经海关总署（GACC）注册登记。

3. 植物检疫要求

（1）柬埔寨输华大米不得携带以下检疫性有害生物：千金子 *Leptochloa chinensis*、独脚金 *Striga asiatica*、水稻干尖线虫 *Aphelenchoides besseyi*、水稻茎线虫 *Ditylenchus angustus*。

（2）柬埔寨输华大米不得带有土壤，不得混有杂草籽、稻壳、糠和植物残体。

4. 食品安全要求

柬埔寨输华大米应符合我国相关法律法规规定和食品安全国家标准要求。

5. 植物检疫证书要求

柬埔寨输华大米应随附官方植物检疫证书，证明其符合中方的植物检疫要求，并注明具体产地。

6. 熏蒸证书要求

柬埔寨输华大米装运前应进行熏蒸处理，以保证不带有活的昆虫，特别是仓储性害虫，并随附柬埔寨王国农林渔业部出具的官方熏蒸处理证书。

7. 包装要求

柬埔寨输华大米必须用符合中国植物检疫要求、干净卫生、新的材料包装。每一包装应有明显的“本产品输往中华人民共和国”的中文字样以及可以识别精米及碎米的品种、产地、储藏库和包装厂的英文信息。

8. 运输工具要求

柬埔寨输华大米装运前，运输工具要进行彻底的检查和消毒、杀虫处理，防止检疫性有害生物混入大米中。

（四）老挝（LAO）——大米

根据《关于老挝大米准入的公告》（国家质检总局公告 2015 年第 129 号），允许符合相关要求的老挝大米进口。

公告同时发布了检验检疫要求，相关内容摘录如下：

1. 产品范围

经碾制加工、不带稻壳以及其他杂物的精米（Oryza sativa L.），以下简称大米。

2. 生产设施注册登记要求

老挝输华大米的加工、储藏企业须经老挝农林部推荐，并经海关总署（GACC）注册登记。

3. 植物检疫要求

（1）老挝输华大米中不得带有下列检疫性有害生物：谷斑皮蠹 *Trogoderma granarium*、阔胸扁谷盗 *Cryptolestes pusilloides*（Stee et Howe）、大谷蠹 *Prostephanus truncatus*（Horn）、刺蒺藜草 *Cenchrus echinatus*（southern sandbur）、飞机草 *Chromolaena odorata*（L.）King & Robinson、独脚金 *Striga asiatica*（L.）Kuntze。

（2）老挝输华大米不得携带稻壳、糠、茎秆、残叶、杂草籽及其他植物残体和土壤颗粒等杂质。

4. 食品安全要求

老挝输华大米应符合中国相关法律法规规定和食品安全国家标准要求。

5. 植物检疫证书要求

老挝农林部应对输华大米进行检疫并出具植物检疫证书，证明其符合中方的植物检疫要求，还需注明具体产地，并在附加声明栏中注明：“This batch of rice meets the requirements of The Protocol on Plant Inspection and Quarantine Requirements for Exporting Rice from Lao to China and is free of quarantine pests of concern to China”。

6. 熏蒸证书要求

老挝大米向中国出口前应进行熏蒸处理，并随附老挝官方签发的熏蒸处理证书。

7. 包装要求

老挝输华大米包装应是新的，且未被有害生物及有毒有害物质污染。包装上应用中英文标明“输往中华人民共和国”以及可以识别大米的品种、加工厂、出口商名称、相关企业的注册代码以及地址。

8. 运输工具要求

老挝输华大米的运输工具应符合安全卫生要求，且不带中方关注的检疫性有害生物以及稻谷、枝、叶、杂草籽和土壤颗粒等。

（五）缅甸（MMR）——大米

根据《关于进口缅甸大米检验检疫要求的公告》（国家质检总局公告 2015 年第 15 号），允许符合相关要求的缅甸大米进口。

《关于进口缅甸大米检验检疫要求的公告》（海关总署公告 2020 年第 22 号）更新了进口缅甸大米检验检疫要求，允许的产品范围从精米扩展为精米和碎米。

相关内容摘录如下：

1. 产品范围

在缅甸境内生产、加工的经碾制加工的大米，包括精米及碎米。

2. 生产设施注册登记要求

缅甸大米出口、加工、仓储企业应由缅方推荐，经海关总署审核认可并注册登记。获得注册的缅甸大米生产加工存放单位名单见海关总署网站。

3. 植物检疫要求

（1）进口缅甸大米应符合中国及缅甸植物检疫有关法律法规，由缅方检疫合格。

（2）进口缅甸大米不得带有下列检疫性有害生物：谷斑皮蠹 *Trogoderma granarium*、阔胸扁谷盗 *Cryptolestes pusilloides*（Stee et Howe）、四纹豆象 *Callosobruchus oraculates*、刺蒺藜草 *Cenchrus echinatus*、飞机草 *Chromolaena odorata*（L.）King & Robinson、弯叶独脚金 *Striga hermonthica*、假高粱 *Sorghum helepens*、甜根子草 *Saccharum spontameum*。

（3）进口缅甸大米不得带有稻壳、糠、茎秆、残叶、杂草籽及其他植物残体和土壤颗粒等杂质。

（4）缅甸大米对华出口前应进行熏蒸处理，以保证大米中不带有活的昆虫，特别是仓储害虫，并随附熏蒸处理证书。

4. 植物检疫证书要求

每批进口缅甸大米须随附缅方出具的官方植物检疫证书。每一植物检疫证书都应有如下中文或英文附加证明："该批大米符合《缅甸大米输华植物检验检疫要求议定书》的规定，不携带中方关注的检疫性有害生物。"（This batch of rice meets the requirements of The Protocol on Plant Inspection and Quarantine Requirements for Exporting Rice from Myanmar to China and is free of quarantine pests of concern to China.）

缅甸输华大米植物检疫证书样本见海关总署网站。

5. 食品安全要求

进口缅甸大米应符合中国及缅甸食品安全相关法律法规规定。

6. 包装要求

进口缅甸大米必须用符合中国植物检疫要求的、新的、且未被有害生物及有毒有害物质污染的材料包装。每一包装应有明显的"输往中华人民共和国"的中英文字样以及可以识别大米的品种、加工厂、出口商名称、相关企业的注册代码以及地址。

7. 运输工具要求

缅甸大米装运前，运输工具要进行彻底检查和消毒、杀虫处理，使其符合安全卫生要求，且不带中方关注的检疫性有害生物以及稻谷、枝、叶、杂草籽和土壤颗粒等。

（六）美国（USA）——大米

根据《关于进口美国大米检验检疫要求的公告》（海关总署公告 2018 年第 211 号），允许符合相关要求的美国大米进口。

公告同时发布了检验检疫要求，相关内容摘录如下：

1. 产品范围

原产地为美国的大米（含糙米、精米和碎米，HS 编码：1006.20、1006.30、1006.40）。

2. 生产设施注册登记要求

美国输华大米加工厂以及出口储藏库必须符合中国植物检疫要求，由美国农业部（USDA）注册，并经海关总署认可并注册登记。

3. 植物检疫要求

（1）美国输华大米必须符合美国和中国的植物检疫法律法规，按照美国官方植物检疫程序实施检验并合格。

（2）美国输华大米不得带有下列检疫性有害生物：谷拟叩甲 *Pharaxonotha kirschi*、美洲黑拟谷盗 *Tribolium audax*、墨西哥斑皮蠹 *Trogoderma anthrenides*、谷斑皮蠹 *Trogoderma granarium*、胸斑皮蠹 *Trogoderma sternale*、肾斑皮蠹 *Trogoderma versicolor*。

（3）美国输华大米不得带有土壤，不得混有稻壳、糠、杂草籽及其他植物残体。

4. 植物检疫证书要求

每批美国输华大米应随附美国官方出具的植物检疫证书。植物检疫证书应有如下附加信息：“该植物检疫证书所证明的大米符合中国和美国于 2017 年 7 月 19 日在华盛顿签署的关于美国大米输华植物卫生要求议定书的规定。”

5. 包装要求

美国输华大米必须用符合中国植物检疫要求的，干净、卫生、新的，且易于熏蒸渗透的材料包装。每一个包装应有明显的“本产品输往中华人民共和国”的中文字样以及可识别大米的类型、加工厂和出口商名称、地址的中文信息以及大米的品种。上述信息可以标签形式粘贴在包装上。

6. 熏蒸要求

美国输华大米在出口前应当进行熏蒸处理，以保证大米中不带有活的昆虫，特别是仓储性害虫，同时应随附熏蒸处理证书。

7. 运输工具要求

美国输华大米装运前，运输工具要进行彻底检查，如果在其中发现害虫或其他关注的检疫物，将禁止用于装运直至害虫或检疫物被完全去除，或使用其他符合检疫要求的运输工具代替。

（七）日本（JPN）——大米

1. 日本精米

根据《关于日本精米输华的公告》（国家质检总局公告 2008 年第 47 号），允许符合《中华人民共和国国家质量监督检验检疫总局和日本国农林水产省关于日本向中国出口精米植物卫生要求议定书》要求的日本精米（HS 编码：1006301001、1006301090、1006309001、1006309090）进口。

根据双方商定，日方将出具《熏蒸处理证书》随附在《植物检疫证书》之后。

2. 新潟大米

根据《关于允许日本新潟大米进口的公告》（海关总署公告 2018 年第 175 号），允许日本新潟大米进口。

公告同时明确了以下要求：

（1）日本新潟大米是指日本新潟县产稻谷及新潟县产稻谷加工的糙米，经获得海关总署注册登记的日本大米加工厂（企业名单请访问海关总署网站查询）加工而成的大米。

（2）日本新潟大米在进口时应当符合中国食品安全、植物卫生法律法规等要求。

（八）泰国（THA）——大米

按照《关于对获得我国大米检验检疫准入资格的国家名单的公告》（国家质检总局公告 2006 年第 3 号），确认泰国、乌拉圭、越南、巴基斯坦等四个国家的大米已获我国检验检疫准入。

根据《关于进口泰国大米检验检疫要求的公告》（国家质检总局公告 2016 年第 56 号），自 2016 年 6 月 17 日起，进口泰国大米执行该公告发布的新的检验检疫要求，相关内容摘录如下：

1. 产品范围

泰国输华大米包括糙米、精米和碎米。

2. 生产设施注册登记要求

泰国输华大米的加工厂或存放仓库必须经海关总署（GACC）注册登记。

3. 植物检疫要求

（1）泰国输华大米不得携带以下检疫性有害生物：四纹豆象 *Callosobruchus maculatus*、干果露尾甲 *Carpophilus mutilatus*、红火蚁 *Solenopsis invicta*、美丽猪屎豆 *Crotalaria spectabilis*、小白花牵牛 *Ipomoea lacunosa*、皱匕果芥 *Rapistrum rugosum*、大果田菁 *Sesbania exaltata*、刺黄花稔 *Sida spinoda*。

（2）泰国输华大米不得带有土壤，不得混有稻壳、糠和水稻的植物残体。

4. 检疫处理要求（熏蒸证书要求）

每批泰国输华大米在出口前应进行熏蒸处理，以保证大米中不带有活的昆虫，并在进境时随附熏蒸处理证书。

5. 植物检疫证书要求

每批泰国输华大米应随附官方植物检疫证书，证明其符合中国和泰国的检疫法规和植物卫生要求。植物检疫证书上应注明具体产地。

6. 食品安全要求

泰国输华大米应符合泰国和中国食品安全标准。

7. 包装要求

泰国输华大米包装材料应符合中国植物检疫要求，必须是干净和新的。每一包装上应用英文标明出口商的名称和地址以及产品产地（泰国），并有明显的“本产品输往中华人民共和国”的中文字样。

8. 运输工具要求

泰国输华大米运输工具不得携带检疫性有害生物。

（九）乌拉圭（URY）——大米

根据《关于印发中国输乌拉圭大蒜和乌拉圭输华大米检疫议定书的通知》（国质检食函〔2003〕322号），允许符合相关要求的乌拉圭大米进口。

按照《关于对获得我国大米检验检疫准入资格的国家名单的公告》（国家质检总局公告2006年第3号），确认泰国、乌拉圭、越南、巴基斯坦等四个国家的大米已获我国检验检疫准入。

参考材料

中华人民共和国国家质量监督检验检疫总局和乌拉圭东岸共和国牧农渔业部
关于乌拉圭向中国出口大米的植物检疫要求议定书

（国质检食函〔2003〕322号附件1）

为确保食用安全，防止有害生物传入，保护动植物健康，中华人民共和国国家质量监督检验检疫总局（以下简称AQSIQ）和乌拉圭东岸共和国牧农渔业部（以下简称MGAP），在中乌植物检疫合作备忘录框架下，经过友好协商，就乌拉圭向中国出口大米的检疫要求达成如下协议。

第一条 根据乌方提供资料，经中方专家PRA分析，没有发现中方关注的检疫性有害生物。

第二条 输华大米应当完全符合中国大米的安全卫生要求。AQSIQ应当向MGAP提供中国大米的安全卫生要求。

第三条 MGAP及其所属的官方检疫机构应当在装运前对输华大米实施必要的官方检疫措施，包括：

1. 对输华大米的批批检查；

2. 官方监控下的熏蒸等有效检疫处理。

第四条 MGAP 应当按照国际植物保护公约组织标准的原则，对符合中国检疫要求的输华大米出具植物检疫证书，并在证书的适当位置标明所采取的检疫处理措施。

第五条 AQSIQ 所属的出入境检验检疫机构（CIQ）在目的港对输华大米实施检验检疫。

第六条 MGAP 应当及时向 AQSIQ 通报乌拉圭境内与大米相关的疫情及有害生物变化信息。AQSIQ 可根据 MGAP 提供的信息或认为有必要时采取更新风险分析的措施。

第七条 AQSIQ 应当根据国际植物保护公约组织标准的原则，向 MGAP 通报输华大米在中国发现的检疫问题及所采取的植物检疫措施。

第八条 本议定书自签字之日起生效，有效期 5 年。如在有效期期满前 2 个月，双方均未提出修改或终止要求，则本协议将自动顺延以后 5 年。

第九条 本议定书于 2002 年 10 月 14 日在北京签订，用中文、英文、西班牙文写成，三种文本具有同等效力。

（十）意大利（ITA）——大米

根据《关于进口意大利大米检验检疫要求的公告》（海关总署公告 2020 年第 57 号），允许符合相关要求的意大利大米进口。

公告同时发布了检验检疫要求，相关内容摘录如下：

1. 产品范围及允许的产地

产品范围：意大利输华大米是指在意大利境内种植、加工的精米（HS 编码：1006.30）。

允许的产地：意大利输华大米应来自意大利官方根据国际植物保护公约（IPPC）的国际标准建立并经海关总署认可的谷斑皮蠹 *Trogoderma granarium*、大谷蠹 *Prostephanus truncatus* 的非疫区。

2. 生产设施注册登记要求

意大利输华大米出口、生产和仓储企业应经海关总署审核认可并注册。

3. 植物检疫要求

（1）意大利输华大米应符合中国的植物检疫法律法规。

（2）意大利输华大米不得带有下列检疫性有害生物：谷斑皮蠹 *Trogoderma granarium*、大谷蠹 *Prostephanus truncatus* 和假高粱 *Sorghum halepense*。

（3）意大利输华大米不得含有土壤以及杂草种子、稻壳和水稻植物残体、其他杂质。

4. 检疫处理要求

意大利大米应经过熏蒸或其他植物检疫处理，以保证不带有活的昆虫，特别是仓储性害虫，并随附意方授权机构出具的官方植物检疫处理证书。

5. 植物检疫证书要求

每批意大利输华大米应由意大利官方检疫，须随附官方植物检疫证书。每一植物检疫证书都应在“附加声明”栏中注明：“该批大米符合意大利农业、食品和林业政策部与中华人民共和国海关总署之间签订的《意大利大米输华检验检疫要求议定书》规定，不带中方关注的检疫性有害生物。”（This consignment of rice complies with the Protocol on inspection and quarantine requirements for the export of rice from Italy to China between the General Administration of Customs of the People’s Republic of China and the Ministry of Agricultural, Food and Forestry Policies of the Italian Republic. It is free from any quarantine pests of concern for China.）

6. 食品安全要求

意大利输华大米应符合中国食品安全相关法律法规规定。

7. 包装要求

意大利输华大米必须使用符合中国植物检疫要求、干净、新的材料包装。每一包装应有中文字样标注“本产品输往中华人民共和国”，同时用英文注明经注册的大米名称，加工厂、包装厂、贮藏库以及出口企业/公司的名称和地址以及产品批号。

8. 运输工具要求

意大利输华大米装运前，应对集装箱进行彻底检查和消毒，以防止任何检疫性有害生物进入大米。

（十一）印度（IND）——大米

《关于允许印度大米输华的公告》（国家质检总局2012年第59号公告）允许符合相关要求的印度Basmati大米进口。

根据《关于进口印度大米检验检疫要求的公告》（海关总署公告2018年第62号），允许符合相关要求的印度Basmati和非Basmati大米进口。公告同时发布了新的检验检疫要求，相关内容摘录如下：

1. 产品范围

在印度种植、生产的大米（包括Basmati大米和非Basmati大米）。

2. 生产设施注册登记要求

印度输华大米加工设施须符合中国植物检疫要求，由印度农业合作及农民福利部（DAC&FW）注册，经海关总署认可并注册登记。获得注册登记的印度输华大米生产企业名单可在海关总署网站查询。

3. 植物检疫要求

（1）印度输华大米须符合中国植物检疫有关法律法规，由DAC&FW检疫合格。

（2）印度输华大米不得带有下列检疫性有害生物：大谷蠹 *Prostephanus truncatus*、谷斑皮蠹 *Trogoderma granarium*、水稻茎线虫 *Ditylenchus angustus*、狭叶独脚金 *Striga angustiflolia*、独脚金 *Striga asiatica* 和密花独脚金 *Striga densiflora*。

（3）印度输华大米不得带有土壤，不得混有杂草籽、稻壳、糠和植物残体。

4. 植物检疫证书要求

每批印度输华大米须随附DAC&FW出具的官方植物检疫证书，证明其符合中国植物检疫要求，并注明具体产地。植物检疫证书样本可在海关总署网站查询。

5. 包装要求

印度输华大米必须用符合中国植物检疫要求、干净卫生、新的材料包装。每一包装应有明显的“本产品输往中华人民共和国”的中文字样以及可以识别印度大米品种、加工厂和包装厂的英文信息。

6. 熏蒸要求

印度输华大米应进行熏蒸处理，以保证大米中不带有活的昆虫，特别是仓储性害虫。熏蒸处理药剂和方法应在随附的官方植物检疫证书中注明。印度输华大米熏蒸药剂及方法可在海关总署网站查询。

7. 运输工具要求

印度输华大米装运前，运输工具要进行彻底的检查和消毒、杀虫处理，不得混入检疫性有害生物。

（十二）越南（VNM）——大米

按照《关于对获得我国大米检验检疫准入资格的国家名单的公告》（国家质检总局公告2006年第3号），确认泰国、乌拉圭、越南、巴基斯坦等四个国家的大米已获我国检验检疫准入。

根据《关于进口越南大米检验检疫要求的公告》（国家质检总局公告2016年第60号），自2016年6月24日起，进口越南大米执行新的检验检疫要求，相关内容摘录如下：

1. 产品范围

越南输华大米包括糙米、精米和碎米。

2. 生产设施注册登记要求

越南输华大米生产、加工、储存企业应经海关总署（GACC）注册登记。

3. 植物检疫要求

（1）越南输华大米不得携带以下检疫性有害生物：谷斑皮蠹 *Trogoderma granarium*、米蛾 *Corcyra cephalonica*（活虫）、水稻茎线虫 *Ditylenchus angustus*、独脚金 *Striga asiatica* 和 *Aphelenchoides nechaleos*。

（2）越南输华大米须来自水稻茎线虫 *Ditylenchus angustus* 和 *Aphelenchoides nechaleos* 的非疫区或非疫点。

（3）越南输华大米不得带有土壤及检疫性杂草的种子。

4. 检疫处理要求

（1）每批越南输华大米装运前应进行熏蒸处理，以保证大米中不带有活的昆虫，特别是仓储性害虫。

（2）熏蒸企业由越南农业与农村发展部向海关总署（GACC）推荐，并经海关总署审核确认。

（3）熏蒸企业、熏蒸日期和地点，以及熏蒸使用的药剂、时间、温度等信息应在植物检疫证书中注明。

5. 植物检疫证书要求

每批越南输华大米要随附越南官方出具的植物检疫证书，证明其符合中方的植物检疫要求，并注明具体产地。

6. 食品安全要求

越南输华大米应符合我国相关法律法规规定和食品安全国家标准要求。

7. 包装要求

国家质检总局公告 2016 年第 60 号未提及。

8. 运输工具要求

大米装运前，运输工具要进行彻底的检疫和消毒、杀虫处理，防止检疫性有害生物混入大米中。

二、进口面粉/小麦粉

（一）波兰（POL）——面粉

根据《关于进口波兰面粉检验检疫要求的公告》（海关总署公告 2021 年第 98 号），允许符合相关要求的波兰面粉进口。

公告同时发布了检验检疫要求，相关内容摘录如下：

1. 产品范围

波兰输华面粉是指由波兰境内生产的小麦（*Triticum aestivum* L.）（包括斯卑尔脱小麦 *Triticum aestivum ssp. Spelta*）或黑麦（*Secale cereal* L.）在波兰加工完成并输往中国的面粉。

2. 生产设施注册登记要求

波兰面粉生产企业有责任确保其输华面粉符合中国植物检疫、食品安全法律法规以及食品安全国家标准。输华面粉的生产、加工和存放企业应确保其面粉符合议定书中的植物检疫要求，在波兰国家植物卫生与种子检验监察署登记并经中华人民共和国海关总署注册。

波兰输华面粉应来自获得中华人民共和国海关总署注册的企业。获得注册的波兰输华面粉企业名单，可通过海关总署网站查询。

3. 植物检疫要求

（1）波兰输华面粉应符合中国的植物检疫法律法规。

（2）波兰输华面粉不得带有下列检疫性有害生物：谷斑皮蠹 *Trogoderma granarium*、大谷蠹 *Prostephanus truncatus* 和小麦矮腥黑穗病 *Tilletia controversa*。

4. 生产要求

（1）波兰国家植物卫生与种子检验监察署对面粉加工、储存设施中谷斑皮蠹 *Trogoderma granarium* 和大谷蠹 *Prostephanus truncatus* 发生情况进行检查，并对实施诱捕的企业定期诱捕记录进行监管。如果海关总署要求，波兰国家植物卫生与种子检验监察署应向海关总署提供检查数据。

（2）企业根据波兰对小麦和黑麦谷物强制性规范，检测原料麦粒样品中是否存在腥黑粉菌属亚种，只有不存在腥黑粉菌属亚种的原料麦方能用于生产输华面粉。

5. 植物检疫证书要求

波兰官方应对每批符合议定书检验检疫要求的面粉出具植物检疫证书，并在证书附加声明中注明："该批面粉符合于 2021 年 2 月 5 日签订的《中华人民共和国海关总署与波兰共和国农业和农村发展部关于波兰面粉输华检验检疫要求的议定书》要求和中华人民共和国植物检疫相关规定，不带有谷斑皮蠹 *Trogoderma granarium*、大谷蠹 *Prostephanus truncatus* 和小麦矮腥黑穗病 *Tilletia controversa* 等中方关注的检疫性有害生物。"

6. 食品安全要求

波兰输华面粉应符合中国食品安全国家标准和相关法律法规。

7. 包装要求

输华面粉应使用新的、干净、卫生，符合中国植物检疫要求，未被有害生物或有害物质污染，并符合欧盟强制性法规要求的材料包装。每一个输华面粉包装应有明显的"本产品输往中华人民共和国"的中文字样以及面粉种类、批次标识、加工厂（经注册的企业）和出口商的名称及地址等中文信息。上述信息可以以标签形式粘贴在包装上。

8. 运输工具要求

装运前，输华面粉集装箱或装运工具要进行彻底检查，以防止混入中国关注的检疫性有害生物或其他不应有的物质，如活体昆虫等。

（二）哈萨克斯坦（KAZ）——小麦粉

根据《关于进口哈萨克斯坦小麦粉检验检疫要求的公告》（海关总署公告 2019 年第 84 号），允许符合相关要求的哈萨克斯坦小麦粉进口。

公告同时发布了检验检疫要求，相关内容摘录如下：

1. 产品范围

用在哈萨克斯坦共和国境内种植的小麦（*Triticum aestivum* L.）加工而获得的可食用精细粉状食物。

2. 原料要求

生产进口哈萨克斯坦小麦粉的原料小麦应当符合《质检总局关于进口俄罗斯小麦、大豆、玉米、水稻、油菜籽和哈萨克斯坦小麦植物检验检疫要求的公告》（2016 年第 8 号）要求，来自注册登记的仓储企业。

3. 生产设施注册登记要求

进口哈萨克斯坦小麦粉的境外生产、加工、存放单位应经中国海关总署注册登记。

4. 植物检疫要求

（1）进口哈萨克斯坦小麦粉应符合中国植物检疫有关法律法规，由哈方检疫合格。

（2）进口哈萨克斯坦小麦粉不得带有下列检疫性有害生物：小麦矮腥黑穗病 *Tilletia controversa*

Kühn、小麦印度腥黑穗病菌 *Tilletia indica* Mitra、小麦叶疫病菌 *Alternaria triticina*、阔鼻谷象 *Caulophilus oryzae*（*Gyllenhal*）、谷斑皮蠹 *Trogoderma granarium* Everts、花斑皮蠹 *Trogoderma variabile*。

（3）进口哈萨克斯坦小麦粉不得混入其他谷物粉、杂质等异物。

5. 植物检疫证书要求

每批进口哈萨克斯坦小麦粉须随附哈方出具的官方植物检疫证书，注明原料小麦品种和产区，并在附加声明栏中使用中文或英文注明："该植物检疫证书所证明的小麦粉符合中哈双方于 2019 年 4 月 26 日签署的《中华人民共和国海关总署与哈萨克斯坦共和国农业部关于哈萨克斯坦小麦粉输华植物检疫要求的议定书》的规定。"

6. 食品安全要求

进口哈萨克斯坦小麦粉应符合中国食品安全国家标准。

7. 包装要求

进口哈萨克斯坦小麦粉必须用符合植物检疫和食品安全要求的，干净、卫生、透气、新的材料包装。每一包装应以清晰的中文字样标注"本产品输往中华人民共和国"，以及原料小麦产区、加工厂、出口商名称和地址等可追溯信息。

8. 运输工具要求

进口哈萨克斯坦小麦粉装运前，装运工具应当进行彻底检查，防止混入杂草籽、活体昆虫、其他谷物杂质、植物残体、土壤等检疫性有害生物、其他检疫物或其他外来杂质。

（三）吉尔吉斯斯坦（KGZ）——小麦粉

根据《关于进口吉尔吉斯小麦粉检验检疫要求的公告》（海关总署公告 2019 年第 109 号），允许符合相关要求的吉尔吉斯小麦粉进口。

公告同时发布了检验检疫要求，相关内容摘录如下：

1. 产品范围

在吉尔吉斯共和国种植的小麦（*Triticum aestivum* L.）经加工而获得可食用的精细粉状食物。

2. 原料要求

吉尔吉斯输华小麦粉应选用来自按照国际植物保护公约 ISPM4 和 ISPM10 标准建立的小麦矮腥黑穗病菌非疫区或非疫产地的小麦加工而成。

3. 生产设施注册登记要求

吉尔吉斯输华小麦粉生产、加工、存放单位应经中方审核认可并注册登记。

4. 植物检疫要求

（1）进口吉尔吉斯小麦粉应符合中国植物检疫有关法律法规，由吉方检疫合格。

（2）进口吉尔吉斯小麦粉不得带有下列检疫性有害生物：小麦矮腥黑穗病（*Tilletia controversa*）。

（3）进口吉尔吉斯小麦粉不得混入其他谷物粉、杂质等异物。

5. 植物检疫证书要求

每批进口吉尔吉斯小麦粉须随附吉方出具的官方植物检疫证书，注明原料小麦品种和产区，并在附加声明栏中使用中文或英文注明："该植物检疫证书所证明的小麦粉符合中吉双方于 2019 年 6 月 13 日在比什凯克签署的关于吉尔吉斯共和国小麦粉输华植物检疫要求的议定书的规定。"

6. 食品安全要求

进口吉尔吉斯小麦粉应符合中国食品安全国家标准。

7. 包装要求

进口吉尔吉斯小麦粉必须用符合植物检疫和食品安全要求的，干净、卫生、透气、新的材料包装。每一包装应以清晰的中文字样标注"本产品输往中华人民共和国"，以及原料小麦产区、加工厂、出口商名称和地址等可追溯信息。

8. 运输工具要求

进口吉尔吉斯小麦粉装运前，装运工具应当进行彻底检查，防止混入杂草籽、活体昆虫、其他谷物杂质、植物残体、土壤等检疫性有害生物、其他检疫物或其他外来杂质。

（四）蒙古国（MNG）——面粉

根据《关于进口蒙古国面粉检验检疫要求的公告》（海关总署公告2020年第126号），允许符合相关要求的蒙古国面粉进口。

公告同时发布了检验检疫要求，相关内容摘录如下：

1. 产品范围

蒙古输华面粉是指由蒙古国境内生产的小麦（*Triticum aestivum* L.）或黑麦（*Secale cereal* L.）在蒙古国境内经加工而获得可食用的精细粉状食物。

2. 原料产地要求

蒙古输华面粉的原料小麦和黑麦应产自没有发生小麦矮腥黑穗病菌（*Tilletia controversa* Kühn）及小麦印度腥黑穗病菌（*Tilletia indica* Mitra）的地区。

3. 生产设施注册登记要求

蒙古输华面粉的生产企业应符合议定书中的检验检疫要求，须经蒙方推荐，经中方注册登记。

蒙古输华面粉应来自获得中方注册登记的生产企业。获得注册登记的蒙古输华面粉企业名单，可通过海关总署网站查询。

4. 植物检疫要求

（1）蒙古输华面粉应符合中国的植物检疫法律法规。

（2）蒙古输华面粉不得带有下列检疫性有害生物：斑皮蠹属（非中国种）*Trogoderma* spp.（Non-Chinese species）、小麦矮腥黑穗病菌 *Tilletia controversa* Kühn 和小麦印度腥黑穗病菌 *Tilletia indica* Mitra。

5. 植物检疫证书要求

蒙古输华面粉在向中国出口前，蒙古国国家技术监督总局应对其实施检验检疫，对每批符合议定书要求的面粉出具植物检疫证书，注明原料品种和产区，并在附加声明栏中使用中文或英文注明“该批面粉符合于2020年9月15日在乌兰巴托签订的《中华人民共和国海关总署与蒙古国国家技术监督总局关于蒙古国面粉输华检验检疫要求的议定书》规定”。

6. 食品安全要求

蒙古输华面粉应符合中国食品安全相关法律法规。

7. 包装要求

蒙古输华面粉应使用新的、干净、卫生、符合中国植物检疫要求、未被有害生物或有害物质污染的材料包装。每一个输华面粉包装应有明显的“本产品输往中华人民共和国”的中文字样以及原料小麦或黑麦产区、面粉种类、批次（批号）、生产企业和出口商的名称及地址等中文或英文信息。上述信息可以以标签形式粘贴在包装上。

8. 运输工具要求

蒙古输华面粉装运前，装运工具应进行彻底检查，以防止混入杂草籽、活体昆虫、其他谷物杂质、植物残体、土壤等有害生物或其他外来杂质。

三、进口其他粮食加工品及粮食制品

（一）秘鲁（PER）——藜麦

根据《关于进口秘鲁藜麦检验检疫要求的公告》（海关总署公告2019年第120号），允许符合相关要求的秘鲁藜麦进口。

公告同时发布了检验检疫要求，相关内容摘录如下：

1. 产品范围

在秘鲁种植并加工的藜麦谷物（*Chenopodium quinoa* Willd.）（包括去皮藜麦籽粒、藜麦粉、藜麦片）。

2. 生产设施注册登记要求

秘鲁输华藜麦生产加工存放单位应经海关总署审核认可并注册登记。

3. 植物检疫要求

（1）进口秘鲁藜麦应符合中国植物检疫有关法律法规，由秘鲁官方检疫合格。

（2）进口秘鲁藜麦不得带有下列检疫性有害生物：李属坏死环斑病毒 Prunus necrotic ringspot virus、豚草 *Ambrosia artemisiifolia*、不实野燕麦 *Avena sterilis*、薇甘菊 *Mikania micrantha*、刺蒺藜草 *Cenchrus echinatus*、假高粱 *Sorghum halepense*、异常珍珠线虫 *Nacobbus aberrans*、标准剑线虫 *Xiphinema index*。

（3）进口秘鲁藜麦不得带有土壤、不得混有杂草种子、其他谷物和植物残体等杂质。

（4）秘鲁藜麦向中国出口前发现活虫的，应进行熏蒸处理，以保证杀灭（2）中所列的检疫性有害生物和其他活虫。

4. 植物检疫证书要求

每批进口秘鲁藜麦须随附秘鲁官方出具的植物检疫证书，并注明熏蒸处理的温度、时间、药剂等信息，以及附加声明栏中使用中文或英文注明："该植物检疫证书所证明的藜麦符合中秘双方于2019 年 6 月 28 日在北京签署的关于秘鲁藜麦输华植物检疫要求议定书的规定。"

5. 食品安全要求

进口秘鲁藜麦应符合中国食品安全国家标准。

6. 包装要求

秘鲁输华藜麦必须用符合中国要求的，干净、卫生、透气、新的材料包装。每一包装应以清晰的中文字样标注"本产品输往中华人民共和国"、藜麦的品名、加工厂、出口商名称和地址等可追溯信息。

（二）玻利维亚（BOL）——藜麦

根据《关于进口玻利维亚藜麦检验检疫要求的公告》（海关总署公告 2018 年第 87 号），允许符合相关要求的玻利维亚藜麦进口。

公告同时发布了检验检疫要求，相关内容摘录如下：

1. 产品范围

在玻利维亚种植和加工的藜麦谷物（*Chenopodium quinoa* Willd.）（包括去皮藜麦籽粒、藜麦粉、藜麦片）。

2. 生产设施注册登记要求

玻利维亚输华藜麦生产加工设施须符合中国植物检疫要求，经玻利维亚农村发展与土地部（SENASAG）注册并推荐，经海关总署审核认可并注册登记。获得注册登记的玻利维亚输华藜麦生产企业名单可在海关总署网站查询。

3. 植物检疫要求

（1）玻利维亚输华藜麦须符合中国植物检疫有关法律法规，由 SENASAG 检验检疫合格。

（2）玻利维亚输华藜麦不得带有下列检疫性有害生物：谷实夜蛾 *Helicoverpazea*、番茄黑环病毒 Tomato black ring virus、异常珍珠线虫 *Nacobbus aberrans*、豚草 *Ambrosia artemisiifolia*、不实野燕麦 *Avenasterilis*、刺蒺藜草 *Cenchrusechinatus* 和假高粱 *Sorghum halepense*。

（3）玻利维亚输华藜麦不得带有土壤，不得混有杂草种子、其他谷物和植物残体等杂质。

4. 植物检疫证书要求

每批玻利维亚输华藜麦须随附SENASAG出具的官方植物检疫证书，证明其符合中国植物检疫要求，并注明具体产地。玻利维亚输华植物检疫证书样本可在海关总署网站查询。

5. 包装要求

玻利维亚输华藜麦必须用符合中国植物检疫要求、干净卫生、新的材料包装。每一包装应以清晰的中文字样标注“本产品输往中华人民共和国”以及藜麦的品名、加工厂、出口商名称和地址等可追溯信息。

6. 熏蒸要求

玻利维亚输华藜麦出口前经SENASAG检验发生活虫时，应进行熏蒸处理，以保证藜麦中不带有中方关注的检疫性有害生物和其他活虫。熏蒸处理的温度、时间、药剂等信息在随附的官方植物检疫证书中注明。玻利维亚输华藜麦熏蒸药剂及方法可在海关总署网站查询。

（三）俄罗斯（RUS）——荞麦

根据《关于进口俄罗斯燕麦、荞麦、葵花籽和亚麻籽植物检疫要求的公告》（国家质检总局公告2017年第110号），允许符合相关要求的俄罗斯荞麦进口。

公告同时发布了检验检疫要求，相关内容摘录如下：

1. 产品范围

俄罗斯荞麦 *Fagopyrum esculentum* 是指食用或食品加工用的非种用荞麦籽实，包括荞麦片。

2. 生产设施注册登记要求

俄罗斯输华荞麦生产、加工、仓储企业应经海关总署（GACC）注册登记。

3. 植物检疫要求

俄罗斯输华荞麦应符合中华人民共和国的植物检疫要求，并且不得携带下列检疫性有害生物：黑斑皮蠹 *Trogoderma glabrum*、谷斑皮蠹 *Trogoderma granarium*、花斑皮蠹 *Trogoderma variabile*、杂色斑皮蠹 *Trogoderma versicolor*、谷象 *Sitophilus granarius*、毒麦 *Lolium temulentum*、假高粱及其杂交种 *Sorghum halepense*（Aleppo sorghum and its hybrid seeds）、菟丝子属 *Cuscuta spp.*、列当属 *Orobanche spp.*、豚草（属）*Ambrosia spp.*、匍匐矢车菊 *Centaurea repens* 和法国野燕麦 *Avena ludovisiana*，不带有土壤、其他活体昆虫。

4. 检疫处理要求

俄罗斯输华荞麦在出口装运前应进行植物卫生检疫处理，以保证不带有检疫性有害生物，并随附植物卫生检疫处理确认文件。

5. 植物检疫证书要求

俄罗斯输华荞麦应随附俄方主管部门出具的植物检疫证书，证明其符合中方的植物检疫要求，并在证书附加声明中注明：“该批荞麦符合于2017年11月1日在北京签订的《中华人民共和国国家质量监督检验检疫总局与俄罗斯联邦农业部关于俄罗斯荞麦输华植物检疫要求议定书》及中华人民共和国植物检疫要求的规定，不携带中国关注的检疫性有害生物。”

6. 包装要求

俄罗斯输华荞麦可以以散装和包装形式运输，并在运输过程中防止发生撒漏。

俄罗斯输华荞麦应使用干净、卫生、透气、新的，符合植物检疫要求的材料包装，包装材料应未受检疫性有害生物侵染。每一包装应有明显的“本产品输往中华人民共和国”的中文字样以及荞麦的产地，加工厂和出口商的名称及地址等中文信息。上述信息可以以标签形式粘贴在包装上。

7. 运输工具要求

俄罗斯荞麦装运前，装运工具要进行彻底的检查，以防止混入检疫性有害生物或其他限定性检疫物，如杂草籽、活体昆虫、其他谷物杂质、植物残体、土壤以及其他外来杂质。

（四）俄罗斯（RUS）——燕麦

根据《关于进口俄罗斯燕麦、荞麦、葵花籽和亚麻籽植物检疫要求的公告》（国家质检总局公告2017年第110号），允许符合相关要求的俄罗斯燕麦进口。

公告同时发布了检验检疫要求，相关内容摘录如下：

1. 产品范围

俄罗斯燕麦 *Avena Sativa* 是指食用或食品加工用的非种用的燕麦籽实，包括燕麦片。

2. 生产设施注册登记要求

俄罗斯输华燕麦生产、加工、仓储企业应经海关总署（GACC）注册登记。

3. 植物检疫要求

输华燕麦应符合中华人民共和国的植物检疫要求，并且不得携带下列检疫性有害生物：小麦基腐病菌 *Pseudocercosporella herpotrichoides*、欧洲麦茎蜂 *Cephus pygmeus*、谷象 *Sitophilus granaries*、黑斑皮蠹 *Trogoderma glabrum*、谷斑皮蠹 *Trogoderma granarium*、花斑皮蠹 *Trogoderma variabile*、杂色斑皮蠹 *Trogoderma versicolor*、多年生豚草 *Ambrosia psilostachya*、法国野燕麦 *Avena ludoviciana*、不实野燕麦 *Avena sterilis*、菟丝子属 *Cuscuta spp.*、毒麦 *Lolium temulentum*、假高粱及其杂交种 *Sorghum halepense*（Aleppo sorghum and its hybrid seeds）和疣果匙荠 *Bunias orientalis*，不带有土壤、其他活体昆虫。

4. 检疫处理要求

俄罗斯输华燕麦在出口装运前应进行植物卫生检疫处理，以保证不带有检疫性有害生物，并随附植物卫生检疫处理确认文件。

5. 植物检疫证书要求

俄罗斯输华燕麦应随附俄方主管机构出具的植物检疫证书，证明其符合中方的植物检疫要求，并在证书附加声明中注明："该批燕麦符合于2017年11月1日在北京签订的《中华人民共和国国家质量监督检验检疫总局与俄罗斯联邦农业部关于俄罗斯燕麦输华植物检疫要求议定书》及中华人民共和国植物检疫要求的规定，不携带中国关注的检疫性有害生物"。

6. 包装及运输要求

俄罗斯输华燕麦可以以散装和包装形式运输，并在运输过程中防止发生撒漏。

俄罗斯输华燕麦应使用干净、卫生、透气、新的，符合植物检疫要求的材料包装，包装材料应未受检疫性有害生物侵染。每一包装应有明显的"本产品输往中华人民共和国"的中文字样以及燕麦的产地，加工厂和出口商的名称及地址等中文信息。上述信息可以以标签形式粘贴在包装上。

俄罗斯燕麦装运前，装运工具要进行彻底的检查，以防止混入检疫性有害生物或其他限定性检疫物，如杂草籽、活体昆虫、其他谷物杂质、植物残体、土壤以及其他外来杂质。

（五）芬兰（FIN）——燕麦

根据《关于允许芬兰燕麦输华的公告》（国家质检总局公告2013年第94号），允许符合我国检验检疫要求的芬兰大麦进口。公告未同时发布检验检疫要求。

按照《关于做好芬兰燕麦输华检验检疫监管工作的通知》（质检食函〔2016〕199号），中芬双方同意对2011年10月26日签署的《中华人民共和国国家质量监督检验检疫总局与芬兰共和国农林部关于芬兰燕麦输华植物卫生要求议定书》进行修订并达成共识，同意扩大输华燕麦种类，调整了检验检疫要求。通知同时发布了调整后的检验检疫要求，相关内容摘录如下：

1. 产品范围

芬兰输华燕麦（*Avena sativa*）的籽实，非种用，包括经去壳的圆粒燕麦、燕麦粉和燕麦片。

2. 批准的出口、仓储企业

芬兰输华燕麦出口、仓储企业应获得海关总署（GACC）注册登记。

3. 关注的检疫性有害生物

（1）小麦基腐病 *Pseudocercosporella herpotrichoides*；

（2）禾草腥黑穗病菌 *Tilletia fusca*；

（3）欧洲麦茎蜂 *Cephus pygmues*（Linnaeus）；

（4）嗜卷书虱 *Liposcelis bostrychophila*（booklouse）；

（5）嗜虫书虱 *Liposcelis entomophila*（grainpsocid）；

（6）黑森瘿蚊 *Mayetiola destructor*（Hessainfly）；

（7）瑞典麦秆蝇 *Oscinella frit*（Linnaeus）；

（8）黑角负泥虫 *Oulema meldnopus*（oatleafbeetle）；

（9）花斑皮蠹 *Trogoderma variabile*（grain dermesti）；

（10）细茎野燕麦 *Avena barbata* Brot.；

（11）田蓟 *Cirsium arvense*（creeping thistle）；

（12）匍匐冰草 *Elymus repens*（quackgrass）；

（13）大爪草 *Spergula arvensis*（corn spurry）；

（14）药用蒲公英 *Taraxacum officinale*；

（15）番茄溃疡病菌 *Clavibactermichiganensis* subsp. *michigdnensis*；

（16）大麦条纹花叶病菌 Barley stripe mosaic virus；

（17）燕麦花叶病毒 Oats mosaic virus。

4. 植物检疫要求

（1）芬兰输华燕麦不得携带活虫及中方关注的检疫性有害生物。

（2）芬兰输华燕麦不得携带土壤、杂质和危险性种子，不得添加或混杂其他谷物。

5. 食品安全要求

芬兰输华燕麦应符合相关中国食品安全国家标准等食品安全要求。

6. 植物检疫证书要求

芬兰输华燕麦应随附官方植物检疫证书，并在附加声明栏中注明："该批货物符合《芬兰燕麦输往中国植物卫生要求议定书》要求，不带有中方关注的检疫性有害生物。"

7. 进境检验检疫

每批芬兰输华燕麦在进口前应取得海关总署签发的《进境动植物检疫许可证》，从指定口岸进境，并在指定的加工厂生产加工。

芬兰输华燕麦发生以下不合格情况时，按以规定处理，并及时上报。

（1）截获小麦基腐病，退回或销毁处理。

（2）如截获中方关注的附件中的其他有害生物，需作有效除害处理，除害合格后，准予入境。无有效除害处理方法的，作退回或销毁处理。

（3）如检出中方关注的检疫性有害生物以外的检疫性有害生物，根据《中华人民共和国进出境动植物检疫法》及其实施条例的有关规定进行处理。

（六）加拿大（CAN）——野米

根据《关于进口加拿大野米检验检疫要求的公告》（国家质检总局公告 2016 年第 27 号），允许符合相关要求的加拿大野米进口。

公告同时发布了检验检疫要求，相关内容摘录如下：

1. 产品范围

加拿大输华野米（*Zizania palustris L.* 和 *Z. aquatic L.*）是指经过 150℃至 350℃的热处理约 2 小时，水分约 5%至 8%，不再具有发芽能力的加工野米。

2. 生产设施注册登记要求

加拿大输华野米加工、仓储设施必须经海关总署（GACC）注册登记。

3. 植物检疫要求

加拿大输华野米应符合中国植物检验检疫法律法规，不得携带检疫性有害生物，不得混有米壳、糠、茎、叶、杂草种子以及其他植物残体和土壤颗粒等外来杂质。

4. 出口证明要求

每批加拿大输华野米应随附由出口商出具的“出口证明”（附后）。

5. 食品安全要求

加拿大输华野米应符合我国食品安全国家标准和相关法律法规。

6. 包装要求

加拿大输华野米包装应是密封的，是新的和干净的，并且未被有害生物、有毒有害物质污染。包装上应用中英文标明“输往中华人民共和国”以及可以识别的野米品种、出口商名称及编号、加工设施名称和地址。

7. 运输工具要求

加拿大输华野米的运输工具应符合安全健康要求，不携带检疫性有害生物，米壳、糠、茎、叶、杂草种子以及土壤颗粒。

附

加拿大输华野米出口商出具的出口证明格式

一、出口证明名称

Export Certificate Under Protocol Between the Canadian Food Inspection Agency（CFIA）and the General Administration of Quality Supervision，Inspection and Quarantine（AQSIQ）of the People’s Republic of China for Wild Rice Exports to China

二、出口证明应包含内容

Shipment Identification Number：

Exporter Name：

CFIA Exporter Approval Number：CFIA - WR - #

Processing Facility：

Processing Facility Address：

This certificate attests that the wild rice in this consignment was manufactured using following treatment details

Temperature：

Duration：

Moisture content：

Signed by the CFIA Approved Exporter

Name：

Signature：

Date：

（七）捷克（CZE）——麦芽

根据《关于进口捷克麦芽检验检疫要求的公告》（海关总署公告 2018 年第 128 号），允许符合相关要求的捷克麦芽进口。

公告同时发布了检验检疫要求，相关内容摘录如下：

1. 产品范围

捷克输华麦芽是由捷克春季播种的大麦 *Hordeum vulgare* L. 成熟果实发芽干燥制得的麦芽。

2. 生产设施注册登记要求

捷克输华麦芽出口企业、加工厂、仓储设施必须符合中国植物检疫要求，由捷克农业部推荐，经海关总署审核认可并注册登记。获得注册登记的捷克麦芽生产企业名单可在海关总署网站查询。

3. 植物检疫要求

（1）捷克输华麦芽须符合中国植物检疫有关法律法规，由捷克农业部检疫合格。

（2）捷克输华麦芽不得带有下列检疫性有害生物：谷象 *Sitophilus granaries*、褐拟谷盗 *Tribolium destructor*、小麦矮腥黑穗病菌 *Tilletia controversa*、毒麦 *Lolium temulentum*、大麦条纹花叶病毒 Barley stripe mosaic virus。

（3）捷克输华麦芽不得带有昆虫、土壤、茎秆、残叶，不得混有杂草籽及其他植物残体等杂质。

4. 植物检疫证书要求

每批捷克输华麦芽须随附捷克农业部出具的官方植物检疫证书，证明其符合中国植物检疫要求，并注明麦芽的具体产地和原料大麦的播种季节。捷克输华植物检疫证书样本见海关总署网站。

5. 食品安全要求

捷克输华麦芽须符合中国食品安全国家标准中麦芽产品的相关要求。

6. 包装要求

捷克输华麦芽必须用符合中国植物检疫要求的、干净、卫生、透气、新的材料包装，每一个包装上应有明显的“本产品输往中华人民共和国”的中文字样以及可以识别麦芽的品名、加工厂、出口商名称和地址以及原料大麦的种植季节的中文信息。

7. 运输工具要求

捷克输华麦芽装运前，运输工具要进行彻底的检查和消毒、杀虫处理，防止有害生物混入麦芽中。

四、进口冷冻水果

（一）中东欧国家——冷冻水果

根据《关于进口中东欧国家冷冻水果检验检疫要求的公告》（海关总署公告 2021 年第 96 号），允许符合相关要求的中东欧国家冷冻水果进口。

公告同时发布了检验检疫要求，相关内容摘录如下：

1. 产品范围

冷冻水果是指去除不可食用果皮、果核后，经过-18℃或以下速冻处理不少于 30 分钟，且在-18℃或以下存储、运输的水果，并符合《国际食品标准》“速冻食品加工和处理操作规范”（CAC/RCP 8—1976）要求。

2. 允许进口的国家

输华冷冻水果的中东欧国家。

参考材料

中东欧国家

2012年4月26日，中国—中东欧国家合作宣告成立。这是中国和中东欧国家以传统友好为底色，基于合作共赢、共谋发展的共同意愿携手打造的跨区域合作平台。自成立以来，聚焦务实合作，已建立起以领导人会晤机制为引领，涵盖经贸、文化、教育、青年、农业、旅游、科技、卫生、智库、地方等多领域的合作架构，各领域合作成果丰硕，为深化中国与中东欧国家双边关系、丰富中欧关系内涵发挥了积极作用。

截至2022年，在“中国—中东欧国家合作”官方网站（www.china-ceec.org）列明的中东欧成员国有：阿尔巴尼亚（ALB）、波黑（BIH）、保加利亚（BGR）、克罗地亚（HRV）、捷克（CZE）、希腊（GRC）、匈牙利（HUN）、北马其顿（MKD）、黑山（MNE）、波兰（POL）、罗马尼亚（ROU）、塞尔维亚（SRB）、斯洛伐克（SVK）、斯洛文尼亚（SVN）等14个国家。

3. 允许的加工厂和速冻处理设施

输华冷冻水果加工厂和速冻处理设施须在出口国主管部门（以下简称“出口国官方”）备案，并提供给中华人民共和国海关总署（以下简称“中方”）审核，由双方共同批准注册。注册名单可在海关总署网站上查询。

注册信息包括出口产品种类以及对应的出口企业名称、地址和注册号，以便在出口货物不符合本检验检疫要求时准确溯源。

在本项目开始的第一年，中方组织专家对输华冷冻水果加工厂进行实地评估或远程视频审核。此后，如增加输华冷冻水果加工厂，出口国官方需提供验证材料以便中方开展评估。如有必要，中方开展实地评估审核。

4. 果园管理要求

（1）输华冷冻水果果园应实施良好农业规范（GAP），采取有害生物综合控制措施（IPM），或应用综合生产（IP）原则，降低或避免有害生物的发生。

（2）果园种植者应定期对新鲜水果进行农药残留、重金属等有毒有害物质的检测，确保符合中国的食品安全国家标准。出口国官方应对果园实施管理和监督，并应要求向中方提供检测报告。

5. 加工厂管理要求

（1）输华冷冻水果速冻处理和冷藏运输程序需在出口国官方监管下进行。

（2）输华冷冻水果加工厂必须执行危害分析与关键控制点（HACCP）体系，并按照《国际食品标准》“速冻食品加工和处理操作规范”（CAC/RCP 8—1976）要求进行冷冻水果的准备、加工、储藏和运输，以保证冷冻水果的质量和卫生。加工厂必须建立溯源体系，可从加工厂追溯至果园。

（3）加工厂应对新鲜水果进行人工挑选，剔除病果，去除水果表面的昆虫、螨类、枝叶和土壤。冷冻水果的包装、储藏和运输过程应保持干净卫生，并且有良好的卫生条件。

（4）加工厂应定期对冷冻水果的农药残留、重金属等有毒有害物质进行检测，确保符合中国的食品安全国家标准。出口国官方应进行抽查检测，并应要求向中方提供检测报告。

（5）加工厂须按照联合国粮食及农业组织（FAO）和世界卫生组织（WHO）发布的新冠病毒防护相关指南要求，加强员工防护，防范产品和包装受到新冠病毒污染。

6. 包装要求

（1）输华冷冻水果须使用新的、干净卫生的材料包装，符合中国植物检疫要求和安全卫生标准。每个包装箱应用中文或英文注明水果名称、出口国、产地、加工厂名称或注册号、出口商、包装日期、保质期和净重等信息。

（2）输华冷冻水果每个托盘上用中文或英文注明“输往中华人民共和国”（Exported to the People's Republic of China）。如没有采用托盘，则每个包装箱上需使用同样的标注。

（3）若使用木质包装，应符合国际植物检疫措施标准第 15 号（ISPM15）。

7. 出口前检验检疫要求

出口前，出口国官方应按 2%的比例对每批货物进行检验检疫。如致病微生物、农药残留、重金属等超出中国强制性标准限量，该批货物不得向中国出口。

8. 检验检疫证书要求

每批检验检疫合格的冷冻水果，出口国官方应出具健康证书、卫生证书或植物检疫证书以及其他等效证书，在证书的附加声明中注明：“The consignment is in compliance with Requirements of Inspection and Quarantine for Export of Frozen Fruits from Central and Eastern European Countries to China.”（该批货物符合中东欧国家冷冻水果输华检验检疫要求。）同时在证书内须注明速冻处理的温度、持续时间及加工厂名称。

在开始贸易前，出口国官方须向中方提供证书样本，以便中方审核确认。

9. 进境检验检疫

当冷冻水果到达中国入境口岸时，中国海关根据有关法律、行政法规、规章等规定，对进口冷冻水果实施检验检疫。经检验检疫合格的，准予入境。

如发现检疫性有害生物、农残或致病微生物等安全卫生项目检测不合格的，该批货物作退回或销毁处理。

（二）菲律宾（PHL）——冷冻水果（香蕉、菠萝、芒果）

根据《关于进口菲律宾冷冻水果检验检疫要求的公告》（海关总署公告 2019 年第 30 号），允许符合相关要求的菲律宾冷冻香蕉、冷冻菠萝和冷冻芒果进口。

公告同时发布了植物检疫要求，相关内容摘录如下：

1. 产品范围及允许的产地

产品范围：冷冻水果是指去除不可食用果皮后经过-20℃或以下速冻处理且在-18℃或以下冷藏运输的水果。菲律宾输华冷冻水果品种包括：冷冻香蕉（*Musa sapientum*）、冷冻菠萝（*Ananas comosus*）和冷冻芒果（*Mangifera indica*）。

允许的产地：菲律宾香蕉、菠萝和芒果产区。

2. 允许的加工厂和速冻处理设施

输华冷冻水果加工厂和速冻处理设施须在菲律宾卫生部（以下简称 DOH）备案，并由中华人民共和国海关总署（GACC）和 DOH 共同批准注册。DOH 在每年出口季节前将名单提供给海关总署，该名单可在海关总署网站上查询。

3. 包装要求

（1）输华冷冻水果须使用新的、干净卫生的材料包装，符合中国植物检疫要求和安全卫生标准。每个输华冷冻水果包装箱和零售包装盒上应用中文和英文注明货物名称、生产地点和生产状态、原产地、加工厂和出口商的名称和地址、包装日期、保质期和净重等信息。

（2）输华冷冻水果每个托盘上用中文注明“输往中华人民共和国”。如没有采用托盘，则每个包装箱上应用中文标出“输往中华人民共和国”。如果使用木质包装托盘，应符合第 15 号国际植物检疫措施标准（ISPM 15）的要求。

4. 出口前检疫要求

出口前，DOH 和 DA 应按 2%的比例对每批货物进行检验检疫。如致病微生物、农药残留、重金属等超出中国强制性标准限量要求，该批货物不得向中国出口。

5. 植物检疫证书要求

每批检验检疫合格的冷冻水果，DOH 和 DA 应分别出具通关单和植物检疫证书，并在植物检疫证书的附加声明中注明“该批货物符合《菲律宾冷冻水果输华检验检疫要求的议定书》的规定”（“The consignment is in compliance with requirements described in the PROTOCOL OF SANITARY AND PHYTOSANITARY REQUIREMENTS FOR THE EXPORT OF FROZEN FRUITS FROM THE PHILIPPINES TO CHINA”）。

植物检疫证书处理栏内须注明速冻处理的温度、持续时间及加工厂名称。

6. 进境检验检疫

当冷冻水果到达中国入境口岸时，中国海关按照以下要求进行检验检疫：

（1）有关证书和标识核查

核查相关单证和标识，并实施相应的检验检疫。

①核查植物检疫证书是否符合规定。

②核查包装箱上的标识是否符合规定。

（2）进境检验检疫

根据有关法律、行政法规、规章等规定，对进口冷冻水果实施检验检疫。经检验检疫合格的，准予入境。

（3）不符合要求的处理

①如发现来自未经注册加工厂的，则该批货物不得入境。

②如发现检疫性有害生物活体且无有效处理方式或安全卫生项目不合格，该批货物作退回或销毁处理。海关总署将立即通知 DA 和 DOH，暂停相关加工厂的冷冻水果输华。如果不合格情况连续出现，中方将对每批冷冻水果扣留检测，并视情况暂停冷冻水果输华，直至整改措施符合中方有关要求。

（三）肯尼亚（KEN）——冷冻鳄梨

根据《关于允许进口肯尼亚冷冻鳄梨的公告》（海关总署公告 2019 年第 98 号），允许符合相关要求的肯尼亚冷冻鳄梨进口。

公告同时发布了植物检疫要求，相关内容摘录如下：

1. 产品范围和允许的产地

产品范围：冷冻鳄梨（*Persea americana* Mills.）是指去除不可食用果皮、果核后，经-30℃或以下速冻处理不少于 30 分钟，且在-18℃或以下存储、运输的鳄梨。

允许的产地：肯尼亚鳄梨产区。

2. 允许的加工厂和速冻处理设施

输华冷冻鳄梨加工厂和速冻处理设施（如适用），须经海关总署审核和批准注册。肯尼亚共和国国家植物健康监督局（以下简称 KEPHIS），在每年出口季前将名单提供给海关总署。获得批准的名单可在海关总署网站查询。

3. 包装要求

输华冷冻鳄梨速冻处理设施需经 KEPHIS 或 KEPHIS 授权人员审核批准。输华冷冻鳄梨速冻处理和冷藏运输程序需在 KEPHIS 或 KEPHIS 授权人员监管下进行，具体要求见海关总署公告 2019 年第 98 号附件。

（1）输华冷冻鳄梨须使用新的、干净卫生的材料包装，符合中国植物检疫要求和安全卫生标准。每个输华冷冻鳄梨包装箱和零售包装盒上应用中文或英文注明货物名称、生产地点和生产状态、原产地、加工厂和出口商的名称和地址、包装日期、保质期和净重等信息。

（2）每个托盘上用中文或英文注明“输往中华人民共和国”（“Exported to the People's Republic of China”）。如未使用托盘，如航空货物，则每个包装箱上应用中文或英文标出“输往中华人民共和国”（“Exported to the People’s Republic of China”）。

（3）若使用木质包装，应符合第15号国际植物检疫措施标准（ISPM 15）。

4. 植物检疫证书要求

经检验检疫合格的冷冻鳄梨，由KEPHIS签发植物检疫证书，并随附检测报告。植物检疫证书需注明“该批货物符合肯尼亚冷冻鳄梨输华检验检疫要求的议定书的要求”（“The consignment is in compliance with requirements described in the PROTOCOL OF SANITARY AND PHYTOSANITARY REQUIREMENTS FOR THE EXPORT OF FROZEN AVOCADO FRUITS FROM KENYA TO CHINA”）。

5. 进境检验检疫

当冷冻鳄梨到达中国入境口岸时，中国海关按照以下要求进行检验检疫：

（1）有关证书和标识核查

①核查植物检疫证书是否符合规定。

②核查包装箱上的标识是否符合规定。

（2）进境检验检疫

根据有关法律、行政法规、规章等规定，对进口冷冻水果实施检验检疫。经检验检疫合格的，准予入境。

（3）不符合要求的处理

①如发现冷冻鳄梨来自未经批准的加工厂，则该批冷冻鳄梨不准入境。

②如发现检疫性有害生物且无有效处理方式的，或安全卫生项目不合格的，该批货物作退回或销毁处理。海关总署将立即通知KEPHIS，暂停相关加工厂的冷冻鳄梨输华。如果不合格情况连续出现，中方将对每批冷冻鳄梨进行扣留检测，并视情况暂停冷冻鳄梨输华，直至有关要求得到满足。

（四）马来西亚（MYS）——冷冻榴莲

根据《关于允许马来西亚冷冻榴莲进口的公告》（海关总署公告2019年第95号），允许符合相关要求的马来西亚冷冻榴莲进口。

公告同时发布了植物检疫要求，相关内容摘录如下：

1. 产品范围和允许的产地

产品范围：冷冻榴莲，学名 *Durio zibethinus*，英文名 Frozen Durian，是指：在-18℃或以下储藏和运输之前，

（1）经过-30℃或以下冷冻30分钟的榴莲果肉和果泥（不带果壳）；

（2）在-80℃至-110℃之间冷冻不少于1小时的榴莲整果（带果壳）。

允许的产地：马来西亚榴莲产区。

2. 批准的包装厂

输华冷冻榴莲的加工厂须经马来西亚农业和农基产业部（以下简称MOA）备案，并由海关总署批准注册，该名单可在海关总署网站查询。

3. 关注的检疫性有害生物

（1）棕榈疫霉 *Phytophthora palmivora*；

（2）串珠煤炱菌 *Capnodium Moniliforme*；

（3）刺盘孢属 *Colletotrichum* sp.；

（4）木菠萝软腐病菌 *Rhizopus artocarpi*；

（5）木硬孔菌 *Rigidoporus lignosus*。

4. 包装要求

（1）输华榴莲须人工挑选，剔除病果和烂果，去除榴莲表面的昆虫、螨类、枝、叶和土壤。成

熟榴莲经过分级与分类，去除病虫果和杂质后，用加压水流或压缩气流清洁，必要时用杀菌剂进行处理。

（2）输华冷冻榴莲应单独包装和储藏，避免有害生物再感染。冷冻榴莲应使用新的、干净卫生的材料包装，符合中国植物卫生要求和安全卫生标准。

（3）输华冷冻榴莲的每个包装箱和零售包装盒上应使用中文和英文标明货物名称、生产地点和产品加工状态、原产地、加工厂和出口商的名称和地址、包装日期、保质期和净重等信息，每个发运货物的托盘上用中文标明“本产品输往中华人民共和国”。

（4）在项目启动前，MOA 应向海关总署提供标签式样，以便确认。

（5）输华冷冻榴莲在装箱前须检查集装箱是否具备良好的卫生条件。

（6）若使用木质包装，须符合第 15 号国际植物检疫措施标准（ISPM 15）。

5. 植物检疫证书要求

经检验检疫合格的冷冻榴莲，由 MOA 签发植物检疫证书，并在植物检疫证书的附加声明中注明“该批货物符合《马来西亚冷冻榴莲出口中国检验检疫要求议定书》规定的要求”（“The consignment is in compliance with requirements described in the Protocol of Inspection and Quarantine Requirements for the Export of Frozen Durian from Malaysia to China”）。

6. 卫生证书要求

如出口的是果肉或浆料，在出具植物检疫证书的同时还需出具卫生证书。

7. 进境检验检疫

冷冻榴莲到达中国入境口岸时，中国海关按照以下要求实施检验检疫。

（1）有关证书和标识核查

①核查植物检疫证书是否符合规定。

②核查包装箱上的标识是否符合规定。

（2）进境检验检疫

当冷冻榴莲到达入境口岸时，中国海关根据有关法律、行政法规、规章等规定实施检验检疫，经检验检疫合格的，准予入境。

（3）不符合要求的处理

①如发现来自未经注册加工厂的，该批冷冻榴莲不得进口。

②如发现中方关注的检疫性有害生物，该批货物作退回或销毁处理。海关总署将立即通知 MOA，暂停与该批货物果园相关加工厂的冷冻榴莲输华，直至采取改进措施并获得海关总署认可。

③如发现安全卫生项目不合格，该批货物作退回或销毁处理。海关总署将立即通知 MOA，暂停相关加工厂的冷冻榴莲输华，直至采取改进措施并获得海关总署认可。

④如果上述不合格情况连续出现，中方将对每批货物扣留检测，等待实验室检测结果，甚至暂停马来西亚冷冻榴莲输华，直至有关要求得到满足。

（五）智利（CHL）——冷冻水果

根据《关于进口智利冷冻水果检验检疫要求的公告》（海关总署公告 2022 年第 10 号），允许符合相关要求的智利冷冻水果进口。

公告同时发布了检验检疫要求，相关内容摘录如下：

1. 产品范围和允许的产地

产品范围：冷冻水果是指去除不可食用果皮、果核后（樱桃除外），经过速冻处理，并在整个冷链环节中保持果肉核心达到-18℃或以下的水果，且符合《国际食品标准》“速冻食品加工和处理操作规范”（CAC/RCP 8—1976）要求。冷冻水果品种如下：

（1）冷冻木莓（Frozen Raspberries）*Rubus idaeus*

（2）冷冻博伊森莓（Frozen Boysenberry）*Rubus ursinus* var. *Longanobaccus*

（3）冷冻蔓越莓（Frozen Cranberry）*Vaccinium macrocarpon*

（4）冷冻苹果（Frozen Apple）*Malus domestica*

（5）冷冻鳄梨（Frozen Avocado）*Persea americana*

（6）冷冻樱桃（Frozen Cherry）*Prunus avium*

（7）冷冻番荔枝（Frozen Cherimoya）*Annona cherimola*

（8）冷冻葡萄（Frozen Grape）*Vitis vinifera*

（9）冷冻猕猴桃（Frozen Kiwi）*Actinidia chinensis / A. deliciosa*

（10）冷冻桃（Frozen Peach）*Prunus persica*

（11）冷冻芒果（Frozen Mango）*Mangifera indica*

（12）冷冻番木瓜（Frozen Papaya）*Carica papaya*

（13）冷冻菠萝（Frozen Pineapple）*Ananas comosus*

（14）冷冻石榴（Frozen Pomegranate）*Punica granatum*

（15）冷冻蓝莓（Frozen blueberry）*Vaccinium* spp.

（16）冷冻黑莓（Frozen blackberry）*Rubus ulmifo-lius*

（17）冷冻草莓（Frozen Strawberry）*Fragaria ananassa*

允许的产地：智利全境。

2. 批准的加工厂

输华冷冻水果加工厂均须在代表智利共和国农业部的智利农牧局（SAG）批准备案，并由中华人民共和国海关总署（GACC）审核批准注册。SAG 每年向海关总署提供注册名单，获得批准的名单可在海关总署网站查询。

3. 供应商管理要求

SAG 要求每个输华冷冻水果加工厂保留有水果供应商清单。清单中应至少包括如下信息：供应商名称、大区、市、果园编号和水果名称。

所有供应水果的果园应实施良好农业操作和有害生物综合管理，包括适合于果园植物检疫条件的管理措施，以降低有害生物的发生。输华冷冻水果加工厂应保存相关管理措施的副本。

4. 质量保证体系要求

冷冻水果加工厂必须执行危害分析与关键控制点（HACCP）体系，并按照《国际食品标准》“速冻食品加工和处理操作规范”（CAC/RCP 8—1976）要求进行冷冻水果的准备、加工、储藏和运输，以保证冷冻水果的质量和卫生。

冷冻水果加工厂必须对出口产品进行包括农药、重金属和微生物在内的多种残留检测，并由 SAG 授权实验室进行检测、出具检测报告。检测报告中须明确注明冷冻水果是否符合中国对农残、重金属和微生物等污染物的限量要求。每批冷冻水果抵达中国时须随附检测报告。

SAG 须按照联合国粮食及农业组织（FAO）和世界卫生组织（WHO）发布的新冠病毒防护相关指南要求，指导和监督输华冷冻加工企业严格按照 FAO 和 WHO 发布的指南作业，加强员工防护，防范产品和包装受到新冠病毒污染。

5. 速冻处理、包装和装运

冷冻水果速冻处理程序应在 SAG 或其授权人员监管下进行，具体程序见附件。

冷冻水果须使用新的、干净卫生的材料包装，符合相关安全卫生国际食品标准，以减少污染。

每个包装箱上应使用英文标注水果名称、出口国、果园或其注册号、产地、加工厂、出口商和加工日期。

每个托盘上用中文或英文注明“Exported to the People's Republic of China”（输往中华人民共和国）。如没有采用托盘，则每个包装箱上应用同样的标记。

如使用了木质包装，须符合第15号国际植物检疫措施标准（ISPM 15）规定。

6. 出口前检验检疫

出口前，SAG必须确认该批冷冻水果在-18℃或以下温度进行冷藏和运输。

在冷冻水果的不同加工阶段（从产品预包装到最终成品），应由SAG培训授权的工作人员，按0.5%的比例对每批货物进行抽样并检验检疫，确保不携带检疫性有害生物，且致病微生物和农药残留不超过最大限量标准。如发现或检测到任何不符合项，该批货物不得向中国出口。

7. 植物检疫证书要求

经检验检疫合格的冷冻水果，由SAG出具植物检疫证书，并随附检测证书。植物检疫证书附加声明应注明：“This consignment is in compliance with the requirements specified in the Protocol of Inspection and Quarantine Requirements for Export of Chilean Frozen Fruits to China.”（该批货物符合智利冷冻水果输华检验检疫要求的议定书。）

在项目启动前，SAG应向海关总署提供植物检疫证书和检测证书样本，以便中方备案核查。

8. 进境检验检疫

智利冷冻水果到达中国入境口岸时，中国海关按照以下要求实施检验检疫。

（1）有关证书和标识核查

①核查植物检疫证书是否符合规定。

②核查包装箱上的标识是否符合规定。

（2）进境检验检疫

当冷冻水果到达入境口岸时，中国海关根据有关法律、行政法规、规章等规定实施检验检疫，经检验检疫合格的，准予入境。海关总署将保证在冷链温度下进行查验。

（3）不符合要求的处理

①如发现检疫性有害生物活体，该批货物作退回或销毁处理。

②如发现农残或致病微生物等安全卫生项目检测不合格，经对结果分析验证后，该批货物作退回或销毁处理。海关总署将立即通知SAG，暂停相关加工厂的冷冻水果输华，直至不合格情况得到整改并获得海关总署认可。

③如果多个加工厂连续发生不合格情况，中方将对每批冷冻水果扣留取样送实验室检测，并视情况暂停冷冻水果输华，直至有关要求得到满足。

附

出口前速冻处理及冷藏运输操作程序

（海关总署公告2022年第10号附件）

一、速冻处理设施/设备

（一）装运前速冻处理应在SAG批准的设施/设备中进行。

（二）SAG或其授权人员负责确保出口商使用的冷处理设施符合适当标准，且具有能使水果达到和维持所需温度的制冷设备。

（三）SAG将保留批准用于输华冷冻水果装运前处理的设施/设备的注册，该注册包括说明以下内容的文件：

1. 所有设施/设备的位置及构建计划，包括所有者/操作者的详细联系方式；

2. 设施的尺寸和容量；

3. 墙壁、天花板和底板的隔热类型；

4. 制冷压缩机及蒸发器/空气循环系统的品牌、样式、类型和容量等；

5. 设备的温度范围，除霜温度控制和任何集成的温度记录设备的规格及详细资料等；

6. 使用的速冻处理设施。

二、记录仪的类型

SAG 或其授权人员应确保温度探针和记录仪满足以下要求：

（一）探针应在-35℃到+30℃之间，精确到±0.5℃，并经过有资质的第三方机构校准；

（二）能够容纳所需的探针数量；

（三）能够记录并储存处理过程的数据，直到该数据信息由 SAG 或其授权人员查验；

（四）能够至少每 5min 记录所有探针一次，且达到对探针所要求的精度。

三、速冻处理

（一）在 SAG 或其授权人员的监管下，开展输华水果的速冻处理。

（二）速冻处理将满足以下条件：

1. 应在-30℃及以下处理至少 30min，确保水果中心温度达到-18℃以下（传统速冻处理技术）；

2. 或采用新的工业速冻处理技术，使果肉核心温度迅速降至-18℃或以下。

（三）果温探针记录须显示从开始到结束的整个速冻过程期间的果肉核心温度（适用于上述两种速冻处理技术），只有所有的果温探针值都达到-18℃时，速冻处理才可以结束。

四、处理结果的确认

（一）处理完毕后，应保留温度记录供 SAG 核查。

（二）上述温度记录应在有需要时提供中国海关核查。

（三）如果处理未能达到所需的速冻处理要求，需重新处理。

五、冷藏和运输

水果速冻处理后，在冷藏和运输期间，水果温度需维持在-18℃或以下。

五、进口坚果、籽类、干果

（一）阿富汗（AFG）——松子

根据《关于进口阿富汗松子检验检疫要求的公告》（海关总署公告 2018 年第 154 号），允许符合相关要求的阿富汗松子进口。

公告同时发布了检验检疫要求，相关内容摘录如下：

1. 产品范围

阿富汗输华松子是指产自阿富汗境内的非种用喜马拉雅白皮松（*Pinus gerardiana* Wall.）子粒。

2. 生产设施注册登记要求

阿富汗输华松子的生产、加工和仓储企业应符合阿富汗法律中有关植物检疫的强制性要求，输华松子生产、加工和仓储企业应经阿富汗伊斯兰共和国农业、灌溉和畜牧业部（以下简称“阿农业部”）注册登记，确保符合相关防疫条件。输华松子的生产、加工和仓储企业须经海关总署注册。

3. 植物检疫要求

（1）阿农业部制定并实施有效的有害生物防控措施，确保阿富汗输华松子除需满足阿富汗植物检疫相关法律法规外，还须符合中国植物检疫有关法律法规。

（2）阿富汗输华松子不得带有下列检疫性有害生物：微小矮槲寄生（*Arceuthobium minutissimum*）、葡萄叶铁线莲（*Clematis vitalba*）、长发带芒草（*Taeniatherum caput-medusae*）、多年异担子菌（*Heterobasidion annosum*）、松针红斑病菌（*Mycosphaerella pini*）、齿小蠹属（*Conophthorus* spp.）、小卷蛾属（*Cydia spp.*）、花小卷蛾属（*Eucosma spp.*）、雪松螟蛾（*Euzophera cedrella*）、松花切割蓟马（*Gnophothrips fuscus*）、叶足喙缘蝽（*Leptoglossus corculus*）、小松果尺蠖（*Nepytia semiclusaria*）、梢小卷蛾属（*Rhyacionia spp.*）、松种子盾蝽（*Tetyra bipunctata*）。

（3）阿富汗输华松子应来自健康无病虫害的松塔（松塔须直接采自松树上，掉落在土壤中的松塔和松子不得向中国出口），输华松子不得带有土壤、不得混有杂草种子、其他谷物和植物残体等。

（4）阿农业部应采取国际认可的调查和检测方法，在松子生长期针对中方关注的检疫性有害生物制定并实施有效的有害生物防控措施，加强有害生物调查、监测，并在每个松子出口季节前，向中方提交上述有害生物的疫情调查、监测和防治记录，包括检测方法及结果，以及中方要求提供的其他信息。

（5）阿富汗输华松子在出口前必须清洗至不带任何杂质并进行熏蒸处理，杀灭有关检疫性有害生物和其他活虫。

4. 植物检疫证书要求

每批阿富汗输华松子须随附阿农业部出具的官方植物检疫证书，证书中应列明熏蒸工艺，并以英文注明“该批货物符合《中华人民共和国海关总署和阿富汗伊斯兰共和国农业、灌溉和畜牧业部关于阿富汗输华松子植物卫生条件议定书》的要求”。阿富汗输华植物检疫证书样本见海关总署网站。

5. 食品安全要求

阿富汗输华松子须符合中国有关食品安全国家标准和相关法律法规的要求。

6. 包装及运输要求

阿富汗输华松子的包装材料应未受检疫性有害生物侵染。

阿富汗输华松子必须使用符合中国植物检疫要求的，干净、卫生、透气的材料包装，且应低温运输，运装工具应密闭且不能混入任何检疫性有害生物，输华松子的储藏、加工和装运过程，需在阿农业部严格的监管下进行。

输华松子的包装上应标有“本产品输往中华人民共和国”字样和可以识别的松子品名、产地、批号、生产和加工企业的名称、地址的信息。

（二）土耳其（TUR）——开心果

根据《关于进口土耳其开心果检验检疫要求的公告》（海关总署公告 2019 年第 110 号），允许符合相关要求的土耳其开心果进口。

公告同时发布了检验检疫要求，相关内容摘录如下：

1. 产品范围

土耳其开心果是指在土耳其生产的、未经过焙烤等熟制工艺的、不论是否去壳的开心果。

2. 储藏加工企业要求

土耳其输华开心果的储藏、加工企业须符合中国植物检疫要求，由土耳其主管部门注册并推荐，经海关总署审核认可并注册登记。企业注册名单见海关总署网站。

3. 植物检疫要求

（1）土耳其输华开心果应符合中国进口植物检验检疫法律法规要求，不得带有土壤，不得混有杂草籽和其他植物残体，不得故意添加或混杂其他外来杂质。

（2）土耳其输华开心果应不带有活虫和中方关注的下列检疫性有害生物：开心果大痣小蜂（*Megastigmust pistaciae*）、麦蛾（*Schneidereria pistaciicola*）、盾蚧（*Suturaspis pistaciae*）、壳针孢（*Septoria pistaciae*）。

（3）土耳其输华开心果应实施熏蒸处理，以杀灭中方关注的检疫性有害生物，熏蒸处理方法见表 13-7。

表 13-7　土耳其输华开心果熏蒸处理方法

开心果甲基溴熏蒸工艺						
温度 Temperature（℃）	剂量 Dosage（g/m^3）	熏蒸持续时间 Fumigation Duration（hr）	所需最低浓度 Minimum Concentration Required（g/m^3）			
			0.5 小时 0.5 hr	2 小时 2 hr	4 小时 4 hr	24 小时 24 hr
26	32	24	19	14.2	11	4.6

开心果磷酸盐熏蒸工艺						
温度 Temperature（℃）	剂量 Dosage（g/m^3）	熏蒸持续时间 Fumigation Duration（hr）	所需最低浓度 Minimum Concentration Required（g/m^3）			
			0.5 小时 0.5 hr	2 小时 2 hr	4 小时 4 hr	120 小时 120 hr
21	2	120	1.5	1.2	1	0.6
注：所有的剂量和浓度都是指的磷酸盐气体的剂量和浓度，而不是金属磷化物的剂量和浓度。						

4. 植物检疫证书要求

土耳其输华开心果须随附土耳其官方植物检疫证书，证书声明栏中应注明“该批货物符合《土耳其开心果输华植物卫生要求议定书》要求，不带有中方关注的检疫性有害生物”，植物检疫证书内容须用英文书写。

5. 食品安全要求

土耳其输华开心果须符合中国法律法规和相关食品安全国家标准的要求。

6. 包装及运输要求

（1）土耳其输华开心果装运的中转箱及运输工具要进行彻底的检查和消毒处理，防止有害生物混入。

（2）土耳其输华开心果的包装上应标有可以识别的品名、产地、批号、仓储企业和加工企业的名称或注册号等信息，并标明“输往中华人民共和国”。

（三）乌兹别克斯坦（UZB）——李子干

根据《关于进口乌兹别克斯坦李子干检验检疫要求的公告》（海关总署公告 2021 年第 65 号），允许符合相关要求的乌兹别克斯坦李子干进口。

公告同时发布了检验检疫要求，相关内容摘录如下：

1. 产品范围

乌兹别克斯坦输华李子干是指在乌兹别克斯坦生产的新鲜李子，经挑选、清洗、浸泡、烘干等加工工艺制作而成的干果。

2. 企业注册要求（生产、加工和存放企业）

乌兹别克斯坦输华李子干的生产、加工和存放企业应经中方审核认可并注册登记。

获得注册登记的乌兹别克斯坦李子干企业名单，可通过海关总署网站查询。

3. 植物检疫要求

（1）应符合中国的植物检疫法律法规。

（2）不得带有下列检疫性有害生物：地中海粉螟 *Anagasta kuechniella*、拱殖嗜渣螨 *Chortoglyphus* arcuatus、黄曲霉菌 *Aspergillus flavus*、黑曲菌 *Aspergillus niger*、大丽花轮枝孢 *Verticillium dahliae*、榆蛎盾蚧 *Lepidosaphes ulmi*、谷斑皮蠹 *Trogoderma granarium* Everts、美澳型核果褐腐菌 *Monilinia fructicola*。

(3) 不得带有活虫、土壤；不得混有杂草种子、植物残体和砂砾、金属异物等杂质。

(4) 出口前应进行熏蒸处理和高温杀虫等防治措施，并随附熏蒸处理证书。

4. 植物检疫证书要求

乌兹别克斯坦官方应对每批输华李子干出具植物检疫证书，植物检疫证书附加声明栏中，应用英文注明“该批货物符合《中华人民共和国海关总署与乌兹别克斯坦共和国国家植物检验检疫局关于乌兹别克斯坦李子干输华检验检疫要求议定书》要求，不带有中方关注的检疫性有害生物”。

5. 食品安全要求

乌兹别克斯坦输华李子干应符合中国食品安全相关法律法规和食品安全国家标准的要求。

6. 包装及运输要求

乌兹别克斯坦输华李子干必须用符合中方要求的，干净、卫生、透气、新的材料包装。每一包装上应有明显的“本产品输往中华人民共和国”的中/英文字样和可以识别的品名、产地和生产、加工、存放企业名称或其注册号等英文信息。

乌兹别克斯坦输华李子干装载前，应对运输工具进行彻底检查，并进行除虫处理，以防止有害生物混入。输华李子干不得与有毒、有害、有异味物品混装运输。

(四) 意大利 (ITA) ——榛子

根据《关于进口意大利榛子检验检疫要求的公告》(海关总署公告 2019 年第 65 号)，允许符合相关要求的意大利榛子进口。

公告同时发布了检验检疫要求，相关内容摘录如下：

1. 产品范围

意大利输华榛子是指在意大利生产的、去壳的、不再有萌发力的欧洲榛 (*Corylus avellana* L.) 成熟果实。

2. 生产包装企业要求

意大利输华榛子的储藏、加工企业须符合中国植物检疫要求，由意大利主管部门注册并推荐，经海关总署审核认可并注册登记。企业注册名单见海关总署网站。

3. 植物检疫要求

(1) 意大利输华榛子应产自意大利，并在意大利加工和储藏。意大利输华榛子应符合中国进口植物检验检疫法律法规要求，不得故意添加或混杂其他外来杂质。

(2) 意大利输华榛子应不带有活虫和中方关注的下列检疫性有害生物：欧洲栎实象 (*Curculio nucum*)、杏粉斑螟 (*Ephestia cautella*)、地中海粉斑螟 (*Ephestia kuehniella*)、榛子砖红镰孢菌 (*Fusarium lateritium*)、树生黄单胞菌榛子变种 (*Xanthomonas arboricola* pv. Corylina)、李属坏死环斑病毒 (Prunus necrotic ringspot virus)、图拉苹果花叶病毒 (Tulare apple mosaic virus)。

(3) 意大利输华榛子应实施磷化氢熏蒸处理，以杀灭中方关注的检疫性有害生物，熏蒸处理的温度和时间见表 13-8。

表 13-8　意大利输华榛子熏蒸处理温度和时间

温度	时间
25℃	3 天以上
15℃ ~ 25℃	4 天
10℃ ~ 15℃	7 天
5℃ ~ 10℃	14 天
≤5℃	不熏蒸

4. 植物检疫证书要求

意大利输华榛子须随附意大利官方植物检疫证书，证书声明栏中应以英文注明“该批货物符合《中华人民共和国海关总署和意大利共和国农业、食品与林业政策部关于意大利榛子输华植物卫生要求议定书》的要求，不带有中方关注的检疫性有害生物”。植物检疫证书内容必须用英文书写。

5. 食品安全要求

意大利输华榛子须符合中国有关食品安全国家标准和相关法律法规的要求。

6. 包装及运输要求

（1）意大利输华榛子不得混杂土壤、植物残体、杂草籽，在控温控湿条件下运输。

（2）意大利输华榛子每一包装上应有明显的“本产品输往中华人民共和国”的英文字样和可以识别的品名、产地、批号、储藏和加工企业的名称或注册号等英文信息，以便在出现问题时有效溯源。

（3）意大利输华榛子装运的中转箱及运输工具要进行彻底的检查和消毒处理，防止害虫污染。

（五）智利（CHI）——核桃

根据《关于进口智利核桃检验检疫要求的公告》（国家质检总局公告 2016 年第 32 号），允许符合相关要求的智利核桃进口。

公告同时发布了检验检疫要求，相关内容摘录如下：

1. 产品范围

智利输华去壳核桃仁及带壳核桃。

2. 生产包装企业要求

智利所有输华核桃来源地（果园）及加工厂必须经智利农业部农牧局（以下称 SAG）注册。注册应包括名称、地址、SAG 编码，面积、产量、有害生物的发生及防控情况，周边环境情况等内容。

3. 植物检疫要求

SAG 应在出口前对货物实施官方的植物卫生检疫。未发现检疫问题、符合中国相关要求的产品方可向中国出口。输华的智利核桃应符合中国及智利相关的植物卫生法律法规，不得带有下列检疫性有害生物。

（1）巴西豆象 *Zabrotessubfasciatus*（*Boheman*）；

（2）白斑蛛甲 *Ptinus fur*；

（3）球蛛甲 *Trigonogeniusglobulus*（*Solier*）；

（4）瘤鞘薪甲 *Aridius nodifer*；

（5）阿根廷蚁 *Linepithema humile*。

4. 植物检疫证书要求

获准对华出口的智利核桃的植物检疫证书需经 SAG 签发。植物检疫证书应带有如下附加声明：“该批货物不含有巴西豆象、白斑蛛甲、球蛛甲、瘤鞘薪甲和阿根廷蚁”。

5. 食品安全要求

智利输华核桃不得带有昆虫、螨类等有害生物或树枝、根茎和土壤等可能携带或藏匿有害生物的物品。同时，产品质量应满足中国食品安全国家标准要求。

6. 包装及运输要求

包装材料应清洁卫生、首次使用，并符合中国食品包装安全卫生及运输等方面的要求。

每个包装箱应标注如下信息：产地（地区和社区），加工厂的地址、注册号和批号。此外，每个托盘上应标注以下字样（如产品没有托盘应标注在每个包装箱上）：输往中华人民共和国。托盘应符合中方的检疫要求。

（六）智利（CHI）——榛子

根据《关于进口智利榛子检验检疫要求的公告》（海关总署公告 2019 年第 75 号），允许符合相关要求的智利榛子进口。

公告同时发布了检验检疫要求，相关内容摘录如下：

1. 产品范围

智利输华榛子是指在智利生产去壳的欧洲榛（*Corylus avellana* L.）成熟果仁。

2. 生产包装企业要求

智利输华榛子的储藏、加工企业须符合中国植物检疫要求，由智利主管部门注册并推荐，经海关总署审核认可并注册登记。企业注册名单见海关总署网站。

3. 植物检疫要求

（1）智利输华榛子应产自智利，并在智利加工和储藏。智利输华榛子应符合中国进口植物检验检疫法律法规要求，不得故意添加或混杂其他外来杂质。

（2）智利输华榛子应不带有活虫和中方关注的下列检疫性有害生物：地中海粉斑螟（*Ephestia kuehniella*）、树生黄单胞菌榛子变种（*Xanthomonas arboricola* pv. Corylina）、李属坏死环斑病毒（Prunus necrotic ringspot virus）、榛溃疡病菌（*Diaporthe australafricana*）、榛茎溃疡病菌（*Diplodia coryli*）。

（3）智利输华榛子应实施熏蒸处理，以杀灭中方关注的检疫性有害生物，熏蒸处理方法见表13-9。

表 13-9 智利输华榛子熏蒸处理方法

金属磷化物熏蒸			
温度（℃）	剂量（g/m³）	熏蒸时间（day）	最低浓度要求（ppm）
≥21.0	7.5	4	200
16.0-20.9	7.5	5	200
12.0-15.9	7.5	6	200
磷化氢气体熏蒸			
温度/℃	剂量/（mg/L）	熏蒸时间/d	最低浓度要求/ppm
≥21.0	—	3	200
16.0~20.9	—	4	200
12.0~15.9	—	5	200
注：货物到达中国大陆口岸后，其包装内磷化氢气体不能超过 0.3ppm，货物内磷化氢的残留量不能超过 0.01ppm。			

4. 植物检疫证书要求

智利输华榛子须随附智利官方植物检疫证书，证书声明栏中应注明“该批货物符合《中华人民共和国海关总署和智利共和国农业部关于智利榛子输华植物卫生要求议定书》的要求，不带有中方关注的检疫性有害生物”。植物检疫证书内容须用英文书写。

5. 食品安全要求

智利输华榛子须符合中国有关食品安全国家标准和相关法律法规的要求。

6. 包装及运输要求

（1）智利输华榛子不得带有土壤，不得混有杂草籽和其他植物残体。

（2）智利输华榛子的包装上应标有可以识别的品名、产地、批号、储藏、加工企业的名称或注册号等信息，并标明“本产品输往中华人民共和国”。

（3）智利输华榛子装运的中转箱及运输工具要进行彻底的检查和消毒处理，防止有害生物混入。

六、进口其他食用产品

（一）卢旺达（RWA）——干辣椒

根据《关于进口卢旺达干辣椒检验检疫要求的公告》（海关总署公告 2021 年第 53 号），允许符合相关要求的卢旺达干辣椒进口。

公告同时发布了检验检疫要求，相关内容摘录如下：

1. 产品范围

卢旺达输华干辣椒是指以在卢旺达种植的食用辣椒（*Cápsicum ánnuum*）为原料，经自然晾晒或其他干制工艺加工后的产品。

2. 生产设施要求

卢旺达干辣椒生产企业有责任确保其输华干辣椒符合中国食品安全和植物检疫相关法律法规以及中国食品安全国家标准。生产、加工、存放单位均须经卢旺达官方注册、推荐并担保，经中华人民共和国海关总署注册。

卢旺达输华干辣椒应来自获得中华人民共和国海关总署注册的生产企业。获得注册的卢旺达输华干辣椒企业名单，可通过海关总署网站查询。

3. 植物检疫要求

（1）应符合中国的植物检疫法律法规。

（2）不得带有下列检疫性有害生物：番茄亚隔孢壳茎腐病菌 *Didymella lycopersici* Klebahn、棉花黄萎病菌 *Verticillium dahliae* Kleb.、菜豆象 *Acanthoscelides obtectus*（Say）、四纹豆象 *Callosobruchus maculatus*（F.）。

（3）不得带有活虫、土壤，不得混有杂草种子、植物残体和砂砾等杂质。

4. 植物检疫证书要求

卢旺达官方应对每批输华干辣椒出具植物检疫证书，并在附加声明栏中注明以下内容：“该植物检疫证书所证明的干辣椒符合中卢双方于 2021 年 3 月 18 日在北京签署的关于卢旺达干辣椒输华检验检疫要求议定书的规定，不带有下列中方关注的检疫性有害生物：番茄亚隔孢壳茎腐病菌 *Didymella lycopersici* Klebahn、棉花黄萎病菌 *Verticillium dahliae* Kleb.、菜豆象 *Acanthoscelides obtectus*（Say）、四纹豆象 *Callosobruchus maculatus*（F.）。”

5. 食品安全要求

卢旺达输华干辣椒应符合中国食品安全国家标准和相关法律法规。

6. 包装要求

卢旺达输华干辣椒必须使用干净、卫生、透气、新的、符合植物检疫要求的材料包装。每个包装上应用英文标注产品品名、产地（区/市/县）、国家、种植场及其注册号、加工包装厂及其注册号等可追溯信息，并以清晰中文字样标注“本产品输往中华人民共和国”。

（二）乌兹别克斯坦（UZB）——干辣椒

根据《关于进口乌兹别克斯坦干辣椒检验检疫要求的公告》（海关总署公告 2020 年第 116 号），允许符合相关要求的乌兹别克斯坦干辣椒进口。

公告同时发布了检验检疫要求，相关内容摘录如下：

1. 产品范围

乌兹别克斯坦输华干辣椒是指以在乌兹别克斯坦种植的食用红辣椒（*Cápsicum ánnuum*）为原料，经自然晾晒或其他干制工艺加工后的产品。

2. 生产设施要求

乌兹别克斯坦输华干辣椒生产企业及储藏库均须经乌方推荐，经中方注册。

乌兹别克斯坦输华干辣椒应来自获得中方注册的生产企业。获得注册的乌兹别克斯坦输华干辣椒企业名单，请通过海关总署网站查询。

3. 植物检疫要求

（1）乌兹别克斯坦输华干辣椒应符合中国的植物检疫法律法规。

（2）乌兹别克斯坦输华干辣椒不得带有下列检疫性有害生物：列当属 *Orobanche* spp. 、移去长针线虫 *Longidorus elongatus*（de Man）Thorne & Swanger、大丽轮枝菌 *Verticillium dahliae* Klebahn、芸苔油壶菌 *Olpidium brassicae*（Woronin）P. A. Dang. 、番茄斑萎病毒 Tomato spotted wilt tospovirus。

（3）乌兹别克斯坦输华干辣椒不得带有活虫、土壤，不得混有杂草种子、植物残体和砂砾等杂质。

4. 植物检疫证书要求

乌兹别克斯坦官方应对每批符合议定书要求的输华干辣椒出具植物检疫证书，并在附加声明栏中注明："该植物检疫证书所证明的干辣椒符合中乌双方于 2020 年 7 月 1 日在北京、塔什干签署的关于乌兹别克斯坦干辣椒输华议定书中的植物检疫要求。"（"Dried chilli peppers for which this phytosanitary certificate is issued to comply with the requirements of the Protocol of phytosanitary requirements for the Export of Dried Chilli Pepper from Uzbekistan to China, signed on 1 July, 2020, in Beijing and Tashkent, between the Chinese and the Uzbek parties."）

5. 食品安全要求

乌兹别克斯坦输华干辣椒应符合中国食品安全相关法律法规以及中国食品安全国家标准。

6. 包装要求

乌兹别克斯坦输华干辣椒必须用干净、卫生、透气、新的材料包装。每一包装上应用英文标注干辣椒的品名、产地（区、市或县）、国家、种植场及其注册号、生产企业及其注册号，并用中文标出"本产品输往中华人民共和国"。

（三）印度尼西亚（IDN）——魔芋干片

根据《关于进口印度尼西亚魔芋干片检验检疫要求的公告》（海关总署公告 2022 年第 28 号），允许符合相关要求的印度尼西亚魔芋干片进口。

公告同时发布了检验检疫要求，相关内容摘录如下：

1. 产品范围

印度尼西亚输华魔芋干片是指由印度尼西亚境内种植和加工的珠芽弥勒魔芋（*Amorphophallus muelleri*）块茎为原料，经清洗、切片、烘干等工艺加工而成的，非直接供人类食用并输往中国的干燥切片。

2. 生产设施注册登记要求

印度尼西亚魔芋干片生产企业有责任确保其输华魔芋干片符合中国食品安全和植物检疫相关法律法规以及中国食品安全国家标准。输华魔芋干片的生产、加工、存放单位应由印度尼西亚农业部推荐，并经中华人民共和国海关总署注册。

印度尼西亚输华魔芋干片应来自获得中华人民共和国海关总署注册的企业。获得注册的印度尼西亚输华魔芋干片企业名单，可通过海关总署网站查询。

3. 植物检疫要求

印度尼西亚输华魔芋干片应符合中国的植物检疫法律法规，不得带有活虫、虫卵，不得混有植物残体和砂砾等杂质。

4. 生产要求

（1）印度尼西亚输华魔芋干片应使用烘箱或烘干机等热加工机械进行高温脱水。

（2）印度尼西亚输华魔芋干片从包装、贮存到运输的全过程，均应符合中国和印度尼西亚的相关安全卫生要求，防止受到致病微生物或有毒有害物质的污染。

5. 植物检疫证书要求

印度尼西亚官方应对每批符合议定书要求的魔芋干片出具植物检疫证书，并在证书附加声明中注明："该植物检疫证书所证明的魔芋干片由×××（具体生产企业）生产，符合中印（尼）双方于2021年11月28日签署的关于印度尼西亚魔芋干片输华检验检疫要求议定书的规定"。

6. 食品安全要求

印度尼西亚输华魔芋干片应符合中国食品安全相关法律法规以及食品安全国家标准。

7. 包装及运输要求

印度尼西亚输华魔芋干片应使用干净、卫生、新的、符合卫生和植物检疫要求的材料进行包装。每一个输华魔芋干片包装上应有明显的"本产品输往中华人民共和国"的中文字样以及产品的品名、产地、加工单位及其注册号、出口商的名称及地址等中文或英文信息。

印度尼西亚输华魔芋干片装运前，装运工具要进行彻底的检查，防止有害生物混入。

第三节　出口食品检验检疫要求

一、出口肉类

（一）俄罗斯（RUS）——禽肉（冷冻）

根据《关于中国和俄罗斯进出口禽肉检验检疫要求的公告》（海关总署公告2019年第76号），允许符合相关要求的禽肉出口俄罗斯。

公告同时发布了检验检疫要求，相关内容摘录如下：

1. 产品范围

允许出口的禽肉是指冷冻禽肉（去骨和带骨）以及胴体、部分胴体和副产品，不包括羽毛。副产品具体为冷冻鸡心、冷冻鸡肝、冷冻鸡肾、冷冻鸡胗、冷冻鸡头、冷冻鸡皮、冷冻鸡翅（不含翅尖）、冷冻鸡翅尖、冷冻鸡爪、冷冻鸡软骨。

2. 生产设施注册登记要求

出口禽肉的生产企业（包括屠宰、分割、加工和储存）应符合中国和俄罗斯以及欧亚经济联盟的兽医与公共卫生法律法规要求，应获得双方主管部门注册，获准出口的生产企业名单及批准日期将在双方主管部门官方网站公布。

3. 产品要求

（1）动物来源要求

①繁殖、出生并饲养在中国和俄罗斯境内经认可未感染禽流感、新城疫的非疫区。

②来自过去12个月未因发生中国和欧亚经济联盟俄罗斯兽医规定中提及的传染病和寄生虫而实施隔离检疫或限制活动的区域。

（2）进出口禽肉要求

①未在出口加工用的活禽上使用任何禁用或有害的兽药、添加剂。

②按照中俄以及欧亚经济联盟现行的有关法律法规，对屠宰禽肉实施宰前宰后检验；证明所有屠宰活禽是健康的，没有任何传染病的临床症状，胴体和脏器无病理变化。

③兽药残留、杀虫剂或环境污染物不超过中俄及欧亚经济联盟规定的最高限量。

④符合卫生和安全标准，适合人类消费。

4. 包装和标识要求

（1）用于出口的冷冻禽肉应由生产企业使用符合食品法典规定的全新材料进行包装。

（2）内包装应使用中、俄文标明品名、产地国、生产企业注册号及生产批号。外包装应使用中、俄文标明品名、规格、产地（国家/地区/城市）、生产企业注册号、生产批号、目的地（中华人民共和国或俄罗斯联邦）、生产日期（年/月/日）、保质期和加工企业的储存条件，并施加主管部门官方检验检疫标识。

（3）预包装肉类的标签应符合进口国有关预包装食品标签的标准及规定。

5. 兽医卫生证书要求

每批出口禽肉应随附一份主管部门出具的官方兽医卫生证书，证明其符合中俄以及欧亚经济联盟的检验检疫要求。

6. 存放和运输要求

储存和运输应在合适的温度条件下进行，冷冻禽肉的中心温度不应高于-15℃。

货物装入集装箱后施加主管部门认可的铅封，铅封号在随附的官方兽医卫生证书中注明。运输过程不得拆开及更换包装。

（二）哈萨克斯坦（KAZ）——鸭肉（冷冻）

根据《关于中国鸭肉出口哈萨克斯坦检验检疫要求的公告》（海关总署公告2020年第62号），允许符合相关要求的鸭肉出口哈萨克斯坦。

公告同时发布了检验检疫要求，相关内容摘录如下：

1. 产品范围

允许出口的鸭肉指冷冻鸭胴体、分割肉和可食用内脏。

2. 生产设施注册登记要求

向哈萨克斯坦出口鸭肉的生产企业应获得哈萨克斯坦政府主管部门注册。生产企业指屠宰、分割、加工和储存企业。

（1）已在海关备案的生产企业可以向主管海关提出对哈萨克斯坦推荐注册申请；未在海关备案的生产企业应先在主管海关备案，再提出对哈萨克斯坦推荐注册申请。

（2）直属海关统一向海关总署主管部门报送对哈萨克斯坦推荐注册申请生产企业名单。

（3）哈萨克斯坦政府主管部门根据海关总署推荐对申请注册的生产企业实施评估和注册。

（4）获得哈萨克斯坦政府主管部门注册的生产企业名单在海关总署官方网站公布。

3. 产品要求

（1）动物来源要求

①孵化、饲养并屠宰于中国的禽流感、新城疫非疫区。来自实施有效追溯体系的备案农场，可

以追溯到活鸭的来源地。

②来自过去12个月内未发生过禽衣原体病、禽传染性支气管炎、禽传染性喉气管炎、禽支原体病、鸭病毒性肝炎、鸡白痢和禽伤寒、传染性法氏囊病的农场。

③来自过去12个月内未因发生世界动物卫生组织（OIE）、哈萨克斯坦和中国动物卫生法规规定的疫病受到管制和检疫限制的农场。

④孵化后或至少在送宰前21天，在兽医部门要求的条件下隔离，隔离期间没有传染病临床症状。

（2）出口鸭肉要求

①出口屠宰用的活鸭未饲喂中国、哈萨克斯坦以及欧亚经济联盟禁止使用的兽药或饲料添加剂。

②按照中国、哈萨克斯坦以及欧亚经济联盟现行的有关法律法规，对屠宰活鸭实施宰前宰后检验，证明所有屠宰活鸭是健康的，没有疫病临床症状和寄生虫病，胴体和脏器无病理变化，主要淋巴结和腺体已摘除。

③兽药、农药、重金属、环境污染物及其他有毒、有害物质等不超过中国、哈萨克斯坦及欧亚经济联盟规定的最高残留限量。

④未受哈萨克斯坦和中国规定的病原微生物污染。

⑤符合卫生和安全标准，适合人类消费。

4. 包装和标识要求

（1）用于出口的冷冻鸭肉应使用符合国际卫生标准的全新材料包装。

（2）内包装上应当标明品名（产品描述）、产地国、生产企业注册号、生产批号。外包装上应当以哈萨克文、俄文或英文标明品名、产品的规格、产地（具体到省/市）、生产企业注册号、生产批号、目的地（目的地应当标明为哈萨克斯坦共和国）、生产日期（年/月/日）、保质期、储存温度等内容。

（3）预包装鸭肉的标签应符合哈萨克斯坦有关预包装食品标签的标准及规定。

5. 兽医卫生证书要求

每批出口鸭肉应随附一份主管部门出具的官方兽医卫生证书，证明其符合中国、哈萨克斯坦以及欧亚经济联盟的检验检疫要求。

6. 存放和运输要求

在存放鸭肉的冷库中，应设有存放出口哈萨克斯坦的专用区域并明显标识。储存和运输应在合适的温度条件下进行，冷冻鸭肉的中心温度不应高于-12℃。

货物装入集装箱后施加主管部门认可的铅封，铅封号在随附的官方兽医卫生证书中注明。运输过程中不得拆开及更换包装。

（三）美国（USA）——禽肉（熟制）

根据《关于中国自产原料熟制禽肉输美有关要求的公告》（海关总署公告2019年第214号），允许符合相关要求的中国自产原料熟制禽肉出口美国。

公告同时发布了检验检疫要求，相关内容摘录如下：

1. 产品范围

冷藏或冷冻的完全熟制鸡肉或鸭肉产品。

2. 生产设施注册登记要求

（1）中国输美自产原料熟制禽肉的生产企业（以下简称“生产企业”）应按中国法律法规规章组织生产和出口，并应当保证出口的熟制禽肉符合美国的标准和要求。生产企业应持续符合美国法律法规的相关要求，并根据美国法规要求接受美国官方检查。

相关法律法规和要求包括：

①《禽产品检验法规》（美国联邦法典 9CFR 381）、《即食产品中单增李斯特氏菌控制》（美国联邦法典 9CFR 430.4）、《卫生管理要求》（美国联邦法典 9CFR 416）、《危害分析和关键控制点（HACCP）管理体系》（美国联邦法典 9CFR 417）、《禁止在食用动物中使用的兽药名单》（美国联邦法典 21CFR 530.41）、《食品中兽药残留限量》（美国联邦法典 21CFR 556）、《动物饲料中允许使用的兽药》（美国联邦法典 21CFR 558）、《动物饲料及饮用水中允许使用的添加剂》（美国联邦法典 21CFR 573）、《动物食品或饲料中禁止使用的物质》（美国联邦法典 21CFR 589）等。

②《中华人民共和国可对美国出口的在中国屠宰的禽肉产品》（美国联邦公告 84FR 60318）等。

（2）已在海关备案的生产企业可以向主管海关提出对美推荐注册申请；未在海关备案的生产企业应先在主管海关备案，再提出对美推荐注册申请。

（3）对美推荐注册生产企业包括熟制禽肉生产加工企业、储存冷库以及提供自产原料的屠宰厂。生产企业在获得美国农业部注册后方可开展出口贸易。

3. 产品要求

原料应达到即烹家禽标准，产品应达到即食禽肉产品标准，具体如下：

（1）即烹家禽（Ready-to-cook poultry，RTC）。根据美国联邦法典 9 CFR 381.1，即烹家禽是指经屠宰，无突出针羽（指绒羽）和残留羽毛，去除头、爪、嗉囊、尾（油）脂腺、气管、食管、肠和肺，去除或不去除成熟的生殖器官和肾，带有或不带有内脏（指不含包囊的心、去除胆囊的肝、去除内容物和内膜的鸡胗或鸭胗），无须进一步加工处理即可用于烹饪的禽产品。即烹家禽也指无须进一步加工处理即可烹饪的任何禽分割部位或其他部分，如生殖器官、头或爪。

（2）即食禽肉产品（Ready-to-eat，RTE）。根据美国联邦法典 9 CFR 430.1，即食禽肉产品指以鸡、鸭可供人类食用的部分为主要原料，或添加一定辅料调味，经沸水浸烫、油炸、蒸制等热处理方式充分熟制，消费者可直接食用或经消费者简单加工（非以食品安全为目的）后食用的产品。存储方式包括冷藏或冷冻。

4. 屠宰要求

企业屠宰、分割、卫生控制和 HACCP 质量控制等体系应符合美国联邦法典 9 CFR 381、416、417 等相关要求，主要如下：

（1）供宰禽只要求

供宰禽只应来自经海关备案的养殖场，禽只养殖过程应符合美国联邦法典 21 CFR 530.41、556、558、573、589 等相关要求。

（2）设施设备要求

①基础设施设备。应符合美国联邦法典 9 CFR 416 等相关要求。

②检验设施配置。配置官方兽医实施宰后检验的相应设施，主要包括官方兽医办公室、屠宰流水线上的官方检验台、检验用照明灯具、供线下处理的悬挂架、急停按钮、复检台等，应符合美国联邦法典 9 CFR 381.36 等相关要求。

（3）宰前宰后检验要求

①官方检验人员。根据美国联邦法典 9 CFR 381 等相关要求，出口美国禽肉宰前宰后检验应由官方派驻人员实施。

②企业辅助人员。在实施宰后检验时，配备必要的辅助人员协助官方派驻人员工作，应符合美国联邦法典 9 CFR 381.76 等相关要求。

③宰后检验系统。美国联邦法典规定有传统型检验（TI）、改进型检验系统（SIS）、新型快速检验系统（NELS）、新型家禽检验系统（NPIS）等多种宰后检验系统，企业可选择其中一种，设定相对应的生产链速，应符合美国联邦法典 9 CFR 381.67、381.76 等相关要求。

（4）加工过程特殊要求

①胴体分拣、处理和返工整理。选择新型家禽检验系统（NPIS）的企业，应在 HACCP 计划、卫生标准操作程序（SSOP）或前提计划中制定和实施胴体分拣与处理程序、返工整理程序，确保进入冷却设施的家禽胴体无败血症、毒血症症状、消化道内容物污染，应符合美国联邦法典 9 CFR 381.76 等相关要求。

②胴体粪便零污染控制。企业应在 HACCP 计划、SSOP 或前提计划中制定和实施可见粪便污染的控制程序，确保进入冷却设施的家禽胴体无可见粪便污染，应符合美国联邦法典 9 CFR 381.65 等相关要求。

③胴体冷却。企业应在 HACCP 计划、SSOP 或前提计划中制定和实施冷却控制程序，确保禽胴体和分割的其他可食用部分在屠宰加工后及时冷却，抑制屠宰后胴体微生物繁殖，应符合美国联邦法典 9 CFR 381.66 等相关要求。

（5）验证和监测

①即烹家禽（RTC）验证。企业应在预冷前后分别抽取胴体检验，验证禽只是否符合即烹家禽（RTC）的标准，应符合美国联邦法典 9 CFR 381.76 等相关要求。

②屠宰过程微生物监测。企业应在 HACCP 计划、SSOP 或前提计划中制定和实施相关控制程序，至少包括取样和微生物监测，如预冷前后取样位置、取样频率、检测项目等，用于监测屠宰和胴体修整过程中胴体微生物污染情况，应符合美国联邦法典 9 CFR 381.65 等相关要求。

5. 熟制加工要求

企业生产、卫生控制和 HACCP 质量控制等体系应符合美国联邦法典 9 CFR 381、416、417、430 等相关要求，主要如下：

（1）加工原料要求

原料应来自获得美国农业部注册的屠宰企业。

（2）设施设备要求

应符合美国联邦法典 9 CFR 416 等相关要求。

（3）熟制要求

车间加热前后区域应有效分隔，产品中心温度至少达到 74℃（165℉）或加热效果达到沙门氏菌 7 log10 的致死率，应符合美国联邦法典 9 CFR 381.150 等相关要求。

（4）微生物控制要求

企业应在 HACCP 计划、SSOP 或前提计划中识别产品热稳定（例如降温）过程中的产气荚膜梭状杆菌和肉毒梭菌的危害，制定控制措施，应符合美国联邦法典 9 CFR 381.150 等相关要求。

企业应在 HACCP 计划、SSOP 或前提计划中识别热加工后产品及环境中单增李斯特氏菌等致病微生物的危害，制定控制措施，应符合美国联邦法典 9CFR 430.4 等相关要求。

（5）装运前审核

企业应建立装运前产品 CCP 点记录审核措施，应符合美国联邦法典 9 CFR 417.5（c）等相关要求。

6. 包装要求

（1）用于出口美国禽肉产品的包装应能在正常的贮存、运输、销售条件下最大限度地保护食品的安全性和食品品质。

（2）出口至美国的禽肉产品需贴有标签，产品标签应符合美国联邦法典 9CFR 381-N、381.412 等规定的标签要求。出口禽肉产品标签严格遵照美国法规内容设计，必须以英文标明产品名称、成分清单、人工调味料或色素、抗氧化剂、化学防腐剂及其他添加剂、产品数重量、经销商或包装商的标识、食品声明、生产企业注册号、生产及包装日期等。带有特殊声明和要求的标签必须提交给美国食品安全检验局（FSIS）审批，获临时批准后方可使用。

7. 兽医卫生证书要求

每批出口禽肉应随附一份当地海关出具的官方兽医卫生证书，证明其符合美国法规要求。

（四）新加坡（SGP）——禽肉产品（熟制）

根据《关于新加坡从高致病性禽流感疫区进口蛋制品和熟制禽肉卫生要求的通知》（国质检食函〔2006〕797 号），对新加坡出口的熟制禽肉产品，须经过中心温度达到 70℃ 至少持续 1 秒，并在卫生证书中注明采取灭活高致病性禽流感的方式。

二、出口水产品

（一）美国（USA）——鲶形目鱼类

根据《关于我国输美鲶形目鱼类产品有关要求的公告》（海关总署公告 2019 年第 230 号），允许符合相关要求的中国生制鲶形目鱼类产品出口美国。

公告同时发布了检验检疫要求，相关内容摘录如下：

1. 产品范围

生制鲶形目鱼类（以下简称鲶鱼）产品。

2. 生产设施注册登记要求

（1）中国输美鲶鱼产品的生产企业（以下简称“生产企业”）应持续符合美国法律法规的相关要求，并根据美国法规要求接受美国官方检查；生产企业应按中国法律法规规定组织生产和出口，并应当保证出口的鲶鱼产品符合美国的标准和要求。

相关法律法规和要求包括：

①《鲶形目鱼类及其产品的强制检验法规》（美国联邦法典 9 CFR 300、441、530、531、532、533、534、537、539、540、541、544、548、550、552、555、557、559、560 与 561 部分）、《卫生管理要求》（美国联邦法典 9 CFR 416）、《危害分析和关键控制点（HACCP）管理体系》（美国联邦法典 9 CFR 417）、《禁止在食用动物中使用的兽药名单》（美国联邦法典 21 CFR 530. 41）、《食品中兽药残留限量》（美国联邦法典 21 CFR 556）、《动物饲料中允许使用的兽药》（美国联邦法典 21 CFR 558）、《动物饲料及饮用水中允许使用的添加剂》（美国联邦法典 21CFR 573）、《动物食品或饲料中禁止使用的物质》（美国联邦法典 21 CFR 589）等。

②《中华人民共和国向美国出口鲶形目鱼类及其产品的资质》（美国联邦公告 84 FR 59678）等。

（2）已在海关备案的生产企业可以向主管海关提出对美推荐注册申请；未在海关备案的生产企业应先在主管海关备案，再提出对美推荐注册申请。

（3）对美推荐注册生产企业包括鲶鱼产品生产加工企业、储存冷库。生产企业在获得美国农业部注册后方可开展出口贸易。

3. 原料要求

供加工用鲶鱼原料应符合美国联邦法典（以下简称美国法典）9 CFR 534 等相关要求，主要包括：

（1）养殖要求

供加工用鲶鱼养殖场应根据美国法典 9 CFR 534. 2 等要求，对水质进行监测。养殖过程中药物的使用应当符合美国法典 9 CFR 534. 3 等要求。

（2）运输要求

运输原料鱼的车辆应根据美国法典 9 CFR 534. 4 等要求，配备原料鱼装运容器。容器应当保持清洁卫生，能够提供充足的水和氧气。

（3）验收要求

加工企业应当根据美国法典 9 CFR 534.4 等要求，拒绝接收死鱼、濒死鱼、病鱼或受污染鱼。

4. 加工要求

鲶鱼产品加工卫生控制和 HACCP 质量控制等体系应符合美国法典 9 CFR 531、532、533、539、540、550、416、417 等相关要求，主要包括：

（1）官方检验员要求

根据美国法典 9 CFR 532 等相关要求，海关指派官方检验员对输美鲶鱼产品的加工开展官方检验。加工企业应根据美国法典 9 CFR 533.3、533.4 等相关要求，为官方检验员提供必要的设施和服务。加工企业应根据美国法典 9 CFR 550.6 等相关要求，向官方检验员提供相应的生产加工信息。

（2）卫生控制要求

加工企业的卫生控制应符合美国法典 9 CFR 416、533.1 等相关要求。

（3）HACCP 体系要求

加工企业的 HACCP 体系应符合美国法典 9 CFR 417 等相关要求，并做好相应记录。

（4）掺杂产品处理要求

根据美国法典 9 CFR 539、540 等相关要求，掺杂产品应当隔离存放于有显著标识的密闭容器内，运出加工企业，在处理非食用产品的设施进行处理。掺杂的定义见美国法典 9 CFR 531.1。

5. 包装要求

输美鲶鱼产品的包装应能在正常的贮存、运输、销售条件下最大限度地保护食品的安全性和食品品质。

输美鲶鱼产品需贴有标签，产品标签应符合美国法典 9 CFR 541 等相关要求。根据美国法典 9 CFR 557.14 等相关要求需经美国食品安全检验局批准的标签，经批准后方可使用。

6. 官方证书要求

每批输美鲶鱼产品应随附海关出具的出口鲶鱼产品检验证书。

（二）其他水产品

暂无收录。

三、出口乳品

（一）俄罗斯（RUS）——乳品

根据《关于中俄乳品双向贸易检验检疫要求的公告》（海关总署公告 2019 年第 44 号），允许符合相关要求的乳品出口俄罗斯，公告同时发布了检验检疫要求。

《关于修订中俄乳品双向贸易检验检疫要求的公告》（海关总署公告 2020 年第 89 号）修订了并发布了最新检验检疫要求，相关内容摘录如下：

1. 产品范围

（1）海关总署公告 2019 年第 44 号规定的产品范围

（为便于在相关单证保存期限内检索相关依据，2019 年公告的相关要求仍予以保留，供读者参考。）

中国输俄乳品及俄罗斯输华乳品是指以经过加热处理的牛乳或羊乳为主要原料加工而成的食品，不包括乳粉、奶油粉、乳清粉（产品清单见表 13-10）。

表 13-10 中国输俄乳品产品清单（2019）

HS 编码	产品
040110	非浓缩，不添加糖或其他甜味剂的牛奶和奶油：脂肪含量小于 1%
040120	非浓缩，不添加糖或其他甜味剂的牛奶和奶油：脂肪含量在 1%～6%
040140	非浓缩，不添加糖或其他甜味剂的牛奶和奶油：脂肪含量在 6%～10%
040150	非浓缩，不添加糖或其他甜味剂的牛奶和奶油：脂肪含量大于 10%
040210	浓缩或添加糖或其他甜味剂且不包括奶粉、乳清粉和干奶油的牛奶和奶油：脂肪含量小于 1.5%的粉、颗粒或其他固体类型
040221 040291	不包括奶粉、乳清粉和干奶油的浓缩或添加糖或其他甜味剂的牛奶和奶油：不添加糖或其他甜味剂（按脂肪的质量分数进行分级）
040229 040299	不包括奶粉、乳清粉和干奶油的浓缩或添加糖或其他甜味剂的牛奶和奶油：其他（按脂肪的质量分数进行分级）
040310	不论是否浓缩，是否添加糖或其他甜味剂，有无口味、水果、坚果或可可添加的凝乳、凝固牛奶和奶油、酸乳酪、克非尔和其他发酵或发酵的牛奶和奶油：酸奶
040390	不论是否浓缩，是否添加糖或其他甜味剂，有无口味、水果、坚果或可可添加的凝乳、奶油、酸乳酪、克非尔和其他发酵或发酵的牛奶和奶油：其他（通过添加风味添加剂和脂肪质量分数来进行分级）
040410	浓缩或非增稠，有无添加糖或其他甜味剂的牛奶乳清；有无添加糖或其他甜味剂，在其他方面没有指定或包括的牛奶的天然成分：乳清和改良乳清，浓缩或非浓缩，有无添加糖或其他甜味剂
040490	浓缩或非增稠，有无添加糖或其他甜味剂的牛奶乳清；有无添加糖或其他甜味剂，在其他方面没有指定或包括的牛奶的天然成分：其他（按脂肪的质量分数进行分级）
040510	黄油和其他由牛奶制成的脂肪和油脂；乳贴：黄油
040520	黄油和其他由牛奶制成的脂肪和油脂；乳贴：乳贴
040590	黄油和其他由牛奶制成的脂肪和油脂；奶糊：其他（按脂肪的质量分数进行分级）
040610	奶酪和白软干酪：包括乳清和白蛋白奶酪，白软干酪的未成熟干酪（未成熟或成熟）。
040630	奶酪和白软干酪：包括乳清和白蛋白奶酪，白软干酪的未成熟干酪（未成熟或成熟）。
040640	蓝纹乳酪和娄地青霉生产的带有纹理的其他乳酪
040690	奶酪和白软干酪：其他奶酪
210500	包含或非包含可可粉的冰淇淋或其他可食用冰淇淋
350110	酪蛋白

（2）海关总署公告 2020 年第 89 号更新的产品范围

中国输俄乳品及俄罗斯输华乳品是指以经过加热处理的牛乳或羊乳为主要原料加工而成的食品（产品清单见表 13-11）。

表 13-11 中国输俄乳品产品清单（2020）

HS 编码	产品
040110	未浓缩及未加糖或其他甜物质的乳及奶油：脂肪含量小于 1%
040120	未浓缩及未加糖或其他甜物质的乳及奶油：脂肪含量在 1%～6%

表13-11　续

HS 编码	产品
040140	未浓缩及未加糖或其他甜物质的乳及奶油：脂肪含量在 6%～10%
040150	未浓缩及未加糖或其他甜物质的乳及奶油：脂肪含量大于 10%
040210	浓缩、加糖或其他甜物质的乳及奶油：脂肪含量小于 1.5%的粉、颗粒或其他固体类型
040221 040291	浓缩、加糖或其他甜物质的乳及奶油：不加糖或其他甜物质（按脂肪的质量分数进行分级）
040229 040299	浓缩、加糖或其他甜物质的乳及奶油：其他（按脂肪的质量分数进行分级）
040310	不论是否浓缩、加糖或其他甜物质、加香料、加水果、加坚果或加可可的酪乳、结块的乳和奶油、酸乳、酸乳酒和其他发酵或酸化的乳和奶油：酸乳
040390	不论是否浓缩、加糖或其他甜物质、加香料、加水果、加坚果或加可可的酪乳、结块的乳和奶油、酸乳、酸乳酒和其他发酵或酸化的乳和奶油：其他（通过添加风味添加剂和脂肪质量分数来进行分级）
040410	乳清，不论是否浓缩、加糖或其他甜物质；其他品目未列明的含天然乳的产品，不论是否加糖或其他甜物质：乳清和改性乳清，不论是否浓缩、加糖或其他甜物质
040490	乳清，不论是否浓缩、加糖或其他甜物质；其他品目未列明的含天然乳的产品，不论是否加糖或其他甜物质：其他（按脂肪的质量分数进行分级）
040510	黄油和其他从乳中提取的脂和油；乳酱：黄油
040520	黄油和其他从乳中提取的脂和油；乳酱：乳酱
040590	黄油和其他从乳中提取的脂和油；乳酱：其他（按脂肪的质量分数进行分级）
040610	乳酪和凝乳：包括乳清和白蛋白奶酪、凝乳的未成熟干酪（未成熟或未固化的）
040630	乳酪和凝乳：经加工的乳酪，但磨碎或粉化的除外
040640	乳酪和凝乳：蓝纹乳酪和娄地青霉生产的带有纹理的其他乳酪
040690	乳酪和凝乳：其他奶酪
210500	冰淇淋及其他冰制食品，无论是否含可可
350110	酪蛋白
350220	乳白蛋白（包括两种或两种以上乳清蛋白浓缩物）

2. 生产设施注册登记要求

中国输俄乳品生产企业应当经俄罗斯联邦兽医和植物卫生监督局批准，相关企业名单可在俄罗斯联邦兽医和植物卫生监督局网站查询。

3. 动物检疫要求（2020 年新增要求）

为出口对方的乳品提供原料乳的奶畜须符合下列条件：

（1）来自口蹄疫检疫限制已取消至少 2 个月的农场。

（2）农场过去 12 个月内没有发生过牛瘟、裂谷热、牛传染性胸膜肺炎、小反刍兽疫、羊天花、痒病。

（3）农场在过去 12 个月内没有确认的炭疽病例。接种炭疽活疫苗的动物，自接种之日起 21 天内的生乳不得用作原料生产出口乳品。

（4）在收集生乳时，农场未发现布鲁氏菌病、牛副结核病、结核病临床症状。

（5）农场受到中国主管部门或俄罗斯联邦国家兽医局监管。

（6）农场及其周边地区未因动物疾病按《OIE 陆生动物卫生法典》和本国动物卫生法规规定而受到检疫限制。

4. 卫生证书要求

中国输俄乳品应随附中国海关部门签发的兽医卫生证书。

5. 食品安全要求（2020 年新增要求）

中国输俄乳品应符合俄罗斯和欧亚经济联盟有关法律法规要求。

6. 包装和标识要求

中俄双向贸易的乳品必须用符合国际标准的全新材料包装，外包装要用中文、俄文及英文标明规格、产地（具体到州/省/市）、目的地、品名、重量、生产厂名称、注册编号、生产批号、储存条件、生产日期和保质期。

内包装须符合中国、俄罗斯和欧亚经济联盟相关规定，标签上应注明原产国、品名、企业注册号、生产企业名称地址和联系方式、生产日期和保质期、生产批号。

7. 存放和运输要求

中俄双向贸易乳品的存放、运输的全过程，均应符合卫生条件，防止受有毒有害物质的污染。货物装入集装箱后，应加施封识，封识号须在兽医卫生证书中注明。运输过程中不得拆开及更换包装。

（二）其他乳品

暂无收录。

四、出口其他食用产品

（一）加拿大（CAN）——含馅粮食制品

根据《关于含馅粮食制品出口加拿大检验检疫要求的公告》（国家质检总局公告 2018 年第 37 号），允许符合相关要求的中国含馅粮食制品出口加拿大。

公告同时发布了检验检疫要求，相关内容摘录如下：

1. 产品范围

本要求所指的含馅粮食制品是指以多种原料为馅料，小麦粉为皮制成的熟制或非熟制冷冻制品，如包子、饺子或派等。

非熟制粮食制品：产品冻结前未经加热成熟的制品。

熟制粮食制品：产品冻结前经加热成熟的非即食制品。

馅料：加拿大已批准进口的肉类、鱼类、蛋类和蔬菜为原料、由单一成分或多种成分混合配制而成。其中，肉类应来自获得中方批准的加拿大肉类生产企业或获得加拿大肉类进口许可的国家及其批准肉类生产企业。

2. 加工企业要求

输加含馅粮食制品的生产加工企业应由中方推荐并经加拿大食品检验署批准。

加拿大食品检验署批准的含馅粮食制品生产企业名单、卫生证书样本请访问海关总署网站查询。

3. 食品安全要求

输加含馅粮食制品应符合加方动植物检疫以及食品安全相关法律、法规以及标准。

4. 产品及包装要求

输加含馅粮食制品的生产、包装、储存和运输应符合加方的监管要求。包装材料还应符合加方的包装材料标准和标签要求。

5. 卫生证书要求

每批输加含馅粮食制品应随附中方检验检疫机构出具的卫生证书。

（二）新加坡（SGP）——蛋制品

根据《关于新加坡从高致病性禽流感疫区进口蛋制品和熟制禽肉卫生要求的通知》（国质检食函〔2006〕797号），对新加坡出口的蛋制品应符合以下要求，并在卫生证书中注明采取灭活高致病性禽流感的方式。

表13-12 新加坡从高致病性禽流感疫区进口蛋制品卫生要求

产品名称	温度（℃）	时间
全蛋	60	188s
全蛋混合物	60	188s
	61.1	94s
蛋清	55.6	256s
	56.7	228s
10%盐制蛋黄	62.2	138s
干蛋清	67	0.83d
	54.4	21.38d

此外，自2007年7月13日起，所有输新蛋品外包装上必须标注品名、原产地、数/重量、生产企业卫生注册/登记号、加工日期和生产批号等信息，并随附相应的兽医卫生证书。

第四节 与中国港澳台地区有关的检验检疫要求

一、输内地（大陆）检验检疫要求

（一）香港/澳门特别行政区——含肉、蛋月饼

根据《关于发布香港、澳门产含肉、蛋月饼输内地检验检疫要求的公告》（国家质检总局公告2017年第80号），允许符合相关要求的香港、澳门特别行政区产含肉、蛋月饼输往内地。

公告同时发布了检验检疫要求，相关内容摘录如下：

1. 产品范围

含肉、蛋月饼。

2. 生产企业要求

由经香港、澳门特别行政区政府许可的企业生产。

3. 原料要求

使用的肉（牛肉除外）、蛋原料来自内地并经检验检疫合格。

4. 检疫处理要求

经过中心温度大于85℃、不少于30分钟的热处理工艺。

5. 卫生证书要求

随附香港特别行政区食物环境卫生署、澳门特别行政区民政总署出具的《动物制食品卫生证书》，证书中应注明产品种类、产品原产地、出口产品目的地、健康证明等信息。

（二）台湾——渔船自捕的水产品

根据《关于扩大台湾水果、蔬菜和水产品准入种类的公告》（国家质检总局公告 2006 年第 58 号），自 2006 年 5 月 1 日起，允许来自台湾渔船自捕的水产品输往福建，参照大陆自捕渔船做法，凭公海自捕鱼许可证、贸易合同、发票等资料向检验检疫部门报检，不再要求提供台湾主管部门出具的卫生证书。

（三）台湾——大米

根据《关于允许台湾大米输往大陆的公告》（国家质检总局公告 2012 年第 89 号），允许符合要求的台湾大米输往大陆。

公告同时发布了检验检疫要求，相关内容摘录如下：

1. 产品范围和允许的产地

产品范围：大米（HS 编码为 100620、100630、100640），本要求适用于以一般贸易方式输往大陆的台湾大米，参展或研究用样品、旅客携带及专案输入大米除外。

允许的产地：台湾大米产区。

2. 生产设施注册登记要求

台湾输往大陆大米加工厂及其糙米储藏库必须符合《台湾大米输往大陆植物检疫管理规范》的要求，向台湾农业部门登录，并提供海关总署。

3. 关注的检疫性有害生物

（1）谷斑皮蠹 *Trogoder magranarium*；

（2）河岸泽兰 *Agerat inariparia*；

（3）刺黄花稔 *Sidas pinosa*；

（4）印加孔雀草 *Tagetes minuta*。

4. 出口前要求要求

（1）田间管理

如果台湾水稻上发生新的有害生物，台湾农业部门应及时向海关总署通报。

（2）加工厂管理

台湾农业部门必须按照大陆法律法规和《台湾大米输往大陆植物检疫管理规范》的要求，采取有效措施，确保没有大陆关注的检疫性有害生物发生。

（3）包装要求

台湾输往大陆大米不得带有土壤，不得混有杂草籽。

台湾输往大陆大米必须用符合大陆检验检疫规定的干净、卫生的包装。每一包装应有大米的加工厂、出口商名称和地址的简体中文信息。

（4）出口前检疫

台湾农业部门植保组织或其授权人员须按照本规范的要求对台湾输往大陆的大米进行检疫，保证台湾输往大陆的大米不带有本要求所列的大陆关注的检疫性有害生物。

台湾输往大陆的大米在出口前应进行检疫处理，以保证大米中不带有活的有害生物，特别是仓储性有害生物。

台湾输往大陆大米装运前，运输工具要进行彻底的检查和消毒、杀虫处理，防止有害生物混入。

5. 证明文件要求

对经检疫合格的每批大米要出具有关证明文件，证明其符合大陆的植物检疫要求，并注明具体产地。每一证明文件都要表明如下附加声明："该批大米符合台湾大米输往大陆植物检疫管理规范，不带大陆关注的检疫性有害生物"。

检疫处理方法应在植物检疫证书中注明或提供相关检疫处理证明。

二、输港澳台地区检验检疫要求

（一）香港特别行政区——冰鲜禽肉

根据《关于发布内地供港冰鲜禽肉、冷冻禽肉和冰鲜猪肉检验检疫要求的公告》（国家质检总局公告 2017 年第 68 号），允许符合相关要求的冰鲜禽肉输往香港特别行政区。

公告同时发布了检验检疫要求，相关内容摘录如下：

1. 产品范围

本要求所指禽肉，包含鸡、鸭、鹅、鸽、鹌鹑、鹧鸪、鸵鸟和其他饲养的禽鸟整只屠体、分割屠体及内脏。

2. 原料来源

（1）供港冰鲜禽肉生产加工的供宰活禽，必须来自出入境检验检疫机构（现为海关）备案的饲养场。

（2）出口屠宰加工企业应与备案饲养场建立相对固定的供货关系，并签订供货合同，明确饲养和安全卫生要求，并分别报送所在地海关备案，饲养场所在地海关根据饲养场供货情况定期或不定期核实产能。

（3）饲养场应建立消毒、饲料、药物、免疫等有效的管理机制及饲养日志，饲养日志内容包括饲养数量、疫苗种类与免疫时间、用药日期与用药名称、病死数量、出栏活禽数量等。

（4）饲养场不得使用或存放内地和香港特区政府禁止使用的药物和动物促生长剂。对允许使用的药物，必须按照国家有关规定使用，并严格按规定的停药期停药。

（5）各海关对辖区内出口屠宰加工企业的供货饲养场实施不定期的监督检查制度，严格按照《供港澳活禽检验检疫管理办法》要求实施管理，并根据海关总署出口食品化妆品安全监督抽检规定开展有毒有害物质监控。

（6）出口企业或饲养场应建立完善的追溯制度及相关记录。该批活禽过去 21 天内饲养于禽流感非疫区内，供宰活禽在出场前 5 天，出口企业或饲养场向所在地海关报告，在海关的监督下进行检疫并经 H5、H7 亚型禽流感病原检测合格。

（7）经检疫合格的活禽，由饲养场出具“出口供宰活禽供货证明”材料，随附检测机构出具的有关“H5、H7 亚型禽流感病原检测合格报告”及农业行政部门签发的动物检疫合格证明，在签发后的 3 天内运抵屠宰场。

（8）运载活禽往禽肉加工厂的车辆，不可驶经任何禽流感或其他相关重大动物疫区。

（9）同一饲养场内，旱禽和水禽不能同时饲养。

3. 屠宰加工企业

（1）屠宰加工企业，必须取得海关总署备案资格，并向香港食物环境卫生署（简称“食环署”）推荐注册，方可屠宰加工供港冰鲜禽肉产品。

（2）屠宰加工企业必须接受海关的监督管理，建立 SSOP 和 HACCP 等有效的安全卫生质量控制体系。

（3）生产供港分割冰鲜禽肉的加工厂，应有进行分割加工的布局、工作流程及相关文件。

（4）在征得海关总署同意的前提下，食环署可对供港加工厂及其相应饲养场作定期及不定期的视察。对一些需要改善的加工厂和饲养场，经双方确认后提出限期整改或暂停供港整改建议，由有关海关监督执行并向食环署通报情况。

（5）供港冰鲜禽肉屠宰加工企业屠宰、加工、存放过程中应接受海关监督管理。由企业专职兽医负责日常的宰前检疫、宰后检验等工作。海关对屠宰加工企业的屠宰、加工、存放全过程实施监督、抽查和验证。未经企业专职兽医监督生产的冰鲜禽肉，不得供港。

（6）加工厂须设有防疫消毒设施；不得饲养屠宰活禽以外的动物。

（7）加工厂须为专区专线、生产单一类冰鲜禽肉，防止交叉污染。

（8）在加工厂内的待宰活禽须与生产和存放冰鲜禽肉的场所完全分隔开。

（9）活禽进入加工厂后，由企业专职兽医核实“出口供宰活禽供货证明”材料、“H5、H7 亚型禽流感病原检测合格报告”及农业行政部门签发的动物检疫合格证明，并进行宰前检疫。

（10）在整个加工流程中，采取必要的措施减少交叉污染。

（11）用作禽只脱毛的器具、物料须符合食用安全和保持清洁卫生。

（12）禽只开膛时，应避免刺破内脏。开膛使用的工具须定时清洗消毒。去脏后，屠体和内脏不可再接触。

（13）禽只屠宰后，由企业专职兽医进行宰后检验，确保适宜于供人食用。

（14）屠体和内脏经分开处理及洗净后，需经过预冷工序。在宰后 1 小时内，屠体温度降至不高于 8℃；在宰后 12 小时内，屠体温度降至不高于 4℃，其后保持不高于 4℃。在宰后 2 小时内，内脏温度降至不高于 4℃，其后保持不高于 4℃。

（15）分割冰鲜禽肉品种可包括禽只的头、脖、腿、脚和翅膀以及二分体、四分体等多种分割形式。具体分割形式由市场需求自行确定。

（16）一旦加工厂被纳入禽流感或其他相关重大动物疫区内，加工厂须暂停向香港输出冰鲜禽肉和内脏。

4. 包装标识

（1）所有可能接触冰鲜禽肉和内脏的容器、包装物料、冰块、干冰，必须洁净卫生，状况良好。

（2）包装须在适当的温度环境下进行。

（3）冰鲜禽只屠体和内脏须分开包装。除鸽、鹌鹑、鹧鸪外，整只屠体须独立包装，而分割屠体和内脏可作单件或多件一起包装。鸽、鹌鹑、鹧鸪屠体可依据市场需求决定每一独立并包装内的数量。

分割冰鲜禽肉可按禽只品种（鸡、鸭、鹅、鸽、鹌鹑、鹧鸪、鸵鸟和其他饲养的禽鸟）或分割部位独立包装。每一独立并包装内的分割禽肉的数量由企业依据市场需求自行决定。

（4）冰鲜禽肉及内脏的包装上须牢固、清晰地标明出口加工厂卫生备案编号及以下内容：

①商品名称：冰鲜禽类名称、分割禽肉名称、内脏名称或品牌全名。

②如非单一类切割冰鲜禽肉件（块）或内脏，须以配料表将各种配料按其用于食物包装时所占的重量或体积，由大至小依次表列。[注：独立包装冰鲜禽只、单一类切割冰鲜禽肉件（块）及单一类内脏则不用标示配料表]。

③［USE BY：（DD/MM/YY）/此日期或之前食用：（日/月/年）］的标示（注：必须同时以中文和英文作标示，日期须以阿拉伯数字或中、英文表示，而日、月、年可按任何次序标明）和生产日期。

④冰鲜禽肉或内脏的数量或净重量。

⑤制造商/加工厂或包装商名称及地址。

⑥储存方式或使用指示的说明。

5. 运输要求

（1）装载冰鲜禽肉或内脏时，企业专职兽医应按照海关的要求进行监装并加施封识。卫生证书上须注明铅封号。

（2）前往加工厂运载或正在运载冰鲜禽肉的车辆，不可驶经任何禽流感或其他相关重大动物疫病管制地区。

（3）同一加工厂的不同品种冰鲜禽肉可同一运输工具同时运输，保证清洁卫生。

（4）车运冰鲜禽肉及内脏须符合下列条件：

①运送冰鲜禽肉及内脏的货车须设有密封式的运货车厢，并设有制冷装置，运送途中冷藏温度应保持在0℃至4℃之间，在任何情况下都不得超过8℃。

②货车的运货车厢内壁须平滑而不渗水，以方便清洗。

③在运送期间，货车的运货车厢内须设有适当盛载器，以供分开存放冰鲜禽肉及内脏。

④货车须设有温度记录装置，在运送途中持续把运货车厢的温度记录在图表上。

⑤温度显示器须设置在货车适当位置，以便司机可随时监察运货车厢内的温度。

（5）车运冰鲜禽肉及内脏期间须遵守的规定：

①货车运货车厢必须保持清洁，不得存有废物、污物或其他异物，并应于每次装运前后清洗消毒。

②货车的运货车厢运送冰鲜禽肉及内脏时，不得运送任何其他物品。

③存放在货车运货车厢内的冰鲜禽肉及内脏，运送途中冷藏温度应保持在0℃至4℃之间，在任何情况下都不得超过8℃，而存放方式须能确保冰鲜禽肉及内脏保持清洁。

④除装卸冰鲜禽肉及内脏外，货车车厢的所有门窗均须关闭妥当，在运货车厢载有冰鲜禽肉及内脏时，其制冷装置须不断保持运作。

⑤货车的运货车厢的制冷装置及温度计须于任何时刻保持良好的状况。

（6）船运冰鲜禽肉及内脏须符合下列条件：

①冰鲜禽肉及内脏须以密封的冷藏柜盛载，并在运送途中将冷藏温度保持在0℃至4℃之间，在任何情况下都不得超过8℃。

②冷藏柜内壁须平滑而不渗水，以方便清洗。

③冷藏柜须设有温度记录装置或其他相同功能的独立温度计，于运送途中持续把运货货柜的温度记录在图表上。

（7）船运冰鲜禽肉及内脏期间须遵守的规定：

①冷藏柜内必须保持清洁，不得存有废物、污物或其他异物。盛装冰鲜禽肉及内脏后的冷藏柜应于每次装运前后清洗消毒。

②冷藏柜的制冷装置及温度计或其他独立的温度计须于任何时刻保持良好的操作状况。

（8）空运冰鲜禽肉及内脏须符合下列条件：

①冰鲜禽肉及内脏须以合适容器盛载，运送途中冷藏温度应保持在0℃至4℃之间，在任何情况下都不得超过8℃。

②所有可能接触冰鲜禽肉及内脏的容器、干冰或冷藏物料，必须清洁卫生，状况良好。

（9）空运冰鲜禽肉及内脏期间须遵守的规定：

①盛装冰鲜禽肉及内脏的容器应于装运前清洗消毒。

②容器须完好无缺。

6. 卫生证书

（1）每批成品须随货附有内地海关官方兽医签发的卫生证书。

（2）卫生证书须明确注明：

①“冰鲜（Chilled）”产品。

②出口企业名称。

③加工厂名称、地址、备案编号。

④生产日期。

⑤产品付运日期（Date of Dispatch）。

⑥用作生产本批冰鲜禽肉产品的饲养场备案编号。

⑦运载车厢封号（铅封号）。

（二）香港特别行政区——冷冻禽肉

根据《关于发布内地供港冰鲜禽肉、冷冻禽肉和冰鲜猪肉检验检疫要求的公告》（国家质检总局公告 2017 年第 68 号），允许符合相关要求的冷冻禽肉输往香港特别行政区。

公告同时发布了检验检疫要求，相关内容摘录如下：

1. 产品范围

本要求所指禽肉，包含鸡、鸭、鹅、鸽、鹌鹑、鹧鸪、鸵鸟和其他饲养的禽鸟整只屠体、分割屠体及内脏。

2. 原料来源

（1）供港冷冻禽肉生产加工的供宰活禽，必须来自出入境检验检疫机构（现为海关）备案的饲养场。

（2）出口屠宰加工企业应与备案饲养场建立相对固定的供货关系，并签订供货合同，明确饲养和安全卫生要求，并分别报送所在地海关备案，饲养场所在地海关根据饲养场供货情况定期或不定期核实产能。

（3）饲养场应建立消毒、饲料、药物、免疫等有效的管理机制及饲养日志，饲养日志内容包括饲养数量、疫苗种类与免疫时间、用药日期与用药名称、病死数量、出栏活禽数量等。

（4）饲养场不得使用或存放内地和香港特区政府禁止使用的药物和动物促生长剂。对允许使用的药物，必须按照国家有关规定使用，并严格按规定的停药期停药。

（5）各海关对辖区内出口屠宰加工企业的供货饲养场实施不定期的监督检查制度，严格按照《供港澳活禽检验检疫管理办法》要求实施管理，并根据海关总署出口食品化妆品安全监督抽检管理规定开展有毒有害物质监控。

（6）出口企业或饲养场应建立完善的追溯制度及相关记录。该批活禽过去 21 天内养殖于禽流感非疫区内，供宰活禽在出场前 5 天，出口企业或饲养场向所在地海关报告，在海关的监督下进行检疫并经 H5、H7 亚型禽流感病原检测合格。

（7）经检疫合格的活禽，由饲养场出具“出口供宰活禽供货证明”材料，随附检测机构出具的有关“H5、H7 亚型禽流感病原的检测合格报告”及农业行政部门签发的动物检疫合格证明，在签发后的 3 天内运抵屠宰场。

（8）运载活禽往禽肉加工厂的车辆，不可驶经任何禽流感或其他相关重大动物疫区。

（9）同一饲养场内，旱禽或水禽不能同时饲养。

3. 屠宰加工企业

（1）屠宰加工企业，必须取得海关总署备案资格，并向香港食物环境卫生署（简称“食环署”）推荐注册，方可屠宰加工供港冷冻禽肉产品。

（2）屠宰加工企业必须接受海关的监督管理，建立 SSOP 和 HACCP 等有效的安全卫生质量控制体系。

（3）生产供港分割冷冻禽肉的加工厂，应有进行分割加工的布局、工作流程及相关文件。

（4）在征得海关总署同意的前提下，食环署可对供港加工厂及其相应饲养场作定期及不定期的视察。对一些需要改善的加工厂和饲养场，经双方确认后提出限期整改或暂停供港整改建议，由有关海关监督执行并向食环署通报执行情况。

（5）供港冷冻禽肉屠宰加工企业屠宰、加工、存放过程中应接受海关监督管理。企业专职兽医负责日常的宰前检疫、宰后检验等工作。海关对屠宰加工企业的屠宰、加工、存放全过程实施监督、抽查和验证。未经企业专职兽医监督生产的冷冻禽肉，不得供港。

（6）加工厂须设有防疫消毒设施；不得饲养屠宰活禽以外的动物。

（7）加工厂须为专区专线、生产单一类冷冻禽肉，防止交叉污染。

（8）在加工厂内的待宰活禽须与生产和存放冷冻禽肉的场所完全分隔开。

（9）活禽进入加工厂后，由企业专职兽医核实“出口供宰活禽供货证明”材料、“H5、H7 亚型禽流感病原检测合格报告”及农业行政部门签发的动物检疫合格证明，并进行宰前检疫。

（10）在整个加工流程中，采取必要措施减少交叉污染。

（11）用作禽只脱毛的器具、物料须符合食用安全和保持清洁卫生。

（12）禽只开膛时，应避免刺破内脏。开膛后的工具须定时进行清洗消毒。去脏后，屠体和内脏不可再接触。

（13）禽只屠宰后，由企业专职兽医宰后检验，确保适宜于供人食用。

（14）屠体和内脏经分开处理及洗净后，需经过预冷工序。在宰后 1 小时内，屠体温度降至不高于 8℃；在宰后 12 小时内，屠体温度降至不高于 4℃，其后保持不高于 4℃。在宰后 2 小时内，内脏温度降至不高于 4℃，其后保持不高于 4℃。

（15）分割冷冻禽肉品种可包括禽只的头、脖、腿、脚和翅膀以及二分体、四分体等多种分割形式。具体分割形式由市场需求自行确定。

（16）预冷禽肉和内脏须在 72 小时内，须进行冻结工序，使中心温度达至不高于-15℃。其后应保持在-18℃的冷冻固体状态，在任何情况下都不得高于-15℃。

（17）一旦加工厂被纳入禽流感或其他相关重大动物疫区内，加工厂须暂停向香港输出冷冻禽肉和内脏。

4. 包装标识

（1）所有可能接触冷冻禽肉和内脏的容器、包装物料、冰块、干冰，必须洁净卫生，状况良好。

（2）包装须在适当的温度环境下进行。

（3）冷冻禽只屠体和内脏须分开封闭包装。除鸽、鹌鹑、鹧鸪外，整只屠体须独立包装，而分割屠体和内脏可作单件或多件一起包装。鸽、鹌鹑、鹧鸪屠体可依据市场需求决定每一独立包装内的数量。

分割冷冻禽肉可按禽只品种（鸡、鸭、鹅、鸽、鹌鹑、鹧鸪、鸵鸟和其他饲养的禽鸟）或分割部位独立包装。每一独立包装内的分割禽肉的数量由企业依据市场需求自行决定。

（4）冷冻禽肉及内脏的包装须牢固、清晰地标明出口加工厂卫生备案编号及以下内容：

①商品名称：冷冻禽类名称、冷冻分割禽肉名称、内脏名称或品牌全名。

②如非单一类切割冷冻禽肉件（块）或内脏，须以配料表将各种配料按其用于食物包装时所占的重量或体积，由大至小依次表列独立包装冷冻禽只、单一类切割冷冻禽肉件（块）及单一类内脏则不用标示配料表。

③［BEST BEFORE：（DD/MM/YY）/此日期前最佳（日/月/年）］的标示（注：必须同时以中文和英文作标示，日期须以阿拉伯数字或中、英文表示，而日、月、年可按任何次序标明）和生产日期。

④冷冻禽肉或内脏的数量或净重量。

⑤制造商/加工厂或包装商名称及地址。

⑥储存方式或使用指示的说明。

5. 运输要求

（1）装载冷冻禽肉或内脏时，企业专职兽医应按照海关的要求进行监装并加施封识。卫生证书上须注明铅封号。

（2）前往加工厂运载或正在运载冷冻禽肉的车辆，不可驶经禽流感或其他相关重大动物疫区。

（3）同一加工厂的不同品种冷冻禽肉可同一运输工具同时运输，保证清洁卫生。

（4）车运冷冻禽肉及内脏须符合下列条件：

①供运送冷冻禽肉及内脏的货车须设有密封式的运货车厢，并设有制冷装置，运送途中冷冻温度应保持在-18℃，在任何情况下都不得高于-15℃。

②货车的运货车厢内壁须平滑而不渗水，以方便清洗。

③在运送期间，货车的运货车厢内须设有适当盛载器，以供分开存放冷冻禽肉及内脏。

④货车须设有温度记录装置，在运送途中持续把运货车厢的温度记录在图表上。

⑤温度显示器须设置在货车适当位置，以便司机监察运货车厢内的温度。

（5）车运冷冻禽肉及内脏期间须遵守的规定：

①货车运货车厢必须保持清洁，不得存有废物、污物或其他异物，并应于每次装运前后清洗消毒。

②货车的运货车厢运送冷冻禽肉及内脏时，不得运送任何其他物品。

③存放在货车运货车厢内的冷冻禽肉及内脏，冷冻温度应保持在-18℃，在任何情况下都不得高于-15℃，而存放方式须能确保冷冻禽肉及内脏保持清洁。

④除装卸冷冻禽肉及内脏外，货车车厢的所有门窗均须关闭妥当，在运货车厢载有冷冻禽肉及内脏时，其制冷装置须不断保持运作。

⑤货车的运货车厢的冷冻装置及温度计须于任何时刻保持良好的操作状况。

（6）船运冷冻禽肉及内脏须符合下列条件：

①冷冻禽肉及内脏须以密封的冷藏柜盛载，并在运送途中冷藏温度应保持在-18℃，在任何情况下都不得高于-15℃。

②冷冻柜内壁须平滑而不渗水，以方便清洗。

③冷冻柜须设有温度记录装置或其他相同功能的独立温度计，于运送途中持续把运货货柜的温度记录在操作图表上。

（7）船运冷冻禽肉及内脏期间须遵守的规定：

①冷冻柜内必须保持清洁，不得存有废物、污物或其他异物。盛装冷冻禽肉及内脏后的冷冻柜应于每次装运前后清洗消毒。

②冷冻柜的制冷装置及温度计或其他独立的温度计须于任何时刻保持良好的操作状况。

（8）空运冷冻禽肉及内脏须符合下列条件：

①冷冻禽肉及内脏须以合适容器盛载，运送途中冷冻温度应保持在-18℃，在任何情况下都不得高于-15℃。

②所有可能接触冷冻禽肉及内脏的容器、干冰或冷藏物料，必须清洁卫生，状况良好。

（9）空运冷冻禽肉及内脏期间须遵守的规定：

①盛装冷冻禽肉及内脏的容器应于装运前清洗消毒。

②容器须完好无缺。

6. 卫生证书

（1）每批成品须随货附有内地海关的官方兽医签发的卫生证书。

（2）卫生证书须明确注明：

①“冷冻（Frozen）”产品。

②出口企业名称。

③加工厂名称、地址、注册编号。

④生产日期。

⑤产品付运日期（Date of Dispatch）。

⑥用作生产本批冷冻禽肉产品的饲养场备案编号。

⑦运载车厢封号（铅封号）。

（三）香港特别行政区——冰鲜猪肉

根据《关于发布内地供港冰鲜禽肉、冷冻禽肉和冰鲜猪肉检验检疫要求的公告》（国家质检总局公告 2017 年第 68 号），允许符合相关要求的冰鲜猪肉输往香港特别行政区。

公告同时发布了检验检疫要求，相关内容摘录如下：

1. 原料来源

（1）供港冰鲜猪肉生产加工的供宰活猪，必须来自出入境检验检疫机构（现为海关）注册的饲养场。(以下简称饲养场）。

供宰活猪的饲养场由所在地海关负责日常检验检疫监管。

（2）出口屠宰加工企业应采用相对固定的饲养场供货，并与其供货的注册饲养场签订供货合同，明确饲养和安全卫生要求，并分别报送所在地海关备案，饲养场所在地海关根据饲养场供货情况核实产能。

（3）饲养场应建立自繁自养、消毒、饲料、药物、免疫等有效的管理机制及饲养日志，饲养日志内容包括饲养数量、疫苗种类与免疫时间、用药日期与用药名称、病死数量、出栏猪数量等。

（4）饲养场不得使用或存放国内和香港特区政府禁止使用的药物和动物促生长剂。对允许使用的药物，必须按照国家有关规定使用，并严格按规定的停药期停药。

（5）各海关对辖区内出口屠宰加工企业的供货饲养场实施不定期的监督检查制度，严格按照《供港澳活猪检验检疫管理办法》要求实施管理，并以饲养场为单位，按照海关总署出口食品化妆品安全监督抽检规定进行有毒有害物质监控。

（6）出口企业或饲养场应建立完善的追溯制度，并保留相关记录。供宰活猪在出场前 7 天，饲养场向所在地海关报告，经当地农业行政部门签发动物检疫合格证明材料后，饲养场在供宰活猪臀部刺上注册号蓝色针印，并出具“出口供宰活猪供货证明”材料后，方可出场。

2. 屠宰加工企业

（1）屠宰加工企业，必须取得海关总署备案资格，并向香港食物环境卫生署（简称“食环署”）推荐注册，方可屠宰加工供港冰鲜猪肉产品。

（2）屠宰加工企业必须接受海关的监督管理，建立 GMP、SSOP 和 HACCP 等有效的安全卫生质量控制体系。

（3）供港冰鲜猪肉屠宰加工企业屠宰、加工、存放过程中应接受海关监督管理。企业专职兽医负责日常的宰前检疫、宰后检验等工作。海关对屠宰、加工、存放全过程实施监督、抽查和验证。未经企业专职兽医监督生产的冰鲜猪肉，不得供港。

（4）各屠宰加工企业须建立由企业负责人直接领导下的能独立行使职权的实验室和兽医队伍，有满足检验检疫要求的工作人员和仪器设备，并负责配合海关执行日常检验检疫任务。

（5）不同饲养场的供宰活猪在运输、暂养过程中应分隔开。在加工厂内的活猪待宰区须与生产和存放冰鲜猪肉的场所完全分隔开，而加工厂必须采取预防危害公众卫生的必要措施。

（6）活猪进场后，企业专职兽医应核实农业部门签发的动物检疫合格证明和饲养场出具的“出口供宰活猪供货证明”材料，并监督企业对供宰活猪抽取尿液样本，检测乙类促效剂（β-兴奋剂），样本必须覆盖到每一原料批次。有关样本须送往实验室作检验。

（7）猪只开膛时，应避免刺破内脏，每次开膛后的刀器具须经过清洗消毒。屠宰加工企业应订立程序处理内脏刺破情况。

（8）在屠宰加工过程中应分别设置头部检验、体表检验、旋毛虫检验、内脏同步检验及胴体检验，并记录。

（9）分割和包装须在适当的温度环境下进行。

（10）胴体及内脏经分开处理和洗净后，须立即进入冷却工序，并在24小时内使胴体中心温度不得高于8℃，在分割、去骨、包装时肉的中心温度应保持在不得高于8℃，内脏中心温度则须降至和保持在不高于4℃。如需采用热剔骨工艺时，从生猪放血至加工成分割成品肉进入冷却间的时间，不应超过90分钟。

（11）整头胴体、分割体及分割肉的冷却工序须持续，尽快达至中心温度不高于4℃，并其后保持在不高于4℃。

（12）一旦屠宰加工厂发生疫情或被纳入相关重大动物疫区内，加工厂须暂停向香港特别行政区输出冰鲜猪肉和内脏。

（13）屠宰加工企业必须建立完善的活猪、半成品及成品识别和追溯制度。

（14）食环署可按实际情况，在征得海关总署同意的前提下，对供港屠宰加工厂及其相应固定饲养场作定期及不定期的视察。对一些需要改善的加工厂和饲养场，经双方确认后提出限期整改或暂停供港等整改建议；由有关海关监督执行，并向食环署通报执行情况。

3. 包装标识

（1）供港冰鲜猪肉内包装应使用一次性、符合卫生要求的包装物料，包装须包括下列内容的标识：

①商品名称；

②净重量；

③屠宰日期/Slaughtering Date：（日DD/月MM/年YY）；

④生产日期；

⑤此日期或之前食用/Use by：（日DD/月MM/年YY）；

⑥屠宰场/加工厂名称及地址、备案编号；

⑦储存方式或食用方法；

⑧饲养场注册编号；

⑨生产批号。

（注：③及⑤项必须同时以中文和英文作标示，日期须以阿拉伯数字或中英文表示，而日、月、年可按任何次序出现）

（2）整头胴体、二分体包装和标识须符合下列要求：

①在检验合格胴体的每一边，使用企业滚筒检验合格印章，由后腿至肩胛部位作一长带形检印。

②分别使用符合卫生要求的透明胶袋和白布袋作内外包装。

③在外包装中间位置印有不褪色标识。

（3）分割肉包装和标识须符合下列要求：

①连皮的分割肉须在皮上盖有不少于一个企业检验合格印章。

②分割肉须用符合卫生要求的透明胶袋或发泡胶盘及保鲜薄膜和发泡胶箱或纸箱等作内及外包装，盛载分割肉件的内包装须牢固封闭。

③如分割肉的规格较小，不足以盖上企业检验合格印章，可在内包装盖上企业检验合格印章或在外包装箱上加盖企业检验合格印章。

（4）内脏与胴体或分割肉须分开包装，包装和标识要求与分割肉相同。

（5）所有可能接触冰鲜猪肉及内脏的容器、干冰或冷冻物料，必须清洁卫生，状况良好。

4. 运输要求

（1）冰鲜猪肉产品应当在生产加工后72小时内出境。

（2）前往加工厂运载或正在运载冰鲜猪肉的车辆，不可驶经任何禽畜疫区。

（3）车运冰鲜猪肉及内脏须符合下列条件：

①供运送冰鲜猪肉及内脏的货车须设有密封式的运货车厢，并设有制冷装置，运送途中温度应保持在0℃至4℃，在任何情况下都不得高于8℃。

②货车的运货车厢内壁须平滑而不渗水，以方便清洗。

③载货车厢内须有悬挂横条或盛器，以便在运送时将冰鲜猪肉及内脏妥善存放。

④货车须设有温度记录装置，在运送途中持续把运货车厢的温度记录在图表上。

⑤温度显示器须设置在货车适当位置，以便司机可监察运货车厢内的温度。

⑥货车运货车厢必须保持清洁，不得存有废物、污物或其他异物，并应于每次装运前后清洗消毒。

⑦货车的运货车厢运送冰鲜猪肉及内脏时，不得运送任何其他物品。

⑧存放在货车运货车厢内的冰鲜猪肉及内脏，温度应保持在0℃至4℃，在任何情况下都不得高于8℃，而存放方式须能确保冰鲜猪肉及内脏保持清洁。

⑨除装卸冰鲜猪肉及内脏外，货车车厢的所有门窗均须关闭妥当，在运货车厢载有冰鲜猪肉及内脏时，其制冷装置须不断保持运作。

⑩除为了装卸冰鲜猪肉及内脏或清洗、消毒及维修货车的运货车厢外，任何人不得进入运货车厢内。

货车的运货车厢的制冷装置及温度计须于任何时刻保持良好的操作状况。

（4）船运冰鲜猪肉及内脏须符合下列条件：

①冰鲜猪肉及内脏须以密封的冷藏柜盛载，在运送途中温度保持在0℃至4℃，在任何情况下都不得高于8℃。

②冷藏柜内壁须平滑而不渗水，以方便清洗。

③冷藏柜须设有温度记录装置或其他相同功能的独立温度计，于运送途中持续把运货货柜的温度记录在图表上。

④冷藏柜内必须保持清洁，不得存有废物、污物或其他异物。盛装冰鲜猪肉及内脏后的冷藏柜应于每次装运前后清洗消毒。

⑤冷藏柜的冷藏装置及温度计或其他独立的温度计须于任何时刻保持良好的操作状况。

（5）空运冰鲜猪肉及内脏须符合下列条件：

①冰鲜猪肉及内脏须以合适容器盛载，运送途中温度应保持在0℃至4℃，在任何情况下都不得高于8℃。

②所有可能接触冰鲜猪肉及内脏的容器、干冰或冷冻物料，必须清洁卫生，状况良好。

③盛装冰鲜猪肉及内脏的容器应于装运前清洗消毒。

④容器须完好无缺。

5. 监装要求

装载冰鲜猪肉或内脏时，企业专职兽医应按照海关的要求进行监装并加施封识。

6. 卫生证书

（1）每批成品须随货附有内地海关官方兽医签发的卫生证书。

（2）卫生证书须附加下列注明：

①屠宰日期；

②生产日期；

③出境日期；

④饲养场编号。

进出口食品化妆品检验检疫签证作业要求

导读：

本部分主要是对进出口食品签证管理业务进行梳理和介绍，重点列出了相关进出口食品检验检疫签证文件清单以及部分签证要点，并配以图片方式，对收集的一些证单用例进行了展示，方便读者在日常工作中参考。对于未列明的内容，可在本书第八章、第十章相关产品证书要求中进行了解。

第十四章

签证文件清单及部分签证要求

第一节　签证文件清单

表 14-1　出境签证文件清单

（该清单按照国家/地区中文拼音、证书种类拼音顺序排列）

序号	国家/地区	证书种类	涉及产品	文件编号	文件名称
1	所有国家地区	卫生证书	禽蛋	国质检食函〔2006〕931 号	关于进一步加强出口禽蛋及其制品检验检疫和监督管理的通知※①
2	所有国家地区	植物检疫证书	植物及植物产品	质检动函〔2006〕35 号	关于严格按规定出具植物检疫证书的通知※
3	所有国家地区	转基因产品检验证书	转基因/非转基因产品	质检动函〔2005〕39 号	关于出境转基因产品出证问题的通知
4	阿根廷	兽医（卫生）证书	盐渍猪肠衣	国质检食函〔2004〕1018 号	关于印发中国向巴西出口熟制禽肉的检疫和兽医卫生条件议定书等的通知▲②
5	埃及	植物检疫证书	食用或加工用籽类产品	食品局便函〔2019〕756 号	关于出口埃及植物检疫证书新增声明事宜的通知※
6	埃塞俄比亚	装运前检验证书	贸易性产品	国质检检〔2006〕416 号	关于开展对埃塞俄比亚出口产品装运前检验工作的通知
7	澳大利亚	陈酿证书	郎姆酒、威士忌及白兰地酒	质检通函〔2007〕40 号	关于印发对澳大利亚出口郎姆酒威士忌及白兰地酒陈酿证书样本的通知▲
8	澳大利亚	卫生证书	食用虾产品	综合司便函〔2020〕166 号	关于印发输澳虾产品和输韩乳品卫生证书格式的通知
9	巴西	健康证书	水产品	质检通函〔2014〕571 号	关于更新中国输巴西水产品检验检疫证书格式的通知▲
10	巴西	兽医（卫生）证书	肠衣（不含羊肠衣）	国质检食函〔2004〕1018 号	关于印发中国向巴西出口熟制禽肉的检疫和兽医卫生条件议定书等的通知
11	巴西	兽医（卫生）证书	熟制禽肉、猪肉	国质检食函〔2004〕1018 号	关于印发中国向巴西出口熟制禽肉的检疫和兽医卫生条件议定书等的通知※

① 文件名后标注“※”的，表示本章第二节列出该文中的签证要求，下同。

② 文件名后标注“▲”的，表示本书第十五章列出该文中随附的证单样例，下同。

表14-1 续1

序号	国家/地区	证书种类	涉及产品	文件编号	文件名称
12	巴西	兽医（卫生）证书	羊肠衣	质检食函〔2009〕189号	关于下发输巴西羊肠衣卫生证书的函▲
13	白俄罗斯	兽医（卫生）证书	食用动物明胶或胶原	综合函〔2020〕103号	关于印发中国向欧亚经济联盟出口食用动物明胶或胶原兽医证书样本的通知
14	白俄罗斯	兽医（卫生）证书	猪肉和猪副产品	质检通函〔2014〕500号	关于印发输俄白哈海关联盟猪肉和猪副产品兽医证书格式的通知▲
15	波黑	健康证书	水产品	质检通函〔2014〕423号	关于印发中国输波黑有关产品卫生证书格式的通知▲
16	俄罗斯	兽医（卫生）证书	食用动物明胶或胶原	综合函〔2020〕103号	关于印发中国向欧亚经济联盟出口食用动物明胶或胶原兽医证书样本的通知
17	俄罗斯	兽医（卫生）证书	水产品	质检食函〔2013〕33号	关于印发中国输俄罗斯水产品检验检疫证书的通知
18	俄罗斯	兽医（卫生）证书	猪肉和猪副产品	质检通函〔2014〕500号	关于印发输俄白哈海关联盟猪肉和猪副产品兽医证书格式的通知▲
19	哈萨克斯坦	兽医（卫生）证书	食用动物明胶或胶原	综合函〔2020〕103号	关于印发中国向欧亚经济联盟出口食用动物明胶或胶原兽医证书样本的通知
20	哈萨克斯坦	兽医（卫生）证书	猪肉和猪副产品	质检通函〔2014〕500号	关于印发输俄白哈海关联盟猪肉和猪副产品兽医证书格式的通知▲
21	韩国	健康证书	蛋制品	质检通函〔2018〕113号	关于印发输韩国蛋制品证书格式通知▲
22	韩国	兽医（卫生）证书	动物产品	国质检函〔2001〕70号	关于向韩国出口动物产品有关兽医卫生证书问题的通知※
23	韩国	兽医（卫生）证书	胶原蛋白和明胶（食用）	综合函〔2022〕31号	关于印发中国输韩国胶原蛋白和明胶（食用）卫生证书样本的通知
24	韩国	兽医（卫生）证书	禽肉及其制品	国检动函〔2001〕125号	关于向韩国出口禽肉及制品的《兽医卫生证书》问题的通知
25	韩国	兽医（卫生）证书	熟制牛肉、禽肉、羊肉	质检通函〔2017〕170号	关于印发中国出口韩国肉类产品卫生证书格式的通知
26	韩国	兽医（卫生）证书	水产品	质检食函〔2009〕193号	关于下发《中华人民共和国国家质量监督检验检疫总局和大韩民国农林水产食品部关于进出口水产品卫生管理协议》的通知
27	韩国	兽医（卫生）证书	兔肉产品	质检通函〔2017〕170号	关于印发中国出口韩国肉类产品卫生证书格式的通知
28	韩国	兽医（卫生）证书	虾产品（部分）	质检食函〔2018〕43号	关于启用新版输韩国部分虾产品兽医（卫生）证书事宜的通知
29	韩国	兽医（卫生）证书	盐渍肠衣	质检通函〔2017〕170号	关于印发中国出口韩国肉类产品卫生证书格式的通知▲

表14-1 续2

序号	国家/地区	证书种类	涉及产品	文件编号	文件名称
30	韩国	卫生证书	泡菜	国质检食函〔2007〕624号	关于进一步加强输韩泡菜检验检疫工作的通知▲
31	韩国	卫生证书	乳品	综合司便函〔2020〕166号	关于印发输澳虾产品和输韩乳品卫生证书格式的通知
32	吉尔吉斯斯坦	兽医（卫生）证书	食用动物明胶或胶原	综合函〔2020〕103号	关于印发中国向欧亚经济联盟出口食用动物明胶或胶原兽医证书样本的通知
33	加拿大	兽医（卫生）证书	水产品（部分）	质检食函〔2013〕243号	关于对部分输加水产品出具兽医卫生证书的通知※
34	加拿大	兽医（卫生）证书	熟制禽肉	质检食函〔2012〕136号	关于印发对加拿大出口熟制禽肉新版卫生证书的通知
35	黎巴嫩	兽医（卫生）证书	冷冻肉类	质检食函〔2008〕408号	关于输黎冷冻肉类产品兽医卫生证书样本的通知
36	黎巴嫩	卫生证书	乳制品	质检食函〔2008〕206号	关于启用输黎巴嫩乳制品卫生证书的通知
37	美国	兽医（卫生）证书	禽肉产品	综合司便函〔2020〕112号	关于印发有关出口商品证书格式的通知
38	美国	兽医（卫生）证书	熟制禽肉	质检通函〔2016〕501号	关于印发输美熟制禽肉兽医卫生证书格式要求的通知※▲
39	缅甸	植物检疫证书	植物及植物产品	质检动函〔2017〕189号	关于出口缅甸植物及植物产品植物检疫证书有关要求的通知※
40	摩洛哥	兽医（卫生）证书	牛、绵羊和山羊肠衣	质检通函〔2017〕115号	关于印发出口摩洛哥牛、绵羊和山羊肠衣兽医卫生证书格式的函※▲
41	南非	兽医（卫生）证书	熟制禽肉	质检食函〔2007〕24号	关于印发对南非出口熟制禽肉兽医卫生证书格式样本的通知
42	南非	兽医（卫生）证书	猪肠衣	质检通函〔2016〕798号	关于印发中国输南非猪肠衣新版兽医卫生证书格式及有关要求的函※▲
43	南非	兽医（卫生）证书	蛋白粉、蛋黄粉、全蛋粉和熟制蛋品	国质检通函〔2013〕640号	关于印发对南非出口蛋白粉、蛋黄粉、全蛋粉和熟制蛋品卫生证书样本的通知※
44	欧盟	动物福利附加声明	肉类产品	质检食函〔2012〕467号	关于输欧肉类产品随证提供动物福利附加证明的通知
45	欧盟	动物健康证书	肠衣	综合函〔2022〕42号	关于印发中国输欧盟动物源性食品卫生证书样本的通知
46	欧盟	动物健康证书	蛋制品	综合函〔2022〕1号	关于印发中国输欧盟动物源性食品卫生证书样本的通知
47	欧盟	动物健康证书	蜂产品	综合函〔2022〕1号	关于印发中国输欧盟动物源性食品卫生证书样本的通知
48	欧盟	动物健康证书	复合食品	综合函〔2022〕42号	关于印发中国输欧盟动物源性食品卫生证书样本的通知

表14-1 续3

序号	国家/地区	证书种类	涉及产品	文件编号	文件名称
49	欧盟	动物健康证书	明胶	综合函〔2022〕1号	关于印发中国输欧盟动物源性食品卫生证书样本的通知
50	欧盟	动物健康证书	其他水产品	综合函〔2022〕1号	关于印发中国输欧盟动物源性食品卫生证书样本的通知
51	欧盟	动物健康证书	禽蛋	综合函〔2022〕1号	关于印发中国输欧盟动物源性食品卫生证书样本的通知
52	欧盟	动物健康证书	熟制禽肉	综合函〔2022〕42号	关于印发中国输欧盟动物源性食品卫生证书样本的通知
53	欧盟	动物健康证书	兔肉	综合函〔2022〕1号	关于印发中国输欧盟动物源性食品卫生证书样本的通知
54	欧盟	动物健康证书	鱼类及甲壳类	综合函〔2022〕42号	关于印发中国输欧盟动物源性食品卫生证书样本的通知
55	欧盟	健康证书	花生及其产品	综合司便函〔2020〕112号	关于印发有关出口商品证书格式的通知
56	欧盟	卫生证书	大米及米制品	质检食函〔2008〕93号	关于做好输欧大米及米制品转基因BT63项目检测工作的紧急通知
57	欧盟	卫生证书	动物源性食品	质检通函〔2017〕50号	关于进一步明确输欧盟动物源性产品签证要求的通知
58	欧盟	卫生证书	鱼油胶囊产品	质检食函〔2011〕45号	关于明确输欧鱼油胶囊产品卫生证书填写要求的通知※
59	欧盟	卫生证书附加证明	动物源性食品	国质检食函〔2004〕847号	关于输欧动物源性食品卫生证书附加证明的紧急通知
60	欧盟	卫生证书附加证明	水产品	质检食函〔2008〕181号	关于输欧水产品增加孔雀石绿和结晶紫检测声明的通知
61	欧盟	植物检疫证书	植物及植物产品	质检动函〔2011〕221号	关于荷兰等欧盟国家加强进境植物检疫证书核查有关事项的通知
62	日本	恶喹酸证书	鳗鱼产品	质检食函〔2011〕407号	关于输日鳗鱼产品恶喹酸证书的通知※▲
63	日本	兽医（卫生）证书	禽肉	质检食函〔2003〕053号	关于输日禽肉产品启用新卫生证书及检验合格印章的通知
64	日本	兽医（卫生）证书	热加工禽肉、偶蹄动物肉	质检食函〔2013〕268号	关于印发输日热加工禽肉、偶蹄动物肉及其产品动物卫生要求的函※
65	日本	兽医（卫生）证书	熟制偶蹄肉类制品	质检食函〔2007〕322号	关于启用新版输日热加工偶蹄动物肉类及其产品兽医卫生证书的通知
66	日本	兽医（卫生）证书	熟制偶蹄肉类制品	质检食函〔2007〕365号	关于对《输日热加工偶蹄动物肉类及其产品兽医卫生证书》进行部分修改的通知
67	日本	兽医（卫生）证书	天然肠衣	质检通函〔2017〕203号	关于印发中国出口日本肠衣兽医卫生证书格式的通知

表14-1 续4

序号	国家/地区	证书种类	涉及产品	文件编号	文件名称
68	瑞士	卫生证书	禽肉	质检食函〔2002〕083号	关于向瑞士出口禽肉卫生证书问题的通知※
69	塞拉利昂	装运前检验证书	贸易性商品	国质检检〔2004〕33号	关于开展对塞拉利昂出口商品装运前检验工作的通知
70	土耳其	兽医（卫生）证书	水产品	质检通函〔2014〕402号	关于印发中国输土耳其水产品兽医卫生证书格式的通知▲
71	乌克兰	卫生证书	水产品	综合函〔2021〕49号	关于印发中国输乌克兰水产品卫生证书样本的通知
72	乌拉圭	植物检疫证书	大蒜	国质检食函〔2003〕322号	关于印发中国输乌拉圭大蒜和乌拉圭输华大米检疫议定书的通知》※
73	新加坡	兽医（卫生）证书	蛋品	质检食函〔2007〕184号	关于对新加坡出口蛋品有关事宜的通知
74	新加坡	兽医（卫生）证书	蛋品及其制品	质检食函〔2008〕81号	关于输新肉类和牡蛎产品检验检疫问题的通知※
75	新加坡	兽医（卫生）证书	冷冻牡蛎产品	质检食函〔2008〕81号	关于输新肉类和牡蛎产品检验检疫问题的通知※
76	新加坡	兽医（卫生）证书	肉类	质检食函〔2008〕81号	关于输新肉类和牡蛎产品检验检疫问题的通知※
77	新加坡	兽医（卫生）证书	熟制禽肉	质检食函〔2011〕469号	关于印发对新加坡出口熟制禽肉卫生证书样本的函※
78	新加坡	兽医（卫生）证书	养殖水产品及其制品	质检食函〔2008〕81号	关于输新肉类和牡蛎产品检验检疫问题的通知※
79	新加坡	卫生证书	贝类	国质检食函〔2004〕411号	关于出口新加坡贝类产品有关事项的通知※
80	新西兰	兽医（卫生）证书	罗非鱼制品	质检食函〔2009〕256号	关于下发输新西兰罗非鱼卫生证书的通知
81	新西兰	卫生证书	双壳贝类产品（BMS）	质检食函〔2011〕72号	关于贝类输新西兰事的函※
82	亚美尼亚	兽医（卫生）证书	食用动物明胶或胶原	综合函〔2020〕103号	关于印发中国向欧亚经济联盟出口食用动物明胶或胶原兽医证书样本的通知
83	以色列	兽医（卫生）证书	水产品	质检食函〔2013〕160号	关于输以色列水产品使用新版卫生证书的通知▲
84	英国	健康证书	动物源性食品	综合函〔2021〕10号	关于印发中国输英国动物及动物产品卫生证书样本的通知
85	智利	兽医（卫生）证书	肠衣	质检通函〔2015〕530号	关于印发中国输智利肠衣兽医（卫生）证书样本的通知
86	智利	兽医（卫生）证书	熟制禽肉	质检食函〔2009〕172号	关于印发中国熟制禽肉产品出口智利卫生证书的通知

表14-1　续5

序号	国家/地区	证书种类	涉及产品	文件编号	文件名称
87	中国澳门	兽医（卫生）证书	冰鲜、冷冻水产品及其制品	国质检食函〔2006〕766号	关于对供港澳冰鲜、冷冻水产品及其制品出具兽医卫生证书的通知
88	中国台湾	卫生证书	贝类	质检食函〔2008〕323号	关于输台贝类毒素检测有关问题的通知
89	中国香港	兽医（卫生）证书	冰鲜、冷冻水产品及其制品	国质检食函〔2006〕766号	关于对供港澳冰鲜、冷冻水产品及其制品出具兽医卫生证书的通知
90	中国香港	兽医（卫生）证书	冰鲜牛羊肉	国质检食函〔2011〕81号	关于印发内地供港冰鲜牛羊肉检验检疫卫生要求的通知
91	中国香港	兽医（卫生）证书	冰鲜禽肉、冷冻禽肉、冰鲜猪肉	国家质检总局公告2017年第68号	关于发布内地供港冰鲜禽肉、冷冻禽肉和冰鲜猪肉检验检疫要求的公告※
92	中国香港	兽医（卫生）证书	畜、禽肉	国质检函〔2001〕307号	关于加强供港畜、禽肉检验检疫工作的通知
93	中国香港	兽医（卫生）证书	蛋及蛋制品	质检通函〔2015〕605号	关于印发供港蛋及蛋制品兽医卫生证书样本的通知

表14-2　入境签证文清单

序号	产品	证单名称	文件编号	文件名称
1	所有产品	入境货物检验检疫证明	质检通函〔2017〕803号	关于做好审单放行有关工作的通知※
2	食品、化妆品	入境货物检验检疫证明	国家质检总局公告2015年第91号	关于进一步规范进口食品、化妆品检验检疫证明的公告※
3	食用植物油	入境货物检验检疫证明	国质检食函〔2012〕229号	关于进一步加强进口食用植物油检验监管的通知※
4	食用植物油	入境货物检验检疫证明	质检食函〔2012〕493号	关于做好进口食用植物油检验监管工作的补充通知※
5	食用植物油	检验检疫处理通知书	质检食函〔2012〕493号	关于做好进口食用植物油检验监管工作的补充通知※
6	化妆品	入境货物检验检疫证明	质检总局令第143号	进出口化妆品检验检疫监督管理办法※

第二节　出口签证要求

一、所有国家（地区）

（一）卫生证书（禽蛋）

根据《关于进一步加强出口禽蛋及其制品检验检疫和监督管理的通知》（国质检食函〔2006〕931号），对要求出具卫生证书的进口国家和地区出具的卫生证书上应注明与货物包装相一致的生产企业名称、地址、卫生注册/登记号，养殖场名称、地址、备案号，生产日期和生产批号。

（二）植物检疫证书（植物及植物产品）

根据《关于严格按规定出具植物检疫证书的通知》（质检动函〔2006〕35号），对出境植物、植物产品签发植物检疫证书时，应符合如下要求：

（1）与输入国家签署检疫议定书或工作计划，以及对证书有特殊要求的，应严格按照议定书等的要求执行；

（2）证书应用中英文对照或英文签发；

（3）证书内容要求填写完整，特别是收发货人名称和地址，以及植物学名等；

（4）按规定进行了熏蒸、热处理或冷处理等检疫处理的，要在证书除害处理栏中正确、完整填写；

（5）为防止因证书打印而带来的签证质量问题，建议统一使用格式5-1《植物检疫证书》或格式5-2《植物转口检疫证书》缮制。

二、埃及

植物检疫证书（食用或加工用籽类产品）

根据《食品局关于出口埃及植物检疫证书新增声明事宜的通知》（食品局便函〔2019〕756号），对埃及出口食用或加工用籽类产品（如西葫芦籽、葵花籽等）的植物检疫证书中需附加声明“该批货物不用于种植”（The consignment is not intended for cultivation），并注明进口许可编号。

三、巴西

（一）兽医（卫生）证书（熟制禽肉）

根据《关于印发中国向巴西出口熟制禽肉的检疫和兽医卫生条件议定书等的通知》（国质检食函〔2004〕1018号），向巴西出口的每一集装箱熟制禽肉应随附一份正本卫生证书，证明该批产品符合中国禽医和公共卫生法律法规及本议定书的有关规定。卫生证书用中文和葡文写成，卫生证书的格式、内容须事先获得双方认可。该文件提供了证书样本。证书应包括以下内容：

1. 产品归属：加工厂名称、注册编号和地址；出口商名称；进口商名称（巴西）。

2. 熟制处理情况：加工日期；分割肉重量；处理的温度和时间。

3. 熟制后的情况：熟制后的检验结果；储存地点，出口口岸；装船日期。

4. 卫生证明。

（1）来自健康的动物：在中国出生和饲养；来自未受限制地区或未发生因采取疫病消灭措施而进行屠宰病例的地区；从未发生新城疫和高致病性禽流感；来自过去6个月25公里范围内未发生新城疫和高致病性禽流感且对上述疫情实施扑杀政策的农场；采用清洁和已消毒的运输工具直接从农场运输至屠宰场并且在装运前未接触不符合上述动物卫生条件的动物；经宰前宰后检验，未发现寄生虫病、传染病的症状。

（2）经加热肉中心温度保持60℃至少30分钟，或70℃至少1分钟，或其他经双方同意的具有同等效果的热处理方式。

（3）禽肉的兽药、化学物质、重金属和其他有毒有害物质残留不超过中国和巴西的标准。

（4）禽肉的加工采用风险分析关键控制点（HACCP）、良好操作规范（GMP）、卫生标准操作程序（SSOP）的控制措施，经检验符合中国和巴西的规定要求。

（5）加工后的产品无新城疫和高致病性禽流感。

（6）使用未受任何国内动物疫病的致病性因子污染的新容器包装。

（7）该产品安全卫生，适合人类食用。

（8）成品中每25克不得检出单核李斯特氏杆菌。

（二）兽医（卫生）证书（熟制猪肉）

根据《关于印发中国向巴西出口熟制禽肉的检疫和兽医卫生条件议定书等的通知》（国质检食函〔2004〕1018号），向巴西出口的每一集装箱熟制猪肉应随附一份正本卫生证书，证明该批产品符合中国兽医和公共卫生法律法规及本议定书的有关规定。卫生证书用中文和葡文写成，卫生证书的格式、内容须事先获得双方认可。该文件提供了证书样本。证书应包括以下内容：

1. 产品归属：加工厂名称、注册编号和地址；出口商名称；进口商名称（巴西）。

2. 熟制处理情况：加工日期；分割肉重量；处理的温度和时间。

3. 熟制后的情况：熟制后的检验结果；储存地点，出口口岸；装船日期。

4. 卫生证明。

（1）来自健康的动物：在中国出生和饲养；来自未受限制地区或未发生因采取疫病消灭措施而进行屠宰病例的地区；从未发生口蹄疫、牛瘟、猪水泡病、猪繁殖与呼吸综合征、传染性胃炎、古典猪瘟、非洲猪瘟；来自过去6个月内在25公里范围内未发生口蹄疫、牛瘟、猪水泡病、猪繁殖与呼吸综合征、传染性胃炎、古典猪瘟、非洲猪瘟的农场；采用清洁和已消毒的运输工具直接从农场运输至屠宰场并且在装运前未接触不符合上述动物卫生条件的动物；经宰前宰后检验，未发现寄生虫病、传染病的症状。

（2）经加热肉中心温度保持或超过70℃至少30分钟。

（3）猪肉的兽药、化学物质、重金属和其他有毒有害物质残留不超过中国和巴西的标准。

（4）猪肉的加工过程在风险分析关键控制点（HACCP）、良好操作规范（GMP）、卫生标准操作程序（SSOP）的控制之下，经检验符合中国和巴西的规定要求。

（5）加工后的产品无新城疫和高致病性禽流感。

（6）使用未受任何国内动物疫病的致病性因子污染的新容器包装。

（7）该产品安全卫生，适合人类食用。

（8）成品中每25克不得检出单核李斯特氏杆菌。

四、韩国

兽医（卫生）证书（动物产品）

根据《关于向韩国出口动物产品有关兽医卫生证书问题的通知》（国质检函〔2001〕70号），韩国进口以下动物及其产品，需在原来向韩国出具的兽医卫生证书的评语中增加部分内容。

1. 反刍家畜、由反刍家畜制成的肉类及内脏与所有的加工品。

2. 牛精液、牛受精卵和卵子。

3. 肉骨粉、肉粉、骨粉、干燥血浆、其他血液制品、水解蛋白、蹄粉、角粉、禽内脏粉、干脂渣、鱼粉、磷酸二氢钙、明胶及其混合物（含有上述物质的饲料、饲料添加剂、预混料），但不包括皮革和牛奶、奶制品。

增加的证明内容如下：

The exported products have not been derived from the materials associated with prohibited products in Remark A from designated countries in Remark B.

Remark A: prohibited products

Ruminant animals, meat, organ and their products of ruminant origin

Bovine semen, bovine embryo and ova

Meat and bone meal, meat meal, bone meal, dried plasma and other blood products, hydrolyzed protein, hoof meal, horn meal, poultry offal meal, feather meal, dry greaves, fish meal, dicalcium

phosphate，gellatine and their mixtures（feed，feed additives and premixtures containing the listed products）
Remark B：designated countries（30 countries）
Albania，Austria，Belgium，Bosnia and Herzegovina，Bulgaria，Croatia，Czech republic，Denmark，Finland，France，Germany，Greece，Hungary，Ireland，Italy，Liechtenstein，Luxembourg，former Yugoslav republic of Macedonia，the Netherlands，Norway，Poland，Portugal，Rumania，Slovak republic，Slovenia，Spain，Sweden，Switzerland，United kingdom，Federal republic of Yugoslavia.

五、加拿大

兽医（卫生）证书［水产品（部分）］

根据《关于对部分输加水产品出具兽医卫生证书的通知》（质检食函〔2013〕243 号），输加水产品兽医（卫生）证书适用的产品范围：

（1）品种为：

①整条、未去脏鱼类（无论带头或去头）；

②带头、带壳的甲壳动物；

③完整的带壳软体动物（不包括去壳或半去壳的软体动物）。

（2）用于零售、餐饮或加工原料的非活水生动物。若用于零售、餐饮，产品须满足证书中“兽医卫生信息”第 1~7 项要求；若用于加工原料，则须满足证书中第 1~10 项要求。对于上述范围之外的情形，无须出具证书。

出证要求：

（1）相关疫病。加方对不同的水生动物关注不同的疫病种类（见上述文件附件 2）。证书中“相关疫病”一栏应填入附件 2 中与该种水生动物有关的疫病。

（2）加拿大进口许可号。加方要求进口水产品必须先获得 CFIA 进口许可，证书中需注明“加拿大进口许可号”。

六、美国

兽医（卫生）证书（熟制禽肉）

根据《关于印发输美熟制禽肉兽医卫生证书格式要求的通知》（质检通函〔2016〕501 号），对输美熟制禽肉出具兽医卫生证书时，须在证书中注明产品加工类型（process category）、产品类别（product category）和产品组别（product group）等信息。必须在“出口品种（species used）”中指明产品是鸡、鸭还是鹅等。证书样例见本书第十五章第四节。

七、缅甸

植物检疫证书（植物及植物产品）

根据《质检总局动植司关于出口缅甸植物及植物产品植物检疫证书有关要求的通知》（质检动函〔2017〕189 号），对输缅甸植物及植物产品出具的植物检疫证书的附加申明上应标注“IMPORT CERTIFICATE FOR PLANTS/PLANT PRODUCTS No. ××××（4 位编号）”。

八、摩洛哥

兽医（卫生）证书（牛、绵羊和山羊肠衣）

根据《关于印发出口摩洛哥牛、绵羊和山羊肠衣兽医卫生证书格式的函》（质检通函〔2017〕115 号），对输摩牛羊肠衣出具兽医卫生证书时，填写内容应使用中文和法文。证书样例见本书第十五章第四节。

九、南非

（一）兽医（卫生）证书（猪肠衣）

根据《关于印发中国输南非猪肠衣新版兽医卫生证书格式及有关要求的函》（质检通函〔2016〕798号），在出具输南非猪肠衣新版兽医卫生证书时，证书内容“Ⅳ. HEALTH CERTIFICATION”部分第一段第二空格内需规范填写各直属海关名称。证书样例见本书第十五章第四节。

（二）兽医（卫生）证书（蛋白粉、蛋黄粉、全蛋粉和熟制蛋品）

根据《质检总局关于印发对南非出口蛋白粉、蛋黄粉、全蛋粉和熟制蛋品卫生证书样本的通知》（国质检通函〔2013〕640号），对南非出口上述产品的卫生证书用语如下：

I, the undersigned Official Veterinarian certify that:

1. were produced from eggs derived from healthy flocks of poultry in the country of China, and are not under any veterinary restriction.

2. were processed at an officially approved manufacturing plant.

3. egg yolk was pasteurized at 63℃ for 3. 5 minutes holding time.

4. egg white powder, egg yolk powder and whole egg powder were treated at the hot room at 64℃ for 10 days or 90℃ for 7 hours.

5. whole egg Was pasteurized at 64. 5" C for 3. 5 minutes holding time.

6. do not contain any harmful additives and is unconditionally passed fit for human consumption.

7. do not constitute any danger of introducing infectious or contagious diseases into South Africa.

8. were not exposed to contamination after processing.

9. the manufacturing plant is situated in a area which is free Avian Influenza and Newcastle Disease.

该文件提供了证书样本。

十、欧盟

卫生证书（鱼油胶囊产品）

根据《关于明确输欧鱼油胶囊产品卫生证书填写要求的通知》（质检食函〔2011〕45号），对输欧鱼油胶囊产品出具的卫生证书第1. 19栏产品HS编码一项，须填写2106，不得填写1504。该文件提供了证书样本。

十一、日本

（一）恶喹酸证书（鳗鱼产品）

根据《关于输日鳗鱼产品恶喹酸证书的通知》（质检食函〔2011〕407号），输日鳗鱼产品《恶喹酸证书》中“RESULTS OF INSPECTION”一栏内容统一规范为：“WE HEREBY CERTIFY THAT THE LOT OF GOODS WAS RAISED AND PROCESSED AT THE EEL FARM REGISTERED BY CIQ, IN WHICH MEASURES PREVENTING FROM OXOLINIC RESIDUE HAVE BEEN TAKEN.”。证书样例见本书第十五章第三节。

（二）兽医（卫生）证书（热加工禽肉、偶蹄动物肉及其产品）

根据《关于印发输日热加工禽肉、偶蹄动物肉及其产品动物卫生要求的函》（质检食函〔2013〕268号），对出口到日本的热加工肉类产品出具的检验证书，应用英语注明以下事项：

1. 遵守了第3条到第7条以及第19条与第27（1）的每一项要求。

2. 认可屠宰厂与加工厂的名称、地址、注册编号。

3. 注册加工厂的名称、地址、注册编号。

4. 原产地国家。
5. 屠宰、加工、热加工的日期及热加工条件。
6. 集装箱铅封号码。
7. 装运港口的名称与装运日期。
8. 检验证书的颁发日期与地点，签发人的名字与职务。

十二、瑞士

卫生证书（禽肉）

根据《关于向瑞士出口禽肉卫生证书问题的通知》（质检食函〔2002〕083 号），在出口瑞士的禽肉证书中，增加“出口禽肉中无硝基呋喃残留”的内容。

十三、乌拉圭

植物检疫证书

根据《关于印发中国输乌拉圭大蒜和乌拉圭输华大米检疫议定书的通知》（国质检食函〔2003〕322 号）附件，对出口乌拉圭大蒜的植物检疫证书中附加申明如下：“根据官方实验室检测，该批货物不携带葱地种蝇 Delia antiqua 和马铃薯腐烂茎线虫 Ditylenchus destructor，号码为……”

还应在证书的适当位置标明所采取的处理措施。

十四、新加坡

（一）兽医（卫生）证书［肉类产品（包括罐装肉类产品），养殖水产品及其制品，蛋品及其制品等动物源性食品］

根据《关于输新肉类和牡蛎产品检验检疫问题的通知》（质检食函〔2008〕81 号），对输新肉类产品（包括罐装肉类产品），养殖水产品及其制品，蛋品及其制品等动物源性食品出口前批批检测硝基呋喃类代谢物残留，检测限为 0. 5ppb。检测结果应在卫生证书上注明。

（二）兽医（卫生）证书（熟制禽肉）

根据《关于印发对新加坡出口熟制禽肉卫生证书样本的函》（质检食函〔2011〕469 号），对新加坡出口熟制禽肉的卫生证书证明内容如下：

I, the undersigned official veterinarian, certify that:

The poultry meat products described herein:

1. Were derived from birds slaughtered in (state the name and establishment number of AVA-approved slaughterhouse) and processed in (state the name and establishment number of AVA-approved processing plant) approved by the Agri-Food & Veterinary Authority of Singapore for export to Singapore.

2. Were derived from birds born and reared in (state the province/municipality) and were derived from farms under government veterinary supervision located in districts free from avian infectious and contagious diseases for six months prior to export.

3. No natural or synthetic hormones or other growth promotants have been used in the rearing of the birds.

4. Were derived from birds which have been subjected to ante-mortem and post-mortem examinations arid found to be free from diseases.

5. Had been slaughtered, prepared, processed, packed and stored in a hygienic manner under official veterinary supervision in the above-mentioned establishments.

6. Were not treated with chemical preservatives or other foreign substances injurious to health.

7. Are fit for human consumption and every precaution has been taken to prevent contamination prior to export

8. Are destined for export to Singapore and meant to be sold for human consumption in Singapore.

9. The container was sealed by the government authority of the People's Republic of China.

10. The slaughterhouse/cutting plant (where raw meat is export product).

Name: Est. No.

Address: Slaughter date:

(三) 卫生证书 (贝类产品)

根据《关于出口新加坡贝类产品有关事项的通知》(国质检食函〔2004〕411号),输往新加坡的冻贝及其产品的卫生证书增加诺沃克病毒未检出的内容,证书上注明“THE OYSTERS WERE TESTED AND FOUND FREE OF NOROVIRUS.”。

(四) 卫生证书 (冷冻牡蛎产品)

根据《关于输新肉类和牡蛎产品检验检疫问题的通知》(质检食函〔2008〕81号),在输新冷冻牡蛎产品(包括罐装牡蛎产品)卫生证书上要注明杀菌操作时间及温度。

十五、新西兰

卫生证书 (双壳贝类产品)

根据《关于贝类输新西兰事的函》(质检食函〔2011〕72号),对出口新西兰的双壳贝类产品出具的卫生证书必须包含以下声明:本人证明双壳贝为牡蛎(填写学名);(和/或)本人证明双壳贝为除去内脏的海底(养殖)扇贝(填写学名);本人证明此双壳贝类产品适宜人类直接食用,且:为死贝、去壳,熟制、干制或冷冻;符合中华人民共和国输新西兰临时通关要求(1.0版:2011年1月);捕捞于渤海区域内的辽宁、河北或山东省内有出口资格的一类海区;养殖区内实施监控方案,该方案用于监控产毒浮游生物及海洋生物毒素;不是在海区关闭期间捕捞;在实施HACCP体系和卫生质量体系的、经许可加工出口产品的出口厂家进行加工。

如果货物中含有即食产品,证书须包含以下声明:即食双壳贝产品不含有单核细胞增多性李斯特氏菌。

十六、中国香港

(一) 兽医 (卫生) 证书 (冰鲜禽肉)

根据《关于发布内地供港冰鲜禽肉、冷冻禽肉和冰鲜猪肉检验检疫要求的公告》(国家质检总局公告2017年第68号),每批成品供港冰鲜禽肉须随货附有卫生证书,证书须明确注明:“冰鲜(Chilled)”产品,出口企业名称,加工厂名称、地址、备案编号,生产日期,产品付运日期(Date of Dispatch),用作生产本批冰鲜禽肉产品的饲养场备案编号,运载车厢封号(铅封号)。该文件提供了证书样本。

(二) 兽医 (卫生) 证书 (冷冻禽肉)

根据《关于发布内地供港冰鲜禽肉、冷冻禽肉和冰鲜猪肉检验检疫要求的公告》(国家质检总局公告2017年第68号),每批成品供港冷冻禽肉须随货附有卫生证书,证书须明确注明:“冷冻(Frozen)”产品,出口企业名称,加工厂名称、地址、注册编号,生产日期,产品付运日期(Date of Dispatch),用作生产本批冷冻禽肉产品的饲养场备案编号,运载车厢封号(铅封号)。该文件提供了证书样本。

(三) 兽医 (卫生) 证书 (冰鲜猪肉)

根据《关于发布内地供港冰鲜禽肉、冷冻禽肉和冰鲜猪肉检验检疫要求的公告》(国家质检总局公告 2017 年第 68 号），每批成品供港冰鲜猪肉须随货附有卫生证书，证书须明确注明：屠宰日期，生产日期，出境日期，饲养场编号。该文件提供了证书样本。

第三节　进口签证要求

一、入境货物检验检疫证明

（一）所有产品

根据《关于做好审单放行有关工作的通知》（质检通函〔2017〕803 号），《入境货物检验检疫证明》证明栏内容统一调整为“上述货物经检验检疫合格评定，予以通关放行”。相关文件的规定与该通知不一致的，以该通知为准。

（二）食品、化妆品

根据《关于进一步规范进口食品、化妆品检验检疫证明的公告》（国家质检总局公告 2015 年第 91 号），对进口食品、化妆品经检验检疫合格的，或检验检疫不合格但已进行有效处理合格的签发《入境货物检验检疫证明》，不再签发《卫生证书》。

（三）食用植物油

1. 根据《关于进一步加强进口食用植物油检验监管的通知》（国质检食函〔2012〕229 号），对经检验合格的非直接供人类食用的食用植物油签发的《入境货物检验检疫证明》中应注明“该批食用植物油未经加工精炼，不得供人类直接食用”。

2. 根据《关于做好进口食用植物油检验监管工作的补充通知》（质检食函〔2012〕493 号），进口植物原油的《入境货物检验检疫证明》中应注明“该批食用植物油未经加工精炼，不得供人类直接食用”。

（四）化妆品

根据《进出口化妆品检验检疫监督管理办法》（国家质检总局令第 143 号），进口化妆品经检验检疫合格的，出具《入境货物检验检疫证明》，并列明货物的名称、品牌、原产国家（地区）、规格、数/重量、生产批号/生产日期等。

二、检验检疫处理通知书

食用植物油

根据《关于做好进口食用植物油检验监管工作的补充通知》（质检食函〔2012〕493 号），对于允许在海关监管下进行技术处理的进口食用植物油，应在《检验检疫处理通知书》中注明“该批货物须在检验检疫监管下加工精炼复检合格后，方可使用”。

第十五章

专用证单用例

第一节 检验证书

输澳大利亚朗姆酒威士忌及白兰地酒陈酿证书见图 15-1。

陈 酿 证 书

MATURATION CERTIFICATE

发货人
Consignor

收货人
Consignee

品名
Description of Goods

标记及号码
Mark & No.

报检数量/重量
Quantity/Weight Declared

包装种类及数量
Number and Type of Packages

运输工具
Means of Conveyance 运输工具名称及号码

兹证明：
I, the undersigned officer, certify that:

上述货物原产于中国且在木质容器中贮存时间不少于两年。

The goods described above originate from China and have been matured in wood container for not less than two years.

** ** ** **

印章
Official Stamp

签证地点 Place of Issue ______ 签证日期 Date of Issue ______

授权签字人 Authorized Officer ______ 签 名 Signature ______

图 15-1 输澳大利亚朗姆酒威士忌及白兰地酒陈酿证书（样式）

出自《关于印发对澳大利亚出口朗姆酒威士忌及白兰地酒陈酿证书样本的通知》(质检通函〔2007〕40 号)。

第二节　卫生证书

输韩国泡菜卫生证书见图 15-2。

卫 生 证 书
SANITARY CERTIFICATE

发货人名称及地址
Name and Address of Consignor ______

收货人名称及地址
Name and Address of Consignee ______

品名
Description of Goods　kimchi

加工种类或状态
State or Type of Processing ______

报检数量/重量
Quantity/Weight Declared ______

包装种类及数量
Number and Type of Packages ______

储藏和运输温度
Temperature during Storage and Transport ______

标记及号码
Mark & No.
N/M

加工厂名称、地址及编号（如果适用）
Name, Address and approval No. of the approved Establishment (if applicable) ______

启运地
Place of Despatch ______

到达国家及地点
Country and Place of Destination ______

运输工具
Means of Conveyance ______

发货日期
Date of Despatch ______

* * * * * * * *

Remarks:
Name of Laboratory:
Test Item: Parasite Egg
Test method:
Test Result:

印章
Official Stamp

签证地点 Place of Issue ______　签证日期 Date of Issue ______

授权签字人 Authorized Officer ______　签　名 Signature ______

图 15-2　输韩国泡菜卫生证书（样式）

出自《关于进一步加强输韩泡菜检验检疫工作的通知》（国质检食函〔2007〕624 号）。

第三节　健康证书

输巴西水产品健康证书见图 15-3。

CERTIFICADO SANITÁRIO PARA PESCADO E DERIVADOS ORIUNDOS DA PESCA EXTRATIVA / HEALTH CERTIFICATE FOR FISH AND FISHERY PRODUCTS FROM WILD FISHERIES

1. Exportador (nome, endereço) / **Exporter** (name, address):	**2. Nº do Certificado / Certificate Nº:**
	3. Autoridade Competente / Competent Authority:
	4. Autoridade Competente Local / Local competent authority:
5. Importador (nome, endereço) / **Importer** (name, address):	

6. País de origem / Country of origin:	**Código ISO / ISO Code:**	**7. País de Expedição / Country of dispatch:**	**Código ISO /ISO Code:**	**8. País de destino / Country of destination: Brasil / Brazil**	**Código ISO / ISO Code: BR**

9. Local de carregamento / Place of loading:	**10. Meios de transporte / Means of transport:**	**11. Ponto de entrada / Point of entry:**

12. Condições de transporte - estocagem / Conditions for transport/storage:

13. Identificação do(s) contêiner(es)/ número(s) do(s) lacre(s) / Identification of container(s)/ Seal number(s):

14. Identificação do(s) produto(s) / Identification of food products
Nome, endereço e número de aprovação do estabelecimento produtor / Name, address and approval number of the manufacturing plant:

Código NCM ou Código HS / NCM Code or HS Code:	Finalidade / Purpose: Consumo Humano / Human Consumption

Descrição do produto / Description of the product	Nome científico das espécies / Scientific name of species	Lote ou data de produção / Lot or production date	Tipo de embalagem / Type of packaging	Número de Embalagens / Number of packages	Peso líquido / Net weight (Kg)
			Total:		

Preenchimento dos itens / Fulfill the items;
6 - País de Origem: país de origem da matéria-prima / Country of Origin: country of origin of raw material;
7 - País de Expedição: país de origem do produto a ser exportado / Country of Dispatch: country of origin of product to be exported

DRAFT

图 15-3-1　输巴西水产品健康证书（样式）1

Certificado N° / Certificate N°:

15. Informações Sanitárias / Health Information:

I. Atestado de Saúde Pública / Public Health Attestation

O Inspetor Oficial certifica que / The Official Inspector certifies that:

a) o pescado foi capturado e manipulado a bordo dos barcos, conforme as normas higiênico – sanitárias estabelecidas pela(s) Autoridade(s) Competente(s) no país de expedição ** / *the fish were caught and handled on board the boats, according to the hygienic standards established by the Competent Authority(ies) from the country of dispatch **;*

b) o pescado foi desembarcado, manipulado, embalado, preparado, transformado, armazenado e transportado de forma higiênico – sanitária em estabelecimentos oficialmente controlados pela(s) Autoridade(s) Competente(s) no país de expedição, respeitando os critérios organolépticos, parasitológicos, químicos, virológicos ou microbiológicos e em condições, ao menos, equivalentes as Normas e Códigos de Práticas do *Codex Alimentarius* * / *the fish were landed, handled, packaged, prepared, processed, stored and transported in hygienic - sanitary facilities officially controlled by the Competent Authority(ies) from the country of dispatch, respecting the criteria organoleptic, parasitological, chemical, microbiological or virological the country exporter and conditions, at least, equivalent to the Standards and Codes of Practice of the Codex Alimentarius*;*

c) o pescado e seus produtos foram obtidos em condições higiênicas, em estabelecimentos, barco fábrica e congelador, oficialmente habilitados a exportar para o Brasil, que implementaram os Programas de Boas Práticas de Fabricação (BPF), Procedimentos Padronizados de Higiene Operacional (PPHO) e Programa de Análise de Perigos e Pontos Críticos de Controle (APPCC), com verificação sistemática / *the fish and its products has been obtained under hygienic conditions, in establishments, factory and freezer vessels, officially accredited to export to Brazil, that have implemented Good Manufacturing Practice (GMP), Sanitation Standard Operating Procedures (SSOP) and Hazard Analysis and Critical Control Point (HACCP), under systematic verification;*

d) este carregamento atende todos os requisitos de qualidade e segurança estipulados pela(s) Autoridade(s) Competente(s) no país de expedição, relativos ao pescado e seus produtos, tendo sido submetido ao Programa Oficial de Controle de Resíduos e Contaminantes em Pescado, estando, portanto apto ao consumo humano, destinado a exportação dentro dos prazos e temperaturas normais de transporte previamente estipulados / *the consignment complies with all quality and safety requirements, stipulated by the Competent Authority(ies) from the country of dispatch relating to fish and fishery products, with regard to healthy and wholesome fish, having been subjected to the Official Program of Residues Control and Contaminants for Fish, and fit for human consumption, destinated for export taking into account the normal time of transportation;*

e) os moluscos bivalves e gastrópodes foram colhidos em áreas submetidas a controle sanitário oficial para identificação de biotoxinas marinhas, de acordo com os padrões reconhecidos internacionalmente* / *bivalve molluscs and gastropods were harvested in areas subjected to sanitary control officer for marine biotoxins, according to internationally recognized standards*;*

f) o pescado e seus produtos não foram descongelados durante a estocagem e foram despachados com temperatura no centro do músculo não superior a -18°C* / *frozen fish and its products was not defrosted during storing, and the temperature in the muscle thickness is not higher than -18°C*;*

g) o pescado e seus produtos encontram-se destinados a uma temperatura próxima a 0°C (ponto de fusão do gelo)* / *fish and its products should be kept at a temperature as close as possible to 0°C (melting ice)*;*

h) o pescado e seus produtos não sofreram a adição de fosfatos ou similares antes de seu congelamento* / *frozen fish and its products have not been added phosphates or similar before freezing*;*

i) a declaração do peso líquido do pescado congelado, na rotulagem, quando glaciado, foi obtida descontando-se o peso da embalagem e do gelo de glaciamento* / *where the frozen fish has been glazed the declaration of net content of the frozen fish labeling is exclusive of the weigh of the glaze and the packaging*;*

j) o material utilizado na embalagem é de primeiro uso e satisfaz os requerimentos higiênico – sanitários estabelecidos pela(s) Autoridade(s) Competente(s) no país de expedição / *packing material is used for the first time and satisfies the sanitary-hygienical requirements established by the Competent Authority(ies) from the country of dispatch;*

k) os meios de transporte são tratados e preparados e satisfazem os requerimentos higiênico – sanitários estabelecidos de acordo com as regras aprovadas pela(s) Autoridade(s) Competente(s) no país de expedição / *means of transport are treated, prepared and satisfies the sanitary-hygienical requirements in accordance with the rules approved by the Competent Authority(ies) from the country of dispatch.*

II. Atestado de saúde animal / Animal health attestation

l) [espaço para a inserção dos requisitos de saúde animal requeridos para o produto pelo Ministério da Pesca e Aquicultura , se aplicável.]* / *[space reserved for animal health requirements requested by the Ministry of Fisheries and Aquaculture for the products, when applicable.]**

OU/*OR*

m) A certificação em saúde animal consta em declaração zoossanitária adicional* / *the animal health certification is provided as an additional statement**

Carimbo Oficial / Official Stamp

Nome completo e Assinatura do Inspetor Oficial/
Full name and Signature of Official Inspector

(Local e data) / (Place and date)
Riscar o que não interessa (*) / Strikethrough as appropriate (*)
Será riscado somente para gastrópode terrestre (**) / Strikethrough only for terrestrial gastropod (**)

DRAFT

图 15-3-2　输巴西水产品健康证书（样式）2

DECLARAÇAO ZOOSSANITARIA ADICIONAL AO CERTIFICADO VETERINARIO / ADDITIONAL STATEMENT FOR THE HEALTH CERTIFICATE N°

15. Informações sanitárias / Health information:

II. Atestado de Saúde Animal / Animal health attestation

DRAFT

Carimbo Oficial / Official Stamp

Nome completo e Assinatura do Inspetor Oficial/
Full name and Signature of Official Inspector

(Local e data) / (Place and date)

图 15-3-3 输巴西水产品健康证书（样式）3

出自《关于更新中国输巴西水产品检验检疫证书格式的通知》(质检通函〔2014〕571 号)。

输韩国蛋制品健康证书见图 15-4。

健 康 证 书 编号 No.:

HEALTH CERTIFICATE

发货人名称及地址
Name and Address of Consignor ______

收货人名称及地址
Name and Address of Consignee ______

品名
Description of Goods ______

报检重量
Weight Declared ______

产地
Place of Origin ______

标记及号码
Mark & No.

包装种类及数量
Number and Type of Packages ______

集装箱号
Container No. ______

铅封号
Seal No. ______

加工厂名称、地址及编号（如果适用）
Name, Address and approval No. of the approved Establishment (if applicable) ______

启运地
Place of Despatch ______

目的地
Destination ______

运输工具
Means of Conveyance ______

发货日期
Date of Despatch ______

I, the undersigned Official Veterinarian, certify that:

1. This lot of products are subject to veterinary inspection and fit for human consumption.
2. The egg used for the above product was originated from safety and non-epizootic regions.
3. The product item went through one of the following heat treatment methods at the core or heat treatment at higher temperature or another equivalent method.

☐ Liquid whole egg: treatment at 64℃ for 150 seconds.
☐ Liquid egg white: treatment at 55.6℃ for 870 seconds or at 56.7℃ for 232 seconds.
☐ Liquid egg yolk: treatment at 62.2℃ for 138 seconds.
☐ Whole egg powder: treatment at 60℃ for 188 seconds.
☐ Egg white powder: treatment at 67℃ for 20 hours or at 54.4℃ for 513 hours.
☐ Egg yolk powder: treatment at 63.5℃ for 3.5 minutes.
☐ heat-formed products & salted eggs: treatment at 90℃ for 20 minutes.
☐ Others: treated at __° C for __minutes/seconds.

4. Manufacture, processing, packing, distribution, handling, storage, and sale of the exported livestock products have been performed in compliance with sanitary regulations on egg products enforced in the Republic of Korea and the People's Republic of China,

5. The exported egg products are free of chemical residues (antimicrobial agents, agricultural chemicals, hormones, heavy metals and radioactive materials) and pathogenic microorganisms (Salmonella, Staphylococcus aureus, Clostridium perfringens, Listeria monocytogenes, Enterohemorrhagic Escherichia coli and others) that cause public health risks and comply with standards and specifications related to food processing in the Republic of Korea and the People's Republic of China respectively.

6. Date of manufacturing: DD.MM.YYYY, Shelf life: ______

Lot No.: ______

****

印章
Official Stamp

签证地点 Place of Issue ______ 签证日期 Date of Issue ______

官方兽医 Official Veterinarian ______ 签 名 Signature ______

图 15-4 输韩国蛋制品健康证书

出自《关于印发输韩国蛋制品证书格式通知》（质检通函〔2018〕113 号）。

输日本鳗鱼产品恶喹酸证书见图 15-5。

恶喹酸证书
OXOLINIC ACID CERTIFICATE

发货人名称及地址
Name and Address of Consignor ______

收货人名称及地址
Name and Address of Consignee ______

品名
Description of Goods ***

加工种类或状态 State or Type of Processing ***	标记及号码 Mark & No.
报检数量/重量 Quantity/Weight Declared	
包装种类及数量 Number and Type of Packages	
贮藏和运输温度 Temperature during Storage and Transport ***	

加工厂名称、地址及编号(如果适用)
Name, Address and approval No.of the approved Establishment(if applicable) ***

启运地 Place of Despatch ***	到达国家及地点 Country and Place of Destination ***
运输工具 Means of Conveyance ***	发货日期 Date of Despatch ***

检验结果：
RESULTS OF INSPECTION:

WE HEREBY CERTIFY THAT THE LOT OF GOODS WAS RAISED AND PROCESSED AT THE EEL FARM REGISTERED BY CHINA CUSTOMS, IN WHICH MEASURES PREVENTING FROM OXOLINIC RESIDUE HAVE BEEN TAKEN.

****

印章 Official Stamp	签证地点Place of Issue ***	签证日期Date of Issue ***
	授权签字人Authorized Officer ***	签　名Signature

图 15-5　输日本鳗鱼产品（恶喹酸证书）（样式）

出自《关于输日鳗鱼产品恶喹酸证书的通知》（质检食函〔2011〕407 号）。

输波黑水产品健康证书见图 15-6。

VETERINARSKI CERTIFIKAT ZA IZVOZ PROIZVODA RIBARSTVA NAMIJENJENIH PREHRANI LJUDI U BOSNI I HERCEGOVINI/
HEALTH CERTIFICATE FOR IMPORTS INTO BOSNIA AND HERZEGOVINA OF FISHERY PRODUCTS INTENDED FOR HUMAN CONSUMPTION

DRŽAVA / COUNTRY :

Veterinarski certifikat za BIH / Veterinary certificate to BIH

Io I: Podaci o otpremljenoj pošiljci / Part I:Details of dispached consignment

I.1. Pošiljatelj / Consignor
Ime / Name
Adresa / Address
Tel. br. / Tel.

I.2. Referentni broj certifikata / Certificate reference number

I.2.a

I.3. Centralno nadležno tijelo / Central Competent Authority

I.4. Lokalno nadležno tijelo / Local Competent Authority

I.5. Primatelj / Consignee
Ime / Name
Adresa / Address
Poštanski broj/ Postcode
Tel. br. / Tel.

I.6.

I.7. Država podrijetla / Country of origin ISO code

I.8. Regija podrijetla /Region of origin ISO code

I.9. Država odredišta / Country of destination ISO code

I.10.

I.11. Mjesto podrijetla / Place of origin
Ime / Name Odobreni broj / Approval number
Adresa / Address

I.12

I.13. Mjesto utovara / Place of loading
Adresa / Address

I.14. Datum otpreme / Date of departure

I.15. Prijevozno sredstvo / Means of transport
Avion / Aeroplane ☐ Brod / Ship ☐ Željeznički vagon / Wagon ☐
Cestovno vozilo/ Road vehicle ☐ Drugo / Other ☐
Identifikacija / Identification:
Reference na dokumente:/ Documentary references:

I.16. Ulazna granična veterinarska postaja u BIH / Entry BIP in BIH

I.17.

I.18. Opis pošiljke / Description of commodity

I.19. Kod pošiljke (CT broj) / Commodity code (HS code)

I.20. Količina / Quantity

I.21. Temperatura proizvoda / Temperature of product
Sobna temperatura/ Ambient ☐ Ohlađeno/ Chilled ☐ Smrznuto/ Frozen ☐

I.22. Broj pakiranja / Number of packages

I.23. Broj plombe/kontejnera/ Seal /Container No

I.24. Način pakiranja / Type of packaging

I.25. Roba ovjerena za: / Commodities certified for:
Ljudsku potrošnju/ Human consumption ☐

I.26.

I.27. Za izvoz ili ulaz u BIH / For import or admission into BIH ☐

I.28. Identifikacija pošiljke/ Identification of commodities

Vrsta(znanstvni naziv)/ Species(scientific name)	Vrsta pošiljke/ Natur of commodity	Vrsta obrade u objektu/ Treatment type of establishment	Broj odobrenja/ Approval number	Objekt za proizvodnju/ Manufacturing plant	Broj pakiranja/ Number of packeges	Neto težina/ Net weight

图 15-6-1 输波黑水产品健康证书（样式）1

Proizvodi ribarstva / Fishery products

DRŽAVA / COUNTRY :

Dio II.: Certifikat/ Part II: Certification

II. Podaci o zdravlju/ Health information	II.a. Referentni broj certifikata / Certificate reference number	II.b.

II.1. [1] **Potvrda o javnom zdravlju / Public health attestation**

Ja, dolje potpisani službeni veterinar izjavljujem da sam upoznat s relevantnim odredbama Zakona o hrani BiH („Službeni glasnik BiH"broj 50/04) ili Uredbe (EZ) broj 178/2002; Pravilnika o higijeni hrane („Službeni glasnik BiH" broj 4/13) ili Uredbe (EZ) broj 852/2004, Pravilnika o higijeni hrane životinjskog porijekla („Službeni glasnik BiH" broj 103/12) ili Uredbe (EZ) broj 853/2004 i Pravilnika o organizaciji službenih kontrola proizvoda životinjskog porijekla namijenjenih prehrani ljudi („Službeni glasnik BiH" broj 103/12) ili Uredbe (EZ) broj 854/2004 i potvrđujem da gore opisani proizvodi ribarstva su proizvedeni u skladu sa tim odredbama, a posebno da:/ **I, the undersigned official veterinarian, declare that I am aware of the relevant provisions of Law on food of BiH("Official gazette BiH" No.50/04) or Regulation (EC) No.178/2002, Rulebook on food hygiene ("Official Gazette of BiH" No. 4/13) or Regulation (EC)No. 852/2004, Rulebook on food of animal origin („Official Gazette BiH" No. 103/12) or Regulation (EC) No 853/2004 and Rulebook for the organisation of official controls on products of animal origin intended for human consumption („Official gazette of BiH" No. 103/12) or Regulation (EC) No 854/2004 and hereby certify that the fishery products described above was produced in accordance with those provisions, in particular that:**

- dolazi iz obje(a)kta u kojem je implementiran program baziran na principima HACCP-a u skladu s Pravilnikom o higijeni hrane („Službeni glasnik BiH" broj 4/13) ili Uredbom (EZ) broj 852/2004/ **comes from (an) establishment(s) implementing a program based on the HACCP principles in accordance with Rulebook on food hygiene („Official gazette of BiH" No. 4/13) or Regulation (EC) No 852/2004;**

- su bili ulovljeni i obrađeni na palubi broda, istovareni, obrađeni i gdje je primjenjivo pripremljeni, prerađeni, smrznuti i higijenski odleđeni u skladu sa zahtjevima navedenima u odjeljku VIII. poglavljima I. do IV. Priloga III. Pravilnika o higijeni hrane životinjskog porijekla („Službeni glasnik BiH" broj 103/12) ili odjeljku VIII. poglavljima I. do IV. Priloga III. Uredbe (EZ) br. 853/2004;/ **have been caught and handled on board vessels, landed, handled and where appropriate prepared, processed, frozen and thawed hygienically in compliance with the requirements laid down in Section VIII, Chapters I to IV of Annex III to Rulebook on food of animal origin („Official Gazette BiH" No. 103/12) or Section VIII, Chapters I to IV of Annex III Regulation (EC) No 853/2004;**

- udovoljavaju zdravstvenim standardima propisanima u odjeljku VIII. poglavlju V. Priloga III. Pravilnika o higijeni hrane životinjskog porijekla („Službeni glasnik BiH" broj 103/12) ili odjeljku VIII. poglavlju V. Priloga III. Uredbe (EZ) br. 853/2004 i kriterijima utvrđenim Pravilnikom o mikrobiološkim kriterijima za hranu („ Službeni glasnik BiH", broj 11/13) ili Uredbom (EZ) br. 2073/2005 o mikrobiološkim kriterijima za hranu;/**satisfy the health standards laid down in Section VIII, Chapter V of Annex III to Rulebook on food of animal origin („Official Gazette BiH" No. 103/12) or Section VIII, Chapter V of Annex III to Regulation (EC) No 853/2004 and the criteria laid down in Rulebook on microbiological criteria for foodstuffs ("Official Gazette BiH", No. 11/13) or Regulation (EC) No 2073/2005 on microbiological criteria for foodstuffs;**

- su bili zapakirani, skladišteni i transportirani u skladu sa odjeljkom VIII. poglavljima VI. do VIII. Priloga III. Pravilnika o higijeni hrane životinjskog porijekla („Službeni glasnik BiH" broj 103/12) ili odjeljkom VIII. poglavljima VI. do VIII. Priloga III. Uredbe (EZ) br. 853/2004;/ **have been packaged, stored and transported in compliance with Section VIII, Chapters VI to VIII of Annex III to Rulebook on food of animal origin („Official Gazette BiH" No. 103/12) or Section VIII, Chapters VI to VIII of Annex III to Regulation (EC) No 853/2004;**

- su bili označeni u skladu s odjeljkom I. Priloga II. Pravilnika o higijeni hrane životinjskog porijekla („Službeni glasnik BiH" broj 103/12) ili odjeljkom I. Priloga II. Uredbe (EZ) br. 853/2004;/ **have been marked in accordance with Section I of Annex II to Rulebook on food of animal origin („Official Gazette BiH" No. 103/12) or Section I of Annex II to Regulation (EC) No 853/2004**

- ispunjena su jamstva za žive životinje i njihove proizvode, predviđena planom praćenja rezidua dostavljenim u skladu s Odlukom o praćenju rezidua određenih materija u živim životinjama i u proizvodima životinjskog porijekla("Službeni glasnik BiH" 1/04; 40/09, 44/11) ili Direktivom 96/23/EZ, i/**the guarantees covering live animals and products thereof provided by the residue plans submitted in accordance with the Decision on monitoring of certain residues substances in live animals and animal products("Official Gazette BiH"1/04; 40/09; 44/11) or the Directive 96/23 EC, and**

- su sa zadovoljavajućim rezultatom prošli službene kontrole iz Priloga III. Pravilnika o organizaciji službenih kontrola proizvoda životinjskog porijekla namijenjenih prehrani ljudi („Službeni glasnik BiH" broj 103/12) ili Priloga III. Uredbe (EZ) br. 854/2004./ have satisfactorily undergone the official controls laid down in Annex III to **Rulebook for the organisation of official controls on products of animal origin intended for human consumption („Official gazette of BiH" No. 103/12) or** Annex III to Regulation (EC) No 854/2004.

II.2.[2][4] Potvrda o zdravlju životinja za ribe i rakove podrijetlom iz akvakulture/ **Animal health attestation for fish and crustaceans of aquaculture origin**

II.2.1.[3][4][Zahtjevi za vrste prijemljive na epizootsku hematopoetsku nekrozu (EHN), Taurski sindrom rakova i bolest žute glave rakova/ Requirements for susceptible species to Epizootic haematopoietic necrosis (EHN), Taura syndrome and Yellowhead disease

Ja, niže potpisani službeni veterinar, ovime potvrđujem da životinje akvakulture ili njihovi proizvodi iz dijela I. ovog certifikata:/ **I, the undersigned official veterinarian, hereby certify that the aquaculture animals or products thereof referred to in Part I of this certificate:**

[5]potječu iz države/državnog područja, zone ili kompartmenta koje je nadležno tijelo moje države proglasilo slobodnim od [4][EHN][4][Taurskog sindroma rakova][4][bolesti žute glave rakova] u skladu s odredbama Pravilnika o uslovima zdravlja životinja koji se primjenjuju na životinje akvakulture i njihove proizvode te sprječavanju i suzbijanju određenih bolesti vodenih životinja ("Službeni glasnik BiH broj 28/11) i relevantnim standardima OIE-a, / **originate from a country/territory, zone or compartment declared free from (4) [EHN] (4) [Taura syndrome] (4) [Yellowhead disease] in accordance with provisions laid down in Ordinance on animal health conditions applicable to aquaculture animals and products thereof, and the prevention and control of certain diseases in aquatic animals ("Official Gazette of BiH"No. 28/11) and the relevant OIE Standard by the competent authority of my country,**

(i) gdje se predmetne bolesti obavezno prijavljuju nadležnome tijelu i nadležno tijelo mora bez odgode istražiti prijave sumnje na te bolesti, / **where the relevant diseases are notifiable to the competent authority and reports of suspicion of infection of the relevant disease must be immediately investigated by the competent authority**

(ii) svi unosi vrsta prijemljivih na predmetne bolesti dolaze iz područja koje je proglašeno slobodnim od bolesti; i/ **all introduction of species susceptible to the relevant diseases come from an area declared free of the disease, and**

(iii) vrste prijemljive na predmetne bolesti nisu cijepljene protiv tih bolesti/ **species susceptible to the relevant diseases are not vaccinated against the relevant diseases]**

II.2.2.[3][4] [Zahtjevi za vrste prijemljive na virusnu hemoragijsku septikemiju (VHS), zaraznu hematopoetsku nekrozu (IHN), zaraznu anemiju lososa (ISA), Koi herpes virus (KHV) i bolest bijelih pjega rakova / Requirements for species susceptible to Viral haemorrhagic septicaemia (VHS), Infectious haematopoietic necrosis (IHN), Infectious salmon anaemia (ISA), Koi herpes virus (KHV) and White spot disease

Ja, dolje potpisani službeni veterinar, ovim potvrđujem da životinje akvakulture ili njihovi proizvodi iz dijela I. ovog certifikata:/ **I, the undersigned official veterinarian, hereby certify that the aquaculture animals or products thereof referred to in Part I of this certificate:**

potječu iz države/državnog područja, zone ili kompartmenta koje je nadležno tijelo moje države proglasilo slobodnim od [4][VHS] [4][IHN][4][ISA][4][KHV][4][bolesti bijelih pjega rakova] u skladu s odredbama Pravilnika o uslovima zdravlja životinja koji se primjenjuju na životinje akvakulture i njihove proizvode te sprječavanju i suzbijanju određenih bolesti vodenih životinja ("Službeni glasnik BiH broj 28/11) i relevantnim standardima OIE-a, / **originate from a country/territory, zone or compartment declared free from (4) [VHS] (4) [IHN] (4) [ISA] (4) [KHV] (4) [White spot disease] in accordance with provisions laid down in Ordinance on animal health conditions applicable to aquaculture animals and products thereof, and the prevention and control of certain diseases in aquatic animals ("Official Gazette of BiH"No. 28/11) and the relevant OIE Standard by the competent authority of my country,**

(i) gdje se predmetne bolesti obavezno prijavljuju nadležnome tijelu i nadležno tijelo mora bez odgode istražiti prijave sumnje na te bolesti/ **where the relevant diseases are notifiable to the competent authority and reports of suspicion of infection of the relevant disease must be immediately investigated by the competent authority**

(ii) svi unosi vrsta prijemljivih na predmetne bolesti dolaze iz područja koje je proglašeno slobodnim od bolesti; i/ **all introduction of species susceptible to the relevant diseases come from an area declared free of the disease,, and**

图 15-6-2 输波黑水产品健康证书（样式）2

(iii) vrste prijemljive na predmetne bolesti nisu cijepljene protiv tih bolesti]/ **species susceptible to the relevant diseases are not vaccinated against the relevant diseases**

Proizvodi ribarstva / Fishery products/

DRŽAVA/COUNTRY :

II. Podaci o zdravlju/ Health information	II.a. Referentni broj certifikata / Certificate reference number	II.b.

Dio II.: Certifikat/ Part II: Certification

II.2.3. Zahtjevi prijevoza i označavanja/ Transport and labelling requirements

Ja, niže potpisani službeni inspektor, ovime potvrđujem da:/ **I, the undersigned official inspector, hereby certify that:**

II.2.3.1. su gore navedene životinje akvakulture prevožene u uvjetima, uključujući i kvalitetu vode, koji ne utječu na promjenu njihovog zdravstvenog statusa; /**the aquaculture animals referred to above are placed under conditions, including with a water quality, that do not alter their health status;**

II.2.3.2. je transportni kontejner ili bazen za ribe prije utovara očišćen i dezinficiran ili prethodno nije upotrebljavan; i/ **the transport container or well boat prior to loading is clean and disinfected or previously unused; and**

II.2.3.3. je pošiljka označena čitljivom oznakom s vanjske strane kontejnera ili, ako je prijevoz u bazenima, u brodskom manifestu navode se svi važni podaci iz rubrika I.7 do I.11 dijela I. ovog certifikata i sljedeća izjava: /**the consignment is identified by a legible label on the exterior of the container, or when transported by well boat, in the ship's manifest, with the relevant information referred to in boxes I.7 to I.11 of Part I of this certificate, and the following statement:**

"(4)**[Riba]**(4)**[Rakovi]**namijenjeni prehrani ljudi u BiH"./ "(4) **[Fish]** (4) **[Crustaceans]** intended for human consumption in BiH".

Napomene/ Notes

Dio I.:

Rubrika/Box reference I.8.: Regija podrijetla: Za zamrznute ili prerađene školjkaše, navesti proizvodno područje./ **Region of origin: For frozen or processed bivalve molluscs, indicate the production area.**

Rubrika/Box reference I.11: Mjesto podrijetla: naziv i adresa objekta otpreme./ **Place of origin: name and address of the dispatch establishment**

Rubrika/ Box reference I.15: Registracijski broj (željezničkih vagona ili kontejnera i kamiona), broj leta (aviona) ili naziv (broda). Posebni podaci moraju se navesti ako se pošiljka istovaruje ili pretovaruje/ **Registration number (railway wagons or container and lorries), flight number (aircraft) or name (ship). Separate information is to be provided in the event of unloading and reloading**

Rubrika/ Box reference I.19: Upisati odgovarajući HS broj harmoniziranog sustava Svjetske carinske organizacije: 0301, 0302, 0303, 0304, 0305, 0306, 0307, 0308, 05.11, 15.04, 1516, 1518, 1603, 1604, 1605 ili 2106;/ **Use the appropriate Harmonised System (HS) codes of the World Customs Organisation of the following headings: 0301, 0302, 0303, 0304, 0305, 0306, 0307, 0308, 05.11, 15.04, 1516, 1518., 1603, 1604, 1605 or 2106.**

Rubrika/ Box reference I.23: Identifikacija kontejnera/broj plombe: potrebno je navesti serijski broj plombe kada je primjenjivo./ **Identification of container/Seal number: Where there is a serial number of the seal it has to be indicated.**

Rubrika/ Box reference I.28.: *Vrsta pošiljke*: navesti je li iz uzgoja ili prirode./ Nature of commodity: Specify whether aquaculture or wild origin.

Način obrade: navesti živo, ohlađeno, smrznuto ili prerađeno./ **Treatment type: Specify whether live, chilled, frozen or processed.**

Objekt za proizvodnju: uključuje brodove tvornice, brodove hladnjače, hladnjače, objekte za preradu./ **Manufacturing plant: includes factory vessel, freezer vessel, cold store, processing plant**

Dio II:/ Part II:

(1) Dio II.1. ovog certifikata ne odnosi se na države s posebnim zahtjevima vezanim za javnozdravstveno certificiranje utvrđenim u jednakovrijednim sporazumima ili drugim propisima BiH. / **Part II.1 of this certificate does not apply to countries with special public health certification requirements laid down in equivalence agreements or other BiH legislation.**

(2) Dio II.2 ovog certifikata ne odnosi se na: / **Part II.2 of this certificate does not apply to:**

(a) rakove, koji nisu sposobni za život, odnosno rakove koji ne mogu preživjeti ako ih se vrati u okoliš iz kojeg potječu,/ **non-viable crustaceans, which means crustaceans no longer able to survive as living animals if returned to the environment from which they were obtained,**

(b) ribu koja je prije otpreme zaklana i eviscerirana,/ **fish which are slaughtered and eviscerated before dispatch,**

(c) životinje akvakulture i njihove proizvode koji se stavljaju u promet za prehranu ljudi bez daljnje prerade, pod uvjetom da su upakirani u maloprodajna pakiranja koja udovoljavaju odredbama za takva pakiranja iz Pravilnika o higijeni hrane životinjskog porijekla („Službeni glasnik BiH" broj 103/12) ili Uredbe (EZ) 853/2004,/ **aquaculture animals and products thereof, which are placed on the market for human consumption without further processing, provided that they are packed in retail-sale packages whichcomply with the provisions for such packages in Rulebook on food of animal origin („Official Gazette BiH" No. 103/12) or Regulation (EC) No 853/2004,**

(d) rakove, namijenjene objektima za preradu odobrenim u skladu s članom 5. stavkom 2. Pravilnika o uslovima zdravlja životinja koji se primjenjuju na životinje akvakulture i njihove proizvode te sprječavanju i suzbijanju određenih bolesti vodenih životinja ("Službeni glasnik BiH"broj 28/11) ili članom 4. stavkom 2. Direktive 2006/88/EZ ili otpremnim centrima, centrima za pročišćavanje ili sličnim tvrtkama koji su opremljeni sustavom za pročišćavanje otpadnih voda koji inaktiviraju patogene uzročnike ili gdje su otpadne vode podvrgnute drugim vrstama postupaka koji smanjuju rizik prijenosa bolesti u prirodne vode na prihvatljivu razinu;/ **crustaceans destined for processing establishments authorised in accordance with Article 5 (2) Ordinance on animal health conditions applicable to aquaculture animals and products thereof, and the prevention and control of certain diseases in aquatic animals("Official Gazette of BiH"No. 28/11) or Article 4(2) of Directive 2006/88/EC, or for dispatch centres, purification centres or similar businesses which are equipped with an effluent treatment system inactivating the pathogens in question, or where the effluent is subject to other types of treatment reducing the risk of transmitting diseases to the natural waters to an acceptable level;**

(e) rakove koji su namijenjeni daljnjoj preradi prije prehrane ljudi bez privremenog skladištenja na mjestu prerade te pakirani i označeni u tu svrhu u skladu s Pravilnika o higijeni hrane životinjskog porijekla („Službeni glasnik BiH" broj 103/12) ili Uredbom (EZ) 853/2004./ **crustaceans which are intended for further processing before human consumption without temporary storage at the place of processing and packed and labelled for that purpose in accordance with Rulebook on food of animal origin („Official Gazette BiH" No. 103/12) or Regulation (EC) No 853/2004.**

(3) Djelovi II.2.1 i II.2.2 ovog certifikata odnose se na vrste prijemljive na jednu ili više bolesti navedene u naslovu dotične točke. Prijemljive vrste navedene su u Prilogu III Pravilnika o uslovima zdravlja životinja koji se primjenjuju na životinje akvakulture i njihove proizvode te sprječavanju i suzbijanju određenih bolesti vodenih životinja("Službeni glasnik BiH"broj 28/11) ili Prilogu IV. Direktivi 2006/88/EZ./ **Parts II.2.1 and II.2.2 of this certificate only apply to species susceptible to one or more of the diseases referred to in the heading of the point concerned. Susceptible species are listed in Annex III to Ordinance on animal health conditions applicable to aquaculture animals and products thereof, and the prevention and control of certain diseases in aquatic animals ("Official Gazette of BiH"No. 28/11) or Annex IV to Directive 2006/88/EC.**

(4) Nepotrebno precrtati. /**Keep as appropriate.**

(5) Za pošiljke vrsta prijemljivih na EHN, Taurski sindrom rakova i/ili bolest žute glave rakova, ova se izjava mora čuvati kako bi pošiljka mogla biti odobrena za uvoz u BiH./ **For consignments of species susceptible to EHN, Taura syndrome and/or Yellowhead disease this statement must be kept for the consignment to be authorised for the import into BiH.**

Boja pečata i potpisa mora se razlikovati od boje ostalih podataka u certifikatu./ **The colour of the stamp and signature must be different to that of the other particulars in the certificate.**

Službeni veterinar / Official veterinarian

Ime (tiskanim slovima) / Name (in capitals):	Kvalifikacija i titula / Qualification and title:
Datum:/ Date:	Potpis / Signature:
Pečat: / Stamp:	

图 15-6-3 输波黑水产品健康证书（样式）3

出自《关于印发中国输波黑有关产品卫生证书格式的通知》（质检通函〔2014〕423 号）。

第四节 兽医（卫生）证书

输韩国盐渍肠衣兽医（卫生）证书见图 15-7。

兽 医（卫 生）证 书

VETERINARY（HEALTH）CERTIFICATE

发货人名称及地址
Name and Address of Consignor ______

收货人名称及地址
Name and Address of Consignee ______

品名
Description of Goods ______

报检重量
Weight Declared (NW/GW) ______

产地
Place of Origin ______

标记及号码
Mark & No.

包装种类及数量
Number and Type of Packages (including hanks) ______

集装箱号
Container No. ______

铅封号
Seal No. ______

加工厂名称、地址及编号
Name, Address and approval No. of the approved Establishment ______

启运地
Place of Dispatch ______

到达国家及地点
Country and Place of Destination ______

运输工具
Means of Conveyance (including Name of vessel or flight) ______

发货日期
Date of Dispatch ______

加工日期/Processing period: ______

本签字兽医官证明
I, the undersigned Official Veterinarian, certify that:

1. 上述天然肠衣来自______（动物名称）。
The exported natural casing is derived from______(animal species).

2.□ 上述天然肠衣原料来自中国：屠宰动物由中国官方兽医进行宰前和宰后检验，无动物传染病迹象。
The exported natural casing is originated from China: The animals have been subjected to ante and post-mortem veterinary inspections conducted by government veterinarian at the time of slaughter, and are free from any evidence of contagious and infectious animal disease.

□ 上述天然肠衣原料不是来自中国：肠衣原料在中国入境口岸经过检验检疫部门检验或确认了原产地国签发的卫生证书（复印件附后），并证明无动物传染病迹象。
The exported natural casing is not originated from China: The materials of the exported natural casing have been subjected to import inspection by CIQ at the entry port or confirmed to the health certificate issued by the originating government (copy attached) at the time of importation, and are free from any evidence of contagious and infectious animal disease.

3. 中国官方对上述天然肠衣加工厂进行卫生监管，并在定期的卫生监督检查中没有发现违规现象。
The export establishment is under sanitary supervision of China and has no noncompliance in the periodical sanitary inspections conducted by China.

图 15-7-1 输韩国盐渍肠衣兽医（卫生）证书（样式）1

4. 上述天然肠衣在卫生的条件下生产、储存和运输，防止被传染病病原体污染或者对公共卫生产生有害影响。
The exported natural casing has been handled, produced, stored and transported in a sanitary manner that prevents them from being contaminated by pathogens of communicable diseases and does not result in any harmful effects on public health.
5. 每个容器只装同种动物的肠衣。
Only casing produced from same type of animal has been packed in each container.
6. 上述天然肠衣用密闭容器包装和运输，防止从发货至到达过程中受到传染病病原体污染。
The natural casing for export has been contained and transported in sealed containers to prevent them from being contaminated by pathogens of communicable diseases from departure to arrival.

注/Note:
1. 韩国仅允许进口原料来自澳大利亚和新西兰的羊肠衣
Only sheep and goat casings whose raw materials originated from Australia and New Zealand are allowed to be imported into Korea by Korean government.

****

印章
Official Stamp

签证地点 Place of Issue ____________ 签证日期 Date of Issue ____________

官方兽医 Official Veterinarian ____________ 签　名 Signature ____________

图 15-7-2　输韩国盐渍肠衣兽医（卫生）证书（样式）2

出自《关于印发中国出口韩国肉类产品卫生证书格式的通知》（质检通函〔2017〕170 号）。

输土耳其水产品兽医（卫生）证书见图 15-8。

VETERINARY HEALTH CERTIFICATE FOR EXPORTS OF FISHERY PRODUCTS INTENDED FOR HUMAN CONSUMPTION TO THE REPUBLIC OF TURKEY

TÜRKİYE CUMHURİYETİ'NE İNSAN TÜKETİMİ AMAÇLI BALIKÇILIK ÜRÜNLERİNİN İHRACATI İÇİN VETERİNER SAĞLIK SERTİFİKASI

Part I: Details of dispatched consignment/**Kısım I: Gönderilen Sevkiyata Ait Detaylar**

I.1.Consignor/***Gönderen***
Name/***Adı:***
Address/***Adresi:***
Tel./***Telefon:***

I.2. Certificate reference No/
Sertifika referans numarası

I.2.a.

I.3. Central competent authority/***Merkezi yetkili otorite:***

I.4. Local competent authority/***Yerel yetkili otorite:***

I.5.Consignee/***Alıcı***
Name/***Adı:***
Address/***Adresi:***
Postcode/***Posta kodu:***
Tel./***Telefon:***

I.6.

I.7.Country of origin ***/Orijin ülke***

ISO Code/ ***ISO Kodu***

I.8.Region of origin ***/Orijin bölgesi:***

Code/***Kodu***

I.9.Country of destination/***Varış ülkesi***
TURKEY/***TÜRKİYE***

ISO Code/ ISO Kodu
TR

I.10.

I.11.Place of origin/***Orijin yeri***
Name/***Adı***　　Approval number/***Onay numarası***
Address/***Adresi***

I.12.

I.13.Place of loading/**Yükleme yeri**

I.14.Date of departure/**Çıkış tarihi:**

I.15.Means of transport/**Nakliye aracı**
Aeroplane ***/Uçak*** ☐　　Ship ***/Gemi*** ☐　　Railway Wagon ***/Tren Vagonu*** ☐
Road vehicle ***/Otoyol Aracı*** ☐　　Other ***/Diğer*** ☐
Identification /***Kimliği:***
Documentary references /***Doküman referansları:***

I.16.Entry Point in TR/ **TR'ye giriş yeri:**

I.17.

I.18.Description of commodity/***Malın tanımı***

I.19.Commodity code (HS Code)/***Malın kodu (HS)***

I.20.Quantity/***Miktar***

I.21.Temperature of product/***Ürünün ısısı***
Ambient/***Oda sıcaklığı***　　C☐ed/***Soğutulmuş***　　Frozen/☐***dondurulmuş***

I.22.Number of packages/***Paket sayısı***
☐

I.23.Seal/Container No /***Mühür/Konteynır no:***

I.24.Type of packaging/***Paketlemenin Türü***

1.25. Commodities certified for / ***Mallar,***
Human consumption/***insan tüketimi*** ☐ ***için onaylıdır.***

I.26.

1.27. For import or admission into Turkey / ***Türkiye'ye ithalatı veya girişi için***

1.28. Identification of the commodities/***Malların Tanımı***

Species (Scientific name) ***Türler/(Bilimsel adı)***	Nature of commodity ***Malın niteliği***	Treatment type ***işlem türü***	Approval number of establishment ***İşletme onay numarası*** Manufacturing plant ***Üretim tesisi***	Number of packages ***Paket sayısı***	Net weight ***Net ağırlık***

图 15-8-1　输土耳其水产品兽医（卫生）证书（样式）1

Part II: Certification/*Kısım II: Sertifikasyon*

II. Health information /**Sağlık Bilgileri**	II. a.Certificate reference number/**Sertifika referans numarası:**	II. b

II.1 Public health attestation/**Halk Sağlığı Beyanı**

I, the undersigned, declare that I am aware of the relevant provisions of Regulations (EC) No 178/2002, (EC) No 852/2004, (EC) No 853/2004 and (EC) No 854/2004 and certify that the fishery products described above were produced in accordance with those requirements, in particular that they:/
Aşağıda imzası bulunan ben, 178/2002 (EC), 852/2004 (EC), 853/2004 (EC) ve 854/2004 (EC) sayılı Yönetmeliklerin ilgili hükümlerinden haberdar olduğumu beyan eder ve onaylarım ki, yukarıda tanımlanan balıkçılık ürünleri bu gereksinimlere uygun olarak üretilmiştir, özellikle;

- come from (an) establishment(s) implementing a programme based on the HACCP principles in accordance with Regulation (EC) No 852/2004/
852/2004/EC sayılı Yönetmeliğe uygun olarak, HACCP ilkelerini temel alan bir program uygulayan işletme(ler)den gelmektedir.

- have been caught and handled on board vessels, landed, handled and where appropriate prepared, processed, frozen and thawed hygienically in compliance with the requirements laid down in Section VIII, Chapters I to IV of Annex III to Regulation (EC) No 853/2004/EC. **853/2004/EC sayılı Yönetmeliğin Ek III'ün, Kısım VIII, Bölüm I ila IV'ünde belirtilen gereksinimlere uygun olarak yakalanmış ve gemilerde işlemden geçmiş, karaya çıkarılmış, işleme tabi tutulmuş ve hijyenik olarak uygun yerlerde, hazırlanmış, işlenmiş, dondurulmuş ve çözdürülmüştür.**

- satisfy the health standards laid down in Section VIII, Chapter V of Annex III to Regulation (EC) No 853/2004 and the criteria laid down in Regulation (EC) No 2073/2005 on microbiological criteria for foodstuffs; **853/2004/EC sayılı Yönetmeliğin Ek III'ün, Kısım VIII, Bölüm V'te belirtilen sağlık standartları ve gıdalar için mikrobiyolojik kriterlere dair 2073/2005/EC sayılı Yönetmelikte belirtilen kriterleri sağlamaktadır.**

- have been packaged, stored and transported in compliance with Section VIII, Chapters VI to VIII of Annex III to Regulation (EC) No 853/2004/EC; **853/2004/EC sayılı Yönetmeliğin Ek III'ün, Kısım VIII, Bölüm VI ila VIII'e uygun olarak ambalajlanmış, depolanmış ve nakledilmiştir.**

-have been marked in accordance with Section 1 of Annex II to Regulation (EC) No853/2004/EC; **853/2004/EC sayılı Yönetmeliğin Ek II'nin, Kısım 1'e uygun olarak işaretlenmiştir.**

- the guarantees covering live animals and products thereof, if from aquaculture origin, provided by the residue plans submitted in accordance with Directive 96/23/EC, and in particular Article 29 thereof, are fulfilled; and **96/23/EC sayılı direktife ve özellikle bu direktifin 29. maddesine uygun olarak sunulan kalıntı planları aracılığıyla, yetiştiricilikle elde edilen canlı hayvanları ve bunların ürünlerini kapsayan garantiler yerine getirilmiştir. Ve**

-have satisfactorily undergone the official controls laid down in Annex III to Regulation (EC) No 854/2004/EC; **854/2004/EC sayılı Yönetmeliğin Ek III'ünde belirtilen resmi kontrollerden yeterli derecede geçmiştir.**

II.2 (1)(3) Animal health attestation for fish and crustaceans of aquaculture origin/ **Yetiştiricilikle elde edilen balık ve kabuklulara yönelik Hayvan Sağlığı Beyanı**

II.2.1 (2)(3)[Requirements for susceptible species to Epizootic haematopoietic necrosis (EHN), Taura syndrome and Yellowhead disease:**/Epizootik hematopoetik nekroz (EHN), Taura sendrom ve Sarıbaş hastalığına duyarlı türler için gereksinimler:**

I, the undersigned official inspector, hereby certify that the aquaculture animals or products thereof referred to in Part I of this certificate:**/Ben aşağıda imzası bulunan resmi denetçi, onaylarım ki bu sertifikanın 1. Kısmında atıfta bulunulan balıkçılık hayvanları veya bunların ürünleri:**

Originate from a country/territory, zone or compartment declared free from (3) [EHN] (3) [Taura syndrome] (3) [Yellowhead disease] in accordance with the relevant OIE Standard by the competent authority of my country,**/Bulunduğum ülkenin yetkili otoritesi tarafından ilgili OIE Standardına uygun olarak (3)[EHN] (3)[Taura sendrom] (3)[Sarıbaş hastalığı]'ndan ari olduğu beyan edilen bir ülkeden/topraktan, bölgeden ya da bölümden gelmektedir.**

(i) where the relevant diseases are notifiable to the competent authority and reports of suspicion of infection of the relevant disease must be immediately investigated by the competent authority,**/ilgili hastalıkların yetkili otoriteye bildirimi zorunludur ve ilgili hastalığa ilişkin bulaşma şüphesi raporlarının, yetkili otorite tarafından derhal araştırılması gerekmektedir.**
(ii) all introduction of species susceptible to the relevant diseases come from an area declared free of the disease, and**/ilgili hastalıklar için duyarlı olarak bildirilen tüm türler, hastalıktan ari olarak beyan edilen bir alandan gelmektedir. Ve,**
(iii) species susceptible to the relevant diseases are not vaccinated against the relevant diseases]**/ilgili hastalıklar için duyarlı türler, ilgili hastalıklara karşı aşılanmamıştır.]**

II.2.2 (3) [Requirements for species susceptible to Viral haemorrhagic septicaemia(VHS), Infectious haematopoietic necrosis (IHN), Infectious salmon anaemia (ISA), Koi herpes virus (KHV) and White spot disease / **Viral hemorajik septisemi (VHS), enfeksiyöz hematopoetik nekrozis (IHN), enfeksiyöz somon anemisi (ISA), Koi herpes virüs hastalığı (KHV) ve Beyaz benek hastalığına duyarlı türlere ilişkin gereksinimler**

I, the undersigned official inspector/veterinarian, hereby certify that the aquaculture animals or products thereof referred to in Part I of this certificate:
Ben aşağıda imzası bulunan resmi denetçi/veteriner, onaylarım ki bu sertifikanın 1. Kısmında atıfta bulunulan balıkçılık hayvanları veya bunların ürünleri:

Originate from a country/territory, zone or compartment declared free from [VHS] [IHN] [ISA] [KHV] [White spot disease] in accordance with the relevant OIE Standard by the competent authority of my country/**Bulunduğum ülkenin yetkili otoritesi tarafından ilgili OIE Standardına uygun olarak [VHS] [IHN] [ISA] [KHV] [Beyaz benek hastalığı]'ndan ari olduğu beyan edilen bir ülkeden/ topraktan, bölgeden ya da bölümden gelmektedir.**

(i) where the relevant diseases are notifiable to the competent authority and reports of suspicion of infection of the relevant disease must be immediately investigated by the competent authority **/ilgili hastalıkların yetkili otoriteye bildirimi zorunludur ve ilgili hastalığa ilişkin bulaşma şüphesi raporlarının, yetkili otorite tarafından derhal araştırılması gerekmektedir.**
(ii) all introduction of species susceptible to the relevant diseases come from an area declared free of the disease, and**/ilgili hastalıklar için duyarlı olarak bildirilen tüm türler, hastalıktan ari olarak beyan edilen bir alandan gelmektedir. Ve,**
(iii) species susceptible to the relevant diseases are not vaccinated against the relevant diseases]**/ilgili hastalıklar için duyarlı türler, ilgili hastalıklara karşı aşılanmamıştır.]**

II.2.3 Transport and labelling requirements **/ Nakliye ve etiketleme gereksinimleri**
I, the undersigned official inspector/veterinarian, hereby certify that:/ **Ben aşağıda imzası bulunan resmi denetçi/veteriner, aşağıda yazılı hususları onaylarım:**

II.2.3.1 the aquaculture animals referred to above are placed under conditions, including with a water quality, that do not alter their health status;
yukarıda belirtilen balıkçılık hayvanları, suyun kalitesi de dâhil olmak üzere, sağlık statülerini değiştirmeyecek koşullar altında yerleştirilmiştir.
II.2.3.2 the transport container or well boat prior to loading is clean and disinfected or previously unused; and
nakliye konteynırı veya balıkçı gemisi yükleme öncesinde temiz ve dezenfekte edilmiştir veya öncesinde kullanılmamıştır. ve
II.2.3.3 the consignment is identified by a legible label on the exterior of the container, or when transported by well boat, in the ship's manifest, with the relevant information referred to in boxes 1.7 to 1.11 of Part 1 of this certificate, and the following statement: / **sevkiyat, konteynırın dışında okunabilir bir etiket ile veya malın balıkçı gemisiyle taşındığı durumlarda geminin manifestosunda, bu sertifikanın 1. Kısmında bulunan 1.7 ila 1.11 numaralı kutularda belirtilen ilgili bilgilerle ve aşağıda belirtilen ibare ile tanımlanmıştır.**

"(3)[Fish] (3)[Crustaceans] intended for human consumption" / **"İnsan tüketimine yönelik (3)[Balık] (3)[Kabuklular]"**

图 15-8-2　输土耳其水产品兽医（卫生）证书（样式）2

II. Health information / **Sağlık Bilgileri**	II. a.Certificate reference number/**Sertifika referans numarası**	II. b

Notes/**Notlar**

Part I/ **Kısım I**

-Box reference 1.8: Region of origin: For frozen or processed bivalve molluscs, indicate the production area./**Madde 1.8: Orijin bölgesi: Dondurulmuş ya da işlenmiş çift kabuklu yumuşakçalar için üretim alanını belirtiniz.**

-Box reference 1.11: Place of origin: Name and address of the dispatch establishment./**Madde 1.11: Orijin yeri: Yüklendiği işletmenin adı, adresi.**

- Box reference 1.15: Registration number (railway wagons or container and lorries), flight number (aircraft) or name (ship). Separate information is to be provided in the event of unloading and reloading./**Madde 1.15: Kayıt numarası (tren vagonu veya konteyner ve kamyon), uçuş numarası (uçak) veya ad (gemi). Boşaltılma ve geri yükleme durumunda ayrı bilgi sağlanmalıdır.**

- Box reference 1.19: use the appropriate Harmonised System (HS) codes of the World Customs Organization of the following headings: 0301, 0302, 0303, 0304, 0305, 0306, 0307, 0308, 05.11, 15.04, 1516. 1518, 1603, 1604, 1605 or 2106./**Madde 1.19: Dünya Gümrük Örgütünün uygun kodlarını (HS) kullanınız: 0301, 0302, 0303, 0304, 0305, 0306, 0307, 0308, 05.11, 15.04, 1516, 1518, 1603, 1604, 1605 veya 2106.**

-Box reference 1.23: Identification of container/Seal number: Where there is a serial number of the seal it has to be indicated./**Madde 1.23: Konteynırın kimlik numarası /Mühür numarası: Mührün seri numarasının olduğu durumlarda, bu belirtilmelidir.**

-Box reference 1.28: Nature of commodity: Specify whether aquaculture or wild origin./**Madde 1.28: Malın niteliği: Yetiştirme veya yaban hayatı menşeli ürün olup olmadığını belirtiniz.**

Treatment type: Specify whether live, chilled, frozen or processed./**İşlem tipi: Canlı, soğutulmuş, dondurulmuş ya da işlenmiş olup olmadığını belirtiniz.**

Manufacturing plant: includes factory vessel, freezer vessel, cold store, processing plant./**Üretim tesisi: üretim gemisi, donduruculu gemi, soğutma deposu, işleme tesisini kapsar.**

Part II:/Kısım II

(1) Part II.2 of this certificate does not apply to: / (1) **Bu sertifikanın Kısım. II.2 bölümü aşağıdakiler için uygulanmayacaktır :**

(a) non-viable crustaceans, which means crustaceans no longer able to survive as living animals if returned to the environment from which they were obtained,/**Elde edildikleri çevreye geri dönmeleri durumunda artık canlı hayvan olarak hayatta kalamayan cansız kabuklular,**

(b) fish which are slaughtered and eviscerated before dispatch, / **sevk edilmeden önce kesilen ve iç organları temizlenen balıklar,**

(c) aquaculture animals and products thereof, which are placed on the market for human consumption without further processing, provided that they are packed in retail-sale packages which comply with the provisions for such packages in Regulation (EC) No 853/2004, **/853/2004/EC sayılı Yönetmelik'teki ambalajlama hükümlerine uygun olarak perakende satış ambalajlarıyla paketlenmeleri koşuluyla, daha sonra işlemden geçmeden insan tüketimi için piyasaya sunulan balıkçılık hayvanları ve ürünleri,**

(d) crustaceans destined for processing establishments authorised in accordance with Article 4(2) of Directive 2006/88/EC, or for dispatch centres, purification centres or similar businesses which are equipped with an effluent treatment system inactivating the pathogens in question, or where the effluent is subject to other types of treatment reducing the risk of transmitting diseases to the natural waters to an acceptable level, / **2006/88/EC sayılı Direktif'in 4(2)'inci Maddesi doğrultusunda yetkilendirilmiş işleme tesislerine ya da sevk merkezlerine, arıtma merkezlerine veya söz konusu patojenleri inaktive eden bir atık işleme sistemi bulunan ya da atık maddenin, doğal sulara hastalık yayılma riskini kabul edilebilir bir seviyeye kadar azaltan diğer işleme tiplerine tabi tutulduğu benzer işletmelere gönderilen kabuklular,**

(e) crustaceans which are intended for further processing before human consumption without temporary storage at the place of processing and packed and labelled for that purpose in accordance with Regulation (EC) No 853/2004. **/853/2004/EC sayılı Yönetmeliğe uygun olması amacıyla işleme, paketleme ve etiketleme yerinde geçici depolama yapılmadan, insan tüketiminden önce ileri işlemden geçmesi amaçlanan kabuklular**

(2) Parts II.2.1 and II.2.2 of this certificate only apply to species susceptible to one or more of the diseases referred to in the heading of the point concerned. Susceptible species are listed in Annex IV to Directive 2006/88/EC./**Bu sertifikanın Kısım II.2.1 ve II.2.2'si sadece ilgili madde başlığı altında belirtilen bir ya da birden çok hastalığa karşı duyarlı olan türler için uygulanacaktır. Duyarlı türler, 2006/88/EC sayılı Direktifin Ek IV'ünde listelenmiştir.**

(3)Keep as appropriate. **Uygun şekilde saklayınız.**

- The colour of the stamp and signature must be different to that of the other particulars in the certificate./**Mührün ve imza renginin, sertifikanın diğer unsurlarının renginden farklı olması gerekmektedir.**

(*)In case of exportation of live aquaculture, official veterinarian should sign./ **Canlı balıkçılık ürünlerinin ihracatı durumunda Resmi Veteriner Hekim imzalamalıdır.**

Official inspector/Veterinarian(*)/**Resmi denetçi/Veteriner Hekim(*)**

Name (in capital letters):/**İsim (büyük harflerle):** Qualification and title:/**Yetki ve unvan:**

Date:/**Tarih:** Signature:/**İmza:**

Stamp:/**Mühür:**

图 15-8-3 输土耳其水产品兽医（卫生）证书（样式）3

出自《关于印发中国输土耳其水产品兽医卫生证书格式的通知》（质检通函〔2014〕402 号）。

输俄白哈海关联盟猪肉和猪副产品兽医（卫生）证书见图 15-9。

Форма № 23

(в редакции
Решения Коллегии
Евразийской экономической комиссии
от 4 декабря 2012 г. № 262)

1. 货物信息/**Описание поставки**/***Consignment description***:	1.5 证书编号/Сертификат № / *CertificateNo* :
1.1 发货人/Название и адрес грузоотправителя/ *Name and address of consignor:* 1.2 收货人/Название и адрес грузополучателя/ *Name and address of consignee:*	**中华人民共和国 向海关联盟（白俄罗斯、哈萨克斯坦和俄罗斯） 出口屠宰加工猪肉和猪副产品 兽 医 证 书 Ветеринарный сертификат на экспортируемые из Китайской Народной Республики на таможенную территорию Таможенного союза Республики Беларусь, Республики Казахстан и Российской Федерации мясо, мясное сырье и субпродукты, полученные при убое и переработке свиней / *Veterinary certificate for meat, raw meat and offals from slaughtered and processed pigs exported from People's Republic of China to the customs territory of the Customs Union (the Republic of Belarus, the Republic of Kazakhstan and the Russian Federation)***
1.3 运输工具(火车、汽车、集装箱编号，航班号或船舶名称)/Транспорт: (№ вагона, автомашины, контейнера, рейс самолета, название судна)/ *Transport: (Number of the railway carriage, truck, containers, flight number, name of vessel)*:	1.6 原产国/Страна происхождения товара/ *Country of origin:* 1.7 证书签发国家/Страна выдавшая сертификат/ *Country issuing the certificate:* 1.8 输出国家主管机构/Компетентное ведомство страны-экспортера/ *Competent authority of the exporting country:* 1.9 证书签发机构 Учреждение страны-экспортера, выдавшее сертификат/ *Organization of the exporting country issuing the certificate:*
1.4 过境国家/Страна(ы) транзита/ *Transit countries:*	1.10 查验口岸/Пункт пропуска товаров через таможенную границу/ *Checkpoint at the customs border* :

图 15-9-1 输俄白哈海关联盟猪肉和猪副产品兽医（卫生）证书（样式）1

2. 产品信息/Идентификация товара/ *Commodity identification*

2.1 品名/Наименование товара/ *Name of commodity:*

2.2 生产日期/Дата выработки товара/ *Production date:*

2.3 包装/Упаковка/ *Package:*

2.4 包装数量/Количество мест/ *Number of items:*

2.5 净重/Вес нетто (кг)/ *Net weight (kg):*

2.6 铅封号/Номер пломбы/ *Seal number:*

2.7 唛头 Маркировка/ *Marking:*

2.8 储存和运输条件 Условия хранения и перевозки/ *Storage and transportation conditions:*

3.企业信息/Происхождение товара/ *Commodity origin*

3.1 企业名称地址和注册号 Название, регистрационный номер и адрес предприятия/ *Name, registration number and address of the establishment:*

- 屠宰场/бойня (мясокомбинат)/ *slaughter house (meat-processing plant):*

- 分割厂/разделочное предприятие/ *cutting plant:*

- 冷库/холодильник/ *cold store:*

3.2 行政区/Административно-территориальная единица/ *Administrative-territorial unit:*

4. 产品适合食用证明 Свидетельство о пригодности продукции в пищу/ *Certificate on suitability of products for human consumption*

本签字兽医官证明/Я, нижеподписавшийся государственный/официальный ветеринарный врач, настоящим удостоверяю следующее/ *I, the undersigned state/official veterinarian hereby certify that:*

本证书根据以下预出口证书（如果存在两个及两个以上预出口证书，相关证书应随附）签发[1]/Сертификат выдан на основе следующих до-экспортных сертификатов (при наличии более двух до-экспортных сертификатов прилагается список)/ *The certificate has been issued on the basis of the following pre-export certificates (in case there are more than two pre-export certificates, the corresponding list is attached):*

日期 /Дата/ *Date*	编号/ Номер/ *N*	原产国/Страна Происхождения/ *Country of origin*	行政区 /Административная Территория/ *Administrative territory*	企业注册号/ Регистрационный номер Предприятия/ *Plant registration number*	产品种类和数量（净重）/ Вид и количество (вес нетто) Товара/ *Type and number of commodities (net weight)*

4.1 出口海关联盟国家（白俄罗斯、哈萨克斯坦和俄罗斯）的猪肉和猪副产品来自肉类产品加工厂屠宰和加工的健康动物/Экспортируемые на таможенную территорию Таможенного союза Республики Беларусь, Республики Казахстан и Российской Федерации мясо, мясное сырье и субпродукты, получены от убоя и переработки здоровых животных на мясоперерабатывающих предприятиях/*Meat, raw meat and offals for export to the customs territory of the Customs Union (the Republic of Belarus, the Republic of Kazakhstan and the Russian Federation) are obtained from healthy animals slaughtered and processed at meat-processing plants.*

4.2 用于生产出口海关联盟国家（白俄罗斯、哈萨克斯坦和俄罗斯）猪肉和猪副产品的动物经过官方兽医机构宰前兽医检验，胴体、头和内脏器官经过宰后兽医检验/ Животные, мясо, мясное сырье и субпродукты от которых предназначены для экспорта на таможенную территорию Таможенного союза Республики Беларусь, Республики Казахстан и Российской Федерации, подвергнуты предубойному ветеринарному осмотру, а туши, головы и внутренние органы – послеубойной ветеринарно-санитарной экспертизе государственной ветеринарной службой/ *Animals from which meat, raw meat and offals are derived for export to the customs territory of the Customs Union (the Republic of Belarus, the Republic of Kazakhstan and the Russian Federation) go through ante-mortem veterinary examination and carcasses, heads and internal organs are subject to post-mortem examination carried out by the official veterinary services.*

---

[1]如果不适用，删除并签字盖章/Если не нужно, зачеркнуть и подтвердить подписью и печатью/ *If not applicable,cross out,sign and stamp.*

图 15-9-2　输俄白哈海关联盟猪肉和猪副产品兽医（卫生）证书（样式）2

4.3 Мясо, мясное сырье и субпродукты получены при убое и переработке клинически здоровых животных, заготовленных в хоз 猪肉和猪副产品来自农场临床健康的动物和/或无下列动物传染病的地区/яйствах и/или административных территориях, свободных от заразных болезней животных/ *Meat, raw meat, offals are derived from clinically healthy animals originating from farms and/or administrative territories free from infectious animal diseases:*

- 非洲猪瘟：按照区域化原则，输出国家或地区过去三年未发生/африканской чумы свиней - в течение последних 3 лет на территории страны или административной территории в соответствии с регионализацией;/ *African swine fever – over the last 3 years in the territory of the country or in the administrative territory in accordance with the regionalization ;*

-口蹄疫、猪瘟：按照区域化原则，输出国家或地区过去 12 个月未发生/ящура, классической чумы свиней - в течение последних 12 месяцев на территории страны или административной территории в соответствии с регионализацией/ *FMD, Classical swine fever –over the last 12 months in the territory of the country or in the administrative territory in accordance with the regionalization;*

-猪水泡病：按照区域化原则，输出国家或地区过去 24 个月未发生，或者，按照全群扑杀的区域化原则，过去 9 个月输出国家或者地区未发生/везикулярной болезни свиней - в течение последних 24 месяцев на территории страны или административной территории в соответствии с регионализацией или в течение последних 9 месяцев на территории страны или административной территории в соответствии с регионализацией, где проводился «стэмпинг аут»; / *Swine vesicular disease - over the last 24 months in the territory of the country or in the administrative territory in accordance with the regionalization or over the last 9 months in the territory of the country or in the administrative territory in accordance with the regionalization where stamping out was carried out;*

-猪传染性脑脊髓炎：按照区域化原则，输出国家或地区过去 6 个月未发生 энтеровирусного энцефаломиелита свиней (тексовирусного энцефаломиелита свиней, болезни Тешена) - в течение последних 6 месяцев на территории страны или административной территории в соответствии с регионализацией; / *porcine enterovirus encephalomyelitis (porcine texoviral* encephalomyelitis, Teschen disease) - *over the last 6 months in the territory of the country or in the administrative territory in accordance with the regionalization;*

-伪狂犬病：输出国家符合世界动物卫生组织《陆生动物法典》有关头和内脏进口（流动）的要求/ болезни Ауески – на территории страны, в соответствии с рекомендациями Санитарного кодекса наземных животных в случае ввоза (перемещения) голов и внутренних органов;/ *Aujeszky's disease – in the territory of the country in accordance with the OIE Terrestrial Code recommendations for import (movement) of heads and internal organs;*

- 旋毛虫：过去 3 个月农场未发生/трихинеллеза - в течение последних 3 месяцев в хозяйстве;/ *trichinellosis – over the last 3 months on the farm;*

-炭疽：过去 20 天农场未发生/ сибирской язвы - в течение последних 20 дней в хозяйстве/ *anthrax - over the last 20 days on the farm;*

-蓝耳病：过去 6 个月农场未发生/ репродуктивно - респираторного синдрома свиней - в течение последних 6 месяцев на территории хозяйства/ *porcine reproductive and respiratory syndrome - over the last 6 months on the farm.*

4.4 用于生产出口猪肉和猪副产品的动物未受杀虫剂、天然或合成的雌激素、荷尔蒙、甲状腺剂、抗生素的影响，宰前未使用兽医制剂，所用药物符合停药期要求/Животные, от которых получено мясо, мясное сырье и субпродукты, не подвергались воздействию пестицидов, натуральных или синтетических эстрогенных, гормональных веществ, тиреостатических препаратов, антибиотиков, а также лекарственных средств, введенных перед убоем позднее сроков, рекомендованных инструкциями по их применению/ Animals from which meat, raw meat and offas are derived have not been affected by pesticides, natural or synthetic estrogen/ hormone preparations, *thyreostats, and a*ntibiotics and no veterinary preparations have been injected before the slaughter and later than it is recommneded by the package insert.

4.5 旋毛虫[2]/Трихинеллез/ Trichinellosis:

4.5.1. 每个胴体检验均为阴性/Каждая туша исследована на трихинеллез с отрицательным результатом/ *Each carcass is tested for trichinellosis with the negative results.*

4.5.2. 猪肉按照下表经过了冷冻处理/Свинина подвергнутая заморозке, как указано в нижеследующей таблице/ *Pork has been frozen as it is indicated in the table:*

时间 Время (часов)/ *Time (hours)*	温度 Температура(℃)/ *emperature(℃)*
106	*-18*
82	*-21*
63	*-23,5*
48	*-26*
35	*-29*
22	*-32*
8	*-35*
½	*-37*

4.6 出口海关联盟（白俄罗斯、哈萨克斯坦和俄罗斯）的猪肉和猪副产品应符合下列条件 Мясо, мясное сырье и субпродукты экспортируемые на таможенную территорию Таможенного союза Республики Беларусь, Республики Казахстан и Российской Федерации/*Meat, raw meat and offals for export to the customs territory of the Customs Union (the Republic of Belarus, the Republic of Kazakhstan and the Russian Federation) shall have the following characteristics:*

-宰后兽医检验表明，无口蹄疫、猪瘟、厌氧微生物、结核病及其他感染性疾病、寄生虫（囊虫、旋毛虫、肉孢子虫、丝虫、包虫等）感染和中毒的损伤/ не имеют при послеубойной ветеринарно-санитарной экспертизе изменений, характерных для ящура, чумы, анаэробных инфекций, туберкулеза и других заразных болезней, поражения гельминтами (цистицеркоз, трихинеллез, саркоспоридиоз, онхоцеркоз, эхинококкоз и др.), а также при отравлениях различными веществами; /- *post-mortem veterinary examinaton revealed no lesions suggestive of*

[2]如果不适用，删除并签字盖章/Если не нужно, зачеркнуть и подтвердить подписью и печатью/ *If not applicable, cross out, sign and stamp.*

图 15-9-3　输俄白哈海关联盟猪肉和猪副产品兽医（卫生）证书（样式）3

FMD, swine fevers, anaerobic infection, tuberculosis and other infectious diseases, helminth infestation (cysticercosis, trichinellosis, sarcosporidiosis, onchocercosis, echinococcosis etc.) and intoxication with different substances ;

-储存期间未曾解冻/ не подвергнуты дефростации в период хранения; / *have not been defrosted during storage;*

-无腐败迹象/ не имеют признаков порчи;/ *have no signs of decay;*

-冷冻肉的中心温度不高于-8°C，冰鲜肉的中心温度不高于+4°C /имеют температуру в толще мышц у кости не выше минус 8 градусов Цельсия для мороженого мяса, и не выше плюс 4 градусов Цельсия - для охлаждённого;/ *core temperature at the bone is not higher than -8℃ for frozen meat and not higher than +4℃ for chilled meat;*

-无内脏器官残留，无组织出血，脓肿已被切除，未发现蝇类幼虫和机械杂质/ без остатков внутренних органов, кровоизлияний в тканях, удалены абсцессы, не имеют личинок оводов, без механических примесей;/*have no traces of inner organs, no tissue haemorrhages ; abscesses are removed, no* botfly larvae *are detected, no mechanical impurities are found ;*

-未采用生产罐头的方法/ не содержат средства консервирования;/ *contains no canning substances;*

-沙门氏菌符合海关联盟要求，不对人的健康产生威胁 не контаминированы сальмонеллами в количестве, представляющем опасность для здоровья человека, в соответствии с установленными на территории Таможенного союза требованиями; / *level of Salmonella contamination does not pose threat for human health in accordance with the requirements established in the Customs Union;*

-浆膜完整，无机械杂质和异味（鱼腥味、药味等）не имеют зачистки серозных оболочек, механических примесей, несвойственного мясу запаха (рыбы, лекарственных трав, средств и др.)/ *have no serous membranes, mechanical impurities, non-meat odours (fish, medicinal herbs and preparations etc.) ;*

-未经染色物质、电离辐射或紫外线光处理 не обработаны красящими веществами, ионизирующим облучением или ультрафиолетовыми лучами/ *have not been treated with colouring agents, have not been subject to ionizing or ultra-violate irradiation.*

4.7 肉类产品的微生物、化学物质、有毒有害物质和放射性物质符合海关联盟现行兽医卫生要求和规范 Микробиологические, химико-токсикологические и радиологические показатели мяса и сырых мясопродуктов соответствуют действующим в Таможенном союзе ветеринарным и санитарным требованиям и правилам/ *Microbiological, chemical and toxicological and radiological criteria for meat and raw meat products comply with the veterinary and sanitary requirements and rules currently implemented within the Customs Union.*

4.8 肉和副产品适合人类食用 Мясо, мясное сырье и субпродукты признано пригодным для употребления в пищу/ *Meat, raw meat and offals are recongnized as suitable for human consumption.*

4.9 胴体（二分体、四分体）加盖了清晰的官方兽医机构印章，包括加工企业名称或编号。分割包装肉的外包装或托盘上施加了兽医卫生标识，标识的粘贴保证打开包装既破坏标识的完整性，或者，能够防止包装重复使用，如果一旦打开包装，包装将不能恢复原貌/Туши (полутуши, четвертины) имеют четкое клеймо государственной ветеринарной службы с обозначением названия или номера мясокомбината (мясохладобойни), на котором был произведен убой животных. Разделанное и упакованное мясо имеет маркировку (ветеринарное клеймо) на упаковке или полиблоке. Маркировочная этикетка наклеена на упаковке таким образом, что вскрытие упаковки невозможно без нарушения ее целостности или прикреплена к упаковке (нанесена на упаковку) таким образом, чтобы она не могла быть использована вторично. В этом случае упаковка сконструирована так, что в случае вскрытия ее первоначальный вид невозможно восстановить/ *Carcasses (half-carcasses, quarters) have a clear stamp of the national veterinary service indicating name and number of the meat-processing plant (slaughter house/cold store) where the animal has been slaughtered. Cut and packaged meat is marked (veterinary health mark) on the package or pallet. Marking label shall be stuck onto the package in such a way so that it would be impossible to open the package without violating the mark integrity or it shall be attached to the package (applied to it) to prevent the secondary use of the package. In this case the original look of the package cannot be resorted, if it is opened.*

4.10 容器和包装材料为一次性的，符合海关联盟要求/ Тара и упаковочный материал одноразовые и соответствуют требованиям Таможенного союза/ *Container and package materials are disposable and comply with the Customs Union requirements.*

4.11 运输工具按输出国家相关规定进行处理 Транспортное средство обработано и подготовлено в соответствии с правилами, принятыми в стране-экспортере/ *Transportation vehicle is treated and prepared in accordance with the regulations adopted by the exporting country.*

地点/Место/ *Place*: ____________ 日期/Дата/ *Date*: ____________ 官方印章 Печать/ *Stamp*

签字兽医官 Подпись государственного/официального ветеринарного врача/ *Signature of State/Official Veterinarian*: ____________

姓名和职务 Ф.И.О. и должность/ *Full name and position*: ____________

备注：签字和印章与证书文本颜色不同

Примечание. Подпись и печать должны отличаться цветом от бланка.

Note. Signature and stamp must differ in colour from the printed text

图 15-9-4 输俄白哈海关联盟猪肉和猪副产品兽医（卫生）证书（样式）4

出自《关于印发输俄白哈海关联盟猪肉和猪副产品兽医证书格式的通知》（质检通函〔2014〕500号）。

输以色列水产品兽医（卫生）证书见图 15-10。

VETERINARY HEALTH CERTIFICATE FOR EXPORT OF FISH AND FISHERY PRODUCTS OF THE POEPLE'S REPUBLIC OF CHINA INTEDED FOR HUMAN CONSUMPTION TO ISRAEL

Certification No. :	**Central competent authority:**	**Local competent authority:**

Country of origin:	**Place of origin:** **Name:** **Address:** **Approval No:**
Consignor: **Name:** **Address:** **Postal code:Tel No:** **E-mail :**	**Consignee:** **Name:** **Address:** **Postal code:Tel No:** **E-mail :**
Place of loading:	**Port of entry / Border crossing to ISRAEL:**

Date of containerization / stuffing :	**Means of transport:** **Ship** ☐ **Airplane**☐**- AWB :** ________	**Containeridentification:**
Date of departure:	**Land** ☐ **- Bill of Lading :** ________ **Other** ☐________	

No.	Container No.	Seal No.
1		
2		
3		
4		
5		

Identification of the commodities

Description of commodity	Species (scientific name)	Nature of commodity	Treatment type / Storage temp.	Approval No. of Manufacturing plant	No. of pack.	Net weight (Kg.)	Harvest-ing date (dd/mm/yy)	Product-ion date (dd/mm/yy)	Best before (dd/mm/yy)	Lot No.
Total										

The above mentioned commodities are certified for <u>human consumption</u> as :

Ready to eat ☐

Non Ready to eat ☐

Remarks/ Other : ....

....

Official Stamp ____________________

图 15-10-1 输以色列水产品兽医（卫生）证书（样式）1

HEALTH ATTESTATION: Certification No.:____________

II.1.- I, the undersigned official veterinarian, declare that I am aware of the relevant provisions of Regulations (EC) No 178/2002, (EC) No 852/2004, (EC) No 853/2004 and (EC) No 854/2004 and certify that the fishery products described above were produced in accordance with those requirements, in particular that they:

- Come from (an) establishment(s) implementing a programmed based on the **HACCP principles** in accordance with Regulation (EC) No **852/2004**
- Have been caught and handled on board vessels, landed, handled and where appropriate prepared, processed, frozen and thawed hygienically in compliance with the requirements laid down in Section VIII, Chapters I to IV of Annex III to Regulation (EC) No **853/2004**
- Satisfy the health standards laid down in Section VIII, Chapter V of Annex III to Regulation (EC) No 853/2004 and the criteria laid down in Regulation (EC) No **2073/2005** on microbiological criteria for foodstuffs
- Have been packaged, stored and transported in compliance with Section VIII, Chapters VI to VIII of Annex III to Regulation (EC) No **853/2004**
- Have been marked in accordance with Section I of Annex II to Regulation (EC) No **853/2004**
- The guarantees covering live animals and products thereof, if from aquaculture origin, provided by the residue plans submitted in accordance with Directive **96/23/EC**, and in particular Article 29 thereof, are fulfilled; and
- Have satisfactorily undergone the official controls laid down in Annex III to Regulation (EC) No **854/2004**.

II.2.- Animal health attestation for fish and crustaceans of aquaculture origin ***(2) (4)***

I, the undersigned official veterinarian, hereby certify that the aquaculture animals or products thereof referred to in Part I of this certificate:

II.2.1.- Requirements for susceptible species to Epizootic ulcerative syndrome (EUS), Epizootic haematopoietic necrosis (EHN), Taura syndrome and Yellow head disease. ***(3) (4)***

Originate from a country/territory, zone or compartment declared free from (4)[EUS] (4)[EHN] (4)[Taura syndrome] (4)[Yellowhead disease] in accordance with Chapter VII of Directive **2006/88/EC** or the relevant OIE Standard by the competent authority ***(5)***

(i) where the relevant diseases are notifiable to the competent authority and reports of suspicion of infection of the relevant disease must be immediately investigated by the official services.

(ii) all introduction of species susceptible to the relevant diseases come from an area declared free of the diseases.

(iii) species susceptible to the relevant diseases are not vaccinated against the relevant diseases

II.2.2.- Requirements for species susceptible to Viral haemorrhagic septicaemia (VHS), Infectious haematopoietic necrosis (IHN), Infectious salmon anaemia (ISA), Koi herpes virus (KHV) and White spot disease ***(3) (4)***

Originate from a country/territory, zone or compartment declared free from (4)[VHS] (4)[IHN] (4)[ISA] (4)[KHV] (4)[White spot disease] in accordance with Chapter VII of Directive **2006/88/EC** or the relevant OIE Standard by the competent authority ***(6)***

(i) where the relevant diseases are notifiable to the competent authority and reports of suspicion of infection of the relevant disease must be immediately investigated by the competent authority

(ii) all introduction of species susceptible to the relevant diseases come from an area declared free of the disease.

(iii) species susceptible to the relevant diseases are not vaccinated against the relevant diseases

II.2.3.- Transport and labeling requirements:

II.2.3.1.- the aquaculture animals referred to above are placed under conditions, including the water quality, that do not alter their health status.

II.2.3.2.- the transport container or well boat prior to loading is clean and disinfected or previously unused.

II.2.3.3.- the consignment is identified by a legible label on the exterior of the container, or when transported by well boat, in the ship's manifest, with the relevant information referred to in Part I of this certificate, and the following statement:

"(4)[Fish](4)[Crustaceans](4)[Molluscs] intended for human consumption in Israel".

Done at: ,on:
(Place) (Date)

___________________ ___________________
Official Stamp, Name, position and signature of the Official Veterinarian

图 15-10-2 输以色列水产品兽医（卫生）证书（样式）2

出自《关于输以色列水产品使用新版卫生证书的通知》（质检食函〔2013〕160 号）。

输摩洛哥牛、绵羊和山羊肠衣兽医（卫生）证书见图 15-11。

<table>
<tr><td colspan="10">I/ Information Produit / 产品信息</td></tr>
<tr><td rowspan="8">Part I: Details of dispatched consignment</td><td colspan="4" rowspan="3">I.1. Expéditeur / 发货人
Nom/名称:
Adresse/地址:

Pays/国家:
Téléphone/电话:</td><td colspan="5">I.2. N° de référence du certificate/证书号码</td></tr>
<tr><td colspan="5">I.3. Autorité centrale competente/出证国家官方单位</td></tr>
<tr><td colspan="5">I.4. Autorité local compétente/出证地区官方单位</td></tr>
<tr><td colspan="4">I.5. Destinataire/收货人
Nom/名称:
Adresse/地址:

Pays/国家:
Téléphone/电话:</td><td colspan="5">I.6. Transitaire(s'il y a lieu)/货运代理(如果有)</td></tr>
<tr><td colspan="4">I.7. Pays d'origine /原产国: CHINA/中国</td><td colspan="5">I.8. Région(s'il y a lieu)/出产地区(如果有):</td></tr>
<tr><td colspan="4">I.9. Lieu d'origine/生产商
Nom/名称:
Numéro d'agrément/欧盟注册号:
Adresse/地址:</td><td colspan="5">I.10. Lieu de destination/到达港</td></tr>
<tr><td colspan="4">I.11. Lieu de chargement/出发港
Adresse/地址:</td><td colspan="5">I.12. Date du départ/出发日期</td></tr>
<tr><td colspan="9">I.13. Moyens de transport/货运方式(1)
Avion/空运☐ Navire/海运☐ wagon/铁路☐
Véhicule routier/汽运☐ Autres/其它☐
Identification/交通工具名称及标识:</td></tr>
<tr><td rowspan="6"></td><td colspan="4">I.14. Température produits/产品温度(1)
Ambiante/常温☐ Réfrigérée/冷藏☐
Congelée/冷冻☐</td><td colspan="2">I.15. Quantité totale/总数量:
****</td><td colspan="3">I.16. Nombre total de conditionnements/总包装件数
****</td></tr>
<tr><td colspan="9">I.17. N° du scellé et n° du conteneur/铅封号和集装箱号:***</td></tr>
<tr><td colspan="9">I.18. Marchandises certifiées aux fins de/证书证明内容适用于 (1)
Consommation humaine/人类消费☐ Alimentation animale/动物消费☐ Autre/其它☐</td></tr>
<tr><td colspan="9">1.19. Identification des marchandises/产品信息</td></tr>
<tr><td>Produits (nom+ espèce animale d'origine)/ 产品（名称及来源于何种动物）</td><td>Type de traitement/ 加工方式</td><td>Atelier de transformation/ 加工车间名称</td><td>Nombre de conditionnements /包装件数</td><td>Type de conditionnement /包装方式</td><td>Poids net/净重</td><td>Numéro de lot/批次号</td><td>Date de production/ 生产日期</td><td>Date de pérompdon/ 保质期 到期日期</td></tr>
<tr><td colspan="9">(1) Cocher la mention qui convienne/☐内画×</td></tr>
</table>

图 15-11-1 输摩洛哥的牛、绵羊和山羊肠衣兽医（卫生）证书（样式）1

II/Attestation de santé animale/动物健康证明
****
Fait à(Lieu)/出证地点: ______________ Le (date)/出证日期: ______________
Cachet officiel de signature/官方印章
(signature du vétérinaire officiel)官方兽医签字 ______________
(Nom en lettrres capitales, qualification et titre)/姓名和职务(大写字母) ______________
N.B/注释. 2)cocher la mention qui convienne/在合适的□中画× 3)La couleur de la signature est différente de celle du texte. Ce principe s'applique également aux cachets, à l'exclusion des reliefs et des filigranes/签字墨水应不同于本文颜色，同意盖章印泥颜色也要区别于本文颜色，但钢印和水印除外.

图 15-11-2 输摩洛哥的牛、绵羊和山羊肠衣兽医（卫生）证书（样式）2

出自《关于印发出口摩洛哥牛、绵羊和山羊肠衣兽医卫生证书格式的函》(质检通函〔2017〕115 号)。

输美熟制禽肉兽医（卫生）证书见图 15-12。

出口禽肉产品兽医卫生证书
VETERINARY (HEALTH) CERTIFICATE FOR EXPORT POULTRY PRODUCT

发货人名称及地址
Name and Address of Consignor ***

收货人名称及地址
Name and Address of Consignee ***

品名
Kind of Product ***

报检重量
Weight
Declared(kgs/lbs) ***

出口品种
Species used ***

唛头
Shipping marks
(identification marks on containers)
***

包装种类及数量
Number and Type of Packages ***

集装箱号
Container No. ***

铅封号
Seal No. ***

加工厂名称、地址及编号
Name, Address and approval No. of the approved Poultry Processing Establishment ***

生产日期及批次号
Production date and lot number ***

运输工具
Means of Conveyance ***

启运地
Place of Dispatch *** CHINA

到达国家及地点
Country and Place of Destination USA ***

屠宰国家
The country where the poultry was slaughtered ***

屠宰企业编号
The number of slaughtering plant ***

兹证明，上述禽产品所宰禽只经过同步宰前、宰后检验，该批禽产品加工良好，健康、完整、卫生、清洁，适合人类食用，无掺杂使假、无色素、无化学防腐剂，不含美国农业部家禽及产品检验法规禁止的成分。我们保证上述产品是按照卫生方法进行加工，符合禽产品检验法或者等效法规要求。禽肉产品加工过程中加工中心温度达到74℃(165℉)以上。

I hereby certify that the poultry products herein described were derived from poultry which received ante mortem and post mortem inspections at the time of slaughter; and that such poultry products are sound, healthful, wholesome, clean and otherwise fit for human food, and are not adulterated and have not been treated with and do not contain any dye, chemical, preservative, or ingredient not permitted by the regulations governing the inspection of poultry and poultry products of the

图 15-12-1 输美熟制禽肉兽医（卫生）证书（样式）1

U.S. Department of Agriculture, filed with me, and that said poultry products have been handled only in a sanitary manner in this country; and are otherwise in compliance with requirements at least equal to those in the Poultry Products Inspection Act and said regulations. The poultry meat and/or meat products were cooked throughout to reach a minimum internal temperature of 74℃(165℉).

****

印章 Official Stamp	签证地点 Place of Issue(City, Country)	______	签证日期 Date of Issue	______
	授权官员姓名 Name of The Authorized Official	______	官方职务 Official Title	______
	签名 Signature	______		

图 15-12-2 输美熟制禽肉兽医（卫生）证书（样式）2

出自《关于印发输美熟制禽肉兽医卫生证书格式要求的通知》（质检通函〔2016〕501 号）。

输巴西羊肠衣（葡萄牙文证）兽医（卫生）证书见图 15-13。

兽医（卫生）证书
CERTIFICADO SANITÁRIO VETERINÁRIO

发货人名称及地址
Nome e endereço do exportador: ____________________

收货人名称及地址
Nome e endereço do importador: ____________________

品名
Descrição do (s) produto (s): ____________________

报检重量
Peso liquido ________

产地
Local de origem: ________

标记及号码
Marcas & numeros:

包装种类及数量
No. e tipo de embalagem: ________

集装箱号
No. do container: ________

铅封号
No. do lacre: ________

加工厂名称、地址及编号（如果适用）
Nome, endereço e No. de aprovação do estabelecimento habilitado (se aplicável) ________

启运地
Local de embarque: ________

到达国家及地点
País e local de destino ________

运输工具
Meio de transporte ________

发货日期
Data de embarque ________

官 方 兽 医 证 明 如 下：
O veterinário oficial abaixo assinado certifica que:

I. 上述肠衣来自以下动物：
As tripas exportadas para o Brasil são originárias de animais que:

1. 来自于未受限制地区或没有因为疾病原因采取捕杀措施的地区；
São originárias de áreas não restritas ou áreas nas quais não houve casos de abate devido a medidas de erradicação de doenças;
2. 从未发生口蹄疫、牛瘟、小反刍兽疫、裂谷热、马尔他布鲁氏杆菌或山羊传染性胸膜肺炎；
Não apresentaram febre aftosa, peste bovina, peste dos pequenos ruminantes, febre do Vale do Rift, brucelose por Brucella melitensis e pleuropneumonia contagiosa caprina;
3. 在屠宰前 6 个月在 25 公里范围内未发生口蹄疫、牛瘟、小反刍兽疫、裂谷热、马尔他布鲁氏杆菌或山羊传染性胸膜肺炎的农场；
São originários de propriedades nas quais febre aftosa, peste bovina, peste dos pequenos ruminantes, febre do Vale do Rift, brucelose por Brucella melitensis e pleuropneumonia contagiosa caprina não ocorreram em um raio de 25km, nos seis meses anteriores ao abate;

图 15-13-1　输巴西羊肠衣（葡萄牙文证）兽医（卫生）证书（样式）1

证书
CERTIFICATE

共　页第　页 Page　of

编号 No.:

4. 来自于屠宰前五年以上未有痒病记录的农场；
   Provem de estabelecimento no qual não há registro de scrapie nos 5 anos anteriores ao abate;
5. 采用清洁和消毒运输工具直接从农场运输至屠宰场并且在装运前未接触不符合上述动物卫生条件的动物；
   Foram transportados diretamente do estabelecimento de origem até o abatedouro em um meio de transporte limpo e desinfetado antes do embarque, e sem contato com animais que não cumpram as condições exigidas nestes requisitos;
6. 经宰前宰后检验；
   Foram submetidos a uma inspeção veterinária ante-mortem e post-mortem;
7. 未有寄生虫和传染疾病的迹象；
   Foram considerados livres de indícios de doenças parasitárias ou infecciosas.

II. 经过清洗与刮制，并经氯化钠盐渍 30 天。
   As tripas foram limpas, raspadas e salgadas com NaCl por 30 dias.

****

印章 Carimbo oficial:

签证地点 Local de emissão: ____________　　签证日期 Data de emissão: ____________

官方兽医 Veterinário oficial: ____________　　签名 Assinatura: ____________

图 15-13-2　输巴西羊肠衣（葡萄牙文证）兽医（卫生）证书（样式）2

出自《关于下发输巴西羊肠衣卫生证书的函》（质检食函〔2009〕189 号）。

输阿根廷盐渍猪肠衣兽医（卫生）证书见图 15-14。

CERTIFICADO SANITARIO / ZOOSANITARIO PARA EXPORTAR DESDE LA REPUBLICA POPULAR CHINA TRIPAS SALADAS PORCINAS A LA REPUBLICA ARGENTINA

SANITARY / ZOOSANITARY CERTIFICATE TO EXPORT SALTED/CURED HOG CASING FROM THE PEOPLE'S REPUBLIC OF CHINA TO ARGENTINA REPUBLIC

Certificado Sanitario N°/*Sanitary Certificate N°*: ....

Autoridad Sanitaria Responsable de la Certificación/*Sanitary Authority responsible for the certification*: ....
....

I: IDENTIFICACION DE LA MERCADERIA/*IDENTIFICATION OF THE MERCHANDISE:*
Especie Animal/*Animal Species*: ....
Descripción de la Mercadería/*Goods description*: ....
Número de Piezas o unidades de Embalaje/*Packages Qty*: .... Peso Neto (kgs)/*Net Weight (kgs)*: ....
Temperatura de transporte /*Transportation temperature*: ....
Marca o contramarca/*Brand name/Shipping mark*: ....
Lote(s) y fechas de Producción/*lot and Production Date(s)*: ....
Fecha límite de conservación/*Product expiration date*: ....

II: PROCEDENCIA DE LA MERCADERÍA / *ORIGIN OF THE MERCHANDISE:*
Del Establecimiento Faenador/*From the slaugtherhouse*:
Nombre/*Name*: .... Dirección/*Address*: ....
Ciudad/*City*: .... N° Oficial/*Official Number*: ....

Del Establecimiento Productor/*From the producer factory*:
Nombre/*Name*: .... Dirección/*Address*: ....
Ciudad/*City*: .... N° Oficial/*Official Number*: ....

III. DESTINO DE LA MERCADERIA/*MERCHANDISE DESTINATION*
La mercadería se envía desde/*Goods are sent from*: ....
A/*to*: ....
Países de Tránsito/*Transit Countries*: ....
por el medio de transporte siguiente/*By means of*: ....
Contenedor / Vagón (identificación y N°)/*Container N°*: .... Precinto número(s)/*Seal number* ....
Nombre y Dirección del Exportador/*Name and address of the exporter*: ....
....
Nombre y Dirección del Destinatario/*Name and address of the consignee*: ....

图 15-14-1 输阿根廷盐渍猪肠衣兽医（卫生）证书（样式）1

El Veterinario Oficial que suscribe, certifica que la mercadería objeto del presente certificado está en un todo de acuerdo con las condiciones sanitarias más abajo detalladas, cumpliendo con los / *The Official Veterinary certify that the goods covered by this certificate is fully compliant with the sanitary conditions detailed below, fulfilling the*

A. Del País de Origen de los Animales / *Of the Animal's Origin Country*

1. Se declara libre de Peste Porcina Africana, Peste Bovina y Enfermedad Vesicular del Cerdo. / *It is declared free of: African Swine Fever, Rinderpest and Swine Vesicular Disease.*

B. De los animales que dieron origen al producto / *Of the animals from which the products come from*

2. Que en los establecimientos de origen de los mismos , bajo control Oficial de la CIQ (Oficina de Cuarentena e Inspección de Importación y Exportación de la República Popular China), no se registraron casos clínicos de Fiebre Aftosa, Enfermedad de Teschen, Peste Porcina Clásica, Enfermedad de Aujeszky, Gastroenteritis Transmisible, Síndrome Respiratorio y Reproductivo Porcino, Carbunco Bacteridiano, infección por Brucella Suis, ni otras enfermedades infectocontagiosas y/o parasitarias en los 6 meses previos a la faena, en un radio de 25 km.. / *In the origin facilities,* under Official control of the CIQ *(Entry-Exit Inspection and Quarantine Bureau of the People's Republic of China), have not been recorded clinical cases of Food-and-mouth disease,Teschen disease, Classical Swine Fever, Aujeszky, GTE, PRRS, nor Anthrax, infection for Brucella Suis, neither other diseases infectious/contagious or parasitic in the last 6 months before slaughter whitin a radius of 25 Km..*

3. Que los animales que dieron origen al producto, nacieron y fueron criados en forma ininterrumpida hasta su faena en el territorio del país exportador. / *The animals from which the products come from were born and raised without interruption until slaughter in the exporting country.*

4. Que no han sido sacrificados como consecuencia de programas de erradicación de enfermedades infectocontagiosas o parasitarias ni proceden de áreas sujetas a medidas de control cuarentenario que impliquen riesgo para su comercialización, de acuerdo a las recomendaciones al efecto del Código Zoosanitario Internacional de la OIE. / *Have not been slaughtered as a result of an infectious/contagious or parasitic diseases erradication program, nor were sourced from an area under restrictive quarantine measures that imply any commercialization risks, as stated in the OIE Zoosanitary International Code.*

5. Que en los animales que dieron origen a los productos no han sido utilizadas sustancias con efecto hormonal, estrogénico, de acción tirostática, anabolizante o promotoras del crecimiento que no se hallen expresamente aceptadas en el Codex Alimentarius. / *In the animals from which the products come from no substances with hormonal, estrogenic, thyrostatic, anabolic or growth-promoting effects, that were not specifically accepted in the Codex Alimentarius have been used.*

6. Que los animales fueron faenados y reconocidos sanos, no presentando en los exámenes ante y post mortem signos de enfermedades infectocontagiosas. / *The animals were found sound and healthy at slaugther, without signs of infectious/contagious diseases in the ante and post mortem examination.*

7. Con relación a la Peste Porcina Clásica / *With relation to the Classic Swine Fever:*

   a. Existe en el país un programa oficial de control y/o erradicación de la Peste Porcina Clásica /*Exists in the country to an official program of control and/or erradication of the Classical Swine Fever.*

   b. Los animales de los que derivan los productos fueron sacrificados en establecimientos oficialmente habilitados que no se encuentran ubicados en un área/zona que en el transcurso de los últimos 3 (tres) meses previos a la faena hayan estado sujetos a restricciones debido a la Peste Porcina Clásica / *The animals of those that it derives the products was sacrificed in establishments officially registered that are not located in a region that in the course of the last 3 (three) previous months to the task have been subject to restrictions due to the Classical Swine Fever,*

C. De las plantas faenadoras y elaboradoras / *Of the slaughterhouses and processing plants*

8. Que las plantas faenadoras y elaboradoras están habilitadas y supervisadas por el CIQ (Oficina de Cuarentena e Inspección de Importación y Exportación de la República Popular China) y autorizadas por el SENASA para exportar a la República Argentina. / *That slaughterhouses and processing plants are enabled and supervised by the CIQ (Entry-Exit Inspection and Quarantine Bureau of the People's Republic of China), and authorized by SENASA to export to Argentina.*

D. De los productos / *Of the products*

图 15-14-2 输阿根廷盐渍猪肠衣兽医（卫生）证书（样式）2

9. Que han sido limpiadas, rascadas y saladas con ClNa al menos 30 días. / *Were cleaned, scraped and salted with NaCl for 30 (thirty) days.*

10. Que luego del tratamiento, se tomaron las precauciones necesarias para evitar el contacto con fuentes potenciales de contaminación. / *After treatement, necessary cautions were kept to avoid contact with potential contamination sources.*

11. Que son aptos para el consumo humano y de libre venta y circulación en el territorio del país productor./ *That are fit for human consumption, with no sales nor circulation restrictions in the producing country.*

12. Que no han sido expuestos intencionalmente a los efectos de radiaciones ionizantes. / *That were not intentionally exposed to ionizing radiations effects.*

13. Que los productos o la materia prima de la que deriva se encuentran comprendidos en el marco de un programa de control de residuos e higiene de los alimentos considerado por el SENASA como equivalente al de la República Argentina. / *That the products or the raw-materials from which the products come from are included in a residue and hygiene food control program, considered by SENASA as equivalent to the argentine ones.*

E. Otras / *Others*

14. Que la mercadería/embalaje a exportar lleva una estampilla o sello oficial o identificación impresa que acredita que dicha mercancía procede de los establecimientos enunciados en el presente certificado y se encuentra rotulada correctamente. *That the goods/packages to be exported have an official registration number that indicates that the good belongs from the factories hereby stated and are properly labeled.*

15. Que las condiciones de manipuleo, carga y transporte, se ajustan a las normas de higiene y sanidad vigentes en el país exportador. / *That handling, loading and transporting conditions fulfill the hygiene and health rules in force at the exporting country.*

....

Lugar y Fecha/*City and Date*

Firma y Sello Oficial/*Signature and Official Stamp*
Aclaración de la firma/*Printed name*

Nota: la forma del certificado será adoptada por la parte china
Note: the format of the certificate shall be desided by the chinese party.

图 15-14-3　输阿根廷盐渍猪肠衣兽医（卫生）证书（样式）3

出自《关于印发中国向巴西出口熟制禽肉的检疫和兽医卫生条件议定书等的通知》（国质检食函〔2004〕1018号）。

输南非猪肠衣兽医（卫生）证书见图 15-15。

VETERINARY HEALTH CERTIFICATE FOR THE EXPORT OF PORCINE CASINGS FROM CHINA TO SOUTH AFRICA

South African Veterinary Import Permit Number:
Health Certificate Number:

Ⅰ. IDENTIFICATION OF CONSIGNMENT:
Species from which derived：PORCINE
Nature/type of product:
Mass/volume:
Packaging/cartons bearing the following marking:

Ⅱ. ORIGIN OF CONSIGNMENT:
Country and province:
The casings come from European Union approved plants:
(a) Plant number：
(b) Plant name：
Consignor:
Place of loading:

Ⅲ. DESTINATION OF CONSIGNMENT：
Port of entry:
Consignee:

Ⅳ. HEALTH CERTIFICATION：
I, ____, (name in print) the undersigned an official veterinarian, authorised by the veterinary Authority of ____ hereby certify that:

1. The casings, described above，were derived from animals which were slaughtered at an approved abattoir and have been subject to both ante- and post-mortem veterinary inspection, found to be free from signs of disease.

2. The casings were not derived from animals originating from an area where veterinary restrictions were in force, neither from animals which were slaughtered in an eradication campaign for any disease.

3. Casings originating in a country not recognised as officially free from Classical Swine Fever by the OIE, have been treated in the following manner：

图 15-15-1 输南非猪肠衣兽医（卫生）证书（样式）1

a. They have been cleaned and scraped, with the removal of lymphoid tissue (peyer's patches); and,
b. Salting for at least 30 days either with phosphate supplemented dry salt or saturated brine (Aw<0.80) containing 86.5% NaCl, 10.7% Na_2HPO_4 and 2.8% Na_3PO_4 (weight/weight/weight), and kept at a temperature of greater than 20℃ during this entire period; and,
c. Have undergone all precautions to avoid recontamination after treatment.

4. Casings originating in a country recognised by the OIE as officially free from Classical Swine Fever, have been treated in the following manner:
a. They have been cleaned and scraped, with the removal of lymphoid tissue (Peyer's patches); and,
b. Salting for at least 30 days either with dry salt (NaCl) or saturated brine (NaCl, Aw<0.80), or with phosphate supplemented salt containing 86.5% NaCl, 10.7% Na_2HPO_4 and 2.8% Na_3PO_4 (weight/weight/weight), either dry or as a saturated brine (Aw<0.80), and kept at a temperature of greater than 20℃ during this entire period; and,
c. Have undergone all precautions to avoid recontamination after treatment.

5. The consignment contains only porcine casings and does not contain any material derived from other species.

6. The casing are clean, safe and suitable for the intended purpose, prepared and handled in a sanitary manner and were not contaminated or exposed to infectious material during handling and prior to export to South Africa.

Done at…………………………..on……………………………………

Official Stamp

……………………………………………
Signature of the official veterinarian

Printed name………………………………..

Title/Professional degree……………………

图 15-15-2 输南非猪肠衣兽医（卫生）证书（样式）2

出自《关于印发中国输南非猪肠衣新版兽医卫生证书格式及有关要求的函》（质检通函〔2016〕798 号）。

附 录

导读：

《符合评估审查要求及有传统贸易的国家或地区输华食品目录》包括水产品、乳制品、植物源性食品，以及肉类、燕窝、肠衣、蜂产品等7大类产品信息，海关总署将根据评估和审查结果进行动态调整。《食品安全国家标准目录》收录了各项与食品安全相关的国家标准。

附录 1

符合评估审查要求及有传统贸易的国家或地区输华食品目录

（2022 年 12 月 12 日更新）

为严格落实《中华人民共和国食品安全法》等有关规定，进一步规范对境外输华国家或地区食品安全体系评估和审查，便于国内外监管部门、经营主体和广大消费者了解相关信息，更好地服务进出口贸易健康发展，海关总署进出口食品安全局开发了“符合评估审查要求及有传统贸易的国家或地区输华食品目录信息系统”（以下简称“目录”）。

目前，本目录包括：水产品、乳制品、植物源性食品、肉类、燕窝、肠衣、蜂产品等 7 大类产品信息，海关总署将根据评估和审查结果进行动态调整。进口目录以外的食品需符合我国法律法规和食品安全国家标准要求。水产品、乳制品、植物源性食品目录可登录 http://43.248.49.223/index.aspx 查询，肉类、燕窝、肠衣、蜂产品目录可在进出口食品安全局网站（http://jckspi.customs.gov.cn）“信息服务—产品监管重要信息”栏目查询，系统提供进口食品目录查询、产品名称查询、国家或地区查询等多种查询方式。

注 1：体系评估：是指某一类（种）食品首次向中国出口前，海关总署对向中国申请出口该类食品的国家（地区）食品安全管理体系开展的评估活动。

注 2：回顾性审查：是指向我国境内出口食品的国家（地区）通过体系评估已获得向中国出口的资格或虽未经过体系评估但与中国已有相关产品的传统贸易，海关总署经风险评估后决定对该国家（地区）食品安全管理体系的持续有效性实施的审查活动。与中国已有贸易和已获准向中国出口的食品均属于回顾性审查的相关食品范围。

一、水产品名单

（一）北美洲

国家和地区	产品名称	准入状态	备注
巴哈马	白斑狗鱼 *Esox lucius*［冰鲜］		
巴拿马	巴拉金梭鱼（野生）*Sphyraena barracuda*［冷冻等］	正常	
	白甲鱼（野生）*Pomadasys panamensis*［冷冻等］	正常	
	白脚虾（野生和养殖）*Litopenaeus occidenatlis Litopenaeus stylirostris Litopenaeus vannamei*［冷冻等］	正常	
	白石首鱼（野生）*Cynoscion stolzmanni*［冷冻等］	正常	
	北尼龙虾（野生）*Heterocarpus vicarius*［冷冻等］	正常	
	比目鱼（野生）*Etropus crossotus*［冷冻等］	正常	
	大西洋海鲍勃虾（野生）*Xiphopenaeus kroyeri Xiphopenaeus precipua Xiphopenaeus riveti*［冷冻等］	正常	
	低鳍鲳（野生）*Peprilus snyderi*［冷冻等］	正常	
	笛鲷鱼（野生）*Lutjanus colorado*［冷冻等］	正常	
	东太平洋马鲛（野生）*Scomberomorus sierra*［冷冻等］	正常	
	短角对虾（野生）*Litopenaeus brevirostris*［冷冻等］	正常	
	佛氏虎鲨 *Heterodontus francisci*［冷冻等］	正常	
	海鳗（野生）*Cynoponticus coniceps*［冷冻等］	正常	
	黑鲔 *Euthynnus lineatus*［冷冻等］	正常	冷冻等
	黑鲔 *Euthynnus lineatus*［冷冻等鱼肝、鱼卵］	正常	
	黑鲉鮨（野生）*Epinephelus labriformis*［冷冻等］	正常	
	红边笛鲷（野生）*Lutjanus peru*［冷冻等］	正常	
	红眼雪蟹 *Chinoecetes bairdi*［冷冻等］	正常	
	红鲉鮨（野生）*Epinephelus acanthistius*［冷冻等］	正常	
	黄笛鲷（野生）*Lutjanus argentiventris*［冷冻等］	正常	
	黄姑鱼 *Nibea albiflora*［冷冻等］	正常	
	黄鳍金枪鱼（野生）*Thunnus albacares*［冷冻等］	正常	
	黄石首鱼（野生）*Cynoscion albus*［冷冻等］	正常	
	灰眼雪蟹 *Chinopecetes Opilio*［冷冻等］	正常	
	加州对虾（野生）*Litopenaeus californiensis*［冷冻等］	正常	
	岬羽鼬（野生）*Brotula clarkae*［冷冻等］	正常	
	鲣（野生）*Euthynnus lineatus*［冷冻等］	正常	
	铰口鲨（野生）*Ginglymostoma cirratum*［冷冻等］	正常	
	九带笛鲷（野生）*Lutjanus novemfasciatus*［冷冻等］	正常	
	军曹鱼 *Rachycentron canadus*［冷冻等鱼肝］	正常	

续表1

国家和地区	产品名称	准入状态	备注
巴拿马	军曹鱼 *Rachycentron canadus* [冷冻等]	正常	
	克里布利虾（野生）*Solenocera agassizi Solenocera florea* [冷冻等]	正常	
	龙虾（野生）*Panulirus argus* [冷冻等]	正常	
	鲈鱼（野生）*Centropomusn igrescens* [冷冻等]	正常	
	马鲹（野生）*Caranx caninus* [冷冻等]	正常	
	尼日利亚虾（野生）*Trachypenaeus byrdi Trachypenaeus faoea* [冷冻等]	正常	
	普通黄貂鱼（野生）*Dasyatis longus* [冷冻等]	正常	
	鲯鳅鱼（野生）*Coryphaena hippurus* [冷冻等]	正常	
	麒麟菜 *Eucheuma cottonii* [冷冻等]	正常	
	三尾鱼（野生）*Lobotes pacificus* [冷冻等]	正常	
	鲹鱼（野生）*Caranx caballus* [冷冻等]	正常	
	太平洋斜锯牙鲨（野生）*Rhizoprionodon longurio* [冷冻等]	正常	
	雪蟹 *Chionoecetes* spp. [冷冻等]	正常	
	鱿鱼 *Loligo* [冷冻等]	正常	
哥斯达黎加	佛氏虎鲨 *Heterodontus francisci* [冷冻等]	正常	
	黄鳍金枪鱼 *Thunnus albacares* [冷冻等]	正常	
	金枪鱼属所有种 *Thunnus* spp. [冷冻等]	正常	
	龙宫虾 *PLEUROCONDES PLANIPES* [冷冻等]	正常	
	野生海捕水产品	正常	
古巴	巨藻 *Lessonia* spp. [冷冻等]	正常	
	克氏原螯虾 *Procambarus clarkii* [冷冻等]	正常	
	龙虾（常见品种：中国龙虾、波纹龙虾、日本龙虾、杂色龙虾、少刺龙虾、长足龙虾、真龙虾等）*Palinuridae* [冰鲜]	正常	
	龙虾（常见品种：中国龙虾、波纹龙虾、日本龙虾、杂色龙虾、少刺龙虾、长足龙虾、真龙虾等）*Palinuridae* [冷冻]	正常	
	南美白对虾 *Litopenaeus vannamei* [冷冻等]	正常	
	南美白对虾 *Litopenaeus vannamei* [冰鲜]	正常	
	鲯鳅 *Coryphaena hippurus* [冷冻等]	正常	
	狭鳕 *Theragra chalcogramma*，也称黄线狭鳕 [冷冻等]	正常	
	野生水产品	正常	
加拿大	*Serripes groenlandicus* [冷冻等]	正常	
	阿根廷无须鳕 *Merluccius hubbsi* [冷冻等]	正常	
	阿瓜大麻哈鱼 *Oncorhynchus aguabonita* [冷冻等]	正常	
	阿瓜大麻哈鱼 *Oncorhynchus aguabonita* [冰鲜]	正常	
	白斑狗鱼 *Esox lucius* [冷冻等]	正常	

续表2

国家和地区	产品名称	准入状态	备注
加拿大	白带鱼 *Trichiurus lepturus*［冷冻等］	正常	
	白腹鲭 *Scomber japonicus*［冷冻等］	正常	
	白鲑属所有种 *Coregonus* spp.［冰鲜］	正常	
	白鲑属所有种 *Coregonus* spp.［冷冻等］	正常	
	斑节对虾 *Penaeus monodon*［冷冻等］	正常	
	斑纹黄道蟹 *Cancer irroratus*［冷冻等 ］	正常	
	鲍鱼 *Haliotis*、*Concholepas*［冷冻等］	正常	
	鲍鱼 *Haliotis*、*Concholepas*［冰鲜］	正常	
	北峨螺 *Buccinum undatum*［冷冻等］	正常	
	北方长额虾 *pandalus borealis*［冰鲜］	正常	
	北方长额虾 *pandalus borealis*［冷冻等］	正常	
	北鲑属所有种 *Stenodus* spp.［冰鲜］	正常	
	北鲑属所有种 *Stenodus* spp.［冷冻等］	正常	
	北黄道蟹 *Cancer borealis*［冷冻等］	正常	
	北极贝 *Mactromeris polynyma*［冷冻等］	正常	
	北极蛤 *A. islandica*［冷冻等］	正常	
	北太平洋无须鳕 *Merluccius productus*［冷冻等］	正常	
	冰鱼 *Ereunias grallator*［冷冻等］	正常	
	查氏蟹 *Chaceon* spp.［冷冻等］	正常	
	长颌北鲑 *Stenodus leucichthys*［冰鲜］	正常	
	长颌北鲑 *Stenodus leucichthys*［冷冻等］	正常	
	长鳍金枪鱼 *Thunnus alalunga*［冷冻等］	正常	
	长鳍金枪鱼 *Thunnus alalunga*［冰鲜］	正常	
	长鳍鳕属所有种 *Urophycis* spp.［冷冻等］	正常	
	长蛇齿单线鱼 *Ophiodon elongatus*［冷冻等］	正常	
	长体蛇鲻 *Saurida elongata*［冷冻等］	正常	
	长体油胡瓜鱼 *Spirinchus lanceolatus*［冷冻等］	正常	
	赤点石斑鱼 *Epinephelus akaara*［冷冻等］	正常	
	赤鳍笛鲷 *Lutjanus erythropterus*［冷冻等］	正常	
	刺参 *Stichopus* spp.［冷冻等］	正常	
	大黄鱼 *Larimichthys crocea*［冷冻等］	正常	
	大鳞大麻哈鱼 *Oncorhynchus tshawytscha*［冰鲜］	正常	
	大鳞大麻哈鱼 *Oncorhynchus tshawytscha*［冷冻等］	正常	
	大菱鲆 *Scophthalmus maximus*［冷冻等］	正常	
	大麻哈鱼 *Oncorhynchus keta*［冰鲜鱼卵］	正常	

续表3

国家和地区	产品名称	准入状态	备注
加拿大	大麻哈鱼 *Oncorhynchus keta*［冰鲜］	正常	
	大麻哈鱼 *Oncorhynchus keta*［冷冻等鱼卵］	正常	
	大麻哈鱼 *Oncorhynchus keta*［冷冻等］	正常	
	大头狗母鱼 *Trachinocephalus myops*［冷冻等］	正常	
	大西洋鲱 *Clupea harengus*［冷冻等鱼卵］	正常	
	大西洋鲱 *Clupea harengus*［冷冻等］	正常	
	大西洋鲑 *Salmo salar*［冰鲜］	正常	
	大西洋鲑 *Salmo salar*［冷冻等］	正常	
	大西洋黄盖鲽 *Limanda ferruginea*［冷冻等］	正常	
	大西洋浪蛤 *Spisula solidissima*［冷冻等 ］	正常	
	大西洋拟庸鲽 *HIPPOGLOSSOIDES PLATESSOIDES*［冷冻等］	正常	
	大西洋鳕 *Gadus morhua*［冷冻等］	正常	
	大西洋鳕 *Gadus morhua*［冰鲜］	正常	
	钓鮟鱇鱼 *Lophius piscatorius*，也称鮟鱇鱼［冷冻等］	正常	
	鲽鱼 *Pleuronectes platessa*［冷冻等］	正常	
	东北雅罗鱼 *Leuciscus waleckii*，也称瓦氏雅罗鱼［冷冻等］	正常	
	短鲔 *Thunnus obesus*［鱼油］	正常	
	多鳞鱚 *Sillago sihama*［冷冻等］	正常	
	多瑙哲罗鱼 *Hucho hucho*［冰鲜］	正常	
	多瑙哲罗鱼 *Hucho hucho*［冷冻等］	正常	
	多耙双线鲽 *Lepidopsetta polyxystra*［冷冻等］	正常	
	峨螺 *Buccinum* spp.［冷冻等］	正常	
	仿刺参 *Apostichopus* spp.［冷冻等］	正常	
	鲱形白鲑 *Coregonus clupeaformis*［冷冻等］	正常	
	翡翠螺［冷冻等］	正常	
	凤螺 *Strombus* spp.［冷冻等］	正常	
	凤螺 *Strombus* spp.［冰鲜］	正常	
	佛氏虎鲨 *Heterodontus francisci*［冷冻等］	正常	
	副眉鲽（*Parophrys vetulus*［冷冻等］	正常	
	革平鲉 *Sebastes alutus*［冷冻等］	正常	
	格陵兰鳕 *Gadus ogac*［冰鲜］	正常	
	格陵兰鳕 *Gadus ogac*［冷冻等］	正常	
	蛤蜊（马珂蛤）*Mactromeris* spp.［冷冻等］	正常	
	蛤蜊（马珂蛤）*Mactromeris* spp.［冰鲜］	正常	
	瓜参 *Cucumaria* spp.［冷冻等］	正常	

续表4

国家和地区	产品名称	准入状态	备注
加拿大	海胆 *Evechinus chloroticus*［冰鲜］	正常	
	海胆 *Evechinus chloroticus*［冷冻等］	正常	
	海鲶 *Arius thalassinus*［冷冻等］	正常	
	海茄子 *Molpadia* spp.［海茄子］	正常	
	褐点石斑鱼 *Epinephelus fuscoguttatus*［冷冻等］	正常	
	黑鳍叶鲹 *Caranx malam*［冰鲜］	正常	
	黑鳍叶鲹 *Caranx malam*［冷冻等］	正常	
	黑鳃梅童鱼 *Collichthys niveatus*［冷冻等］	正常	
	黑线鳕 *Melanogrammus aeglefinus*［冷冻等］	正常	
	红大麻哈鱼 *Oncorhynchus nerka*［冰鲜 ］	正常	
	红大麻哈鱼 *Oncorhynchus nerka*［冷冻等］	正常	
	红点鲑属所有种 *Salvelinus* spp.［冰鲜］	正常	
	红点鲑属所有种 *Salvelinus* spp.［冷冻等］	正常	
	红鳍裸颊鲷 *Lethrinus haematopterus*［冷冻等］	正常	
	红眼雪蟹 *Chinoecetes bairdi*［冰鲜］	正常	
	红眼雪蟹 *Chinoecetes bairdi*［冷冻等］	正常	
	虹鳟 *Oncorhynchus mykiss*［冰鲜］	正常	
	虹鳟 *Oncorhynchus mykiss*［冷冻等］	正常	
	湖红点鲑 *Salvelinus namaycush*［冷冻等］	正常	
	花腹鲭 *Scomber australasicus*［冷冻等］	正常	
	黄带绯鲤 *Upeneus sulphureus*［冷冻等］	正常	
	黄带拟鲹 *Pseudocaranx dentex*［冷冻等］	正常	
	黄姑鱼 *Nibea albiflora*［冷冻等］	正常	
	黄鲈 *Perca flavescens*［冷冻等］	正常	
	黄鳍金枪鱼 *Thunnus albacares*［鱼油］	正常	
	黄鳍金枪鱼 *Thunnus albacares*［冷冻等］	正常	
	灰眼雪蟹 *Chinopecetes Opilio*［冰鲜］	正常	
	灰眼雪蟹 *Chinopecetes Opilio*［冷冻等］	正常	
	茴鱼属所有种 *Thymallus* spp.［冷冻等］	正常	
	茴鱼属所有种 *Thymallus* spp.［冰鲜］	正常	
	吉尔大麻哈鱼 *Oncorhynchus gilae*［冷冻等］	正常	
	吉尔大麻哈鱼 *Oncorhynchus gilae*［冰鲜］	正常	
	加州仿刺参 *Apostichopus californicus*（*Parastichopus Californicus*）［冷冻等］	正常	
	尖角峨螺 *Buccinum undatum*［冷冻等］	正常	
	尖吻平鲉 *Sebastes mentella*［冷冻等］	正常	

续表5

国家和地区	产品名称	准入状态	备注
加拿大	鲣 *Katsuwonus pelamis*［鱼油］	正常	
	金腹大麻哈鱼 *Oncorhynchus chrysogaster*［冷冻等］	正常	
	金腹大麻哈鱼 *Oncorhynchus chrysogaster*［冰鲜］	正常	
	金平鲉 *Sebastes norvegicus*（异名 *Sebastes marinus*）［冷冻等］	正常	
	金枪鱼属所有种 *Thunnus* spp.［冷冻等］	正常	
	金线鱼 *Nemipterus virgatus*［冷冻等］	正常	
	锯缘青蟹 *Scylla serrata*［冰鲜］	正常	
	卡民氏峨螺 *Neptunea cumingii*［冷冻等］	正常	
	堪察加拟石蟹 *Paralithodes camtschaticus*［冰鲜］	正常	
	堪察加拟石蟹 *Paralithodes camtschaticus*［冷冻等］	正常	
	康氏马鲛 *Scomberomorus commerson*［冷冻等］	正常	
	克拉克大麻哈鱼 *Oncorhynchus clarkii clarkii*［冷冻等］	正常	
	克拉克大麻哈鱼 *Oncorhynchus clarkii clarkii*［冰鲜］	正常	
	克氏原螯虾 *Procambarus clarkii*［冰鲜］	正常	
	克氏原螯虾 *Procambarus clarkii*［冷冻等］	正常	
	孔鳐 *Raja porosa*［冷冻等］	正常	
	口孵非鲫属所有种 *Oreochromis* spp.［冷冻等］	正常	
	库页岛马珂蛤 *Pseudocardium sachalinense*［冷冻等］	正常	
	宽角长额虾（点虾）*pandalus platyceros*［冷冻等］	正常	
	魁蚶 *Scapharca broughtonii*［冷冻等］	正常	
	魁蚶 *Scapharca broughtonii*［冰鲜］	正常	
	蓝尖尾无须鳕 *Macruronus novaezelandiae*［冷冻等］	正常	
	蓝鳃太阳鱼 *Lepomis macrochirus*［冷冻等］	正常	
	蓝鳕 *Micromesistius poutassou*［冷冻等］	正常	
	勒氏笛鲷 *Lutjanus russelli*［冷冻等］	正常	
	龙虾（常见品种：中国龙虾、波纹龙虾、日本龙虾、杂色龙虾、少刺龙虾、长足龙虾、真龙虾等）*Palinuridae*［冰鲜］	正常	
	龙虾（常见品种：中国龙虾、波纹龙虾、日本龙虾、杂色龙虾、少刺龙虾、长足龙虾、真龙虾等）*Palinuridae*［冷冻］	正常	
	绿壳菜蛤 *Perna viridis*［冰鲜］	正常	
	绿壳菜蛤 *Perna viridis*［冷冻等］	正常	
	绿鳍马面鲀 *Thamnaconus septentrionalis*［冷冻等］	正常	
	螺旋浆蛤 *Cyrtodaria siliqua*［冷冻等］	正常	
	裸盖鱼 *Anoplopoma fimbria*［冷冻等］	正常	
	马六甲绯鲤 *Upeneus moluccensis*［冷冻等］	正常	

续表6

国家和地区	产品名称	准入状态	备注
加拿大	马舌鲽 *Reinhardtius hippoglossoides*［冷冻等］	正常	
	马苏大麻哈鱼 *Oncorhynchus masou*［冰鲜］	正常	
	马苏大麻哈鱼 *Oncorhynchus masou*［冷冻等］	正常	
	鳗鲡属所有种 *Anguilla* spp.［冷冻等］	正常	
	毛鳞鱼 *Mallotus villosus*［冷冻等］	正常	
	玫瑰大麻哈鱼 *Oncorhynchus rhodurus*［冷冻等］	正常	
	玫瑰大麻哈鱼 *Oncorhynchus rhodurus*［冰鲜］	正常	
	美首鲽 *Glyptocephalus cynoglossus*［冷冻等］	正常	
	美洲螯龙虾 *Homarus americanus*［冷冻等］	正常	
	美洲螯龙虾 *Homarus americanus*［冰鲜］	正常	
	美洲箭齿鲽 *Atheresthes stomias*［冷冻等］	正常	
	美洲拟鲽 *Pseudopleuronectes americanus*［冷冻等］	正常	
	蒙氏长额虾 *Pandalus montagui*［冷冻等］	正常	
	秘鲁鳀 *Engraulis ringens*［鱼油］	正常	
	牡蛎 *Ostrea*［冷冻等］	正常	
	牡蛎 *Ostrea*［冰鲜］	正常	
	南极磷虾 *Euphausia superba*［虾油］	正常	
	南蓝鳕 *Micromesistius australis*［冷冻等］	正常	
	鸟蛤 *Cardiidae*［冷冻等］	正常	
	挪威海螯虾 *Nephrops norvegicus*［冷冻等 ］	正常	
	挪威海螯虾 *Nephrops norvegicus*［冷冻等］	正常	
	普通黄道蟹 *Cancer pagurus*［冷冻等］	正常	
	鲯鳅 *Coryphaena hippurus*［冰鲜］	正常	
	乔氏长额虾 *Pandalus jordani*［冷冻等］	正常	
	青石斑鱼 *Epinephelus awoara*［冷冻等］	正常	
	鲭鱼 *Scomber scombrus*［冷冻等］	正常	
	鲭属所有种 *Scomber* spp.［冷冻等］	正常	
	秋刀鱼 *Cololabis saira*［冷冻等］	正常	
	日本竹荚鱼 *Trachurus japonicus*［冷冻等］	正常	
	日本竹荚鱼 *Trachurus japonicus*［冰鲜］	正常	
	三疣梭子蟹 *Portunus trituberculatus*［冷冻等］	正常	
	沙带鱼 *Lepturacanthus savala*［冷冻等］	正常	
	沙丁鱼 *Sardina pilchardus*［冷冻等］	正常	
	沙丁鱼 *Sardina pilchardus*［鱼油］	正常	
	沙丁鱼 *Sardina pilchardus*［冰鲜］	正常	

续表7

国家和地区	产品名称	准入状态	备注
加拿大	扇贝 *Placopecta*（*Placopecten*）*magellanicus*［冰鲜］	正常	
	扇贝 *Placopecta*（*Placopecten*）*magellanicus*［冷冻等］	正常	
	虱目鱼 *Chanos chanos*［冷冻等］	正常	
	石斑鱼属所有种 *Epinephelus* spp.［冷冻等］	正常	
	首长黄道蟹 *Cancer magister*［冰鲜］	正常	
	黍鲱 *Sprattus sprattus*［冷冻等］	正常	
	双线鲽 *Lepidopsetta bilineata*［冷冻等］	正常	
	四指马鲅 *Eleutheronema rhadinum*［冷冻等］	正常	
	鳎 *Solea solea*［冷冻等］	正常	
	太平洋鲱 *Clupea pallasii*［冷冻等鱼卵］	正常	
	太平洋鲱 *Clupea pallasii*［冷冻等］	正常	
	太平洋鲑属所有种或大麻哈鱼属所有种 *Oncorhynchus* spp.［冷冻等］	正常	
	太平洋鲑属所有种或大麻哈鱼属所有种 *Oncorhynchus* spp.［冰鲜］	正常	
	太平洋鲑属所有种或大麻哈鱼属所有种 *Oncorhynchus* spp.［冷冻等鱼卵］	正常	
	太平洋潜泥蛤 *Panopea generosa*［冰鲜］	正常	
	太平洋潜泥蛤 *Panopea generosa*［冷冻等］	正常	
	太平洋鳕，又名大头鳕 *Gadus macrocephalus*［冰鲜］	正常	
	太平洋鳕，又名大头鳕 *Gadus macrocephalus*［冷冻等］	正常	
	太平洋油鲽（*Microstomus pacificus*［冷冻等］	正常	
	太阳鱼 *Lepomis gulosus*［冷冻等］	正常	
	突眼蟹（*Atlantic lyre crab*）*hyas araneus*［冷冻等］	正常	
	驼背大麻哈鱼 *Oncorhynchus gorbuscha*［冷冻等］	正常	
	驼背大麻哈鱼 *Oncorhynchus gorbuscha*［冰鲜］	正常	
	乌贼目所有种 *Sepiida* spp.［冷冻等］	正常	
	西鲱 *Alosa alosa*［冷冻等］	正常	
	细鳞鱼属所有种 *Brachymystax* spp.［冰鲜］	正常	
	细鳞鱼属所有种 *Brachymystax* spp.［冷冻等］	正常	
	狭鳞庸鲽 *Hippoglossus stenolepis*［冷冻等］	正常	
	狭鳕 *Theragra chalcogramma*，也称黄线狭鳕［冷冻等］	正常	
	香螺 *Syrinx* spp.［冷冻等］	正常	
	小沙丁鱼属所有种 *Sardinella* spp.［冷冻等］	正常	
	星斑裸颊鲷 *Lethrinus nebulosus*［冷冻等］	正常	
	星突江鲽 *Platichthys stellatus*［冷冻等］	正常	
	雪蟹 *Chionoecetes* spp.［冷冻等］	正常	
	雪蟹 *Chionoecetes* spp.［冰鲜］	正常	

续表8

国家和地区	产品名称	准入状态	备注
加拿大	牙鲆 *Paralichthys olivaceus* [冷冻等]	正常	
	亚利桑那大麻哈鱼 *Oncorhynchus apache* [冷冻等]	正常	
	亚利桑那大麻哈鱼 *Oncorhynchus apache* [冰鲜]	正常	
	亚洲胡瓜鱼或美洲胡瓜鱼 *Osmerus mordax* [冷冻等]	正常	
	鳐属所有种 *Raja* spp. [冷冻等]	正常	
	银白鱼 *Anabarilius alburnops* [冷冻等]	正常	
	银大麻哈鱼 *Oncorhynchus kisutch* [冷冻等]	正常	
	银大麻哈鱼 *Oncorhynchus kisutch* [冰鲜]	正常	
	银无须鳕 *Merluccius bilinearis* [冷冻等]	正常	
	银鱼属所有种 *Salanx* spp. [冷冻等]	正常	
	庸鲽 *Hippoglossus hippoglossus*（格陵兰）[冷冻等]	正常	
	庸鲽 *Hippoglossus hippoglossus*（格陵兰庸鲽鱼除外）[冷冻等]	正常	
	鱿鱼 *Loligo* [冷冻等]	正常	
	羽鳃鲐 *Rastrelliger kanagurta* [冷冻等]	正常	
	芋参 *Molpadida* [冷冻等]	正常	
	远东拟沙丁鱼 *Sardinops sagax*（异名 *Sardinops melanostictus*）[冷冻等]	正常	
	远东拟沙丁鱼 *Sardinops sagax*（异名 *Sardinops melanostictus*）[鱼油]	正常	
	章鱼 *Octopus* [冷冻等]	正常	
	哲罗鱼属所有种 *Hucho* spp. [冰鲜]	正常	
	哲罗鱼属所有种 *Hucho* spp. [冷冻等]	正常	
	真鲷 *Pagrus major* [冷冻等]	正常	
	中华管鞭虾 *Solenocera crassicornis* [冷冻等]	正常	
	紫贻贝 *Mytilus edulis* [冷冻等]	正常	
	鳟 *Salmo trutta* [冷冻等]	正常	
	鳟 *Salmo trutta* [冰鲜]	正常	
	鳟属所有种 *Salmo* spp. [冷冻等]	正常	
	鳟属所有种 *Salmo* spp. [冰鲜]	正常	
美国	阿瓜大麻哈鱼 *Oncorhynchus aguabonita* [冷冻等]	正常	
	阿拉斯加鲪鲉 *Sebastolobus alascanus* [冷冻等]	正常	
	阿拉斯加鳕鱼 *Gadus chalcogrammus* [鱼油]	正常	
	阿留申平鲉 *Sebastes aleutianus* [冷冻等]	正常	
	巴氏平鲉 *Sebastes babcocki* [冷冻等]	正常	
	白斑角鲨 *Squalus acanthias* [冷冻等]	正常	
	白滨对虾 *litopenaeus setiferus* [冷冻等]	正常	
	白带鱼 *Trichiurus lepturus* [冷冻等]	正常	

续表9

国家和地区	产品名称	准入状态	备注
美国	白腹鲭 *Scomber japonicus* [冷冻等]	正常	
	白鲑属所有种 *Coregonus* spp. [冰鲜]	正常	
	白鲑属所有种 *Coregonus* spp. [冷冻等]	正常	
	白令海等鳍鲽 *Isopsetta isolepis* [冷冻等]	正常	
	白令海平鲉 *Sebastes variabilis* [冷冻等]	正常	
	斑点叉尾鮰 *Ictalurus punctatus* [冷冻等]	正常	
	斑点舌齿鲈 *Dicentrarchus punctatus* [冷冻等]	正常	
	斑节对虾 *Penaeus monodon* [冷冻等]	正常	
	鲍鱼 *Haliotis*、*Concholepas* [冷冻等]	正常	
	鲍鱼 *Haliotis*、*Concholepas* [冰鲜]	正常	
	北方长额虾 *pandalus borealis* [冷冻等]	正常	
	北方平鲉 *Sebastes borealis* [冷冻等]	正常	
	北鲑属所有种 *Stenodus* spp. [冰鲜]	正常	
	北鲑属所有种 *Stenodus* spp. [冷冻等]	正常	
	北黄道蟹 *Cancer borealis* [冷冻等]	正常	
	北太平洋无须鳕 *Merluccius productus* [冷冻等]	正常	
	糙黄盖鲽 *LIMANDA ASPERA* [冷冻等]	正常	
	草鱼 *Ctenopharyngodon idellus* 或 *Ctenopharyngodon idella* [冷冻等]	正常	
	长颌北鲑 *Stenodus leucichthys* [冷冻等]	正常	
	长颌北鲑 *Stenodus leucichthys* [冰鲜]	正常	
	长鳍金枪鱼 *Thunnus alalunga* [冷冻等]	正常	
	长鳍枪乌贼 *Loligo Pealeii* [冷冻等]	正常	
	长鳍鳕属所有种 *Urophycis* spp. [冷冻等]	正常	
	刺鲅 *Acanthocybium solandri*，也称沙氏刺鲅 [冰鲜]	正常	
	粗壮拟庸鲽 *Hippoglossoides robustus* [冷冻等]	正常	
	大黄鱼 *Larimichthys crocea* [冷冻等]	正常	
	大口牛胭脂鱼 *Ictiobus cyprinellus* [冷冻等]	正常	
	大鳞大麻哈鱼 *Oncorhynchus tshawytscha* [冷冻等]	正常	
	大鳞大麻哈鱼 *Oncorhynchus tshawytscha* [鱼油]	正常	
	大鳞大麻哈鱼 *Oncorhynchus tshawytscha* [冰鲜]	正常	
	大泷六线鱼 *Hexagrammos otakii* [冷冻等]	正常	
	大麻哈鱼 *Oncorhynchus keta* [冷冻等鱼卵]	正常	
	大麻哈鱼 *Oncorhynchus keta* [冰鲜]	正常	
	大麻哈鱼 *Oncorhynchus keta* [鱼油]	正常	
	大麻哈鱼 *Oncorhynchus keta* [冷冻等]	正常	

续表10

国家和地区	产品名称	准入状态	备注
美国	大西洋鲱 *Clupea harengus*［冰鲜］	正常	
	大西洋鲱 *Clupea harengus*［冷冻等］	正常	
	大西洋鲱 *Clupea harengus*［冷冻等鱼卵］	正常	
	大西洋鲑 *Salmo salar*［冷冻等鱼卵］	正常	
	大西洋鲑 *Salmo salar*［冷冻等］	正常	
	大西洋黄盖鲽 *Limanda ferruginea*［冷冻等］	正常	
	大西洋浪蛤 *Spisula solidissima*［冷冻等 ］	正常	
	大西洋牛鼻鲼 *Rhinoptera bonasus*［冷冻等］	正常	
	大西洋鳕 *Gadus morhua*［冻鱼卵］	正常	
	大西洋鳕 *Gadus morhua*［冷冻等］	正常	
	单鳍多线鱼 *Pleurogrammus monopterygius*［冷冻等］	正常	
	淡水石首鱼属 *Aplodinotus grunniens*［冷冻等］	正常	
	刀额新对虾 *metapenaeus ensis*［冷冻等］	正常	
	鲽鱼 *Pleuronectes platessa*［冷冻等］	正常	
	短鳍滑柔鱼 *Illex Illecebrosus*［冷冻等］	正常	
	短鲔 *Thunnus obesus*［冷冻等］	正常	
	多棘平鲉 *Sebastes polyspinis*［冷冻等］	正常	
	多瑙哲罗鱼 *Hucho hucho*［冰鲜］	正常	
	多耙双线鲽 *Lepidopsetta polyxystra*［冷冻等］	正常	
	额鳚 *Zaprora silenus*［冷冻等］	正常	
	凡纳（滨）对虾 *Penaeus vannamei*（又为 *Litopenaeus vannamei*）［冷冻等］	正常	
	仿刺参 *Apostichopus* spp.［冷冻等］	正常	
	粉红虾 *Penaeus duorarum*［冷冻等］	正常	
	凤螺 *Strombus* spp.［冰鲜］	正常	
	凤螺 *Strombus* spp.［冷冻等］	正常	
	佛氏虎鲨 *Heterodontus francisci*［冷冻等］	正常	
	副眉鲽（*Parophrys vetulus*［冷冻等］	正常	
	革平鲉 *Sebastes alutus*［冷冻等］	正常	
	格陵兰鳕 *Gadus ogac*［冷冻等］	正常	
	格陵兰鳕 *Gadus ogac*［冷冻等鱼卵］	正常	
	蛤蜊（马珂蛤）*Mactromeris* spp.［冷冻等］	正常	
	蛤蜊（马珂蛤）*Mactromeris* spp.［冰鲜］	正常	
	弓鳍鱼 *Amia calva*［冷冻等鱼卵］	正常	
	沟螺 *Busycon canaliculatus*［冷冻等］	正常	
	瓜参 *Cucumaria* spp.［冷冻等］	正常	

续表11

国家和地区	产品名称	准入状态	备注
美国	寡平鲉 *Sebastes entomelas*［冷冻等］	正常	
	寡平鲉 *Sebastes entomelas*［冷冻等］	正常	
	海胆 *Evechinus chloroticus*［冰鲜］	正常	
	海胆 *Evechinus chloroticus*［冷冻等］	正常	
	海鲢 *Elops saurus*［冷冻等］	正常	
	海蜇 *Rhopilema* spp.［冷冻等］	正常	
	黑鲫 *Carassius carassius*［冷冻等］	正常	
	黑线鳕 *Melanogrammus aeglefinus*［冷冻等］	正常	
	黑线鳕 *Melanogrammus aeglefinus*［冰鲜］	正常	
	红大麻哈鱼 *Oncorhynchus nerka*［冰鲜 ］	正常	
	红大麻哈鱼 *Oncorhynchus nerka*［冷冻等］	正常	
	红大麻哈鱼 *Oncorhynchus nerka*［鱼油］	正常	
	红带平鲉 *Sebastes proriger*［冷冻等］	正常	
	红点鲑属所有种 *Salvelinus* spp.［冷冻等］	正常	
	红点鲑属所有种 *Salvelinus* spp.［冰鲜］	正常	
	红九棘鲈 *Cephalopholis sonnerati*［冰鲜］	正常	
	红眼雪蟹 *Chinoecetes bairdi*［冰鲜］	正常	
	红眼雪蟹 *Chinoecetes bairdi*［冷冻等］	正常	
	虹鳟 *Oncorhynchus mykiss*［冷冻等］	正常	
	魟属所有种 *Dasyatis* spp.［冷冻等］	正常	
	狐鲣 *Sarda Sarda*［冷冻等］	正常	
	胡鲶属所有种 *Clarias* spp.［冷冻等］	正常	
	湖白鲑 *Coregonus artedi*［冷冻等］	正常	
	湖红点鲑 *Salvelinus namaycush*［冷冻等］	正常	
	花腹鲭 *Scomber australasicus*［冷冻等］	正常	
	黄腹鲽 *Pleuronectes quadrituberculatus*［冷冻等］	正常	
	黄姑鱼 *Nibea albiflora*［冷冻等］	正常	
	黄螺［冷冻等］	正常	
	黄鳍短须石首鱼 *Umbrina roncador*［冷冻等］	正常	
	黄鳍金枪鱼 *Thunnus albacares*［冰鲜］	正常	
	黄鳍金枪鱼 *Thunnus albacares*［冷冻等］	正常	
	黄条鰤 *Seriola lalandi*，也称黄尾鰤［冰鲜］	正常	
	黄尾平鲉 *Sebastes flavidus*［冷冻等］	正常	
	黄尾平鲉 *sebastes flavidus*［冷冻等］	正常	
	灰眼雪蟹 *Chinopecetes Opilio*［冰鲜］	正常	

续表12

国家和地区	产品名称	准入状态	备注
美国	灰眼雪蟹 *Chinopecetes Opilio* [冷冻等]	正常	
	茴鱼属所有种 *Thymallus* spp. [冷冻等]	正常	
	茴鱼属所有种 *Thymallus* spp. [冰鲜]	正常	
	吉尔大麻哈鱼 *Oncorhynchus gilae* [冷冻等]	正常	
	极大节螺藻 *Arthrospira maxima* 钝顶节螺藻 *Arthrospira platensis* [鲜、冷冻等]	正常	
	加州仿刺参 *Apostichopus californicus* (*Parastichopus Californicus*) [冷冻等]	正常	
	加州集市鱿鱼 *Loligo Opalescens* [冷冻等]	正常	
	尖吻平鲉 *Sebastes mentella* [冷冻等]	正常	
	鲣 *Katsuwonus pelamis* [冷冻等]	正常	
	节螺藻 *Arthrospira* spp. [冷藏]	正常	
	节螺藻 *Arthrospira* spp. [冷冻等]	正常	
	睫平鲉 *Sebastes ciliatus* [冷冻等]	正常	
	金霸王蟹 *Lithodes aequispinus* [冷冻等]	正常	
	金腹大麻哈鱼 *Oncorhynchus chrysogaster* [冷冻等]	正常	
	金平鲉 *Sebastes norvegicus* (异名 *Sebastes marinus*) [冷冻等]	正常	
	金枪鱼属所有种 *Thunnus* spp. [冷冻等]	正常	
	金枪鱼属所有种 *Thunnus* spp. [冰鲜]	正常	
	巨鲶属所有种或鱼芒鲶属所有种 *Pangasius* spp. [冷冻等]	正常	
	巨藻 *Lessonia* spp. [冷冻等]	正常	
	锯缘青蟹 *Scylla serrata* [冷冻等]	正常	
	堪察加拟石蟹 *Paralithodes camtschaticus* [冷冻等]	正常	
	堪察加拟石蟹 *Paralithodes camtschaticus* [冰鲜]	正常	
	克拉克大麻哈鱼 *Oncorhynchus clarkii clarkii* [冷冻等]	正常	
	克氏原蝲蛄 *Procambarus clarkii* [冰鲜]	正常	
	克氏原蝲蛄 *Procambarus clarkii* [冷冻等]	正常	
	孔鳐 *Raja porosa* [冷冻等]	正常	
	口孵非鲫属所有种 *Oreochromis* spp. [冷冻等]	正常	
	口虾蛄 *Oratosquilla oratoria* [冷冻等]	正常	
	库页岛马珂蛤 *Pseudocardium sachalinense* [冷冻等]	正常	
	宽突鳕 *Eleginus nawaga* [冷冻等]	正常	
	蓝尖尾无须鳕 *Macruronus novaezelandiae* [冷冻等]	正常	
	蓝尖尾无须鳕 *Macruronus novaezelandiae* [冰鲜]	正常	
	蓝蟹 *Callinectes sapidus* [冷冻等]	正常	
	蓝蟹 *Callinectes sapidus* [冰鲜]	正常	
	蓝鳕 *Micromesistius poutassou* [冷冻等]	正常	

续表13

国家和地区	产品名称	准入状态	备注
美国	鲤鱼 *Cyprinus carpio*［冷冻等］	正常	
	鲤鱼 *Cyprinus carpio*［冰鲜］	正常	
	鲢鱼 *Hypophthalmichthys molitrix*［冷冻等］	正常	
	鲢鱼 *Hypophthalmichthys molitrix*［冰鲜］	正常	
	鲢属所有种 *Hypophthalmichthys* spp.［冷冻等］	正常	
	鲮鱼 *Cirrhinus molitorella*［冷冻等］	正常	
	龙虾（常见品种：中国龙虾、波纹龙虾、日本龙虾、杂色龙虾、少刺龙虾、长足龙虾、真龙虾等）*Palinuridae*［冷冻］	正常	
	龙虾（常见品种：中国龙虾、波纹龙虾、日本龙虾、杂色龙虾、少刺龙虾、长足龙虾、真龙虾等）*Palinuridae*［冰鲜］	正常	
	绿壳菜蛤 *Perna viridis*［冰鲜］	正常	
	绿壳菜蛤 *Perna viridis*［冷冻等］	正常	
	绿青鳕 *Pollachius virens*［冷冻等］	正常	
	裸盖鱼 *Anoplopoma fimbria*［冷冻等］	正常	
	马舌鲽 *Reinhardtius hippoglossoides*［冷冻等］	正常	
	马苏大麻哈鱼 *Oncorhynchus masou*［冰鲜］	正常	
	马苏大麻哈鱼 *Oncorhynchus masou*［冷冻等］	正常	
	鳗鲡属所有种 *Anguilla* spp.［冷冻等］	正常	
	玫瑰大麻哈鱼 *Oncorhynchus rhodurus*［冷冻等］	正常	
	玫瑰大麻哈鱼 *Oncorhynchus rhodurus*［冰鲜］	正常	
	美首鲽 *Glyptocephalus cynoglossus*［冰鲜］	正常	
	美洲螯龙虾 *Homarus americanus*［冷冻等］	正常	
	美洲螯龙虾 *Homarus americanus*［冰鲜］	正常	
	美洲箭齿鲽 *Atheresthes stomias*［冷冻等］	正常	
	美洲美首鲽 *GLYPTOCEPHALUS ZACHIRUS*［冷冻等］	正常	
	美洲平鲉 *Sebastes melanops*［冷冻等］	正常	
	美洲鳀 *Engraulis mordax*［鱼油］	正常	
	美洲鳀 *Engraulis mordax*［冷冻等］	正常	
	美洲西鲱 *Alosa sapidissima*［冰鲜、冷冻等］	正常	
	门齿鲷 *Stenotomus chrysops*［冷冻等］	正常	
	秘鲁鳀 *Engraulis ringens*［鱼油］	正常	
	牡蛎 *Ostrea*［冷冻等］	正常	
	牡蛎 *Ostrea*［冰鲜］	正常	
	南方滨对虾 *litopenaeus schmitti*［冷冻等］	正常	
	南非鳀 *Engraulis capensis*［鱼油］	正常	
	南极磷虾 *Euphausia superba*［虾油］	正常	

续表14

国家和地区	产品名称	准入状态	备注
美国	尼罗尖吻鲈 *Lates niloticus*［冰鲜］	正常	
	尼罗尖吻鲈 *Lates niloticus*［冷冻等］	正常	
	鲶属所有种 *Silurus* spp.［冷冻等］	正常	
	牛胭脂鱼属所有种 *Ictiobus* spp.［冷冻等］	正常	
	欧洲黄盖鲽 *Limanda Limanda*［冷冻等］	正常	
	欧洲鳀 *Engraulis encrasicolus*［鱼油］	正常	
	皮氏枪乌贼 *Doryteuthis pealeii*［冷冻等］	正常	
	普通黄道蟹 *Cancer pagurus*［冷冻等］	正常	
	鲯鳅 *Coryphaena hippurus*［冷冻等］	正常	
	麒麟菜 *Eucheuma cottonii*［冷冻等］	正常	
	乔氏长额虾 *Pandalus jordani*［冷冻等］	正常	
	青鱼 *Mylopharyngodon piceus*［冷冻等］	正常	
	鲭鱼 *Scomber scombrus*［冷冻等］	正常	
	三刺低鳍鲳 *peprilus triacanthus*［冷冻等］	正常	
	三疣梭子蟹 *Portunus trituberculatus*［冰鲜］	正常	
	三疣梭子蟹 *Portunus trituberculatus*［冷冻等］	正常	
	沙带鱼 *Lepturacanthus savala*［冷冻等］	正常	
	沙丁鱼 *Sardina pilchardus*［冷冻等］	正常	
	扇贝 *Placopecta*（*Placopecten*）*magellanicus*［冷冻等］	正常	
	扇贝 *Placopecta*（*Placopecten*）*magellanicus*［冰鲜］	正常	
	舌齿鲈 *Dicentrarchus labrax*［冷冻等］	正常	
	深海鳐 *Bathyraja pramifera*［冰鲜、冷冻等］	正常	
	圣诞岛红蟹 *Gecarcoidea natalis*［冰鲜］	正常	
	圣诞岛红蟹 *Gecarcoidea natalis*［冷冻等］	正常	
	石斑鱼属所有种 *Epinephelus* spp.［冷冻等］	正常	
	石鲽 *Kareius bicoloratus*［冷冻等］	正常	
	鲥鱼 *Tenualosa reevesii*［冷冻等］	正常	
	首长黄道蟹 *Cancer magister*［冷冻等］	正常	
	首长黄道蟹 *Cancer magister*［冰鲜］	正常	
	黍鲱 *Sprattus sprattus*［冷冻等］	正常	
	双线鲽 *Lepidopsetta bilineata*［冷冻等］	正常	
	双线须鳎 *Paraplagusia bilineata*［冷冻等］	正常	
	水蚌 *Lamellibranchia*［冷冻等］	正常	
	似长鳍黄鱼 *Larimichthys pamoides*［冷冻等］	正常	
	鳎 *Solea solea*［冷冻等］	正常	

续表15

国家和地区	产品名称	准入状态	备注
美国	太平洋鲱 *Clupea pallasii*［冷冻等鱼卵］	正常	
	太平洋鲱 *Clupea pallasii*［冷冻等］	正常	
	太平洋鲱 *Clupea pallasii*［冰鲜］	正常	
	太平洋鲑属所有种或大麻哈鱼属所有种 *Oncorhynchus* spp.［冰鲜］	正常	
	太平洋鲑属所有种或大麻哈鱼属所有种 *Oncorhynchus* spp.［冷冻等］	正常	
	太平洋鲑属所有种或大麻哈鱼属所有种 *Oncorhynchus* spp.［冷冻等鱼卵］	正常	
	太平洋蓝鳍金枪鱼 *Thunnus orientalis*［冰鲜］	正常	
	太平洋拟庸鲽 *Hippoglossoides elassodon*［冷冻等］	正常	
	太平洋潜泥蛤 *Panopea generosa*［冰鲜］	正常	
	太平洋潜泥蛤 *Panopea generosa*［冷冻等］	正常	
	太平洋鳕，又名大头鳕 *Gadus macrocephalus*［冷冻等鱼卵］	正常	
	太平洋鳕，又名大头鳕 *Gadus macrocephalus*［冷冻等］	正常	
	太平洋鳕，又名大头鳕 *Gadus macrocephalus*［冷冻等鱼肝］	正常	
	太平洋油鲽（*Microstomus pacificus*［冷冻等］	正常	
	驼背大麻哈鱼 *Oncorhynchus gorbuscha*［鱼油］	正常	
	驼背大麻哈鱼 *Oncorhynchus gorbuscha*［冰鲜］	正常	
	驼背大麻哈鱼 *Oncorhynchus gorbuscha*［冷冻等］	正常	
	驼背大麻哈鱼 *Oncorhynchus gorbuscha*［冷冻等鱼卵］	正常	
	乌贼目所有种 *Sepiida* spp.［冰鲜］	正常	
	乌贼目所有种 *Sepiida* spp.［冷冻等］	正常	
	无须鳕属所有种 *Merluccius* spp.［冷冻等］	正常	
	无须鳕属所有属 *Merluccius* spp.［鱼油］	正常	
	西方滨对虾 *litopenaeus occidentalis*［冷冻等］	正常	
	西鲱 *Alosa alosa*［冷冻等］	正常	
	西鲤 *Cyprinus carpio carpio*［冷冻等］	正常	
	细鳞鱼属所有种 *Brachymystax* spp.［冰鲜］	正常	
	细鳞鱼属所有种 *Brachymystax* spp.［冷冻等］	正常	
	狭鳞庸鲽 *Hippoglossus stenolepis*［冷冻等］	正常	
	狭鳕 *Theragra chalcogramma*，也称黄线狭鳕［冷冻等鱼肝］	正常	
	狭鳕 *Theragra chalcogramma*，也称黄线狭鳕［冷冻等］	正常	
	狭鳕 *Theragra chalcogramma*，也称黄线狭鳕［冷冻等鱼肚］	正常	
	狭鳕 *Theragra chalcogramma*，也称黄线狭鳕［冷冻等鱼卵］	正常	
	狭鳕 *Theragra chalcogramma*，也称黄线狭鳕［鱼油］	正常	
	香螺 *Syrinx* spp.［冷冻等］	正常	
	逍遥馒头蟹 *Calappa philargius*［冰鲜］	正常	

续表16

国家和地区	产品名称	准入状态	备注
美国	逍遥馒头蟹 *Calappa philargius*［冷冻等］	正常	
	小黄鱼 *Larimichthys polyactis*［冷冻等］	正常	
	小沙丁鱼属所有种 *Sardinella* spp.［冷冻等］	正常	
	星突江鲽 *Platichthys stellatus*［冷冻等］	正常	
	旭蟹 *Ranina ranina*［冷冻等］	正常	
	雪蟹 *Chionoecetes* spp.［冷冻等］	正常	
	雪蟹 *Chionoecetes* spp.［冰鲜］	正常	
	牙鲆 *Paralichthys olivaceus*［冷冻等］	正常	
	亚利桑那大麻哈鱼 *Oncorhynchus apache*［冷冻等］	正常	
	亚洲箭齿鲽 *Atheresthes evermanni*［冷冻等］	正常	
	眼斑拟石首鱼 *Sciaenops ocellatus*［冷冻等］	正常	
	鳐属所有种 *Raja* spp.［冷冻等］	正常	
	银大麻哈鱼 *Oncorhynchus kisutch*［冷冻等］	正常	
	银大麻哈鱼 *Oncorhynchus kisutch*［鱼油］	正常	
	银大麻哈鱼 *Oncorhynchus kisutch*［冰鲜］	正常	
	银花鲈鱼 *Morone saxatilis*［冷冻等］	正常	
	银平鲉 *Sebastes glaucus*［冷冻等］	正常	
	银无须鳕 *Merluccius bilinearis*［冷冻等］	正常	
	庸鲽 *Hippoglossus hippoglossus*（格陵兰）［冷冻等］	正常	
	庸鲽 *Hippoglossus hippoglossus*（格陵兰庸鲽鱼除外）［冷冻等］	正常	
	鳙鱼 *Hypophthalmichthys nobilis*［冷冻等］	正常	
	鳙鱼 *Hypophthalmichthys nobilis*［冰鲜］	正常	
	鱿鱼 *Loligo*［冷冻等］	正常	
	鱿鱼 *Loligo* spp［冰鲜］	正常	
	远东拟沙丁鱼 *Sardinops sagax*（异名 *Sardinops melanostictus*）［冷冻等］	正常	
	远海梭子蟹 *Portunus pelagicus*［冰鲜］	正常	
	远海梭子蟹 *Portunus pelagicus*［冷冻等］	正常	
	杂色平鲉 *Sebastes variegatus*［冷冻等］	正常	
	章鱼 *Octopus*［冷冻等］	正常	
	哲罗鱼属所有种 *Hucho* spp.［冰鲜］	正常	
	哲罗鱼属所有种 *Hucho* spp.［冷冻等］	正常	
	真鲷 *Pagrus major*［冷冻等］	正常	
	真鮰属所有种或叉尾鮰属所有种 *Ictalurus* spp.［冷冻等］	正常	
	紫菜 *Porphyra*［冷冻等］	正常	
	紫菜 *Porphyra*［冷藏］	正常	

续表17

国家和地区	产品名称	准入状态	备注
美国	棕虾 *Penaeus aztecus* [冷冻等]	正常	
	纵沟康克螺 *Busycon canaliculatum* [冷冻等]	正常	
	鳟 *Salmo trutta* [冷冻等]	正常	
	鳟属所有种 *Salmo* spp. [冷冻等]	正常	
	鳟属所有种 *Salmo* spp. [冰鲜]	正常	
	左旋香螺 *Busycon carica* [冷冻等]	正常	
墨西哥	阿根廷短须石首鱼 *Umbrina canosai* [冷冻等]	正常	
	白腹鲭 *Scomber japonicus* [冷冻等]	正常	
	北方长额虾 *pandalus borealis* [冷冻等]	正常	
	北方蓝鳍金枪鱼 *Thunnus thynnus* [冰鲜]	正常	
	北太平洋无须鳕 *Merluccius productus* [冷冻等]	正常	
	大黄鱼 *Larimichthys crocea* [冷冻等]	正常	
	大鳞大麻哈鱼 *Oncorhynchus tshawytscha* [冷冻等]	正常	
	大麻哈鱼 *Oncorhynchus keta* [冷冻等]	正常	
	大西洋鲱 *Clupea harengus* [冷冻等]	正常	
	大西洋鳕 *Gadus morhua* [冷冻等]	正常	
	大洋茎方头鱼 *Caulolatilus princeps* [冷冻等]	正常	
	鲽鱼 *Pleuronectes platessa* [冷冻等]	正常	
	凡纳（滨）对虾 *Penaeus vannamei*（又为 *Litopenaeus vannamei*）[冷冻等]	正常	
	仿刺参 *Apostichopus* spp. [冷冻等]	正常	
	格陵兰鳕 *Gadus ogac* [冷冻等]	正常	
	海蜇 *Rhopilema* spp. [冷冻等]	正常	
	红螺 *Phyllonotus* spp. [冷冻等]	正常	
	花腹鲭 *Scomber australasicus* [冷冻等]	正常	
	黄姑鱼 *Nibea albiflora* [冷冻等]	正常	
	黄鳍短须石首鱼 *Umbrina roncador* [冷冻等]	正常	
	康氏马鲛 *Scomberomorus commerson* [冷冻等]	正常	
	克氏原螯虾 *Procambarus clarkii* [冰鲜]	正常	
	克氏原螯虾 *Procambarus clarkii* [冷冻等]	正常	
	孔鳐 *Raja porosa* [冷冻等]	正常	
	蓝点马鲛鱼 *Scomberomorus niphonius* [冷冻等]	正常	
	龙虾（常见品种：中国龙虾、波纹龙虾、日本龙虾、杂色龙虾、少刺龙虾、长足龙虾、真龙虾等）*Palinuridae* [冰鲜]	正常	
	龙虾（常见品种：中国龙虾、波纹龙虾、日本龙虾、杂色龙虾、少刺龙虾、长足龙虾、真龙虾等）*Palinuridae* [冷冻]	正常	

续表18

国家和地区	产品名称	准入状态	备注
墨西哥	马苏大麻哈鱼 *Oncorhynchus masou*［冷冻等］	正常	
	玫瑰大麻哈鱼 *Oncorhynchus rhodurus*［冷冻等］	正常	
	鮸鱼 *Miichthys miiuy*［冷冻等］	正常	
	牡蛎 *Ostrea*［冷冻等］	正常	
	牡蛎 *Ostrea*［冰鲜］	正常	
	鲭鱼 *Scomber scombrus*［冷冻等］	正常	
	秋刀鱼 *Cololabis saira*［冷冻等］	正常	
	三疣梭子蟹 *Portunus trituberculatus*［冷冻等］	正常	
	沙丁鱼 *Sardina pilchardus*［冷冻等］	正常	
	黍鲱 *Sprattus sprattus*［冷冻等］	正常	
	水蚌 *Lamellibranchia*［冷冻等］	正常	
	似长鳍黄鱼 *Larimichthys pamoides*［冷冻等］	正常	
	太平洋鲱 *Clupea pallasii*［冷冻等］	正常	
	太平洋潜泥蛤 *Panopea generosa*［冷冻等］	正常	
	太平洋潜泥蛤 *Panopea generosa*［冰鲜］	正常	
	驼背大麻哈鱼 *Oncorhynchus gorbuscha*［冷冻等］	正常	
	乌贼目所有种 *Sepiida* spp.［冷冻等］	正常	
	西鲱 *Alosa alosa*［冷冻等］	正常	
	小黄鱼 *Larimichthys polyactis*［冷冻等］	正常	
	小沙丁鱼属所有种 *Sardinella* spp.［冷冻等］	正常	
	银大麻哈鱼 *Oncorhynchus kisutch*［冷冻等］	正常	
	鱿鱼 *Loligo*［冷冻等］	正常	
	远东拟沙丁鱼 *Sardinops sagax*（异名 *Sardinops melanostictus*）［冷冻等］	正常	
	章鱼 *Octopus*［冷冻等］	正常	
牙买加	眼斑龙虾 *Panulirus Argus*［冷冻］	正常	

（二）大洋洲

国家和地区	产品名称	准入状态	备注
澳大利亚	阿瓜大麻哈鱼 *Oncorhynchus aguabonita*［冰鲜］	正常	
	阿瓜大麻哈鱼 *Oncorhynchus aguabonita*［冷冻等］	正常	
	艾氏澳洲单角鲀 *Nelusetta ayraud*（异名 *Nelusetta ayraudi*）［冷冻等］	正常	
	澳大利亚海螯虾 *Metanephrops australiensis*［冷冻］	正常	
	澳洲双柔鱼 *nototodarus gouldi*［冷冻等］	正常	
	白带鱼 *Trichiurus lepturus*［冷冻等］	正常	
	白腹鲭 *Scomber japonicus*［冰鲜］	正常	

续表1

国家和地区	产品名称	准入状态	备注
澳大利亚	白腹鲭 *Scomber japonicus* [冷冻等]	正常	
	白鲑属所有种 *Coregonus* spp. [冰鲜]	正常	
	白鲑属所有种 *Coregonus* spp. [冷冻等]	正常	
	斑节对虾 *Penaeus monodon* [冷冻等]	正常	
	鲍鱼 *Haliotis*、*Concholepas* [冷冻等]	正常	
	鲍鱼 *Haliotis*、*Concholepas* [冰鲜]	正常	
	北方长额虾 *pandalus borealis* [冷冻等]	正常	
	北方蓝鳍金枪鱼 *Thunnus thynnus* [冰鲜]	正常	
	北鲑属所有种 *Stenodus* spp. [冰鲜]	正常	
	北鲑属所有种 *Stenodus* spp. [冷冻等]	正常	
	长颌北鲑 *Stenodus leucichthys* [冰鲜]	正常	
	长颌北鲑 *Stenodus leucichthys* [冷冻等]	正常	
	长鳍金枪鱼 *Thunnus alalunga* [冷冻等]	正常	
	长鳍鳕属所有种 *Urophycis* spp. [冷冻等]	正常	
	赤眼鳟 *Squaliobarbus curriculus* [冷冻等]	正常	
	刺金眼鲷 *Hispidoberyx ambagiosus* [冷冻等]	正常	
	大西洋鲱 *Clupea harengus* [冰鲜]	正常	
	大西洋鲑 *Salmo salar* [冷冻等]	正常	
	大西洋鲑 *Salmo salar* [冰鲜]	正常	
	大西洋胸棘鲷 *Hoplostethus atlanticus* [鱼油]	正常	
	大西洋鳕 *Gadus morhua* [冷冻等]	正常	
	大西洋鳕 *Gadus morhua* [冰鲜]	正常	
	单角革鲀 *Aluterus Monoceros* [冷冻等]	正常	
	刀额新对虾 *metapenaeus ensis* [冷冻等]	正常	
	刀鱼 *Coilia ectenes* [冷冻等]	正常	
	刀鱼 *Coilia ectenes* [冰鲜]	正常	
	笛鲷属所有种 *Lutjanus* spp. [冷冻等]	正常	
	短沟对虾 *Penaeus semisulcatus* [冷冻等]	正常	
	短鲔 *Thunnus obesus* [冰鲜]	正常	
	凡纳（滨）对虾 *Penaeus vannamei*（又为 *Litopenaeus vannamei*）[冷冻等]	正常	
	鲂属所有种 *Megalobrama* spp. [冷冻等]	正常	
	仿刺参 *Apostichopus* spp. [冷冻等]	正常	
	格陵兰鳕 *Gadus ogac* [冷冻等]	正常	
	格陵兰鳕 *Gadus ogac* [冰鲜]	正常	
	蛤蜊（马珂蛤）*Mactromeris* spp. [冰鲜]	正常	

续表2

国家和地区	产品名称	准入状态	备注
澳大利亚	蛤蜊（马珂蛤）*Mactromeris* spp.［冷冻等］	正常	
	瓜参 *Cucumaria* spp.［冷冻等］	正常	
	桂皮斑鲆 *Pseudorhombus cinnamoneus*［冰鲜］	正常	
	黑斑刺盖太阳鱼 *Pomoxis nigromaculatus*［冷冻等］	正常	
	黑鳍叶鲹 *Caranx malam*［冷冻等］	正常	
	黑线银鲛 *Chimaera phantasma*［冷冻等］	正常	
	红笛鲷 *Lutjanus sanguineus*［冷冻等］	正常	
	红点鲑属所有种 *Salvelinus* spp.［冰鲜］	正常	
	红点鲑属所有种 *Salvelinus* spp.［冷冻等］	正常	
	红金眼鲷 *Beryx splendens*［冷冻等］	正常	
	红九棘鲈 *Cephalopholis sonnerati*［冰鲜］	正常	
	红眼雪蟹 *Chinoecetes bairdi*［冷冻等］	正常	
	红眼雪蟹 *Chinoecetes bairdi*［冰鲜］	正常	
	虹鳟 *Oncorhynchus mykiss*［冰鲜］	正常	
	虹鳟 *Oncorhynchus mykiss*［冷冻等］	正常	
	虹鳟 *Oncorhynchus mykiss*［冷冻等鱼卵］	正常	
	虹鳟 *Oncorhynchus mykiss*［冰鲜（鱼卵）］	正常	
	花腹鲭 *Scomber australasicus*［冷冻等］	正常	
	黄条鰤 *Seriola lalandi*，也称黄尾鰤［冰鲜］	正常	
	黄条鰤 *Seriola lalandi*，也称黄尾鰤［冷冻等］	正常	
	灰眼雪蟹 *Chinopecetes Opilio*［冰鲜］	正常	
	灰眼雪蟹 *Chinopecetes Opilio*［冷冻等］	正常	
	茴鱼属所有种 *Thymallus* spp.［冷冻等］	正常	
	茴鱼属所有种 *Thymallus* spp.［冰鲜］	正常	
	吉尔大麻哈鱼 *Oncorhynchus gilae*［冷冻等］	正常	
	吉尔大麻哈鱼 *Oncorhynchus gilae*［冰鲜］	正常	
	尖吻鲈 *Lates calcarifer*［冷冻等］	正常	
	尖吻鲈 *Lates calcarifer*［冰鲜］	正常	
	剑旗鱼 *Xiphias gladius*［冰鲜］	正常	
	金腹大麻哈鱼 *Oncorhynchus chrysogaster*［冷冻等］	正常	
	金腹大麻哈鱼 *Oncorhynchus chrysogaster*［冰鲜］	正常	
	金枪鱼属所有种 *Thunnus* spp.［冰鲜］	正常	
	金枪鱼属所有种 *Thunnus* spp.［冷冻等］	正常	
	堪察加拟石蟹 *Paralithodes camtschaticus*［冰鲜］	正常	
	克拉克大麻哈鱼 *Oncorhynchus clarkii clarkii*［冰鲜］	正常	

续表3

国家和地区	产品名称	准入状态	备注
澳大利亚	克拉克大麻哈鱼 *Oncorhynchus clarkii clarkii* [冷冻等]	正常	
	克氏原螯虾 *Procambarus clarkii* [冷冻等]	正常	
	克氏原螯虾 *Procambarus clarkii* [冰鲜]	正常	
	孔鳐 *Raja porosa* [冷冻等]	正常	
	宽沟对虾 *Penaeus latisulcatus* [冷冻等]	正常	
	蓝尖尾无须鳕 *Macruronus novaezelandiae* [冰鲜]	正常	
	蓝尖尾无须鳕 *Macruronus novaezelandiae* [冷冻等鱼卵]	正常	
	蓝鳍金枪鱼 *Thunnus maccoyii* [冷冻等]	正常	
	蓝鳍金枪鱼 *Thunnus maccoyii* [冰鲜]	正常	
	蓝足短浆蟹 *Thalamita coeruleipes* [冷冻等]	正常	
	蓝足短浆蟹 *Thalamita coeruleipes* [冰鲜]	正常	
	老虎枪虾 *Alpheus bellulus* [冷冻等]	正常	
	勒氏笛鲷 *Lutjanus russelli* [冷冻等]	正常	
	龙虾（常见品种：中国龙虾、波纹龙虾、日本龙虾、杂色龙虾、少刺龙虾、长足龙虾、真龙虾等）*Palinuridae* [冷冻]	正常	
	龙虾（常见品种：中国龙虾、波纹龙虾、日本龙虾、杂色龙虾、少刺龙虾、长足龙虾、真龙虾等）*Palinuridae* [冰鲜]	正常	
	绿壳菜蛤 *Perna viridis* [冰鲜]	正常	
	绿鳍马面鲀 *Thamnaconus septentrionalis* [冷冻等]	正常	
	马六甲绯鲤 *Upeneus moluccensis* [冷冻等]	正常	
	鳗鲡属所有种 *Anguilla* spp. [冷冻等]	正常	
	鳗鲡属所有种 *Anguilla* spp. [冰鲜]	正常	
	毛缘扇虾 *Ibacus ciliatus* [冷冻等]	正常	
	墨吉对虾 *penaeus merguiensis* [冷冻等]	正常	
	牡蛎 *Ostrea* [冰鲜]	正常	
	牡蛎 *Ostrea* [冷冻等]	正常	
	尼罗尖吻鲈 *Lates niloticus* [冰鲜]	正常	
	挪威海螯虾 *Nephrops norvegicus* [冷冻等]	正常	
	鲭鱼 *Scomber scombrus* [冷冻等]	正常	
	裘氏鳄头冰鱼 *Champsocephalus Gunnari* [冷冻等]	正常	
	裘氏拟棘鲷 *Centroberyx gerrardi* [冷冻等]	正常	
	犬牙南极鱼属所有种 *Dissostichus* spp. [冷冻等]	正常	
	日本的鲷 *Zeus faber* [冰鲜]	正常	
	日本的鲷 *Zeus faber* [冷冻等]	正常	
	日本竹荚鱼 *Trachurus japonicus* [冷冻等]	正常	

续表4

国家和地区	产品名称	准入状态	备注
澳大利亚	日月贝 *Amusium pleuronectes*［冷冻等］	正常	
	三疣梭子蟹 *Portunus trituberculatus*［冷冻等］	正常	
	沙带鱼 *Lepturacanthus savala*［冷冻等］	正常	
	沙丁鱼 *Sardina pilchardus*［冷冻等］	正常	
	扇贝 *Placopecta*（*Placopecten*）*magellanicus*［冷冻等］	正常	
	扇贝 *Placopecta*（*Placopecten*）*magellanicus*［冰鲜］	正常	
	少耙后竺鲷 *Epigonus telescopus*［冷冻等］	正常	
	鲹属所有种 *Caranx* spp.［冷冻等］	正常	
	虱目鱼 *Chanos chanos*［冷冻等］	正常	
	石斑鱼属所有种 *Epinephelus* spp.［冷冻等］	正常	
	黍鲱 *Sprattus sprattus*［冷冻等］	正常	
	双斑伴丽鱼 *Hemichromis bimaculatus*［冷冻等］	正常	
	鳎 *Solea solea*［冷冻等］	正常	
	太平洋大口石首鱼 *Larimus pacificus*［冷冻等］	正常	
	太平洋鲱 *Clupea pallasii*［冰鲜］	正常	
	太平洋鲑属所有种或大麻哈鱼属所有种 *Oncorhynchus* spp.［冷冻等］	正常	
	太平洋鲑属所有种或大麻哈鱼属所有种 *Oncorhynchus* spp.［冰鲜］	正常	
	太平洋蓝鳍金枪鱼 *Thunnus orientalis*［冰鲜］	正常	
	太平洋鳕，又名大头鳕 *Gadus macrocephalus*［冰鲜］	正常	
	太平洋鳕，又名大头鳕 *Gadus macrocephalus*［冷冻等］	正常	
	太阳鱼 *Lepomis gulosus*［冷冻等］	正常	
	乌贼目所有种 *Sepiida* spp.［冷冻等］	正常	
	西鲱 *Alosa alosa*［冷冻等］	正常	
	细鳞鱼属所有种 *Brachymystax* spp.［冷冻等］	正常	
	细鳞鱼属所有种 *Brachymystax* spp.［冰鲜］	正常	
	狭鳕 *Theragra chalcogramma*，也称黄线狭鳕［冷冻等］	正常	
	狭鳕 *Theragra chalcogramma*，也称黄线狭鳕［冷冻等鱼卵］	正常	
	狭鳕 *Theragra chalcogramma*，也称黄线狭鳕［冷冻等鱼肝］	正常	
	香槟蟹 *Hypothalassia acerba*［冷冻等］	正常	
	香槟蟹 *Hypothalassia acerba*［冰鲜］	正常	
	小沙丁鱼属所有种 *Sardinella* spp.［冷冻等］	正常	
	新西兰兔银鲛 *Hydrolagus novaezealandiae*［冷冻等］	正常	
	旭蟹 *Ranina ranina*［冰鲜］	正常	
	旭蟹 *Ranina ranina*［冷冻等］	正常	
	雪蟹 *Chionoecetes* spp.［冰鲜］	正常	

续表5

国家和地区	产品名称	准入状态	备注
澳大利亚	雪蟹 *Chionoecetes* spp.［冷冻等］	正常	
	亚利桑那大麻哈鱼 *Oncorhynchus apache*［冷冻等］	正常	
	亚利桑那大麻哈鱼 *Oncorhynchus apache*［冰鲜］	正常	
	眼斑拟鲈 *Parapercis ommatura*［冷冻等］	正常	
	燕鲂鱼 *Pterygotrigla polyommata*［冷冻等］	正常	
	鳐属所有种 *Raja* spp.［冷冻等］	正常	
	银无须鳕 *Merluccius bilinearis*［冷冻等］	正常	
	银鳕鱼 *sillago bassensis*［冷冻等］	正常	
	鱿鱼 *Loligo*［冷冻等］	正常	
	远东拟沙丁鱼 *Sardinops sagax*（异名 *Sardinops melanostictus*）［冷冻等］	正常	
	章鱼 *Octopus*［冷冻等］	正常	
	哲罗鱼属所有种 *Hucho* spp.［冰鲜］	正常	
	哲罗鱼属所有种 *Hucho* spp.［冷冻等］	正常	
	真鲷 *Pagrus major*［冰鲜］	正常	
	真鲷 *Pagrus major*［冷冻等］	正常	
	中国对虾 *Penacus orientalis*［冷冻等］	正常	
	中华管鞭虾 *Solenocera crassicornis*［冷冻等］	正常	
	中间低鳍鲳 *Peprilus medius*［冷冻等］	正常	
	鳟 *Salmo trutta*［冷冻等］	正常	
	鳟 *Salmo trutta*［冰鲜］	正常	
巴布亚新几内亚	野生水产品	正常	
斐济	豹纹鳃棘鲈 *Plectropomus leopardus*［冷冻等］	正常	
	北方蓝鳍金枪鱼 *Thunnus thynnus*［冷冻等］	正常	
	长茎葡萄蕨藻 *caulerpa lentillifera*［冷冻等］	正常	
	长鳍金枪鱼 *Thunnus alalunga*［冰鲜］	正常	
	长鳍金枪鱼 *Thunnus alalunga*［冷冻等］	正常	
	刺鲅 *Acanthocybium solandri*，也称沙氏刺鲅［冷冻等］	正常	
	大西洋胸棘鲷 *Hoplostethus atlanticus*［冷冻等］	正常	
	短鲔 *Thunnus obesus*［冰鲜］	正常	
	短鲔 *Thunnus obesus*［冷冻等］	正常	
	仿刺参 *Apostichopus* spp.［冷冻等］	正常	
	佛氏虎鲨 *Heterodontus francisci*［冷冻等］	正常	
	狐鲣 *Sarda Sarda*［冷冻等］	正常	是★
	黄鳍金枪鱼 *Thunnus albacares*［冰鲜］	正常	

续表6

国家和地区	产品名称	准入状态	备注
斐济	鲣 *Katsuwonus pelamis*［冷冻等］	正常	
	剑旗鱼 *Xiphias gladius*［冰鲜］	正常	
	剑旗鱼 *Xiphias gladius*［冷冻等］	正常	
	金枪鱼属所有种 *Thunnus* spp.［冰鲜］	正常	
	金枪鱼属所有种 *Thunnus* spp.［冷冻等］	正常	
	蓝枪鱼 *Makaira mazara*［冷冻等］	正常	
	龙虾（常见品种：中国龙虾、波纹龙虾、日本龙虾、杂色龙虾、少刺龙虾、长足龙虾、真龙虾等）*Palinuridae*［冷冻］	正常	
	平鳍旗鱼 *Istiophorus platypterus*［冷冻等］	正常	
	旗鱼属所有种 *Istiophorus* spp.［冷冻等］	正常	
	麒麟菜 *Eucheuma cottonii*［冷冻等］	正常	
	石斑鱼属所有种 *Epinephelus* spp.［冷冻等］	正常	
	舒氏猪齿鱼 *Choerodon schoenleinii*［冷冻等］	正常	
	太平洋蓝鳍金枪鱼 *Thunnus orientalis*［冷冻等］	正常	
	异鳞蛇鲭，*Lepidocybium flavobrunneum*［冷冻等］	正常	
	鹦嘴鱼属所有种 *Scarus* spp.［冷冻等］	正常	
	鱿鱼 *Loligo*［冷冻等］	正常	
	月鲹属所有种 *Selene* spp.［冷冻等］	正常	
	月鱼 *Lampris guttatus*［冷冻等］	正常	
库克群岛	斑点拟短棘海鲂 *Pseudocyttus maculatus*［冷冻等］	正常	
	大西洋胸棘鲷 *Hoplostethus atlanticus*［冷冻等］	正常	
	鲽鱼 *Pleuronectes platessa*［冷冻等］	正常	
	黑异海鲂 *Allocyttus niger*［冷冻等］	正常	
	红金眼鲷 *Beryx splendens*［冷冻等］	正常	
	少耙后竺鲷 *Epigonus telescopus*［冷冻等］	正常	
马绍尔群岛	刺鲅 *Acanthocybium solandri*，也称沙氏刺鲅［冷冻等］	正常	
	短鲔 *Thunnus obesus*［冰鲜］	正常	
	佛氏虎鲨 *Heterodontus francisci*［冷冻等］	正常	
	红金眼鲷 *Beryx splendens*［冷冻等］	正常	
	狐鲣 *Sarda Sarda*［冷冻等］	正常	
	黄鳍金枪鱼 *Thunnus albacares*［冷冻等］	正常	
	黄鳍金枪鱼 *Thunnus albacares*［冰鲜］	正常	
	鲣 *Katsuwonus pelamis*［冷冻等］	正常	
	剑旗鱼 *Xiphias gladius*［冷冻等］	正常	
	金枪鱼属所有种 *Thunnus* spp.［冰鲜］	正常	

续表7

国家和地区	产品名称	准入状态	备注
马绍尔群岛	金枪鱼属所有种 *Thunnus* spp.［冷冻等］	正常	
	康氏马鲛 *Scomberomorus commerson*［冷冻等］	正常	
	平鳍旗鱼 *Istiophorus platypterus*［冷冻等］	正常	
	旗鱼属所有种 *Istiophorus* spp.［冷冻等］	正常	
	鲯鳅 *Coryphaena hippurus*［冷冻等］	正常	
	鱿鱼 *Loligo*［冷冻等］	正常	
	月鲹属所有种 *Selene* spp.［冷冻等］	正常	
密克罗尼西亚	长鳓 *Ilisha elongata*［冷冻等］	正常	
	长鳍金枪鱼 *Thunnus alalunga*［冷冻等］	正常	
	刺鲅 *Acanthocybium solandri*，也称沙氏刺鲅［冷冻等］	正常	
	大黄鱼 *Larimichthys crocea*［冷冻等］	正常	
	短鲔 *Thunnus obesus*［冰鲜］	正常	
	短鲔 *Thunnus obesus*［冷冻等］	正常	
	佛氏虎鲨 *Heterodontus francisci*［冷冻等］	正常	
	红金眼鲷 *Beryx splendens*［冷冻等］	正常	
	狐鲣 *Sarda Sarda*［冷冻等］	正常	
	胡瓜鱼 *Osmerus eperlanus*［冷冻等］	正常	
	黄鳍金枪鱼 *Thunnus albacares*［冷冻等］	正常	
	鲣 *Katsuwonus pelamis*［冷冻等］	正常	
	剑旗鱼 *Xiphias gladius*［冷冻等］	正常	
	金枪鱼属所有种 *Thunnus* spp.［冷冻等］	正常	
	旗鱼属所有种 *Istiophorus* spp.［冷冻等］	正常	
	鲯鳅 *Coryphaena hippurus*［冷冻等］	正常	
	日本鳀 *Engraulis japonicus*［冷冻等］	正常	
	日本乌鲂 *Brama japonica*［冷冻等］	正常	
	沙氏下鱵 *Hyporhamphus sojori*，异名日本下鱵鱼 *Hyporhamphus sajori*［冷冻等］	正常	
	似长鳍黄鱼 *Larimichthys pamoides*［冷冻等］	正常	
	小黄鱼 *Larimichthys polyactis*［冷冻等］	正常	
	亚洲胡瓜鱼或美洲胡瓜鱼 *Osmerus mordax*［冷冻等］	正常	
	月鲹属所有种 *Selene* spp.［冷冻等］	正常	
萨摩亚	野生海捕水产品	正常	

续表8

国家和地区	产品名称	准入状态	备注
瓦努阿图	阿根廷滑柔鱼 *Illex Argentinus*［冷冻等］	正常	
	长鳍金枪鱼 *Thunnus alalunga*［冷冻等］	正常	
	仿刺参 *Apostichopus* spp.［冷冻等］	正常	
	黄鳍金枪鱼 *Thunnus albacares*［冰鲜］	正常	
	秋刀鱼 *Cololabis saira*［冷冻等］	正常	
	乌贼目所有种 *Sepiida* spp.［冷冻等］	正常	
	鱿鱼 *Loligo*［冷冻等］	正常	
新西兰	新西兰鸟蛤 *Austrovenus stutchburyi*［冷冻等］	正常	
	阿根廷无须鳕 *Merluccius hubbsi*［冷冻等］	正常	
	斑点拟短棘海鲂 *Pseudocyttus maculatus*［冷冻等］	正常	
	鲍鱼 *Haliotis*、*Concholepas*［冷冻等］	正常	
	比氏兔银鲛 *Hydrolagus bemisi*［冷冻等］	正常	
	比氏兔银鲛 *Hydrolagus bemisi*［冰鲜］	正常	
	鲳属所有种 *Pampus* spp.［冷冻等 ］	正常	
	长鳍线指鳎 *Nemadactylus macropterus*［冷冻等］	正常	
	长体多锯鲈 *Polyprion oxygeneios*［冰鲜］	正常	
	长吻突吻鳕 *Coryphaenoides carminifer*［冷冻等］	正常	
	翅鲨 *Galeorhinus Galeus*［冷冻等］	正常	
	刺鲅 *Acanthocybium solandri*，也称沙氏刺鲅［冷冻等］	正常	
	刺鱼属所有种 *Gasterosteus* spp.［冷冻等］	正常	
	粗皮似马面单棘鲀 *Meuschenia scaber*［冷冻等］	正常	
	大鼻谷鳐 *Zearaja nasuta*（异名 *dipturus nasutus*）［冷冻等］	正常	
	大鳞大麻哈鱼 *Oncorhynchus tshawytscha*［冷冻等］	正常	
	大鳞大麻哈鱼 *Oncorhynchus tshawytscha*［冰鲜］	正常	
	大麻哈鱼 *Oncorhynchus keta*［冷冻等］	正常	
	大麻哈鱼 *Oncorhynchus keta*［冰鲜］	正常	
	大鳗鲡 *Anguilla dieffenbachii*［冷冻等］	正常	
	大目金眼鲷 *Beryx decadactylus*［冷冻等］	正常	
	大青鲨 *Prionace glauca*［冷冻等］	正常	
	大西洋叉尾带鱼 *Lepidopus caudatus*［冷冻等］	正常	
	大西洋鲑 *Salmo salar*［冷冻等］	正常	
	大西洋鲑 *Salmo salar*［冰鲜］	正常	
	大西洋胸棘鲷 *Hoplostethus atlanticus*［冷冻等］	正常	
	大西洋鳕 *Gadus morhua*［冰鲜］	正常	
	道氏唇指鳎 *Cheilodactylus douglasii*［冷冻等］	正常	

续表9

国家和地区	产品名称	准入状态	备注
新西兰	道氏唇指鯩 *Cheilodactylus douglasii*［冰鲜］	正常	
	等三角马珂蛤 *Spisula*（*Crassula*）*aequilatera*［冷冻等］	正常	
	笛鲷属所有种 *Lutjanus* spp.［冷冻等］	正常	
	笛鲷属所有种 *Lutjanus* spp.［冰鲜］	正常	
	钓鮟鱇鱼 *Lophius piscatorius*，也称鮟鱇鱼［冰鲜］	正常	
	钓鮟鱇鱼 *Lophius piscatorius*，也称鮟鱇鱼［冷冻等］	正常	
	鲽鱼 *Pleuronectes platessa*［冰鲜］	正常	
	鲽鱼 *Pleuronectes platessa*［冷冻等］	正常	
	多瑙哲罗鱼 *Hucho hucho*［冰鲜］	正常	
	多瑙哲罗鱼 *Hucho hucho*［冷冻等］	正常	
	鲂属所有种 *Megalobrama* spp.［冷冻等］	正常	
	仿刺参 *Apostichopus* spp.［冷冻等］	正常	
	仿刺参 *Apostichopus* spp.（*Australostichopus mollis*）［冷冻等］	正常	
	凤螺 *Strombus* spp.［冰鲜］	正常	
	凤螺 *Strombus* spp.［冷冻等］	正常	
	佛氏虎鲨 *Heterodontus francisci*［冰鲜］	正常	
	格陵兰鳕 *Gadus ogac*［冰鲜］	正常	
	蛤蜊（马珂蛤）*Mactromeris* spp.［冷冻等］	正常	
	蛤蜊（马珂蛤）*Mactromeris* spp.［冰鲜］	正常	
	贡氏彩菱鲽 *colistium guntheri*［冷冻等］	正常	
	狗鱼属所有种 *Esox* spp.［冷冻等］	正常	
	光背长吻鳐 *Dipturus innominatus*（异名 *Raja innominata*）［冷冻等］	正常	
	海胆 *Evechinus chloroticus*［冰鲜］	正常	
	海胆 *Evechinus chloroticus*［冷冻等］	正常	
	褐蓝子鱼 *Siganus fuscescens*［冷冻等］	正常	
	褐蓝子鱼 *Siganus fuscescens*［冰鲜］	正常	
	黑斑刺盖太阳鱼 *Pomoxis nigromaculatus*［冷冻等］	正常	
	黑等鳍叉尾带鱼 *Aphanopus carbo*［冷冻等］	正常	
	黑腹无鳔鲉 *Helicolenus dactylopterus*［冷冻等］	正常	
	黑裙鱼 *Gephyrocharax melanocheir*［冷冻等］	正常	
	黑鳃梅童鱼 *Collichthys niveatus*［冷冻等］	正常	
	黑线银鲛 *Chimaera phantasma*［冷冻等］	正常	
	黑异海鲂 *Allocyttus niger*［冷冻等］	正常	
	红大麻哈鱼 *Oncorhynchus nerka*［冰鲜］	正常	
	红笛鲷 *Lutjanus sanguineus*［冷冻等］	正常	

续表10

国家和地区	产品名称	准入状态	备注
新西兰	红点鲑属所有种 *Salvelinus* spp. [冰鲜]	正常	
	红点鲑属所有种 *Salvelinus* spp. [冷冻等]	正常	
	红金眼鲷 *Beryx splendens* [冷冻等]	正常	
	红金眼鲷 *Beryx splendens* [冰鲜]	正常	
	红九棘鲈 *Cephalopholis sonnerati* [冰鲜]	正常	
	红拟褐鳕 *Pseudophycis bachus* [冷冻等]	正常	
	红娘鱼属所有种 *Lepidotrigla* spp. [冰鲜]	正常	
	红娘鱼属所有种 *Lepidotrigla* spp. [冷冻等]	正常	
	红钻鱼 *Etelis carbunculus* [冷冻等]	正常	
	胡鲶属所有种 *Clarias* spp. [冷冻等]	正常	
	胡子鲶 *Clarias fuscus* [冷冻等]	正常	
	花腹鲭 *Scomber australasicus* [冷冻等]	正常	
	花鲶 *Silurus asotus* [冷冻等]	正常	
	黄带拟鲹 *Pseudocaranx dentex* [冷冻等]	正常	
	黄螺 [冷冻等]	正常	
	黄条鰤 *Seriola lalandi*，也称黄尾鰤 [冰鲜]	正常	
	黄条鰤 *Seriola lalandi*，也称黄尾鰤 [冷冻等]	正常	
	茴鱼属所有种 *Thymallus* spp. [冰鲜]	正常	
	茴鱼属所有种 *Thymallus* spp. [冷冻等]	正常	
	极大节螺藻 *Arthrospira maxima* 钝顶节螺藻 *Arthrospira platensis* [鲜、冷冻等]	正常	
	棘黑角鱼 *Chelidonichthys spinosus* [冷冻等]	正常	
	棘绿鳍鱼 *Chelidonichthys spinosus* [冰鲜]	正常	
	棘绿鳍鱼 *Chelidonichthys spinosus* [冷冻等]	正常	
	尖吻鲭鲨 *Isurus oxyrinchus* [冷冻等]	正常	
	鲣 *Katsuwonus pelamis* [冷冻等]	正常	
	箭鱿鱼 *Nototodarus sloanii* [冷冻等]	正常	
	节螺藻 *Arthrospira* spp. [冷冻等]	正常	
	节螺藻 *Arthrospira* spp. [冷藏]	正常	
	金鲷银金鲷 *Chrysophrys auratus*（异名 *Pagrus auratus*）[冷冻等]	正常	
	金线鱼 *Nemipterus virgatus* [冷冻等]	正常	
	康氏马鲛 *Scomberomorus commerson* [冷冻等]	正常	
	克氏原螯虾 *Procambarus clarkii* [冷冻等]	正常	
	克氏原螯虾 *Procambarus clarkii* [冰鲜]	正常	
	孔鳐 *Raja porosa* [冷冻等]	正常	
	口孵非鲫属所有种 *Oreochromis* spp. [冷冻等]	正常	

续表11

国家和地区	产品名称	准入状态	备注
新西兰	蓝点马鲛鱼 *Scomberomorus niphonius* [冷冻等]	正常	
	蓝灰鲕鲳 *Seriolella caerulea* [冷冻等]	正常	
	蓝尖尾无须鳕 *Macruronus novaezelandiae* [冷冻等]	正常	
	蓝尖尾无须鳕 *Macruronus novaezelandiae* [冰鲜]	正常	
	蓝尖尾无须鳕 *Macruronus novaezelandiae* [冷冻等鱼卵]	正常	
	蓝鳍金枪鱼 *Thunnus maccoyii* [冰鲜]	正常	
	蓝鳕 *Micromesistius poutassou* [冷冻等]	正常	
	李氏拟五棘鲷 *Pentaceros richardsoni*（异名（*pseudopentaceros richardsoni*））[冷冻等]	正常	
	镰鳍鲕鲳 *Seriolella brama* [冷冻等]	正常	
	鳞头犬牙南极鱼 *Dissostichus mawsoni* [冷冻等]	正常	
	鲮鱼 *Cirrhinus molitorella* [冷冻等]	正常	
	龙虾（常见品种：中国龙虾、波纹龙虾、日本龙虾、杂色龙虾、少刺龙虾、长足龙虾、真龙虾等）*Palinuridae* [冷冻]	正常	
	龙虾（常见品种：中国龙虾、波纹龙虾、日本龙虾、杂色龙虾、少刺龙虾、长足龙虾、真龙虾等）*Palinuridae* [冰鲜]	正常	
	绿壳菜蛤 *Perna viridis* [冷冻等]	正常	
	绿鳍马面鲀 *Thamnaconus septentrionalis* [冷冻等]	正常	
	绿鳍鱼 *Chelidonichthys kumu* [冰鲜]	正常	
	绿鳍鱼 *Chelidonichthys kumu* [冷冻等]	正常	
	绿青鳕 *Pollachius virens* [冷冻等]	正常	
	裸盖鱼 *Anoplopoma fimbria* [冷冻等]	正常	
	裸翼彩菱鲽 *Colistium nudipinnis* [冰鲜]	正常	
	马鲛属所有种 *Scomberomorus* spp. [冷冻等]	正常	
	马六甲绯鲤 *Upeneus moluccensis* [冷冻等]	正常	
	马面鲀 *Thamnaconus modestus* [冷冻等]	正常	
	马苏大麻哈鱼 *Oncorhynchus masou* [冷冻等]	正常	
	马苏大麻哈鱼 *Oncorhynchus masou* [冰鲜]	正常	
	鳗鲡属所有种 *Anguilla* spp. [冰鲜]	正常	
	鳗鲡属所有种 *Anguilla* spp. [冷冻等]	正常	
	毛鳞鱼 *Mallotus villosus* [冷冻等]	正常	
	玫瑰大麻哈鱼 *Oncorhynchus rhodurus* [冷冻等]	正常	
	玫瑰大麻哈鱼 *Oncorhynchus rhodurus* [冰鲜]	正常	
	玫瑰斜谐鱼 *Plagiogeneion rubiginosum* [冷冻等]	正常	
	默奇森浪蛤 *Spisula*（*Mactra*）*murchisoni* [冷冻等]	正常	
	牡蛎 *Ostrea* [冰鲜]	正常	

续表12

国家和地区	产品名称	准入状态	备注
新西兰	牡蛎 *Ostrea* [冷冻等]	正常	
	南短蛇鲭 *Rexea solandri* [冷冻等]	正常	
	南极磷虾 *Euphausia superba* [虾油]	正常	
	南极深海螯虾 *Metanephrops Challengeri* [冷冻等]	正常	
	南极栉鲳 *Hyperoglyphe antarctica* [冷冻等]	正常	
	南蓝鳕 *Micromesistius australis* [冷冻等]	正常	★
	南美洲牡蛎 *Ostrea* (*Tiostrea*) *chilensis* [冷冻等]	正常	
	尼罗尖吻鲈 *Lates niloticus* [冰鲜]	正常	
	拟棘鲷 *Centroberyx affinis* [冰鲜]	正常	
	柠檬连鳍鲽 *Pelotretis flavilatus* [冷冻等]	正常	
	挪威海螯虾 *Nephrops norvegicus* [冷冻等]	正常	
	挪威海螯虾 *Nephrops norvegicus* [冷冻等]	正常	
	平头竖口螣 *Kathetostoma giganteum* [冷冻等]	正常	
	枪鱼属所有种 *Makaira* spp. [冷冻等]	正常	
	腔吻鳕属所有种 *Coelorinchus* spp. [冷冻等]	正常	
	青背竹荚鱼 *Trachurus declivis* [冷冻等]	正常	
	鲭鱼 *Scomber scombrus* [冷冻等]	正常	
	犬牙南极鱼属所有种 *Dissostichus* spp. [冷冻等]	正常	
	日本的鲷 *Zeus faber* [冰鲜]	正常	
	日本的鲷 *Zeus faber* [冷冻等]	正常	
	日本红娘鱼 *Lepidotrigla japonice* [冷冻等]	正常	
	日本红娘鱼 *Lepidotrigla japonice* [冰鲜]	正常	
	日本竹荚鱼 *Trachurus japonicus* [冷冻等]	正常	
	日本竹荚鱼 *Trachurus japonicus* [冰鲜]	正常	
	沙带鱼 *Lepturacanthus savala* [冷冻等]	正常	
	扇贝 *Placopecta* (*Placopecten*) *magellanicus* [冷冻等]	正常	
	扇贝 *Placopecta* (*Placopecten*) *magellanicus* [冰鲜]	正常	
	少耙后竺鲷 *Epigonus telescopus* [冷冻等]	正常	
	鲹属所有种 *Caranx* spp. [冷冻等]	正常	
	虱目鱼 *Chanos chanos* [冷冻等]	正常	
	石斑鱼属所有种 *Epinephelus* spp. [冷冻等]	正常	
	舒氏猪齿鱼 *Choerodon schoenleinii* [冰鲜]	正常	
	舒氏猪齿鱼 *Choerodon schoenleinii* [冷冻等]	正常	
	鳎 *Solea solea* [冰鲜]	正常	
	鳎 *Solea solea* [冷冻等]	正常	

续表13

国家和地区	产品名称	准入状态	备注
新西兰	太平洋大口石首鱼 *Larimus pacificus*［冷冻等］	正常	
	太平洋鲑属所有种或大麻哈鱼属所有种 *Oncorhynchus* spp.［冰鲜］	正常	
	太平洋鲑属所有种或大麻哈鱼属所有种 *Oncorhynchus* spp.［冷冻等］	正常	
	太平洋潜泥蛤 *Panopea generosa*［冷冻等］	正常	
	太平洋潜泥蛤 *Panopea generosa*［冰鲜］	正常	
	太平洋鳕，又名大头鳕 *Gadus macrocephalus*［冰鲜］	正常	
	特氏短棘海鲂 *Cyttus traversi*［冷冻等］	正常	
	天竺鲷属所有种 *Apogon* spp.［冷冻等］	正常	
	兔菱鲽 *Rhombosolea leporina*［冷冻等］	正常	
	兔菱鲽 *Rhombosolea leporina*［冰鲜］	正常	
	驼背大麻哈鱼 *Oncorhynchus gorbuscha*［冷冻等］	正常	
	驼背大麻哈鱼 *Oncorhynchus gorbuscha*［冰鲜］	正常	
	纹腹鳕 *Lepidorhynchus denticulatus*［冷冻等］	正常	
	乌贼目所有种 *Sepiida* spp.［冰鲜］	正常	
	乌贼目所有种 *Sepiida* spp.［冷冻等］	正常	
	无鳔鲉 *Helicolenus hilgendorfi*［冷冻等］	正常	
	无鳔鲉 *Helicolenus hilgendorfi*［冰鲜］	正常	
	无鳔鲉所有种 *Helicolenus* spp.［冷冻等］	正常	
	无鳔鲉属 *Helicolenus* spp.［冰鲜］	正常	
	无须鳕属所有种 *Merluccius* spp.［冷冻等］	正常	
	五棘银鲈 *Pentaprion longimanus*［冷冻等］	正常	
	细鳞鱼属所有种 *Brachymystax* spp.［冷冻等］	正常	
	细鳞鱼属所有种 *Brachymystax* spp.［冰鲜］	正常	
	细谐鱼 *Dipterygonotus leucogrammicus*［冷冻等］	正常	
	狭鳕 *Theragra chalcogramma*，也称黄线狭鳕［冷冻等鱼肝］	正常	
	狭鳕 *Theragra chalcogramma*，也称黄线狭鳕［冷冻等］	正常	
	狭鳕 *Theragra chalcogramma*，也称黄线狭鳕［冷冻等鱼卵］	正常	
	逍遥馒头蟹 *Calappa philargius*［冷冻等］	正常	
	谐鱼 *Emmelichthys nitidus*［冷冻等］	正常	
	新海鲂属所有种 *Neocyttus* spp.［冷冻等］	正常	
	新西兰貂鲨 *Mustelus Lenticulatus*［冷冻等］	正常	
	新西兰短棘海鲂 *Cyttus novaezealandiae*［冰鲜］	正常	
	新西兰短棘海鲂 *Cyttus novaezealandiae*［冷冻等］	正常	
	新西兰盾吻鲽 *Peltorhamphus novaezeelandiae*［冷冻等］	正常	
	新西兰菱鲽 *Rhombosolea plebeia*［冷冻等］	正常	

续表14

国家和地区	产品名称	准入状态	备注
新西兰	新西兰拟鲈 *Parapercis colias*［冷冻等］	正常	
	新西兰青口贝 *Perna canaliculus*［冷冻等］	正常	
	新西兰兔银鲛 *Hydrolagus novaezealandiae*［冷冻等］	正常	
	新西兰竹荚鱼 *Trachurus novaezelandiae*［冷冻等］	正常	
	胸棘鲷属所有种 *Hoplostethus* spp.［冷冻等］	正常	
	异海鲂 *Allocyttus verrucosus*［冷冻等］	正常	
	银大麻哈鱼 *Oncorhynchus kisutch*［冰鲜］	正常	
	银大麻哈鱼 *Oncorhynchus kisutch*［冷冻等］	正常	
	银鰤鲳 *Seriolella punctata*［冷冻等］	正常	
	银无须鳕 *Merluccius bilinearis*［冷冻等］	正常	
	银鱼属所有种 *Salanx* spp.［冷冻等］	正常	
	庸鲽 *Hippoglossus hippoglossus*（格陵兰）［冷冻等］	正常	
	鱿鱼 *Loligo*［冷冻等］	正常	
	鱿鱼 *Loligo* spp［冰鲜］	正常	
	鲉属所有种 *Scorpaena* spp.［冷冻等］	正常	
	鲉属所有种 *Scorpaena* spp.［冰鲜］	正常	
	羽鼬鳚 *Genypterus blacodes*［冷冻等］	正常	
	云斑尖塘鳢 *Oxyeleotris marmoratus*［冷冻等］	正常	
	章鱼 *Octopus*［冷冻等］	正常	
	杖蛇鲭 *Thyrsites atun*［冷冻等］	正常	
	哲罗鱼属所有种 *Hucho* spp.［冷冻等］	正常	
	哲罗鱼属所有种 *Hucho* spp.［冰鲜］	正常	
	真鲷 *Pagrus major*［冷冻等］	正常	
	真鲷 *Pagrus major*［冰鲜］	正常	
	智利竹荚鱼 *Trachurus murphyi*［冷冻等］	正常	
	稚鳕（丹氏深海鳕）*Mora moro*［冷冻等］	正常	
	中间低鳍鲳 *Peprilus medius*［冷冻等］	正常	
	鲻鱼 *Mugil cephalus*［冷冻等］	正常	
	鳟澳鲈 *Arripis trutta*［冰鲜］	正常	
	鳟属所有种 *Salmo* spp.［冰鲜］	正常	

（三）非洲

国家和地区	产品名称	准入状态	备注
埃及	北方长额虾 *pandalus borealis*［冷冻等］	正常	
	鲽鱼 *Pleuronectes platessa*［冷冻等］	正常	
	仿刺参 *Apostichopus* spp.［冷冻等］	正常	
	狭鳕 *Theragra chalcogramma*，也称黄线狭鳕［冷冻等］	正常	
	庸鲽 *Hippoglossus hippoglossus*（格陵兰）［冷冻等］	正常	
	鱿鱼 *Loligo*［冷冻等］	正常	
加纳	白带鱼 *Trichiurus lepturus*［冷冻等］	正常	
	斑节对虾 *Penaeus monodon*［冷冻等］	正常	
	黄姑鱼 *Nibea albiflora*［冷冻等］	正常	
	龙虾（常见品种：中国龙虾、波纹龙虾、日本龙虾、杂色龙虾、少刺龙虾、长足龙虾、真龙虾等）*Palinuridae*［冰鲜］	正常	
	龙虾（常见品种：中国龙虾、波纹龙虾、日本龙虾、杂色龙虾、少刺龙虾、长足龙虾、真龙虾等）*Palinuridae*［冷冻］	正常	
	马面鲀 *Thamnaconus modestus*［冷冻等］	正常	
	鳗鲡属所有种 *Anguilla* spp.［冷冻等］	正常	
	沙带鱼 *Lepturacanthus savala*［冷冻等］	正常	
	鳎 *Solea solea*［冷冻等］	正常	
	乌贼目所有种 *Sepiida* spp.［冷冻等］	正常	
	鱿鱼 *Loligo*［冷冻等］	正常	
	章鱼 *Octopus*［冷冻等］	正常	
肯尼亚	龙虾（常见品种：中国龙虾、波纹龙虾、日本龙虾、杂色龙虾、少刺龙虾、长足龙虾、真龙虾等）*Palinuridae*［冷冻］	正常	
	龙虾（常见品种：中国龙虾、波纹龙虾、日本龙虾、杂色龙虾、少刺龙虾、长足龙虾、真龙虾等）*Palinuridae*［冰鲜］	正常	
	尼罗尖吻鲈 *Lates niloticus*［冷冻等］	正常	
	野生水产品	正常	
马达加斯加	斑节对虾 *Penaeus monodon*［冷冻等］	正常	
	斑节对虾 *Penaeus monodon*［冰鲜］	正常	
	野生海捕水产品	正常	
毛里求斯	长鳍金枪鱼 *Thunnus alalunga*［冷冻等］	正常	
	大西洋胸棘鲷 *Hoplostethus atlanticus*［冷冻等］	正常	
	短鲔 *Thunnus obesus*［鱼油］	正常	
	短鲔 *Thunnus obesus*［冷冻等］	正常	
	佛氏虎鲨 *Heterodontus francisci*［冷冻等］	正常	
	红金眼鲷 *Beryx splendens*［冷冻等］	正常	

续表1

国家和地区	产品名称	准入状态	备注
毛里求斯	黄鳍金枪鱼 *Thunnus albacares*［冷冻等］	正常	
	金枪鱼属所有种 *Thunnus* spp.［冷冻等］	正常	
	日本的鲷 *Zeus faber*［冷冻等］	正常	
	日本真鲈 *Lateolabrax japonicus*，［冷冻等］	正常	
	鰤属所有种 *Seriola* spp.［冷冻等］	正常	
	鳎 *Solea solea*［冷冻等］	正常	
	乌贼目所有种 *Sepiida* spp.［冷冻等］	正常	
	鱿鱼 *Loligo*［冷冻等］	正常	
	章鱼 *Octopus*［冷冻等］	正常	
	中间低鳍鲳 *Peprilus medius*［冷冻等］	正常	
毛里塔尼亚	斑点马鲛 *Scomberomorus guttatus*［冷冻等］	正常	
	斑点舌齿鲈 *Dicentrarchus punctatus*［冷冻等］	正常	
	斑节对虾 *Penaeus monodon*［冷冻等］	正常	
	长鳓 *Ilisha elongata*［冷冻等］	正常	
	大齿鲹 *Campogramma glaycos*［冷冻等］	正常	
	大西洋叉尾带鱼 *Lepidopus caudatus*［冷冻等］	正常	
	单角革鲀 *Aluterus Monoceros*［冷冻等］	正常	
	鲽鱼 *Pleuronectes platessa*［冷冻等］	正常	
	仿刺参 *Apostichopus* spp.［冷冻等］	正常	
	黑等鳍叉尾带鱼 *Aphanopus carbo*［冷冻等］	正常	
	红笛鲷 *Lutjanus sanguineus*［冷冻等］	正常	
	红对虾［冷冻等］	正常	
	胡椒鲷 *Plectorhynchus pictus*［冷冻等］	正常	
	花尾胡椒鲷 *Plectorhinchus Cinctus*［冷冻等］	正常	
	宽口涡螺 *Cymbiumspp*［冷冻等］	正常	
	龙虾（常见品种：中国龙虾、波纹龙虾、日本龙虾、杂色龙虾、少刺龙虾、长足龙虾、真龙虾等）*Palinuridae*［冷冻］	正常	
	龙虾（常见品种：中国龙虾、波纹龙虾、日本龙虾、杂色龙虾、少刺龙虾、长足龙虾、真龙虾等）*Palinuridae*［冰鲜］	正常	
	舌齿鲈 *Dicentrarchus labrax*［冷冻等］	正常	
	鳎 *Solea solea*［冷冻等］	正常	
	涡螺 *Volutidae* spp.［冷冻等］	正常	
	乌贼目所有种 *Sepiida* spp.［冷冻等］	正常	
	鳐属所有种 *Raja* spp.［冷冻等］	正常	
	庸鲽 *Hippoglossus hippoglossus*（格陵兰）［冷冻等］	正常	

续表2

国家和地区	产品名称	准入状态	备注
毛里塔尼亚	鱿鱼 *Loligo*［冷冻等］	正常	
	章鱼 *Octopus*［冷冻等］	正常	
	鲻鱼 *Mugil cephalus*［冷冻等］	正常	
摩洛哥	白带鱼 *Trichiurus lepturus*［冷冻等］	正常	
	白腹鲭 *Scomber japonicus*［冷冻等］	正常	
	斑点马鲛 *Scomberomorus guttatus*［冷冻等］	正常	
	斑节对虾 *Penaeus monodon*［冷冻等］	正常	
	鲍鱼 *Haliotis*、*Concholepas*［冷冻等］	正常	
	北方蓝鳍金枪鱼 *Thunnus thynnus*［冷冻等］	正常	
	大西洋叉尾带鱼 *Lepidopus caudatus*［冷冻等］	正常	
	红笛鲷 *Lutjanus sanguineus*［冷冻等］	正常	
	红对虾［冷冻等］	正常	
	花腹鲭 *Scomber australasicus*［冷冻等］	正常	
	江蓠 *G. verrucosa*［冷冻等］	正常	
	鲭鱼 *Scomber scombrus*［冷冻等］	正常	
	日本竹荚鱼 *Trachurus japonicus*［冷冻等］	正常	
	沙带鱼 *Lepturacanthus savala*［冷冻等］	正常	
	沙丁鱼 *Sardina pilchardus*［冷冻等］	正常	
	沙丁鱼 *Sardina pilchardus*［鱼油］	正常	
	黍鲱 *Sprattus sprattus*［冷冻等］	正常	
	乌贼目所有种 *Sepiida* spp.［冷冻等］	正常	
	西鲱 *Alosa alosa*［冷冻等］	正常	
	小沙丁鱼属所有种 *Sardinella* spp.［冰鲜］	正常	
	鳐属所有种 *Raja* spp.［冷冻等］	正常	
	鱿鱼 *Loligo*［冷冻等］	正常	
	远东拟沙丁鱼 *Sardinops sagax*（异名 *Sardinops melanostictus*）［冰鲜］	正常	
	章鱼 *Octopus*［冷冻等］	正常	
	真鲷 *Pagrus major*［冷冻等］	正常	
	竹荚鱼 *Trachurus trachurus*［冷冻等］	正常	
莫桑比克	安达曼后海螯虾 *Metanephrops Andamanicus*［冷冻等］	正常	
	斑节对虾 *Penaeus monodon*［冷冻等］	正常	
	鲍鱼 *Haliotis*、*Concholepas*［冷冻等］	正常	
	仿刺参 *Apostichopus* spp.［冷冻等］	正常	
	佛氏虎鲨 *Heterodontus francisci*［冷冻等］	正常	

续表3

国家和地区	产品名称	准入状态	备注
莫桑比克	龙虾（常见品种：中国龙虾、波纹龙虾、日本龙虾、杂色龙虾、少刺龙虾、长足龙虾、真龙虾等）*Palinuridae*［冷冻］	正常	
	墨吉对虾 *penaeus merguiensis*［冷冻等］	正常	
	印度对虾 *Penaeus indicus*［冷冻等］	正常	
南非	白带鱼 *Trichiurus lepturus*［冷冻等］	正常	
	鲍鱼 *Haliotis*、*Concholepas*［冰鲜］	正常	
	鲍鱼 *Haliotis*、*Concholepas*［冷冻等］	正常	
	北方长额虾 *pandalus borealis*［冷冻等］	正常	
	长鳍金枪鱼 *Thunnus alalunga*［冷冻等］	正常	
	长鳍鳕属所有种 *Urophycis* spp.［冷冻等］	正常	
	大西洋鳕 *Gadus morhua*［冷冻等］	正常	
	大西洋鳕 *Gadus morhua*［冰鲜］	正常	
	佛氏虎鲨 *Heterodontus francisci*［冷冻等］	正常	
	格陵兰鳕 *Gadus ogac*［冰鲜］	正常	
	格陵兰鳕 *Gadus ogac*［冷冻等］	正常	
	海带 *Laminaria* spp.［冷冻等］	正常	
	黑线鳕 *Melanogrammus aeglefinus*［冷冻等］	正常	
	红娘鱼属所有种 *Lepidotrigla* spp.［冷冻等］	正常	
	金枪鱼属所有种 *Thunnus* spp.［鱼油］	正常	
	金枪鱼属所有种 *Thunnus* spp.［冷冻等］	正常	
	巨藻 *Lessonia* spp.［冷冻等］	正常	
	克氏原螯虾 *Procambarus clarkii*［冷冻等］	正常	
	孔鳐 *Raja porosa*［冷冻等］	正常	
	蓝点马鲛鱼 *Scomberomorus niphonius*［冷冻等］	正常	
	蓝尖尾无须鳕 *Macruronus novaezelandiae*［冷冻等］	正常	
	龙虾（常见品种：中国龙虾、波纹龙虾、日本龙虾、杂色龙虾、少刺龙虾、长足龙虾、真龙虾等）*Palinuridae*［冷冻］	正常	
	龙虾（常见品种：中国龙虾、波纹龙虾、日本龙虾、杂色龙虾、少刺龙虾、长足龙虾、真龙虾等）*Palinuridae*［冰鲜］	正常	
	美洲鳀 *Engraulis mordax*［鱼油］	正常	
	秘鲁鳀 *Engraulis ringens*［鱼油］	正常	
	牡蛎 *Ostrea*［冷冻等］	正常	
	牡蛎 *Ostrea*［冰鲜］	正常	
	南非鳀 *Engraulis capensis*［鱼油］	正常	
	欧洲鳀 *Engraulis encrasicolus*［鱼油］	正常	

续表4

国家和地区	产品名称	准入状态	备注
南非	日本的鲷 *Zeus faber* [冷冻等]	正常	
	沙带鱼 *Lepturacanthus savala* [冷冻等]	正常	
	沙丁鱼 *Sardina pilchardus* [冷冻等]	正常	
	沙丁鱼 *Sardina pilchardus* [鱼油]	正常	
	鰤属所有种 *Seriola* spp. [冷冻等]	正常	
	黍鲱 *Sprattus sprattus* [冷冻等]	正常	
	太平洋鳕，又名大头鳕 *Gadus macrocephalus* [冷冻等]	正常	
	太平洋鳕，又名大头鳕 *Gadus macrocephalus* [冰鲜]	正常	
	乌贼目所有种 *Sepiida* spp. [冷冻等]	正常	
	无须鳕属所有种 *Merluccius* spp. [冷冻等]	正常	
	西鲱 *Alosa alosa* [冷冻等]	正常	
	小沙丁鱼属所有种 *Sardinella* spp. [冷冻等]	正常	
	银无须鳕 *Merluccius bilinearis* [冷冻等]	正常	
	鱿鱼 *Loligo* [冷冻等]	正常	
	远东拟沙丁鱼 *Sardinops sagax*（异名 *Sardinops melanostictus*）[冷冻等]	正常	
	真鲷 *Pagrus major* [冷冻等]	正常	
塞内加尔	白带鱼 *Trichiurus lepturus* [冷冻等]	正常	
	半滑舌鳎 *Cynoglossus semilaevis* [冷冻等]	正常	
	鲍鱼 *Haliotis*、*Concholepas* [冷冻等]	正常	
	长鳍金枪鱼 *Thunnus alalunga* [冷冻等]	正常	
	赤蛙螺 *Bufonaria rana* [冷冻等]	正常	
	大西洋叉尾带鱼 *Lepidopus caudatus* [冷冻等]	正常	
	钓鮟鱇鱼 *Lophius piscatorius*，也称鮟鱇鱼 [冷冻等]	正常	
	鲽鱼 *Pleuronectes platessa* [冷冻等]	正常	
	短舌鳎 *Cynoglossus abbreviatus* [冷冻等]	正常	
	仿刺参 *Apostichopus* spp. [冷冻等]	正常	
	佛氏虎鲨 *Heterodontus francisci* [冷冻等]	正常	
	骨螺 *Murex* [冰鲜]	正常	
	骨螺 *Murex* [冷冻等]	正常	
	海鲶 *Arius thalassinus* [冷冻等]	正常	
	剑旗鱼 *Xiphias gladius* [冷冻等]	正常	
	宽口涡螺 *Cymbiumspp* [冷冻等]	正常	
	蓝点赤鲷 *Pagrus caeruleostictus* [冷冻等]	正常	
	蓝点马鲛鱼 *Scomberomorus niphonius* [冷冻等]	正常	
	鳗鲡属所有种 *Anguilla* spp. [冷冻等]	正常	

续表5

国家和地区	产品名称	准入状态	备注
塞内加尔	鮸鱼 *Miichthys miiuy*［冷冻等］	正常	
	泥鳅 *Misgurnus anguillicaudatus*［冷冻等］	正常	
	日本的鲷 *Zeus faber*［冷冻等］	正常	
	日本方头鱼 *Branchiostegus japonicus*［冷冻等］	正常	
	沙带鱼 *Lepturacanthus savala*［冷冻等］	正常	
	沙丁鱼 *Sardina pilchardus*［冷冻等］	正常	
	舌鳎 *Cynoglossus cynoglossus*［冷冻等］	正常	
	鳎 *Solea solea*［冷冻等］	正常	
	乌贼目所有种 *Sepiida* spp.［冷冻等］	正常	
	西非拟鲱鲤 *pseudupeneus prayensis*［冷冻等］	正常	
	椰子涡螺 *Melo melo*［冷冻等］	正常	
	鱿鱼 *Loligo*［冷冻等］	正常	
	芋螺 *Rhizoconus*［冷冻等］	正常	
	章鱼 *Octopus*［冷冻等］	正常	
塞舌尔	白斑笛鲷 *Lutjanus bohar*［冷冻等］	正常	
	川纹笛鲷 *Lutjanus sebae*［冷冻等］	正常	
	笛鲷属所有种 *Lutjanus* spp.［冷冻等］	正常	
	短鲔 *Thunnus obesus*［冷冻等］	正常	
	佛氏虎鲨 *Heterodontus francisci*［冷冻等］	正常	
	黄鳍金枪鱼 *Thunnus albacares*［冷冻等］	正常	
	金枪鱼属所有种 *Thunnus* spp.［冷冻等］	正常	
	蓝点刺鳃鮨 *Plectropomus areolatus*［冷冻等］	正常	
	蓝点马鲛鱼 *Scomberomorus niphonius*［冷冻等］	正常	
	南海石斑鱼 *Epinephelus stictu*［冷冻等］	正常	
	日本竹荚鱼 *Trachurus japonicus*［冷冻等］	正常	
	石斑鱼属所有种 *Epinephelus* spp.［冷冻等］	正常	
	石斑鱼属所有种 *Epinephelus* spp.［冰鲜］	正常	
	亚洲胡瓜鱼或美洲胡瓜鱼 *Osmerus mordax*［冷冻等］	正常	
	野生海捕水产品	正常	
	鱿鱼 *Loligo*［冷冻等］	正常	
索马里	白带鱼 *Trichiurus lepturus*［冷冻等］	正常	
	沙带鱼 *Lepturacanthus savala*［冷冻等］	正常	
	乌贼目所有种 *Sepiida* spp.［冷冻等］	正常	
	鱿鱼 *Loligo*［冷冻等］	正常	

续表6

国家和地区	产品名称	准入状态	备注
坦桑尼亚	白带鱼 *Trichiurus lepturus* [冷冻等]	正常	
	胡子鲶 *Clarias fuscus* [冷冻等]	正常	
	江蓠 *G. verrucosa* [冷冻等]	正常	
	龙虾（常见品种：中国龙虾、波纹龙虾、日本龙虾、杂色龙虾、少刺龙虾、长足龙虾、真龙虾等）*Palinuridae* [冷冻]	正常	
	龙虾（常见品种：中国龙虾、波纹龙虾、日本龙虾、杂色龙虾、少刺龙虾、长足龙虾、真龙虾等）*Palinuridae* [冰鲜]	正常	
	鳗鲡属所有种 *Anguilla* spp. [冷冻等]	正常	
	尼罗尖吻鲈 *Lates niloticus* [冷冻等]	正常	
	麒麟菜 *Eucheuma cottonii* [冷冻等]	正常	
	沙带鱼 *Lepturacanthus savala* [冷冻等]	正常	
	异枝麒麟菜 *Eucheuma spinosum* [冷冻等]	正常	
乌干达	斑点舌齿鲈 *Dicentrarchus punctatus* [冷冻等]	正常	
	红九棘鲈 *Cephalopholis sonnerati* [冰鲜]	正常	
	尼罗尖吻鲈 *Lates niloticus* [冰鲜]	正常	
	尼罗尖吻鲈 *Lates niloticus* [冷冻等]	正常	
	舌齿鲈 *Dicentrarchus labrax* [冷冻等]	正常	

（四）南美洲

国家和地区	产品名称	准入状态	备注
阿根廷	阿根廷短须石首鱼 *Umbrina canosai* [冷冻等]	正常	
	阿根廷红虾 *Pleoticus muelleri* [冷冻等]	正常	
	阿根廷滑柔鱼 *Illex Argentinus* [冷冻等]	正常	
	阿根廷鳀 *Engraulis anchoita* [冷冻等]	正常	
	阿根廷无须鳕 *Merluccius hubbsi* [冷冻等]	正常	
	澳洲无须鳕 *Merluccius australis* [冷冻等]	正常	
	巴塔戈尼牙鲆 *Paralichthys patagonicus* [冷冻等]	正常	
	巴西鲈螣 *Percophis brasiliensis* [冷冻等]	正常	
	巴西油鲱 *Brevoortia aurea* [冷冻等]	正常	
	巴西真鲳 *Stromateus brasiliensis* [冷冻等]	正常	
	白斑六线鱼 *Hexagrammos stelleri* [冷冻等]	正常	
	白带鱼 *Trichiurus lepturus* [冷冻等]	正常	
	白腹鲭 *Scomber japonicus* [冷冻等]	正常	
	白姑鱼 *Argyrosomus argentatus* [冷冻等]	正常	
	斑头六线鱼 *Hexagrammos agrammus* [冷冻等]	正常	
	斑纹腔吻鳕 *Coelorinchus fasciatus* [冷冻等]	正常	

续表1

国家和地区	产品名称	准入状态	备注
阿根廷	鲍氏裸光盖丽鱼 *Gymnogeophagus balzanii*［冷冻等］	正常	
	叉线六线鱼 *Hexagrammos octogrammus*［冷冻等］	正常	
	长鳓 *Ilisha elongata*［冷冻等］	正常	
	长鳍鳕属所有种 *Urophycis* spp.［冷冻等］	正常	
	长鳍鳕属所有种 *Urophycis* spp.［鱼油］	正常	
	长线六线鱼 *Hexagrammos lagocephalus*［冷冻等］	正常	
	赤鲷 *Pagrus Pagrus*（异名 *pagrus sedecim*）［冷冻等］	正常	
	大黄鱼 *Larimichthys crocea*［冷冻等］	正常	
	大口黑鳕 *Melanonus okamurai*［冷冻等鱼肝］	正常	
	大口黑鳕 *Melanonus okamurai*［冷冻等］	正常	
	大泷六线鱼 *Hexagrammos otakii*［冷冻等］	正常	
	大西洋鲱 *Clupea harengus*［冷冻等］	正常	
	大西洋鲑 *Salmo salar*［冷冻等］	正常	
	大西洋鳕 *Gadus morhua*［冷冻等］	正常	
	大洋黑鳕 *Melanonus zugmayeri*［冷冻等鱼肝］	正常	
	大洋黑鳕 *Melanonus zugmayeri*［冷冻等］	正常	
	刀鱼 *Coilia ectenes*［冷冻等］	正常	
	笛鲷属所有种 *Lutjanus* spp.［冷冻等］	正常	
	鲽鱼 *Pleuronectes platessa*［冷冻等］	正常	
	仿刺参 *Apostichopus* spp.［冷冻等］	正常	
	佛罗里达多须石首鱼 *Pogonias cromis*［冷冻等］	正常	
	佛氏虎鲨 *Heterodontus francisci*［冷冻等］	正常	
	弗氏绒须石首鱼 *Micropogonias furnieri*［冷冻等］	正常	
	格陵兰鳕 *Gadus ogac*［冷冻等］	正常	
	钩牙皇石首鱼 *Macrodon Ancylodon*［冷冻等］	正常	
	海鳗 *Muraenesox cinereus*［冷冻等］	正常	
	黑斑刺盖太阳鱼 *Pomoxis nigromaculatus*［冷冻等］	正常	
	黑腹无鳔鲉 *Helicolenus dactylopterus*［冷冻等］	正常	
	黑鳕属所有种 *Melanonus* spp.［鱼油］	正常	
	红眼雪蟹 *Chinoecetes bairdi*［冷冻等］	正常	
	虹鳟 *Oncorhynchus mykiss*［冷冻等］	正常	
	花腹鲭 *Scomber australasicus*［冷冻等］	正常	
	黄姑鱼 *Nibea albiflora*［冷冻等］	正常	
	灰裸顶鲷 *Gymnocranius griseus*［冷冻等］	正常	
	灰眼雪蟹 *Chinopecetes Opilio*［冷冻等］	正常	

续表2

国家和地区	产品名称	准入状态	备注
阿根廷	吉尔大麻哈鱼 *Oncorhynchus gilae*［冷冻等］	正常	
	尖尾无须鳕属所有种 *Macruronus* spp.［鱼油］	正常	
	金腹大麻哈鱼 *Oncorhynchus chrysogaster*［冷冻等］	正常	
	巨藻 *Lessonia* spp.［冷冻等］	正常	
	卡式大西洋鳐 *Atlantoraja castelnaui*［冷冻等］	正常	
	堪察加拟石蟹 *Paralithodes camtschaticus*［冷冻等］	正常	
	克拉克大麻哈鱼 *Oncorhynchus clarkii clarkii*［冷冻等］	正常	
	孔鳐 *Raja porosa*［冷冻等］	正常	
	拉式南美南极鱼 *Patagonotothen ramsayi*［冷冻等］	正常	
	蓝尖尾无须鳕 *Macruronus novaezelandiae*［冷冻等］	正常	
	马面鲀 *Thamnaconus modestus*［冷冻等］	正常	
	鳗鲡属所有种 *Anguilla* spp.［冷冻等］	正常	
	美洲鳀 *Engraulis mordax*［鱼油］	正常	
	秘鲁鳀 *Engraulis ringens*［鱼油］	正常	
	鮸鱼 *Miichthys miiuy*［冷冻等］	正常	
	南非鳀 *Engraulis capensis*［鱼油］	正常	
	南美尖尾无须鳕 *Macruronus Magellanicus*［冷冻等］	正常	
	南美鰤鲳 *Seriolella Porosa*［冷冻等］	正常	
	拟鲳鲹 *Parona signata*［冷冻等］	正常	
	欧洲鳀 *Engraulis encrasicolus*［鱼油］	正常	
	皮氏叫姑鱼 *Johnius belangerii*［冷冻等］	正常	
	青鱼 *Mylopharyngodon piceus*［冷冻等］	正常	
	鲭鱼 *Scomber scombrus*［冷冻等］	正常	
	犬牙南极鱼属所有种 *Dissostichus* spp.［冷冻等］	正常	
	日本鳀 *Engraulis japonicus*［冷冻等］	正常	
	日本竹荚鱼 *Trachurus japonicus*［冰鲜］	正常	
	日本竹荚鱼 *Trachurus japonicus*［冷冻等］	正常	
	沙带鱼 *Lepturacanthus savala*［冷冻等］	正常	
	虱目鱼 *Chanos chanos*［冷冻等］	正常	
	十线六线鱼 *Hexagrammos decagrammus*［冷冻等］	正常	
	石斑鱼属所有种 *Epinephelus* spp.［冷冻等］	正常	
	水珍鱼 *Argentina kagoshimae*［冷冻等］	正常	
	似长鳍黄鱼 *Larimichthys pamoides*［冷冻等］	正常	
	鲹 *Liza haematocheila*，异名龜鲹梭鱼 *Chelon haematocheilus*［冷冻等］	正常	
	太平洋大口石首鱼 *Larimus pacificus*［冷冻等］	正常	

续表3

国家和地区	产品名称	准入状态	备注
阿根廷	太平洋鲱 *Clupea pallasii*［冷冻等］	正常	
	太平洋鳕，又名大头鳕 *Gadus macrocephalus*［冷冻等］	正常	
	条纹犬牙石首鱼 *Cynoscion striatus*［冷冻等］	正常	
	乌贼目所有种 *Sepiida* spp.［冷冻等］	正常	
	无须鳕属所有属 *Merluccius* spp.［鱼油］	正常	
	细身黑鳕 *Melanonus gracilis*［冷冻等鱼肝］	正常	
	小黄鱼 *Larimichthys polyactis*［冷冻等］	正常	
	小鳞犬牙南极鱼 *Dissostichus eleginoides*［冷冻等］	正常	
	雪蟹 *Chionoecetes* spp.［冷冻等］	正常	
	鳕属所有种 *Gadus* spp.［鱼油］	正常	
	亚利桑那大麻哈鱼 *Oncorhynchus apache*［冷冻等］	正常	
	鳐属所有种 *Raja* spp.［冷冻等］	正常	
	银无须鳕 *Merluccius bilinearis*［冷冻等］	正常	
	银羊鱼 *mullus argentinae*［冷冻等］	正常	
	庸鲽 *Hippoglossus hippoglossus*（格陵兰）［冷冻等］	正常	
	鱿鱼 *Loligo*［冷冻等］	正常	
	圆肛康吉鳗 *conger orbignyanus*［冷冻等］	正常	
	真鲷 *Pagrus major*［冷冻等］	正常	
	智利谷鳐 *Zearaja chilensis*（异名 *Dipturus chilensis*）［冷冻等］	正常	
	中国对虾 *Penacus orientalis*［冷冻等］	正常	（野生）
	中华管鞭虾 *Solenocera crassicornis*［冷冻等］	正常	
	中间低鳍鲳 *Peprilus medius*［冷冻等］	正常	
	皱唇鲨 *Triakis scyllium*［冷冻等］	正常	
	鲻鱼 *Mugil cephalus*［冷冻等］	正常	
	鳟 *Salmo trutta*［冷冻等］	正常	
巴西	巴西异鳞石首鱼 *Plagioscion squamosissimus*［冷冻等］	正常	
	白带鱼 *Trichiurus lepturus*［冷冻等］	正常	
	白姑鱼 *Argyrosomus argentatus*［冷冻等］	正常	
	豹纹鳃棘鲈 *Plectropomus leopardus*［冷冻等］	正常	
	扁鲹 *Pomatomus saltatrix*［冷冻等］	正常	
	长鳓 *Ilisha elongata*［冷冻等］	正常	
	大黄鱼 *Larimichthys crocea*［冷冻等］	正常	
	刀鱼 *Coilia ectenes*［冷冻等］	正常	
	黑鳃梅童鱼 *Collichthys niveatus*［冷冻等］	正常	
	黄姑鱼 *Nibea albiflora*［冷冻等］	正常	

续表4

国家和地区	产品名称	准入状态	备注
巴西	黄鳍金枪鱼 *Thunnus albacares*［冷冻等］	正常	
	黄条鰤 *Seriola lalandi*，也称黄尾鰤［冷冻等］	正常	
	蓝尖尾无须鳕 *Macruronus novaezelandiae*［冷冻等］	正常	
	龙虾（常见品种：中国龙虾、波纹龙虾、日本龙虾、杂色龙虾、少刺龙虾、长足龙虾、真龙虾等）*Palinuridae*［冷冻］	正常	
	绿色犬牙石首鱼 *Cynoscion Virescens*［冷冻等］	正常	
	鮸鱼 *Miichthys miiuy*［冷冻等］	正常	
	挪威海螯虾 *Nephrops norvegicus*［冷冻等 ］	正常	
	挪威海螯虾 *Nephrops norvegicus*［冷冻等］	正常	
	普通黄道蟹 *Cancer pagurus*［冷冻等］	正常	
	三疣梭子蟹 *Portunus trituberculatus*［冷冻等］	正常	
	沙带鱼 *Lepturacanthus savala*［冷冻等］	正常	
	似长鳍黄鱼 *Larimichthys pamoides*［冷冻等］	正常	
	苏里南犬牙石首鱼 *Cynoscion Acoupa*［冷冻等］	正常	
	乌贼目所有种 *Sepiida* spp.［冷冻等］	正常	
	狭鳕 *Theragra chalcogramma*，也称黄线狭鳕［冷冻等］	正常	
	小黄鱼 *Larimichthys polyactis*［冷冻等］	正常	
	亚马逊鳓 *Ilisha amazonica*［冷冻等］	正常	
	鱿鱼 *Loligo*［冷冻等］	正常	
	月鲹属所有种 *Selene* spp.［冷冻等］	正常	
	章鱼 *Octopus*［冷冻等］	正常	
	中间低鳍鲳 *Peprilus medius*［冷冻等］	正常	
厄瓜多尔	白带鱼 *Trichiurus lepturus*［冷冻等］	正常	
	白腹鲭 *Scomber japonicus*［冷冻等］	正常	
	白姑鱼 *Argyrosomus argentatus*［冷冻等］	正常	
	北方长额虾 *pandalus borealis*［冷冻等］	正常	
	刺参 *Stichopus* spp.［冷冻等］	正常	
	刺鲳 *Psenopsis anomala*［冷冻等］	正常	
	大黄鱼 *Larimichthys crocea*［冷冻等］	正常	
	大西洋鳕 *Gadus morhua*［冷冻等］	正常	
	翻车鱼 *Mola mola*，［冷冻等］	正常	
	凡纳（滨）对虾 *Penaeus vannamei*（又为 *Litopenaeus vannamei*）［冷冻等］	正常	
	仿刺参 *Apostichopus* spp.［冷冻等］	正常	
	飞鱼属所有种 *Exocoetus* spp.［冷冻等］	正常	
	佛氏虎鲨 *Heterodontus francisci*［冷冻等］	正常	

续表5

国家和地区	产品名称	准入状态	备注
厄瓜多尔	格陵兰鳕 *Gadus ogac*［冷冻等］	正常	
	狐鲣 *Sarda Sarda*［冷冻等］	正常	
	花腹鲭 *Scomber australasicus*［冷冻等］	正常	
	黄鳍金枪鱼 *Thunnus albacares*［鱼油］	正常	
	鲣 *Katsuwonus pelamis*［冷冻等］	正常	
	鲣 *Katsuwonus pelamis*［鱼油］	正常	
	茎柔鱼 *Dosidicus Gigas*［冷冻等］	正常	
	龙虾（常见品种：中国龙虾、波纹龙虾、日本龙虾、杂色龙虾、少刺龙虾、长足龙虾、真龙虾等）*Palinuridae*［冷冻］	正常	
	鲯鳅 *Coryphaena hippurus*［冷冻等］	正常	
	鲭鱼 *Scomber scombrus*［冷冻等］	正常	
	沙带鱼 *Lepturacanthus savala*［冷冻等］	正常	
	沙丁鱼 *Sardina pilchardus*［冷冻等］	正常	
	鰤属所有种 *Seriola* spp.［冷冻等］	正常	
	黍鲱 *Sprattus sprattus*［冷冻等］	正常	
	似长鳍黄鱼 *Larimichthys pamoides*［冷冻等］	正常	
	鮻 *Liza haematocheila*，异名龜鮻梭鱼 *Chelon haematocheilus*［冷冻等］	正常	
	太平洋鲭鲹 *Chloroscombrus orqueta*［冷冻等］	正常	
	太平洋鳕，又名大头鳕 *Gadus macrocephalus*［冷冻等］	正常	
	乌贼目所有种 *Sepiida* spp.［冷冻等］	正常	
	乌贼目所有种 *Sepiida* spp.［冰鲜］	正常	
	西鲱 *Alosa alosa*［冷冻等］	正常	
	小黄鱼 *Larimichthys polyactis*［冷冻等］	正常	
	小沙丁鱼属所有种 *Sardinella* spp.［冷冻等］	正常	
	星康吉鳗 *Conger myriaster*［冷冻等］	正常	
	银无须鳕 *Merluccius bilinearis*［冷冻等］	正常	
	鱿鱼 *Loligo*［冷冻等］	正常	
	鱿鱼 *Loligo* spp［冰鲜］	正常	
	远东拟沙丁鱼 *Sardinops sagax*（异名 *Sardinops melanostictus*）［冷冻等］	正常	
	月鲹属所有种 *Selene* spp.［冷冻等］	正常	
	中间低鳍鲳 *Peprilus medius*［冷冻等］	正常	

续表6

国家和地区	产品名称	准入状态	备注
圭亚那	北方长额虾 *pandalus borealis* [冷冻等]	正常	
	大黄鱼 *Larimichthys crocea* [冷冻等]	正常	
	红牙鰔 *Otolithes ruber* [冷冻等]	正常	
	康氏马鲛 *Scomberomorus commerson* [冷冻等]	正常	
	似长鳍黄鱼 *Larimichthys pamoides* [冷冻等]	正常	
	似鲱月眼鱼 *Hiodon alosoides* [冷冻等]	正常	
	小黄鱼 *Larimichthys polyactis* [冷冻等]	正常	
秘鲁	阿瓜大麻哈鱼 *Oncorhynchus aguabonita* [冷冻等]	正常	
	巴塔哥尼亚枪乌贼 *Doryteuthis gahi* [冷冻等]	正常	
	白腹鲭 *Scomber japonicus* [冷冻等]	正常	
	鲍鱼 *Haliotis*、*Concholepas* [冷冻等]	正常	
	长鳓 *Ilisha elongata* [冷冻等]	正常	
	长鳍鳕属所有种 *Urophycis* spp. [冷冻等]	正常	
	大黄鱼 *Larimichthys crocea* [冷冻等]	正常	
	大鳞大麻哈鱼 *Oncorhynchus tshawytscha* [冷冻等]	正常	
	大麻哈鱼 *Oncorhynchus keta* [冷冻等]	正常	
	大西洋鲱 *Clupea harengus* [冷冻等鱼卵]	正常	
	大西洋鳕 *Gadus morhua* [冷冻等]	正常	
	凡纳（滨）对虾 *Penaeus vannamei*（又为 *Litopenaeus vannamei*）[冷冻等]	正常	
	仿刺参 *Apostichopus* spp. [冷冻等]	正常	
	飞鱼属所有种 *Exocoetus* spp. [冷冻等鱼卵]	正常	
	格陵兰鳕 *Gadus ogac* [冷冻等]	正常	
	蛤蜊（马珂蛤）*Mactromeris* spp. [冷冻等]	正常	
	海带 *Laminaria* spp. [冷冻等]	正常	
	海湾扇贝 *Argopecten purpuratus* [冷冻等]	正常	
	虹鳟 *Oncorhynchus mykiss* [冷冻等]	正常	
	狐鲣 *Sarda Sarda* [冷冻等]	正常	
	胡瓜鱼 *Osmerus eperlanus* [冷冻等]	正常	
	湖白鲑 *Coregonus artedi* [冷冻等]	正常	
	湖红点鲑 *Salvelinus namaycush* [冷冻等]	正常	
	花腹鲭 *Scomber australasicus* [冷冻等]	正常	
	黄鳍金枪鱼 *Thunnus albacares* [冷冻等]	正常	
	吉尔大麻哈鱼 *Oncorhynchus gilae* [冷冻等]	正常	
	鲣 *Katsuwonus pelamis* [冷冻等]	正常	
	江蓠 *G. verrucosa* [冷冻等]	正常	

续表7

国家和地区	产品名称	准入状态	备注
秘鲁	金腹大麻哈鱼 *Oncorhynchus chrysogaster*［冷冻等］	正常	
	金枪鱼属所有种 *Thunnus* spp.［鱼油］	正常	
	茎柔鱼 *Dosidicus Gigas*［冷冻等］	正常	
	巨藻 *Lessonia* spp.［冷冻等］	正常	
	堪察加拟石蟹 *Paralithodes camtschaticus*［冷冻等］	正常	
	克拉克大麻哈鱼 *Oncorhynchus clarkii clarkii*［冷冻等］	正常	
	雷吉牙汗鱼 *o. regia*［冷冻等］	正常	
	绿壳菜蛤 *Perna viridis*［冷冻等］	正常	
	马苏大麻哈鱼 *Oncorhynchus masou*［冷冻等］	正常	
	鳗鲡属所有种 *Anguilla* spp.［冷冻等］	正常	
	玫瑰大麻哈鱼 *Oncorhynchus rhodurus*［冷冻等］	正常	
	美洲鳀 *Engraulis mordax*［鱼油］	正常	
	秘鲁鳀 *Engraulis ringens*［冷冻等］	正常	
	秘鲁鳀 *Engraulis ringens*［鱼油］	正常	
	南非鳀 *Engraulis capensis*［鱼油］	正常	
	欧洲鳀 *Engraulis encrasicolus*［鱼油］	正常	
	鲭鱼 *Scomber scombrus*［冷冻等］	正常	
	日本鳀 *Engraulis japonicus*［冷冻等］	正常	
	沙丁鱼 *Sardina pilchardus*［冷冻等］	正常	
	沙氏下鱵 *Hyporhamphus sojori*，异名日本下鱵鱼 *Hyporhamphus sajori*［冷冻等］	正常	
	扇贝 *Placopecta*（*Placopecten*）*magellanicus*［冷冻等］	正常	
	黍鲱 *Sprattus sprattus*［冷冻等］	正常	
	似长鳍黄鱼 *Larimichthys pamoides*［冷冻等］	正常	
	太平洋鲱 *Clupea pallasii*［冷冻等鱼卵］	正常	
	太平洋鳕，又名大头鳕 *Gadus macrocephalus*［冷冻等］	正常	
	驼背大麻哈鱼 *Oncorhynchus gorbuscha*［冷冻等］	正常	
	乌贼目所有种 *Sepiida* spp.［冰鲜］	正常	
	乌贼目所有种 *Sepiida* spp.［冷冻等］	正常	
	西鲱 *Alosa alosa*［冷冻等］	正常	
	细鳞鲑 *Brachymystax lenok*，也称细鳞鱼［冷冻等］	正常	
	小黄鱼 *Larimichthys polyactis*［冷冻等］	正常	
	小沙丁鱼属所有种 *Sardinella* spp.［冷冻等］	正常	
	星康吉鳗 *Conger myriaster*［冷冻等］	正常	
	亚利桑那大麻哈鱼 *Oncorhynchus apache*［冷冻等］	正常	
	亚洲胡瓜鱼或美洲胡瓜鱼 *Osmerus mordax*［冷冻等］	正常	

续表8

国家和地区	产品名称	准入状态	备注
秘鲁	银大麻哈鱼 *Oncorhynchus kisutch*［冷冻等］	正常	
	银无须鳕 *Merluccius bilinearis*［冷冻等］	正常	
	鱿鱼 *Loligo*［冷冻等］	正常	
	鱿鱼 *Loligo* spp［冰鲜］	正常	
	有枝蛇鳗 *Ophichthus remiger*（异名 *Ophichthus Pacifici*）［冷冻等］	正常	
	远东拟沙丁鱼 *Sardinops sagax*（异名 *Sardinops melanostictus*）［冷冻等］	正常	
	月鲹属所有种 *Selene* spp.［冷冻等］	正常	
	章鱼 *Octopus*［冷冻等］	正常	
	中间低鳍鲳 *Peprilus medius*［冷冻等］	正常	
	鳟 *Salmo trutta*［冷冻等］	正常	
苏里南	白带鱼 *Trichiurus lepturus*［冷冻等］	正常	
	大黄鱼 *Larimichthys crocea*［冷冻等］	正常	
	短尾大眼鲷 *Priacanthus macracanthus*［冷冻等］	正常	
	弗氏绒须石首鱼 *Micropogonias furnieri*［冷冻等］	正常	
	钩牙皇石首鱼 *Macrodon Ancylodon*［冷冻等］	正常	
	花鲶 *Silurus asotus*［冷冻等］	正常	
	黄姑鱼 *Nibea albiflora*［冷冻等］	正常	
	沙带鱼 *Lepturacanthus savala*［冷冻等］	正常	
	沙丁鱼 *Sardina pilchardus*［冷冻等］	正常	
	黍鲱 *Sprattus sprattus*［冷冻等］	正常	
	似长鳍黄鱼 *Larimichthys pamoides*［冷冻等］	正常	
	鮻 *Liza haematocheila*，异名龜鮻梭鱼 *Chelon haematocheilus*［冷冻等］	正常	
	太平洋大口石首鱼 *Larimus pacificus*［冷冻等］	正常	
	西鲱 *Alosa alosa*［冷冻等］	正常	
	小黄鱼 *Larimichthys polyactis*［冷冻等］	正常	
	小沙丁鱼属所有种 *Sardinella* spp.［冷冻等］	正常	
	野生海捕水产品	正常	
	远东拟沙丁鱼 *Sardinops sagax*（异名 *Sardinops melanostictus*）［冷冻等］	正常	
	中间低鳍鲳 *Peprilus medius*［冷冻等］	正常	
委内瑞拉	凡纳（滨）对虾 *Penaeus vannamei*（又为 *Litopenaeus vannamei*）［冷冻等］	正常	

续表9

国家和地区	产品名称	准入状态	备注
乌拉圭	阿根廷短须石首鱼 *Umbrina canosai*［冷冻等］	正常	
	阿根廷滑柔鱼 *Illex Argentinus*［冷冻等］	正常	
	阿根廷无须鳕 *Merluccius hubbsi*［冷冻等］	正常	
	阿瓜大麻哈鱼 *Oncorhynchus aguabonita*［冷冻等］	正常	
	白带鱼 *Trichiurus lepturus*［冷冻等］	正常	
	白腹鲭 *Scomber japonicus*［冷冻等］	正常	
	白姑鱼 *Argyrosomus argentatus*［冷冻等］	正常	
	斑点舌齿鲈 *Dicentrarchus punctatus*［冷冻等］	正常	
	北方长额虾 *pandalus borealis*［冷冻等］	正常	
	查氏蟹 *Chaceon* spp.［冷冻等］	正常	
	长鳍鳕属所有种 *Urophycis* spp.［冷冻等］	正常	
	大黄鱼 *Larimichthys crocea*［冷冻等］	正常	
	大西洋鲱 *Clupea harengus*［冷冻等］	正常	
	大西洋鳕 *Gadus morhua*［冷冻等］	正常	
	鲽鱼 *Pleuronectes platessa*［冷冻等］	正常	
	粉红虾 *Penaeus duorarum*［冷冻等］	正常	
	佛氏虎鲨 *Heterodontus francisci*［冷冻等］	正常	
	弗氏绒须石首鱼 *Micropogonias furnieri*［冷冻等］	正常	
	格陵兰鳕 *Gadus ogac*［冷冻等］	正常	
	钩牙皇石首鱼 *Macrodon Ancylodon*［冷冻等］	正常	
	黑腹无鳔鲉 *Helicolenus dactylopterus*［冷冻等］	正常	
	黑棘鲷 *Acanthopagrus schlegelii*［冷冻等］	正常	
	红娘鱼属所有种 *Lepidotrigla* spp.［冷冻等］	正常	
	虹鳟 *Oncorhynchus mykiss*［冷冻等］	正常	
	花腹鲭 *Scomber australasicus*［冷冻等］	正常	
	黄姑鱼 *Nibea albiflora*［冷冻等］	正常	
	黄鳍棘鲷 *Acanthopagrus latus*［冷冻等］	正常	
	黄鳍金枪鱼 *Thunnus albacares*［冷冻等］	正常	
	黄鳝 *Monopterus albus*［冷冻等］	正常	
	吉尔大麻哈鱼 *Oncorhynchus gilae*［冷冻等］	正常	
	金腹大麻哈鱼 *Oncorhynchus chrysogaster*［冷冻等］	正常	
	克拉克大麻哈鱼 *Oncorhynchus clarkii clarkii*［冷冻等］	正常	
	孔鳐 *Raja porosa*［冷冻等］	正常	
	拉式南美南极鱼 *Patagonotothen ramsayi*［冷冻等］	正常	
	鳗鲡属所有种 *Anguilla* spp.［冷冻等］	正常	

续表10

国家和地区	产品名称	准入状态	备注
乌拉圭	南美尖尾无须鳕 *Macruronus Magellanicus*［冷冻等］	正常	
	拟鲳鲹 *Parona signata*［冷冻等］	正常	
	皮氏叫姑鱼 *Johnius belangerii*［冷冻等］	正常	
	鲭鱼 *Scomber scombrus*［冷冻等］	正常	
	犬牙南极鱼属所有种 *Dissostichus* spp.［冷冻等］	正常	
	沙带鱼 *Lepturacanthus savala*［冷冻等］	正常	
	沙丁鱼 *Sardina pilchardus*［冷冻等］	正常	
	舌齿鲈 *Dicentrarchus labrax*［冷冻等］	正常	
	深海红蟹 *Chaceon quinquedens*（*Geryon quinquedens*）［冷冻等］	正常	
	黍鲱 *Sprattus sprattus*［冷冻等］	正常	
	似长鳍黄鱼 *Larimichthys pamoides*［冷冻等］	正常	
	鳎 *Solea solea*［冷冻等］	正常	
	太平洋鲱 *Clupea pallasii*［冷冻等］	正常	
	太平洋鳕，又名大头鳕 *Gadus macrocephalus*［冷冻等］	正常	是★
	乌贼目所有种 *Sepiida* spp.［冷冻等］	正常	
	西鲱 *Alosa alosa*［冷冻等］	正常	
	小黄鱼 *Larimichthys polyactis*［冷冻等］	正常	
	小鳞犬牙南极鱼 *Dissostichus eleginoides*［冷冻等］	正常	
	小沙丁鱼属所有种 *Sardinella* spp.［冷冻等］	正常	
	牙鲆 *Paralichthys olivaceus*［冷冻等］	正常	
	亚利桑那大麻哈鱼 *Oncorhynchus apache*［冷冻等］	正常	
	银无须鳕 *Merluccius bilinearis*［冷冻等］	正常	
	庸鲽 *Hippoglossus hippoglossus*（格陵兰）［冷冻等］	正常	
	鱿鱼 *Loligo*［冷冻等］	正常	
	鲉属所有种 *Scorpaena* spp.［冷冻等］	正常	
	远东拟沙丁鱼 *Sardinops sagax*（异名 *Sardinops melanostictus*）［冷冻等］	正常	
	章鱼 *Octopus*［冷冻等］	正常	
	真鲷 *Pagrus major*［冷冻等］	正常	
	中间低鳍鲳 *Peprilus medius*［冷冻等］	正常	
	鳟 *Salmo trutta*［冷冻等］	正常	

续表11

国家和地区	产品名称	准入状态	备注
智利	阿根廷滑柔鱼 *Illex Argentinus*［冷冻等］	正常	
	爱德华氏黄道蟹 *Cancer edwardsii*［冷冻等］	正常	
	澳洲无须鳕 *Merluccius australis*［冷冻等］	正常	
	白斑六线鱼 *Hexagrammos stelleri*［冷冻等］	正常	
	白带鱼 *Trichiurus lepturus*［冷冻等］	正常	
	白腹鲭 *Scomber japonicus*［冷冻等］	正常	
	白鲑属所有种 *Coregonus* spp.［冷冻等］	正常	
	斑点舌齿鲈 *Dicentrarchus punctatus*［冷冻等］	正常	
	斑头六线鱼 *Hexagrammos agrammus*［冷冻等］	正常	
	鲍螺 *Haliotis* spp.［冷冻等］	正常	
	鲍鱼 *Haliotis*、*Concholepas*［冷冻等］	正常	
	鲍鱼 *Haliotis*、*Concholepas*［冰鲜］	正常	
	北方长额虾 *pandalus borealis*［冷冻等］	正常	
	北鲑属所有种 *Stenodus* spp.［冷冻等］	正常	
	叉线六线鱼 *Hexagrammos octogrammus*［冷冻等］	正常	
	长颌北鲑 *Stenodus leucichthys*［冷冻等］	正常	
	长鳍鳕属所有种 *Urophycis* spp.［冷冻等］	正常	
	长线六线鱼 *Hexagrammos lagocephalus*［冷冻等］	正常	
	赤鳍笛鲷 *Lutjanus erythropterus*［冷冻等］	正常	
	赤眼鳟 *Squaliobarbus curriculus*［冷冻等］	正常	
	大鳞大麻哈鱼 *Oncorhynchus tshawytscha*［冷冻等］	正常	
	大鳞大麻哈鱼 *Oncorhynchus tshawytscha*［鱼油］	正常	
	大泷六线鱼 *Hexagrammos otakii*［冷冻等］	正常	
	大麻哈鱼 *Oncorhynchus keta*［冷冻等］	正常	
	大西洋鲑 *Salmo salar*［冷冻等］	正常	
	大西洋鲑 *Salmo salar*［冰鲜］	正常	
	大西洋鲑 *Salmo salar*［鱼油］	正常	
	大西洋鳕 *Gadus morhua*［冷冻等］	正常	
	仿刺参 *Apostichopus* spp.［冷冻等］	正常	
	佛氏虎鲨 *Heterodontus francisci*［冷冻等］	正常	
	格陵兰鳕 *Gadus ogac*［冷冻等］	正常	
	蛤蜊（马珂蛤）*Mactromeris* spp.［冷冻等］	正常	
	海带 *Laminaria* spp.［冷冻等］	正常	
	海胆 *Evechinus chloroticus*［冷冻等］	正常	
	海胆 *Evechinus chloroticus*［冰鲜］	正常	

续表12

国家和地区	产品名称	准入状态	备注
智利	海茸 *Durvillaea antarctica* [冷冻等]	正常	
	黑斑刺盖太阳鱼 *Pomoxis nigromaculatus* [冷冻等]	正常	
	红大麻哈鱼 *Oncorhynchus nerka* [冷冻等]	正常	
	红点鲑属所有种 *Salvelinus* spp. [冷冻等]	正常	
	红眼雪蟹 *Chinoecetes bairdi* [冷冻等]	正常	
	虹鳟 *Oncorhynchus mykiss* [冷冻等]	正常	
	虹鳟鱼 *Oncorhynchus mykiss* [鱼油]	正常	
	花腹鲭 *Scomber australasicus* [冷冻等]	正常	
	黄带拟鲹 *Pseudocaranx dentex* [冷冻等]	正常	
	灰眼雪蟹 *Chinopecetes Opilio* [冷冻等]	正常	
	茴鱼属所有种 *Thymallus* spp. [冷冻等]	正常	
	吉尔大麻哈鱼 *Oncorhynchus gilae* [冷冻等]	正常	
	江蓠 *G. verrucosa* [冷冻等]	正常	
	金腹大麻哈鱼 *Oncorhynchus chrysogaster* [冷冻等]	正常	
	茎柔鱼 *Dosidicus Gigas* [冷冻等]	正常	
	巨藻 *Lessonia* spp. [冷冻等]	正常	
	堪察加拟石蟹 *Paralithodes camtschaticus* [冷冻等]	正常	
	克拉克大麻哈鱼 *Oncorhynchus clarkii clarkii* [冷冻等]	正常	
	克氏原蝲蛄 *Procambarus clarkii* [冷冻等]	正常	
	克氏原蝲蛄 *Procambarus clarkii* [冰鲜]	正常	
	蓝灰鲱鲳 *Seriolella caerulea* [冷冻等]	正常	
	蓝尖尾无须鳕 *Macruronus novaezelandiae* [冷冻等]	正常	
	龙虾（常见品种：中国龙虾、波纹龙虾、日本龙虾、杂色龙虾、少刺龙虾、长足龙虾、真龙虾等）*Palinuridae* [冷冻]	正常	
	龙虾（常见品种：中国龙虾、波纹龙虾、日本龙虾、杂色龙虾、少刺龙虾、长足龙虾、真龙虾等）*Palinuridae* [冰鲜]	正常	
	龙须草 *Potamogeton pectinatus* [冷冻等]	正常	
	绿壳菜蛤 *Perna viridis* [冷冻等]	正常	
	绿鳍马面鲀 *Thamnaconus septentrionalis* [冷冻等]	正常	
	绿青鳕 *Pollachius virens* [冷冻等]	正常	
	马苏大麻哈鱼 *Oncorhynchus masou* [冷冻等]	正常	
	帽贝 *pygmaea* [冰鲜]	正常	
	帽贝 *pygmaea* [冷冻等]	正常	
	玫瑰大麻哈鱼 *Oncorhynchus rhodurus* [冷冻等]	正常	
	秘鲁鳀 *Engraulis ringens* [鱼油]	正常	

续表13

国家和地区	产品名称	准入状态	备注
智利	南极公牛藻 *DURVILLAEA ANTARTICA*［冷冻等］	正常	
	南美尖尾无须鳕 *Macruronus Magellanicus*［冷冻等］	正常	
	麒麟菜 *Eucheuma cottonii*［冷冻等］	正常	
	鲭鱼 *Scomber scombrus*［冷冻等］	正常	
	犬牙南极鱼属所有种 *Dissostichus* spp.［冷冻等］	正常	
	日本鳀 *Engraulis japonicus*［冷冻等］	正常	
	日本竹荚鱼 *Trachurus japonicus*［冷冻等］	正常	
	三疣梭子蟹 *Portunus trituberculatus*［冷冻等］	正常	
	沙带鱼 *Lepturacanthus savala*［冷冻等］	正常	
	沙丁鱼 *Clupeidae*［鱼油］	正常	
	沙氏下鱵 *Hyporhamphus sojori*，异名日本下鱵鱼 *Hyporhamphus sajori*［冷冻等］	正常	
	扇贝 *Placopecta*（*Placopecten*）*magellanicus*［冷冻等］	正常	
	扇贝 *Placopecta*（*Placopecten*）*magellanicus*［冰鲜］	正常	
	舌齿鲈 *Dicentrarchus labrax*［冷冻等］	正常	
	十线六线鱼 *Hexagrammos decagrammus*［冷冻等］	正常	
	四指马鲅 *Eleutheronema rhadinum*［冷冻等］	正常	
	太平洋鲑属所有种或大麻哈鱼属所有种 *Oncorhynchus* spp.［冷冻等］	正常	
	太平洋鳕，又名大头鳕 *Gadus macrocephalus*［冷冻等］	正常	
	驼背大麻哈鱼 *Oncorhynchus gorbuscha*［冷冻等］	正常	
	乌贼目所有种 *Sepiida* spp.［冰鲜］	正常	
	乌贼目所有种 *Sepiida* spp.［冷冻等］	正常	
	细鳞鱼属所有种 *Brachymystax* spp.［冷冻等］	正常	
	细谐鱼 *Dipterygonotus leucogrammicus*［冷冻等］	正常	
	雪蟹 *Chionoecetes* spp.［冷冻等］	正常	
	亚利桑那大麻哈鱼 *Oncorhynchus apache*［冷冻等］	正常	
	野生海捕水产品	正常	
	银大麻哈鱼 *Oncorhynchus kisutch*［冷冻等］	正常	
	银大麻哈鱼 *Oncorhynchus kisutch*［鱼油］	正常	
	银鲫鲳 *Seriolella punctata*［冷冻等］	正常	
	银无须鳕 *Merluccius bilinearis*［冷冻等］	正常	
	鱿鱼 *Loligo*［冷冻等］	正常	
	鱿鱼 *Loligo* spp［冰鲜］	正常	
	章鱼 *Octopus*［冷冻等］	正常	
	杖蛇鲭 *Thyrsites atun*［冷冻等］	正常	
	哲罗鱼属所有种 *Hucho* spp.［冷冻等］	正常	

续表14

国家和地区	产品名称	准入状态	备注
阿根廷	智利王蟹 *LITHODES ANTARCTICUS/ LITHODES SANTOLLA*［冷冻等］	正常	
	智利雪蟹 *Paralomis granulosa*［冷冻等］	正常	
	中间低鳍鲳 *Peprilus medius*［冷冻等］	正常	
	竹荚鱼 *Trachurus* spp［鱼油］	正常	
	紫菜 *Porphyra*［冷藏］	正常	
	紫菜 *Porphyra*［冷冻等］	正常	
	紫贻贝 *Mytilus edulis*［冷冻等］	正常	
	鳟 *Salmo trutta*［冷冻等］	正常	
	鳟属所有种 *Salmo* spp.［冷冻等］	正常	
	鳟属所有种 *Salmo* spp.［冰鲜］	正常	

（五）欧洲

国家和地区	产品名称	准入状态	备注
爱尔兰	白带鱼 *Trichiurus lepturus*［冷冻等］	正常	
	半滑舌鳎 *Cynoglossus semilaevis*［冷冻等］	正常	
	鲍鱼 *Haliotis*、*Concholepas*［冷冻等］	正常	
	北峨螺 *Buccinum undatum*［冷冻等］	正常	
	北方长额虾 *pandalus borealis*［冷冻等］	正常	
	大西洋鲱 *Clupea harengus*［冷冻等鱼卵］	正常	
	大西洋鲱 *Clupea harengus*［冷冻等］	正常	
	大西洋鲑 *Salmo salar*［冰鲜］	正常	
	大西洋鳕 *Gadus morhua*［冷冻等］	正常	
	鲽鱼 *Pleuronectes platessa*［冷冻等］	正常	
	峨螺 *Buccinum* spp.［冷冻等］	正常	
	格陵兰鳕 *Gadus ogac*［冷冻等］	正常	
	红螺 *Phyllonotus* spp.［冷冻等］	正常	
	花腹鲭 *Scomber australasicus*［冷冻等］	正常	
	锯齿长臂虾 *palaemon serratus*［冷冻等］	正常	
	锯缘青蟹 *Scylla serrata*［冷冻等］	正常	
	锯缘青蟹 *Scylla serrata*［冰鲜］	正常	
	克氏原蝲蛄 *Procambarus clarkii*［冰鲜］	正常	
	克氏原蝲蛄 *Procambarus clarkii*［冷冻等］	正常	
	蓝尖尾无须鳕 *Macruronus novaezelandiae*［冷冻等］	正常	
	蓝鳕 *Micromesistius poutassou*［冷冻等］	正常	

续表1

国家和地区	产品名称	准入状态	备注
爱尔兰	龙虾（常见品种：中国龙虾、波纹龙虾、日本龙虾、杂色龙虾、少刺龙虾、长足龙虾、真龙虾等）*Palinuridae*［冷冻］	正常	
	美洲螯龙虾 *Homarus americanus*［冷冻等］	正常	
	美洲螯龙虾 *Homarus americanus*［冰鲜］	正常	
	牡蛎 *Ostrea*［冰鲜］	正常	
	牡蛎 *Ostrea*［冷冻等］	正常	
	南极深海螯虾 *Metanephrops Challengeri*［冷冻等］	正常	
	挪威海螯虾 *Nephrops norvegicus*［冷冻等 ］	正常	
	普通黄道蟹 *Cancer pagurus*［冷冻等］	正常	
	普通黄道蟹 *Cancer pagurus*［冰鲜］	正常	
	青螺 *Patelloida Saccharina Linnaeus*［冷冻等］	正常	
	鲭鱼 *Scomber scombrus*［冷冻等］	正常	
	日本竹荚鱼 *Trachurus japonicus*［冷冻等］	正常	
	沙带鱼 *Lepturacanthus savala*［冷冻等］	正常	
	沙丁鱼 *Sardina pilchardus*［冷冻等］	正常	
	扇贝 *Placopecta*（*Placopecten*）*magellanicus*［冷冻等］	正常	
	扇贝 *Placopecta*（*Placopecten*）*magellanicus*［冰鲜］	正常	
	舌鳎 *Cynoglossus cynoglossus*［冷冻等］	正常	
	黍鲱 *Sprattus sprattus*［冷冻等］	正常	
	太平洋鲱 *Clupea pallasii*［冷冻等］	正常	
	太平洋鳕，又名大头鳕 *Gadus macrocephalus*［冷冻等］	正常	
	天鹅绒蟹 *Portunus puber*（*Necora puber*）［冷冻等］	正常	
	西鲱 *Alosa alosa*［冷冻等］	正常	
	逍遥馒头蟹 *Calappa philargius*［冰鲜］	正常	
	小沙丁鱼属所有种 *Sardinella* spp.［冷冻等］	正常	
	鳐属所有种 *Raja* spp.［冷冻等］	正常	
	远东拟沙丁鱼 *Sardinops sagax*（异名 *Sardinops melanostictus*）［冷冻等］	正常	
	真鲷 *Pagrus major*［冷冻等］	正常	
	中国对虾 *Penacus orientalis*［冷冻等］	正常	
	竹蛏 *Solen strictus*［冷冻等］	正常	
	竹荚鱼 *Trachurus trachurus*［冷冻等］	正常	

续表2

国家和地区	产品名称	准入状态	备注
爱沙尼亚	半滑舌鳎 *Cynoglossus semilaevis*［冷冻等］	正常	
	北方长额虾 *pandalus borealis*［冷冻等］	正常	
	大西洋鲱 *Clupea harengus*［冷冻等鱼卵］	正常	
	大西洋鲱 *Clupea harengus*［冷冻等］	正常	
	大西洋鲑 *Salmo salar*［冰鲜］	正常	
	大西洋鲑 *Salmo salar*［冷冻等］	正常	
	大西洋拟庸鲽 *Hippoglossoides platessoides*［冰鲜］	正常	
	鲽鱼 *Pleuronectes platessa*［冷冻等］	正常	
	虹鳟 *Oncorhynchus mykiss*［冰鲜］	正常	
	虹鳟 *Oncorhynchus mykiss*［冷冻等］	正常	
	金平鲉 *Sebastes norvegicus*（异名 *Sebastes marinus*）［冷冻等］	正常	
	马舌鲽 *Reinhardtius hippoglossoides*［冷冻等］	正常	
	舌鳎 *Cynoglossus cynoglossus*［冷冻等］	正常	
	黍鲱 *Sprattus sprattus*［冷冻等］	正常	
	太平洋鲱 *Clupea pallasii*［冷冻等鱼卵］	正常	
	乌贼目所有种 *Sepiida* spp.［冷冻等］	正常	
	狭鳕 *Theragra chalcogramma*，也称黄线狭鳕［冷冻等］	正常	
	庸鲽 *Hippoglossus hippoglossus*（格陵兰）［冷冻等］	正常	
保加利亚	红螺 *Phyllonotus* spp.［冷冻等］	正常	
	狭鳕 *Theragra chalcogramma*，也称黄线狭鳕［冷冻等］	正常	
比利时	北方长额虾 *pandalus borealis*［冷冻等］	正常	
	长体油胡瓜鱼 *Spirinchus lanceolatus*［冷冻等］	正常	
	大麻哈鱼 *Oncorhynchus keta*［冷冻等］	正常	
	大西洋鲱 *Clupea harengus*［冰鲜］	正常	
	大西洋鲱 *Clupea harengus*［冷冻等］	正常	
	大西洋鲑 *Salmo salar*［冷冻等］	正常	
	大西洋鲑 *Salmo salar*［冰鲜］	正常	
	大西洋鳕 *Gadus morhua*［冷冻等］	正常	
	鲽鱼 *Pleuronectes platessa*［冷冻等］	正常	
	多瑙哲罗鱼 *Hucho hucho*［冷冻等］	正常	
	格陵兰鳕 *Gadus ogac*［冷冻等］	正常	
	红眼雪蟹 *Chinoecetes bairdi*［冷冻等］	正常	
	灰眼雪蟹 *Chinopecetes Opilio*［冷冻等］	正常	
	口孵非鲫属所有种 *Oreochromis* spp.［冷冻等］	正常	
	蓝尖尾无须鳕 *Macruronus novaezelandiae*［冷冻等］	正常	

续表3

国家和地区	产品名称	准入状态	备注
比利时	马舌鲽 *Reinhardtius hippoglossoides* [冷冻等]	正常	
	墨吉对虾 *penaeus merguiensis* [冷冻等]	正常	
	扇贝 *Placopecta* (*Placopecten*) *magellanicus* [冰鲜]	正常	
	扇贝 *Placopecta* (*Placopecten*) *magellanicus* [冷冻等]	正常	
	太平洋鲱 *Clupea pallasii* [冷冻等]	正常	
	太平洋鲱 *Clupea pallasii* [冰鲜]	正常	
	太平洋鳕，又名大头鳕 *Gadus macrocephalus* [冷冻等]	正常	
	星突江鲽 *Platichthys stellatus* [冷冻等]	正常	
	雪蟹 *Chionoecetes* spp. [冷冻等]	正常	
	亚洲胡瓜鱼或美洲胡瓜鱼 *Osmerus mordax* [冷冻等]	正常	
	鱿鱼 *Loligo* [冷冻等]	正常	
冰岛	大西洋鳕 *Gadus morhua* [冷冻等鱼肝]	正常	
	大西洋鳕 *Gadus morhua* [冷冻等鱼胃]	正常	
	大西洋鳕 *Gadus morhua* [冷冻等鱼卵]	正常	
	白带鱼 *Trichiurus lepturus* [冷冻等]	正常	
	白腹鲭 *Scomber japonicus* [冷冻等]	正常	
	北方长额虾 *pandalus borealis* [冷冻等]	正常	
	北海平鲉 *sebastes viviparus* [冷冻等]	正常	
	北极红点鲑 *Salvelinus alpinus* [冰鲜鱼卵]	正常	
	北极红点鲑 *Salvelinus alpinus* [冰鲜鱼肚]	正常	
	北极红点鲑 *Salvelinus alpinus* [冷冻等鱼肚]	正常	
	北极红点鲑 *Salvelinus alpinus* [冰鲜]	正常	
	北极红点鲑 *Salvelinus alpinus* [冷冻等鱼卵]	正常	
	北极红点鲑 *Salvelinus alpinus* [冷冻等鱼肝]	正常	
	北极红点鲑 *Salvelinus alpinus* [冰鲜鱼肝]	正常	
	北极红点鲑 *Salvelinus alpinus* [冷冻等]	正常	
	长鳍鳕属所有种 *Urophycis* spp. [冷冻等]	正常	
	长体蛇鲻 *Saurida elongata* [冷冻等]	正常	
	长体油胡瓜鱼 *Spirinchus lanceolatus* [冷冻等]	正常	
	赤鳍笛鲷 *Lutjanus erythropterus* [冷冻等]	正常	
	大麻哈鱼 *Oncorhynchus keta* [冷冻等]	正常	
	大西洋鲱 *Clupea harengus* [冰鲜]	正常	
	大西洋鲱 *Clupea harengus* [冷冻等]	正常	
	大西洋鲑 *Salmo salar* [冷冻等鱼肚]	正常	
	大西洋鲑 *Salmo salar* [冰鲜鱼卵]	正常	

续表4

国家和地区	产品名称	准入状态	备注
冰岛	大西洋鲑 *Salmo salar*［冰鲜鱼肚］	正常	
	大西洋鲑 *Salmo salar*［冷冻等鱼肝］	正常	
	大西洋鲑 *Salmo salar*［冷冻等］	正常	
	大西洋鲑 *Salmo salar*［冷冻等鱼卵］	正常	
	大西洋鲑 *Salmo salar*［冰鲜鱼肝］	正常	
	大西洋鲑 *Salmo salar*［冰鲜］	正常	
	大西洋拟庸鲽 *HIPPOGLOSSOIDES PLATESSOIDES*［冷冻等］	正常	
	大西洋拟庸鲽 *Hippoglossoides platessoides*［冰鲜］	正常	
	大西洋水珍鱼 *Argentina silus*［冷冻等］	正常	
	大西洋鳕 *Gadus morhua*［冷冻等］	正常	
	大西洋鳕 *Gadus morhua*［冰鲜］	正常	
	大西洋银鲛 *Chimaera monstrosa*［冷冻等］	正常	
	钓鮟鱇鱼 *Lophius piscatorius*，也称鮟鱇鱼［冰鲜］	正常	
	钓鮟鱇鱼 *Lophius piscatorius*，也称鮟鱇鱼［冷冻等］	正常	
	鲽鱼 *Pleuronectes platessa*［冷冻等］	正常	
	峨螺 *Buccinum* spp.［冷冻等］	正常	
	鲂属所有种 *Megalobrama* spp.［冷冻等］	正常	
	仿刺参 *Apostichopus* spp.［冷冻等］	正常	
	格陵兰鳕 *Gadus ogac*［冷冻等］	正常	
	瓜参 *Cucumaria* spp.［冷冻等］	正常	
	海胆 *Evechinus chloroticus*［冰鲜］	正常	
	海胆 *Evechinus chloroticus*［冷冻等］	正常	
	海鲶属所有种 *Arius* spp.［冷冻等］	正常	
	海茄子 *Molpadia* spp.［海茄子］	正常	
	黑等鳍叉尾带鱼 *Aphanopus carbo*［冷冻等］	正常	
	黑鳃梅童鱼 *Collichthys niveatus*［冷冻等］	正常	
	黑线鳕 *Melanogrammus aeglefinus*［冰鲜］	正常	
	黑线鳕 *Melanogrammus aeglefinus*［冷冻等］	正常	
	虹鳟 *Oncorhynchus mykiss*［冷冻等鱼肚］	正常	
	虹鳟 *Oncorhynchus mykiss*［冰鲜（鱼卵）］	正常	
	虹鳟 *Oncorhynchus mykiss*［冰鲜鱼肚］	正常	
	虹鳟 *Oncorhynchus mykiss*［冷冻等鱼卵］	正常	
	虹鳟 *Oncorhynchus mykiss*［冰鲜鱼肝］	正常	
	虹鳟 *Oncorhynchus mykiss*［冰鲜］	正常	
	虹鳟 *Oncorhynchus mykiss*［冷冻等鱼肝］	正常	

续表5

国家和地区	产品名称	准入状态	备注
冰岛	虹鳟 *Oncorhynchus mykiss* [冷冻等]	正常	
	湖白鲑 *Coregonus artedi* [冷冻等]	正常	
	湖红点鲑 *Salvelinus namaycush* [冷冻等]	正常	
	花腹鲭 *Scomber australasicus* [冷冻等]	正常	
	花鲶 *Silurus asotus* [冷冻等]	正常	
	黄带绯鲤 *Upeneus sulphureus* [冷冻等]	正常	
	黄姑鱼 *Nibea albiflora* [冷冻等]	正常	
	尖吻平鲉 *Sebastes mentella* [冷冻等]	正常	
	金平鲉 *Sebastes norvegicus*（异名 *Sebastes marinus*）[冷冻等]	正常	
	金枪鱼属所有种 *Thunnus* spp. [鱼油]	正常	
	克氏原螯虾 *Procambarus clarkii* [冷冻等]	正常	
	蓝尖尾无须鳕 *Macruronus novaezelandiae* [冰鲜鱼卵]	正常	
	蓝尖尾无须鳕 *Macruronus novaezelandiae* [冷冻等]	正常	
	蓝鳕 *Micromesistius poutassou* [冷冻等]	正常	
	勒氏笛鲷 *Lutjanus russelli* [冷冻等]	正常	
	绿鳍马面鲀 *Thamnaconus septentrionalis* [冷冻等]	正常	
	绿青鳕 *Pollachius virens* [冰鲜]	正常	
	绿青鳕 *Pollachius virens* [冷冻等]	正常	
	马六甲绯鲤 *Upeneus moluccensis* [冷冻等]	正常	
	马舌鲽 *Reinhardtius hippoglossoides* [冷冻等]	正常	
	鳗鲡属所有种 *Anguilla* spp. [冷冻等]	正常	
	毛鳞鱼 *Mallotus villosus* [冷冻等]	正常	
	毛鳞鱼 *Mallotus villosus* [冷冻等鱼卵]	正常	
	美首鲽 *Glyptocephalus cynoglossus* [冰鲜]	正常	
	美首鲽 *Glyptocephalus cynoglossus* [冷冻等]	正常	
	挪威海螯虾 *Nephrops norvegicus* [冷冻等]	正常	
	挪威海螯虾 *Nephrops norvegicus* [冷冻等]	正常	
	欧洲黄盖鲽 *Limanda Limanda* [冷冻等]	正常	
	鲭鱼 *Scomber scombrus* [冷冻等]	正常	
	日本竹荚鱼 *Trachurus japonicus* [冷冻等]	正常	
	沙带鱼 *Lepturacanthus savala* [冷冻等]	正常	
	沙丁鱼 *Sardina pilchardus* [鱼油]	正常	
	四指马鲅 *Eleutheronema rhadinum* [冷冻等]	正常	
	鳎 *Solea solea* [冷冻等]	正常	
	太平洋鲱 *Clupea pallasii* [冷冻等]	正常	

续表6

国家和地区	产品名称	准入状态	备注
冰岛	太平洋鳕，又名大头鳕 *Gadus macrocephalus*［冷冻等］	正常	
	乌贼目所有种 *Sepiida* spp.［冷冻等］	正常	
	细鳞鲑 *Brachymystax lenok*，也称细鳞鱼［冷冻等］	正常	
	虾虎鱼属所有种 *Amoya* spp.［冷冻等鱼卵］	正常	
	狭鳞庸鲽 *Hippoglossus stenolepis*［冷冻等］	正常	
	小头油鲽 *Microstomus kitt*［冷冻等］	正常	
	亚洲胡瓜鱼或美洲胡瓜鱼 *Osmerus mordax*［冷冻等］	正常	
	鳐属所有种 *Raja* spp.［冷冻等］	正常	
	银无须鳕 *Merluccius bilinearis*［冷冻等］	正常	
	庸鲽 *Hippoglossus hippoglossus*（格陵兰）［冷冻等］	正常	
	庸鲽 *Hippoglossus hippoglossus*（格陵兰庸鲽鱼除外）［冷冻等］	正常	
	鱿鱼 *Loligo*［冷冻等］	正常	
	芋参 *Molpadida*［冷冻等］	正常	
	圆鳍鱼 *Cyclopterus lumpus*［冷冻等鱼卵］	正常	
	圆鳍鱼 *Cyclopterus lumpus*［冷冻等］	正常	
波兰	半滑舌鳎 *Cynoglossus semilaevis*［冷冻等］	正常	
	大鳞大麻哈鱼 *Oncorhynchus tshawytscha*［冷冻等］	正常	
	大麻哈鱼 *Oncorhynchus keta*［冷冻等］	正常	
	大西洋鲑 *Salmo salar*［冷冻等］	正常	
	大西洋鳕 *Gadus morhua*［冷冻等］	正常	
	鲽鱼 *Pleuronectes platessa*［冷冻等］	正常	
	格陵兰鳕 *Gadus ogac*［冷冻等］	正常	
	口孵非鲫属所有种 *Oreochromis* spp.［冷冻等］	正常	
	蓝尖尾无须鳕 *Macruronus novaezelandiae*［冷冻等］	正常	
	绿青鳕 *Pollachius virens*［冷冻等］	正常	
	马舌鲽 *Reinhardtius hippoglossoides*［冷冻等］	正常	
	马苏大麻哈鱼 *Oncorhynchus masou*［冷冻等］	正常	
	鳗鲡属所有种 *Anguilla* spp.［冷冻等］	正常	
	玫瑰大麻哈鱼 *Oncorhynchus rhodurus*［冷冻等］	正常	
	沙丁鱼 *Sardina pilchardus*［冷冻等］	正常	
	舌鳎 *Cynoglossus cynoglossus*［冷冻等］	正常	
	黍鲱 *Sprattus sprattus*［冷冻等］	正常	
	太平洋鳕，又名大头鳕 *Gadus macrocephalus*［冷冻等］	正常	
	驼背大麻哈鱼 *Oncorhynchus gorbuscha*［冷冻等］	正常	
	西鲱 *Alosa alosa*［冷冻等］	正常	

续表7

国家和地区	产品名称	准入状态	备注
波兰	狭鳕 *Theragra chalcogramma*，也称黄线狭鳕［冷冻等］	正常	
	小沙丁鱼属所有种 *Sardinella* spp.［冷冻等］	正常	
	星突江鲽 *Platichthys stellatus*［冷冻等］	正常	
	银大麻哈鱼 *Oncorhynchus kisutch*［冷冻等］	正常	
	庸鲽 *Hippoglossus hippoglossus*（格陵兰）［冷冻等］	正常	
	远东拟沙丁鱼 *Sardinops sagax*（异名 *Sardinops melanostictus*）［冷冻等］	正常	
丹麦	阿瓜大麻哈鱼 *Oncorhynchus aguabonita*［冷冻等］	正常	
	白带鱼 *Trichiurus lepturus*［冷冻等］	正常	
	白腹鲭 *Scomber japonicus*［冷冻等］	正常	
	白鲑属所有种 *Coregonus* spp.［冷冻等］	正常	
	北方长额虾 *pandalus borealis*［冷冻等］	正常	
	北鲑属所有种 *Stenodus* spp.［冷冻等］	正常	
	长颌北鲑 *Stenodus leucichthys*［冷冻等］	正常	
	长鳍鳕属所有种 *Urophycis* spp.［冷冻等］	正常	
	长体蛇鲻 *Saurida elongata*［冷冻等］	正常	
	赤鳍笛鲷 *Lutjanus erythropterus*［冷冻等］	正常	
	川鲽鱼 *Platichthys Flesus*［冷冻等］	正常	
	大鳞大麻哈鱼 *Oncorhynchus tshawytscha*［冷冻等］	正常	
	大麻哈鱼 *Oncorhynchus keta*［冷冻等］	正常	
	大西洋鲱 *Clupea harengus*［冷冻等鱼卵］	正常	
	大西洋鲱 *Clupea harengus*［冷冻等］	正常	
	大西洋鲑 *Salmo salar*［冰鲜］	正常	
	大西洋鲑 *Salmo salar*［冷冻等］	正常	
	大西洋胸棘鲷 *Hoplostethus atlanticus*［冷冻等］	正常	
	大西洋鳕 *Gadus morhua*［冷冻等］	正常	
	大西洋鳕 *Gadus morhua*［冰鲜］	正常	
	鲽鱼 *Pleuronectes platessa*［冷冻等］	正常	
	多鳞鱚 *Sillago sihama*［冷冻等］	正常	
	凡纳（滨）对虾 *Penaeus vannamei*（又为 *Litopenaeus vannamei*）［冷冻等］	正常	
	仿刺参 *Apostichopus* spp.［冷冻等］	正常	
	革平鲉 *Sebastes alutus*［冷冻等］	正常	
	格陵兰鳕 *Gadus ogac*［冷冻等］	正常	
	格陵兰鳕 *Gadus ogac*［冰鲜］	正常	
	海鲶属所有种 *Arius* spp.［冷冻等］	正常	
	黑鳃梅童鱼 *Collichthys niveatus*［冷冻等］	正常	

续表8

国家和地区	产品名称	准入状态	备注
丹麦	黑线鳕 *Melanogrammus aeglefinus*［冷冻等］	正常	
	红点鲑属所有种 *Salvelinus* spp.［冷冻等］	正常	
	红鳍裸颊鲷 *Lethrinus haematopterus*［冷冻等］	正常	
	红眼雪蟹 *Chinoecetes bairdi*［冷冻等］	正常	
	虹鳟 *Oncorhynchus mykiss*［冷冻等］	正常	
	湖白鲑 *Coregonus artedi*［冷冻等］	正常	
	湖红点鲑 *Salvelinus namaycush*［冷冻等］	正常	
	花腹鲭 *Scomber australasicus*［冷冻等］	正常	
	花鲶 *Silurus asotus*［冷冻等］	正常	
	黄带绯鲤 *Upeneus sulphureus*［冷冻等］	正常	
	黄带拟鲹 *Pseudocaranx dentex*［冷冻等］	正常	
	灰眼雪蟹 *Chinopecetes Opilio*［冷冻等］	正常	
	茴鱼属所有种 *Thymallus* spp.［冷冻等］	正常	
	吉尔大麻哈鱼 *Oncorhynchus gilae*［冷冻等］	正常	
	尖吻平鲉 *Sebastes mentella*［冷冻等］	正常	
	金腹大麻哈鱼 *Oncorhynchus chrysogaster*［冷冻等］	正常	
	金平鲉 *Sebastes norvegicus*（异名 *Sebastes marinus*）［冷冻等］	正常	
	堪察加拟石蟹 *Paralithodes camtschaticus*［冷冻等］	正常	
	克拉克大麻哈鱼 *Oncorhynchus clarkii clarkii*［冷冻等］	正常	
	蓝尖尾无须鳕 *Macruronus novaezelandiae*［冷冻等］	正常	
	勒氏笛鲷 *Lutjanus russelli*［冷冻等］	正常	
	龙虾（常见品种：中国龙虾、波纹龙虾、日本龙虾、杂色龙虾、少刺龙虾、长足龙虾、真龙虾等）*Palinuridae*［冷冻］	正常	
	绿鳍马面鲀 *Thamnaconus septentrionalis*［冷冻等］	正常	
	裸盖鱼 *Anoplopoma fimbria*［冷冻等］	正常	
	马六甲绯鲤 *Upeneus moluccensis*［冷冻等］	正常	
	马舌鲽 *Reinhardtius hippoglossoides*［冷冻等］	正常	
	马苏大麻哈鱼 *Oncorhynchus masou*［冷冻等］	正常	
	鳗鲡属所有种 *Anguilla* spp.［冷冻等］	正常	
	毛鳞鱼 *Mallotus villosus*［冷冻等］	正常	
	玫瑰大麻哈鱼 *Oncorhynchus rhodurus*［冷冻等］	正常	
	欧洲黄盖鲽 *Limanda Limanda*［冷冻等］	正常	
	鲭鱼 *Scomber scombrus*［冷冻等］	正常	
	日本的鲷 *Zeus faber*［冷冻等］	正常	
	日本竹荚鱼 *Trachurus japonicus*［冷冻等］	正常	

续表9

国家和地区	产品名称	准入状态	备注
丹麦	沙带鱼 *Lepturacanthus savala*［冷冻等］	正常	
	沙丁鱼 *Sardina pilchardus*［冷冻等］	正常	
	扇贝 *Placopecta*（*Placopecten*）*magellanicus*［冷冻等］	正常	
	扇贝 *Placopecta*（*Placopecten*）*magellanicus*［冰鲜］	正常	
	黍鲱 *Sprattus sprattus*［冷冻等］	正常	
	四指马鲅 *Eleutheronema rhadinum*［冷冻等］	正常	
	太平洋鲱 *Clupea pallasii*［冷冻等鱼卵］	正常	
	太平洋鲱 *Clupea pallasii*［冷冻等］	正常	
	太平洋鲑属所有种或大麻哈鱼属所有种 *Oncorhynchus* spp.［冷冻等］	正常	
	太平洋鲑属所有种或大麻哈鱼属所有种 *Oncorhynchus* spp.［冷冻等鱼卵］	正常	
	太平洋鳕，又名大头鳕 *Gadus macrocephalus*［冷冻等］	正常	
	太平洋鳕，又名大头鳕 *Gadus macrocephalus*［冰鲜］	正常	
	田螺 *Viviparus*［冷冻等］	正常	
	驼背大麻哈鱼 *Oncorhynchus gorbuscha*［冷冻等］	正常	
	乌贼目所有种 *Sepiida* spp.［冰鲜］	正常	
	乌贼目所有种 *Sepiida* spp.［冷冻等］	正常	
	西鲱 *Alosa alosa*［冷冻等］	正常	
	细鳞鲑 *Brachymystax lenok*，也称细鳞鱼［冷冻等］	正常	
	细鳞鱼属所有种 *Brachymystax* spp.［冷冻等］	正常	
	狭鳞庸鲽 *Hippoglossus stenolepis*［冷冻等］	正常	
	狭鳕 *Theragra chalcogramma*，也称黄线狭鳕［冷冻等］	正常	
	逍遥馒头蟹 *Calappa philargius*［冰鲜］	正常	
	逍遥馒头蟹 *Calappa philargius*［冷冻等］	正常	
	小沙丁鱼属所有种 *Sardinella* spp.［冷冻等］	正常	
	星斑裸颊鲷 *Lethrinus nebulosus*［冷冻等］	正常	
	雪蟹 *Chionoecetes* spp.［冷冻等］	正常	
	牙鲆 *Paralichthys olivaceus*［冷冻等］	正常	
	亚利桑那大麻哈鱼 *Oncorhynchus apache*［冷冻等］	正常	
	亚洲胡瓜鱼或美洲胡瓜鱼 *Osmerus mordax*［冷冻等］	正常	
	鳐属所有种 *Raja* spp.［冷冻等］	正常	
	银大麻哈鱼 *Oncorhynchus kisutch*［冷冻等］	正常	
	银无须鳕 *Merluccius bilinearis*［冷冻等］	正常	
	庸鲽 *Hippoglossus hippoglossus*（格陵兰）［冷冻等］	正常	
	庸鲽 *Hippoglossus hippoglossus*（格陵兰庸鲽鱼除外）［冷冻等］	正常	
	鱿鱼 *Loligo*［冷冻等］	正常	

续表10

国家和地区	产品名称	准入状态	备注
丹麦	鱿鱼 *Loligo* spp［冰鲜］	正常	
	玉筋鱼 *Ammodytes personatus*［冷冻等］	正常	
	圆鳍鱼 *Cyclopterus lumpus*［冷冻等］	正常	
	远东拟沙丁鱼 *Sardinops sagax*（异名 *Sardinops melanostictus*）［冷冻等］	正常	
	哲罗鱼属所有种 *Hucho* spp.［冷冻等］	正常	
	中华管鞭虾 *Solenocera crassicornis*［冷冻等］	正常	
	竹荚鱼 *Trachurus trachurus*［冷冻等］	正常	
	鳟 *Salmo trutta*［冷冻等］	正常	
	鳟属所有种 *Salmo* spp.［冷冻等］	正常	
	鳟属所有种 *Salmo* spp.［冷冻等鱼卵］	正常	
德国	白带鱼 *Trichiurus lepturus*［冷冻等］	正常	
	白腹鲭 *Scomber japonicus*［冷冻等］	正常	
	白鲑属所有种 *Coregonus* spp.［冷冻等］	正常	
	北方长额虾 *pandalus borealis*［冷冻等］	正常	
	北鲑属所有种 *Stenodus* spp.［冷冻等］	正常	
	长颌北鲑 *Stenodus leucichthys*［冷冻等］	正常	
	长鳍鳕属所有种 *Urophycis* spp.［冷冻等］	正常	
	长体蛇鲻 *Saurida elongata*［冷冻等］	正常	
	长体油胡瓜鱼 *Spirinchus lanceolatus*［冷冻等］	正常	
	长体油胡瓜鱼 *Spirinchus lanceolatus*［冷冻等鱼卵］	正常	
	赤鳍笛鲷 *Lutjanus erythropterus*［冷冻等］	正常	
	大西洋鲱 *Clupea harengus*［冷冻等］	正常	
	大西洋鲑 *Salmo salar*［冷冻等］	正常	
	大西洋鳕 *Gadus morhua*［冷冻等］	正常	
	钓鮟鱇鱼 *Lophius piscatorius*，也称鮟鱇鱼［冷冻等］	正常	
	鲽鱼 *Pleuronectes platessa*［冷冻等］	正常	
	格陵兰鳕 *Gadus ogac*［冷冻等］	正常	
	黑鳃梅童鱼 *Collichthys niveatus*［冷冻等］	正常	
	红大麻哈鱼 *Oncorhynchus nerka*［冷冻等］	正常	
	红点鲑属所有种 *Salvelinus* spp.［冷冻等］	正常	
	红眼雪蟹 *Chinoecetes bairdi*［冷冻等］	正常	
	花腹鲭 *Scomber australasicus*［冷冻等］	正常	
	花鲶 *Silurus asotus*［冷冻等］	正常	
	黄带拟鲹 *Pseudocaranx dentex*［冷冻等］	正常	
	黄鳍金枪鱼 *Thunnus albacares*［冷冻等］	正常	

续表11

国家和地区	产品名称	准入状态	备注
德国	灰眼雪蟹 *Chinopecetes Opilio*［冷冻等］	正常	
	茴鱼属所有种 *Thymallus* spp.［冷冻等］	正常	
	极大节螺藻 *Arthrospira maxima* 钝顶节螺藻 *Arthrospira platensis*［鲜、冷冻等］	正常	
	尖吻平鲉 *Sebastes mentella*［冷冻等］	正常	
	节螺藻 *Arthrospira* spp.［冷藏］	正常	
	节螺藻 *Arthrospira* spp.［冷冻等］	正常	
	金平鲉 *Sebastes norvegicus*（异名 *Sebastes marinus*）［冷冻等］	正常	
	口孵非鲫属所有种 *Oreochromis* spp.［冷冻等］	正常	
	蓝点马鲛鱼 *Scomberomorus niphonius*［冷冻等］	正常	
	蓝鳕 *Micromesistius poutassou*［冷冻等］	正常	
	勒氏笛鲷 *Lutjanus russelli*［冷冻等］	正常	
	绿壳菜蛤 *Perna viridis*［冷冻等］	正常	
	绿鳍鱼 *Chelidonichthys kumu*［冷冻等］	正常	
	裸盖鱼 *Anoplopoma fimbria*［冷冻等］	正常	
	马六甲绯鲤 *Upeneus moluccensis*［冷冻等］	正常	
	马舌鲽 *Reinhardtius hippoglossoides*［冷冻等］	正常	
	鳗鲡属所有种 *Anguilla* spp.［冷冻等］	正常	
	美洲鳀 *Engraulis mordax*［鱼油］	正常	
	秘鲁鳀 *Engraulis ringens*［鱼油］	正常	
	南非鳀 *Engraulis capensis*［鱼油］	正常	
	欧洲鳀 *Engraulis encrasicolus*［鱼油］	正常	
	鲭鱼 *Scomber scombrus*［冷冻等］	正常	
	日本竹荚鱼 *Trachurus japonicus*［冷冻等］	正常	
	沙带鱼 *Lepturacanthus savala*［冷冻等］	正常	
	沙丁鱼 *Sardina pilchardus*［鱼油］	正常	
	太平洋鲱 *Clupea pallasii*［冷冻等］	正常	
	太平洋鲑属所有种或大麻哈鱼属所有种 *Oncorhynchus* spp.［冷冻等］	正常	
	太平洋鳕，又名大头鳕 *Gadus macrocephalus*［冷冻等］	正常	
	乌贼目所有种 *Sepiida* spp.［冷冻等］	正常	
	细鳞鱼属所有种 *Brachymystax* spp.［冷冻等］	正常	
	狭鳞庸鲽 *Hippoglossus stenolepis*［冷冻等］	正常	
	狭鳕 *Theragra chalcogramma*，也称黄线狭鳕［冷冻等］	正常	
	雪蟹 *Chionoecetes* spp.［冷冻等］	正常	
	亚洲胡瓜鱼或美洲胡瓜鱼 *Osmerus mordax*［冷冻等］	正常	
	衣藻 *Chlamydomonas*［冷藏］	正常	

续表12

国家和地区	产品名称	准入状态	备注
德国	衣藻 *Chlamydomonas* [冷冻等]	正常	
	银无须鳕 *Merluccius bilinearis* [冷冻等]	正常	
	庸鲽 *Hippoglossus hippoglossus*（格陵兰）[冷冻等]	正常	
	庸鲽 *Hippoglossus hippoglossus*（格陵兰庸鲽鱼除外）[冷冻等]	正常	
	鱿鱼 *Loligo* [冷冻等]	正常	
	圆鳍鱼 *Cyclopterus lumpus* [冷冻等鱼卵]	正常	
	哲罗鱼属所有种 *Hucho* spp. [冷冻等]	正常	
	中华管鞭虾 *Solenocera crassicornis* [冷冻等]	正常	
	竹荚鱼 *Trachurus trachurus* [冷冻等]	正常	
俄罗斯	白斑狗鱼 *Esox lucius* [冷冻等]	正常	
	白斑六线鱼 *Hexagrammos stelleri* [冷冻等]	正常	
	白带鱼 *Trichiurus lepturus* [冷冻等]	正常	
	白腹鲭 *Scomber japonicus* [冷冻等]	正常	
	白鲑属所有种 *Coregonus* spp. [冷冻等]	正常	
	斑头六线鱼 *Hexagrammos agrammus* [冷冻等]	正常	
	北峨螺 *Buccinum undatum* [冷冻等]	正常	
	北方长额虾 *pandalus borealis* [冷冻等]	正常	
	北鲑属所有种 *Stenodus* spp. [冷冻等]	正常	
	鳊 *Parabramis pekinensis* [冷冻等]	正常	
	扁足拟石蟹 *Paralithodes platypus* [冷冻等]	正常	
	糙黄盖鲽 *LIMANDA ASPERA* [冷冻等]	正常	
	叉线六线鱼 *Hexagrammos octogrammus* [冷冻等]	正常	
	长颌北鲑 *Stenodus leucichthys* [冷冻等]	正常	
	长鳓 *Ilisha elongata* [冷冻等]	正常	
	长鳍鳕属所有种 *Urophycis* spp. [冷冻等]	正常	
	长体蛇鲻 *Saurida elongata* [冷冻等]	正常	
	长线六线鱼 *Hexagrammos lagocephalus* [冷冻等]	正常	
	赤鳍笛鲷 *Lutjanus erythropterus* [冷冻等]	正常	
	大翅鲪鲉 *Sebastolobus macrochir* [冷冻等]	正常	
	大黄鱼 *Larimichthys crocea* [冷冻等]	正常	
	大鳞大麻哈鱼 *Oncorhynchus tshawytscha* [冰鲜]	正常	
	大鳞大麻哈鱼 *Oncorhynchus tshawytscha* [冷冻等]	正常	
	大泷六线鱼 *Hexagrammos otakii* [冷冻等]	正常	
	大麻哈鱼 *Oncorhynchus keta* [冰鲜]	正常	
	大麻哈鱼 *Oncorhynchus keta* [冷冻等]	正常	

续表13

国家和地区	产品名称	准入状态	备注
俄罗斯	大西洋鲱 *Clupea harengus*［冷冻等鱼卵］	正常	
	大西洋鲱 *Clupea harengus*［冷冻等］	正常	
	大西洋鲑 *Salmo salar*［冷冻等］	正常	
	大西洋鳕 *Gadus morhua*［冷冻等］	正常	
	大西洋鳕 *Gadus morhua*［冻鱼卵］	正常	
	单鳍多线鱼 *Pleurogrammus monopterygius*［冷冻等］	正常	
	钓鮟鱇鱼 *Lophius piscatorius*，也称鮟鱇鱼［冷冻等］	正常	
	鲽鱼 *Pleuronectes platessa*［冷冻等］	正常	
	东北雅罗鱼 *Leuciscus waleckii*，也称瓦氏雅罗鱼［冷冻等］	正常	
	多鳞鱚 *Sillago sihama*［冷冻等］	正常	
	多瑙哲罗鱼 *Hucho hucho*［冰鲜］	正常	
	多瑙哲罗鱼 *Hucho hucho*［冷冻等］	正常	
	多耙双线鲽 *Lepidopsetta polyxystra*［冷冻等］	正常	
	峨螺 *Buccinum* spp.［冷冻等］	正常	
	凡纳（滨）对虾 *Penaeus vannamei*（又为 *Litopenaeus vannamei*）［冷冻等］	正常	
	仿刺参 *Apostichopus* spp.［冷冻等］	正常	
	革平鲉 *Sebastes alutus*［冷冻等］	正常	
	格陵兰虾 *Lebbeus groenlandicus*［冷冻等］	正常	
	格陵兰鳕 *Gadus ogac*［冷冻等鱼卵］	正常	
	格陵兰鳕 *Gadus ogac*［冷冻等］	正常	
	蛤蜊（马珂蛤）*Mactromeris* spp.［冷冻等］	正常	
	狗鱼属所有种 *Esox* spp.［冷冻等］	正常	
	瓜参 *Cucumaria japonica*［冷冻等］	正常	
	鳜鱼 *Siniperca chuatsi*［冷冻等］	正常	
	海带 *Laminaria* spp.［冷冻等］	正常	
	海蜇 *Rhopilema* spp.［冷冻等］	正常	
	黑鳃梅童鱼 *Collichthys niveatus*［冷冻等］	正常	
	黑线鳕 *Melanogrammus aeglefinus*［冷冻等］	正常	
	红大麻哈鱼 *Oncorhynchus nerka*［冰鲜 ］	正常	
	红大麻哈鱼 *Oncorhynchus nerka*［冷冻等］	正常	
	红笛鲷 *Lutjanus sanguineus*［冷冻等］	正常	
	红点鲑属所有种 *Salvelinus* spp.［冷冻等］	正常	
	红对虾［冷冻等］	正常	
	红鳍裸颊鲷 *Lethrinus haematopterus*［冷冻等］	正常	
	红眼雪蟹 *Chinoecetes bairdi*［冷冻等］	正常	

续表14

国家和地区	产品名称	准入状态	备注
俄罗斯	狐鲣 *Sarda Sarda* [冷冻等]	正常	
	花腹鲭 *Scomber australasicus* [冷冻等]	正常	
	花鲶 *Silurus asotus* [冷冻等]	正常	
	黄带绯鲤 *Upeneus sulphureus* [冷冻等]	正常	
	黄带拟鲹 *Pseudocaranx dentex* [冷冻等]	正常	
	黄腹鲽 *Pleuronectes quadrituberculatus* [冷冻等]	正常	
	黄鳍金枪鱼 *Thunnus albacares* [冷冻等]	正常	
	灰眼雪蟹 *Chinopecetes Opilio* [冷冻等]	正常	
	茴鱼属所有种 *Thymallus* spp. [冷冻等]	正常	
	鮰属所有种 *Ameiurus* spp. [冷冻等]	正常	
	鲫鱼 *Carassius auratus* [冷冻等]	正常	
	尖吻平鲉 *Sebastes mentella* [冷冻等]	正常	
	鲣 *Katsuwonus pelamis* [冷冻等]	正常	
	金霸王蟹 *Lithodes aequispinus* [冷冻等]	正常	
	金平鲉 *Sebastes norvegicus*（异名 *Sebastes marinus*）[冷冻等]	正常	
	卡民氏峨螺 *Neptunea cumingii* [冷冻等]	正常	
	堪察加拟石蟹 *Paralithodes camtschaticus* [冷冻等]	正常	
	科曼多鱿鱼（红鱿）*Berryteuthis magister* [冷冻等]	正常	
	孔鳐 *Raja porosa* [冷冻等]	正常	
	口虾蛄 *Oratosquilla oratoria* [冷冻等]	正常	
	库页岛马珂蛤 *Pseudocardium sachalinense* [冷冻等]	正常	
	蓝点马鲛鱼 *Scomberomorus niphonius* [冷冻等]	正常	
	蓝鳕 *Micromesistius poutassou* [冷冻等]	正常	
	勒氏笛鲷 *Lutjanus russelli* [冷冻等]	正常	
	鲤鱼 *Cyprinus carpio* [冷冻等]	正常	
	绿鳍马面鲀 *Thamnaconus septentrionalis* [冷冻等]	正常	
	绿青鳕 *Pollachius virens* [冰鲜]	正常	
	绿青鳕 *Pollachius virens* [冷冻等]	正常	
	马六甲绯鲤 *Upeneus moluccensis* [冷冻等]	正常	
	马舌鲽 *Reinhardtius hippoglossoides* [冷冻等]	正常	
	马苏大麻哈鱼 *Oncorhynchus masou* [冰鲜]	正常	
	马苏大麻哈鱼 *Oncorhynchus masou* [冷冻等]	正常	
	鳗鲡属所有种 *Anguilla* spp. [冷冻等]	正常	
	毛鳞鱼 *Mallotus villosus* [冷冻等]	正常	
	毛鳞鱼 *Mallotus villosus* [冷冻等鱼卵]	正常	

续表15

国家和地区	产品名称	准入状态	备注
俄罗斯	玫瑰大麻哈鱼 *Oncorhynchus rhodurus*［冰鲜］	正常	
	玫瑰大麻哈鱼 *Oncorhynchus rhodurus*［冷冻等］	正常	
	美洲箭齿鲽 *Atheresthes stomias*［冷冻等］	正常	
	蒙古鲌 *Culter mongolicus*［冷冻等］	正常	
	鮸鱼 *Miichthys miiuy*［冷冻等］	正常	
	牡丹虾 *Pandalus platyceros*［冷冻等］	正常	
	欧鳊 *Abramis brama*［冷冻等］	正常	
	鲯鳅 *Coryphaena hippurus*［冷冻等］	正常	
	鲭鱼 *Scomber scombrus*［冷冻等］	正常	
	秋刀鱼 *Cololabis saira*［冷冻等］	正常	
	日本叉牙鱼 *Arctoscopus japonicus*［冷冻等］	正常	
	日本对虾 *Marsupenaeus japonicus*［冷冻等］	正常	
	日本海峨螺 *Buccinum Striatissimum*［冷冻等］	正常	
	日本竹荚鱼 *Trachurus japonicus*［冷冻等］	正常	
	沙带鱼 *Lepturacanthus savala*［冷冻等］	正常	
	沙丁鱼 *Sardina pilchardus*［冷冻等］	正常	
	扇贝 *Placopecta*（*Placopecten*）*magellanicus*［冷冻等］	正常	
	扇贝 *Placopecta*（*Placopecten*）*magellanicus*［冰鲜］	正常	
	十线六线鱼 *Hexagrammos decagrammus*［冷冻等］	正常	
	石斑鱼属所有种 *Epinephelus* spp.［冷冻等］	正常	
	黍鲱 *Sprattus sprattus*［冷冻等］	正常	
	双线鲽 *Lepidopsetta bilineata*［冷冻等］	正常	
	四指马鲅 *Eleutheronema rhadinum*［冷冻等］	正常	
	似长鳍黄鱼 *Larimichthys pamoides*［冷冻等］	正常	
	松原氏平鲉 *Sebastes matsubarai*［冷冻等］	正常	
	太平洋鲱 *Clupea pallasii*［冷冻等鱼卵］	正常	
	太平洋鲱 *Clupea pallasii*［冷冻等］	正常	是★
	太平洋鲑属所有种或大麻哈鱼属所有种 *Oncorhynchus* spp.［冷冻等］	正常	
	太平洋鲑属所有种或大麻哈鱼属所有种 *Oncorhynchus* spp.［冷冻等鱼卵］	正常	
	太平洋鳕，又名大头鳕 *Gadus macrocephalus*［冷冻等］	正常	
	太平洋鳕，又名大头鳕 *Gadus macrocephalus*［冷冻等鱼卵］	正常	
	太平洋褶柔鱼 *Todarodes pacificus*［冷冻等］	正常	
	驼背大麻哈鱼 *Oncorhynchus gorbuscha*［冰鲜］	正常	
	驼背大麻哈鱼 *Oncorhynchus gorbuscha*［冷冻等］	正常	
	乌苏拟鲿 *Pseudobagrus ussuriensis*［冷冻等］	正常	

续表16

国家和地区	产品名称	准入状态	备注
俄罗斯	乌贼目所有种 *Sepiida* spp.［冷冻等］	正常	
	无须鳕属所有种 *Merluccius* spp.［冷冻等］	正常	
	西鲱 *Alosa alosa*［冷冻等］	正常	
	细鳞鲑 *Brachymystax lenok*，也称细鳞鱼［冷冻等］	正常	
	细鳞鱼属所有种 *Brachymystax* spp.［冷冻等］	正常	
	细鳞壮鳕 *Albatrossia pectoralis*［冷冻等］	正常	
	虾虎鱼属所有种 *Amoya* spp.［冷冻等］	正常	
	狭鳞庸鲽 *Hippoglossus stenolepis*［冷冻等］	正常	
	狭鳕 *Theragra chalcogramma*，也称黄线狭鳕［冷冻等鱼肝］	正常	
	狭鳕 *Theragra chalcogramma*，也称黄线狭鳕［冷冻等鱼卵］	正常	
	狭鳕 *Theragra chalcogramma*，也称黄线狭鳕［冷冻等］	正常	
	小黄鱼 *Larimichthys polyactis*［冷冻等］	正常	
	小沙丁鱼属所有种 *Sardinella* spp.［冷冻等］	正常	
	星突江鲽 *Platichthys stellatus*［冷冻等］	正常	
	雪蟹 *Chionoecetes* spp.［冷冻等］	正常	
	亚洲胡瓜鱼或美洲胡瓜鱼 *Osmerus mordax*［冷冻等］	正常	
	亚洲箭齿鲽 *Atheresthes evermanni*［冷冻等］	正常	
	鳐属所有种 *Raja* spp.［冷冻等］	正常	
	异鳞蛇鲭，*Lepidocybium flavobrunneum*［冷冻等］	正常	
	银大麻哈鱼 *Oncorhynchus kisutch*［冷冻等］	正常	
	银大麻哈鱼 *Oncorhynchus kisutch*［冰鲜］	正常	
	银平鲉 *Sebastes glaucus*［冷冻等］	正常	
	银无须鳕 *Merluccius bilinearis*［冷冻等］	正常	
	银鱼属所有种 *Salanx* spp.［冷冻等］	正常	
	庸鲽 *Hippoglossus hippoglossus*（格陵兰）［冷冻等］	正常	
	庸鲽 *Hippoglossus hippoglossus*（格陵兰庸鲽鱼除外）［冷冻等］	正常	
	鳙鱼 *Hypophthalmichthys nobilis*［冷冻等］	正常	
	鱿鱼 *Loligo*［冷冻等］	正常	
	远东多线鱼 *Pleurogrammus azonus*［冷冻等］	正常	
	远东宽突鳕 *Eleginus gracilis*［冷冻等］	正常	
	远东拟沙丁鱼 *Sardinops sagax*（异名 *Sardinops melanostictus*）［冷冻等］	正常	
	章鱼 *Octopus*［冷冻等］	正常	
	哲罗鱼属所有种 *Hucho* spp.［冷冻等］	正常	
	真鲷 *Pagrus major*［冷冻等］	正常	
	中间低鳍鲳 *Peprilus medius*［冷冻等］	正常	

续表17

国家和地区	产品名称	准入状态	备注
俄罗斯	竹刀鱼 *Scomberesox saurus* [冷冻等]	正常	
	鳟属所有种 *Salmo* spp. [冷冻等]	正常	
法国	*Parastichopus regalis* [冷冻、冰鲜等]	正常	
	Parastichopus regalis [干制]	正常	
	Aequipecten opercularis [冰鲜、冷冻等]	正常	
	阿根廷滑柔鱼 *Illex Argentinus* [冷冻等]	正常	
	白斑狗鱼 *Esox lucius* [冰鲜]	正常	
	白斑狗鱼 *Esox lucius* [冷冻等]	正常	
	白鲑属所有种 *Coregonus* spp. [冷冻等]	正常	
	白鱼属所有种 *Anabarilius* spp. [鱼油]	正常	
	斑点舌齿鲈 *Dicentrarchus punctatus* [冷冻等]	正常	
	鲍氏裸光盖丽鱼 *Gymnogeophagus balzanii* [冷冻等]	正常	
	鲍氏裸光盖丽鱼 *Gymnogeophagus balzanii* [冰鲜]	正常	
	北方长额虾 *pandalus borealis* [冰鲜]	正常	
	北方长额虾 *pandalus borealis* [冷冻等]	正常	
	北鲑属所有种 *Stenodus* spp. [冷冻等]	正常	
	长颌北鲑 *Stenodus leucichthys* [冷冻等]	正常	
	长鳍金枪鱼 *Thunnus alalunga* [冰鲜]	正常	
	长体蛇鲻 *Saurida elongata* [冷冻等]	正常	
	长体油胡瓜鱼 *Spirinchus lanceolatus* [冷冻等]	正常	
	赤鳍笛鲷 *Lutjanus erythropterus* [冷冻等]	正常	
	大口黑鳕 *Melanonus okamurai* [冰鲜]	正常	
	大口黑鳕 *Melanonus okamurai* [冷冻等]	正常	
	大鳞大麻哈鱼 *Oncorhynchus tshawytscha* [冷冻等]	正常	
	大麻哈鱼 *Oncorhynchus keta* [冷冻等]	正常	
	大西洋鲱 *Clupea harengus* [冷冻等]	正常	
	大西洋瓜参 *Cucumaria frondosa* [干制]	正常	
	大西洋瓜参 *Cucumaria frondosa* [冷冻、冰鲜等]	正常	
	大西洋鲑 *Salmo salar* [冰鲜]	正常	
	大西洋鲑 *Salmo salar* [冷冻等鱼卵]	正常	
	大西洋鲑 *Salmo salar* [冰鲜鱼卵]	正常	
	大西洋鲑 *Salmo salar* [冷冻等]	正常	
	大西洋鳕 *Gadus morhua* [冷冻等]	正常	
	大西洋鳕 *Gadus morhua* [冰鲜]	正常	
	大洋黑鳕 *Melanonus zugmayeri* [冰鲜]	正常	

续表18

国家和地区	产品名称	准入状态	备注
法国	大洋黑鳕 *Melanonus zugmayeri*［冷冻等］	正常	
	钓鮟鱇鱼 *Lophius piscatorius*，也称鮟鱇鱼［冷冻等鱼肝］	正常	
	钓鮟鱇鱼 *Lophius piscatorius*，也称鮟鱇鱼［冷冻等］	正常	
	钓鮟鱇鱼 *Lophius piscatorius*，也称鮟鱇鱼［冰鲜鱼肝］	正常	
	鲽鱼 *Pleuronectes platessa*［冷冻等］	正常	
	鲽鱼 *Pleuronectes platessa*［冰鲜］	正常	
	短鲔 *Thunnus obesus*［冰鲜］	正常	
	仿刺参 *Apostichopus* spp.［冷冻等］	正常	
	腹三列海胆 *Tripneustes ventricosus*［冰鲜、冷冻等］	正常	
	格陵兰鳕 *Gadus ogac*［冷冻等］	正常	
	格陵兰鳕 *Gadus ogac*［冰鲜］	正常	
	海参 *Holothuria spp*［干制］	正常	
	海参 *Holothuria spp*［冰鲜、冷冻等］	正常	
	海胆 *Paracentrotus lividus*［冰鲜、冷冻等］	正常	
	海湾扇贝 *Argopecten purpuratus*［冷冻等］	正常	
	海湾扇贝 *Argopecten purpuratus*［冰鲜］	正常	
	黑线鳕 *Melanogrammus aeglefinus*［冷冻等］	正常	
	红点鲑属所有种 *Salvelinus* spp.［冷冻等］	正常	
	红九棘鲈 *Cephalopholis sonnerati*［冰鲜］	正常	
	虹鳟 *Oncorhynchus mykiss*［冷冻等］	正常	
	厚壳玉黍螺 *Littorina littorea*［冰鲜、冷冻等］	正常	
	厚牡蛎属 *Crassostrea spp*［冰鲜、冷冻等］	正常	
	黄带绯鲤 *Upeneus sulphureus*［冷冻等］	正常	
	黄带拟鲹 *Pseudocaranx dentex*［冷冻等］	正常	
	黄鳍金枪鱼 *Thunnus albacares*［冰鲜］	正常	
	茴鱼属所有种 *Thymallus* spp.［冷冻等］	正常	
	尖角峨螺 *Buccinum undatum*［冷冻等］	正常	
	尖角峨螺 *Buccinum undatum*［冰鲜］	正常	
	剑旗鱼 *Xiphias gladius*［冰鲜］	正常	
	金枪鱼属所有种 *Thunnus* spp.［冷冻等］	正常	
	茎柔鱼 *Dosidicus Gigas*［冷冻等］	正常	
	壳菜蛤属 *Perna spp*［冰鲜、冷冻等］	正常	
	克氏原蝲蛄 *Procambarus clarkii*［冰鲜］	正常	
	克氏原蝲蛄 *Procambarus clarkii*［冷冻等］	正常	
	蓝尖尾无须鳕 *Macruronus novaezelandiae*［冰鲜］	正常	

续表19

国家和地区	产品名称	准入状态	备注
法国	蓝尖尾无须鳕 *Macruronus novaezelandiae* [冷冻等]	正常	
	蓝鳕 *Micromesistius poutassou* [冷冻等]	正常	
	勒氏笛鲷 *Lutjanus russelli* [冷冻等]	正常	
	类栉孔扇贝属 *Mimachlamys* [冰鲜、冷冻等]	正常	
	鲤鱼 *Cyprinus carpio* [冷冻等]	正常	
	龙虾(常见品种：中国龙虾、波纹龙虾、日本龙虾、杂色龙虾、少刺龙虾、长足龙虾、真龙虾等) *Palinuridae* [冷冻]	正常	
	龙虾(常见品种：中国龙虾、波纹龙虾、日本龙虾、杂色龙虾、少刺龙虾、长足龙虾、真龙虾等) *Palinuridae* [冰鲜]	正常	
	绿壳菜蛤 *Perna viridis* [冰鲜]	正常	
	绿鳍马面鲀 *Thamnaconus septentrionalis* [冷冻等]	正常	
	马六甲绯鲤 *Upeneus moluccensis* [冷冻等]	正常	
	马苏大麻哈鱼 *Oncorhynchus masou* [冷冻等]	正常	
	毛鳞鱼 *Mallotus villosus* [冷冻等]	正常	
	玫瑰大麻哈鱼 *Oncorhynchus rhodurus* [冷冻等]	正常	
	美洲鳀 *Engraulis mordax* [冷冻等]	正常	
	秘鲁鳀 *Engraulis ringens* [冷冻等]	正常	
	苗条刀蛏 *ensis ensis* [冰鲜、冷冻等]	正常	
	牡蛎 *Ostrea* [冰鲜]	正常	
	牡蛎 *Ostrea* [冷冻等]	正常	
	牡蛎属 *Ostrea spp* [冰鲜、冷冻等]	正常	
	南非鳀 *Engraulis capensis* [冷冻等]	正常	
	尼罗尖吻鲈 *Lates niloticus* [冰鲜]	正常	
	欧洲鲍螺 *Haliotis tuberculata* [冰鲜、冷冻等]	正常	
	欧洲蚶蜊 *Glycymeris glycymeris* [冰鲜、冷冻等]	正常	
	欧洲鸟尾蛤 *Cerastoderma edule* [冰鲜、冷冻等]	正常	
	欧洲柔鱼 *Alloteuthis subulata* [冷冻等]	正常	
	欧洲鳀 *Engraulis encrasicolus* [冰鲜]	正常	
	欧洲鳀 *Engraulis encrasicolus* [冷冻等]	正常	
	普通黄道蟹 *Cancer pagurus* [冷冻等]	正常	
	普通黄道蟹 *Cancer pagurus* [冰鲜]	正常	
	青鳕 *Pollachius pollachius* [冰鲜]	正常	
	鲭鱼 *Scomber scombrus* [冷冻等]	正常	
	鲭属所有种 *Scomber* spp. [冷冻等]	正常	
	犬牙南极鱼属所有种 *Dissostichus* spp. [冷冻等]	正常	

续表20

国家和地区	产品名称	准入状态	备注
法国	日本鳀 *Engraulis japonicus*［冷冻等］	正常	
	沙丁鱼 *Sardina pilchardus*［冰鲜］	正常	
	沙丁鱼 *Sardina pilchardus*［冷冻等］	正常	
	扇贝 *Placopecta*（*Placopecten*）*magellanicus*［冷冻等］	正常	
	扇贝 *Placopecta*（*Placopecten*）*magellanicus*［冰鲜］	正常	
	扇贝属 *Pecten spp*［冰鲜、冷冻等］	正常	
	舌齿鲈 *Dicentrarchus labrax*［冷冻等］	正常	
	石斑鱼属所有种 *Epinephelus* spp.［冰鲜］	正常	
	石斑鱼属所有种 *Epinephelus* spp.［冷冻等］	正常	
	鲥鱼 *Tenualosa reevesii*［冰鲜］	正常	
	鲥鱼 *Tenualosa reevesii*［冷冻等］	正常	
	黍鲱 *Sprattus sprattus*［冷冻等］	正常	
	黍鲱 *Sprattus sprattus*［冰鲜］	正常	
	四指马鲅 *Eleutheronema rhadinum*［冷冻等］	正常	
	鳎 *Solea solea*［冰鲜］	正常	
	太平洋鲱 *Clupea pallasii*［冷冻等］	正常	
	太平洋鲑属所有种或大麻哈鱼属所有种 *Oncorhynchus* spp.［冷冻等］	正常	
	太平洋鳕，又名大头鳕 *Gadus macrocephalus*［冰鲜］	正常	
	太平洋鳕，又名大头鳕 *Gadus macrocephalus*［冷冻等］	正常	
	太平洋褶柔鱼 *Todarodes pacificus*［冷冻等］	正常	
	条纹婢鰤 *Latris lineata*［冷冻等］	正常	
	驼背大麻哈鱼 *Oncorhynchus gorbuscha*［冷冻等］	正常	
	乌贼目 *Sepia officinalis*［冷冻等］	正常	
	无须鳕属所有种 *Merluccius* spp.［冷冻等］	正常	
	西鲱 *Alosa alosa*［冷冻等］	正常	
	西鲱 *Alosa alosa*［冰鲜］	正常	
	细鳞鱼属所有种 *Brachymystax* spp.［冷冻等］	正常	
	细身黑鳕 *Melanonus gracilis*［冷冻等］	正常	
	细身黑鳕 *Melanonus gracilis*［冰鲜］	正常	
	狭鳕 *Theragra chalcogramma*，也称黄线狭鳕［冷冻等］	正常	
	逍遥馒头蟹 *Calappa philargius*［冷冻等］	正常	
	逍遥馒头蟹 *Calappa philargius*［冰鲜］	正常	
	小沙丁鱼属所有种 *Sardinella* spp.［冰鲜］	正常	
	小沙丁鱼属所有种 *Sardinella* spp.［冷冻等］	正常	
	亚洲胡瓜鱼或美洲胡瓜鱼 *Osmerus mordax*［冷冻等］	正常	

续表21

国家和地区	产品名称	准入状态	备注
法国	鳐属所有种 *Raja* spp.［冷冻等］	正常	
	贻贝属 *Mytilus spp*［冰鲜］	正常	
	荫鱼 *Umbra krameri*［冰鲜］	正常	
	荫鱼 *Umbra krameri*［冷冻等］	正常	
	银大麻哈鱼 *Oncorhynchus kisutch*［冷冻等］	正常	
	银无须鳕 *Merluccius bilinearis*［冷冻等］	正常	
	庸鲽 *Hippoglossus hippoglossus*（格陵兰）［冷冻等］	正常	
	鱿鱼 *Loligo*［冷冻等］	正常	
	鱿鱼 *Loligo* spp［冷冻等］	正常	
	魣鳕 *Molva molva*［冰鲜］	正常	
	远东拟沙丁鱼 *Sardinops sagax*（异名 *Sardinops melanostictus*）［冷冻等］	正常	
	远东拟沙丁鱼 *Sardinops sagax*（异名 *Sardinops melanostictus*）［冰鲜］	正常	
	章鱼 *Octopus*［冷冻等］	正常	
	哲罗鱼属所有种 *Hucho* spp.［冷冻等］	正常	
	真鲷 *Pagrus major*［冰鲜］	正常	
	真鲷 *Pagrus major*［冷冻等］	正常	
	真鮰属所有种或叉尾鮰属所有种 *Ictalurus* spp.［冷冻等］	正常	
	指甲履螺（大西洋履螺）*Crepidula fornicata*［冰鲜、冷冻等］	正常	
	栉孔扇贝 *Chlamys opercularis*［冰鲜、冷冻等］	正常	
	竹荚鱼 *Trachurus trachurus*［冷冻等］	正常	
	鲻鱼 *Mugil cephalus*［冷冻等］	正常	
	鲻鱼 *Mugil cephalus*［冰鲜］	正常	
	紫贻贝 *Mytilus edulis*［冷冻等］	正常	
	鳟属所有种 *Salmo* spp.［冷冻等］	正常	
法罗群岛	白腹鲭 *Scomber japonicus*［冷冻等］	正常	
	白鲑属所有种 *Coregonus* spp.［冰鲜］	正常	
	白鲑属所有种 *Coregonus* spp.［冷冻等］	正常	
	北方长额虾 *pandalus borealis*［冷冻等］	正常	
	北鲑属所有种 *Stenodus* spp.［冰鲜］	正常	
	北鲑属所有种 *Stenodus* spp.［冷冻等］	正常	
	长颌北鲑 *Stenodus leucichthys*［冰鲜］	正常	
	长颌北鲑 *Stenodus leucichthys*［冷冻等］	正常	
	长体蛇鲻 *Saurida elongata*［冷冻等］	正常	
	长体油胡瓜鱼 *Spirinchus lanceolatus*［冷冻等］	正常	
	赤鳍笛鲷 *Lutjanus erythropterus*［冷冻等］	正常	

续表22

国家和地区	产品名称	准入状态	备注
法罗群岛	大鳞大麻哈鱼 *Oncorhynchus tshawytscha*［冷冻等］	正常	
	大麻哈鱼 *Oncorhynchus keta*［冷冻等］	正常	
	大西洋鲱 *Clupea harengus*［冷冻等］	正常	
	大西洋鲑 *Salmo salar*［冷冻等］	正常	
	大西洋鲑 *Salmo salar*［冰鲜］	正常	
	大西洋鳕 *Gadus morhua*［冷冻等］	正常	
	鲽鱼 *Pleuronectes platessa*［冷冻等］	正常	
	峨螺 *Buccinum* spp.［冷冻等］	正常	
	佛氏虎鲨 *Heterodontus francisci*［冷冻等］	正常	
	格陵兰鳕 *Gadus ogac*［冷冻等］	正常	
	黑线鳕 *Melanogrammus aeglefinus*［冷冻等］	正常	
	红点鲑属所有种 *Salvelinus* spp.［冷冻等］	正常	
	红点鲑属所有种 *Salvelinus* spp.［冰鲜］	正常	
	红鳍裸颊鲷 *Lethrinus haematopterus*［冷冻等］	正常	
	花腹鲭 *Scomber australasicus*［冷冻等］	正常	
	黄带拟鲹 *Pseudocaranx dentex*［冷冻等］	正常	
	茴鱼属所有种 *Thymallus* spp.［冷冻等］	正常	
	茴鱼属所有种 *Thymallus* spp.［冰鲜］	正常	
	尖吻平鲉 *Sebastes mentella*［冷冻等］	正常	
	金平鲉 *Sebastes norvegicus*（异名 *Sebastes marinus*）［冷冻等］	正常	
	蓝鳕 *Micromesistius poutassou*［冷冻等］	正常	
	勒氏笛鲷 *Lutjanus russelli*［冷冻等］	正常	
	绿壳菜蛤 *Perna viridis*［冷冻等］	正常	
	绿鳍马面鲀 *Thamnaconus septentrionalis*［冷冻等］	正常	
	马舌鲽 *Reinhardtius hippoglossoides*［冷冻等］	正常	
	马苏大麻哈鱼 *Oncorhynchus masou*［冷冻等］	正常	
	毛鳞鱼 *Mallotus villosus*［冷冻等］	正常	
	玫瑰大麻哈鱼 *Oncorhynchus rhodurus*［冷冻等］	正常	
	鲭鱼 *Scomber scombrus*［冷冻等］	正常	
	沙丁鱼 *Sardina pilchardus*［冷冻等］	正常	
	扇贝 *Placopecta*（*Placopecten*）*magellanicus*［冷冻等］	正常	
	扇贝 *Placopecta*（*Placopecten*）*magellanicus*［冰鲜］	正常	
	圣诞岛红蟹 *Gecarcoidea natalis*［冷冻等］	正常	
	太平洋鲱 *Clupea pallasii*［冷冻等］	正常	
	太平洋鲑属所有种或大麻哈鱼属所有种 *Oncorhynchus* spp.［冷冻等］	正常	

续表23

国家和地区	产品名称	准入状态	备注
法罗群岛	太平洋鲑属所有种或大麻哈鱼属所有种 *Oncorhynchus* spp.［冰鲜］	正常	
	太平洋鳕，又名大头鳕 *Gadus macrocephalus*［冷冻等］	正常	
	驼背大麻哈鱼 *Oncorhynchus gorbuscha*［冷冻等］	正常	
	乌贼目所有种 *Sepiida* spp.［冷冻等］	正常	
	细鳞鱼属所有种 *Brachymystax* spp.［冰鲜］	正常	
	细鳞鱼属所有种 *Brachymystax* spp.［冷冻等］	正常	
	银大麻哈鱼 *Oncorhynchus kisutch*［冷冻等］	正常	
	银无须鳕 *Merluccius bilinearis*［冷冻等］	正常	
	庸鲽 *Hippoglossus hippoglossus*（格陵兰）［冷冻等］	正常	
	鱿鱼 *Loligo*［冷冻等］	正常	
	哲罗鱼属所有种 *Hucho* spp.［冷冻等］	正常	
	哲罗鱼属所有种 *Hucho* spp.［冰鲜］	正常	
	鳟属所有种 *Salmo* spp.［冷冻等］	正常	
芬兰	白鲑属所有种 *Coregonus* spp.［冷冻等］	正常	
	北鲑属所有种 *Stenodus* spp.［冷冻等］	正常	
	长颌北鲑 *Stenodus leucichthys*［冷冻等］	正常	
	大西洋鲑 *Salmo salar*［冰鲜］	正常	
	红点鲑属所有种 *Salvelinus* spp.［冷冻等］	正常	
	茴鱼属所有种 *Thymallus* spp.［冷冻等］	正常	
	拟鲤 *Rutilus rutilus*［冷冻等］	正常	
	沙丁鱼 *Sardina pilchardus*［鱼油］	正常	
	太平洋鲑属所有种或大麻哈鱼属所有种 *Oncorhynchus* spp.［冷冻等］	正常	
	细鳞鱼属所有种 *Brachymystax* spp.［冷冻等］	正常	
	哲罗鱼属所有种 *Hucho* spp.［冷冻等］	正常	
	鳟属所有种 *Salmo* spp.［冷冻等］	正常	
格陵兰岛	阿瓜大麻哈鱼 *Oncorhynchus aguabonita*［冷冻等］	正常	
	半滑舌鳎 *Cynoglossus semilaevis*［冷冻等］	正常	
	北方长额虾 *pandalus borealis*［冷冻等］	正常	
	大西洋鳕 *Gadus morhua*［冷冻等］	正常	
	鲽鱼 *Pleuronectes platessa*［冷冻等］	正常	
	革平鲉 *Sebastes alutus*［冷冻等］	正常	
	格陵兰鳕 *Gadus ogac*［冷冻等］	正常	
	黑线鳕 *Melanogrammus aeglefinus*［冷冻等］	正常	
	红眼雪蟹 *Chinoecetes bairdi*［冷冻等］	正常	
	虹鳟 *Oncorhynchus mykiss*［冷冻等］	正常	

续表24

国家和地区	产品名称	准入状态	备注
格陵兰岛	花鲶 *Silurus asotus*［冷冻等］	正常	
	灰眼雪蟹 *Chinopecetes Opilio*［冷冻等］	正常	
	吉尔大麻哈鱼 *Oncorhynchus gilae*［冷冻等］	正常	
	尖吻平鲉 *Sebastes mentella*［冷冻等］	正常	
	金腹大麻哈鱼 *Oncorhynchus chrysogaster*［冷冻等］	正常	
	金平鲉 *Sebastes norvegicus*（异名 *Sebastes marinus*）［冷冻等］	正常	
	克拉克大麻哈鱼 *Oncorhynchus clarkii clarkii*［冷冻等］	正常	
	狼真鮰 *Ictalurus lupus*［冷冻等］	正常	
	绿青鳕 *Pollachius virens*［冷冻等］	正常	
	马舌鲽 *Reinhardtius hippoglossoides*［冷冻等］	正常	
	鲭鱼 *Scomber scombrus*［冷冻等］	正常	
	舌鳎 *Cynoglossus cynoglossus*［冷冻等］	正常	
	太平洋鳕，又名大头鳕 *Gadus macrocephalus*［冷冻等］	正常	
	雪蟹 *Chionoecetes* spp.［冷冻等］	正常	
	亚利桑那大麻哈鱼 *Oncorhynchus apache*［冷冻等］	正常	
	庸鲽 *Hippoglossus hippoglossus*（格陵兰）［冷冻等］	正常	
	圆鳍鱼 *Cyclopterus lumpus*［冷冻等］	正常	
	鳟 *Salmo trutta*［冷冻等］	正常	
荷兰	白带鱼 *Trichiurus lepturus*［冷冻等］	正常	
	白腹鲭 *Scomber japonicus*［冷冻等］	正常	
	斑点舌齿鲈 *Dicentrarchus punctatus*［冷冻等］	正常	
	斑节对虾 *Penaeus monodon*［冷冻等］	正常	
	北方长额虾 *pandalus borealis*［冷冻等］	正常	
	长鳍鳕属所有种 *Urophycis* spp.［冷冻等］	正常	
	长体油胡瓜鱼 *Spirinchus lanceolatus*［冷冻等］	正常	
	川鲽鱼 *Platichthys Flesus*［冷冻等］	正常	
	大鳞大麻哈鱼 *Oncorhynchus tshawytscha*［冷冻等］	正常	
	大麻哈鱼 *Oncorhynchus keta*［冷冻等］	正常	
	大青鲨 *Prionace glauca*［冷冻等］	正常	
	大西洋刀蛏 *ensis directus*［冰鲜、冷冻等］	正常	
	大西洋鲱 *Clupea harengus*［冷冻等］	正常	
	大西洋鲑 *Salmo salar*［冰鲜］	正常	
	大西洋鲑 *Salmo salar*［冷冻等］	正常	
	大西洋鳕 *Gadus morhua*［冷冻等］	正常	
	大西洋银鲛 *Chimaera monstrosa*［冷冻等］	正常	

续表25

国家和地区	产品名称	准入状态	备注
荷兰	钓鮟鱇鱼 *Lophius piscatorius*，也称鮟鱇鱼［冰鲜］	正常	
	鲽鱼 *Pleuronectes platessa*［冰鲜］	正常	
	鲽鱼 *Pleuronectes platessa*［冷冻等］	正常	
	短舌鳎 *Cynoglossus abbreviatus*［冷冻等］	正常	
	多鳞鱚 *Sillago sihama*［冷冻等］	正常	
	凡纳（滨）对虾 *Penaeus vannamei*（又为 *Litopenaeus vannamei*）［冷冻等］	正常	
	鲂属所有种 *Megalobrama* spp.［冷冻等］	正常	
	仿刺参 *Apostichopus* spp.［冷冻等］	正常	
	格陵兰鳕 *Gadus ogac*［冷冻等］	正常	
	海鲶属所有种 *Arius* spp.［冷冻等］	正常	
	黑线鳕 *Melanogrammus aeglefinus*［冷冻等］	正常	
	黑异海鲂 *Allocyttus niger*［冷冻等］	正常	
	红眼雪蟹 *Chinoecetes bairdi*［冷冻等］	正常	
	胡瓜鱼 *Osmerus eperlanus*［冷冻等］	正常	
	花腹鲭 *Scomber australasicus*［冷冻等］	正常	
	花鲶 *Silurus asotus*［冷冻等］	正常	
	黄颡鱼 *Pelteobagrus fulvidraco*［冷冻等］	正常	
	灰眼雪蟹 *Chinopecetes Opilio*［冷冻等］	正常	
	尖吻平鲉 *Sebastes mentella*［冷冻等］	正常	
	剑旗鱼 *Xiphias gladius*［冷冻等］	正常	
	金枪鱼属所有种 *Thunnus* spp.［冷冻等］	正常	
	堪察加拟石蟹 *Paralithodes camtschaticus*［冷冻等］	正常	
	口孵非鲫属所有种 *Oreochromis* spp.［冷冻等］	正常	
	蓝尖尾无须鳕 *Macruronus novaezelandiae*［冷冻等］	正常	
	蓝鳕 *Micromesistius poutassou*［冷冻等］	正常	
	绿壳菜蛤 *Perna viridis*［冰鲜］	正常	
	绿壳菜蛤 *Perna viridis*［冷冻等］	正常	
	绿青鳕 *Pollachius virens*［冷冻等］	正常	
	马苏大麻哈鱼 *Oncorhynchus masou*［冷冻等］	正常	
	鳗鲡属所有种 *Anguilla* spp.［冷冻等］	正常	
	玫瑰大麻哈鱼 *Oncorhynchus rhodurus*［冷冻等］	正常	
	鮸鱼 *Miichthys miiuy*［冷冻等］	正常	
	苗条刀蛏 *ensis ensis*［冰鲜、冷冻等］	正常	
	牡蛎 *Ostrea*［冰鲜］	正常	
	牡蛎 *Ostrea*［冷冻等］	正常	

续表26

国家和地区	产品名称	准入状态	备注
荷兰	南极深海螯虾 *Metanephrops Challengeri* [冷冻等]	正常	
	挪威方鲷 *Capros aper* [冷冻等]	正常	
	欧洲黄盖鲽 *Limanda Limanda* [冷冻等]	正常	
	鲭鱼 *Scomber scombrus* [冷冻等]	正常	
	日本的鲷 *Zeus faber* [冰鲜]	正常	
	日本的鲷 *Zeus faber* [冷冻等]	正常	
	日本竹荚鱼 *Trachurus japonicus* [冷冻等]	正常	
	沙蚕 *Nereidinae* [冰鲜]	正常	
	沙带鱼 *Lepturacanthus savala* [冷冻等]	正常	
	沙丁鱼 *Sardina pilchardus* [冷冻等]	正常	
	沙丁鱼 *Sardina pilchardus* [鱼油]	正常	
	舌齿鲈 *Dicentrarchus labrax* [冷冻等]	正常	
	黍鲱 *Sprattus sprattus* [冷冻等]	正常	
	太平洋鲱 *Clupea pallasii* [冷冻等]	正常	
	太平洋鳕，又名大头鳕 *Gadus macrocephalus* [冷冻等]	正常	
	驼背大麻哈鱼 *Oncorhynchus gorbuscha* [冷冻等]	正常	
	西鲱 *Alosa alosa* [冷冻等]	正常	
	狭鳞庸鲽 *Hippoglossus stenolepis* [冷冻等]	正常	
	狭鳕 *Theragra chalcogramma*，也称黄线狭鳕 [冷冻等]	正常	
	逍遥馒头蟹 *Calappa philargius* [冰鲜]	正常	
	逍遥馒头蟹 *Calappa philargius* [冷冻等]	正常	
	小沙丁鱼属所有种 *Sardinella* spp. [冷冻等]	正常	
	雪蟹 *Chionoecetes* spp. [冷冻等]	正常	
	亚洲胡瓜鱼或美洲胡瓜鱼 *Osmerus mordax* [冷冻等]	正常	
	鳐属所有种 *Raja* spp. [冷冻等]	正常	
	银大麻哈鱼 *Oncorhynchus kisutch* [冷冻等]	正常	
	银无须鳕 *Merluccius bilinearis* [冷冻等]	正常	
	庸鲽 *Hippoglossus hippoglossus* [冰鲜]	正常	
	庸鲽 *Hippoglossus hippoglossus*（格陵兰）[冷冻等]	正常	
	庸鲽 *Hippoglossus hippoglossus*（格陵兰庸鲽鱼除外）[冷冻等]	正常	
	鱿鱼 *Loligo* [冷冻等]	正常	
	玉筋鱼 *Ammodytes personatus* [冷冻等]	正常	
	圆鳍鱼 *Cyclopterus lumpus* [冷冻等]	正常	
	远东拟沙丁鱼 *Sardinops sagax*（异名 *Sardinops melanostictus*）[冷冻等]	正常	
	章鱼 *Octopus* [冷冻等]	正常	

续表27

国家和地区	产品名称	准入状态	备注
阿根廷	真鲂鮄 *Eutrigla gurnardus*［冷冻等］	正常	
	中华绒螯蟹 *Eriocheir sinensis*［冰鲜］	正常	
	竹荚鱼 *Trachurus trachurus*［冷冻等］	正常	
捷克	狭鳕 *Theragra chalcogramma*，也称黄线狭鳕［冷冻等］	正常	
克罗地亚	狭鳕 *Theragra chalcogramma*，也称黄线狭鳕［冷冻等］	正常	
拉脱维亚	北方长额虾 *pandalus borealis*［冷冻等］	正常	
	赤鳍笛鲷 *Lutjanus erythropterus*［冷冻等］	正常	
	尖吻平鲉 *Sebastes mentella*［冷冻等］	正常	
	口孵非鲫属所有种 *Oreochromis* spp.［冷冻等］	正常	
立陶宛	白带鱼 *Trichiurus lepturus*［冷冻等］	正常	
	北方长额虾 *pandalus borealis*［冷冻等］	正常	
	赤鳍笛鲷 *Lutjanus erythropterus*［冷冻等］	正常	
	大西洋白鲭 *Scomber colias*［冷冻等］	正常	
	大西洋白鲭 *Scomber colias*［冰鲜］	正常	
	大西洋鲱 *Clupea harengus*［冰鲜］	正常	
	大西洋鲱 *Clupea harengus*［冷冻等］	正常	
	大西洋鳕 *Gadus morhua*［冷冻等］	正常	
	大西洋鳕 *Gadus morhua*［冰鲜］	正常	
	鲽鱼 *Pleuronectes platessa*［冷冻等］	正常	
	湖白鲑 *Coregonus artedi*［冷冻等］	正常	
	湖红点鲑 *Salvelinus namaycush*［冷冻等］	正常	
	尖吻平鲉 *Sebastes mentella*［冷冻等］	正常	
	沙带鱼 *Lepturacanthus savala*［冷冻等］	正常	
	沙丁鱼 *Sardina pilchardus*［冷冻等］	正常	
	沙丁鱼 *Sardina pilchardus*［冰鲜］	正常	
	无须鳕属所有种 *Merluccius* spp.［冷冻等］	正常	
	细鳞鲑 *Brachymystax lenok*，也称细鳞鱼［冷冻等］	正常	
	小沙丁鱼属所有种 *Sardinella* spp.［冷冻等］	正常	
	野生海捕水产品	正常	
	庸鲽 *Hippoglossus hippoglossus*（格陵兰）［冷冻等］	正常	
	竹荚鱼 *Trachurus trachurus*［冷冻等］	正常	

续表28

国家和地区	产品名称	准入状态	备注
挪威	阿瓜大麻哈鱼 *Oncorhynchus aguabonita* [冷冻等]	正常	
	阿瓜大麻哈鱼 *Oncorhynchus aguabonita* [冰鲜]	正常	
	澳洲鲭鲐 *Scomber australasicus* [冰鲜]	正常	
	白腹鲭 *Scomber japonicus* [冷冻等]	正常	
	白鲑属所有种 *Coregonus* spp. [冰鲜]	正常	
	白鲑属所有种 *Coregonus* spp. [冷冻等]	正常	
	白鲑属所有种 *Coregonus* spp. [鱼油]	正常	
	斑点舌齿鲈 *Dicentrarchus punctatus* [冷冻等]	正常	
	北方长额虾 *pandalus borealis* [冷冻等]	正常	
	北方长额虾 *pandalus borealis* [冰鲜]	正常	
	北鲑属所有种 *Stenodus* spp. [冰鲜]	正常	
	北鲑属所有种 *Stenodus* spp. [鱼油]	正常	
	北鲑属所有种 *Stenodus* spp. [冷冻等]	正常	
	扁足拟石蟹 *Paralithodes platypus* [冷冻等]	正常	
	长颌北鲑 *Stenodus leucichthys* [冰鲜]	正常	
	长颌北鲑 *Stenodus leucichthys* [冷冻等]	正常	
	长鳍鳕属所有种 *Urophycis* spp. [冷冻等]	正常	
	长体蛇鲻 *Saurida elongata* [冷冻等]	正常	
	长体油胡瓜鱼 *Spirinchus lanceolatus* [冷冻等]	正常	
	长体油胡瓜鱼 *Spirinchus lanceolatus* [冷冻等鱼卵]	正常	
	赤鳍笛鲷 *Lutjanus erythropterus* [冷冻等]	正常	
	刺鲅 *Acanthocybium solandri*，也称沙氏刺鲅 [冷冻等]	正常	
	大黄鱼 *Larimichthys crocea* [冷冻等]	正常	
	大鳞大麻哈鱼 *Oncorhynchus tshawytscha* [冰鲜]	正常	
	大鳞大麻哈鱼 *Oncorhynchus tshawytscha* [冷冻等]	正常	
	大麻哈鱼 *Oncorhynchus keta* [冰鲜]	正常	
	大麻哈鱼 *Oncorhynchus keta* [冷冻等]	正常	
	大西洋鲱 *Clupea harengus* [冰鲜]	正常	
	大西洋鲱 *Clupea harengus* [冷冻等]	正常	
	大西洋鲑 *Salmo salar* [冰鲜鱼卵]	正常	
	大西洋鲑 *Salmo salar* [冷冻等]	正常	
	大西洋鲑 *Salmo salar* [冷冻等鱼卵]	正常	
	大西洋鲑 *Salmo salar* [冰鲜]	正常	
	大西洋狼鱼 *Anarhichas lupus* [冷冻]	正常	
	大西洋鳕 *Gadus morhua* [冰鲜]	正常	

续表29

国家和地区	产品名称	准入状态	备注
挪威	大西洋鳕 *Gadus morhua*［冷冻等］	正常	
	大西洋鳕 *Gadus morhua*［冷冻等鱼肚］	正常	
	单鳍鳕 *Brosme brosme*［冷冻等］	正常	
	钓鮟鱇鱼 *Lophius piscatorius*，也称鮟鱇鱼［冰鲜］	正常	
	钓鮟鱇鱼 *Lophius piscatorius*，也称鮟鱇鱼［冷冻等］	正常	
	鲽鱼 *Pleuronectes platessa*［冷冻等］	正常	
	多瑙哲罗鱼 *Hucho hucho*［冷冻等］	正常	
	多瑙哲罗鱼 *Hucho hucho*［冰鲜］	正常	
	仿刺参 *Apostichopus* spp.［冷冻等］	正常	
	佛氏虎鲨 *Heterodontus francisci*［冷冻等］	正常	
	革平鲉 *Sebastes alutus*［冷冻等］	正常	
	格陵兰鳕 *Gadus ogac*［冷冻等］	正常	
	格陵兰鳕 *Gadus ogac*［冰鲜］	正常	
	海带 *Laminaria* spp.［冷冻等］	正常	
	海胆 *Evechinus chloroticus*［冷冻等］	正常	
	海胆 *Evechinus chloroticus*［冰鲜］	正常	
	海公鱼 *Hypomesus pretiosus*［冷冻等］	正常	
	黑线鳕 *Melanogrammus aeglefinus*［冰鲜］	正常	
	黑线鳕 *Melanogrammus aeglefinus*［冷冻等］	正常	
	红大麻哈鱼 *Oncorhynchus nerka*［冰鲜 ］	正常	
	红大麻哈鱼 *Oncorhynchus nerka*［冷冻等］	正常	
	红笛鲷 *Lutjanus sanguineus*［冷冻等］	正常	
	红点鲑属所有种 *Salvelinus* spp.［冰鲜］	正常	
	红点鲑属所有种 *Salvelinus* spp.［鱼油］	正常	
	红点鲑属所有种 *Salvelinus* spp.［冷冻等］	正常	
	红眼雪蟹 *Chinoecetes bairdi*［冷冻等］	正常	
	虹鳟 *Oncorhynchus mykiss*［冷冻等］	正常	
	虹鳟 *Oncorhynchus mykiss*［冰鲜］	正常	
	花腹鲭 *Scomber australasicus*［冷冻等］	正常	
	花鲶 *Silurus asotus*［冷冻等］	正常	
	黄带绯鲤 *Upeneus sulphureus*［冷冻等］	正常	
	黄带拟鲹 *Pseudocaranx dentex*［冷冻等］	正常	
	黄鲫 *Setipinna tenuifilis*［冷冻等］	正常	
	灰眼雪蟹 *Chinopecetes Opilio*［冷冻等］	正常	
	茴鱼属所有种 *Thymallus* spp.［鱼油］	正常	

续表30

国家和地区	产品名称	准入状态	备注
挪威			
	茴鱼属所有种 *Thymallus* spp.［冷冻等］	正常	
	茴鱼属所有种 *Thymallus* spp.［冰鲜］	正常	
	吉尔大麻哈鱼 *Oncorhynchus gilae*［冷冻等］	正常	
	吉尔大麻哈鱼 *Oncorhynchus gilae*［冰鲜］	正常	
	尖吻平鲉 *Sebastes mentella*［冷冻等］	正常	
	金腹大麻哈鱼 *Oncorhynchus chrysogaster*［冷冻等］	正常	
	金腹大麻哈鱼 *Oncorhynchus chrysogaster*［冰鲜］	正常	
	金平鲉 *Sebastes norvegicus*（异名 *Sebastes marinus*）［冷冻等］	正常	
	金枪鱼属所有种 *Thunnus* spp.［鱼油］	正常	
	堪察加拟石蟹 *Paralithodes camtschaticus*［冷冻等］	正常	
	堪察加拟石蟹 *Paralithodes camtschaticus*［冰鲜］	正常	
	康氏马鲛 *Scomberomorus commerson*［冷冻等］	正常	
	克拉克大麻哈鱼 *Oncorhynchus clarkii clarkii*［冷冻等］	正常	
	克拉克大麻哈鱼 *Oncorhynchus clarkii clarkii*［冰鲜］	正常	
	克氏原螯虾 *Procambarus clarkii*［冰鲜］	正常	
	克氏原螯虾 *Procambarus clarkii*［冷冻等］	正常	
	蓝点马鲛鱼 *Scomberomorus niphonius*［冷冻等］	正常	
	蓝鳕 *Micromesistius poutassou*［冷冻等］	正常	
	勒氏笛鲷 *Lutjanus russelli*［冷冻等］	正常	
	龙虾（常见品种：中国龙虾、波纹龙虾、日本龙虾、杂色龙虾、少刺龙虾、长足龙虾、真龙虾等）*Palinuridae*［冰鲜］	正常	
	龙虾（常见品种：中国龙虾、波纹龙虾、日本龙虾、杂色龙虾、少刺龙虾、长足龙虾、真龙虾等）*Palinuridae*［冷冻］	正常	
	绿壳菜蛤 *Perna viridis*［冰鲜］	正常	
	绿鳍马面鲀 *Thamnaconus septentrionalis*［冷冻等］	正常	
	绿青鳕 *Pollachius virens*［冷冻等］	正常	
	马舌鲽 *Reinhardtius hippoglossoides*［冷冻等］	正常	
	马苏大麻哈鱼 *Oncorhynchus masou*［冰鲜］	正常	
	马苏大麻哈鱼 *Oncorhynchus masou*［冷冻等］	正常	
	毛鳞鱼 *Mallotus villosus*［冷冻等］	正常	
	毛鳞鱼 *Mallotus villosus*［冷冻等鱼卵］	正常	
	玫瑰大麻哈鱼 *Oncorhynchus rhodurus*［冰鲜］	正常	
	玫瑰大麻哈鱼 *Oncorhynchus rhodurus*［冷冻等］	正常	
	美洲鳀 *Engraulis mordax*［鱼油］	正常	

续表31

国家和地区	产品名称	准入状态	备注
挪威	秘鲁鳀 *Engraulis ringens*［鱼油］	正常	
	牡蛎 *Ostrea*［冷冻等］	正常	
	牡蛎 *Ostrea*［冰鲜］	正常	
	南非鳀 *Engraulis capensis*［鱼油］	正常	
	欧洲鳀 *Engraulis encrasicolus*［鱼油］	正常	
	欧洲无须鳕 *Merluccius merluccius*［冷冻等］	正常	
	普通黄道蟹 *cancer pagurus*［蟹油］	正常	
	青背竹荚鱼 *Trachurus declivis*［冷冻等］	正常	
	青鱼 *Mylopharyngodon piceus*［冷冻等］	正常	
	鲭鱼 *Scomber scombrus*［冰鲜］	正常	
	鲭鱼 *Scomber scombrus*［冷冻等］	正常	
	日本鲭 *Scomber japonicus*［冰鲜］	正常	
	日本竹荚鱼 *Trachurus japonicus*［冷冻等］	正常	
	沙丁鱼 *Sardina pilchardus*［鱼油］	正常	
	扇贝 *Placopecta*（*Placopecten*）*magellanicus*［冷冻等］	正常	
	舌齿鲈 *Dicentrarchus labrax*［冷冻等］	正常	
	水珍鱼 *Argentina kagoshimae*［冷冻等］	正常	
	四指马鲅 *Eleutheronema rhadinum*［冷冻等］	正常	
	似长鳍黄鱼 *Larimichthys pamoides*［冷冻等］	正常	
	太平洋鲱 *Clupea pallasii*［冷冻等］	正常	
	太平洋鲱 *Clupea pallasii*［冰鲜］	正常	
	太平洋鲑属或大麻哈鱼属所有种 *Oncorhynchus* spp.［鱼油］	正常	
	太平洋鲑属所有种或大麻哈鱼属所有种 *Oncorhynchus* spp.［冷冻等］	正常	
	太平洋鲑属所有种或大麻哈鱼属所有种 *Oncorhynchus* spp.［冰鲜］	正常	
	太平洋鳕，又名大头鳕 *Gadus macrocephalus*［冰鲜］	正常	
	太平洋鳕，又名大头鳕 *Gadus macrocephalus*［冷冻等］	正常	
	驼背大麻哈鱼 *Oncorhynchus gorbuscha*［冰鲜］	正常	
	驼背大麻哈鱼 *Oncorhynchus gorbuscha*［冷冻等］	正常	
	鳚状褐鳕 *Phycis blennoides*［冷冻等］	正常	
	乌贼目所有种 *Sepiida* spp.［冷冻等］	正常	
	细鳞鱼属所有种 *Brachymystax* spp.［冰鲜］	正常	
	细鳞鱼属所有种 *Brachymystax* spp.［冷冻等］	正常	
	细鳞鱼属所有种 *Brachymystax* spp.［鱼油］	正常	
	狭鳞庸鲽 *Hippoglossus stenolepis*［冷冻等］	正常	
	逍遥馒头蟹 *Calappa philargius*［冰鲜］	正常	

续表32

国家和地区	产品名称	准入状态	备注
挪威	逍遥馒头蟹 *Calappa philargius*［冷冻等］	正常	
	小黄鱼 *Larimichthys polyactis*［冷冻等］	正常	
	雪蟹 *Chionoecetes* spp.［冷冻等］	正常	
	牙鳕 *Merlangius merlangus*［冷冻等］	正常	
	亚利桑那大麻哈鱼 *Oncorhynchus apache*［冰鲜］	正常	
	亚利桑那大麻哈鱼 *Oncorhynchus apache*［冷冻等］	正常	
	亚洲胡瓜鱼或美洲胡瓜鱼 *Osmerus mordax*［冷冻等］	正常	
	银大麻哈鱼 *Oncorhynchus kisutch*［冷冻等］	正常	
	银大麻哈鱼 *Oncorhynchus kisutch*［冰鲜］	正常	
	银无须鳕 *Merluccius bilinearis*［冷冻等］	正常	
	庸鲽 *Hippoglossus hippoglossus*［冰鲜］	正常	
	庸鲽 *Hippoglossus hippoglossus*（格陵兰）［冷冻等］	正常	
	庸鲽 *Hippoglossus hippoglossus*（格陵兰庸鲽鱼除外）［冷冻等］	正常	
	鱿鱼 *Loligo*［冷冻等］	正常	
	魣鳕 *Molva molva*［冷冻等］	正常	
	哲罗鱼属所有种 *Hucho* spp.［冷冻等］	正常	
	哲罗鱼属所有种 *Hucho* spp.［冰鲜］	正常	
	哲罗鱼属所有种 *Hucho* spp.［鱼油］	正常	
	竹荚鱼 *Trachurus trachurus*［冷冻等］	正常	
	柱白鲑属所有种 *Prosopium* spp.［鱼油］	正常	
	鳟 *Salmo trutta*［冷冻等］	正常	
	鳟 *Salmo trutta*［冰鲜］	正常	
	鳟属所有种 *Salmo* spp.［冷冻等］	正常	
	鳟属所有种 *Salmo* spp.［鱼油］	正常	
葡萄牙	北方长额虾 *pandalus borealis*［冷冻等］	正常	
	赤鳍笛鲷 *Lutjanus erythropterus*［冷冻等］	正常	
	大麻哈鱼 *Oncorhynchus keta*［冷冻等］	正常	
	大青鲨 *Prionace glauca*［冷冻等］	正常	
	大西洋鳕 *Gadus morhua*［冷冻等］	正常	
	鲽鱼 *Pleuronectes platessa*［冷冻等］	正常	
	佛氏虎鲨 *Heterodontus francisci*［冷冻等］	正常	
	格陵兰鳕 *Gadus ogac*［冷冻等］	正常	
	黑线鳕 *Melanogrammus aeglefinus*［冷冻等］	正常	
	花鲶 *Silurus asotus*［冷冻等］	正常	
	尖吻平鲉 *Sebastes mentella*［冷冻等］	正常	

续表33

国家和地区	产品名称	准入状态	备注
葡萄牙	金平鲉 *Sebastes norvegicus*（异名 *Sebastes marinus*）[冷冻等]	正常	
	马舌鲽 *Reinhardtius hippoglossoides* [冷冻等]	正常	
	牡蛎 *Ostrea* [冰鲜]	正常	
	牡蛎 *Ostrea* [冷冻等]	正常	
	平鲉属所有种 *Sebastes* spp. [冷冻等]	正常	
	沙丁鱼 *Sardina pilchardus* [冷冻等]	正常	
	黍鲱 *Sprattus sprattus* [冷冻等]	正常	
	太平洋鳕，又名大头鳕 *Gadus macrocephalus* [冷冻等]	正常	
	西鲱 *Alosa alosa* [冷冻等]	正常	
	狭鳞庸鲽 *Hippoglossus stenolepis* [冷冻等]	正常	
	狭鳕 *Theragra chalcogramma*，也称黄线狭鳕 [冷冻等]	正常	
	小沙丁鱼属所有种 *Sardinella* spp. [冷冻等]	正常	
	鳐属所有种 *Raja* spp. [冷冻等]	正常	
	庸鲽 *Hippoglossus hippoglossus*（格陵兰）[冷冻等]	正常	
	庸鲽 *Hippoglossus hippoglossus*（格陵兰庸鲽鱼除外）[冷冻等]	正常	
	远东拟沙丁鱼 *Sardinops sagax*（异名 *Sardinops melanostictus*）[冷冻等]	正常	
	章鱼 *Octopus* [冷冻等]	正常	
瑞典	北方长额虾 *pandalus borealis* [冷冻等]	正常	
	长鳍鳕属所有种 *Urophycis* spp. [冷冻等]	正常	
	大西洋鲱 *Clupea harengus* [冷冻等]	正常	
	大西洋鲑 *Salmo salar* [冰鲜]	正常	
	大西洋鳕 *Gadus morhua* [冷冻等]	正常	
	鲽鱼 *Pleuronectes platessa* [冷冻等]	正常	
	格陵兰鳕 *Gadus ogac* [冷冻等]	正常	
	克氏原蝲蛄 *Procambarus clarkii* [冰鲜]	正常	
	克氏原蝲蛄 *Procambarus clarkii* [冷冻等]	正常	
	沙丁鱼 *Sardina pilchardus* [冷冻等]	正常	
	扇贝 *Placopecta*（*Placopecten*）*magellanicus* [冷冻等]	正常	
	扇贝 *Placopecta*（*Placopecten*）*magellanicus* [冰鲜]	正常	
	黍鲱 *Sprattus sprattus* [冷冻等]	正常	
	太平洋鲱 *Clupea pallasii* [冷冻等]	正常	
	太平洋鳕，又名大头鳕 *Gadus macrocephalus* [冷冻等]	正常	
	西鲱 *Alosa alosa* [冷冻等]	正常	
	狭鳕 *Theragra chalcogramma*，也称黄线狭鳕 [冷冻等]	正常	
	小沙丁鱼属所有种 *Sardinella* spp. [冷冻等]	正常	

续表34

国家和地区	产品名称	准入状态	备注
瑞典	牙鲆 *Paralichthys olivaceus* [冷冻等]	正常	
	雨生红球藻 *Haematococcus pluvialis* [冷藏]	正常	
	雨生红球藻 *Haematococcus pluvialis* [冷冻等]	正常	
	远东拟沙丁鱼 *Sardinops sagax*（异名 *Sardinops melanostictus*）[冷冻等]	正常	
瑞士	大麻哈鱼 *Oncorhynchus keta* [冷冻等]	正常	
	大西洋鲑 *Salmo salar* [冷冻等]	正常	
	大西洋鲑 *Salmo salar* [冰鲜鱼卵]	正常	
	大西洋鲑 *Salmo salar* [冷冻等鱼卵]	正常	
	金枪鱼属所有种 *Thunnus* spp. [鱼油]	正常	
	蓝尖尾无须鳕 *Macruronus novaezelandiae* [冰鲜鱼卵]	正常	
西班牙	阿根廷红虾 *Pleoticus muelleri* [冷冻等]	正常	
	阿根廷滑柔鱼 *Illex Argentinus* [冷冻等]	正常	
	白带鱼 *Trichiurus lepturus* [冷冻等]	正常	
	白腹鲭 *Scomber japonicus* [冷冻等]	正常	
	白姑鱼 *Argyrosomus argentatus* [冰鲜]	正常	
	白姑鱼 *Argyrosomus argentatus* [冷冻等]	正常	
	白鲑属所有种 *Coregonus* spp. [冷冻等]	正常	
	斑节对虾 *Penaeus monodon* [冷冻等]	正常	
	北方长额虾 *pandalus borealis* [冷冻等]	正常	
	北方蓝鳍金枪鱼 *Thunnus thynnus* [冰鲜]	正常	
	北鲑属所有种 *Stenodus* spp. [冷冻等]	正常	
	冰鱼 *Ereunias grallator* [冷冻等]	正常	
	长颌北鲑 *Stenodus leucichthys* [冷冻等]	正常	
	长颌棱鳀 *Thryssa setirostris* [冷冻等]	正常	
	长鳍鳕属所有种 *Urophycis* spp. [冷冻等]	正常	
	长体蛇鲻 *Saurida elongata* [冷冻等]	正常	
	赤鳍笛鲷 *Lutjanus erythropterus* [冷冻等]	正常	
	大黄鱼 *Larimichthys crocea* [冷冻等]	正常	
	大口黑鳕 *Melanonus okamurai* [冷冻等鱼肝]	正常	
	大口黑鳕 *Melanonus okamurai* [冷冻等]	正常	
	大青鲨 *Prionace glauca* [冷冻等]	正常	
	大西洋叉尾带鱼 *Lepidopus caudatus* [冷冻等]	正常	
	大西洋鲑 *Salmo salar* [冷冻等]	正常	
	大西洋胸棘鲷 *Hoplostethus atlanticus* [冷冻等]	正常	
	大西洋鳕 *Gadus morhua* [冷冻等]	正常	

续表35

国家和地区	产品名称	准入状态	备注
西班牙	大洋黑鳕 *Melanonus zugmayeri*［冷冻等鱼肝］	正常	
	大洋黑鳕 *Melanonus zugmayeri*［冷冻等］	正常	
	钓鮟鱇鱼 *Lophius piscatorius*，也称鮟鱇鱼［冷冻等鱼肝］	正常	
	钓鮟鱇鱼 *Lophius piscatorius*，也称鮟鱇鱼［冷冻等］	正常	
	鲽鱼 *Pleuronectes platessa*［冷冻等］	正常	
	凡纳（滨）对虾 *Penaeus vannamei*（又为 *Litopenaeus vannamei*）［冷冻等］	正常	
	凤螺 *Strombus* spp.［冰鲜］	正常	
	凤螺 *Strombus* spp.［冷冻等］	正常	
	佛氏虎鲨 *Heterodontus francisci*［冷冻等］	正常	
	格陵兰鳕 *Gadus ogac*［冷冻等］	正常	
	黑鳃梅童鱼 *Collichthys niveatus*［冷冻等］	正常	
	黑线鳕 *Melanogrammus aeglefinus*［冷冻等］	正常	
	红笛鲷 *Lutjanus sanguineus*［冷冻等］	正常	
	红点鲑属所有种 *Salvelinus* spp.［冷冻等］	正常	
	红鳍裸颊鲷 *Lethrinus haematopterus*［冷冻等］	正常	
	狐鲣 *Sarda Sarda*［冷冻等］	正常	
	花腹鲭 *Scomber australasicus*［冷冻等］	正常	
	黄带绯鲤 *Upeneus sulphureus*［冷冻等］	正常	
	黄螺［冷冻等］	正常	
	茴鱼属所有种 *Thymallus* spp.［冷冻等］	正常	
	尖吻平鲉 *Sebastes mentella*［冷冻等］	正常	
	鲣 *Katsuwonus pelamis*［冷冻等］	正常	
	剑旗鱼 *Xiphias gladius*［冷冻等］	正常	
	金平鲉 *Sebastes norvegicus*（异名 *Sebastes marinus*）［冷冻等］	正常	
	金枪鱼属所有种 *Thunnus* spp.［冷冻等］	正常	
	金枪鱼属所有种 *Thunnus* spp.［冰鲜］	正常	
	康氏马鲛 *Scomberomorus commerson*［冷冻等］	正常	
	克氏原螯虾 *Procambarus clarkii*［冷冻等］	正常	
	口孵非鲫属所有种 *Oreochromis* spp.［冷冻等］	正常	
	口虾蛄 *Oratosquilla oratoria*［冷冻等］	正常	
	拉式南美南极鱼 *Patagonotothen ramsayi*［冷冻等］	正常	
	蓝尖尾无须鳕 *Macruronus novaezelandiae*［冷冻等］	正常	
	蓝蟹 *Callinectes sapidus*［冷冻等］	正常	
	蓝鳕 *Micromesistius poutassou*［冷冻等］	正常	
	勒氏笛鲷 *Lutjanus russelli*［冷冻等］	正常	

续表36

国家和地区	产品名称	准入状态	备注
西班牙	鳞头犬牙南极鱼 *Dissostichus mawsoni*［冷冻等］	正常	
	龙虾（常见品种：中国龙虾、波纹龙虾、日本龙虾、杂色龙虾、少刺龙虾、长足龙虾、真龙虾等）*Palinuridae*［冷冻］	正常	
	绿边低眼鲶 *Hypophthalmus marginatus*［冷冻等］	正常	
	绿壳菜蛤 *Perna viridis*［冷冻等］	正常	
	绿鳍马面鲀 *Thamnaconus septentrionalis*［冷冻等］	正常	
	绿青鳕 *Pollachius virens*［冰鲜］	正常	
	绿青鳕 *Pollachius virens*［冷冻等］	正常	
	马六甲绯鲤 *Upeneus moluccensis*［冷冻等］	正常	
	马舌鲽 *Reinhardtius hippoglossoides*［冷冻等］	正常	
	鳗鲡属所有种 *Anguilla* spp.［冷冻等］	正常	
	美洲鳀 *Engraulis mordax*［冷冻等］	正常	
	秘鲁鳀 *Engraulis ringens*［冷冻等］	正常	
	牡蛎 *Ostrea*［冷冻等］	正常	
	牡蛎 *Ostrea*［冰鲜］	正常	
	南非鳀 *Engraulis capensis*［冷冻等］	正常	
	南极深海螯虾 *Metanephrops Challengeri*［冷冻等］	正常	
	南蓝鳕 *Micromesistius australis*［冷冻等］	正常	
	欧洲鳀 *Engraulis encrasicolus*［冷冻等］	正常	
	鲭鱼 *Scomber scombrus*［冷冻等］	正常	
	犬牙南极鱼属所有种 *Dissostichus* spp.［冷冻等］	正常	
	日本的鲷 *Zeus faber*［冷冻等］	正常	
	日本鳀 *Engraulis japonicus*［冰鲜］	正常	
	日本鳀 *Engraulis japonicus*［冷冻等］	正常	
	三疣梭子蟹 *Portunus trituberculatus*［冷冻等］	正常	
	沙带鱼 *Lepturacanthus savala*［冷冻等］	正常	
	沙丁鱼 *Sardina pilchardus*［冷冻等］	正常	
	山斑低眼鲶 *Hypophthalmus oremaculatus*［冷冻等］	正常	
	扇贝 *Placopecta*（*Placopecten*）*magellanicus*［冷冻等］	正常	
	石斑鱼属所有种 *Epinephelus* spp.［冷冻等］	正常	
	黍鲱 *Sprattus sprattus*［冷冻等］	正常	
	四指马鲅 *Eleutheronema rhadinum*［冷冻等］	正常	
	似长鳍黄鱼 *Larimichthys pamoides*［冷冻等］	正常	
	鳎 *Solea solea*［冷冻等］	正常	
	太平洋鲑属所有种或大麻哈鱼属所有种 *Oncorhynchus* spp.［冷冻等］	正常	

续表37

国家和地区	产品名称	准入状态	备注
西班牙	太平洋蓝鳍金枪鱼 *Thunnus orientalis* [冰鲜]	正常	
	太平洋鳕，又名大头鳕 *Gadus macrocephalus* [冷冻等]	正常	
	条尾绯鲤 *Upeneus bensasi* [冷冻等]	正常	
	乌贼目所有种 *Sepiida* spp. [冷冻等]	正常	
	无齿低眼鲶 *Hypophthalmus edentatus* [冷冻等]	正常	
	西非马鲛 *Scomberomorus tritor* [冷冻等]	正常	
	西鲱 *Alosa alosa* [冷冻等]	正常	
	细鳞鱼属所有种 *Brachymystax* spp. [冷冻等]	正常	
	细身黑鳕 *Melanonus gracilis* [冷冻等鱼肝]	正常	
	狭鳞庸鲽 *Hippoglossus stenolepis* [冷冻等]	正常	
	狭鳕 *Theragra chalcogramma*，也称黄线狭鳕 [冷冻等]	正常	
	小黄鱼 *Larimichthys polyactis* [冷冻等]	正常	
	小鳞犬牙南极鱼 *Dissostichus eleginoides* [冷冻等]	正常	
	小沙丁鱼属所有种 *Sardinella* spp. [冷冻等]	正常	
	牙鲆 *Paralichthys olivaceus* [冷冻等]	正常	
	鳐属所有种 *Raja* spp. [冷冻等]	正常	
	银无须鳕 *Merluccius bilinearis* [冷冻等]	正常	
	银鱼属所有种 *Salanx* spp. [冷冻等]	正常	
	缨低眼鲶 *Hypophthalmus fimbriatus* [冷冻等]	正常	
	庸鲽 *Hippoglossus hippoglossus*（格陵兰）[冷冻等]	正常	
	庸鲽 *Hippoglossus hippoglossus*（格陵兰庸鲽鱼除外）[冷冻等]	正常	
	鱿鱼 *Loligo* [冷冻等]	正常	
	玉筋鱼 *Ammodytes personatus* [冷冻等]	正常	
	远东拟沙丁鱼 *Sardinops sagax*（异名 *Sardinops melanostictus*）[冷冻等]	正常	
	章鱼 *Octopus* [冷冻等]	正常	
	哲罗鱼属所有种 *Hucho* spp. [冷冻等]	正常	
	真鲷 *Pagrus major* [冷冻等]	正常	
	中国对虾 *Penacus orientalis* [冷冻等]	正常	
	中华管鞭虾 *Solenocera crassicornis* [冷冻等]	正常	
	皱唇鲨 *Triakis scyllium* [冷冻等]	正常	
	竹蛏 *Solen strictus* [冷冻等]	正常	
	竹荚鱼 *Trachurus trachurus* [冷冻等]	正常	
	鳟属所有种 *Salmo* spp. [冷冻等]	正常	

续表38

国家和地区	产品名称	准入状态	备注
希腊	北方长额虾 *pandalus borealis*［冷冻等］	正常	
	北方蓝鳍金枪鱼 *Thunnus thynnus*［冷冻等］	正常	
	大麻哈鱼 *Oncorhynchus keta*［冷冻等］	正常	
	黑鲈属所有种 *Micropterus* spp.［冷冻等］	正常	
	红九棘鲈 *Cephalopholis sonnerati*［冰鲜］	正常	
	金头鲷 *Sparus aurata*［冷冻等］	正常	
	金头鲷 *Sparus aurata*［冰鲜］	正常	
	尼罗尖吻鲈 *Lates niloticus*［冰鲜］	正常	
	日本真鲈 *Lateolabrax japonicus*,［冷冻等］	正常	
	鱿鱼 *Loligo*［冷冻等］	正常	
	章鱼 *Octopus*［冷冻等］	正常	
意大利	北方长额虾 *pandalus borealis*［冷冻等］	正常	
	北方蓝鳍金枪鱼 *Thunnus thynnus*［冰鲜］	正常	
	北方蓝鳍金枪鱼 *Thunnus thynnus*［冷冻等］	正常	
	大麻哈鱼 *Oncorhynchus keta*［冷冻等］	正常	
	大西洋鳕 *Gadus morhua*［冷冻等］	正常	
	钓鮟鱇鱼 *Lophius piscatorius*，也称鮟鱇鱼［冷冻等］	正常	
	鲽鱼 *Pleuronectes platessa*［冷冻等］	正常	
	佛氏虎鲨 *Heterodontus francisci*［冷冻等］	正常	
	格陵兰鳕 *Gadus ogac*［冷冻等］	正常	
	剑旗鱼 *Xiphias gladius*［冰鲜］	正常	
	美洲鳀 *Engraulis mordax*［鱼油］	正常	
	美洲鳀 *Engraulis mordax*［冷冻等］	正常	
	秘鲁鳀 *Engraulis ringens*［冷冻等］	正常	
	秘鲁鳀 *Engraulis ringens*［鱼油］	正常	
	鮸鱼 *Miichthys miiuy*［冷冻等］	正常	
	南非鳀 *Engraulis capensis*［鱼油］	正常	
	南非鳀 *Engraulis capensis*［冷冻等］	正常	
	欧洲鳀 *Engraulis encrasicolus*［鱼油］	正常	
	欧洲鳀 *Engraulis encrasicolus*［冷冻等］	正常	
	日本鳀 *Engraulis japonicus*［冷冻等］	正常	
	三疣梭子蟹 *Portunus trituberculatus*［冷冻等］	正常	
	太平洋蓝鳍金枪鱼 *Thunnus orientalis*［冷冻等］	正常	
	太平洋蓝鳍金枪鱼 *Thunnus orientalis*［冰鲜］	正常	
	太平洋鳕，又名大头鳕 *Gadus macrocephalus*［冷冻等］	正常	

续表39

国家和地区	产品名称	准入状态	备注
意大利	太阳鱼 *Lepomis gulosus*［冷冻等］	正常	
	鳐属所有种 *Raja* spp.［冷冻等］	正常	
	鱿鱼 *Loligo*［冷冻等］	正常	
	章鱼 *Octopus*［冷冻等］	正常	
	中华管鞭虾 *Solenocera crassicornis*［冷冻等］	正常	
	鲻鱼 *Mugil cephalus*［冷冻等鱼肝］	正常	
英国	白腹鲭 *Scomber japonicus*［冷冻等］	正常	
	白鲑属所有种 *Coregonus* spp.［冰鲜］	正常	
	白鲑属所有种 *Coregonus* spp.［冷冻等］	正常	
	北方长额虾 *pandalus borealis*［冷冻等］	正常	
	北鲑属所有种 *Stenodus* spp.［冰鲜］	正常	
	北鲑属所有种 *Stenodus* spp.［冷冻等］	正常	
	长颌北鲑 *Stenodus leucichthys*［冰鲜］	正常	
	长颌北鲑 *Stenodus leucichthys*［冷冻等］	正常	
	长鳍鳕属所有种 *Urophycis* spp.［冷冻等］	正常	
	大麻哈鱼 *Oncorhynchus keta*［冷冻等］	正常	
	大西洋鲱 *Clupea harengus*［冷冻等］	正常	
	大西洋鲑 *Salmo salar*［冷冻等］	正常	
	大西洋鲑 *Salmo salar*［冰鲜］	正常	
	大西洋鳕 *Gadus morhua*［冷冻等］	正常	
	鲽鱼 *Pleuronectes platessa*［冷冻等］	正常	
	多瑙哲罗鱼 *Hucho hucho*［冷冻等］	正常	
	峨螺 *Buccinum* spp.［冷冻等］	正常	
	佛氏虎鲨 *Heterodontus francisci*［冷冻等］	正常	
	格陵兰鳕 *Gadus ogac*［冷冻等］	正常	
	蛤蜊（马珂蛤）*Mactromeris* spp.［冷冻等］	正常	
	蛤蜊（马珂蛤）*Mactromeris* spp.［冰鲜］	正常	
	海鲶属所有种 *Arius* spp.［冷冻等］	正常	
	黑线鳕 *Melanogrammus aeglefinus*［冷冻等］	正常	
	红大麻哈鱼 *Oncorhynchus nerka*［冷冻等］	正常	
	红点鲑属所有种 *Salvelinus* spp.［冷冻等］	正常	
	红点鲑属所有种 *Salvelinus* spp.［冰鲜］	正常	
	花腹鲭 *Scomber australasicus*［冷冻等］	正常	
	茴鱼属所有种 *Thymallus* spp.［冷冻等］	正常	
	茴鱼属所有种 *Thymallus* spp.［冰鲜］	正常	

续表40

国家和地区	产品名称	准入状态	备注
英国	康氏马鲛 *Scomberomorus commerson*［冷冻等］	正常	
	克氏原螯虾 *Procambarus clarkii*［冰鲜］	正常	
	克氏原螯虾 *Procambarus clarkii*［冷冻等］	正常	
	口孵非鲫属所有种 *Oreochromis* spp.［冷冻等］	正常	
	蓝点马鲛鱼 *Scomberomorus niphonius*［冷冻等］	正常	
	蓝尖尾无须鳕 *Macruronus novaezelandiae*［冷冻等］	正常	
	蓝鳕 *Micromesistius poutassou*［冷冻等］	正常	
	龙虾（常见品种：中国龙虾、波纹龙虾、日本龙虾、杂色龙虾、少刺龙虾、长足龙虾、真龙虾等）*Palinuridae*［冷冻］	正常	
	绿青鳕 *Pollachius virens*［冷冻等］	正常	
	马舌鲽 *Reinhardtius hippoglossoides*［冷冻等］	正常	
	墨吉对虾 *penaeus merguiensis*［冰鲜］	正常	
	墨吉对虾 *penaeus merguiensis*［冷冻等］	正常	
	牡蛎 *Ostrea*［冰鲜］	正常	
	牡蛎 *Ostrea*［冷冻等］	正常	
	南极深海螯虾 *Metanephrops Challengeri*［冷冻等］	正常	
	挪威海螯虾 *Nephrops norvegicus*［冷冻等］	正常	
	普通黄道蟹 *Cancer pagurus*［冷冻等］	正常	
	鲭鱼 *Scomber scombrus*［冷冻等］	正常	
	犬牙南极鱼属所有种 *Dissostichus* spp.［冷冻等］	正常	
	沙丁鱼 *Sardina pilchardus*［冷冻等］	正常	
	扇贝 *Placopecta*（*Placopecten*）*magellanicus*［冷冻等］	正常	
	扇贝 *Placopecta*（*Placopecten*）*magellanicus*［冰鲜］	正常	
	黍鲱 *Sprattus sprattus*［冷冻等］	正常	
	太平洋鲱 *Clupea pallasii*［冷冻等］	正常	
	太平洋鳕，又名大头鳕 *Gadus macrocephalus*［冷冻等］	正常	
	乌贼目所有种 *Sepiida* spp.［冷冻等］	正常	
	西鲱 *Alosa alosa*［冷冻等］	正常	
	细鳞鱼属所有种 *Brachymystax* spp.［冷冻等］	正常	
	细鳞鱼属所有种 *Brachymystax* spp.［冰鲜］	正常	
	狭鳕 *Theragra chalcogramma*，也称黄线狭鳕［冷冻等］	正常	
	逍遥馒头蟹 *Calappa philargius*［冰鲜］	正常	
	逍遥馒头蟹 *Calappa philargius*［冷冻等］	正常	
	小沙丁鱼属所有种 *Sardinella* spp.［冷冻等］	正常	
	银无须鳕 *Merluccius bilinearis*［冷冻等］	正常	

续表41

国家和地区	产品名称	准入状态	备注
英国	庸鲽 *Hippoglossus hippoglossus*（格陵兰）［冷冻等］	正常	
	鱿鱼 *Loligo*［冷冻等］	正常	
	远东拟沙丁鱼 *Sardinops sagax*（异名 *Sardinops melanostictus*）［冷冻等］	正常	
	哲罗鱼属所有种 *Hucho* spp.［冰鲜］	正常	
	哲罗鱼属所有种 *Hucho* spp.［冷冻等］	正常	
	中国对虾 *Penacus orientalis*［冷冻等］	正常	
	竹蛏 *Solen strictus*［冷冻等］	正常	
	竹荚鱼 *Trachurus trachurus*［冷冻等］	正常	
	紫菜 *Porphyra*［冷冻等］	正常	
	紫菜 *Porphyra*［冷藏］	正常	

（六）亚洲

国家和地区	产品名称	准入状态	备注
巴基斯坦	白斑笛鲷 *Lutjanus bohar*［冷冻等］	正常	
	白带鱼 *Trichiurus lepturus*［冷冻等］	正常	
	白姑鱼 *Argyrosomus argentatus*［冷冻等］	正常	
	斑节对虾 *Penaeus monodon*［冷冻等］	正常	
	半滑舌鳎 *Cynoglossus semilaevis*［冷冻等］	正常	
	北方长额虾 *pandalus borealis*［冷冻等］	正常	
	北方长额虾 *pandalus borealis*［冰鲜］	正常	
	长鲥 *Ilisha elongata*［冷冻等］	正常	
	赤点石斑鱼 *Epinephelus akaara*［冷冻等］	正常	
	刺虾 *Parapenaeopsis stylifera*［冷冻等］	正常	
	大弹涂鱼 *Boleophthalmus pectinirostris*［冷冻等］	正常	
	大黄鱼 *Larimichthys crocea*［冷冻等］	正常	
	大黄鱼 *Larimichthys crocea*［冰鲜］	正常	
	大青鲨 *Prionace glauca*［冷冻等］	正常	
	大西洋叉尾带鱼 *Lepidopus caudatus*［冷冻等］	正常	
	大西洋鳕 *Gadus morhua*［冷冻等］	正常	
	大西洋牙鲆 *Paralichthys dentatus*［冷冻等］	正常	
	单角革鲀 *Aluterus Monoceros*［冷冻等］	正常	
	笛鲷属所有种 *Lutjanus* spp.［冷冻等］	正常	
	鲽鱼 *Pleuronectes platessa*［冷冻等］	正常	
	杜氏尾枪乌贼 *Uroteuthis duvauceli*［冷冻等］	正常	
	短舌鳎 *Cynoglossus abbreviatus*［冷冻等］	正常	

续表1

国家和地区	产品名称	准入状态	备注
巴基斯坦			
	短尾大眼鲷 *Priacanthus macracanthus*［冷冻等］	正常	
	多鳞鱚 *Sillago sihama*［冷冻等］	正常	
	粉红虾 *Penaeus duorarum*［冷冻等］	正常	
	格陵兰鳕 *Gadus ogac*［冷冻等］	正常	
	蛤蜊（马珂蛤）*Mactromeris* spp.［冷冻等］	正常	
	海蜇 *Rhopilema* spp.［冷冻等］	正常	
	黑等鳍叉尾带鱼 *Aphanopus carbo*［冷冻等］	正常	
	红笛鲷 *Lutjanus sanguineus*［冷冻等］	正常	
	红对虾［冷冻等］	正常	
	红金线鱼 *Nemipterus furcosus*［冷冻等］	正常	
	红牙鰔 *Otolithes ruber*［冷冻等］	正常	
	花鲶 *Silurus asotus*［冷冻等］	正常	
	黄姑鱼 *Nibea albiflora*［冷冻等］	正常	
	金线鱼 *Nemipterus virgatus*［冷冻等］	正常	
	金线鱼属所有种 *Nemipterus* spp.［冷冻等］	正常	
	锯缘青蟹 *Scylla serrata*［冰鲜］	正常	
	康吉鳗属所有种 *Conger* spp.［冷冻等］	正常	
	孔鳐 *Raja porosa*［冷冻等］	正常	
	鯻属所有种 *Terapon* spp.［冷冻等］	正常	
	蓝点马鲛鱼 *Scomberomorus niphonius*［冷冻等］	正常	
	龙虾（常见品种：中国龙虾、波纹龙虾、日本龙虾、杂色龙虾、少刺龙虾、长足龙虾、真龙虾等）*Palinuridae*［冷冻］	正常	
	龙虾（常见品种：中国龙虾、波纹龙虾、日本龙虾、杂色龙虾、少刺龙虾、长足龙虾、真龙虾等）*Palinuridae*［冰鲜］	正常	
	绿壳菜蛤 *Perna viridis*［冷冻等］	正常	
	马面鲀 *Thamnaconus modestus*［冷冻等］	正常	
	鳗鲡属所有种 *Anguilla* spp.［冷冻等］	正常	
	鮸鱼 *Miichthys miiuy*［冷冻等］	正常	
	日本金线鱼 *Nemipterus japonicus*［冷冻等］	正常	
	日本竹荚鱼 *Trachurus japonicus*［冷冻等］	正常	
	三疣梭子蟹 *Portunus trituberculatus*［冰鲜］	正常	
	沙带鱼 *Lepturacanthus savala*［冷冻等］	正常	
	沙丁鱼 *Sardina pilchardus*［冷冻等］	正常	
	舌鳎 *Cynoglossus cynoglossus*［冷冻等］	正常	

续表2

国家和地区	产品名称	准入状态	备注
巴基斯坦	石斑鱼属所有种 *Epinephelus* spp. [冷冻等]	正常	
	石斑鱼属所有种 *Epinephelus* spp. [冰鲜]	正常	
	鲥鱼 *Tenualosa reevesii* [冷冻等]	正常	
	黍鲱 *Sprattus sprattus* [冷冻等]	正常	
	似长鳍黄鱼 *Larimichthys pamoides* [冷冻等]	正常	
	縫鰕 *Azuma emmnion* [冷冻等]	正常	
	鳎 *Solea solea* [冷冻等]	正常	
	太平洋鳕，又名大头鳕 *Gadus macrocephalus* [冷冻等]	正常	
	乌贼目所有种 *Sepiida* spp. [冷冻等]	正常	
	乌贼目所有种 *Sepiida* spp. [冰鲜]	正常	
	西鲱 *Alosa alosa* [冷冻等]	正常	
	小黄鱼 *Larimichthys polyactis* [冷冻等]	正常	
	小沙丁鱼属所有种 *Sardinella* spp. [冷冻等]	正常	
	鳐属所有种 *Raja* spp. [冷冻等]	正常	
	银鲳 *Pampus argenteus* [冰鲜]	正常	
	鱿鱼 *Loligo* [冷冻等]	正常	
	鱿鱼 *Loligo* spp [冰鲜]	正常	
	缘沟对虾 *Penaeus marginatus* [冷冻等]	正常	
	远东拟沙丁鱼 *Sardinops sagax*（异名 *Sardinops melanostictus*）[冷冻等]	正常	
	远海梭子蟹 *Portunus pelagicus* [冷冻等]	正常	
	章鱼 *Octopus* [冷冻等]	正常	
	中国鲳 *Pampus chinensis* [冰鲜]	正常	
	中间低鳍鲳 *Peprilus medius* [冷冻等]	正常	
	竹蛏 *Solen strictus* [冷冻等]	正常	
	鲻鱼 *Mugil cephalus* [冷冻等]	正常	
朝鲜	白腹鲭 *Scomber japonicus* [冷冻等]	正常	
	鲍鱼 *Haliotis*、*Concholepas* [冷冻等]	正常	
	北方长额虾 *pandalus borealis* [冷冻等]	正常	
	叉牙指鰤 *Dactylosargus arctidens* [冷冻等]	正常	
	陈氏新银鱼 *Neosalanx tangkahkeii* [冷冻等]	正常	
	大黄鱼 *Larimichthys crocea* [冷冻等]	正常	
	大鳞大麻哈鱼 *Oncorhynchus tshawytscha* [冷冻等]	正常	
	大麻哈鱼 *Oncorhynchus keta* [冷冻等]	正常	
	大西洋鳕 *Gadus morhua* [冰鲜]	正常	
	大西洋鳕 *Gadus morhua* [冷冻等]	正常	

续表3

国家和地区	产品名称	准入状态	备注
朝鲜	大珠母贝 *inctada maxima*［冷冻等］	正常	
	大珠母贝 *inctada maxima*［冰鲜］	正常	
	鲽鱼 *Pleuronectes platessa*［冷冻等］	正常	
	钝拟蟹守螺 *Cerithidea obtusa*［冷冻等］	正常	
	仿刺参 *Apostichopus* spp.［冷冻等］	正常	
	格陵兰鳕 *Gadus ogac*［冰鲜］	正常	
	格陵兰鳕 *Gadus ogac*［冷冻等］	正常	
	蛤蜊（马珂蛤）*Mactromeris* spp.［冷冻等］	正常	
	蛤蜊（马珂蛤）*Mactromeris* spp.［冰鲜］	正常	
	海菜花 *Ottelia acuminata var. acuminata*［冷冻等］	正常	
	海带 *Laminaria* spp.［冷冻等］	正常	
	海胆 *Evechinus chloroticus*［冷冻等］	正常	
	海胆 *Evechinus chloroticus*［冰鲜］	正常	
	河螺 *Rivularia* spp.［冰鲜］	正常	
	河螺 *Rivularia* spp.［冷冻等］	正常	
	河蚬 *Corbicula* spp.［冷冻等］	正常	
	红眼雪蟹 *Chinoecetes bairdi*［冷冻等］	正常	
	花腹鲭 *Scomber australasicus*［冷冻等］	正常	
	灰眼雪蟹 *Chinopecetes Opilio*［冷冻等］	正常	
	江珧 *Atrina pectinata*［冷冻等］	正常	
	江珧 *Atrina pectinata*［冰鲜］	正常	
	锯缘青蟹 *Scylla serrata*［冰鲜］	正常	
	口虾蛄 *Oratosquilla oratoria*［冷冻等］	正常	
	口虾蛄 *Oratosquilla oratoria*［冰鲜］	正常	
	库页岛马珂蛤 *Pseudocardium sachalinense*［冷冻等］	正常	
	蓝点马鲛鱼 *Scomberomorus niphonius*［冷冻等］	正常	
	绿壳菜蛤 *Perna viridis*［冰鲜］	正常	
	绿壳菜蛤 *Perna viridis*［冷冻等］	正常	
	马苏大麻哈鱼 *Oncorhynchus masou*［冷冻等］	正常	
	玫瑰大麻哈鱼 *Oncorhynchus rhodurus*［冷冻等］	正常	
	牡蛎 *Ostrea*［冰鲜］	正常	
	牡蛎 *Ostrea*［冷冻等］	正常	
	泥螺 *Bullacta exarata Philippi*［冰鲜］	正常	
	泥螺 *Bullacta exarata Philippi*［冷冻等］	正常	
	泥鳅 *Misgurnus anguillicaudatus*［冷冻等］	正常	

续表4

国家和地区	产品名称	准入状态	备注
朝鲜	青螺 *Patelloida Saccharina Linnaeus*［冰鲜、冷冻等］	正常	
	青螺 *Patelloida Saccharina Linnaeus*［冷冻等］	正常	
	鲭鱼 *Scomber scombrus*［冷冻等］	正常	
	日本板蟹 *Petalomera japonica*［冰鲜］	正常	
	日本板蟹 *Petalomera japonica*［冷冻等］	正常	
	日本沼虾 *Macrobranchium nipponense*［冷冻等］	正常	
	三疣梭子蟹 *Portunus trituberculatus*［冷冻等］	正常	
	三疣梭子蟹 *Portunus trituberculatus*［冰鲜］	正常	
	沙蚕 *Nereidinae*［冰鲜］	正常	
	沙氏下鱵 *Hyporhamphus sojori*，异名日本下鱵鱼 *Hyporhamphus sajori*［冷冻等］	正常	
	扇贝 *Placopecta*（*Placopecten*）*magellanicus*［冰鲜］	正常	
	扇贝 *Placopecta*（*Placopecten*）*magellanicus*［冷冻等］	正常	
	圣诞岛红蟹 *Gecarcoidea natalis*［冷冻等］	正常	
	圣诞岛红蟹 *Gecarcoidea natalis*［冰鲜］	正常	
	石花菜 *Gelidium amansi*［冷冻等］	正常	
	似长鳍黄鱼 *Larimichthys pamoides*［冷冻等］	正常	
	鮻 *Liza haematocheila*，异名龜鮻梭鱼 *Chelon haematocheilus*［冷冻等］	正常	
	太平洋鲑属所有种或大麻哈鱼属所有种 *Oncorhynchus* spp.［冷冻等鱼卵］	正常	
	太平洋潜泥蛤 *Panopea generosa*［冰鲜］	正常	
	太平洋潜泥蛤 *Panopea generosa*［冷冻等］	正常	
	太平洋鳕，又名大头鳕 *Gadus macrocephalus*［冷冻等］	正常	
	太平洋鳕，又名大头鳕 *Gadus macrocephalus*［冰鲜］	正常	
	驼背大麻哈鱼 *Oncorhynchus gorbuscha*［冷冻等］	正常	
	乌贼目所有种 *Sepiida* spp.［冰鲜］	正常	
	乌贼目所有种 *Sepiida* spp.［冷冻等］	正常	
	香螺 *Syrinx* spp.［冷冻等］	正常	
	小黄鱼 *Larimichthys polyactis*［冷冻等］	正常	
	蟹守螺［冷冻等］	正常	
	雪蟹 *Chionoecetes* spp.［冷冻等］	正常	
	牙鲆 *Paralichthys olivaceus*［冷冻等］	正常	
	牙鲆 *Paralichthys olivaceus*［冰鲜］	正常	
	牙鲆属所有种 *Paralichthys* spp.［冷冻等］	正常	
	银大麻哈鱼 *Oncorhynchus kisutch*［冷冻等］	正常	
	鳙鱼 *Hypophthalmichthys nobilis*［冷冻等］	正常	
	鱿鱼 *Loligo*［冷冻等］	正常	

续表5

国家和地区	产品名称	准入状态	备注
朝鲜	鱿鱼 *Loligo* spp［冰鲜］	正常	
	玉筋鱼 *Ammodytes personatus*［冷冻等］	正常	
	玉筋鱼 *Ammodytes personatus*［冰鲜］	正常	
	玉螺［冷冻等］	正常	
	章鱼 *Octopus*［冷冻等］	正常	
	章鱼 *Octopus*［冰鲜］	正常	
	芝麻螺 *Planaxidae*［冷冻等］	正常	
	中华管鞭虾 *Solenocera crassicornis*［冷冻等］	正常	
	中华绒螯蟹 *Eriocheir sinensis*［冷冻等］	正常	
	中华绒螯蟹 *Eriocheir sinensis*［冰鲜］	正常	
	紫石房蛤 *Saxidomus purpuratus*［冷冻等］	正常	
菲律宾	白带鱼 *Trichiurus lepturus*［冷冻等］	正常	
	豹纹鳃棘鲈 *Plectropomus leopardus*［冷冻等］	正常	
	豹纹鳃棘鲈 *Plectropomus leopardus*［冰鲜］	正常	
	鲍鱼属 *Haliotis* spp.［冷冻等］	正常	
	鲍鱼属 *Haliotis* spp.［冰鲜］	正常	
	北方长额虾 *pandalus borealis*［冷冻等］	正常	
	北方长额虾 *pandalus borealis*［冰鲜］	正常	
	赤点石斑鱼 *Epinephelus akaara*［冷冻等］	正常	
	大黄鱼 *Larimichthys crocea*［冰鲜］	正常	
	单角革鲀 *Aluterus Monoceros*［冷冻等］	正常	
	短鲔 *Thunnus obesus*［冷冻等］	正常	
	短鲔 *Thunnus obesus*［冰鲜］	正常	
	凡纳（滨）对虾 *Penaeus vannamei*（又为 *Litopenaeus vannamei*）［冷冻等］	正常	
	仿刺参 *Apostichopus* spp.［冷冻等］	正常	
	佛氏虎鲨 *Heterodontus francisci*［冷冻等］	正常	
	葛仙米 *Pogostemon auricularius*（*l.*）*Kassk*［冷冻等］	正常	
	蛤蜊（马珂蛤）*Mactromeris* spp.［冰鲜］	正常	
	蛤蜊（马珂蛤）*Mactromeris* spp.［冷冻等］	正常	
	海蜇 *Rhopilema* spp.［冷冻等］	正常	
	褐点石斑鱼 *Epinephelus fuscoguttatus*［冰鲜］	正常	
	红金眼鲷 *Beryx splendens*［冷冻等］	正常	
	红九棘鲈 *Cephalopholis sonnerati*［冰鲜］	正常	
	狐鲣 *Sarda Sarda*［冷冻等］	正常	
	黄鳍金枪鱼 *Thunnus albacares*［冰鲜］	正常	

续表6

国家和地区	产品名称	准入状态	备注
菲律宾	黄鳍金枪鱼 *Thunnus albacares*［冷冻等］	正常	
	黄颡鱼 *Pelteobagrus fulvidraco*［冰鲜］	正常	
	黄鳝 *Monopterus albus*［冷冻等］	正常	
	鲣 *Katsuwonus pelamis*［冷冻等］	正常	
	江蓠 *G. verrucosa*［冷冻等］	正常	
	角叉菜 *Chondrus ocellatus Holm.*［冷冻等］	正常	
	金枪鱼属所有种 *Thunnus* spp.［冷冻等］	正常	
	九齿扇虾 *Ibacus novemdentatus*［冷冻等］	正常	
	锯缘青蟹 *Scylla serrata*［冰鲜］	正常	
	克氏原螯虾 *Procambarus clarkii*［冰鲜］	正常	
	克氏原螯虾 *Procambarus clarkii*［冷冻等］	正常	
	口虾蛄 *Oratosquilla oratoria*［冰鲜］	正常	
	口虾蛄 *Oratosquilla oratoria*［冷冻等］	正常	
	蓝点马鲛鱼 *Scomberomorus niphonius*［冷冻等］	正常	
	龙虾（常见品种：中国龙虾、波纹龙虾、日本龙虾、杂色龙虾、少刺龙虾、长足龙虾、真龙虾等）*Palinuridae*［冰鲜］	正常	
	龙虾（常见品种：中国龙虾、波纹龙虾、日本龙虾、杂色龙虾、少刺龙虾、长足龙虾、真龙虾等）*Palinuridae*［冷冻］	正常	
	绿壳菜蛤 *Perna viridis*［冰鲜］	正常	
	鳗鲡属所有种 *Anguilla* spp.［冷冻等］	正常	
	麒麟菜 *Eucheuma cottonii*［冷冻等］	正常	
	青点鹦嘴鱼 *Scarus ghobban*［冷冻等］	正常	
	青石斑鱼 *Epinephelus awoara*［冰鲜］	正常	
	沙带鱼 *Lepturacanthus savala*［冷冻等］	正常	
	扇贝 *Placopecta*（*Placopecten*）*magellanicus*［冷冻等］	正常	
	扇贝 *Placopecta*（*Placopecten*）*magellanicus*［冰鲜］	正常	
	虱目鱼 *Chanos chanos*［冷冻等］	正常	
	鰤属所有种 *Seriola* spp.［冷冻等］	正常	
	石斑鱼属所有种 *Epinephelus* spp.［冰鲜］	正常	
	石斑鱼属所有种 *Epinephelus* spp.［冷冻等］	正常	
	舒氏猪齿鱼 *Choerodon schoenleinii*［冷冻等］	正常	
	似长鳍黄鱼 *Larimichthys pamoides*［冰鲜］	正常	
	乌贼目所有种 *Sepiida* spp.［冷冻等］	正常	
	乌贼目所有种 *Sepiida* spp.［冰鲜］	正常	
	小黄鱼 *Larimichthys polyactis*［冰鲜］	正常	

续表7

国家和地区	产品名称	准入状态	备注
菲律宾	旭蟹 *Ranina ranina*［冷冻等］	正常	
	羊鱼 *Mullus barbatus barbatus*［冷冻等］	正常	
	鱿鱼 *Loligo*［冷冻等］	正常	
	鱿鱼 *Loligo* spp［冰鲜］	正常	
	远海梭子蟹 *Portunus pelagicus*［冰鲜］	正常	
	远海梭子蟹 *Portunus pelagicus*［冷冻等］	正常	
	章鱼 *Octopus*［冷冻等］	正常	
	中间低鳍鲳 *Peprilus medius*［冷冻等］	正常	
哈萨克斯坦	白鲑属所有种 *Coregonus* spp.［冷冻等］	正常	
	北鲑属所有种 *Stenodus* spp.［冷冻等］	正常	
	贝加尔雅罗鱼 *Leuciscus baicalensis*［冷冻等］	正常	
	鳊 *Parabramis pekinensis*［冷冻等］	正常	
	长颌北鲑 *Stenodus leucichthys*［冷冻等］	正常	
	狗鱼属所有种 *Esox* spp.［冷冻等］	正常	
	红点鲑属所有种 *Salvelinus* spp.［冷冻等］	正常	
	花鲶 *Silurus asotus*［冷冻等］	正常	
	茴鱼属所有种 *Thymallus* spp.［冷冻等］	正常	
	鲫鱼 *Carassius auratus*［冷冻等］	正常	
	江鳕 *lota lota*［冷冻等］	正常	
	克氏原螯虾 *Procambarus clarkii*［冰鲜］	正常	
	克氏原螯虾 *Procambarus clarkii*［冷冻等］	正常	
	眶棘双边鱼 *Ambassis gymnocephalus*［冷冻等］	正常	
	鲤鱼 *Cyprinus carpio*［冷冻等］	正常	
	龙虾（常见品种：中国龙虾、波纹龙虾、日本龙虾、杂色龙虾、少刺龙虾、长足龙虾、真龙虾等）*Palinuridae*［冷冻］	正常	
	鲈 *Perca fluviatilis*［冷冻等］	正常	
	太平洋鲑属所有种或大麻哈鱼属所有种 *Oncorhynchus* spp.［冷冻等］	正常	
	乌鳢 *Channa argus*［冷冻等］	正常	
	细鳞鱼属所有种 *Brachymystax* spp.［冷冻等］	正常	
	哲罗鱼属所有种 *Hucho* spp.［冷冻等］	正常	
	鳟属所有种 *Salmo* spp.［冷冻等］	正常	

续表8

国家和地区	产品名称	准入状态	备注
韩国	阿根廷滑柔鱼 *Illex Argentinus*［冷冻等］	正常	
	阿根廷无须鳕 *Merluccius hubbsi*［冷冻等］	正常	
	阿瓜大麻哈鱼 *Oncorhynchus aguabonita*［冷冻等］	正常	
	澳洲鲭鲐 *Scomber australasicus*［冰鲜］	正常	
	白斑狼绵鳚 *Lycodes ygreknotatus*［冷冻等］	正常	
	白斑六线鱼 *Hexagrammos stelleri*［冷冻等］	正常	
	白斑裸盖鱼 *Erilepis zonifer*［冷冻等］	正常	
	白带鱼 *Trichiurus lepturus*［冷冻等］	正常	
	白腹鲭 *Scomber japonicus*［冷冻等］	正常	
	白姑鱼 *Argyrosomus argentatus*［冷冻等］	正常	
	白鲑属所有种 *Coregonus* spp.［冷冻等］	正常	
	斑头六线鱼 *Hexagrammos agrammus*［冷冻等］	正常	
	斑头六线鱼 *Hexagrammos agrammus*［冰鲜］	正常	
	鲍鱼 *Haliotis*、*Concholepas*［冷冻等］	正常	
	北方长额虾 *pandalus borealis*［冷冻等］	正常	
	北方蓝鳍金枪鱼 *Thunnus thynnus*［冷冻等］	正常	
	北鲑属所有种 *Stenodus* spp.［冷冻等］	正常	
	扁足拟石蟹 *Paralithodes platypus*［冷冻等］	正常	
	冰鱼 *Ereunias grallator*［冷冻等］	正常	
	叉线六线鱼 *Hexagrammos octogrammus*［冷冻等］	正常	
	长颌北鲑 *Stenodus leucichthys*［冷冻等］	正常	
	长鳍金枪鱼 *Thunnus alalunga*［冷冻等］	正常	
	长鳍鳕属所有种 *Urophycis* spp.［冷冻等］	正常	
	长线六线鱼 *Hexagrammos lagocephalus*［冷冻等］	正常	
	赤鲈 *Doederleinia berycoides*［冷冻等］	正常	
	刺鲅 *Acanthocybium solandri*，也称沙氏刺鲅［冷冻等］	正常	
	大黄鱼 *Larimichthys crocea*［冷冻等］	正常	
	大黄鱼 *Larimichthys crocea*［冰鲜］	正常	
	大鳞大麻哈鱼 *Oncorhynchus tshawytscha*［冷冻等］	正常	
	大鳞大麻哈鱼 *Oncorhynchus tshawytscha*［冰鲜］	正常	
	大泷六线鱼 *Hexagrammos otakii*［冷冻等］	正常	
	大麻哈鱼 *Oncorhynchus keta*［冰鲜］	正常	
	大麻哈鱼 *Oncorhynchus keta*［冷冻等］	正常	
	大青鲨 *Prionace glauca*［冷冻等］	正常	
	大西洋鲱 *Clupea harengus*［冷冻等］	正常	

续表9

国家和地区	产品名称	准入状态	备注
韩国	大西洋鲱 *Clupea harengus*［冰鲜］	正常	
	大西洋鲱 *Clupea harengus*［冷冻等鱼卵］	正常	
	大西洋鳕 *Gadus morhua*［冻鱼卵］	正常	
	大西洋鳕 *Gadus morhua*［冷冻等］	正常	
	带斑平鲉 *Sebastes vulpes*［冰鲜］	正常	
	单角革鲀 *Aluterus Monoceros*［冷冻等］	正常	
	笛鲷属所有种 *Lutjanus* spp.［冷冻等］	正常	
	钓鮟鱇鱼 *Lophius piscatorius*，也称鮟鱇鱼［冷冻等］	正常	
	鲽鱼 *Pleuronectes platessa*［冷冻等］	正常	
	短舌鳎 *Cynoglossus abbreviatus*［冷冻等］	正常	
	短尾大眼鲷 *Priacanthus macracanthus*［冷冻等］	正常	
	短鲔 *Thunnus obesus*［冷冻等］	正常	
	短吻秋刀鱼 *Cololabis brevirostris*［冷冻等］	正常	
	多鳞鱚 *Sillago sihama*［冷冻等］	正常	
	峨螺 *Buccinum* spp.［冷冻等］	正常	
	方头鱼属所有种 *Branchiostegus* spp.［冷冻等］	正常	
	仿刺参 *Apostichopus* spp.［冷冻等］	正常	
	飞鱼属所有种 *Exocoetus* spp.［冷冻等鱼卵］	正常	
	佛氏虎鲨 *Heterodontus francisci*［冷冻等］	正常	
	弗氏绒须石首鱼 *Micropogonias furnieri*［冷冻等］	正常	
	高体鰤 *Seriola dumeril*［冷冻等］	正常	
	格陵兰鳕 *Gadus ogac*［冷冻等］	正常	
	格陵兰鳕 *Gadus ogac*［冷冻等鱼卵］	正常	
	格氏虫鲽 *Eopsetta grigorjewi*［冰鲜］	正常	
	蛤蜊（马珂蛤）*Mactromeris* spp.［冰鲜］	正常	
	蛤蜊（马珂蛤）*Mactromeris* spp.［冷冻等］	正常	
	海带 *Laminaria* spp.［冷藏］	正常	
	海带 *Laminaria* spp.［冷冻等］	正常	
	海公鱼 *Hypomesus pretiosus*［冷冻等］	正常	
	海鲫 *Embiotoca jacksoni*［冷冻等］	正常	
	海鲶 *Arius thalassinus*［冷冻等］	正常	
	海蜇 *Rhopilema* spp.［冷冻等］	正常	
	黑鳍叶鲹 *Caranx malam*［冷冻等］	正常	
	黑裙鱼 *Gephyrocharax melanocheir*［冷冻等］	正常	
	黑线鳕 *Melanogrammus aeglefinus*［冷冻等］	正常	

续表10

国家和地区	产品名称	准入状态	备注
韩国	红大麻哈鱼 *Oncorhynchus nerka*［冰鲜］	正常	
	红点鲑属所有种 *Salvelinus* spp.［冷冻等］	正常	
	红金眼鲷 *Beryx splendens*［冷冻等］	正常	
	红螺 *Phyllonotus* spp.［冷冻等］	正常	
	红娘鱼属所有种 *Lepidotrigla* spp.［冷冻等］	正常	
	红鳍裸颊鲷 *Lethrinus haematopterus*［冷冻等］	正常	
	红谐鱼属所有种 *Erythrocles* spp.［冷冻等］	正常	
	红眼雪蟹 *Chinoecetes bairdi*［冰鲜］	正常	
	红眼雪蟹 *Chinoecetes bairdi*［冷冻等］	正常	
	虹鳟 *Oncorhynchus mykiss*［冷冻等］	正常	
	魟属所有种 *Dasyatis* spp.［冷冻等］	正常	
	狐鲣 *Sarda Sarda*［冷冻等］	正常	
	胡瓜鱼 *Osmerus eperlanus*［冷冻等鱼卵］	正常	
	花腹鲭 *Scomber australasicus*［冷冻等］	正常	
	花鲶 *Silurus asotus*［冷冻等］	正常	
	滑石螺 *Stomatella* spp.［冷冻等］	正常	
	黄唇鱼 *Bahaba taipingensis*［冷冻等］	正常	
	黄姑鱼 *Nibea albiflora*［冷冻等］	正常	
	黄鲫 *Setipinna tenuifilis*［冷冻等］	正常	
	黄鳍棘鲷 *Acanthopagrus latus*［冷冻等］	正常	
	黄鳍金枪鱼 *Thunnus albacares*［冷冻等］	正常	
	黄条鰤 *Seriola lalandi*，也称黄尾鰤［冷冻等］	正常	
	灰眼雪蟹 *Chinopecetes Opilio*［冰鲜］	正常	
	灰眼雪蟹 *Chinopecetes Opilio*［冷冻等］	正常	
	茴鱼属所有种 *Thymallus* spp.［冷冻等］	正常	
	鸡冠菜 *Meristotheca papulosa*［冷冻等］	正常	
	吉尔大麻哈鱼 *Oncorhynchus gilae*［冷冻等］	正常	
	棘绿鳍鱼 *Chelidonichthys spinosus*［冷冻等］	正常	
	鲣 *Katsuwonus pelamis*［冷冻等］	正常	
	江珧 *Atrina pectinata*［冰鲜］	正常	
	江珧 *Atrina pectinata*［冷冻等］	正常	
	角叉菜 *Chondrus ocellatus Holm.*［冷冻等］	正常	
	角鱼 *Akrokolioplax bicornis*［冷冻等］	正常	
	金腹大麻哈鱼 *Oncorhynchus chrysogaster*［冷冻等］	正常	
	金枪鱼属所有种 *Thunnus* spp.［冷冻等］	正常	

续表11

国家和地区	产品名称	准入状态	备注
韩国	金线鱼 *Nemipterus virgatus*［冷冻等］	正常	
	金线鱼属所有种 *Nemipterus* spp.［冷冻等］	正常	
	茎柔鱼 *Dosidicus Gigas*［冷冻等］	正常	
	锯缘青蟹 *Scylla serrata*［冷冻等］	正常	
	卡民氏峨螺 *Neptunea cumingii*［冷冻等］	正常	
	堪察加拟石蟹 *Paralithodes camtschaticus*［冰鲜］	正常	
	堪察加拟石蟹 *Paralithodes camtschaticus*［冷冻等］	正常	
	康氏马鲛 *Scomberomorus commerson*［冷冻等］	正常	
	克拉克大麻哈鱼 *Oncorhynchus clarkii clarkii*［冷冻等］	正常	
	孔鳐 *Raja porosa*［冷冻等］	正常	
	库页岛马珂蛤 *Pseudocardium sachalinense*［冷冻等］	正常	
	魁蚶 *Scapharca broughtonii*［冷冻等］	正常	
	魁蚶 *Scapharca broughtonii*［冰鲜］	正常	
	蓝点马鲛鱼 *Scomberomorus niphonius*［冷冻等］	正常	
	蓝尖尾无须鳕 *Macruronus novaezelandiae*［冷冻等］	正常	
	蓝鳍金枪鱼 *Thunnus maccoyii*［冷冻等］	正常	
	蓝鳕 *Micromesistius poutassou*［冷冻等］	正常	
	镰鳍鲫鲳 *Seriolella brama*［冷冻等］	正常	
	绿壳菜蛤 *Perna viridis*［冷冻等］	正常	
	绿鳍马面鲀 *Thamnaconus septentrionalis*［冷冻等］	正常	
	螺狮 *melanioides*［冷冻等］	正常	
	裸颊鲷属所有种 *Lethrinus* spp.［冷冻等］	正常	
	马面鲀 *Thamnaconus modestus*［冷冻等］	正常	
	马面鲀或短角单棘鲀属所有种 *Thamnaconus* spp.［冷冻等］	正常	
	马舌鲽 *Reinhardtius hippoglossoides*［冷冻等］	正常	
	马舌鲽 *Reinhardtius hippoglossoides*［冰鲜］	正常	
	马苏大麻哈鱼 *Oncorhynchus masou*［冰鲜］	正常	
	马苏大麻哈鱼 *Oncorhynchus masou*［冷冻等］	正常	
	鳗鲡属所有种 *Anguilla* spp.［冰鲜］	正常	
	鳗鲡属所有种 *Anguilla* spp.［冷冻等］	正常	
	毛蚶 *Scapharca subcrenata*［冰鲜］	正常	
	毛蚶 *Scapharca subcrenata*［冷冻等］	正常	
	玫瑰大麻哈鱼 *Oncorhynchus rhodurus*［冷冻等］	正常	
	玫瑰大麻哈鱼 *Oncorhynchus rhodurus*［冰鲜］	正常	
	美洲箭齿鲽 *Atheresthes stomias*［冷冻等］	正常	

续表12

国家和地区	产品名称	准入状态	备注
韩国	美洲鳀 *Engraulis mordax* [冷冻等]	正常	
	秘鲁鳀 *Engraulis ringens* [冷冻等]	正常	
	秘鲁鳀 *Engraulis ringens* [鱼油]	正常	
	鮸鱼 *Miichthys miiuy* [冷冻等]	正常	
	牡蛎 *Ostrea* [冷冻等]	正常	
	牡蛎 *Ostrea* [冰鲜]	正常	
	木叶鲽 *Pleuronichthys cornutus* [冰鲜]	正常	
	南非鳀 *Engraulis capensis* [冷冻等]	正常	
	南极磷虾 *Euphausia superba* [冷冻等]	正常	
	泥螺 *Bullacta exarata Philippi* [冷冻等]	正常	
	泥螺 *Bullacta exarata Philippi* [冰鲜]	正常	
	鸟蛤 *Cardiidae* [冷冻等]	正常	
	挪威海螯虾 *Nephrops norvegicus* [冷冻等]	正常	
	挪威海螯虾 *Nephrops norvegicus* [冷冻等]	正常	
	欧洲鳀 *Engraulis encrasicolus* [冷冻等]	正常	
	鲯鳅 *Coryphaena hippurus* [冷冻等]	正常	
	青鱼 *Mylopharyngodon piceus* [冷冻等]	正常	
	鲭鱼 *Scomber scombrus* [冷冻等鱼卵]	正常	
	鲭鱼 *Scomber scombrus* [冷冻等]	正常	
	秋刀鱼 *Cololabis saira* [冷冻等]	正常	
	裙带菜 *Undaria pinnatifida* (*Harv.*) *Suringar* [冷藏]	正常	
	裙带菜 *Undaria pinnatifida* (*Harv.*) *Suringar* [冷冻等]	正常	
	日本叉牙鱼 *Arctoscopus japonicus* [冷冻等]	正常	
	日本的鲷 *Zeus faber* [冷冻等]	正常	
	日本鳀 *Engraulis japonicus* [冷冻等]	正常	
	日本沼虾 *Macrobranchium nipponense* [冷冻等]	正常	
	日本真鲈 *Lateolabrax japonicus*, [冷冻等]	正常	
	日本竹荚鱼 *Trachurus japonicus* [冷冻等]	正常	
	蝾螺 *Turbo* spp. [冷冻等]	正常	
	蝾螺 *Turbo* spp. [冰鲜]	正常	
	三疣梭子蟹 *Portunus trituberculatus* [冷冻等]	正常	
	沙带鱼 *Lepturacanthus savala* [冷冻等]	正常	
	沙丁鱼 *Sardina pilchardus* [冷冻等]	正常	
	沙氏下鱵 *Hyporhamphus sojori*, 异名日本下鱵鱼 *Hyporhamphus sajori* [冷冻等]	正常	
	扇贝 *Placopecta* (*Placopecten*) *magellanicus* [冰鲜]	正常	

续表13

国家和地区	产品名称	准入状态	备注
韩国	扇贝 *Placopecta*（*Placopecten*）*magellanicus*［冷冻等］	正常	
	鰤鱼或五条鰤 *Seriola quinqueradiata*［冷冻等］	正常	
	鰤属所有种 *Seriola* spp.［冷冻等］	正常	
	十线六线鱼 *Hexagrammos decagrammus*［冷冻等］	正常	
	石莼 *Ulva lactuca*［冷冻等］	正常	
	石鲽 *Kareius bicoloratus*［冰鲜］	正常	
	鲥鱼 *Tenualosa reevesii*［冷冻等］	正常	
	黍鲱 *Sprattus sprattus*［冷冻等］	正常	
	水珍鱼 *Argentina kagoshimae*［冷冻等］	正常	
	似长鳍黄鱼 *Larimichthys pamoides*［冷冻等］	正常	
	鮻 *Liza haematocheila*，异名龟鮻梭鱼 *Chelon haematocheilus*［冷冻等］	正常	
	鳎 *Solea solea*［冷冻等］	正常	
	太平洋鲱 *Clupea pallasii*［冷冻等鱼卵］	正常	
	太平洋鲱 *Clupea pallasii*［冷冻等］	正常	
	太平洋鲱 *Clupea pallasii*［冰鲜］	正常	
	太平洋鲑属所有种或大麻哈鱼属所有种 *Oncorhynchus* spp.［冷冻等］	正常	
	太平洋蓝鳍金枪鱼 *Thunnus orientalis*［冷冻等］	正常	
	太平洋鳕，又名大头鳕 *Gadus macrocephalus*［冷冻等鱼卵］	正常	
	太平洋鳕，又名大头鳕 *Gadus macrocephalus*［冷冻等］	正常	
	太平洋褶柔鱼 *Todarodes pacificus*［冷冻等］	正常	
	驼背大麻哈鱼 *Oncorhynchus gorbuscha*［冰鲜］	正常	
	驼背大麻哈鱼 *Oncorhynchus gorbuscha*［冷冻等］	正常	
	窝斑鰶 *Konosirus punctatus*［冷冻等］	正常	
	乌鲂 *Brama brama*［冷冻等］	正常	
	乌贼目所有种 *Sepiida* spp.［冰鲜］	正常	
	乌贼目所有种 *Sepiida* spp.［冷冻等］	正常	
	五棘鲷属所有种 *Pentaceros* spp.［冷冻等］	正常	
	西鲱 *Alosa alosa*［冷冻等］	正常	
	细鳞鱼属所有种 *Brachymystax* spp.［冷冻等］	正常	
	狭鳕 *Theragra chalcogramma*，也称黄线狭鳕［冷冻等鱼肝］	正常	
	狭鳕 *Theragra chalcogramma*，也称黄线狭鳕［冷冻等鱼卵］	正常	
	狭鳕 *Theragra chalcogramma*，也称黄线狭鳕［冷冻等］	正常	
	狭鳕 *Theragra chalcogramma*，也称黄线狭鳕［冷冻等鱼肝］	正常	
	小黄鱼 *Larimichthys polyactis*［冷冻等］	正常	
	小鳞犬牙南极鱼 *Dissostichus eleginoides*［冷冻等］	正常	

续表14

国家和地区	产品名称	准入状态	备注
韩国	小球藻 *Chlorella*［冷藏］	正常	
	小球藻 *Chlorella* spp.［冷冻等］	正常	
	小沙丁鱼属所有种 *Sardinella* spp.［冰鲜］	正常	
	星康吉鳗 *Conger myriaster*［冷冻等］	正常	
	雪蟹 *Chionoecetes* spp.［冰鲜］	正常	
	雪蟹 *Chionoecetes* spp.［冷冻等］	正常	
	牙鲆 *Paralichthys olivaceus*［冰鲜］	正常	
	亚利桑那大麻哈鱼 *Oncorhynchus apache*［冷冻等］	正常	
	亚洲胡瓜鱼或美洲胡瓜鱼 *Osmerus mordax*［冷冻等］	正常	
	亚洲箭齿鲽 *Atheresthes evermanni*［冷冻等］	正常	
	羊栖菜 *Sargassum fusiforme*（*Harv.*）*Setch.*［冷冻等］	正常	
	鳐属所有种 *Raja* spp.［冷冻等］	正常	
	椰子涡螺 *Melo melo*［冷冻等］	正常	
	银大麻哈鱼 *Oncorhynchus kisutch*［冷冻等］	正常	
	银鲱鲳 *Seriolella punctata*［冷冻等］	正常	
	银无须鳕 *Merluccius bilinearis*［冷冻等］	正常	
	庸鲽 *Hippoglossus hippoglossus*（格陵兰）［冷冻等］	正常	
	鱿鱼 *Loligo*［冷冻等］	正常	
	鱿鱼 *Loligo* spp［冰鲜］	正常	
	羽鼬鳚 *Genypterus blacodes*［冷冻等］	正常	
	玉筋鱼 *Ammodytes personatus*［冷冻等］	正常	
	玉螺［冷冻等］	正常	
	远东多线鱼 *Pleurogrammus azonus*［冷冻等］	正常	
	远东拟沙丁鱼 *Sardinops sagax*（异名 *Sardinops melanostictus*）［冰鲜］	正常	
	月鲹属所有种 *Selene* spp.［冷冻等］	正常	
	章鱼 *Octopus*［冷冻等］	正常	
	章鱼 *Octopus*［冰鲜］	正常	
	哲罗鱼属所有种 *Hucho* spp.［冷冻等］	正常	
	真鲷 *Pagrus major*［冰鲜］	正常	
	真鲷 *Pagrus major*［冷冻等］	正常	
	中华管鞭虾 *Solenocera crassicornis*［冷冻等］	正常	
	中间低鳍鲳 *Peprilus medius*［冷冻等］	正常	
	紫菜 *Porphyra*［冷冻等］	正常	
	紫菜 *Porphyra*［冷藏］	正常	
	鳟 *Salmo trutta*［冷冻等］	正常	
	鳟属所有种 *Salmo* spp.［冷冻等］	正常	

续表15

国家和地区	产品名称	准入状态	备注
柬埔寨	低眼无齿𩷶 *Pangasianodon hypophthalmus*（异名 *pangasius hypophthalmus*）[冰鲜]	正常	
	低眼无齿𩷶 *Pangasianodon hypophthalmus*（异名 *pangasius hypophthalmus*）[冷冻等]	正常	
马尔代夫	短鲔 *Thunnus obesus* [冰鲜]	正常	
	短鲔 *Thunnus obesus* [冷冻等]	正常	
	仿刺参 *Apostichopus* spp. [冷冻等]	正常	
	狐鲣 *Sarda Sarda* [冷冻等]	正常	
	黄鳍金枪鱼 *Thunnus albacares* [冰鲜]	正常	
	黄鳍金枪鱼 *Thunnus albacares* [冷冻等]	正常	
	鲣 *Katsuwonus pelamis* [冷冻等]	正常	
马来西亚	白带鱼 *Trichiurus lepturus* [冷冻等]	正常	
	白带鱼 *Trichiurus lepturus* [冰鲜]	正常	
	白腹鲭 *Scomber japonicus* [冷冻等]	正常	
	白姑鱼 *Argyrosomus argentatus* [冷冻等]	正常	
	斑点舌齿鲈 *Dicentrarchus punctatus* [冷冻等]	正常	
	斑节对虾 *Penaeus monodon* [冷冻等]	正常	
	斑鳍大眼鲷 *Priacanthus cruentatus* [冷冻等]	正常	
	豹纹鳃棘鲈 *Plectropomus leopardus* [冷冻等]	正常	
	鲍鱼 *Haliotis*、*Concholepas* [冷冻等]	正常	
	北方长额虾 *pandalus borealis* [冷冻等]	正常	
	贝氏小鲷 *Pagellus bellottii* [冷冻等]	正常	
	长颌棱鳀 *Thryssa setirostris* [冷冻等]	正常	
	长鳓 *Ilisha elongata* [冷冻等]	正常	是★
	长鳍鳕属所有种 *Urophycis* spp. [冷冻等]	正常	
	赤点石斑鱼 *Epinephelus akaara* [冷冻等]	正常	
	大黄鱼 *Larimichthys crocea* [冷冻等]	正常	
	大黄鱼 *Larimichthys crocea* [冰鲜]	正常	
	大首狗母鱼 *Synodus macrocephalus* [冷冻等]	正常	
	大西洋鳕 *Gadus morhua* [冷冻等]	正常	
	大西洋牙鲆 *Paralichthys dentatus* [冷冻等]	正常	
	大眼鲷属所有种 *Priacanthus* spp. [冷冻等]	正常	
	单角革鲀 *Aluterus Monoceros* [冷冻等]	正常	
	刀额新对虾 *metapenaeus ensis* [冷冻等]	正常	
	刀鱼 *Coilia ectenes* [冷冻等]	正常	

续表16

国家和地区	产品名称	准入状态	备注
马来西亚	笛鲷属所有种 *Lutjanus* spp.［冷冻等］	正常	
	杜氏尾枪乌贼 *Uroteuthis duvauceli*［冷冻等］	正常	
	短棘鲾 *Leiognathus equulus*［冷冻等］	正常	
	短蛸 *O. ocellatus*［冷冻等］	正常	
	短舌鳎 *Cynoglossus abbreviatus*［冷冻等］	正常	
	短胸黑姑鱼 *Atrobucca brevis*［冷冻等］	正常	
	多齿蛇鲻 *Saurida tumbil*［冷冻等］	正常	
	多鳞鱚 *Sillago sihama*［冷冻等］	正常	
	凡纳（滨）对虾 *Penaeus vannamei*（又为 *Litopenaeus vannamei*）［冷冻等］	正常	
	仿刺参 *Apostichopus* spp.［冷冻等］	正常	
	佛氏虎鲨 *Heterodontus francisci*［冷冻等］	正常	
	格陵兰鳕 *Gadus ogac*［冷冻等］	正常	
	公鱼属所有种 *Hypomesus* spp.［冷冻等］	正常	
	瓜氏下鱵鱼 *Hyporhamphus quoyi*［冷冻等］	正常	
	海鳗 *Muraenesox cinereus*［冷冻等］	正常	
	海南华鳊 *Sinibrama melrosei*［冰鲜］	正常	
	海南华鳊 *Sinibrama melrosei*［冷冻等］	正常	
	海鲶 *Arius thalassinus*［冷冻等］	正常	
	海蜇 *Rhopilema* spp.［冷冻等］	正常	
	黑鳃梅童鱼 *Collichthys niveatus*［冷冻等］	正常	
	红笛鲷 *Lutjanus sanguineus*［冷冻等］	正常	
	红九棘鲈 *Cephalopholis sonnerati*［冰鲜］	正常	
	红鳍裸颊鲷 *Lethrinus haematopterus*［冷冻等］	正常	
	红牙鰔 *Otolithes ruber*［冷冻等］	正常	
	狐鲣 *Sarda Sarda*［冷冻等］	正常	
	狐鲣 *Sarda Sarda*［冰鲜］	正常	
	胡子鲶 *Clarias fuscus*［冷冻等］	正常	
	虎斑乌贼 *S. pharaonis*［冷冻等］	正常	
	花腹鲭 *Scomber australasicus*［冷冻等］	正常	
	花鲶 *Silurus asotus*［冷冻等］	正常	
	黄姑鱼 *Nibea albiflora*［冷冻等］	正常	
	黄鲫 *Setipinna tenuifilis*［冷冻等］	正常	
	黄鳍棘鲷 *Acanthopagrus latus*［冷冻等］	正常	
	黄鳝 *Monopterus albus*［冷冻等］	正常	
	黄条魣 *Sphyraena guachancho*［冷冻等］	正常	

续表17

国家和地区	产品名称	准入状态	备注
马来西亚	鲫鱼 *Carassius auratus*［冷冻等］	正常	
	鲣 *Katsuwonus pelamis*［冰鲜］	正常	
	鲣 *Katsuwonus pelamis*［冷冻等］	正常	
	剑旗鱼 *Xiphias gladius*［冷冻等］	正常	
	江蓠 *G. verrucosa*［冷冻等］	正常	
	金枪鱼属所有种 *Thunnus* spp.［冷冻等］	正常	
	金线鱼 *Nemipterus virgatus*［冷冻等］	正常	
	金线鱼属所有种 *Nemipterus* spp.［冰鲜］	正常	
	金线鱼属所有种 *Nemipterus* spp.［冷冻等］	正常	
	巨鳞舌鳎 *Cynoglossus Macrolepidotus*［冷冻等］	正常	
	锯缘青蟹 *Scylla serrata*［冰鲜］	正常	
	康氏马鲛 *Scomberomorus commerson*［冷冻等］	正常	
	口孵非鲫属所有种 *Oreochromis* spp.［冷冻等］	正常	
	蓝点马鲛鱼 *Scomberomorus niphonius*［冷冻等］	正常	
	老虎枪虾 *Alpheus bellulus*［冷冻等］	正常	
	利氏雨丽鱼 *Nimbochromis livingstonii*［冷冻等］	正常	
	龙虾（常见品种：中国龙虾、波纹龙虾、日本龙虾、杂色龙虾、少刺龙虾、长足龙虾、真龙虾等）*Palinuridae*［冰鲜］	正常	
	龙虾（常见品种：中国龙虾、波纹龙虾、日本龙虾、杂色龙虾、少刺龙虾、长足龙虾、真龙虾等）*Palinuridae*［冷冻］	正常	
	绿鳍马面鲀 *Thamnaconus septentrionalis*［冷冻等］	正常	
	绿青鳕 *Pollachius virens*［冷冻等］	正常	
	裸海蝶 *Clione limacina*［冰鲜］	正常	
	裸海蝶 *Clione limacina*［冷冻等］	正常	
	马六甲绯鲤 *Upeneus moluccensis*［冷冻等］	正常	
	马面鲀 *Thamnaconus modestus*［冷冻等］	正常	
	鳗鲡属所有种 *Anguilla* spp.［冷冻等］	正常	
	曼氏无针乌贼 *S. maindroni*［冷冻等］	正常	
	毛鳞鱼 *Mallotus villosus*［冷冻等］	正常	
	美洲鳀 *Engraulis mordax*［冷冻等］	正常	
	秘鲁鳀 *Engraulis ringens*［冷冻等］	正常	
	密斑马面鲀 *Thamnaconus tessellatus*［冷冻等］	正常	
	鮸鱼 *Miichthys miiuy*［冷冻等］	正常	
	墨吉对虾 *penaeus merguiensis*［冷冻等］	正常	
	牡蛎 *Ostrea*［冰鲜］	正常	

续表18

国家和地区	产品名称	准入状态	备注
马来西亚	牡蛎 *Ostrea*［冷冻等］	正常	
	目乌贼 *S. aculeata*［冷冻等］	正常	
	南非鳀 *Engraulis capensis*［冷冻等］	正常	
	欧洲鳀 *Engraulis encrasicolus*［冷冻等］	正常	
	麒麟菜 *Eucheuma cottonii*［冷冻等］	正常	
	青点鹦嘴鱼 *Scarus ghobban*［冷冻等］	正常	
	鲭鱼 *Scomber scombrus*［冷冻等］	正常	
	日本的鲷 *Zeus faber*［冷冻等］	正常	
	日本金线鱼 *Nemipterus japonicus*［冷冻等］	正常	
	日本鳀 *Engraulis japonicus*［冷冻等］	正常	
	日本沼虾 *Macrobranchium nipponense*［冷冻等］	正常	
	日本竹荚鱼 *Trachurus japonicus*［冷冻等］	正常	
	三疣梭子蟹 *Portunus trituberculatus*［冷冻等］	正常	
	沙带鱼 *Lepturacanthus savala*［冷冻等］	正常	
	沙丁鱼 *Sardina pilchardus*［冷冻等］	正常	
	沙丁鱼 *Sardina pilchardus*［鱼油］	正常	
	砂蛸 *O. aegina*［冷冻等］	正常	
	扇贝 *Placopecta*（*Placopecten*）*magellanicus*［冰鲜］	正常	
	扇贝 *Placopecta*（*Placopecten*）*magellanicus*［冷冻等］	正常	
	舌齿鲈 *Dicentrarchus labrax*［冷冻等］	正常	
	虱目鱼 *Chanos chanos*［冷冻等］	正常	
	鰤属所有种 *Seriola* spp.［冷冻等］	正常	
	石斑鱼属所有种 *Epinephelus* spp.［冰鲜］	正常	
	石斑鱼属所有种 *Epinephelus* spp.［冷冻等］	正常	
	鲥鱼 *Tenualosa reevesii*［冷冻等］	正常	
	舒氏猪齿鱼 *Choerodon schoenleinii*［冷冻等］	正常	
	黍鲱 *Sprattus sprattus*［冷冻等］	正常	
	水珍鱼 *Argentina kagoshimae*［冷冻等］	正常	
	丝尾鳠 *Mystus nemurus*［冰鲜］	正常	
	丝尾鳠 *Mystus nemurus*［冷冻等］	正常	
	似长鳍黄鱼 *Larimichthys pamoides*［冷冻等］	正常	
	似长鳍黄鱼 *Larimichthys pamoides*［冰鲜］	正常	
	鳎 *Solea solea*［冷冻等］	正常	
	太平洋鳕，又名大头鳕 *Gadus macrocephalus*［冷冻等］	正常	
	条纹颏丝鰔鱼 *Genyonemus lineatus*［冷冻等］	正常	

续表19

国家和地区	产品名称	准入状态	备注
马来西亚	乌贼目所有种 *Sepiida* spp.［冷冻等］	正常	
	西鲱 *Alosa alosa*［冷冻等］	正常	
	狭鳕 *Theragra chalcogramma*，也称黄线狭鳕［冷冻等］	正常	
	小管枪乌贼 *Loligo. Oshimai*［冷冻等］	正常	
	小黄鱼 *Larimichthys polyactis*［冷冻等］	正常	
	小黄鱼 *Larimichthys polyactis*［冰鲜］	正常	
	小沙丁鱼属所有种 *Sardinella* spp.［冷冻等］	正常	
	旭蟹 *Ranina ranina*［冷冻等］	正常	
	眼眶鱼 *Mene maculata*［冷冻等］	正常	
	羊鱼 *Mullus barbatus barbatus*［冷冻等］	正常	
	鳐属所有种 *Raja* spp.［冷冻等］	正常	
	银带鱚 *Sillago argentifasciata*［冷冻等］	正常	
	印度侧带小公鱼 *Stolephorus indicus*［鱼油］	正常	
	印度鲬 *Platycephalus indicus*［冷冻等］	正常	
	鹦嘴鱼属所有种 *Scarus* spp.［冷冻等］	正常	
	鱿鱼 *Loligo*［冷冻等］	正常	
	圆鲹属所有种 *Decapterus* spp.［冷冻等］	正常	
	远东拟沙丁鱼 *Sardinops sagax*（异名 *Sardinops melanostictus*）［冷冻等］	正常	
	云斑尖塘鳢 *Oxyeleotris marmoratus*［冰鲜］	正常	
	云斑尖塘鳢 *Oxyeleotris marmoratus*［冷冻等］	正常	
	章鱼 *Octopus*［冷冻等］	正常	
	珍带鱼 *Trichiurus auriga*［冷冻等］	正常	
	真鲷 *Pagrus major*［冷冻等］	正常	
	真乌贼 *S. esculenta*［冷冻等］	正常	
	中间低鳍鲳 *Peprilus medius*［冷冻等］	正常	
	紫菜 *Porphyra*［冷冻等］	正常	
	紫菜 *Porphyra*［冷藏］	正常	
蒙古	东北雅罗鱼 *Leuciscus waleckii*，也称瓦氏雅罗鱼［冷冻等］	正常	
	狗鱼属所有种 *Esox* spp.［冷冻等］	正常	
	狗鱼属所有种 *Esox* spp.［冰鲜］	正常	
	虹鳟 *Oncorhynchus mykiss*［冷冻等］	正常	
	鲫鱼 *Carassius auratus*［冷冻等］	正常	
	鲫鱼 *Carassius auratus*［冰鲜］	正常	
	鲤鱼 *Cyprinus carpio*［冷冻等］	正常	
	鲤鱼 *Cyprinus carpio*［冰鲜］	正常	

续表20

国家和地区	产品名称	准入状态	备注
蒙古	鳗鲡属所有种 *Anguilla* spp. [冷冻等]	正常	
	雅罗鱼 *Leuciscus leuciscus* [冷冻等]	正常	
孟加拉国	白带鱼 *Trichiurus lepturus* [冷冻等]	正常	
	白姑鱼 *Argyrosomus argentatus* [冷冻等]	正常	
	斑节对虾 *Penaeus monodon* [冷冻等]	正常	
	北方长额虾 *pandalus borealis* [冷冻等]	正常	
	长鲥 *Ilisha elongata* [冷冻等]	正常	
	长鳍鳕属所有种 *Urophycis* spp. [冷冻等]	正常	
	长体蛇鲻 *Saurida elongata* [冷冻等]	正常	
	赤鳍笛鲷 *Lutjanus erythropterus* [冷冻等]	正常	
	大黄鱼 *Larimichthys crocea* [冷冻等]	正常	
	大鳞舌鳎 *Cynoglossus arel* [冷冻等]	正常	
	大头狗母鱼 *Trachinocephalus myops* [冷冻等]	正常	
	大西洋鲑 *Salmo salar* [冷冻等]	正常	
	大西洋牙鲆 *Paralichthys dentatus* [冷冻等]	正常	
	大眼鲬 *Suggrundus meerdervoorti*，也称大眼牛尾鱼 [冷冻等]	正常	
	短舌鳎 *Cynoglossus abbreviatus* [冷冻等]	正常	
	多鳞鱚 *Sillago sihama* [冷冻等]	正常	
	凤螺 *Strombus* spp. [冰鲜]	正常	
	凤螺 *Strombus* spp. [冷冻等]	正常	
	海鲶 *Arius thalassinus* [冷冻等]	正常	
	黑鳃梅童鱼 *Collichthys niveatus* [冷冻等]	正常	
	红笛鲷 *Lutjanus sanguineus* [冷冻等]	正常	
	红鳍裸颊鲷 *Lethrinus haematopterus* [冷冻等]	正常	
	红星梭子蟹 *Portunus sanguinolentus* [冷冻等]	正常	
	画眉笛鲷 *Lutjanus vitta* [冷冻等]	正常	
	黄带绯鲤 *Upeneus sulphureus* [冷冻等]	正常	
	黄带拟鲹 *Pseudocaranx dentex* [冷冻等]	正常	
	黄姑鱼 *Nibea albiflora* [冷冻等]	正常	
	黄螺 [冷冻等]	正常	
	黄鳝 *Monopterus albus* [冷冻等]	正常	
	黄鳝 *Monopterus albus* [冰鲜]	正常	
	火斑笛鲷 *Lutjanus fulviflamma* [冷冻等]	正常	
	金线鱼 *Nemipterus virgatus* [冷冻等]	正常	
	近缘新对虾 *METAPENAEUS AFFINIS* [冷冻等]	正常	

续表21

国家和地区	产品名称	准入状态	备注
孟加拉国	锯缘青蟹 *Scylla serrata*［冰鲜］	正常	
	康氏马鲛 *Scomberomorus commerson*［冷冻等］	正常	
	宽体舌鳎 *Cynoglossus robustus*［冷冻等］	正常	
	蓝蟹 *Callinectes sapidus*［冷冻等］	正常	
	勒氏笛鲷 *Lutjanus russelli*［冷冻等］	正常	
	绿鳍马面鲀 *Thamnaconus septentrionalis*［冷冻等］	正常	
	马六甲绯鲤 *Upeneus moluccensis*［冷冻等］	正常	
	鳗鲡属所有种 *Anguilla* spp.［冷冻等］	正常	
	鳗鲡属所有种 *Anguilla* spp.［冰鲜］	正常	
	泥蟹 *Ilyoplax app.*［冷冻等］	正常	
	泥蟹 *Ilyoplax app.*［冰鲜］	正常	
	秋刀鱼 *Cololabis saira*［冷冻等］	正常	
	日本竹荚鱼 *Trachurus japonicus*［冷冻等］	正常	
	三疣梭子蟹 *Portunus trituberculatus*［冷冻等］	正常	
	三疣梭子蟹 *Portunus trituberculatus*［冰鲜］	正常	
	沙带鱼 *Lepturacanthus savala*［冷冻等］	正常	
	舌鳎属所有种 *Cynoglossus* spp.［冷冻等］	正常	
	鲥鱼 *Tenualosa reevesii*［冰鲜］	正常	
	鲥鱼 *Tenualosa reevesii*［冷冻等］	正常	
	四指马鲅 *Eleutheronema rhadinum*［冷冻等］	正常	
	似长鳍黄鱼 *Larimichthys pamoides*［冷冻等］	正常	
	鳎 *Solea solea*［冷冻等］	正常	
	乌贼目所有种 *Sepiida* spp.［冰鲜］	正常	
	乌贼目所有种 *Sepiida* spp.［冷冻等］	正常	
	狭鳕 *Theragra chalcogramma*，也称黄线狭鳕［冷冻等］	正常	
	小黄鱼 *Larimichthys polyactis*［冷冻等］	正常	
	星斑裸颊鲷 *Lethrinus nebulosus*［冷冻等］	正常	
	牙鲆 *Paralichthys olivaceus*［冷冻等］	正常	
	鳐属所有种 *Raja* spp.［冷冻等］	正常	
	银鲳 *Pampus argenteus*［冰鲜］	正常	
	银鲳 *Pampus argenteus*［冷冻等］	正常	
	银无须鳕 *Merluccius bilinearis*［冷冻等］	正常	
	鱿鱼 *Loligo*［冷冻等］	正常	
	鱿鱼 *Loligo* spp［冰鲜］	正常	
	羽鳃鲐 *Rastrelliger kanagurta*［冷冻等］	正常	

续表22

国家和地区	产品名称	准入状态	备注
孟加拉国	章鱼 *Octopus*［冷冻等］	正常	
	真鲷 *Pagrus major*［冷冻等］	正常	
	中国鲳 *Pampus chinensis*［冰鲜］	正常	
	中间低鳍鲳 *Peprilus medius*［冷冻等］	正常	
缅甸	白带鱼 *Trichiurus lepturus*［冷冻等］	正常	
	白姑鱼 *Argyrosomus argentatus*［冷冻等］	正常	
	斑点马鲛 *Scomberomorus guttatus*［冷冻等］	正常	
	斑节对虾 *Penaeus monodon*［冷冻等］	正常	
	斑鳍大眼鲷 *Priacanthus cruentatus*［冷冻等］	正常	
	北方长额虾 *pandalus borealis*［冰鲜］	正常	
	北方长额虾 *pandalus borealis*［冷冻等］	正常	
	贝氏小鲷 *Pagellus bellottii*［冷冻等］	正常	
	博氏巨鲶 *Pangasius bocourti*［冷冻等］	正常	
	长鳓 *Ilisha elongata*［冷冻等］	正常	
	长鳍鳕属所有种 *Urophycis* spp.［冷冻等］	正常	
	大黄鱼 *Larimichthys crocea*［冰鲜］	正常	
	大黄鱼 *Larimichthys crocea*［冷冻等］	正常	
	大西洋鲱 *Clupea harengus*［冷冻等］	正常	
	大西洋鳕 *Gadus morhua*［冰鲜］	正常	
	大西洋牙鲆 *Paralichthys dentatus*［冷冻等］	正常	
	单角革鲀 *Aluterus Monoceros*［冷冻等］	正常	
	刀额新对虾 *metapenaeus ensis*［冷冻等］	正常	
	鲽鱼 *Pleuronectes platessa*［冷冻等］	正常	
	杜氏尾枪乌贼 *Uroteuthis duvauceli*［冷冻等］	正常	
	短尾大眼鲷 *Priacanthus macracanthus*［冷冻等］	正常	
	短鲔 *Thunnus obesus*［冷冻等］	正常	
	多鳞鱚 *Sillago sihama*［冷冻等］	正常	
	仿刺参 *Apostichopus* spp.［冷冻等］	正常	
	格陵兰鳕 *Gadus ogac*［冰鲜］	正常	
	鲴属所有种 *Xenocypris* spp.［冷冻等］	正常	
	海南华鳊 *Sinibrama melrosei*［冷冻等］	正常	
	海鲶 *Arius thalassinus*［冷冻等］	正常	
	红笛鲷 *Lutjanus sanguineus*［冷冻等］	正常	
	红对虾［冷冻等］	正常	
	红九棘鲈 *Cephalopholis sonnerati*［冰鲜］	正常	

续表23

国家和地区	产品名称	准入状态	备注
缅甸	红鳍裸颊鲷 *Lethrinus haematopterus*［冷冻等］	正常	
	红牙䱛 *Otolithes ruber*［冷冻等］	正常	
	花鲶 *Silurus asotus*［冷冻等］	正常	
	黄姑鱼 *Nibea albiflora*［冷冻等］	正常	
	黄鳍金枪鱼 *Thunnus albacares*［冷冻等］	正常	
	黄鳝 *Monopterus albus*［冷冻等］	正常	
	金枪鱼属所有种 *Thunnus* spp.［冷冻等］	正常	
	金线鱼 *Nemipterus virgatus*［冷冻等］	正常	
	近缘新对虾 *METAPENAEUS AFFINIS*［冷冻等］	正常	
	锯缘青蟹 *Scylla serrata*［冷冻等］	正常	
	锯缘青蟹 *Scylla serrata*［冰鲜］	正常	
	康氏马鲛 *Scomberomorus commerson*［冷冻等］	正常	
	老虎枪虾 *Alpheus bellulus*［冷冻等］	正常	
	龙虾（常见品种：中国龙虾、波纹龙虾、日本龙虾、杂色龙虾、少刺龙虾、长足龙虾、真龙虾等）*Palinuridae*［冷冻］	正常	
	龙虾（常见品种：中国龙虾、波纹龙虾、日本龙虾、杂色龙虾、少刺龙虾、长足龙虾、真龙虾等）*Palinuridae*［冰鲜］	正常	
	马面鲀 *Thamnaconus modestus*［冷冻等］	正常	
	马面鲀或短角单棘鲀属所有种 *Thamnaconus* spp.［冷冻等］	正常	
	鳗鲡属所有种 *Anguilla* spp.［冷冻等］	正常	
	秘鲁鳀 *Engraulis ringens*［冷冻等］	正常	
	鮸鱼 *Miichthys miiuy*［冷冻等］	正常	
	墨吉对虾 *penaeus merguiensis*［冷冻等］	正常	
	日本的鲷 *Zeus faber*［冷冻等］	正常	
	日本金线鱼 *Nemipterus japonicus*［冷冻等］	正常	
	日本鳀 *Engraulis japonicus*［冷冻等］	正常	
	三疣梭子蟹 *Portunus trituberculatus*［冰鲜］	正常	
	沙带鱼 *Lepturacanthus savala*［冷冻等］	正常	
	沙丁鱼 *Sardina pilchardus*［冷冻等］	正常	
	扇贝 *Placopecta*（*Placopecten*）*magellanicus*［冷冻等］	正常	
	扇贝 *Placopecta*（*Placopecten*）*magellanicus*［冰鲜］	正常	
	石斑鱼属所有种 *Epinephelus* spp.［冷冻等］	正常	
	石斑鱼属所有种 *Epinephelus* spp.［冰鲜］	正常	
	鲥鱼 *Tenualosa ilisha*［冷冻等］	正常	
	鲥鱼 *Tenualosa ilisha*［冰鲜］	正常	

续表24

国家和地区	产品名称	准入状态	备注
缅甸	黍鲱 *Sprattus sprattus*［冷冻等］	正常	
	四须盘鮈 *Discogobio tetrabarbatus*［冷冻等］	正常	
	四指马鲅 *Eleutheronema rhadinum*［冷冻等］	正常	
	似长鳍黄鱼 *Larimichthys pamoides*［冰鲜］	正常	
	似长鳍黄鱼 *Larimichthys pamoides*［冷冻等］	正常	
	鳎 *Solea solea*［冷冻等］	正常	
	太平洋鲱 *Clupea pallasii*［冷冻等］	正常	
	太平洋鳕，又名大头鳕 *Gadus macrocephalus*［冰鲜］	正常	
	太平洋鳕，又名大头鳕 *Gadus macrocephalus*［冷冻等］	正常	
	乌贼目所有种 *Sepiida* spp.［冷冻等］	正常	
	乌贼目所有种 *Sepiida* spp.［冰鲜］	正常	
	武昌鱼，团头鲂 *Megalobrama amblycephala*［冷冻等］	正常	
	西鲱 *Alosa alosa*［冷冻等］	正常	
	细条石颌鲷 *Lithognathus mormyrus*［冷冻等］	正常	
	小黄鱼 *Larimichthys polyactis*［冷冻等］	正常	
	小黄鱼 *Larimichthys polyactis*［冰鲜］	正常	
	小沙丁鱼属所有种 *Sardinella* spp.［冷冻等］	正常	
	斜带髭鲷 *Hapalogenys nitens*［冷冻等］	正常	
	斜鳞笛鲷 *Pinjalo pinjalo*［冷冻等］	正常	
	星斑裸颊鲷 *Lethrinus nebulosus*［冷冻等］	正常	
	旭蟹 *Ranina ranina*［冷冻等］	正常	
	银无须鳕 *Merluccius bilinearis*［冷冻等］	正常	
	印度多指马鲅 *Polydactylus indicus*［冷冻等］	正常	
	印度鲬 *Platycephalus indicus*［冷冻等］	正常	
	鱿鱼 *Loligo*［冷冻等］	正常	
	鱿鱼 *Loligo* spp［冰鲜］	正常	
	缘沟对虾 *Penaeus marginatus*［冷冻等］	正常	
	远东拟沙丁鱼 *Sardinops sagax*（异名 *Sardinops melanostictus*）［冷冻等］	正常	
	月鱼 *Lampris guttatus*［冷冻等］	正常	
	章鱼 *Octopus*［冷冻等］	正常	
	真鲷 *Pagrus major*［冷冻等］	正常	
	中华管鞭虾 *Solenocera crassicornis*［冷冻等］	正常	
	中间低鳍鲳 *Peprilus medius*［冷冻等］	正常	
	竹蛏 *Solen strictus*［冷冻等］	正常	
	鲻鱼 *Mugil cephalus*［冷冻等］	正常	

续表25

国家和地区	产品名称	准入状态	备注
缅甸	紫菜 *Porphyra*［冷冻等］	正常	
	紫菜 *Porphyra*［冷藏］	正常	
日本	阿瓜大麻哈鱼 *Oncorhynchus aguabonita*［冷冻等］	正常	
	阿瓜大麻哈鱼 *Oncorhynchus aguabonita*［冰鲜］	正常	
	澳洲鲭鲐 *Scomber australasicus*［冰鲜］	正常	
	八角鱼 *Agonus cataphractus*［冷冻等］	正常	
	巴布亚硝水母 *Mastigias papua*［冷冻等］	正常	
	白斑角鲨 *Squalus acanthias*［冷冻等］	正常	
	白斑六线鱼 *Hexagrammos stelleri*［冷冻等］	正常	
	白带鱼 *Trichiurus lepturus*［冷冻等］	正常	
	白带鱼 *Trichiurus lepturus*［冰鲜］	正常	
	白腹鲭 *Scomber japonicus*［冷冻等］	正常	
	白鲑属所有种 *Coregonus* spp.［冷冻等］	正常	
	白鲑属所有种 *Coregonus* spp.［冰鲜］	正常	
	百吉海鳗 *Muraenesox bagio*［冷冻等］	正常	
	斑点黄盖鲽 *Limanda punctatissima*（异名 *Pleuronectes punctatissimus*）［冷冻等］	正常	
	斑节对虾 *Penaeus monodon*［冷冻等］	正常	
	斑头六线鱼 *Hexagrammos agrammus*［冷冻等］	正常	
	豹纹鳃棘鲈 *Plectropomus leopardus*［冷冻等］	正常	
	豹纹鳃棘鲈 *Plectropomus leopardus*［冰鲜］	正常	
	鲍鱼 *Haliotis*、*Concholepas*［冰鲜］	正常	
	鲍鱼 *Haliotis*、*Concholepas*［冷冻等］	正常	
	北方长额虾 *pandalus borealis*［冷冻等］	正常	
	北方长额虾 *pandalus borealis*［冰鲜］	正常	
	北方蓝鳍金枪鱼 *Thunnus thynnus*［冷冻等］	正常	
	北方蓝鳍金枪鱼 *Thunnus thynnus*［冰鲜］	正常	
	北方平鲉 *Sebastes borealis*［冷冻等］	正常	
	北鲑属所有种 *Stenodus* spp.［冰鲜］	正常	
	北鲑属所有种 *Stenodus* spp.［冷冻等］	正常	
	北太平洋柔鱼 *Ommastrephes bartramii*［冷冻等］	正常	
	扁足拟石蟹 *Paralithodes platypus*［冷冻等］	正常	
	叉线六线鱼 *Hexagrammos octogrammus*［冷冻等］	正常	
	叉牙指鰤 *Dactylosargus arctidens*［冷冻等］	正常	
	长颌北鲑 *Stenodus leucichthys*［冰鲜］	正常	
	长颌北鲑 *Stenodus leucichthys*［冷冻等］	正常	

续表26

国家和地区	产品名称	准入状态	备注
日本	长棘海星（又名棘冠海星）*Acanthaster planci*［冷冻等］	正常	
	长棘鲉鲉 *Sebastolobus altivelis*［冷冻等］	正常	
	长鳓 *Ilisha elongata*［冷冻等］	正常	
	长鳍金枪鱼 *Thunnus alalunga*［冷冻等］	正常	
	长鳍金枪鱼 *Thunnus alalunga*［冰鲜］	正常	
	长鳍线指䲗 *Nemadactylus macropterus*［冷冻等］	正常	
	长鳍线指䲗 *Nemadactylus macropterus*［冰鲜］	正常	
	长鳍鳕属所有种 *Urophycis* spp.［冷冻等］	正常	
	长枪乌贼 *Loligo bleekeri*［冰鲜］	正常	
	长体油胡瓜鱼 *Spirinchus lanceolatus*［冷冻等］	正常	
	长体油胡瓜鱼 *Spirinchus lanceolatus*［冷冻等鱼卵］	正常	
	长线六线鱼 *Hexagrammos lagocephalus*［冷冻等］	正常	
	陈氏新银鱼 *Neosalanx tangkahkeii*［冷冻等］	正常	
	赤点石斑鱼 *Epinephelus akaara*［冷冻等］	正常	
	赤点石斑鱼 *Epinephelus akaara*［冰鲜］	正常	
	赤魟 *Dasyatis akajei*［冷冻等］	正常	
	刺鲅 *Acanthocybium solandri*，也称沙氏刺鲅［冷冻等］	正常	
	刺鲳 *Psenopsis anomala*［冷冻等］	正常	
	大翅鲉鲉 *Sebastolobus macrochir*［冷冻等］	正常	
	大翅鲉鲉 *Sebastolobus macrochir*［冰鲜］	正常	
	大黄鱼 *Larimichthys crocea*［冷冻等］	正常	
	大鳞大麻哈鱼 *Oncorhynchus tshawytscha*［冰鲜］	正常	
	大鳞大麻哈鱼 *Oncorhynchus tshawytscha*［冷冻等］	正常	
	大泷六线鱼 *Hexagrammos otakii*［冷冻等］	正常	
	大麻哈鱼 *Oncorhynchus keta*［冷冻等鱼卵］	正常	
	大麻哈鱼 *Oncorhynchus keta*［冰鲜］	正常	
	大麻哈鱼 *Oncorhynchus keta*［冷冻等］	正常	
	大青鲨 *Prionace glauca*［冷冻等］	正常	
	大西洋叉尾带鱼 *Lepidopus caudatus*［冷冻等］	正常	
	大西洋鲱 *Clupea harengus*［冰鲜］	正常	
	大西洋鲱 *Clupea harengus*［冷冻等鱼卵］	正常	
	大西洋鲱 *Clupea harengus*［冷冻等］	正常	
	大西洋鲑 *Salmo salar*［冰鲜］	正常	
	大西洋鲑 *Salmo salar*［冷冻等］	正常	
	大西洋胸棘鲷 *Hoplostethus atlanticus*［冷冻等］	正常	

续表27

国家和地区	产品名称	准入状态	备注
日本	大西洋鳕 *Gadus morhua*［冻鱼卵］	正常	
	大西洋鳕 *Gadus morhua*［冷冻等］	正常	
	大西洋鳕 *Gadus morhua*［冰鲜］	正常	
	大眼鲫 *Carassius auratus grandoculis*［冷冻等］	正常	
	大眼鲫 *Carassius auratus grandoculis*［冰鲜］	正常	
	大珠母贝 *inctada maxima*［冰鲜］	正常	
	戴氏赤虾 *Metapenaeopsis dalei*［冷冻等］	正常	
	单角革鲀 *Aluterus Monoceros*［冷冻等］	正常	
	单鳍多线鱼 *Pleurogrammus monopterygius*［冷冻等］	正常	
	刀额新对虾 *metapenaeus ensis*［冷冻等］	正常	
	灯水母 *Carybdea* spp.［冷冻等］	正常	
	笛鲷属所有种 *Lutjanus* spp.［冷冻等］	正常	
	钓鮟鱇鱼 *Lophius piscatorius*，也称鮟鱇鱼［冷冻等］	正常	
	鲽鱼 *Pleuronectes platessa*［冷冻等］	正常	
	鲽鱼 *Pleuronectes platessa*［冰鲜］	正常	
	东北雅罗鱼 *Leuciscus waleckii*，也称瓦氏雅罗鱼［冷冻等］	正常	
	杜父鱼属所有种 *Cottus* spp.［冷冻等］	正常	
	短鳍舵鱼 *Kyphosus lembus*［冷冻等］	正常	
	短尾大眼鲷 *Priacanthus macracanthus*［冷冻等］	正常	
	短鲔 *Thunnus obesus*［冷冻等］	正常	
	短鲔 *Thunnus obesus*［冰鲜］	正常	
	短吻秋刀鱼 *Cololabis brevirostris*［冷冻等］	正常	
	多齿新米虾 *Neocaridina denticulata*［冷冻等］	正常	
	多瑙哲罗鱼 *Hucho hucho*［冰鲜］	正常	
	峨螺 *Buccinum* spp.［冷冻等］	正常	
	额鳚 *Zaprora silenus*［冷冻等］	正常	
	发光鲷 *Acropoma japonicum*［冷冻等］	正常	
	发水母 *Phacellophora sp*［冷冻等］	正常	
	帆鳍鱼 *Histiopterus typus*［冷冻等］	正常	
	凡纳（滨）对虾 *Penaeus vannamei*（又为 *Litopenaeus vannamei*）［冷冻等］	正常	
	方头鱼属所有种 *Branchiostegus* spp.［冰鲜］	正常	
	方头鱼属所有种 *Branchiostegus* spp.［冷冻等］	正常	
	鲂属所有种 *Megalobrama* spp.［冷冻等］	正常	
	仿刺参 *Apostichopus* spp.［冷冻等］	正常	
	飞鱼属所有种 *Exocoetus* spp.［冰鲜］	正常	

续表28

国家和地区	产品名称	准入状态	备注
日本	飞鱼属所有种 *Exocoetus* spp.［冷冻等］	正常	
	飞鱼属所有种 *Exocoetus* spp.［冷冻等鱼卵］	正常	
	粉红虾 *Penaeus duorarum*［冷冻等］	正常	
	佛氏虎鲨 *Heterodontus francisci*［冷冻等］	正常	
	甘氏巨螯蟹 *Macrocheira kaempferi*［冰鲜］	正常	
	甘氏巨螯蟹 *Macrocheira kaempferi*［冷冻等］	正常	
	冈村枝管藻 *Cladosiphon okamuranus*［冷藏］	正常	
	冈村枝管藻 *Cladosiphon okamuranus*［冷冻等］	正常	
	高背长额虾 *Pandalus hypsinotus*［冷冻等 ］	正常	
	高眼鲽 *Cleisthenes herzensteini*［冷冻等］	正常	
	高眼鲽 *Cleisthenes herzensteini*［冰鲜］	正常	
	革平鲉 *Sebastes alutus*［冷冻等］	正常	
	格陵兰鳕 *Gadus ogac*［冰鲜］	正常	
	格陵兰鳕 *Gadus ogac*［冷冻等］	正常	
	格陵兰鳕 *Gadus ogac*［冷冻等鱼卵］	正常	
	葛仙米 *Pogostemon auricularius*（*l.*）*Kassk*［冷藏］	正常	
	葛仙米 *Pogostemon auricularius*（*l.*）*Kassk*［冷冻等］	正常	
	蛤蜊（马珂蛤）*Mactromeris* spp.［冰鲜］	正常	
	蛤蜊（马珂蛤）*Mactromeris* spp.［冷冻等］	正常	
	公鱼属所有种 *Hypomesus* spp.［冷冻等］	正常	
	狗鱼属所有种 *Esox* spp.［冰鲜］	正常	
	狗鱼属所有种 *Esox* spp.［冷冻等］	正常	
	海菜花 *Ottelia acuminata var. acuminata*［冷冻等］	正常	
	海草 *Zostera marina L.*［冷冻等］	正常	
	海带 *Laminaria* spp.［冷藏］	正常	
	海带 *Laminaria* spp.［冷冻等］	正常	
	海胆 *Evechinus chloroticus*［冷冻等］	正常	
	海胆 *Evechinus chloroticus*［冰鲜］	正常	
	海公鱼 *Hypomesus pretiosus*［冷冻等］	正常	
	海鲫 *Embiotoca jacksoni*［冰鲜］	正常	
	海鲫 *Embiotoca jacksoni*［冷冻等］	正常	
	海鲶 *Arius thalassinus*［冷冻等］	正常	
	海鲶属所有种 *Arius* spp.［冷冻等］	正常	
	海蜇 *Rhopilema* spp.［冷冻等］	正常	
	褐菖鲉 *Sebastiscus marmoratus*［冷冻等］	正常	

续表29

国家和地区	产品名称	准入状态	备注
日本	褐菖鲉 *Sebastiscus marmoratus* [冰鲜]	正常	
	黑鮟鱇 *Lophiomus setigerus* [冰鲜]	正常	
	黑鮟鱇 *Lophiomus setigerus* [冷冻等]	正常	
	黑斑刺盖太阳鱼 *Pomoxis nigromaculatus* [冷冻等]	正常	
	黑等鳍叉尾带鱼 *Aphanopus carbo* [冷冻等]	正常	
	黑平鲉 *Sebastes nigricans* [冷冻等]	正常	
	黑鳍叶鲹 *Caranx malam* [冷冻等]	正常	
	黑裙鱼 *Gephyrocharax melanocheir* [冷冻等]	正常	
	黑头鱼 *Alepocephalus bicolor* [冷冻等]	正常	
	黑线银鲛 *Chimaera phantasma* [冷冻等]	正常	
	黑异海鲂 *Allocyttus niger* [冷冻等]	正常	
	红大麻哈鱼 *Oncorhynchus nerka* [冰鲜]	正常	
	红大麻哈鱼 *Oncorhynchus nerka* [冷冻等]	正常	
	红笛鲷 *Lutjanus sanguineus* [冷冻等]	正常	
	红点鲑属所有种 *Salvelinus* spp. [冰鲜]	正常	
	红点鲑属所有种 *Salvelinus* spp. [冷冻等]	正常	
	红金眼鲷 *Beryx splendens* [冷冻等]	正常	
	红金眼鲷 *Beryx splendens* [冰鲜]	正常	
	红九棘鲈 *Cephalopholis sonnerati* [冰鲜]	正常	
	红美叶藻 [冷冻等]	正常	
	红娘鱼属所有种 *Lepidotrigla* spp. [冷冻等]	正常	
	红眼雪蟹 *Chinoecetes bairdi* [冰鲜]	正常	
	红眼雪蟹 *Chinoecetes bairdi* [冷冻等]	正常	
	红钻鱼 *Etelis carbunculus* [冷冻等]	正常	
	红钻鱼 *Etelis carbunculus* [冰鲜]	正常	
	虹鳟 *Oncorhynchus mykiss* [冷冻等]	正常	
	虹鳟 *Oncorhynchus mykiss* [冰鲜]	正常	
	狐鲣 *Sarda Sarda* [冷冻等]	正常	
	狐鲣 *Sarda Sarda* [冰鲜]	正常	
	胡瓜鱼 *Osmerus eperlanus* [冷冻等]	正常	
	花腹鲭 *Scomber australasicus* [冷冻等]	正常	
	花笠水母 *Olindias formosa* [冷冻等]	正常	
	花鲶 *Silurus asotus* [冷冻等]	正常	
	黄带拟鲹 *Pseudocaranx dentex* [冰鲜]	正常	
	黄犁齿鲷 *Evynnis tumifrons* [冷冻等]	正常	

续表30

国家和地区	产品名称	准入状态	备注
日本	黄犁齿鲷 *Evynnis tumifrons*［冰鲜］	正常	
	黄鳍金枪鱼 *Thunnus albacares*［冰鲜］	正常	
	黄鳍金枪鱼 *Thunnus albacares*［冷冻等］	正常	
	黄颡鱼 *Pelteobagrus fulvidraco*［冷冻等］	正常	
	黄条鰤 *Seriola lalandi*，也称黄尾鰤［冷冻等］	正常	
	黄条鰤 *Seriola lalandi*，也称黄尾鰤［冰鲜］	正常	
	黄条纹拟鲽 *Pseudopleuronectes herzensteini*［冷冻等］	正常	
	灰眼雪蟹 *Chinopecetes Opilio*［冰鲜］	正常	
	灰眼雪蟹 *Chinopecetes Opilio*［冷冻等］	正常	
	茴鱼属所有种 *Thymallus* spp.［冷冻等］	正常	
	茴鱼属所有种 *Thymallus* spp.［冰鲜］	正常	
	鸡冠菜 *Meristotheca papulosa*［冷冻等］	正常	
	吉尔大麻哈鱼 *Oncorhynchus gilae*［冷冻等］	正常	
	吉尔大麻哈鱼 *Oncorhynchus gilae*［冰鲜］	正常	
	吉氏豹鲂鮄 *Dactyloptena gilberti*［冷冻等］	正常	
	吉氏豹鲂鮄 *Dactyloptena gilberti*［冰鲜］	正常	
	鲫鱼 *Carassius auratus*［冷冻等］	正常	
	尖吻鲈 *Lates calcarifer*［冷冻等］	正常	
	尖吻鲭鲨 *Isurus oxyrinchus*［冷冻等］	正常	
	鲣 *Katsuwonus pelamis*［鱼油］	正常	
	鲣 *Katsuwonus pelamis*［冷冻等］	正常	
	鲣 *Katsuwonus pelamis*［冰鲜］	正常	
	剑旗鱼 *Xiphias gladius*［冷冻等］	正常	
	角叉菜 *Chondrus ocellatus Holm.*［冷冻等］	正常	
	金鲷银金鲷 *Chrysophrys auratus*（异名 *Pagrus auratus*）［冷冻等］	正常	
	金鲷银金鲷 *Chrysophrys auratus*（异名 *Pagrus auratus*）［冰鲜］	正常	
	金腹大麻哈鱼 *Oncorhynchus chrysogaster*［冷冻等］	正常	
	金腹大麻哈鱼 *Oncorhynchus chrysogaster*［冰鲜］	正常	
	金黄水母［冷冻等］	正常	
	金吉鲈属所有种 *Zingel* spp.［冰鲜］	正常	
	金吉鲈属所有种 *Zingel* spp.［冷冻等］	正常	
	金枪鱼属所有种 *Thunnus* spp.［冷冻等］	正常	
	金枪鱼属所有种 *Thunnus* spp.［冰鲜］	正常	
	金线鱼 *Nemipterus virgatus*［冰鲜］	正常	
	金线鱼 *Nemipterus virgatus*［冷冻等］	正常	

续表31

国家和地区	产品名称	准入状态	备注
日本	巨藻 *Lessonia* spp. [冷冻等]	正常	
	堪察加拟石蟹 *Paralithodes camtschaticus* [冷冻等]	正常	
	堪察加拟石蟹 *Paralithodes camtschaticus* [冰鲜]	正常	
	康氏马鲛 *Scomberomorus commerson* [冰鲜]	正常	
	康氏马鲛 *Scomberomorus commerson* [冷冻等]	正常	
	克拉克大麻哈鱼 *Oncorhynchus clarkii clarkii* [冷冻等]	正常	
	克拉克大麻哈鱼 *Oncorhynchus clarkii clarkii* [冰鲜]	正常	
	孔鳐 *Raja porosa* [冷冻等]	正常	
	口孵非鲫属所有种 *Oreochromis* spp. [冷冻等]	正常	
	库页岛马珂蛤 *Pseudocardium sachalinense* [冷冻等]	正常	
	宽突鳕 *Eleginus nawaga* [冷冻等]	正常	
	魁蚶 *Scapharca broughtonii* [冷冻等]	正常	
	魁蚶 *Scapharca broughtonii* [冰鲜]	正常	
	莱氏拟乌贼 *Sepioteuthis lessoniana* [冰鲜]	正常	
	莱氏舌鳎 *Cynoglossus lachneri* [冷冻等]	正常	
	蓝点马鲛鱼 *Scomberomorus niphonius* [冷冻等]	正常	
	蓝灰鲫鲳 *Seriolella caerulea* [冷冻等]	正常	
	蓝尖尾无须鳕 *Macruronus novaezelandiae* [冷冻等]	正常	
	蓝鳍金枪鱼 *Thunnus maccoyii* [冷冻等]	正常	
	蓝纹紫鱼 *Pristipomoides argyrogrammicus*，异名 *Tropidinius amoenus* 花笛鲷等。[冰鲜]	正常	
	蓝纹紫鱼 *Pristipomoides argyrogrammicus*，异名 *Tropidinius amoenus* 花笛鲷等。[冷冻等]	正常	
	蓝蟹 *Callinectes sapidus* [冷冻等]	正常	
	蓝鳕 *Micromesistius poutassou* [冷冻等]	正常	
	蓝猪齿鱼 *Choerodon azurio* [冷冻等]	正常	
	犁齿鲷 *Evynnis japonica* [冷冻等]	正常	
	鲢鱼 *Hypophthalmichthys molitrix* [冷冻等]	正常	
	菱鲷属所有种 *Antigonia* spp. [冷冻等]	正常	
	龙虾（常见品种：中国龙虾、波纹龙虾、日本龙虾、杂色龙虾、少刺龙虾、长足龙虾、真龙虾等）*Palinuridae* [冷冻]	正常	
	龙虾（常见品种：中国龙虾、波纹龙虾、日本龙虾、杂色龙虾、少刺龙虾、长足龙虾、真龙虾等）*Palinuridae* [冰鲜]	正常	
	绿壳菜蛤 *Perna viridis* [冰鲜]	正常	
	绿壳菜蛤 *Perna viridis* [冷冻等]	正常	
	绿美叶藻 [冷冻等]	正常	

续表32

国家和地区	产品名称	准入状态	备注
日本	绿鳍马面鲀 *Thamnaconus septentrionalis* [冷冻等]	正常	
	绿鳍马面鲀 *Thamnaconus septentrionalis* [冰鲜]	正常	
	绿青鳕 *Pollachius virens* [冷冻等]	正常	
	裸盖鱼 *Anoplopoma fimbria* [冷冻等]	正常	
	裸海蝶 *Clione limacina* [冷冻等]	正常	
	裸海蝶 *Clione limacina* [冰鲜]	正常	
	马面鲀 *Thamnaconus modestus* [冷冻等]	正常	
	马舌鲽 *Reinhardtius hippoglossoides* [冷冻等]	正常	
	马苏大麻哈鱼 *Oncorhynchus masou* [冰鲜]	正常	
	马苏大麻哈鱼 *Oncorhynchus masou* [冷冻等]	正常	
	鳗鲡属所有种 *Anguilla* spp. [冰鲜]	正常	
	鳗鲡属所有种 *Anguilla* spp. [冷冻等]	正常	
	毛齿鱼 *Trichodon trichodon* [冷冻等]	正常	
	毛鳞鱼 *Mallotus villosus* [冷冻等]	正常	
	玫瑰大麻哈鱼 *Oncorhynchus rhodurus* [冷冻等]	正常	
	玫瑰大麻哈鱼 *Oncorhynchus rhodurus* [冰鲜]	正常	
	美首鲽 *Glyptocephalus cynoglossus* [冰鲜]	正常	
	美洲箭齿鲽 *Atheresthes stomias* [冷冻等]	正常	
	门齿鲷 *Stenotomus chrysops* [冷冻等]	正常	
	秘鲁鳀 *Engraulis ringens* [冷冻等]	正常	
	墨吉对虾 *penaeus merguiensis* [冷冻等]	正常	
	牡蛎 *Ostrea* [冰鲜]	正常	
	牡蛎 *Ostrea* [冷冻等]	正常	
	南短蛇鲭 *Rexea solandri* [冷冻等]	正常	
	南极磷虾 *Euphausia superba* [冷冻等]	正常	
	南极深海螯虾 *Metanephrops Challengeri* [冷冻等]	正常	
	南蓝鳕 *Micromesistius australis* [冷冻等鱼卵]	正常	
	尼罗尖吻鲈 *Lates niloticus* [冰鲜]	正常	
	尼罗尖吻鲈 *Lates niloticus* [冷冻等]	正常	
	鸟蛤 *Cardiidae* [冷冻等]	正常	
	平鲉属所有种 *Sebastes* spp. [冷冻等]	正常	
	鲯鳅 *Coryphaena hippurus* [冷冻等]	正常	
	鲯鳅 *Coryphaena hippurus* [冰鲜]	正常	
	麒麟菜 *Eucheuma cottonii* [冷冻等]	正常	
	青若梅鲷 *Paracaesio xanthura* [冰鲜]	正常	

续表33

国家和地区	产品名称	准入状态	备注
日本	青若梅鲷 *Paracaesio xanthura*［冷冻等］	正常	
	青鱼 *Mylopharyngodon piceus*［冷冻等］	正常	
	鲭鱼 *Scomber scombrus*［冰鲜］	正常	
	鲭鱼 *Scomber scombrus*［冷冻等鱼卵］	正常	
	鲭鱼 *Scomber scombrus*［冷冻等］	正常	
	鲭属 *Scomber* spp.［冰鲜］	正常	
	鲭属所有种 *Scomber* spp.［冷冻等］	正常	
	秋刀鱼 *Cololabis saira*［冷冻等］	正常	
	秋刀鱼 *Cololabis saira*［冰鲜］	正常	
	裙带菜 *Undaria pinnatifida*（*Harv.*）*Suringar*［冷冻等］	正常	
	裙带菜 *Undaria pinnatifida*（*Harv.*）*Suringar*［冷藏］	正常	
	日本叉牙鱼 *Arctoscopus japonicus*［冷冻等］	正常	
	日本的鲷 *Zeus faber*［冷冻等］	正常	
	日本对虾 *Marsupenaeus japonicus*［冷冻等］	正常	
	日本公鱼 *Hypomesus japonicus*［冷冻等］	正常	
	日本鳗鲡 *Anguilla japonica*［冷冻等］	正常	
	日本毛虾 *Acetes japonicus*［冷冻等］	正常	
	日本拟金眼鲷 *Pempheris japonica*［冷冻等］	正常	
	日本平鲉 *Sebastes ventricosus*［冷冻等］	正常	
	日本鲭 *Scomber japonicus*［冰鲜］	正常	
	日本鳀 *Engraulis japonicus*［冰鲜］	正常	
	日本鳀 *Engraulis japonicus*［冷冻等］	正常	
	日本乌鲂 *Brama japonica*［冷冻等］	正常	
	日本五棘鲷 *Pentaceros japonicus*［冷冻等］	正常	
	日本银带鲱鱼 *Spratelloides gracilis*［冰鲜］	正常	
	日本银带鲱鱼 *Spratelloides gracilis*［冷冻等］	正常	
	日本沼虾 *Macrobranchium nipponense*［冷冻等］	正常	
	日本真鲈 *Lateolabrax japonicus*,［冷冻等］	正常	
	日本竹荚鱼 *Trachurus japonicus*［冷冻等］	正常	
	日本竹荚鱼 *Trachurus japonicus*［冰鲜］	正常	
	蝾螺 *Turbo* spp.［冷冻等］	正常	
	蝾螺 *Turbo* spp.［冰鲜］	正常	
	三疣梭子蟹 *Portunus trituberculatus*［冰鲜］	正常	
	沙带鱼 *Lepturacanthus savala*［冷冻等］	正常	
	沙丁鱼 *Sardina pilchardus*［冷冻等］	正常	

续表34

国家和地区	产品名称	准入状态	备注
日本	沙丁鱼 *Sardina pilchardus* [冰鲜]	正常	
	沙氏下鱵 *Hyporhamphus sojori*，异名日本下鱵鱼 *Hyporhamphus sajori* [冷冻等]	正常	
	沙水母 [冷冻等]	正常	
	扇贝 *Placopecta*（*Placopecten*）*magellanicus* [冰鲜]	正常	
	扇贝 *Placopecta*（*Placopecten*）*magellanicus* [冷冻等]	正常	
	少耙后竺鲷 *Epigonus telescopus* [冷冻等]	正常	
	鲹属所有种 *Caranx* spp. [冷冻等]	正常	
	圣诞岛红蟹 *Gecarcoidea natalis* [冷冻等]	正常	
	虱目鱼 *Chanos chanos* [冷冻等]	正常	
	鰤鱼或五条鰤 *Seriola quinqueradiata* [冷冻等]	正常	
	鰤鱼或五条鰤 *Seriola quinqueradiata* [冰鲜]	正常	
	鰤鱼或五条鰤 *Seriola quinqueradiata* [冷冻等鱼卵]	正常	
	鰤属所有种 *Seriola* spp. [冷冻等]	正常	
	十线六线鱼 *Hexagrammos decagrammus* [冷冻等]	正常	
	石斑鱼属所有种 *Epinephelus* spp. [冷冻等]	正常	
	石斑鱼属所有种 *Epinephelus* spp. [冰鲜]	正常	
	石莼 *Ulva lactuca* [冷冻等]	正常	
	石鲷属所有种 *Oplegnathus* spp. [冰鲜]	正常	
	石鲷属所有种 *Oplegnathus* spp. [冷冻等]	正常	
	鲥鱼 *Tenualosa reevesii* [冰鲜]	正常	
	鲥鱼 *Tenualosa reevesii* [冷冻等]	正常	
	黍鲱 *Sprattus sprattus* [冷冻等]	正常	
	黍鲱 *Sprattus sprattus* [冰鲜]	正常	
	四指马鲅 *Eleutheronema rhadinum* [冷冻等]	正常	
	四指马鲅 *Eleutheronema rhadinum* [冰鲜]	正常	
	似长鳍黄鱼 *Larimichthys pamoides* [冷冻等]	正常	
	松木高眼鲽 *Cleisthenes pinetorum*（异名 *Hippoglossoides pinetorum*）[冷冻等]	正常	
	松原氏平鲉 *Sebastes matsubarai* [冷冻等]	正常	
	鲮 *Liza haematocheila*，异名龟鲮梭鱼 *Chelon haematocheilus* [冷冻等鱼卵]	正常	
	鲮 *Liza haematocheila*，异名龟鲮梭鱼 *Chelon haematocheilus* [冷冻等]	正常	
	鲮 *Liza haematocheila*，异名龟鲮梭鱼 *Chelon haematocheilus* [冷冻等鱼肝]	正常	
	太平洋鲱 *Clupea pallasii* [冰鲜]	正常	
	太平洋鲱 *Clupea pallasii* [冷冻等鱼肝]	正常	
	太平洋鲱 *Clupea pallasii* [冷冻等鱼卵]	正常	
	太平洋鲱 *Clupea pallasii* [冷冻等]	正常	

续表35

国家和地区	产品名称	准入状态	备注
日本	太平洋鲑属所有种或大麻哈鱼属所有种 *Oncorhynchus* spp. [冷冻等]	正常	
	太平洋鲑属所有种或大麻哈鱼属所有种 *Oncorhynchus* spp. [冰鲜]	正常	
	太平洋鲑属所有种或大麻哈鱼属所有种 *Oncorhynchus* spp. [冷冻等鱼卵]	正常	
	太平洋蓝鳍金枪鱼 *Thunnus orientalis* [冰鲜]	正常	
	太平洋蓝鳍金枪鱼 *Thunnus orientalis* [冷冻等]	正常	
	太平洋潜泥蛤 *Panopea generosa* [冷冻等]	正常	
	太平洋潜泥蛤 *Panopea generosa* [冰鲜]	正常	
	太平洋鳕，又名大头鳕 *Gadus macrocephalus* [冷冻等鱼卵]	正常	
	太平洋鳕，又名大头鳕 *Gadus macrocephalus* [冰鲜]	正常	
	太平洋鳕，又名大头鳕 *Gadus macrocephalus* [冷冻等]	正常	
	太平洋褶柔鱼 *Todarodes pacificus* [冷冻等]	正常	
	天竺鲷属所有种 *Apogon* spp. [冷冻等]	正常	
	驼背大麻哈鱼 *Oncorhynchus gorbuscha* [冰鲜]	正常	
	驼背大麻哈鱼 *Oncorhynchus gorbuscha* [冷冻等]	正常	
	窝斑鰶 *Konosirus punctatus* [冰鲜]	正常	
	窝斑鰶 *Konosirus punctatus* [冷冻等]	正常	
	乌鲂 *Brama brama* [冷冻等]	正常	
	乌贼目所有种 *Sepiida* spp. [冰鲜]	正常	
	乌贼目所有种 *Sepiida* spp. [冷冻等]	正常	
	无备平鲉 *Sebastes inermis* [冷冻等]	正常	
	无备平鲉 *Sebastes inermis* [冰鲜]	正常	
	无须鳕属所有种 *Merluccius* spp. [冷冻等]	正常	
	五棘鲷属所有种 *Pentaceros* spp. [冷冻等]	正常	
	西鲱 *Alosa alosa* [冷冻等]	正常	
	西鲱 *Alosa alosa* [冰鲜]	正常	
	西氏紫鱼 *Pristipomoides sieboldii* [冷冻等]	正常	
	西氏紫鱼 *Pristipomoides sieboldii* [冰鲜]	正常	
	细鳞鱼属所有种 *Brachymystax* spp. [冷冻等]	正常	
	细鳞鱼属所有种 *Brachymystax* spp. [冰鲜]	正常	
	细弱红翎菜 *Solieria tenuis* [冷冻等]	正常	
	虾夷盘扇贝（又名帆立贝）*Patinopecten Yessoensis* [冷冻等]	正常	
	狭鳞庸鲽 *Hippoglossus stenolepis* [冷冻等]	正常	
	狭鳕 *Theragra chalcogramma*，也称黄线狭鳕 [冷冻等鱼肝]	正常	
	狭鳕 *Theragra chalcogramma*，也称黄线狭鳕 [冷冻等鱼卵]	正常	
	狭鳕 *Theragra chalcogramma*，也称黄线狭鳕 [冷冻等]	正常	

续表36

国家和地区	产品名称	准入状态	备注
日本	狭鳕 *Theragra chalcogramma*，也称黄线狭鳕［冷冻等鱼肝］	正常	
	香鱼 *Plecoglossus altivelis*［冷冻等］	正常	
	小黄鱼 *Larimichthys polyactis*［冷冻等］	正常	
	小沙丁鱼属所有种 *Sardinella* spp.［冰鲜］	正常	
	小沙丁鱼属所有种 *Sardinella* spp.［冷冻等］	正常	
	星康吉鳗 *Conger myriaster*［冰鲜］	正常	
	星康吉鳗 *Conger myriaster*［冷冻等］	正常	
	雪蟹 *Chionoecetes* spp.［冰鲜］	正常	
	雪蟹 *Chionoecetes* spp.［冷冻等］	正常	
	牙鲆 *Paralichthys olivaceus*［冷冻等］	正常	
	牙鲆 *Paralichthys olivaceus*［冰鲜］	正常	
	亚利桑那大麻哈鱼 *Oncorhynchus apache*［冷冻等］	正常	
	亚利桑那大麻哈鱼 *Oncorhynchus apache*［冰鲜］	正常	
	亚洲胡瓜鱼或美洲胡瓜鱼 *Osmerus mordax*［冷冻等］	正常	
	亚洲箭齿鲽 *Atheresthes evermanni*［冷冻等］	正常	
	燕鳐须唇飞鱼 *Cheilopogon agoo*（异名 *Prognichthys Agoo*）［冷冻等］	正常	
	羊栖菜 *Sargassum fusiforme*（*Harv.*）*Setch.*［冷冻等］	正常	
	鳐属所有种 *Raja* spp.［冷冻等］	正常	
	伊氏毛甲蟹 *Erimacrus isenbeckii*［冷冻等］	正常	
	伊氏毛甲蟹 *Erimacrus isenbeckii*［冰鲜］	正常	
	银鲳 *Pampus argenteus*［冷冻等］	正常	
	银鲳 *Pampus argenteus*［冰鲜］	正常	
	银大麻哈鱼 *Oncorhynchus kisutch*［冷冻等］	正常	
	银大麻哈鱼 *Oncorhynchus kisutch*［冰鲜］	正常	
	银鰤鲳 *Seriolella punctata*［冷冻等］	正常	
	银无须鳕 *Merluccius bilinearis*［冷冻等］	正常	
	银鱼属所有种 *Salanx* spp.［冷冻等］	正常	
	印度鲬 *Platycephalus indicus*［冷冻等］	正常	
	印度鲬 *Platycephalus indicus*［冰鲜］	正常	
	庸鲽 *Hippoglossus hippoglossus*（格陵兰）［冷冻等］	正常	
	庸鲽 *Hippoglossus hippoglossus*（格陵兰庸鲽鱼除外）［冷冻等］	正常	
	鱿鱼 *Loligo*［冷冻等］	正常	
	鱿鱼 *Loligo* spp［冰鲜］	正常	
	鲉属所有种 *Scorpaena* spp.［冰鲜］	正常	
	鲉属所有种 *Scorpaena* spp.［冷冻等］	正常	

续表37

国家和地区	产品名称	准入状态	备注
日本	羽鼬鳚 *Genypterus blacodes* [冷冻等]	正常	
	雨印鲷 *Zenopsis nebulosa* [冷冻等]	正常	
	玉筋鱼 *Ammodytes personatus* [冷冻等]	正常	
	圆鳍鱼 *Cyclopterus lumpus* [冷冻等]	正常	
	远东多线鱼 *Pleurogrammus azonus* [冷冻等]	正常	
	远东拟沙丁鱼 *Sardinops sagax*（异名 *Sardinops melanostictus*）[冷冻等]	正常	
	远东拟沙丁鱼 *Sardinops sagax*（异名 *Sardinops melanostictus*）[冰鲜]	正常	
	月鱼 *Lampris guttatus* [冷冻等]	正常	
	云纹石斑鱼 *Epinephelus radiatus* [冰鲜]	正常	
	云纹石斑鱼 *Epinephelus radiatus* [冷冻等]	正常	
	章鱼 *Octopus* [冰鲜]	正常	
	章鱼 *Octopus* [冷冻等]	正常	
	杖蛇鲭 *Thyrsites atun* [冷冻等]	正常	
	哲罗鱼属所有种 *Hucho* spp. [冷冻等]	正常	
	哲罗鱼属所有种 *Hucho* spp. [冰鲜]	正常	
	真鲷 *Pagrus major* [冷冻等]	正常	
	真鲷 *Pagrus major* [冰鲜]	正常	
	正樱虾 *Sergia lucens* [冷冻等]	正常	
	中国鲳 *Pampus chinensis* [冰鲜]	正常	
	中国对虾 *Penacus orientalis* [冷冻等]	正常	
	中华管鞭虾 *Solenocera crassicornis* [冷冻等]	正常	
	中华绒螯蟹 *Eriocheir sinensis* [冷冻等]	正常	
	中华绒螯蟹 *Eriocheir sinensis* [冰鲜]	正常	
	中间低鳍鲳 *Peprilus medius* [冷冻等]	正常	
	竹刀鱼 *Scomberesox saurus* [冷冻等]	正常	
	鲻鱼 *Mugil cephalus* [冷冻等]	正常	
	紫菜 *Porphyra* [冷冻等]	正常	
	紫菜 *Porphyra* [冷藏]	正常	
	紫螺 *Janthina janthina* [冷冻等]	正常	
	鳟 *Salmo trutta* [冷冻等]	正常	
	鳟 *Salmo trutta* [冰鲜]	正常	
	鳟属所有种 *Salmo* spp. [冷冻等]	正常	
	鳟属所有种 *Salmo* spp. [冰鲜]	正常	

续表38

国家和地区	产品名称	准入状态	备注
沙特阿拉伯	白带鱼 *Trichiurus lepturus*［冷冻等］	正常	
	北方长额虾 *pandalus borealis*［冷冻等］	正常	
	长鳍鳕属所有种 *Urophycis* spp.［冷冻等］	正常	
	长体蛇鲻 *Saurida elongata*［冷冻等］	正常	
	赤鳍笛鲷 *Lutjanus erythropterus*［冷冻等］	正常	
	大西洋鲱 *Clupea harengus*［冷冻等］	正常	
	凡纳（滨）对虾 *Penaeus vannamei*（又为 *Litopenaeus vannamei*）［冷冻等］	正常	
	黑鳃梅童鱼 *Collichthys niveatus*［冷冻等］	正常	
	红笛鲷 *Lutjanus sanguineus*［冷冻等］	正常	
	红鳍裸颊鲷 *Lethrinus haematopterus*［冷冻等］	正常	
	黄带绯鲤 *Upeneus sulphureus*［冷冻等］	正常	
	黄带拟鲹 *Pseudocaranx dentex*［冷冻等］	正常	
	金线鱼 *Nemipterus virgatus*［冷冻等］	正常	
	勒氏笛鲷 *Lutjanus russelli*［冷冻等］	正常	
	绿鳍马面鲀 *Thamnaconus septentrionalis*［冷冻等］	正常	
	马六甲绯鲤 *Upeneus moluccensis*［冷冻等］	正常	
	鳗鲡属所有种 *Anguilla* spp.［冷冻等］	正常	
	毛鳞鱼 *Mallotus villosus*［冷冻等］	正常	
	日本竹荚鱼 *Trachurus japonicus*［冷冻等］	正常	
	沙带鱼 *Lepturacanthus savala*［冷冻等］	正常	
	四指马鲅 *Eleutheronema rhadinum*［冷冻等］	正常	
	鳎 *Solea solea*［冷冻等］	正常	
	太平洋鲱 *Clupea pallasii*［冷冻等］	正常	
	乌贼目所有种 *Sepiida* spp.［冷冻等］	正常	
	银无须鳕 *Merluccius bilinearis*［冷冻等］	正常	
	鱿鱼 *Loligo*［冷冻等］	正常	
斯里兰卡	白带鱼 *Trichiurus lepturus*［冷冻等］	正常	是★
	斑节对虾 *Penaeus monodon*［冷冻等］	正常	
	北方长额虾 *pandalus borealis*［冷冻等］	正常	
	长鲥 *Ilisha elongata*［冷冻等］	正常	
	单角革鲀 *Aluterus Monoceros*［冷冻等］	正常	
	短鲔 *Thunnus obesus*［冷冻等］	正常	
	短鲔 *Thunnus obesus*［冰鲜］	正常	
	海蜇 *Rhopilema* spp.［冷冻等］	正常	
	红九棘鲈 *Cephalopholis sonnerati*［冰鲜］	正常	

续表39

国家和地区	产品名称	准入状态	备注
斯里兰卡	黄鳍棘鲷 *Acanthopagrus latus*［冷冻等］	正常	
	黄鳍金枪鱼 *Thunnus albacares*［冰鲜］	正常	
	黄鳍金枪鱼 *Thunnus albacares*［冷冻等］	正常	
	江蓠 *G. verrucosa*［冷冻等］	正常	
	金枪鱼属所有种 *Thunnus* spp.［冰鲜］	正常	
	金枪鱼属所有种 *Thunnus* spp.［冷冻等］	正常	
	锯缘青蟹 *Scylla serrata*［冰鲜］	正常	
	老虎枪虾 *Alpheus bellulus*［冷冻等］	正常	
	龙虾（常见品种：中国龙虾、波纹龙虾、日本龙虾、杂色龙虾、少刺龙虾、长足龙虾、真龙虾等）*Palinuridae*［冷冻］	正常	
	龙虾（常见品种：中国龙虾、波纹龙虾、日本龙虾、杂色龙虾、少刺龙虾、长足龙虾、真龙虾等）*Palinuridae*［冰鲜］	正常	
	鮸鱼 *Miichthys miiuy*［冷冻等］	正常	
	三疣梭子蟹 *Portunus trituberculatus*［冷冻等］	正常	
	沙带鱼 *Lepturacanthus savala*［冷冻等］	正常	
	石斑鱼属所有种 *Epinephelus* spp.［冰鲜］	正常	
	石斑鱼属所有种 *Epinephelus* spp.［冷冻等］	正常	
	鳎 *Solea solea*［冷冻等］	正常	
	乌贼目所有种 *Sepiida* spp.［冷冻等］	正常	
	鹦嘴鱼属所有种 *Scarus* spp.［冰鲜］	正常	
	鹦嘴鱼属所有种 *Scarus* spp.［冷冻等］	正常	
	鱿鱼 *Loligo*［冷冻等］	正常	
泰国	澳洲鲭鲐 *Scomber australasicus*［冰鲜］	正常	
	白斑角鲨 *Squalus acanthias*［冷冻等］	正常	
	白带鱼 *Trichiurus lepturus*［冷冻等］	正常	
	白腹鲭 *Scomber japonicus*［冷冻等］	正常	
	白姑鱼 *Argyrosomus argentatus*［冷冻等］	正常	
	白鲑属所有种 *Coregonus* spp.［冷冻等］	正常	
	斑节对虾 *Penaeus monodon*［冷冻等］	正常	
	斑鳍大眼鲷 *Priacanthus cruentatus*［冷冻等］	正常	
	豹纹鳃棘鲈 *Plectropomus leopardus*［冷冻等］	正常	
	豹纹鳃棘鲈 *Plectropomus leopardus*［冰鲜］	正常	
	鲍鱼 *Haliotis*、*Concholepas*［冷冻等］	正常	
	北方长额虾 *pandalus borealis*［冷冻等］	正常	
	北方长额虾 *pandalus borealis*［冰鲜］	正常	

续表40

国家和地区	产品名称	准入状态	备注
泰国	北鲑属所有种 *Stenodus* spp. [冷冻等]	正常	
	长颌北鲑 *Stenodus leucichthys* [冷冻等]	正常	
	长颌棱鳀 *Thryssa setirostris* [冷冻等]	正常	
	长鳓 *Ilisha elongata* [冷冻等]	正常	
	长鳍鳕属所有种 *Urophycis* spp. [冷冻等]	正常	
	长体蛇鲻 *Saurida elongata* [冷冻等]	正常	
	长尾大眼鲷 *Priacanthus tayenus* [冷冻等]	正常	
	赤魟 *Dasyatis akajei* [冷冻等]	正常	
	赤鳍笛鲷 *Lutjanus erythropterus* [冷冻等]	正常	
	川陕哲罗鲑 *Hucho bleekeri* [冷冻等]	正常	
	刺鲳 *Psenopsis anomala* [冷冻等]	正常	
	大黄鱼 *Larimichthys crocea* [冷冻等]	正常	
	大口鲶南方鲶 *Silurus meridionalis* [冷冻等]	正常	
	大头狗母鱼 *Trachinocephalus myops* [冷冻等]	正常	
	大头彭纳石首鱼 *Pennahia macrocephalus* [冷冻等]	正常	
	大西洋鲑 *Salmo salar* [冷冻等]	正常	
	大西洋鳕 *Gadus morhua* [冷冻等]	正常	
	大西洋牙鲆 *Paralichthys dentatus* [冷冻等]	正常	
	大牙斑鲆 *Pseudorhombus arsius* [冷冻等]	正常	
	大眼鲷属所有种 *Priacanthus* spp. [冷冻等]	正常	
	单角革鲀 *Aluterus Monoceros* [冷冻等]	正常	
	单鳍鱼属所有种 *Pempheris* spp. [冷冻等]	正常	
	淡水长臂大虾 *Macrobrachium rosenbergii* [冷冻等]	正常	
	刀鱼 *Coilia ectenes* [冷冻等]	正常	
	鲽鱼 *Pleuronectes platessa* [冷冻等]	正常	
	东北雅罗鱼 *Leuciscus waleckii*，也称瓦氏雅罗鱼 [冷冻等]	正常	
	东风螺 [冷冻等]	正常	
	短棘鲾 *Leiognathus equulus* [冷冻等]	正常	
	短舌鳎 *Cynoglossus abbreviatus* [冷冻等]	正常	
	短尾大眼鲷 *Priacanthus macracanthus* [冷冻等]	正常	
	短鲔 *Thunnus obesus* [冰鲜]	正常	
	多鳞鱚 *Sillago sihama* [冷冻等]	正常	
	鳄鱼 [按相关议定书要求]	正常	
	凡纳（滨）对虾 *Penaeus vannamei*（又为 *Litopenaeus vannamei*）[冷冻等]	正常	
	飞鱼属所有种 *Exocoetus* spp. [冷冻等鱼卵]	正常	

续表41

国家和地区	产品名称	准入状态	备注
泰国	粉红虾 *Penaeus duorarum*［冷冻等］	正常	
	佛氏虎鲨 *Heterodontus francisci*［冷冻等］	正常	
	伏氏眶棘鲈 *Scolopsis vosmeri*［冷冻等］	正常	
	革鲹 *Oligoplites saurus*［冷冻等］	正常	
	格陵兰鳕 *Gadus ogac*［冷冻等］	正常	
	蛤蜊（马珂蛤）*Mactromeris* spp.［冷冻等］	正常	
	蛤蜊（马珂蛤）*Mactromeris* spp.［冰鲜］	正常	
	海草 *Zostera marina L.*［冷冻等］	正常	
	海带 *Laminaria* spp.［冷冻等］	正常	
	海龙属所有种 *Syngnathus* spp.［冷冻等］	正常	
	海鳗 *Muraenesox cinereus*［冷冻等］	正常	
	海蜇 *Rhopilema* spp.［冷冻等］	正常	
	褐蓝子鱼 *Siganus fuscescens*［冷冻等］	正常	
	黑鳍叶鲹 *Caranx malam*［冷冻等］	正常	
	黑鳃梅童鱼 *Collichthys niveatus*［冷冻等］	正常	
	红笛鲷 *Lutjanus sanguineus*［冷冻等］	正常	
	红点鲑属所有种 *Salvelinus* spp.［冷冻等］	正常	
	红九棘鲈 *Cephalopholis sonnerati*［冰鲜］	正常	
	红鳍裸颊鲷 *Lethrinus haematopterus*［冷冻等］	正常	
	红眼雪蟹 *Chinoecetes bairdi*［冷冻等］	正常	
	狐鲣 *Sarda Sarda*［冷冻等］	正常	
	胡椒鲷 *Plectorhynchus pictus*［冷冻等］	正常	
	花腹鲭 *Scomber australasicus*［冷冻等］	正常	
	花螺 *babylonia areolata*［冷冻等］	正常	
	画眉笛鲷 *Lutjanus vitta*［冷冻等］	正常	
	黄唇鱼 *Bahaba taipingensis*［冷冻等］	正常	
	黄带绯鲤 *Upeneus sulphureus*［冷冻等］	正常	
	黄带拟鲹 *Pseudocaranx dentex*［冷冻等］	正常	
	黄姑鱼 *Nibea albiflora*［冷冻等］	正常	
	黄鲫 *Setipinna tenuifilis*［冷冻等］	正常	
	黄鳍金枪鱼 *Thunnus albacares*［冰鲜］	正常	
	黄鳍金枪鱼 *Thunnus albacares*［冷冻等］	正常	
	灰裸顶鲷 *Gymnocranius griseus*［冷冻等］	正常	
	灰眼雪蟹 *Chinopecetes Opilio*［冷冻等］	正常	
	茴鱼属所有种 *Thymallus* spp.［冷冻等］	正常	

续表42

国家和地区	产品名称	准入状态	备注
泰国	火斑笛鲷 *Lutjanus fulviflamma* [冷冻等]	正常	
	鲣 *Katsuwonus pelamis* [冷冻等]	正常	
	角蝾螺 *Turbo cornutus* [冷冻等]	正常	
	叫姑鱼 *Johnius grypotus* [冷冻等]	正常	
	接吻鱼 *Helostoma temminckii* [冷冻等]	正常	
	金带细鲹 *Selaroides leptolepis* [冷冻等]	正常	
	金枪鱼属所有种 *Thunnus* spp. [冰鲜]	正常	
	金枪鱼属所有种 *Thunnus* spp. [鱼油]	正常	
	金枪鱼属所有种 *Thunnus* spp. [冷冻等]	正常	
	金线鱼 *Nemipterus virgatus* [冷冻等]	正常	
	金线鱼属所有种 *Nemipterus* spp. [冰鲜]	正常	
	金线鱼属所有种 *Nemipterus* spp. [冷冻等]	正常	
	锯缘青蟹 *Scylla serrata* [冰鲜]	正常	
	康氏侧带小公鱼 *Stolephorus commersonnii* [冷冻等]	正常	
	康氏马鲛 *Scomberomorus commerson* [冷冻等]	正常	
	克氏原螯虾 *Procambarus clarkii* [冰鲜]	正常	
	克氏原螯虾 *Procambarus clarkii* [冷冻等]	正常	
	口孵非鲫属所有种 *Oreochromis* spp. [冰鲜]	正常	
	口孵非鲫属所有种 *Oreochromis* spp. [冷冻等]	正常	
	蓝尖尾无须鳕 *Macruronus novaezelandiae* [冷冻等]	正常	
	勒氏笛鲷 *Lutjanus russelli* [冷冻等]	正常	
	鲮鱼 *Cirrhinus molitorella* [冷冻等]	正常	
	瘤珠螺 *Lunella granulata* [冰鲜]	正常	
	六齿金线鱼 *Nemipterus hexodon* [冷冻等]	正常	
	龙虾（常见品种：中国龙虾、波纹龙虾、日本龙虾、杂色龙虾、少刺龙虾、长足龙虾、真龙虾等）*Palinuridae* [冷冻]	正常	
	龙虾（常见品种：中国龙虾、波纹龙虾、日本龙虾、杂色龙虾、少刺龙虾、长足龙虾、真龙虾等）*Palinuridae* [冰鲜]	正常	
	绿壳菜蛤 *Perna viridis* [冷冻等]	正常	
	绿鳍马面鲀 *Thamnaconus septentrionalis* [冷冻等]	正常	
	马拉巴若鲹 *Carangoides malabaricus* [冷冻等]	正常	
	马六甲绯鲤 *Upeneus moluccensis* [冷冻等]	正常	
	马面鲀 *Thamnaconus modestus* [冷冻等]	正常	
	鳗鲡属所有种 *Anguilla* spp. [冷冻等]	正常	
	鳗鲡属所有种 *Anguilla* spp. [冰鲜]	正常	

续表43

国家和地区	产品名称	准入状态	备注
泰国	毛缘扇虾 *Ibacus ciliatus*［冷冻等］	正常	
	美洲鳀 *Engraulis mordax*［冷冻等］	正常	
	秘鲁鳀 *Engraulis ringens*［冷冻等］	正常	
	鮸鱼 *Miichthys miiuy*［冷冻等］	正常	
	摩拉吧笛鲷 *Lutjanus malabaricus*［冷冻等］	正常	
	南非鳀 *Engraulis capensis*［冷冻等］	正常	
	泥蚶（又名血蚶）*Arca granosa*［冷冻等］	正常	
	泥蚶（又名血蚶）*Arca granosa*［冰鲜］	正常	
	欧洲鳀 *Engraulis encrasicolus*［冷冻等］	正常	
	裴氏金线鱼 *Nemipterus peronii*［冷冻等］	正常	
	鲭鱼 *Scomber scombrus*［冷冻等］	正常	
	鲭鱼 *Scomber scombrus*［冰鲜］	正常	
	日本的鲷 *Zeus faber*［冷冻等］	正常	
	日本金线鱼 *Nemipterus japonicus*［冷冻等］	正常	
	日本鲭 *Scomber japonicus*［冰鲜］	正常	
	日本鳀 *Engraulis japonicus*［冷冻等］	正常	
	日本沼虾 *MACROBRACHIUM NIPPONENSE*［冷冻等］	正常	
	日本竹荚鱼 *Trachurus japonicus*［冷冻等］	正常	
	蝾螺 *Turbo* spp.［冰鲜］	正常	
	三疣梭子蟹 *Portunus trituberculatus*［冷冻等］	正常	
	三疣梭子蟹 *Portunus trituberculatus*［冰鲜］	正常	
	沙带鱼 *Lepturacanthus savala*［冷冻等］	正常	
	沙丁鱼 *Sardina pilchardus*［冷冻等］	正常	
	沙氏下鱵 *Hyporhamphus sojori*，异名日本下鱵鱼 *Hyporhamphus sajori*［冷冻等］	正常	
	扇贝 *Placopecta*（*Placopecten*）*magellanicus*［冰鲜］	正常	
	扇贝 *Placopecta*（*Placopecten*）*magellanicus*［冷冻等］	正常	
	蛇鮈 *Saurogobio dabryi*［冷冻等］	正常	
	鲹属所有种 *Caranx* spp.［冷冻等］	正常	
	鰤鱼或五条鰤 *Seriola quinqueradiata*［冷冻等］	正常	
	鰤属所有种 *Seriola* spp.［冷冻等］	正常	
	石斑鱼属所有种 *Epinephelus* spp.［冷冻等］	正常	
	石斑鱼属所有种 *Epinephelus* spp.［冰鲜］	正常	
	鲥鱼 *Tenualosa reevesii*［冷冻等］	正常	
	舒氏猪齿鱼 *Choerodon schoenleinii*［冷冻等］	正常	
	黍鲱 *Sprattus sprattus*［冷冻等］	正常	

续表44

国家和地区	产品名称	准入状态	备注
泰国	水珍鱼 *Argentina kagoshimae* [冷冻等]	正常	
	四指马鲅 *Eleutheronema rhadinum* [冷冻等]	正常	
	似长鳍黄鱼 *Larimichthys pamoides* [冷冻等]	正常	
	鳎 *Solea solea* [冷冻等]	正常	
	鳎 *Solea solea* [冰鲜]	正常	
	太平洋鲑属所有种或大麻哈鱼属所有种 *Oncorhynchus* spp. [冷冻等]	正常	
	太平洋鳕，又名大头鳕 *Gadus macrocephalus* [冷冻等]	正常	
	条尾绯鲤 *Upeneus bensasi* [冷冻等]	正常	
	弯线双边鱼（*Ambassis buruensis*）[冷冻等]	正常	
	乌帽龙占 *Lethrinus lentjan* 台湾名，同种异名纵带裸颊鲷 *Lethrinus leutjanus* 中国大陆名 [冷冻等]	正常	
	乌贼目所有种 *Sepiida* spp. [冷冻等]	正常	
	乌贼目所有种 *Sepiida* spp. [冰鲜]	正常	
	五棘银鲈 *Pentaprion longimanus* [冷冻等]	正常	
	西鲱 *Alosa alosa* [冷冻等]	正常	
	细鳞鱼属所有种 *Brachymystax* spp. [冷冻等]	正常	
	狭鳞庸鲽 *Hippoglossus stenolepis* [冷冻等]	正常	
	小黄鱼 *Larimichthys polyactis* [冷冻等]	正常	
	小沙丁鱼属所有种 *Sardinella* spp. [冷冻等]	正常	
	星斑裸颊鲷 *Lethrinus nebulosus* [冷冻等]	正常	
	旭蟹 *Ranina ranina* [冰鲜]	正常	
	旭蟹 *Ranina ranina* [冷冻等]	正常	
	雪蟹 *Chionoecetes* spp. [冷冻等]	正常	
	牙鲆 *Paralichthys olivaceus* [冷冻等]	正常	
	羊鱼 *Mullus barbatus barbatus* [冷冻等]	正常	
	鳐属所有种 *Raja* spp. [冷冻等]	正常	
	异形波鱼 *Trigonostigma heteromorpha* [冷冻等]	正常	
	银鰤鲳 *Seriolella punctata* [冷冻等]	正常	
	银无须鳕 *Merluccius bilinearis* [冷冻等]	正常	
	印度鲬 *Platycephalus indicus* [冷冻等]	正常	
	庸鲽 *Hippoglossus hippoglossus*（格陵兰）[冷冻等]	正常	
	庸鲽 *Hippoglossus hippoglossus*（格陵兰庸鲽鱼除外）[冷冻等]	正常	
	鱿鱼 *Loligo* [冷冻等]	正常	
	鱿鱼 *Loligo* spp [冰鲜]	正常	
	魣属所有种 *Sphyraena* spp. [冷冻等]	正常	

续表45

国家和地区	产品名称	准入状态	备注
泰国	圆花鲣 *Auxis rochei*［冷冻等］	正常	
	远东拟沙丁鱼 *Sardinops sagax*（异名 *Sardinops melanostictus*）［冷冻等］	正常	
	约氏笛鲷 *Lutjanus johni*［冷冻等］	正常	
	章鱼 *Octopus*［冷冻等］	正常	
	哲罗鱼属所有种 *Hucho* spp.［冷冻等］	正常	
	真鲷 *Pagrus major*［冷冻等］	正常	
	中间低鳍鲳 *Peprilus medius*［冷冻等］	正常	
	鲻鱼 *Mugil cephalus*［冷冻等］	正常	
	紫菜 *Porphyra*［冷冻等］	正常	
	紫菜 *Porphyra*［冷藏］	正常	
土耳其	北方长额虾 *pandalus borealis*［冷冻等］	正常	
	北方蓝鳍金枪鱼 *Thunnus thynnus*［冷冻等］	正常	
	长鳍金枪鱼 *Thunnus alalunga*［冷冻等］	正常	
	仿刺参 *Apostichopus* spp.［冷冻等］	正常	
	红螺 *Phyllonotus* spp.［冷冻等］	正常	
	虹鳟 *Oncorhynchus mykiss*［冷冻等］	正常	
	脉红螺 *Rapana Thomasiana*［冷冻等］	正常	
	太平洋蓝鳍金枪鱼 *Thunnus orientalis*［冷冻等］	正常	
	鳟 *Salmo trutta*［冷冻等］	正常	
文莱	白带鱼 *Trichiurus lepturus*［冷冻等］	正常	
	白带鱼 *Trichiurus lepturus*［冰鲜］	正常	
	白姑鱼 *Argyrosomus argentatus*［冷冻等］	正常	
	斑节对虾 *Penaeus monodon*［冰鲜］	正常	
	斑节对虾 *Penaeus monodon*［冷冻等］	正常	
	斑鲆属 *Pseudorhombus*［冰鲜］	正常	
	豹纹鳃棘鲈 *Plectropomus leopardus*［冰鲜］	正常	
	豹纹鳃棘鲈 *Plectropomus leopardus*［冷冻等］	正常	
	鲳属［冰鲜］	正常	
	布氏鲳鲹 *Trachinotus blochii*［冰鲜］	正常	
	布氏鲳鲹 *Trachinotus blochii*［冷冻等］	正常	
	长鳍金枪鱼 *Thunnus alalunga*［冰鲜］	正常	
	大西洋鲑鱼 *Salmo salar*［冰鲜］	正常	
	大西洋鲑鱼 *Salmo salar*［冷冻等］	正常	
	大眼鲷属所有种 *Priacanthus* spp.［冷冻等］	正常	
	大眼海鲢鱼 *Megalops cyprinoides*［冰鲜］	正常	

续表46

国家和地区	产品名称	准入状态	备注
文莱	淡水长臂大虾 *Macrobrachium rosenbergii* [冷冻等]	正常	
	淡水长臂大虾 *Macrobrachium rosenbergii* [冰鲜]	正常	
	短尾大眼鲷 *Priacanthus macracanthus* [冰鲜]	正常	
	短鲔 *Thunnus obesus* [冰鲜]	正常	
	短鲔 *Thunnus obesus* [冷冻等]	正常	
	多鳞鱚 *Sillago sihama* [冷冻等]	正常	
	绯鲤属所有种 *Upeneus* spp. [冰鲜]	正常	
	桂皮斑鲆 *Pseudorhombus cinnamoneus* [冰鲜]	正常	
	海鲶 *Arius thalassinus* [冰鲜]	正常	
	黄鳍金枪鱼 *Thunnus albacares* [冰鲜]	正常	
	黄鳍金枪鱼 *Thunnus albacares* [冷冻等]	正常	
	尖吻鲈 *Lates calcarifer* [冷冻等]	正常	
	尖吻鲈 *Lates calcarifer* [冰鲜]	正常	
	鲣 *Katsuwonus pelamis* [冰鲜]	正常	
	金线鱼属所有种 *Nemipterus* spp. [冰鲜]	正常	
	金线鱼属所有种 *Nemipterus* spp. [冷冻等]	正常	
	锦绣龙虾 *Panulirus ornatus* [冷冻]	正常	
	锦绣龙虾 *Panulirus ornatus* [冰鲜]	正常	
	锯缘青蟹 *Scylla serrata* [冷冻等]	正常	
	锯缘青蟹 *Scylla serrata* [冰鲜]	正常	
	康吉鳗 *Congresox talabonoides* [冰鲜]	正常	
	蓝对虾 *L. Stylirostris* [冷冻等]	正常	
	龙虾 *Homarus* [冰鲜]	正常	
	鳗鲡 [冰鲜]	正常	
	鳗鲡属所有种 *Anguilla* spp. [冷冻等]	正常	
	摩拉吧笛鲷 *Lutjanus malabaricus* [冷冻等]	正常	
	摩拉吧笛鲷 *Lutjanus malabaricus* [冰鲜]	正常	
	牡蛎 *Ostrea* [冷冻等]	正常	
	牡蛎 *Ostrea* [冰鲜]	正常	
	牡蛎属 *Ostrea spp* [冰鲜、冷冻等]	正常	
	南美白对虾 *Litopenaeus vannamei* [冷冻等]	正常	
	南美白对虾 *Litopenaeus vannamei* [冰鲜]	正常	
	鲭属 *Scomber* [冰鲜]	正常	
	鲭属 *Scomber* spp. [冰鲜]	正常	
	日本鲭 *Scomber japonicus* [冰鲜]	正常	

续表47

国家和地区	产品名称	准入状态	备注
文莱	沙带鱼 *Lepturacanthus savala* [冷冻等]	正常	
	沙带鱼 *Lepturacanthus savala* [冰鲜]	正常	
	石斑鱼属所有种 *Epinephelus* spp. [冰鲜]	正常	
	石斑鱼属所有种 *Epinephelus* spp. [冷冻等]		
	石首鱼属所有种 *Sciaenidae spp* [冰鲜]	正常	
	驼背鲈 *Cromileptes altivelis* [冰鲜]	正常	
	驼背鲈 *Cromileptes altivelis* [冷冻等]	正常	
	乌贼目 *Sepia officinalis* [冰鲜]	正常	
	乌贼目所有种 *Sepiida* spp. [冷冻等]	正常	
	小沙丁鱼属所有种 *Sardinella* spp. [冰鲜]	正常	
	亚洲胡瓜鱼或美洲胡瓜鱼 *Osmerus mordax* [冷冻等]	正常	
	亚洲胡瓜鱼或美洲胡瓜鱼 *Osmerus mordax* [冰鲜]	正常	
	硬尾竹荚鱼 *Megalaspis cordyla* [冰鲜]	正常	
	鱿鱼 *Loligo* [冷冻等]	正常	
	鱿鱼 *Loligo* spp [冰鲜]	正常	
	魣属所有种 *Sphyraena* spp. [冰鲜]	正常	
	魣属所有种 *Sphyraena* spp. [冷冻等]	正常	
	羽鳃鲐 *Rastrelliger kanagurta* [冰鲜]	正常	
	竹荚鱼属 *Trachurus* [冰鲜]	正常	
新加坡	白姑鱼 *Argyrosomus argentatus* [冷冻等]	正常	
	斑节对虾 *Penaeus monodon* [冷冻等]	正常	
	鲍鱼 *Haliotis*、*Concholepas* [冷冻等]	正常	
	北方长额虾 *pandalus borealis* [冷冻等]	正常	
	长鳓 *Ilisha elongata* [冷冻等]	正常	
	长鳍金枪鱼 *Thunnus alalunga* [冷冻等]	正常	
	长鳍鲭鲨 *Isurus paucus*，又名长臂灰鲭鲨 [冷冻等]	正常	
	长体油胡瓜鱼 *Spirinchus lanceolatus* [冷冻等]	正常	
	刺鲅 *Acanthocybium solandri*，也称沙氏刺鲅 [冷冻等]	正常	
	大青鲨 *Prionace glauca* [冷冻等]	正常	
	大西洋鲱 *Clupea harengus* [冷冻等]	正常	
	大西洋鳕 *Gadus morhua* [冷冻等]	正常	
	淡水长臂大虾 *Macrobrachium rosenbergii* [冷冻等]	正常	
	钓鮟鱇鱼 *Lophius piscatorius*，也称鮟鱇鱼 [冷冻等]	正常	
	短鲔 *Thunnus obesus* [冷冻等]	正常	
	仿刺参 *Apostichopus* spp. [冷冻等]	正常	

续表48

国家和地区	产品名称	准入状态	备注
新加坡	飞鱼属所有种 *Exocoetus* spp.［冷冻等鱼卵］	正常	
	佛氏虎鲨 *Heterodontus francisci*［冷冻等］	正常	
	格陵兰鳕 *Gadus ogac*［冷冻等］	正常	
	海带 *Laminaria* spp.［冷冻等］	正常	
	海月水母 *Aurelia aurita*［冷冻等］	正常	
	海蜇 *Rhopilema* spp.［冷冻等］	正常	
	黑鳍叶鲹 *Caranx malam*［冰鲜］	正常	
	黑鳍叶鲹 *Caranx malam*［冷冻等］	正常	
	黑异海鲂 *Allocyttus niger*［冷冻等鱼卵］	正常	
	红对虾［冷冻等］	正常	
	红金眼鲷 *Beryx splendens*［冷冻等］	正常	
	胡瓜鱼 *Osmerus eperlanus*［冷冻等鱼卵］	正常	
	黄姑鱼 *Nibea albiflora*［冷冻等］	正常	
	黄鳍金枪鱼 *Thunnus albacares*［冷冻等］	正常	
	剑旗鱼 *Xiphias gladius*［冷冻等］	正常	
	金枪鱼属所有种 *Thunnus* spp.［冷冻等］	正常	
	巨藻 *Lessonia* spp.［冷冻等］	正常	
	锯缘青蟹 *Scylla serrata*［冷冻等］	正常	
	咖啡金黄水母［冷冻等］	正常	
	堪察加拟石蟹 *Paralithodes camtschaticus*［冷冻等］	正常	
	口孵非鲫属所有种 *Oreochromis* spp.［冷冻等］	正常	
	蓝点马鲛鱼 *Scomberomorus niphonius*［冷冻等］	正常	
	蓝枪鱼 *Makaira mazara*［冷冻等］	正常	
	龙虾（常见品种：中国龙虾、波纹龙虾、日本龙虾、杂色龙虾、少刺龙虾、长足龙虾、真龙虾等）*Palinuridae*［冷冻］	正常	
	马舌鲽 *Reinhardtius hippoglossoides*［冷冻等］	正常	
	鳗鲡属所有种 *Anguilla* spp.［冷冻等］	正常	
	毛鳞鱼 *Mallotus villosus*［冷冻等］	正常	
	牡蛎 *Ostrea*［冰鲜］	正常	
	牡蛎 *Ostrea*［冷冻等］	正常	
	平鳍旗鱼 *Istiophorus platypterus*［冷冻等］	正常	
	旗鱼属所有种 *Istiophorus* spp.［冷冻等］	正常	
	日本鳀 *Engraulis japonicus*［冷冻等］	正常	
	鰤属所有种 *Seriola* spp.［冷冻等］	正常	
	太平洋鲱 *Clupea pallasii*［冷冻等］	正常	

续表49

国家和地区	产品名称	准入状态	备注
新加坡	太平洋鳕，又名大头鳕 *Gadus macrocephalus* [冷冻等]	正常	
	乌贼目所有种 *Sepiida* spp. [冷冻等]	正常	
	狭鳕 *Theragra chalcogramma*，也称黄线狭鳕 [冷冻等]	正常	
	亚洲胡瓜鱼或美洲胡瓜鱼 *Osmerus mordax* [冷冻等]	正常	
	鳐属所有种 *Raja* spp. [冷冻等]	正常	
	异枝麒麟菜 *Eucheuma spinosum* [冷藏]	正常	
	异枝麒麟菜 *Eucheuma spinosum* [冷冻等]	正常	
	鱿鱼 *Loligo* [冷冻等]	正常	
	圆鳍鱼 *Cyclopterus lumpus* [冷冻等]	正常	
伊朗	白带鱼 *Trichiurus lepturus* [冰鲜]	正常	
	白带鱼 *Trichiurus lepturus* [冷冻等]	正常	
	长鳓 *Ilisha elongata* [冷冻等]	正常	
	凡纳（滨）对虾 *Penaeus vannamei*（又为 *Litopenaeus vannamei*）[冷冻等]	正常	
	海蜇 *Rhopilema* spp. [冷冻等]	正常	
	黑姑鱼 *Atrobucca nibe* [冷冻等]	正常	
	金线鱼 *Nemipterus virgatus* [冷冻等]	正常	
	鳗鲡属所有种 *Anguilla* spp. [冷冻等]	正常	
	沙带鱼 *Lepturacanthus savala* [冷冻等]	正常	
	乌贼目所有种 *Sepiida* spp. [冷冻等]	正常	
	狭鳕 *Theragra chalcogramma*，也称黄线狭鳕 [冷冻等]	正常	
	鱿鱼 *Loligo* [冷冻等]	正常	
以色列	鲽鱼 *Pleuronectes platessa* [冷冻等]	正常	
	口孵非鲫属所有种 *Oreochromis* spp. [冷冻等]	正常	
	狭鳕 *Theragra chalcogramma*，也称黄线狭鳕 [冷冻等]	正常	
印度	阿瓜大麻哈鱼 *Oncorhynchus aguabonita* [冷冻等]	正常	
	澳洲鲭鲐 *Scomber australasicus* [冰鲜]	正常	
	八角鱼 *Agonus cataphractus* [冷冻等]	正常	
	白带鱼 *Trichiurus lepturus* [冰鲜]	正常	
	白带鱼 *Trichiurus lepturus* [冷冻等]	正常	
	白腹鲭 *Scomber japonicus* [冷冻等]	正常	
	白姑鱼 *Argyrosomus argentatus* [冷冻等]	正常	
	白鲑属所有种 *Coregonus* spp. [冷冻等]	正常	
	白鲑属所有种 *Coregonus* spp. [冰鲜]	正常	
	斑点马鲛 *Scomberomorus guttatus* [冷冻等]	正常	
	斑节对虾 *Penaeus monodon* [冷冻等]	正常	

续表50

国家和地区	产品名称	准入状态	备注
印度	斑鳍大眼鲷 *Priacanthus cruentatus* [冷冻等]	正常	
	半滑舌鳎 *Cynoglossus semilaevis* [冷冻等]	正常	
	北方长额虾 *pandalus borealis* [冷冻等]	正常	
	北方长额虾 *pandalus borealis* [冰鲜]	正常	
	北鲑属所有种 *Stenodus* spp. [冰鲜]	正常	
	北鲑属所有种 *Stenodus* spp. [冷冻等]	正常	
	长颌北鲑 *Stenodus leucichthys* [冰鲜]	正常	
	长颌北鲑 *Stenodus leucichthys* [冷冻等]	正常	
	长颌棱鳀 *Thryssa setirostris* [冷冻等]	正常	
	长鳓 *Ilisha elongata* [冰鲜]	正常	
	长鳓 *Ilisha elongata* [冷冻等]	正常	
	长鳍金枪鱼 *Thunnus alalunga* [冷冻等]	正常	
	长鳍鳕属所有种 *Urophycis* spp. [冷冻等]	正常	
	赤魟 *Dasyatis akajei* [冷冻等]	正常	
	刺虾 *Parapenaeopsis stylifera* [冷冻等]	正常	
	大黄鱼 *Larimichthys crocea* [冷冻等]	正常	
	大鳞舌鳎 *Cynoglossus arel* [冷冻等]	正常	
	大西洋叉尾带鱼 *Lepidopus caudatus* [冷冻等]	正常	
	大西洋鲱 *Clupea harengus* [冷冻等]	正常	
	大西洋鳕 *Gadus morhua* [冷冻等]	正常	
	单角革鲀 *Aluterus Monoceros* [冷冻等]	正常	
	刀额新对虾 *metapenaeus ensis* [冷冻等]	正常	
	刀鱼 *Coilia ectenes* [冷冻等]	正常	
	钓鮟鱇鱼 *Lophius piscatorius*，也称鮟鱇鱼 [冷冻等]	正常	
	鲽鱼 *Pleuronectes platessa* [冷冻等]	正常	
	东北雅罗鱼 *Leuciscus waleckii*，也称瓦氏雅罗鱼 [冷冻等]	正常	
	独角新对虾 *Metapenaeus. monoceros* [冷冻等]	正常	
	杜氏叫姑鱼 *Johnius dussumieri*（异名 *Johnieops sina*）[冷冻等]	正常	
	杜氏尾枪乌贼 *Uroteuthis duvauceli* [冷冻等]	正常	
	杜氏新对虾 *METAPENAEUS DOBSONI* [冷冻等]	正常	
	短沟对虾 *Penaeus semisulcatus* [冷冻等]	正常	
	短蛸 *O. ocellatus* [冷冻等]	正常	
	短舌鳎 *Cynoglossus abbreviatus* [冷冻等]	正常	
	短尾大眼鲷 *Priacanthus macracanthus* [冷冻等]	正常	
	短鲔 *Thunnus obesus* [冷冻等]	正常	

续表51

国家和地区	产品名称	准入状态	备注
印度	短吻秋刀鱼 *Cololabis brevirostris*［冷冻等］	正常	
	多齿蛇鲻 *Saurida tumbil*［冰鲜］	正常	
	多齿蛇鲻 *Saurida tumbil*［冷冻等］	正常	
	多鳞鱚 *Sillago sihama*［冷冻等］	正常	
	多鳞鱚 *Sillago sihama*［冰鲜］	正常	
	凡纳（滨）对虾 *Penaeus vannamei*（又为 *Litopenaeus vannamei*）［冷冻等］	正常	
	鲂属所有种 *Megalobrama* spp.［冷冻等］	正常	
	仿刺参 *Apostichopus* spp.［冷冻等］	正常	
	凤螺 *Strombus* spp.［冷冻等］	正常	
	凤螺 *Strombus* spp.［冰鲜］	正常	
	佛氏虎鲨 *Heterodontus francisci*［冷冻等］	正常	
	格陵兰鳕 *Gadus ogac*［冷冻等］	正常	
	蛤蜊（马珂蛤）*Mactromeris* spp.［冷冻等］	正常	
	管鞭虾 *Solenocera spp*［冷冻等］	正常	
	海鲫 *Embiotoca jacksoni*［冷冻等］	正常	
	海蜇 *Rhopilema* spp.［冷冻等］	正常	
	河蚬 *Corbicula* spp.［冷冻等］	正常	
	黑等鳍叉尾带鱼 *Aphanopus carbo*［冷冻等］	正常	
	黑姑鱼 *Atrobucca nibe*［冷冻等］	正常	
	黑棘鲷 *Acanthopagrus schlegelii*［冷冻等］	正常	
	黑鳃梅童鱼 *Collichthys niveatus*［冷冻等］	正常	
	红点鲑属所有种 *Salvelinus* spp.［冰鲜］	正常	
	红点鲑属所有种 *Salvelinus* spp.［冷冻等］	正常	
	红金线鱼 *Nemipterus furcosus*［冷冻等］	正常	
	红九棘鲈 *Cephalopholis sonnerati*［冰鲜］	正常	
	红鳍裸颊鲷 *Lethrinus haematopterus*［冷冻等］	正常	
	红舌鳎 *Cynoglossus dubius*［冷冻等］	正常	
	红星梭子蟹 *Portunus sanguinolentus*［冷冻等］	正常	
	红牙鰔 *Otolithes ruber*［冰鲜］	正常	
	红牙鰔 *Otolithes ruber*［冷冻等］	正常	
	虹鳟 *Oncorhynchus mykiss*［冷冻等］	正常	
	狐鲣 *Sarda Sarda*［冷冻等］	正常	
	胡椒鲷 *Plectorhynchus pictus*［冷冻等］	正常	
	花腹鲭 *Scomber australasicus*［冷冻等］	正常	
	花鲶 *Silurus asotus*［冷冻等］	正常	

续表52

国家和地区	产品名称	准入状态	备注
印度	花鲶 *Silurus asotus*［冰鲜］	正常	
	黄姑鱼 *Nibea albiflora*［冷冻等］	正常	
	黄犁齿鲷 *Evynnis tumifrons*［冷冻等］	正常	
	黄鳍棘鲷 *Acanthopagrus latus*［冷冻等］	正常	
	黄鳍金枪鱼 *Thunnus albacares*［冷冻等］	正常	
	茴鱼属所有种 *Thymallus* spp.［冰鲜］	正常	
	茴鱼属所有种 *Thymallus* spp.［冷冻等］	正常	
	吉尔大麻哈鱼 *Oncorhynchus gilae*［冷冻等］	正常	
	鲣 *Katsuwonus pelamis*［冷冻等］	正常	
	金腹大麻哈鱼 *Oncorhynchus chrysogaster*［冷冻等］	正常	
	金枪鱼属所有种 *Thunnus* spp.［冷冻等］	正常	
	金线鱼 *Nemipterus virgatus*［冷冻等］	正常	
	金线鱼属所有种 *Nemipterus* spp.［冷冻等］	正常	
	巨鳞舌鳎 *Cynoglossus Macrolepidotus*［冷冻等］	正常	
	锯缘青蟹 *Scylla serrata*［冰鲜］	正常	
	卡氏叫姑鱼 *Johnius carouna*［冷冻等］	正常	
	康氏马鲛 *Scomberomorus commerson*［冷冻等］	正常	
	康氏马鲛 *Scomberomorus commerson*［冰鲜］	正常	
	克拉克大麻哈鱼 *Oncorhynchus clarkii clarkii*［冷冻等］	正常	
	克氏原螯虾 *Procambarus clarkii*［冰鲜］	正常	
	克氏原螯虾 *Procambarus clarkii*［冷冻等］	正常	
	宽体舌鳎 *Cynoglossus robustus*［冷冻等］	正常	
	勒氏笛鲷 *Lutjanus russelli*［冷冻等］	正常	
	利氏雨丽鱼 *Nimbochromis livingstonii*［冷冻等］	正常	
	龙虾（常见品种：中国龙虾、波纹龙虾、日本龙虾、杂色龙虾、少刺龙虾、长足龙虾、真龙虾等）*Palinuridae*［冰鲜］	正常	
	龙虾（常见品种：中国龙虾、波纹龙虾、日本龙虾、杂色龙虾、少刺龙虾、长足龙虾、真龙虾等）*Palinuridae*［冷冻］	正常	
	绿边低眼鲶 *Hypophthalmus marginatus*［冷冻等］	正常	
	绿壳菜蛤 *Perna viridis*［冷冻等］	正常	
	绿鳍马面鲀 *Thamnaconus septentrionalis*［冷冻等］	正常	
	马鲛属所有种 *Scomberomorus* spp.［冷冻等］	正常	
	鳗鲡属所有种 *Anguilla* spp.［冷冻等］	正常	
	毛鳞鱼 *Mallotus villosus*［冷冻等］	正常	
	美洲鳀 *Engraulis mordax*［冷冻等］	正常	

续表53

国家和地区	产品名称	准入状态	备注
印度	秘鲁鳀 *Engraulis ringens* [冷冻等]	正常	
	鮸鱼 *Miichthys miiuy* [冷冻等]	正常	
	南非鳀 *Engraulis capensis* [冷冻等]	正常	
	欧洲鳀 *Engraulis encrasicolus* [冷冻等]	正常	
	麒麟菜 *Eucheuma cottonii* [冷冻等]	正常	
	青石斑鱼 *Epinephelus awoara* [冰鲜]	正常	
	青石斑鱼 *Epinephelus awoara* [冷冻等]	正常	
	鲭鱼 *Scomber scombrus* [冷冻等]	正常	
	鲭鱼 *Scomber scombrus* [冰鲜]	正常	
	鲭属所有种 *Scomber* spp. [冷冻等]	正常	
	秋刀鱼 *Cololabis saira* [冷冻等]	正常	
	日本的鲷 *Zeus faber* [冷冻等]	正常	
	日本金线鱼 *Nemipterus japonicus* [冷冻等]	正常	
	日本金线鱼 *Nemipterus japonicus* [冰鲜]	正常	
	日本鲭 *Scomber japonicus* [冰鲜]	正常	
	日本鳀 *Engraulis japonicus* [冷冻等]	正常	
	日本竹荚鱼 *Trachurus japonicus* [冷冻等]	正常	
	沙带鱼 *Lepturacanthus savala* [冷冻等]	正常	
	沙丁鱼 *Sardina pilchardus* [冷冻等]	正常	
	沙丁鱼 *Sardina pilchardus* [鱼油]	正常	
	沙丁鱼 *Sardina pilchardus* [冰鲜]	正常	
	山斑低眼鲶 *Hypophthalmus oremaculatus* [冷冻等]	正常	
	舌鳎 *Cynoglossus cynoglossus* [冷冻等]	正常	
	圣诞岛红蟹 *Gecarcoidea natalis* [冷冻等]	正常	
	虱目鱼 *Chanos chanos* [冷冻等]	正常	
	鰤属所有种 *Seriola* spp. [冷冻等]	正常	
	石斑鱼属所有种 *Epinephelus* spp. [冰鲜]	正常	
	石斑鱼属所有种 *Epinephelus* spp. [冷冻等]	正常	
	石鲷属所有种 *Oplegnathus* spp. [冷冻等]	正常	
	鲥鱼 *Tenualosa reevesii* [冰鲜]	正常	
	鲥鱼 *Tenualosa reevesii* [冷冻等]	正常	
	黍鲱 *Sprattus sprattus* [冷冻等]	正常	
	黍鲱 *Sprattus sprattus* [冰鲜]	正常	
	双刺石斑鱼 *Epinephelus Diacanthus* [冷冻等]	正常	
	双线须鳎 *Paraplagusia bilineata* [冷冻等]	正常	

续表54

国家和地区	产品名称	准入状态	备注
印度	水珍鱼 *Argentina kagoshimae*［冷冻等］	正常	
	四指马鲅 *Eleutheronema rhadinum*［冷冻等］	正常	
	四指马鲅 *Eleutheronema rhadinum*［冰鲜］	正常	
	似长鳍黄鱼 *Larimichthys pamoides*［冷冻等］	正常	
	鲮 *Liza haematocheila*，异名龜鲮梭鱼 *Chelon haematocheilus*［冷冻等］	正常	
	鳎 *Solea solea*［冷冻等］	正常	
	太平洋鲱 *Clupea pallasii*［冷冻等］	正常	
	太平洋鲑属所有种或大麻哈鱼属所有种 *Oncorhynchus* spp.［冷冻等］	正常	
	太平洋鲑属所有种或大麻哈鱼属所有种 *Oncorhynchus* spp.［冰鲜］	正常	
	太平洋鳕，又名大头鳕 *Gadus macrocephalus*［冷冻等］	正常	
	条鳎 *Zebrias zebra*［冷冻等］	正常	
	条鳎 *Zebrias zebra*［冰鲜］	正常	
	文蛤 *Mercenaria mercenaria Linnaeus*［冷冻等］	正常	
	乌贼目所有种 *Sepiida* spp.［冷冻等］	正常	
	乌贼目所有种 *Sepiida* spp.［冰鲜］	正常	
	无齿低眼鲶 *Hypophthalmus edentatus*［冷冻等］	正常	
	西鲱 *Alosa alosa*［冰鲜］	正常	
	西鲱 *Alosa alosa*［冷冻等］	正常	
	细鳞鱼属所有种 *Brachymystax* spp.［冰鲜］	正常	
	细鳞鱼属所有种 *Brachymystax* spp.［冷冻等］	正常	
	狭鳞庸鲽 *Hippoglossus stenolepis*［冷冻等］	正常	
	小黄鱼 *Larimichthys polyactis*［冷冻等］	正常	
	小沙丁鱼属所有种 *Sardinella* spp.［冰鲜］	正常	
	小沙丁鱼属所有种 *Sardinella* spp.［冷冻等］	正常	
	斜鳞笛鲷 *Pinjalo pinjalo*［冷冻等］	正常	
	牙鲆 *Paralichthys olivaceus*［冷冻等］	正常	
	亚利桑那大麻哈鱼 *Oncorhynchus apache*［冷冻等］	正常	
	羊鱼 *Mullus barbatus barbatus*［冷冻等］	正常	
	鳐属所有种 *Raja* spp.［冷冻等］	正常	
	银鲳 *Pampus argenteus*［冰鲜］	正常	
	银带鱚 *Sillago argentifasciata*［冷冻等］	正常	
	银彭纳石首鱼 *Pennahia Argentata*［冷冻等］	正常	
	银无须鳕 *Merluccius bilinearis*［冷冻等］	正常	
	缨低眼鲶 *Hypophthalmus fimbriatus*［冷冻等］	正常	
	鹦嘴鱼属所有种 *Scarus* spp.［冰鲜］	正常	

续表55

国家和地区	产品名称	准入状态	备注
印度	鹦嘴鱼属所有种 *Scarus* spp.［冷冻等］	正常	
	庸鲽 *Hippoglossus hippoglossus*（格陵兰）［冷冻等］	正常	
	庸鲽 *Hippoglossus hippoglossus*（格陵兰庸鲽鱼除外）［冷冻等］	正常	
	鱿鱼 *Loligo*［冷冻等］	正常	
	鱿鱼 *Loligo* spp［冰鲜］	正常	
	羽鳃鲐 *Rastrelliger kanagurta*［冰鲜］	正常	
	羽鳃鲐 *Rastrelliger kanagurta*［冷冻等］	正常	
	圆花鲣 *Auxis rochei*［冷冻等］	正常	
	远东拟沙丁鱼 *Sardinops sagax*（异名 *Sardinops melanostictus*）［冰鲜］	正常	
	远东拟沙丁鱼 *Sardinops sagax*（异名 *Sardinops melanostictus*）［冷冻等］	正常	
	远海梭子蟹 *Portunus pelagicus*［冷冻等］	正常	
	云斑尖塘鳢 *Oxyeleotris marmoratus*［冷冻等］	正常	
	云斑尖塘鳢 *Oxyeleotris marmoratus*［冰鲜］	正常	
	章鱼 *Octopus*［冷冻等］	正常	
	章鱼 *Octopus*［冰鲜］	正常	
	哲罗鱼属所有种 *Hucho* spp.［冷冻等］	正常	
	哲罗鱼属所有种 *Hucho* spp.［冰鲜］	正常	
	真鲷 *Pagrus major*［冷冻等］	正常	
	真鲷 *Pagrus major*［冰鲜］	正常	
	中国鲳 *Pampus chinensis*［冰鲜］	正常	
	中华管鞭虾 *Solenocera crassicornis*［冷冻等］	正常	
	中间低鳍鲳 *Peprilus medius*［冷冻等］	正常	
	鳟 *Salmo trutta*［冷冻等］	正常	
	鳟属所有种 *Salmo* spp.［冰鲜］	正常	
印度尼西亚	奥奈银鲈 *Gerres oyena*［冷冻等］	正常	
	澳洲鲭鲐 *Scomber australasicus*［冰鲜］	正常	
	白斑角鲨 *Squalus acanthias*［冷冻等］	正常	
	白鲳 *Ephippus orbis*［冷冻等］	正常	
	白带鱼 *Trichiurus lepturus*［冷冻等］	正常	
	白带鱼 *Trichiurus lepturus*［冰鲜］	正常	
	白腹鲭 *Scomber japonicus*［冷冻等］	正常	
	白姑鱼 *Argyrosomus argentatus*［冷冻等］	正常	
	斑点鸡笼鲳 *Drepane punctata*［冷冻等］	正常	
	斑点马鲛 *Scomberomorus guttatus*［冷冻等］	正常	
	斑节对虾 *Penaeus monodon*［冷冻等］	正常	

续表56

国家和地区	产品名称	准入状态	备注
印度尼西亚	斑鰭大眼鲷 *Priacanthus cruentatus*［冷冻等］	正常	
	斑尾腹虾虎 *Synechogobius ommaturus*［冷冻等］	正常	
	鲍鱼 *Haliotis*、*Concholepas*［冷冻等］	正常	
	北方长额虾 *pandalus borealis*［冷冻等］	正常	
	北方长额虾 *pandalus borealis*［冰鲜］	正常	
	北方蓝鳍金枪鱼 *Thunnus thynnus*［冷冻等］	正常	
	北方蓝鳍金枪鱼 *Thunnus thynnus*［冰鲜］	正常	
	冰鱼 *Ereunias grallator*［冷冻等］	正常	
	布氏鲳鲹 *Trachinotus blochii*［冷冻等］	正常	
	长颌棱鳀 *Thryssa setirostris*［冷冻等］	正常	
	长鳓 *Ilisha elongata*［冷冻等］	正常	
	长鳍金枪鱼 *Thunnus alalunga*［冷冻等］	正常	
	长鳍鳕属所有种 *Urophycis* spp.［冷冻等］	正常	
	长体舌鳎 *Cynoglossus lingua*［冷冻等］	正常	
	长体蛇鲻 *Saurida elongata*［冷冻等］	正常	
	长尾大眼鲷 *Priacanthus tayenus*［冷冻等］	正常	
	赤点石斑鱼 *Epinephelus akaara*［冷冻等］	正常	
	赤鳍笛鲷 *Lutjanus erythropterus*［冷冻等］	正常	
	赤松毬 *Myripristis murdjan*［冷冻等］	正常	
	刺参 *Stichopus* spp.［冷冻等］	正常	
	刺鲳 *Psenopsis anomala*［冷冻等］	正常	
	大耳马鲛 *Scomberomorus cavalla*［冷冻等］	正常	
	大黄鱼 *Larimichthys crocea*［冷冻等］	正常	
	大麻哈鱼 *Oncorhynchus keta*［冷冻等］	正常	
	大头狗母鱼 *Trachinocephalus myops*［冷冻等］	正常	
	大西洋鲱 *Clupea harengus*［冷冻等］	正常	
	大西洋鲑 *Salmo salar*［冰鲜］	正常	
	大西洋鳕 *Gadus morhua*［冷冻等］	正常	
	大西洋牙鲆 *Paralichthys dentatus*［冷冻等］	正常	
	大眼鲷属所有种 *Priacanthus* spp.［冷冻等］	正常	
	单角革鲀 *Aluterus Monoceros*［冷冻等］	正常	
	弹涂鱼属所有种 *Periophthalmus* spp.［冷冻等］	正常	
	刀额新对虾 *metapenaeus ensis*［冷冻等］	正常	
	刀鱼 *Coilia ectenes*［冷冻等］	正常	
	笛鲷属所有种 *Lutjanus* spp.［冷冻等］	正常	

续表57

国家和地区	产品名称	准入状态	备注
印度尼西亚	鲽鱼 *Pleuronectes platessa*［冷冻等］	正常	
	短舌鳎 *Cynoglossus abbreviatus*［冷冻等］	正常	
	短尾大眼鲷 *Priacanthus macracanthus*［冷冻等］	正常	
	短鲔 *Thunnus obesus*［冷冻等］	正常	
	短鲔 *Thunnus obesus*［冰鲜］	正常	
	短吻秋刀鱼 *Cololabis brevirostris*［冷冻等］	正常	
	多鳞鱚 *Sillago sihama*［冷冻等］	正常	
	凡纳（滨）对虾 *Penaeus vannamei*（又为 *Litopenaeus vannamei*）［冷冻等］	正常	
	仿刺参 *Apostichopus* spp.［冷冻等］	正常	
	飞鱼属所有种 *Exocoetus* spp.［冷冻等鱼卵］	正常	
	粉红虾 *Penaeus duorarum*［冷冻等］	正常	
	凤螺 *Strombus* spp.［冰鲜］	正常	
	凤螺 *Strombus* spp.［冷冻等］	正常	
	佛氏虎鲨 *Heterodontus francisci*［冷冻等］	正常	
	格陵兰鳕 *Gadus ogac*［冷冻等］	正常	
	蛤蜊（马珂蛤）*Mactromeris* spp.［冷冻等］	正常	
	蛤蜊（马珂蛤）*Mactromeris* spp.［冰鲜］	正常	
	狗鱼属所有种 *Esox* spp.［冷冻等］	正常	
	光魟 *Dasyatis laevigatus*［冷冻等］	正常	
	桂皮斑鲆 *Pseudorhombus cinnamoneus*［冷冻等］	正常	
	海带 *Laminaria* spp.［冷冻等］	正常	
	海鲫 *Embiotoca jacksoni*［冷冻等］	正常	
	海鳗 *Muraenesox cinereus*［冷冻等］	正常	
	海南华鳊 *Sinibrama melrosei*［冷冻等］	正常	
	海鲶 *Arius thalassinus*［冷冻等］	正常	
	海蛙 *Fejervarya Cancrivora*［冷冻等］	正常	
	海蜇 *Rhopilema* spp.［冷冻等］	正常	
	褐点石斑鱼 *Epinephelus fuscoguttatus*［冷冻等］	正常	
	黑棘鲷 *Acanthopagrus schlegelii*［冷冻等］	正常	
	黑鳃梅童鱼 *Collichthys niveatus*［冷冻等］	正常	
	红背拟羊鱼 *Mulloidichthys pfluegeri*［冷冻等］	正常	
	红笛鲷 *Lutjanus sanguineus*［冷冻等］	正常	
	红对虾［冷冻等］	正常	
	红九棘鲈 *Cephalopholis sonnerati*［冰鲜］	正常	
	红鳍裸颊鲷 *Lethrinus haematopterus*［冷冻等］	正常	

续表58

国家和地区	产品名称	准入状态	备注
印度尼西亚	红牙䱛 *Otolithes ruber*［冷冻等］	正常	
	狐鲣 *Sarda Sarda*［冷冻等］	正常	
	胡椒鲷 *Plectorhynchus pictus*［冷冻等］	正常	
	花腹鲭 *Scomber australasicus*［冷冻等］	正常	
	花鲶 *Silurus asotus*［冷冻等］	正常	
	画眉笛鲷 *Lutjanus vitta*［冷冻等］	正常	
	黄带绯鲤 *Upeneus sulphureus*［冷冻等］	正常	
	黄带拟鲹 *Pseudocaranx dentex*［冷冻等］	正常	
	黄姑鱼 *Nibea albiflora*［冷冻等］	正常	
	黄螺［冷冻等］	正常	
	黄鳍棘鲷 *Acanthopagrus latus*［冷冻等］	正常	
	黄鳍金枪鱼 *Thunnus albacares*［冰鲜］	正常	
	黄鳍金枪鱼 *Thunnus albacares*［冷冻等］	正常	
	黄尾乌尾鮗 *Caesio cuning*［冷冻等］	正常	
	灰鳍鲷 *Acanthopagrus berda*［冷冻等］	正常	
	火斑笛鲷 *Lutjanus fulviflamma*［冷冻等］	正常	
	尖尾鳗 *Uroconger lepturus*［冷冻等］	正常	
	鲣 *Katsuwonus pelamis*［冷冻等］	正常	
	剑旗鱼 *Xiphias gladius*［冰鲜］	正常	
	剑旗鱼 *Xiphias gladius*［冷冻等］	正常	
	江蓠 *G. verrucosa*［冷冻等］	正常	
	江蓠 *G. verrucosa*［冷藏］	正常	
	叫姑鱼 *Johnius grypotus*［冷冻等］	正常	
	金带细鲹 *Selaroides leptolepis*［冷冻等］	正常	
	金钱鱼 *Scatophagus argus*［冷冻等］	正常	
	金枪鱼属所有种 *Thunnus* spp.［冷冻等］	正常	
	金枪鱼属所有种 *Thunnus* spp.［冰鲜］	正常	
	金线鱼 *Nemipterus virgatus*［冷冻等］	正常	
	金线鱼属所有种 *Nemipterus* spp.［冷冻等］	正常	
	近缘新对虾 *METAPENAEUS AFFINIS*［冷冻等］	正常	
	巨藻 *Lessonia* spp.［冷冻等］	正常	
	锯缘青蟹 *Scylla serrata*［冰鲜］	正常	
	康氏马鲛 *Scomberomorus commerson*［冷冻等］	正常	
	克氏原蝲蛄 *Procambarus clarkii*［冰鲜］	正常	
	克氏原蝲蛄 *Procambarus clarkii*［冷冻等］	正常	

续表59

国家和地区	产品名称	准入状态	备注
印度尼西亚	口孵非鲫属所有种 *Oreochromis* spp.［冷冻等］	正常	
	口虾蛄 *Oratosquilla oratoria*［冷冻等］	正常	
	蓝点马鲛鱼 *Scomberomorus niphonius*［冷冻等］	正常	
	蓝鳍金枪鱼 *Thunnus maccoyii*［冷冻等］	正常	
	勒氏笛鲷 *Lutjanus russelli*［冷冻等］	正常	
	龙头鱼 *Harpadon nehereus*［冷冻等］	正常	
	龙虾（常见品种：中国龙虾、波纹龙虾、日本龙虾、杂色龙虾、少刺龙虾、长足龙虾、真龙虾等）*Palinuridae*［冰鲜］	正常	
	龙虾（常见品种：中国龙虾、波纹龙虾、日本龙虾、杂色龙虾、少刺龙虾、长足龙虾、真龙虾等）*Palinuridae*［冷冻］	正常	
	龙须草 *Potamogeton pectinatus*［冷冻等］	正常	
	绿壳菜蛤 *Perna viridis*［冷冻等］	正常	
	马鲛属所有种 *Scomberomorus* spp.［冷冻等］	正常	
	马六甲绯鲤 *Upeneus moluccensis*［冷冻等］	正常	
	马面鲀 *Thamnaconus modestus*［冷冻等］	正常	
	马舌鲽 *Reinhardtius hippoglossoides*［冷冻等］	正常	
	鳗鲡属所有种 *Anguilla* spp.［冷冻等］	正常	
	鮸鱼 *Miichthys miiuy*［冷冻等］	正常	
	墨吉对虾 *penaeus merguiensis*［冷冻等］	正常	
	平鳍旗鱼 *Istiophorus platypterus*［冷冻等］	正常	
	七丝指马鲅 *Filimanus heptadactyla*［冷冻等］	正常	
	旗鱼属所有种 *Istiophorus* spp.［冷冻等］	正常	
	鲯鳅 *Coryphaena hippurus*［冷冻等］	正常	
	麒麟菜 *Eucheuma cottonii*［冷藏］	正常	
	麒麟菜 *Eucheuma cottonii*［冷冻等］	正常	
	铅色水蛇［冷冻等 ］	正常	
	鲭鱼 *Scomber scombrus*［冷冻等］	正常	
	鲭鱼 *Scomber scombrus*［冰鲜］	正常	
	秋刀鱼 *Cololabis saira*［冷冻等］	正常	
	日本金线鱼 *Nemipterus japonicus*［冷冻等］	正常	
	日本鲭 *Scomber japonicus*［冰鲜］	正常	
	沙带鱼 *Lepturacanthus savala*［冷冻等］	正常	
	沙丁鱼 *Sardina pilchardus*［冷冻等］	正常	
	扇贝 *Placopecta*（*Placopecten*）*magellanicus*［冷冻等］	正常	
	扇贝 *Placopecta*（*Placopecten*）*magellanicus*［冰鲜］	正常	

续表60

国家和地区	产品名称	准入状态	备注
印度尼西亚	鲹属所有种 *Caranx* spp. [冷冻等]	正常	
	虱目鱼 *Chanos chanos* [冷冻等]	正常	
	鰤属所有种 *Seriola* spp. [冷冻等]	正常	
	石斑鱼属所有种 *Epinephelus* spp. [冰鲜]	正常	
	石斑鱼属所有种 *Epinephelus* spp. [冷冻等]	正常	
	石花菜 *Gelidium amansi* [冷冻等]	正常	
	黍鲱 *Sprattus sprattus* [冷冻等]	正常	
	四指马鲅 *Eleutheronema rhadinum* [冷冻等]	正常	
	似长鳍黄鱼 *Larimichthys pamoides* [冷冻等]	正常	
	鳎 *Solea solea* [冷冻等]	正常	
	太平洋鲱 *Clupea pallasii* [冷冻等]	正常	
	太平洋蓝鳍金枪鱼 *Thunnus orientalis* [冷冻等]	正常	
	太平洋蓝鳍金枪鱼 *Thunnus orientalis* [冰鲜]	正常	
	太平洋鳕，又名大头鳕 *Gadus macrocephalus* [冷冻等]	正常	
	田螺 *Viviparus* [冷冻等]	正常	
	驼背胡椒鲷 *Plectorhinchus gibbosus* [冷冻等]	正常	
	蛙副双边鱼 *Parambassis ranga* [冷冻等]	正常	
	乌鲳 *Parastromateus niger* [冷冻等]	正常	
	乌贼目所有种 *Sepiida* spp. [冷冻等]	正常	
	乌贼目所有种 *Sepiida* spp. [冰鲜]	正常	
	西鲱 *Alosa alosa* [冷冻等]	正常	
	西氏紫鱼 *Pristipomoides sieboldii* [冷冻等]	正常	
	狭鳞庸鲽 *Hippoglossus stenolepis* [冷冻等]	正常	
	小黄鱼 *Larimichthys polyactis* [冷冻等]	正常	
	小沙丁鱼属所有种 *Sardinella* spp. [冷冻等]	正常	
	星康吉鳗 *Conger myriaster* [冷冻等]	正常	
	牙鲆 *Paralichthys olivaceus* [冷冻等]	正常	
	眼眶鱼 *Mene maculata* [冷冻等]	正常	
	羊鱼 *Mullus barbatus barbatus* [冷冻等]	正常	
	鳐属所有种 *Raja* spp. [冷冻等]	正常	
	异形波鱼 *Trigonostigma heteromorpha* [冷冻等]	正常	
	异枝麒麟菜 *Eucheuma spinosum* [冷藏]	正常	
	异枝麒麟菜 *Eucheuma spinosum* [冷冻等]	正常	
	银鲳 *Pampus argenteus* [冰鲜]	正常	
	银带鳕 *Sillago argentifasciata* [冷冻等]	正常	

续表61

国家和地区	产品名称	准入状态	备注
印度尼西亚	银色篮子鱼 *Siganus spinus*［冷冻等］	正常	
	银无须鳕 *Merluccius bilinearis*［冷冻等］	正常	
	银鱼属所有种 *Salanx* spp.［冷冻等］	正常	
	庸鲽 *Hippoglossus hippoglossus*（格陵兰）［冷冻等］	正常	
	庸鲽 *Hippoglossus hippoglossus*（格陵兰庸鲽鱼除外）［冷冻等］	正常	
	鱿鱼 *Loligo*［冷冻等］	正常	
	鱿鱼 *Loligo* spp［冰鲜］	正常	
	鱿鱼、枪乌贼 *Loligo*［冰鲜］	正常	
	圆花鲣 *Auxis rochei*［冷冻等］	正常	
	远东拟沙丁鱼 *Sardinops sagax*（异名 *Sardinops melanostictus*）［冷冻等］	正常	
	远海梭子蟹 *Portunus pelagicus*［冷冻等］	正常	
	云斑尖塘鳢 *Oxyeleotris marmoratus*［冷冻等］	正常	
	云斑尖塘鳢 *Oxyeleotris marmoratus*［冰鲜 ］	正常	
	章鱼 *Octopus*［冷冻等］	正常	
	章鱼 *Octopus*［冰鲜］	正常	
	真鲷 *Pagrus major*［冰鲜］	正常	
	真鲷 *Pagrus major*［冷冻等］	正常	
	中间低鳍鲳 *Peprilus medius*［冷冻等］	正常	
	竹蛏 *Solen strictus*［冷冻等］	正常	
	竹叶吉祥草 *Spatholirion longifolium*［冷冻等］	正常	
	紫菜 *Porphyra*［冷冻等］	正常	
	紫菜 *Porphyra*［冷藏］	正常	
越南	白带鱼 *Trichiurus lepturus*［冷冻等］	正常	
	白腹鲭 *Scomber japonicus*［冷冻等］	正常	
	白姑鱼 *Argyrosomus argentatus*［冷冻等］	正常	
	斑节对虾 *Penaeus monodon*［冷冻等］	正常	
	鲍鱼 *Haliotis*、*Concholepas*［冷冻等］	正常	
	鲍鱼 *Haliotis*、*Concholepas*［冰鲜］	正常	
	北方长额虾 *pandalus borealis*［冰鲜］	正常	
	北方长额虾 *pandalus borealis*［冷冻等］	正常	
	博氏巨鲶 *Pangasius bocourti*［冷冻等］	正常	
	博氏巨鲶 *Pangasius bocourti*［冰鲜］	正常	
	长茎葡萄蕨藻 *caulerpa lentillifera*［冷冻等］	正常	
	长鳓 *Ilisha elongata*［冷冻等］	正常	
	长体蛇鲻 *Saurida elongata*［冷冻等］	正常	

续表62

国家和地区	产品名称	准入状态	备注
越南	川陕哲罗鲑 *Hucho bleekeri* [冷冻等]	正常	
	大黄鱼 *Larimichthys crocea* [冷冻等]	正常	
	大西洋鲱 *Clupea harengus* [冷冻等]	正常	
	单角革鲀 *Aluterus Monoceros* [冷冻等]	正常	
	刀额新对虾 *metapenaeus ensis* [冷冻等]	正常	
	低眼无齿𩷶 *Pangasianodon hypophthalmus*（异名 *pangasius hypophthalmus*）[冷冻等鱼肚]	正常	
	低眼无齿𩷶 *Pangasianodon hypophthalmus*（异名 *pangasius hypophthalmus*）[鱼油]	正常	
	低眼无齿𩷶 *Pangasianodon hypophthalmus*（异名 *pangasius hypophthalmus*）[冷冻等]	正常	
	短舌鳎 *Cynoglossus abbreviatus* [冷冻等]	正常	
	短尾大眼鲷 *Priacanthus macracanthus* [冷冻等]	正常	
	短鲔 *Thunnus obesus* [冷冻等]	正常	
	多齿蛇鲻 *Saurida tumbil* [冷冻等]	正常	
	多鳞鱚 *Sillago sihama* [冷冻等]	正常	
	帆鳍魴属所有种 *Pteraclis* spp. [冷冻等]	正常	
	凡纳（滨）对虾 *Penaeus vannamei*（又为 *Litopenaeus vannamei*）[冷冻等]	正常	
	方头鱼属所有种 *Branchiostegus* spp. [冷冻等]	正常	
	魴属所有种 *Megalobrama* spp. [冷冻等]	正常	
	仿刺参 *Apostichopus* spp. [冷冻等]	正常	
	飞鱼属所有种 *Exocoetus* spp. [冷冻等]	正常	
	佛氏虎鲨 *Heterodontus francisci* [冷冻等]	正常	
	海菜花 *Ottelia acuminata var. acuminata* [冷冻等]	正常	
	海草 *Zostera marina L.* [冷冻等]	正常	
	海带 *Laminaria* spp. [冷冻等]	正常	
	黑棘鲷 *Acanthopagrus schlegelii* [冷冻等]	正常	
	黑鳍叶鲹 *Caranx malam* [冷冻等]	正常	
	红九棘鲈 *Cephalopholis sonnerati* [冰鲜]	正常	
	红牙䱛 *Otolithes ruber* [冷冻等]	正常	
	红眼雪蟹 *Chinoecetes bairdi* [冷冻等]	正常	
	魟属所有种 *Dasyatis* spp. [冷冻等]	正常	
	狐鲣 *Sarda Sarda* [冷冻等]	正常	
	花斑蛇鲻 *Saurida undosquamis* [冷冻等]	正常	
	花腹鲭 *Scomber australasicus* [冷冻等]	正常	
	花鲶 *Silurus asotus* [冷冻等]	正常	

续表63

国家和地区	产品名称	准入状态	备注
越南	黄唇鱼 *Bahaba taipingensis*［冷冻等］	正常	
	黄鳍金枪鱼 *Thunnus albacares*［鱼油］	正常	
	黄鳍金枪鱼 *Thunnus albacares*［冷冻等］	正常	
	黄鳝 *Monopterus albus*［冷冻等］	正常	
	灰眼雪蟹 *Chinopecetes Opilio*［冷冻等］	正常	
	鮰属所有种 *Ameiurus* spp.［冷冻等］	正常	
	尖吻鲈 *Lates calcarifer*［冷冻等］	正常	
	鲣 *Katsuwonus pelamis*［冷冻等］	正常	
	剑旗鱼 *Xiphias gladius*［冷冻等］	正常	
	江蓠 *G. verrucosa*［冷冻等］	正常	
	金带细鲹 *Selaroides leptolepis*［冷冻等］	正常	
	金枪鱼属所有种 *Thunnus* spp.［鱼油］	正常	
	金枪鱼属所有种 *Thunnus* spp.［冷冻等］	正常	
	金线鱼 *Nemipterus virgatus*［冷冻等］	正常	
	金线鱼 *Nemipterus virgatus*［冰鲜］	正常	
	锯缘青蟹 *Scylla serrata*［冰鲜］	正常	
	堪察加拟石蟹 *Paralithodes camtschaticus*［冰鲜］	正常	
	堪察加拟石蟹 *Paralithodes camtschaticus*［冷冻等］	正常	
	康氏侧带小公鱼 *Stolephorus commersonnii*［冷冻等］	正常	
	康氏马鲛 *Scomberomorus commerson*［冷冻等］	正常	
	克氏原螯虾 *Procambarus clarkii*［冰鲜］	正常	
	克氏原螯虾 *Procambarus clarkii*［冷冻等］	正常	
	鲢鱼 *Hypophthalmichthys molitrix*［冷冻等］	正常	
	镰鳍鲱鲳 *Seriolella brama*［冷冻等］	正常	
	龙骨马尾杉 *Phlegmariurus carinatus*［冷冻等］	正常	
	龙骨马尾杉 *Phlegmariurus carinatus*［冷藏］	正常	
	龙虾（常见品种：中国龙虾、波纹龙虾、日本龙虾、杂色龙虾、少刺龙虾、长足龙虾、真龙虾等）*Palinuridae*［冰鲜］	正常	
	龙虾（常见品种：中国龙虾、波纹龙虾、日本龙虾、杂色龙虾、少刺龙虾、长足龙虾、真龙虾等）*Palinuridae*［冷冻］	正常	
	绿边低眼鲶 *Hypophthalmus marginatus*［冷冻等］	正常	
	绿壳菜蛤 *Perna viridis*［冷冻等］	正常	
	马面鲀 *Thamnaconus modestus*［冷冻等］	正常	
	鳗鲡属所有种 *Anguilla* spp.［冷冻等］	正常	
	美洲鳀 *Engraulis mordax*［冷冻等］	正常	

续表64

国家和地区	产品名称	准入状态	备注
越南	秘鲁鳀 *Engraulis ringens*［冷冻等］	正常	
	牡蛎 *Ostrea*［冷冻等］	正常	
	牡蛎 *Ostrea*［冰鲜］	正常	
	南非鳀 *Engraulis capensis*［冷冻等］	正常	
	尼罗尖吻鲈 *Lates niloticus*［冰鲜］	正常	
	欧洲鳀 *Engraulis encrasicolus*［冷冻等］	正常	
	麒麟菜 *Eucheuma cottonii*［冷冻等］	正常	
	青鱼 *Mylopharyngodon piceus*［冷冻等］	正常	
	鲭鱼 *Scomber scombrus*［冷冻等］	正常	
	日本鳗鲡 *Anguilla japonica*［冷冻等］	正常	
	日本鳀 *Engraulis japonicus*［冷冻等］	正常	
	日本竹荚鱼 *Trachurus japonicus*［冷冻等］	正常	
	沙带鱼 *Lepturacanthus savala*［冷冻等］	正常	
	沙丁鱼 *Sardina pilchardus*［冷冻等］	正常	
	沙氏下鱵 *Hyporhamphus sojori*，异名日本下鱵鱼 *Hyporhamphus sajori*［冷冻等］	正常	
	山斑低眼鲶 *Hypophthalmus oremaculatus*［冷冻等］	正常	
	珊瑚藻 *Gelidiales*［冷冻等］	正常	
	扇贝 *Placopecta*（*Placopecten*）*magellanicus*［冰鲜］	正常	
	扇贝 *Placopecta*（*Placopecten*）*magellanicus*［冷冻等］	正常	
	鰤属所有种 *Seriola* spp.［冷冻等］	正常	
	石莼 *Ulva lactuca*［冷冻等］	正常	
	黍鲱 *Sprattus sprattus*［冷冻等］	正常	
	似长鳍黄鱼 *Larimichthys pamoides*［冷冻等］	正常	
	太平洋鲱 *Clupea pallasii*［冷冻等］	正常	
	乌贼目所有种 *Sepiida* spp.［冰鲜］	正常	
	乌贼目所有种 *Sepiida* spp.［冷冻等］	正常	
	无斑圆鲹 *Decapterus kurroides*［冷冻等］	正常	
	无齿低眼鲶 *Hypophthalmus edentatus*［冷冻等］	正常	
	西鲱 *Alosa alosa*［冷冻等］	正常	
	狭鳕 *Theragra chalcogramma*，也称黄线狭鳕［冷冻等］	正常	
	小黄鱼 *Larimichthys polyactis*［冷冻等］	正常	
	小沙丁鱼属所有种 *Sardinella* spp.［冷冻等］	正常	
	雪蟹 *Chionoecetes* spp.［冷冻等］	正常	
	羊栖菜 *Sargassum fusiforme*（*Harv.*）*Setch.*［冷冻等］	正常	
	鳐属所有种 *Raja* spp.［冷冻等］	正常	

续表65

国家和地区	产品名称	准入状态	备注
越南	银彭纳石首鱼 *Pennahia Argentata*［冷冻等］	正常	
	印度鲬 *Platycephalus indicus*［冷冻等］	正常	
	缨低眼鲶 *Hypophthalmus fimbriatus*［冷冻等］	正常	
	鱿鱼 *Loligo*［冷冻等］	正常	
	鱿鱼 *Loligo* spp［冰鲜］	正常	
	远东拟沙丁鱼 *Sardinops sagax*（异名 *Sardinops melanostictus*）［冷冻等］	正常	
	远海梭子蟹 *Portunus pelagicus*［冰鲜］	正常	
	远海梭子蟹 *Portunus pelagicus*［冷冻等］	正常	
	章鱼 *Octopus*［冰鲜］	正常	
	章鱼 *Octopus*［冷冻等］	正常	
	真鲷 *Pagrus major*［冷冻等］	正常	
	真鮰属所有种或叉尾鮰属所有种 *Ictalurus* spp.［冷冻等］	正常	
	中国对虾 *Penacus orientalis*［冷冻等］	正常	
	中间低鳍鲳 *Peprilus medius*［冷冻等］	正常	
中国台湾	阿根廷滑柔鱼 *Illex Argentinus*［冷冻等］	正常	
	澳洲鲭鲐 *Scomber australasicus*［冰鲜］	正常	
	白带鱼 *Trichiurus lepturus*［冷冻等］	正常	
	白腹鲭 *Scomber japonicus*［冷冻等］	正常	
	白姑鱼 *Argyrosomus argentatus*［冷冻等］	正常	
	白星笛鲷 *Lutjanus stellatus*［冷冻等］	正常	
	斑节对虾 *Penaeus monodon*［冷冻等］	正常	
	斑鳍鲉 *Scorpaena neglecta*［冰鲜］	正常	
	鲍鱼 *Haliotis*、*Concholepas*［冰鲜］	正常	
	鲍鱼 *Haliotis*、*Concholepas*［冷冻等］	正常	
	北方长额虾 *pandalus borealis*［冷冻等］	正常	
	北方蓝鳍金枪鱼 *Thunnus thynnus*［冰鲜］	正常	
	北方蓝鳍金枪鱼 *Thunnus thynnus*［冷冻等］	正常	
	长鳍金枪鱼 *Thunnus alalunga*［冷冻等］	正常	
	长鳍鰤 *Seriola rivoliana*［冷冻等］	正常	
	长体油胡瓜鱼 *Spirinchus lanceolatus*［冷冻等鱼卵］	正常	
	长体油胡瓜鱼 *Spirinchus lanceolatus*［冷冻等鱼肝］	正常	
	长体油胡瓜鱼 *Spirinchus lanceolatus*［冷冻等］	正常	
	刺鲅 *Acanthocybium solandri*，也称沙氏刺鲅［冷冻等］	正常	
	大鳞大麻哈鱼 *Oncorhynchus tshawytscha*［冷冻等］	正常	
	大麻哈鱼 *Oncorhynchus keta*［冷冻等］	正常	

续表66

国家和地区	产品名称	准入状态	备注
中国台湾	大青鲨 *Prionace glauca* [冷冻等]	正常	
	大头彭纳石首鱼 *Pennahia macrocephalus* [冷冻等]	正常	
	大西洋鲑 *Salmo salar* [冷冻等]	正常	
	大西洋鳕 *Gadus morhua* [冷冻等]	正常	
	鲽鱼 *Pleuronectes platessa* [冰鲜]	正常	
	短鲔 *Thunnus obesus* [冰鲜]	正常	
	短鲔 *Thunnus obesus* [冷冻等]	正常	
	短吻秋刀鱼 *Cololabis brevirostris* [冷冻等]	正常	
	多鳞鱚 *Sillago sihama* [冷冻等]	正常	
	鳄头冰鱼 *Champsocephalus esox* [冷冻等]	正常	
	翻车鱼 *Mola mola*, [冷冻等]	正常	
	凡纳（滨）对虾 *Penaeus vannamei*（又为 *Litopenaeus vannamei*）[冷冻等]	正常	
	方头鱼属所有种 *Branchiostegus* spp. [冰鲜]	正常	
	方头鱼属所有种 *Branchiostegus* spp. [冷冻等]	正常	
	鲂属所有种 *Megalobrama* spp. [冷冻等]	正常	
	仿刺参 *Apostichopus* spp. [冷冻等]	正常	
	飞鱼属所有种 *Exocoetus* spp. [冰鲜]	正常	
	飞鱼属所有种 *Exocoetus* spp. [冷冻等]	正常	
	飞鱼属所有种 *Exocoetus* spp. [冷冻等鱼卵]	正常	
	风尾藻 *G. eucheumoides Harv.* [冷冻等]	正常	
	佛氏虎鲨 *Heterodontus francisci* [冷冻等]	正常	
	高体鰤 *Seriola dumeril* [冷冻等]	正常	
	格陵兰鳕 *Gadus ogac* [冷冻等]	正常	
	葛仙米 *Pogostemon auricularius*（*l.*）*Kassk* [冷冻等]	正常	
	海带 *Laminaria* spp. [冷藏]	正常	
	海带 *Laminaria* spp. [冷冻等]	正常	
	海胆 *Evechinus chloroticus* [冷冻等]	正常	
	海胆 *Evechinus chloroticus* [冰鲜]	正常	
	褐菖鲉 *Sebastiscus marmoratus* [冷冻等]	正常	
	褐菖鲉 *Sebastiscus marmoratus* [冰鲜]	正常	
	褐蓝子鱼 *Siganus fuscescens* [冷冻等]	正常	
	红金眼鲷 *Beryx splendens* [冷冻等]	正常	
	红金眼鲷 *Beryx splendens* [冰鲜]	正常	
	红九棘鲈 *Cephalopholis sonnerati* [冰鲜]	正常	
	红毛藻 *Bangia atropurpurea* [冷冻等]	正常	

续表67

国家和地区	产品名称	准入状态	备注
中国台湾	红毛藻 *Bangia atropurpurea*［冷藏］	正常	
	红肉旗鱼 *Kajikia audax*［冷冻等］	正常	
	红眼雪蟹 *Chinoecetes bairdi*［冷冻等］	正常	
	红钻鱼 *Etelis carbunculus*［冷冻等］	正常	
	红钻鱼 *Etelis carbunculus*［冰鲜］	正常	
	狐鲣 *Sarda Sarda*［冷冻等］	正常	
	狐鲣 *Sarda Sarda*［冰鲜］	正常	
	花腹鲭 *Scomber australasicus*［冷冻等］	正常	
	花鲶 *Silurus asotus*［冷冻等］	正常	
	黄姑鱼 *Nibea albiflora*［冷冻等］	正常	
	黄犁齿鲷 *Evynnis tumifrons*［冰鲜］	正常	
	黄犁齿鲷 *Evynnis tumifrons*［冷冻等］	正常	
	黄鳍金枪鱼 *Thunnus albacares*［冰鲜］	正常	
	黄鳍金枪鱼 *Thunnus albacares*［冷冻等］	正常	
	黄条鰤 *Seriola lalandi*，也称黄尾鰤［冷冻等］	正常	
	黄条鰤 *Seriola lalandi*，也称黄尾鰤［冰鲜］	正常	
	灰眼雪蟹 *Chinopecetes Opilio*［冷冻等］	正常	
	尖吻鲈 *Lates calcarifer*［冷冻等］	正常	
	鲣 *Katsuwonus pelamis*［冷冻等］	正常	
	鲣 *Katsuwonus pelamis*［冰鲜］	正常	
	剑旗鱼 *Xiphias gladius*［冷冻等］	正常	
	江蓠 *G. verrucosa*［冷冻等］	正常	
	江蓠 *G. verrucosa*［冷藏］	正常	
	叫姑鱼属所有种 *Johnius* spp.［冷冻等］	正常	
	接吻鱼 *Helostoma temminckii*［冷冻等］	正常	
	金枪鱼属所有种 *Thunnus* spp.［冷冻等］	正常	
	金枪鱼属所有种 *Thunnus* spp.［冰鲜］	正常	
	军曹鱼 *Rachycentron canadus*［冷冻等鱼肝］	正常	
	军曹鱼 *Rachycentron canadus*［冷冻等］	正常	
	堪察加拟石蟹 *Paralithodes camtschaticus*［冷冻等］	正常	
	康氏马鲛 *Scomberomorus commerson*［冷冻等］	正常	
	康氏马鲛 *Scomberomorus commerson*［冰鲜］	正常	
	克氏原螯虾 *Procambarus clarkii*［冰鲜］	正常	
	克氏原螯虾 *Procambarus clarkii*［冷冻等］	正常	
	口孵非鲫属所有种 *Oreochromis* spp.［冷冻等］	正常	

续表68

国家和地区	产品名称	准入状态	备注
中国台湾	口虾蛄 *Oratosquilla oratoria* [冷冻等]	正常	
	库页岛马珂蛤 *Pseudocardium sachalinense* [冷冻等]	正常	
	蓝尖尾无须鳕 *Macruronus novaezelandiae* [冷冻等]	正常	
	蓝鳍金枪鱼 *Thunnus maccoyii* [冰鲜]	正常	
	龙虾（常见品种：中国龙虾、波纹龙虾、日本龙虾、杂色龙虾、少刺龙虾、长足龙虾、真龙虾等）*Palinuridae* [冷冻]	正常	
	龙虾（常见品种：中国龙虾、波纹龙虾、日本龙虾、杂色龙虾、少刺龙虾、长足龙虾、真龙虾等）*Palinuridae* [冰鲜]	正常	
	绿壳菜蛤 *Perna viridis* [冷冻等]	正常	
	马鲛属所有种 *Scomberomorus* spp. [冷冻等]	正常	
	马面鲀 *Thamnaconus modestus* [冷冻等]	正常	
	马苏大麻哈鱼 *Oncorhynchus masou* [冷冻等]	正常	
	鳗鲡属所有种 *Anguilla* spp. [冷冻等]	正常	
	毛鳞鱼 *Mallotus villosus* [冷冻等鱼卵]	正常	
	玫瑰大麻哈鱼 *Oncorhynchus rhodurus* [冷冻等]	正常	
	美洲鳀 *Engraulis mordax* [冷冻等]	正常	
	秘鲁鳀 *Engraulis ringens* [冷冻等]	正常	
	鮸鱼 *Miichthys miiuy* [冷冻等]	正常	
	牡蛎 *Ostrea* [冷冻等]	正常	
	牡蛎 *Ostrea* [冰鲜]	正常	
	南非鳀 *Engraulis capensis* [冷冻等]	正常	
	尼罗尖吻鲈 *Lates niloticus* [冰鲜]	正常	
	尼罗尖吻鲈 *Lates niloticus* [冷冻等]	正常	
	牛蛙 *Rana catesbiana* [冷冻等]	正常	
	欧洲鳀 *Engraulis encrasicolus* [冷冻等]	正常	
	平鳍旗鱼 *Istiophorus platypterus* [冷冻等]	正常	
	旗鱼属所有种 *Istiophorus* spp. [冷冻等]	正常	
	鲯鳅 *Coryphaena hippurus* [冷冻等]	正常	
	枪鱼属所有种 *Makaira* spp. [冰鲜]	正常	
	蔷薇带鰆或棘鳞蛇鲭 *Ruvettus pretiosus* [冷冻等]	正常	
	青点鹦嘴鱼 *Scarus ghobban* [冷冻等]	正常	
	鲭鱼 *Scomber scombrus* [冷冻等]	正常	
	鲭鱼 *Scomber scombrus* [冰鲜]	正常	
	鲭属所有种 *Scomber* spp. [冷冻等]	正常	
	秋刀鱼 *Cololabis saira* [冷冻等]	正常	

续表69

国家和地区	产品名称	准入状态	备注
中国台湾	毬藻 *Aegagropila linnaei* [冷藏]	正常	
	毬藻 *Aegagropila linnaei* [冷冻等]	正常	
	裙带菜 *Undaria pinnatifida* (*Harv.*) *Suringar* [冷冻等]	正常	
	日本鳗鲡 *Anguilla japonica* [冷冻等]	正常	
	日本鲭 *Scomber japonicus* [冰鲜]	正常	
	日本鳀 *Engraulis japonicus* [冷冻等]	正常	
	日本乌鲂 *Brama japonica* [冷冻等]	正常	
	日本沼虾 *Macrobranchium nipponense* [冷冻等]	正常	
	日本真鲈 *Lateolabrax japonicus*, [冷冻等]	正常	
	日本竹荚鱼 *Trachurus japonicus* [冰鲜]	正常	
	三线鸡鱼 *Parapristipoma trilineatum* [冷冻等]	正常	
	沙带鱼 *Lepturacanthus savala* [冷冻等]	正常	
	沙丁鱼 *Sardina pilchardus* [冷冻等]	正常	
	沙氏下鱵 *Hyporhamphus sojori*, 异名日本下鱵鱼 *Hyporhamphus sajori* [冷冻等]	正常	
	沙氏下鱵 *Hyporhamphus sojori*, 异名日本下鱵鱼 *Hyporhamphus sajori* [冰鲜]	正常	
	珊瑚藻 *Gelidiales* [冷冻等]	正常	
	扇贝 *Placopecta* (*Placopecten*) *magellanicus* [冰鲜]	正常	
	扇贝 *Placopecta* (*Placopecten*) *magellanicus* [冷冻等]	正常	
	鲹属所有种 *Caranx* spp. [冷冻等]	正常	
	虱目鱼 *Chanos chanos* [冰鲜]	正常	
	虱目鱼 *Chanos chanos* [冷冻等]	正常	
	鰤鱼或五条鰤 *Seriola quinqueradiata* [冷冻等]	正常	
	鰤属所有种 *Seriola* spp. [冷冻等]	正常	
	舒氏猪齿鱼 *Choerodon schoenleinii* [冷冻等]	正常	
	四指马鲅 *Eleutheronema rhadinum* [冷冻等]	正常	
	四指马鲅 *Eleutheronema rhadinum* [冰鲜]	正常	
	鲛 *Liza haematocheila*, 异名龜鲅梭鱼 *Chelon haematocheilus* [冷冻等]	正常	
	太平洋蓝鳍金枪鱼 *Thunnus orientalis* [冷冻等]	正常	
	太平洋蓝鳍金枪鱼 *Thunnus orientalis* [冰鲜]	正常	
	太平洋鳕，又名大头鳕 *Gadus macrocephalus* [冷冻等]	正常	
	驼背大麻哈鱼 *Oncorhynchus gorbuscha* [冷冻等]	正常	
	乌贼目所有种 *Sepiida* spp. [冰鲜]	正常	
	乌贼目所有种 *Sepiida* spp. [冷冻等]	正常	
	无齿相手蟹 *Sesarma dehaani* [冰鲜]	正常	
	无齿相手蟹 *Sesarma dehaani* [冷冻等]	正常	

续表70

国家和地区	产品名称	准入状态	备注
中国台湾	狭鳞庸鲽 *Hippoglossus stenolepis* [冷冻等]	正常	
	香鱼 *Plecoglossus altivelis* [冷冻等]	正常	
	香鱼 *Plecoglossus altivelis* [冰鲜]	正常	
	小球藻 *Chlorella* [冷藏]	正常	
	小球藻 *Chlorella* spp. [冷冻等]	正常	
	星斑裸颊鲷 *Lethrinus nebulosus* [冷冻等]	正常	
	旭蟹 *Ranina ranina* [冷冻等]	正常	
	雪蟹 *Chionoecetes* spp. [冷冻等]	正常	
	亚洲胡瓜鱼或美洲胡瓜鱼 *Osmerus mordax* [冷冻等]	正常	
	眼眶鱼 *Mene maculata* [冷冻等]	正常	
	异鳞蛇鲭，*Lepidocybium flavobrunneum* [冷冻等]	正常	
	银鲳 *Pampus argenteus* [冰鲜]	正常	
	银大麻哈鱼 *Oncorhynchus kisutch* [冷冻等]	正常	
	银纹笛鲷 *Lutjanus argentimaculatus* [冷冻等]	正常	
	庸鲽 *Hippoglossus hippoglossus*（格陵兰）[冷冻等]	正常	
	庸鲽 *Hippoglossus hippoglossus*（格陵兰庸鲽鱼除外）[冷冻等]	正常	
	鱿鱼 *Loligo* [冷冻等]	正常	
	鱿鱼 *Loligo* spp [冰鲜]	正常	
	圆鳍鱼 *Cyclopterus lumpus* [冷冻等鱼卵]	正常	
	章鱼 *Octopus* [冰鲜]	正常	
	章鱼 *Octopus* [冷冻等]	正常	
	杖蛇鲭 *Thyrsites atun* [冷冻等]	正常	
	真鲷 *Pagrus major* [冰鲜]	正常	
	真鲷 *Pagrus major* [冷冻等]	正常	
	正樱虾 *Sergia lucens* [冷冻等]	正常	
	中国鲳 *Pampus chinensis* [冰鲜]	正常	
	中华管鞭虾 *Solenocera crassicornis* [冷冻等]	正常	
	中间低鳍鲳 *Peprilus medius* [冷冻等]	正常	
	鲻鱼 *Mugil cephalus* [冷冻等鱼肝]	正常	
	紫菜 *Porphyra* [冷冻等]	正常	
	紫菜 *Porphyra* [冷藏]	正常	

续表71

国家和地区	产品名称	准入状态	备注
中国香港	澳洲棘鲷 *Acanthopagrus australis*［冷冻等］	正常	
	巴布亚硝水母 *Mastigias papua*［冷冻等］	正常	
	白姑鱼 *Argyrosomus argentatus*［冷冻等］	正常	
	白鲑属所有种 *Coregonus* spp.［冷冻等］	正常	
	白鲑属所有种 *Coregonus* spp.［冰鲜］	正常	
	斑点马鲛 *Scomberomorus guttatus*［冷冻等］	正常	
	斑节对虾 *Penaeus monodon*［冷冻等］	正常	
	斑鳍大眼鲷 *Priacanthus cruentatus*［冷冻等］	正常	
	鲍螺 *Haliotis* spp.［冷冻等］	正常	
	鲍鱼 *Haliotis*、*Concholepas*［冷冻等］	正常	
	鲍鱼 *Haliotis*、*Concholepas*［冰鲜］	正常	
	北鲑属所有种 *Stenodus* spp.［冰鲜］	正常	
	北鲑属所有种 *Stenodus* spp.［冷冻等］	正常	
	贝氏小鲷 *Pagellus bellottii*［冷冻等］	正常	
	波路豆齿蛇鳗 *Pisodonophis boro*［冷冻等］	正常	
	博氏巨鲶 *Pangasius bocourti*［冷冻等］	正常	
	长颌北鲑 *Stenodus leucichthys*［冰鲜］	正常	
	长颌北鲑 *Stenodus leucichthys*［冷冻等］	正常	
	长颌棱鳀 *Thryssa setirostris*［冷冻等］	正常	
	长鳓 *Ilisha elongata*［冷冻等］	正常	
	长鳍鳕属所有种 *Urophycis* spp.［冷冻等］	正常	
	长体蛇鲻 *Saurida elongata*［冷冻等］	正常	
	长体水珍鱼 *Argentina elongata*［冷冻等］	正常	
	长体油胡瓜鱼 *Spirinchus lanceolatus*［冷冻等］	正常	
	长尾大眼鲷 *Priacanthus tayenus*［冷冻等］	正常	
	长心卡帕藻 *Kappaphycus alvarezii*［冷冻等］	正常	
	赤魟 *Dasyatis akajei*［冷冻等］	正常	
	刺参 *Stichopus* spp.［冷冻等］	正常	
	刺鲳 *Psenopsis anomala*［冷冻等］	正常	
	大鳞大麻哈鱼 *Oncorhynchus tshawytscha*［冰鲜］	正常	
	大麻哈鱼 *Oncorhynchus keta*［冷冻等］	正常	
	大麻哈鱼 *Oncorhynchus keta*［冰鲜］	正常	
	大青鲨 *Prionace glauca*［冷冻等］	正常	
	大头狗母鱼 *Trachinocephalus myops*［冷冻等］	正常	
	大西洋鲑 *Salmo salar*［冰鲜］	正常	

续表72

国家和地区	产品名称	准入状态	备注
中国香港	大西洋胸棘鲷 *Hoplostethus atlanticus* [冷冻等]	正常	
	大西洋鳕 *Gadus morhua* [冷冻等]	正常	
	大西洋鳕 *Gadus morhua* [冻鱼卵]	正常	
	大西洋牙鲆 *Paralichthys dentatus* [冷冻等]	正常	
	大眼鲷属所有种 *Priacanthus* spp. [冷冻等]	正常	
	单角革鲀 *Aluterus Monoceros* [冷冻等]	正常	
	刀额新对虾 *metapenaeus ensis* [冷冻等]	正常	
	刀鱼 *Coilia ectenes* [冷冻等]	正常	
	倒刺鲃 *Spinibarbus denticulatus* [冷冻等]	正常	
	笛鲷属所有种 *Lutjanus* spp. [冷冻等]	正常	
	鲽鱼 *Pleuronectes platessa* [冷冻等]	正常	
	短舌鳎 *Cynoglossus abbreviatus* [冷冻等]	正常	
	短尾大眼鲷 *Priacanthus macracanthus* [冷冻等]	正常	
	短吻秋刀鱼 *Cololabis brevirostris* [冷冻等]	正常	
	多鳞鱚 *Sillago sihama* [冷冻等]	正常	
	凡纳（滨）对虾 *Penaeus vannamei*（又为 *Litopenaeus vannamei*）[冷冻等]	正常	
	仿刺参 *Apostichopus* spp. [冷冻等]	正常	
	飞鱼属所有种 *Exocoetus* spp. [冷冻等鱼卵]	正常	
	风尾藻 *G. eucheumoides Harv.* [冷冻等]	正常	
	佛氏虎鲨 *Heterodontus francisci* [冷冻等]	正常	
	格陵兰鳕 *Gadus ogac* [冷冻等鱼卵]	正常	
	格陵兰鳕 *Gadus ogac* [冰鲜]	正常	
	格陵兰鳕 *Gadus ogac* [冷冻等]	正常	
	蛤蜊（马珂蛤）*Mactromeris* spp. [冷冻等]	正常	
	蛤蜊（马珂蛤）*Mactromeris* spp. [冰鲜]	正常	
	公鱼属所有种 *Hypomesus* spp. [冷冻等]	正常	
	骨螺 *Murex* [冷冻等]	正常	
	骨螺 *Murex* [冰鲜]	正常	
	海草 *Zostera marina L.* [冷冻等]	正常	
	海鲫 *Embiotoca jacksoni* [冷冻等]	正常	
	海鳗 *Muraenesox cinereus* [冷冻等]	正常	
	海南华鳊 *Sinibrama melrosei* [冷冻等]	正常	
	海蜇 *Rhopilema* spp. [冷冻等]	正常	
	黑棘鲷 *Acanthopagrus schlegelii* [冷冻等]	正常	
	黑鳃梅童鱼 *Collichthys niveatus* [冷冻等]	正常	

续表73

国家和地区	产品名称	准入状态	备注
中国香港	黑异海鲂 *Allocyttus niger*［冷冻等］	正常	
	黑藻 *Hydrilla verticillata*［冷冻等］	正常	
	红大麻哈鱼 *Oncorhynchus nerka*［冰鲜］	正常	
	红笛鲷 *Lutjanus sanguineus*［冷冻等］	正常	
	红点鲑属所有种 *Salvelinus* spp.［冰鲜］	正常	
	红点鲑属所有种 *Salvelinus* spp.［冷冻等］	正常	
	红鳍裸颊鲷 *Lethrinus haematopterus*［冷冻等］	正常	
	红眼雪蟹 *Chinoecetes bairdi*［冷冻等］	正常	
	花鲶 *Silurus asotus*［冷冻等］	正常	
	画眉笛鲷 *Lutjanus vitta*［冷冻等］	正常	
	黄姑鱼 *Nibea albiflora*［冷冻等］	正常	
	黄鳍棘鲷 *Acanthopagrus latus*［冷冻等］	正常	
	黄鳍金枪鱼 *Thunnus albacares*［冷冻等］	正常	
	灰眼雪蟹 *Chinopecetes Opilio*［冷冻等］	正常	
	茴鱼属所有种 *Thymallus* spp.［冷冻等］	正常	
	茴鱼属所有种 *Thymallus* spp.［冰鲜］	正常	
	鲣 *Katsuwonus pelamis*［冷冻等］	正常	
	江蓠 *G. verrucosa*［冷冻等］	正常	
	江蓠 *G. verrucosa*［冷藏］	正常	
	叫姑鱼 *Johnius grypotus*［冷冻等］	正常	
	金钱鱼 *Scatophagus argus*［冷冻等］	正常	
	金枪鱼属所有种 *Thunnus* spp.［冷冻等］	正常	
	金枪鱼属所有种 *Thunnus* spp.［鱼油］	正常	
	金线鱼 *Nemipterus virgatus*［冷冻等］	正常	
	金线鱼属所有种 *Nemipterus* spp.［冷冻等］	正常	
	巨藻 *Lessonia* spp.［冷冻等］	正常	
	堪察加拟石蟹 *Paralithodes camtschaticus*［冷冻等］	正常	
	康氏马鲛 *Scomberomorus commerson*［冷冻等］	正常	
	口孵非鲫属所有种 *Oreochromis* spp.［冷冻等］	正常	
	口虾蛄 *Oratosquilla oratoria*［冷冻等］	正常	
	口虾蛄 *Oratosquilla oratoria*［冰鲜］	正常	
	蓝点马鲛鱼 *Scomberomorus niphonius*［冷冻等］	正常	
	蓝灰鲳鲳 *Seriolella caerulea*［冷冻等］	正常	
	蓝尖尾无须鳕 *Macruronus novaezelandiae*［冷冻等］	正常	
	勒氏笛鲷 *Lutjanus russelli*［冷冻等］	正常	

续表74

国家和地区	产品名称	准入状态	备注
中国香港	六带石斑鱼 *Epinephelus sexfasciatus*［冷冻等］	正常	
	龙须草 *Potamogeton pectinatus*［冷冻等］	正常	
	绿鳍马面鲀 *Thamnaconus septentrionalis*［冷冻等］	正常	
	马拉巴若鲹 *Carangoides malabaricus*［冷冻等］	正常	
	马苏大麻哈鱼 *Oncorhynchus masou*［冰鲜］	正常	
	马蹄螺 *Trochus niloticus*［冷冻等］	正常	
	鳗鲡属所有种 *Anguilla* spp.［冷冻等］	正常	
	毛里塔尼亚拟牙鲺 *Pseudotolithus senegallus*，异名短颌拟牙鲺 *Pseudotolithus brachygnathus*［冷冻等］	正常	
	毛鳞鱼 *Mallotus villosus*［冷冻等］	正常	
	玫瑰大麻哈鱼 *Oncorhynchus rhodurus*［冰鲜］	正常	
	鮸鱼 *Miichthys miiuy*［冷冻等］	正常	
	摩拉吧笛鲷 *Lutjanus malabaricus*［冷冻等］	正常	
	牡蛎 *Ostrea*［冰鲜］	正常	
	牡蛎 *Ostrea*［冷冻等］	正常	
	南美尖尾无须鳕 *Macruronus Magellanicus*［冷冻等］	正常	
	平鳍旗鱼 *Istiophorus platypterus*［冷冻等］	正常	
	枪鱼属所有种 *Makaira* spp.［冷冻等］	正常	
	青螺 *Patelloida Saccharina Linnaeus*［冷冻等］	正常	
	秋刀鱼 *Cololabis saira*［冷冻等］	正常	
	裙带菜 *Undaria pinnatifida*（*Harv.*）*Suringar*［冷冻等］	正常	
	日本的鲷 *Zeus faber*［冷冻等］	正常	
	日本金线鱼 *Nemipterus japonicus*［冷冻等］	正常	
	日本乌鲂 *Brama japonica*［冷冻等］	正常	
	日本真鲈 *Lateolabrax japonicus*，［冷冻等］	正常	
	日本竹荚鱼 *Trachurus japonicus*［冷冻等］	正常	
	三疣梭子蟹 *Portunus trituberculatus*［冷冻等］	正常	
	沙氏下鱵 *Hyporhamphus sojori*，异名日本下鱵鱼 *Hyporhamphus sajori*［冷冻等］	正常	
	沙水母［冷冻等］	正常	
	扇贝 *Placopecta*（*Placopecten*）*magellanicus*［冰鲜］	正常	
	扇贝 *Placopecta*（*Placopecten*）*magellanicus*［冷冻等］	正常	
	鲹属所有种 *Caranx* spp.［冷冻等］	正常	
	虱目鱼 *Chanos chanos*［冷冻等］	正常	
	石斑鱼属所有种 *Epinephelus* spp.［冰鲜］	正常	
	石斑鱼属所有种 *Epinephelus* spp.［冷冻等］	正常	

续表75

国家和地区	产品名称	准入状态	备注
中国香港	鲥鱼 *Tenualosa reevesii* [冷冻等]	正常	
	首长黄道蟹 *Cancer magister* [冰鲜]	正常	
	丝背冠鳞单棘鲀 *Stephanolepis cirrhifer* [冷冻等]	正常	
	四指马鲅 *Eleutheronema rhadinum* [冷冻等]	正常	
	太平洋鲑属所有种或大麻哈鱼属所有种 *Oncorhynchus* spp. [冰鲜]	正常	
	太平洋鲑属所有种或大麻哈鱼属所有种 *Oncorhynchus* spp. [冷冻等]	正常	
	太平洋潜泥蛤 *Panopea generosa* [冷冻等]	正常	
	太平洋潜泥蛤 *Panopea generosa* [冰鲜]	正常	
	太平洋鳕，又名大头鳕 *Gadus macrocephalus* [冷冻等鱼卵]	正常	
	太平洋鳕，又名大头鳕 *Gadus macrocephalus* [冰鲜]	正常	
	太平洋鳕，又名大头鳕 *Gadus macrocephalus* [冷冻等]	正常	
	驼背大麻哈鱼 *Oncorhynchus gorbuscha* [冰鲜]	正常	
	驼背胡椒鲷 *Plectorhinchus gibbosus* [冷冻等]	正常	
	乌帽龙占 *Lethrinus lentjan* 台湾名，同种异名纵带裸颊鲷 *Lethrinus leutjanus* 中国大陆名 [冷冻等]	正常	
	乌贼目所有种 *Sepiida* spp. [冷冻等]	正常	
	细鳞鱼属所有种 *Brachymystax* spp. [冰鲜]	正常	
	细鳞鱼属所有种 *Brachymystax* spp. [冷冻等]	正常	
	细条石颌鲷 *Lithognathus mormyrus* [冷冻等]	正常	
	狭鳕 *Theragra chalcogramma*，也称黄线狭鳕 [冷冻等鱼肝]	正常	
	狭鳕 *Theragra chalcogramma*，也称黄线狭鳕 [冷冻等鱼卵]	正常	
	狭鳕 *Theragra chalcogramma*，也称黄线狭鳕 [冷冻等]	正常	
	香螺 *Syrinx* spp. [冷冻等]	正常	
	小头油鲽 *Microstomus kitt* [冷冻等]	正常	
	肖氏胡椒鲷 *Plectorhinchus schotaf* [冷冻等]	正常	
	星斑裸颊鲷 *Lethrinus nebulosus* [冷冻等]	正常	
	星康吉鳗 *Conger myriaster* [冷冻等]	正常	
	雪蟹 *Chionoecetes* spp. [冷冻等]	正常	
	牙鲆 *Paralichthys olivaceus* [冷冻等]	正常	
	亚洲胡瓜鱼或美洲胡瓜鱼 *Osmerus mordax* [冷冻等]	正常	
	羊鱼 *Mullus barbatus barbatus* [冷冻等]	正常	
	鳐属所有种 *Raja* spp. [冷冻等]	正常	
	异形波鱼 *Trigonostigma heteromorpha* [冷冻等]	正常	
	异枝卡帕藻 *Kappaphycus striatum* [冷冻等]	正常	
	银带鳍 *Sillago argentifasciata* [冷冻等]	正常	
	银鸡鱼 *Pomadasys argenteus* [冷冻等]	正常	
	银鲕鲳 *Seriolella punctata* [冷冻等]	正常	
	银鱼属所有种 *Salanx* spp. [冷冻等]	正常	
	鱿鱼 *Loligo* [冷冻等]	正常	

续表76

国家和地区	产品名称	准入状态	备注
中国香港	羽鳃鲐 *Rastrelliger kanagurta*［冷冻等］	正常	
	圆鳍鱼 *Cyclopterus lumpus*［冷冻等］	正常	
	章鱼 *Octopus*［冷冻等］	正常	
	哲罗鱼属所有种 *Hucho* spp.［冰鲜］	正常	
	哲罗鱼属所有种 *Hucho* spp.［冷冻等］	正常	
	珍珠鱼属所有种 *Margariscus* spp.［冷冻等］	正常	
	真鲷 *Pagrus major*［冷冻等］	正常	
	竹蛏 *Solen strictus*［冷冻等］	正常	
	鲻鱼 *Mugil cephalus*［冷冻等鱼肝］	正常	
	紫菜 *Porphyra*［冷冻等］	正常	
	紫菜 *Porphyra*［冷藏］	正常	

二、乳制品名单

（一）北美洲

国家和地区	产品名称	准入状态	企业名单
哥斯达黎加	巴氏杀菌乳-*pasteurized milk*	正常	
	部分脱脂乳粉-*partly skimmed milk powder*	正常	
	调味灭菌乳-*flavored sterilized milk*	正常	
	调味乳粉-*flavoured milk powder*	正常	
	调制乳-*modified milk*	正常	
	发酵乳-*fermented milk*	正常	
	风味发酵乳-*flavored fermented milk*	正常	
	干酪-*cheese*	正常	
	黄油-*butter*	正常	
	加糖炼乳-*sweetened condensed milk*	正常	
	炼乳-*condensed milk*	正常	
	灭菌乳-*sterilized milk*	正常	
	浓缩乳清蛋白粉-*whey protein concentrate*	正常	
	配方乳粉-*formula milk powder*	正常	
	其他炼乳-*other condensed milk*	正常	
	其他奶酪-*other cheese*	正常	
	其他奶油-*other milkfat*	正常	
	其他乳粉-*other milk powder*	正常	
	其他乳及乳制品-*other milk and milk products*	正常	
	其他乳清粉-*other whey powder*	正常	
	其他消毒乳-*other disinfection milk*	正常	
	全脂加糖乳粉-*sweetened milk powder*	正常	
	全脂乳粉-*whole milk powder*	正常	
	乳粉-*milk powder*	正常	
	乳清粉-*whey powder*	正常	
	脱盐乳清粉-*demineralized whey powder*	正常	
	脱脂乳粉-*skimmed milk powder*	正常	
	无糖炼乳-*evaporated milk*	正常	
	稀奶油-*cream*	正常	
	营养强化配方乳粉-*fortified formula milk powder*	正常	
	硬质干酪-*hard cheese*	正常	
	婴幼儿配方乳粉-*infant formula milk powder*	正常	
	婴幼儿配方液态乳-*infant formula liquid milk*	正常	

续表1

国家和地区	产品名称	准入状态	企业名单
加拿大	巴氏杀菌乳-*pasteurized milk*	正常	
	部分脱脂乳粉-*partly skimmed milk powder*	正常	
	调味灭菌乳-*flavored sterilized milk*	正常	
	调味乳粉-*flavoured milk powder*	正常	
	调制乳-*modified milk*	正常	
	发酵乳-*fermented milk*	正常	
	风味发酵乳-*flavored fermented milk*	正常	
	干酪-*cheese*	正常	
	黄油-*butter*	正常	
	加糖炼乳-*sweetened condensed milk*	正常	
	炼乳-*condensed milk*	正常	
	灭菌乳-*sterilized milk*	正常	
	浓缩乳清蛋白粉-*whey protein concentrate*	正常	
	配方乳粉-*formula milk powder*	正常	
	其他炼乳-*other condensed milk*	正常	
	其他奶酪-*other cheese*	正常	
	其他奶油-*other milkfat*	正常	
	其他乳粉-*other milk powder*	正常	
	其他乳及乳制品-*other milk and milk products*	正常	
	其他乳清粉-*other whey powder*	正常	
	其他消毒乳-*other disinfection milk*	正常	
	全脂加糖乳粉-*sweetened milk powder*	正常	
	全脂乳粉-*whole milk powder*	正常	
	乳粉-*milk powder*	正常	
	乳清粉-*whey powder*	正常	
	脱盐乳清粉-*demineralized whey powder*	正常	
	脱脂乳粉-*skimmed milk powder*	正常	
	无糖炼乳-*evaporated milk*	正常	
	稀奶油-*cream*	正常	
	营养强化配方乳粉-*fortified formula milk powder*	正常	
	硬质干酪-*hard cheese*	正常	
	婴幼儿配方乳粉-*infant formula milk powder*	正常	
	婴幼儿配方液态乳-*infant formula liquid milk*	正常	

续表2

国家和地区	产品名称	准入状态	企业名单
美国	巴氏杀菌乳-*pasteurized milk*	正常	
	部分脱脂乳粉-*partly skimmed milk powder*	正常	
	调味灭菌乳-*flavored sterilized milk*	正常	
	调味乳粉-*flavoured milk powder*	正常	
	调制乳-*modified milk*	正常	
	发酵乳-*fermented milk*	正常	
	风味发酵乳-*flavored fermented milk*	正常	
	干酪-*cheese*	正常	
	黄油-*butter*	正常	
	加糖炼乳-*sweetened condensed milk*	正常	
	炼乳-*condensed milk*	正常	
	灭菌乳-*sterilized milk*	正常	
	浓缩乳清蛋白粉-*whey protein concentrate*	正常	
	配方乳粉-*formula milk powder*	正常	
	其他炼乳-*other condensed milk*	正常	
	其他奶酪-*other cheese*	正常	
	其他奶油-*other milkfat*	正常	
	其他乳粉-*other milk powder*	正常	
	其他乳及乳制品-*other milk and milk products*	正常	
	其他乳清粉-*other whey powder*	正常	
	其他消毒乳-*other disinfection milk*	正常	
	全脂加糖乳粉-*sweetened milk powder*	正常	
	全脂乳粉-*whole milk powder*	正常	
	乳粉-*milk powder*	正常	
	乳清粉-*whey powder*	正常	
	脱盐乳清粉-*demineralized whey powder*	正常	
	脱脂乳粉-*skimmed milk powder*	正常	
	无糖炼乳-*evaporated milk*	正常	
	稀奶油-*cream*	正常	
	营养强化配方乳粉-*fortified formula milk powder*	正常	
	硬质干酪-*hard cheese*	正常	
	婴幼儿配方乳粉-*infant formula milk powder*	正常	
	婴幼儿配方液态乳-*infant formula liquid milk*	正常	

续表3

国家和地区	产品名称	准入状态	企业名单
墨西哥	干酪-*cheese*	正常	
	黄油-*butter*	正常	
	其他奶酪-*other cheese*	正常	
	其他乳清粉-*other whey powder*	正常	
	乳粉-*milk powder*	正常	
	乳清粉-*whey powder*	正常	
	脱盐乳清粉-*demineralized whey powder*	正常	
	稀奶油-*cream*	正常	

（二）大洋洲

国家和地区	产品名称	准入状态	企业名单
澳大利亚	巴氏杀菌乳-*pasteurized milk*	正常	
	部分脱脂乳粉-*partly skimmed milk powder*	正常	
	调味灭菌乳-*flavored sterilized milk*	正常	
	调味乳粉-*flavoured milk powder*	正常	
	调制乳-*modified milk*	正常	
	发酵乳-*fermented milk*	正常	
	风味发酵乳-*flavored fermented milk*	正常	
	干酪-*cheese*	正常	
	黄油-*butter*	正常	
	加糖炼乳-*sweetened condensed milk*	正常	
	炼乳-*condensed milk*	正常	
	灭菌乳-*sterilized milk*	正常	
	浓缩乳清蛋白粉-*whey protein concentrate*	正常	
	配方乳粉-*formula milk powder*	正常	
	其他炼乳-*other condensed milk*	正常	
	其他奶酪-*other cheese*	正常	
	其他奶油-*other milkfat*	正常	
	其他乳粉-*other milk powder*	正常	
	其他乳及乳制品-*other milk and milk products*	正常	
	其他乳清粉-*other whey powder*	正常	
	其他消毒乳-*other disinfection milk*	正常	
	全脂加糖乳粉-*sweetened milk powder*	正常	
	全脂乳粉-*whole milk powder*	正常	
	乳粉-*milk powder*	正常	

续表1

国家和地区	产品名称	准入状态	企业名单
澳大利亚	乳清粉-*whey powder*	正常	
	脱盐乳清粉-*demineralized whey powder*	正常	
	脱脂乳粉-*skimmed milk powder*	正常	
	无糖炼乳-*evaporated milk*	正常	
	稀奶油-*cream*	正常	
	营养强化配方乳粉-*fortified formula milk powder*	正常	
	硬质干酪-*hard cheese*	正常	
	婴幼儿配方乳粉-*infant formula milk powder*	正常	
	婴幼儿配方液态乳-*infant formula liquid milk*	正常	
新西兰	巴氏杀菌乳-*pasteurized milk*	正常	
	部分脱脂乳粉-*partly skimmed milk powder*	正常	
	调味灭菌乳-*flavored sterilized milk*	正常	
	调味乳粉-*flavoured milk powder*	正常	
	调制乳-*modified milk*	正常	
	发酵乳-*fermented milk*	正常	
	风味发酵乳-*flavored fermented milk*	正常	
	干酪-*cheese*	正常	
	黄油-*butter*	正常	
	加糖炼乳-*sweetened condensed milk*	正常	
	炼乳-*condensed milk*	正常	
	灭菌乳-*sterilized milk*	正常	
	浓缩乳清蛋白粉-*whey protein concentrate*	正常	
	配方乳粉-*formula milk powder*	正常	
	其他炼乳-*other condensed milk*	正常	
	其他奶酪-*other cheese*	正常	
	其他奶油-*other milkfat*	正常	
	其他乳粉-*other milk powder*	正常	
	其他乳及乳制品-*other milk and milk products*	正常	
	其他乳清粉-*other whey powder*	正常	
	其他消毒乳-*other disinfection milk*	正常	
	全脂加糖乳粉-*sweetened milk powder*	正常	
	全脂乳粉-*whole milk powder*	正常	
	乳粉-*milk powder*	正常	
	乳清粉-*whey powder*	正常	
	脱盐乳清粉-*demineralized whey powder*	正常	

续表2

国家和地区	产品名称	准入状态	企业名单
新西兰	脱脂乳粉-*skimmed milk powder*	正常	
	无糖炼乳-*evaporated milk*	正常	
	稀奶油-*cream*	正常	
	营养强化配方乳粉-*fortified formula milk powder*	正常	
	硬质干酪-*hard cheese*	正常	
	婴幼儿配方乳粉-*infant formula milk powder*	正常	
	婴幼儿配方液态乳-*infant formula liquid milk*	正常	

（三）南美洲

国家和地区	产品名称	准入状态	企业名单
阿根廷	巴氏杀菌乳-*pasteurized milk*	正常	
	部分脱脂乳粉-*partly skimmed milk powder*	正常	
	调味灭菌乳-*flavored sterilized milk*	正常	
	调味乳粉-*flavoured milk powder*	正常	
	调制乳-*modified milk*	正常	
	发酵乳-*fermented milk*	正常	
	风味发酵乳-*flavored fermented milk*	正常	
	干酪-*cheese*	正常	
	黄油-*butter*	正常	
	加糖炼乳-*sweetened condensed milk*	正常	
	炼乳-*condensed milk*	正常	
	灭菌乳-*sterilized milk*	正常	
	浓缩乳清蛋白粉-*whey protein concentrate*	正常	
	配方乳粉-*formula milk powder*	正常	
	其他炼乳-*other condensed milk*	正常	
	其他奶酪-*other cheese*	正常	
	其他奶油-*other milkfat*	正常	
	其他乳粉-*other milk powder*	正常	
	其他乳及乳制品-*other milk and milk products*	正常	
	其他乳清粉-*other whey powder*	正常	
	其他消毒乳-*other disinfection milk*	正常	
	全脂加糖乳粉-*sweetened milk powder*	正常	
	全脂乳粉-*whole milk powder*	正常	
	乳粉-*milk powder*	正常	
	乳清粉-*whey powder*	正常	

续表1

国家和地区	产品名称	准入状态	企业名单
阿根廷	脱盐乳清粉-*demineralized whey powder*	正常	
	脱脂乳粉-*skimmed milk powder*	正常	
	无糖炼乳-*evaporated milk*	正常	
	稀奶油-*cream*	正常	
	营养强化配方乳粉-*fortified formula milk powder*	正常	
	硬质干酪-*hard cheese*	正常	
	婴幼儿配方乳粉-*infant formula milk powder*	正常	
	婴幼儿配方液态乳-*infant formula liquid milk*	正常	
巴西	部分脱脂乳粉-*partly skimmed milk powder*	正常	
	调味乳粉-*flavoured milk powder*	正常	
	干酪-*cheese*	正常	
	黄油-*butter*	正常	
	加糖炼乳-*sweetened condensed milk*	正常	
	炼乳-*condensed milk*	正常	
	浓缩乳清蛋白粉-*whey protein concentrate*	正常	
	配方乳粉-*formula milk powder*	正常	
	其他奶酪-*other cheese*	正常	
	其他奶油-*other milkfat*	正常	
	其他乳粉-*other milk powder*	正常	
	其他乳及乳制品-*other milk and milk products*	正常	
	其他乳清粉-*other whey powder*	正常	
	全脂乳粉-*whole milk powder*	正常	
	乳粉-*milk powder*	正常	
	乳清粉-*whey powder*	正常	
	脱盐乳清粉-*demineralized whey powder*	正常	
	脱脂乳粉-*skimmed milk powder*	正常	
	稀奶油-*cream*	正常	
	营养强化配方乳粉-*fortified formula milk powder*	正常	
	硬质干酪-*hard cheese*	正常	

续表2

国家和地区	产品名称	准入状态	企业名单
乌拉圭	巴氏杀菌乳-*pasteurized milk*	正常	
	部分脱脂乳粉-*partly skimmed milk powder*	正常	
	调味灭菌乳-*flavored sterilized milk*	正常	
	调味乳粉-*flavoured milk powder*	正常	
	调制乳-*modified milk*	正常	
	发酵乳-*fermented milk*	正常	
	风味发酵乳-*flavored fermented milk*	正常	
	干酪-*cheese*	正常	
	黄油-*butter*	正常	
	加糖炼乳-*sweetened condensed milk*	正常	
	炼乳-*condensed milk*	正常	
	灭菌乳-*sterilized milk*	正常	
	浓缩乳清蛋白粉-*whey protein concentrate*	正常	
	配方乳粉-*formula milk powder*	正常	
	其他炼乳-*other condensed milk*	正常	
	其他奶酪-*other cheese*	正常	
	其他奶油-*other milkfat*	正常	
	其他乳粉-*other milk powder*	正常	
	其他乳及乳制品-*other milk and milk products*	正常	
	其他乳清粉-*other whey powder*	正常	
	其他消毒乳-*other disinfection milk*	正常	
	全脂加糖乳粉-*sweetened milk powder*	正常	
	全脂乳粉-*whole milk powder*	正常	
	乳粉-*milk powder*	正常	
	乳清粉-*whey powder*	正常	
	脱盐乳清粉-*demineralized whey powder*	正常	
	脱脂乳粉-*skimmed milk powder*	正常	
	无糖炼乳-*evaporated milk*	正常	
	稀奶油-*cream*	正常	
	营养强化配方乳粉-*fortified formula milk powder*	正常	
	硬质干酪-*hard cheese*	正常	
	婴幼儿配方乳粉-*infant formula milk powder*	正常	
	婴幼儿配方液态乳-*infant formula liquid milk*	正常	

续表3

国家和地区	产品名称	准入状态	企业名单
智利	巴氏杀菌乳-*pasteurized milk*	正常	
	部分脱脂乳粉-*partly skimmed milk powder*	正常	
	调味灭菌乳-*flavored sterilized milk*	正常	
	调味乳粉-*flavoured milk powder*	正常	
	调制乳-*modified milk*	正常	
	发酵乳-*fermented milk*	正常	
	风味发酵乳-*flavored fermented milk*	正常	
	干酪-*cheese*	正常	
	黄油-*butter*	正常	
	加糖炼乳-*sweetened condensed milk*	正常	
	炼乳-*condensed milk*	正常	
	灭菌乳-*sterilized milk*	正常	
	浓缩乳清蛋白粉-*whey protein concentrate*	正常	
	配方乳粉-*formula milk powder*	正常	
	其他炼乳-*other condensed milk*	正常	
	其他奶酪-*other cheese*	正常	
	其他奶油-*other milkfat*	正常	
	其他乳粉-*other milk powder*	正常	
	其他乳及乳制品-*other milk and milk products*	正常	
	其他乳清粉-*other whey powder*	正常	
	其他消毒乳-*other disinfection milk*	正常	
	全脂加糖乳粉-*sweetened milk powder*	正常	
	全脂乳粉-*whole milk powder*	正常	
	乳粉-*milk powder*	正常	
	乳清粉-*whey powder*	正常	
	脱盐乳清粉-*demineralized whey powder*	正常	
	脱脂乳粉-*skimmed milk powder*	正常	
	无糖炼乳-*evaporated milk*	正常	
	稀奶油-*cream*	正常	
	营养强化配方乳粉-*fortified formula milk powder*	正常	
	硬质干酪-*hard cheese*	正常	
	婴幼儿配方乳粉-*infant formula milk powder*	正常	
	婴幼儿配方液态乳-*infant formula liquid milk*	正常	

（四）欧洲

国家和地区	产品名称	准入状态	企业名单
爱尔兰	巴氏杀菌乳-*pasteurized milk*	正常	
	部分脱脂乳粉-*partly skimmed milk powder*	正常	
	调味灭菌乳-*flavored sterilized milk*	正常	
	调味乳粉-*flavoured milk powder*	正常	
	调制乳-*modified milk*	正常	
	发酵乳-*fermented milk*	正常	
	风味发酵乳-*flavored fermented milk*	正常	
	干酪-*cheese*	正常	
	黄油-*butter*	正常	
	加糖炼乳-*sweetened condensed milk*	正常	
	炼乳-*condensed milk*	正常	
	灭菌乳-*sterilized milk*	正常	
	浓缩乳清蛋白粉-*whey protein concentrate*	正常	
	配方乳粉-*formula milk powder*	正常	
	其他炼乳-*other condensed milk*	正常	
	其他奶酪-*other cheese*	正常	
	其他奶油-*other milkfat*	正常	
	其他乳粉-*other milk powder*	正常	
	其他乳及乳制品-*other milk and milk products*	正常	
	其他乳清粉-*other whey powder*	正常	
	其他消毒乳-*other disinfection milk*	正常	
	全脂加糖乳粉-*sweetened milk powder*	正常	
	全脂乳粉-*whole milk powder*	正常	
	乳粉-*milk powder*	正常	
	乳清粉-*whey powder*	正常	
	脱盐乳清粉-*demineralized whey powder*	正常	
	脱脂乳粉-*skimmed milk powder*	正常	
	无糖炼乳-*evaporated milk*	正常	
	稀奶油-*cream*	正常	
	营养强化配方乳粉-*fortified formula milk powder*	正常	
	硬质干酪-*hard cheese*	正常	
	婴幼儿配方乳粉-*infant formula milk powder*	正常	
	婴幼儿配方液态乳-*infant formula liquid milk*	正常	

续表1

国家和地区	产品名称	准入状态	企业名单
爱沙尼亚	部分脱脂乳粉-*partly skimmed milk powder*	正常	
	调味乳粉-*flavoured milk powder*	正常	
	干酪-*cheese*	正常	
	黄油-*butter*	正常	
	配方乳粉-*formula milk powder*	正常	
	其他乳粉-*other milk powder*	正常	
	全脂加糖乳粉-*sweetened milk powder*	正常	
	全脂乳粉-*whole milk powder*	正常	
	乳粉-*milk powder*	正常	
	乳清粉-*whey powder*	正常	
	脱盐乳清粉-*demineralized whey powder*	正常	
	脱脂乳粉-*skimmed milk powder*	正常	
	稀奶油-*cream*	正常	
	营养强化配方乳粉-*fortified formula milk powder*	正常	
	硬质干酪-*hard cheese*	正常	
	婴幼儿配方乳粉-*infant formula milk powder*	正常	
奥地利	巴氏杀菌乳-*pasteurized milk*	正常	
	部分脱脂乳粉-*partly skimmed milk powder*	正常	
	调味灭菌乳-*flavored sterilized milk*	正常	
	调味乳粉-*flavoured milk powder*	正常	
	调制乳-*modified milk*	正常	
	发酵乳-*fermented milk*	正常	
	风味发酵乳-*flavored fermented milk*	正常	
	干酪-*cheese*	正常	
	黄油-*butter*	正常	
	加糖炼乳-*sweetened condensed milk*	正常	
	炼乳-*condensed milk*	正常	
	灭菌乳-*sterilized milk*	正常	
	浓缩乳清蛋白粉-*whey protein concentrate*	正常	
	配方乳粉-*formula milk powder*	正常	
	其他炼乳-*other condensed milk*	正常	
	其他奶酪-*other cheese*	正常	
	其他奶油-*other milkfat*	正常	
	其他乳粉-*other milk powder*	正常	
	其他乳及乳制品-*other milk and milk products*	正常	

续表2

国家和地区	产品名称	准入状态	企业名单
奥地利	其他乳清粉-*other whey powder*	正常	
	其他消毒乳-*other disinfection milk*	正常	
	全脂加糖乳粉-*sweetened milk powder*	正常	
	全脂乳粉-*whole milk powder*	正常	
	乳粉-*milk powder*	正常	
	乳清粉-*whey powder*	正常	
	脱盐乳清粉-*demineralized whey powder*	正常	
	脱脂乳粉-*skimmed milk powder*	正常	
	无糖炼乳-*evaporated milk*	正常	
	稀奶油-*cream*	正常	
	营养强化配方乳粉-*fortified formula milk powder*	正常	
	硬质干酪-*hard cheese*	正常	
	婴幼儿配方乳粉-*infant formula milk powder*	正常	
	婴幼儿配方液态乳-*infant formula liquid milk*	正常	
白俄罗斯	巴氏杀菌乳-*pasteurized milk*	正常	
	部分脱脂乳粉-*partly skimmed milk powder*	正常	
	调味灭菌乳-*flavored sterilized milk*	正常	
	调味乳粉-*flavoured milk powder*	正常	
	调制乳-*modified milk*	正常	
	发酵乳-*fermented milk*	正常	
	风味发酵乳-*flavored fermented milk*	正常	
	干酪-*cheese*	正常	
	黄油-*butter*	正常	
	加糖炼乳-*sweetened condensed milk*	正常	
	炼乳-*condensed milk*	正常	
	灭菌乳-*sterilized milk*	正常	
	浓缩乳清蛋白粉-*whey protein concentrate*	正常	
	配方乳粉-*formula milk powder*	正常	
	其他炼乳-*other condensed milk*	正常	
	其他奶酪-*other cheese*	正常	
	其他奶油-*other milkfat*	正常	
	其他乳粉-*other milk powder*	正常	
	其他乳及乳制品-*other milk and milk products*	正常	
	其他乳清粉-*other whey powder*	正常	
	其他消毒乳-*other disinfection milk*	正常	

续表3

国家和地区	产品名称	准入状态	企业名单
白俄罗斯	全脂加糖乳粉-*sweetened milk powder*	正常	
	全脂乳粉-*whole milk powder*	正常	
	乳粉-*milk powder*	正常	
	乳清粉-*whey powder*	正常	
	脱盐乳清粉-*demineralized whey powder*	正常	
	脱脂乳粉-*skimmed milk powder*	正常	
	无糖炼乳-*evaporated milk*	正常	
	稀奶油-*cream*	正常	
	营养强化配方乳粉-*fortified formula milk powder*	正常	
	硬质干酪-*hard cheese*	正常	
	婴幼儿配方乳粉-*infant formula milk powder*	正常	
	婴幼儿配方液态乳-*infant formula liquid milk*	正常	
保加利亚	巴氏杀菌乳-*pasteurized milk*	正常	
	发酵乳-*fermented milk*	正常	
	风味发酵乳-*flavored fermented milk*	正常	
	干酪-*cheese*	正常	
	黄油-*butter*	正常	
	其他奶酪-*other cheese*	正常	
	其他乳及乳制品-*other milk and milk products*	正常	
	稀奶油-*cream*	正常	
比利时	巴氏杀菌乳-*pasteurized milk*	正常	
	部分脱脂乳粉-*partly skimmed milk powder*	正常	
	调味灭菌乳-*flavored sterilized milk*	正常	
	调味乳粉-*flavoured milk powder*	正常	
	调制乳-*modified milk*	正常	
	发酵乳-*fermented milk*	正常	
	风味发酵乳-*flavored fermented milk*	正常	
	干酪-*cheese*	正常	
	黄油-*butter*	正常	
	加糖炼乳-*sweetened condensed milk*	正常	
	炼乳-*condensed milk*	正常	
	灭菌乳-*sterilized milk*	正常	
	浓缩乳清蛋白粉-*whey protein concentrate*	正常	
	配方乳粉-*formula milk powder*	正常	
	其他炼乳-*other condensed milk*	正常	

续表4

国家和地区	产品名称	准入状态	企业名单
比利时	其他奶酪-*other cheese*	正常	
	其他奶油-*other milkfat*	正常	
	其他乳粉-*other milk powder*	正常	
	其他乳及乳制品-*other milk and milk products*	正常	
	其他乳清粉-*other whey powder*	正常	
	其他消毒乳-*other disinfection milk*	正常	
	全脂加糖乳粉-*sweetened milk powder*	正常	
	全脂乳粉-*whole milk powder*	正常	
	乳粉-*milk powder*	正常	
	乳清粉-*whey powder*	正常	
	脱盐乳清粉-*demineralized whey powder*	正常	
	脱脂乳粉-*skimmed milk powder*	正常	
	无糖炼乳-*evaporated milk*	正常	
	稀奶油-*cream*	正常	
	营养强化配方乳粉-*fortified formula milk powder*	正常	
	硬质干酪-*hard cheese*	正常	
	婴幼儿配方乳粉-*infant formula milk powder*	正常	
	婴幼儿配方液态乳-*infant formula liquid milk*	正常	
波兰	巴氏杀菌乳-*pasteurized milk*	正常	
	部分脱脂乳粉-*partly skimmed milk powder*	正常	
	调味灭菌乳-*flavored sterilized milk*	正常	
	调味乳粉-*flavoured milk powder*	正常	
	调制乳-*modified milk*	正常	
	发酵乳-*fermented milk*	正常	
	风味发酵乳-*flavored fermented milk*	正常	
	干酪-*cheese*	正常	
	黄油-*butter*	正常	
	加糖炼乳-*sweetened condensed milk*	正常	
	炼乳-*condensed milk*	正常	
	灭菌乳-*sterilized milk*	正常	
	浓缩乳清蛋白粉-*whey protein concentrate*	正常	
	配方乳粉-*formula milk powder*	正常	
	其他炼乳-*other condensed milk*	正常	
	其他奶酪-*other cheese*	正常	
	其他奶油-*other milkfat*	正常	

续表5

国家和地区	产品名称	准入状态	企业名单
波兰	其他乳粉-*other milk powder*	正常	
	其他乳及乳制品-*other milk and milk products*	正常	
	其他乳清粉-*other whey powder*	正常	
	其他消毒乳-*other disinfection milk*	正常	
	全脂加糖乳粉-*sweetened milk powder*	正常	
	全脂乳粉-*whole milk powder*	正常	
	乳粉-*milk powder*	正常	
	乳清粉-*whey powder*	正常	
	脱盐乳清粉-*demineralized whey powder*	正常	
	脱脂乳粉-*skimmed milk powder*	正常	
	无糖炼乳-*evaporated milk*	正常	
	稀奶油-*cream*	正常	
	营养强化配方乳粉-*fortified formula milk powder*	正常	
	硬质干酪-*hard cheese*	正常	
	婴幼儿配方乳粉-*infant formula milk powder*	正常	
	婴幼儿配方液态乳-*infant formula liquid milk*	正常	
丹麦	巴氏杀菌乳-*pasteurized milk*	正常	
	部分脱脂乳粉-*partly skimmed milk powder*	正常	
	调味灭菌乳-*flavored sterilized milk*	正常	
	调味乳粉-*flavoured milk powder*	正常	
	调制乳-*modified milk*	正常	
	发酵乳-*fermented milk*	正常	
	风味发酵乳-*flavored fermented milk*	正常	
	干酪-*cheese*	正常	
	黄油-*butter*	正常	
	加糖炼乳-*sweetened condensed milk*	正常	
	炼乳-*condensed milk*	正常	
	灭菌乳-*sterilized milk*	正常	
	浓缩乳清蛋白粉-*whey protein concentrate*	正常	
	配方乳粉-*formula milk powder*	正常	
	其他炼乳-*other condensed milk*	正常	
	其他奶酪-*other cheese*	正常	
	其他奶油-*other milkfat*	正常	
	其他乳粉-*other milk powder*	正常	
	其他乳及乳制品-*other milk and milk products*	正常	

续表6

国家和地区	产品名称	准入状态	企业名单
丹麦	其他乳清粉-*other whey powder*	正常	
	其他消毒乳-*other disinfection milk*	正常	
	全脂加糖乳粉-*sweetened milk powder*	正常	
	全脂乳粉-*whole milk powder*	正常	
	乳粉-*milk powder*	正常	
	乳清粉-*whey powder*	正常	
	脱盐乳清粉-*demineralized whey powder*	正常	
	脱脂乳粉-*skimmed milk powder*	正常	
	无糖炼乳-*evaporated milk*	正常	
	稀奶油-*cream*	正常	
	营养强化配方乳粉-*fortified formula milk powder*	正常	
	硬质干酪-*hard cheese*	正常	
	婴幼儿配方乳粉-*infant formula milk powder*	正常	
	婴幼儿配方液态乳-*infant formula liquid milk*	正常	
德国	巴氏杀菌乳-*pasteurized milk*	正常	
	部分脱脂乳粉-*partly skimmed milk powder*	正常	
	调味灭菌乳-*flavored sterilized milk*	正常	
	调味乳粉-*flavoured milk powder*	正常	
	调制乳-*modified milk*	正常	
	发酵乳-*fermented milk*	正常	
	风味发酵乳-*flavored fermented milk*	正常	
	干酪-*cheese*	正常	
	黄油-*butter*	正常	
	加糖炼乳-*sweetened condensed milk*	正常	
	炼乳-*condensed milk*	正常	
	灭菌乳-*sterilized milk*	正常	
	浓缩乳清蛋白粉-*whey protein concentrate*	正常	
	配方乳粉-*formula milk powder*	正常	
	其他炼乳-*other condensed milk*	正常	
	其他奶酪-*other cheese*	正常	
	其他奶油-*other milkfat*	正常	
	其他乳粉-*other milk powder*	正常	
	其他乳及乳制品-*other milk and milk products*	正常	
	其他乳清粉-*other whey powder*	正常	
	其他消毒乳-*other disinfection milk*	正常	

续表7

国家和地区	产品名称	准入状态	企业名单
德国	全脂加糖乳粉-*sweetened milk powder*	正常	
	全脂乳粉-*whole milk powder*	正常	
	乳粉-*milk powder*	正常	
	乳清粉-*whey powder*	正常	
	脱盐乳清粉-*demineralized whey powder*	正常	
	脱脂乳粉-*skimmed milk powder*	正常	
	无糖炼乳-*evaporated milk*	正常	
	稀奶油-*cream*	正常	
	营养强化配方乳粉-*fortified formula milk powder*	正常	
	硬质干酪-*hard cheese*	正常	
	婴幼儿配方乳粉-*infant formula milk powder*	正常	
	婴幼儿配方液态乳-*infant formula liquid milk*	正常	
俄罗斯	巴氏杀菌乳-*pasteurized milk*	正常	
	冰淇淋-*ice cream*	正常	
	调味乳粉-*flavoured milk powder*	正常	
	调制乳-*modified milk*	正常	
	发酵乳-*fermented milk*	正常	
	非熟化干酪-*fresh cheese*	正常	
	风味发酵乳-*flavored fermented milk*	正常	
	黄油-*butter*	正常	
	冷冻饮品制作料-*frozen beverage making material*	正常	
	炼乳-*condensed milk*	正常	
	霉菌成熟干酪-*mold mature cheese*	正常	
	灭菌乳-*sterilized milk*	正常	
	其他冷冻饮品-*other frozen drinks*	正常	
	其他奶酪-*other cheese*	正常	
	其他奶油-*other milkfat*	正常	
	其他乳及乳制品-*other milk and milk products*	正常	
	其他乳清粉-*other whey powder*	正常	
	乳粉-*milk powder*	正常	
	乳清蛋白粉-*lactalbumin powder*	正常	
	乳清粉-*whey powder*	正常	
	生乳-*raw milk*	正常	
	食用冰-*Edible ice*	正常	
	无水奶油-*anhydrous milkfat*	正常	

续表8

国家和地区	产品名称	准入状态	企业名单
俄罗斯	稀奶油-*cream*	正常	
	再制干酪-*processed cheese*	正常	
法国	巴氏杀菌乳-*pasteurized milk*	正常	
	部分脱脂乳粉-*partly skimmed milk powder*	正常	
	调味灭菌乳-*flavored sterilized milk*	正常	
	调味乳粉-*flavoured milk powder*	正常	
	调制乳-*modified milk*	正常	
	发酵乳-*fermented milk*	正常	
	风味发酵乳-*flavored fermented milk*	正常	
	干酪-*cheese*	正常	
	黄油-*butter*	正常	
	加糖炼乳-*sweetened condensed milk*	正常	
	炼乳-*condensed milk*	正常	
	灭菌乳-*sterilized milk*	正常	
	浓缩乳清蛋白粉-*whey protein concentrate*	正常	
	配方乳粉-*formula milk powder*	正常	
	其他炼乳-*other condensed milk*	正常	
	其他奶酪-*other cheese*	正常	
	其他奶油-*other milkfat*	正常	
	其他乳粉-*other milk powder*	正常	
	其他乳及乳制品-*other milk and milk products*	正常	
	其他乳清粉-*other whey powder*	正常	
	其他消毒乳-*other disinfection milk*	正常	
	全脂加糖乳粉-*sweetened milk powder*	正常	
	全脂乳粉-*whole milk powder*	正常	
	乳粉-*milk powder*	正常	
	乳清粉-*whey powder*	正常	
	脱盐乳清粉-*demineralized whey powder*	正常	
	脱脂乳粉-*skimmed milk powder*	正常	
	无糖炼乳-*evaporated milk*	正常	
	稀奶油-*cream*	正常	
	营养强化配方乳粉-*fortified formula milk powder*	正常	
	硬质干酪-*hard cheese*	正常	
	婴幼儿配方乳粉-*infant formula milk powder*	正常	
	婴幼儿配方液态乳-*infant formula liquid milk*	正常	

续表9

国家和地区	产品名称	准入状态	企业名单
芬兰	巴氏杀菌乳-*pasteurized milk*	正常	
	部分脱脂乳粉-*partly skimmed milk powder*	正常	
	调味灭菌乳-*flavored sterilized milk*	正常	
	调味乳粉-*flavoured milk powder*	正常	
	调制乳-*modified milk*	正常	
	发酵乳-*fermented milk*	正常	
	风味发酵乳-*flavored fermented milk*	正常	
	干酪-*cheese*	正常	
	黄油-*butter*	正常	
	加糖炼乳-*sweetened condensed milk*	正常	
	炼乳-*condensed milk*	正常	
	灭菌乳-*sterilized milk*	正常	
	浓缩乳清蛋白粉-*whey protein concentrate*	正常	
	配方乳粉-*formula milk powder*	正常	
	其他炼乳-*other condensed milk*	正常	
	其他奶酪-*other cheese*	正常	
	其他奶油-*other milkfat*	正常	
	其他乳粉-*other milk powder*	正常	
	其他乳及乳制品-*other milk and milk products*	正常	
	其他乳清粉-*other whey powder*	正常	
	其他消毒乳-*other disinfection milk*	正常	
	全脂加糖乳粉-*sweetened milk powder*	正常	
	全脂乳粉-*whole milk powder*	正常	
	乳粉-*milk powder*	正常	
	乳清粉-*whey powder*	正常	
	脱盐乳清粉-*demineralized whey powder*	正常	
	脱脂乳粉-*skimmed milk powder*	正常	
	无糖炼乳-*evaporated milk*	正常	
	稀奶油-*cream*	正常	
	营养强化配方乳粉-*fortified formula milk powder*	正常	
	硬质干酪-*hard cheese*	正常	
	婴幼儿配方乳粉-*infant formula milk powder*	正常	
	婴幼儿配方液态乳-*infant formula liquid milk*	正常	

续表10

国家和地区	产品名称	准入状态	企业名单
荷兰	巴氏杀菌乳-*pasteurized milk*	正常	
	部分脱脂乳粉-*partly skimmed milk powder*	正常	
	调味灭菌乳-*flavored sterilized milk*	正常	
	调味乳粉-*flavoured milk powder*	正常	
	调制乳-*modified milk*	正常	
	发酵乳-*fermented milk*	正常	
	风味发酵乳-*flavored fermented milk*	正常	
	干酪-*cheese*	正常	
	黄油-*butter*	正常	
	加糖炼乳-*sweetened condensed milk*	正常	
	炼乳-*condensed milk*	正常	
	灭菌乳-*sterilized milk*	正常	
	浓缩乳清蛋白粉-*whey protein concentrate*	正常	
	配方乳粉-*formula milk powder*	正常	
	其他炼乳-*other condensed milk*	正常	
	其他奶酪-*other cheese*	正常	
	其他奶油-*other milkfat*	正常	
	其他乳粉-*other milk powder*	正常	
	其他乳及乳制品-*other milk and milk products*	正常	
	其他乳清粉-*other whey powder*	正常	
	其他消毒乳-*other disinfection milk*	正常	
	全脂加糖乳粉-*sweetened milk powder*	正常	
	全脂乳粉-*whole milk powder*	正常	
	乳粉-*milk powder*	正常	
	乳清粉-*whey powder*	正常	
	脱盐乳清粉-*demineralized whey powder*	正常	
	脱脂乳粉-*skimmed milk powder*	正常	
	无糖炼乳-*evaporated milk*	正常	
	稀奶油-*cream*	正常	
	营养强化配方乳粉-*fortified formula milk powder*	正常	
	硬质干酪-*hard cheese*	正常	
	婴幼儿配方乳粉-*infant formula milk powder*	正常	
	婴幼儿配方液态乳-*infant formula liquid milk*	正常	

续表11

国家和地区	产品名称	准入状态	企业名单
捷克	巴氏杀菌乳-*pasteurized milk*	正常	
	部分脱脂乳粉-*partly skimmed milk powder*	正常	
	调味灭菌乳-*flavored sterilized milk*	正常	
	调味乳粉-*flavoured milk powder*	正常	
	调制乳-*modified milk*	正常	
	发酵乳-*fermented milk*	正常	
	风味发酵乳-*flavored fermented milk*	正常	
	干酪-*cheese*	正常	
	黄油-*butter*	正常	
	加糖炼乳-*sweetened condensed milk*	正常	
	炼乳-*condensed milk*	正常	
	灭菌乳-*sterilized milk*	正常	
	浓缩乳清蛋白粉-*whey protein concentrate*	正常	
	配方乳粉-*formula milk powder*	正常	
	其他炼乳-*other condensed milk*	正常	
	其他奶酪-*other cheese*	正常	
	其他奶油-*other milkfat*	正常	
	其他乳粉-*other milk powder*	正常	
	其他乳及乳制品-*other milk and milk products*	正常	
	其他乳清粉-*other whey powder*	正常	
	其他消毒乳-*other disinfection milk*	正常	
	全脂加糖乳粉-*sweetened milk powder*	正常	
	全脂乳粉-*whole milk powder*	正常	
	乳粉-*milk powder*	正常	
	乳清粉-*whey powder*	正常	
	脱盐乳清粉-*demineralized whey powder*	正常	
	脱脂乳粉-*skimmed milk powder*	正常	
	无糖炼乳-*evaporated milk*	正常	
	稀奶油-*cream*	正常	
	营养强化配方乳粉-*fortified formula milk powder*	正常	
	硬质干酪-*hard cheese*	正常	
	婴幼儿配方乳粉-*infant formula milk powder*	正常	
	婴幼儿配方液态乳-*infant formula liquid milk*	正常	

续表12

国家和地区	产品名称	准入状态	企业名单
克罗地亚	调制乳-*modified milk*	正常	
	风味发酵乳-*flavored fermented milk*	正常	
	干酪-*cheese*	正常	
	黄油-*butter*	正常	
	灭菌乳-*sterilized milk*	正常	
	其他奶酪-*other cheese*	正常	
	其他乳及乳制品-*other milk and milk products*	正常	
	稀奶油-*cream*	正常	
	硬质干酪-*hard cheese*	正常	
拉脱维亚	巴氏杀菌乳-*pasteurized milk*	正常	
	部分脱脂乳粉-*partly skimmed milk powder*	正常	
	调味灭菌乳-*flavored sterilized milk*	正常	
	调味乳粉-*flavoured milk powder*	正常	
	调制乳-*modified milk*	正常	
	发酵乳-*fermented milk*	正常	
	风味发酵乳-*flavored fermented milk*	正常	
	干酪-*cheese*	正常	
	黄油-*butter*	正常	
	加糖炼乳-*sweetened condensed milk*	正常	
	炼乳-*condensed milk*	正常	
	灭菌乳-*sterilized milk*	正常	
	浓缩乳清蛋白粉-*whey protein concentrate*	正常	
	配方乳粉-*formula milk powder*	正常	
	其他炼乳-*other condensed milk*	正常	
	其他奶酪-*other cheese*	正常	
	其他奶油-*other milkfat*	正常	
	其他乳粉-*other milk powder*	正常	
	其他乳及乳制品-*other milk and milk products*	正常	
	其他乳清粉-*other whey powder*	正常	
	其他消毒乳-*other disinfection milk*	正常	
	全脂加糖乳粉-*sweetened milk powder*	正常	
	全脂乳粉-*whole milk powder*	正常	
	乳粉-*milk powder*	正常	
	乳清粉-*whey powder*	正常	
	脱盐乳清粉-*demineralized whey powder*	正常	

续表13

国家和地区	产品名称	准入状态	企业名单
拉脱维亚	脱脂乳粉-*skimmed milk powder*	正常	
	无糖炼乳-*evaporated milk*	正常	
	稀奶油-*cream*	正常	
	营养强化配方乳粉-*fortified formula milk powder*	正常	
	硬质干酪-*hard cheese*	正常	
	婴幼儿配方乳粉-*infant formula milk powder*	正常	
	婴幼儿配方液态乳-*infant formula liquid milk*	正常	
立陶宛	部分脱脂乳粉-*partly skimmed milk powder*	正常	
	发酵乳-*fermented milk*	正常	
	风味发酵乳-*flavored fermented milk*	正常	
	干酪-*cheese*	正常	
	黄油-*butter*	正常	
	加糖炼乳-*sweetened condensed milk*	正常	
	炼乳-*condensed milk*	正常	
	浓缩乳清蛋白粉-*whey protein concentrate*	正常	
	其他炼乳-*other condensed milk*	正常	
	其他奶酪-*other cheese*	正常	
	其他奶油-*other milkfat*	正常	
	其他乳粉-*other milk powder*	正常	
	其他乳及乳制品-*other milk and milk products*	正常	
	其他乳清粉-*other whey powder*	正常	
	全脂加糖乳粉-*sweetened milk powder*	正常	
	全脂乳粉-*whole milk powder*	正常	
	乳粉-*milk powder*	正常	
	乳清粉-*whey powder*	正常	
	脱盐乳清粉-*demineralized whey powder*	正常	
	脱脂乳粉-*skimmed milk powder*	正常	
	无糖炼乳-*evaporated milk*	正常	
	稀奶油-*cream*	正常	
	硬质干酪-*hard cheese*	正常	

续表14

国家和地区	产品名称	准入状态	企业名单
卢森堡	巴氏杀菌乳-*pasteurized milk*	正常	
	部分脱脂乳粉-*partly skimmed milk powder*	正常	
	调味灭菌乳-*flavored sterilized milk*	正常	
	调味乳粉-*flavoured milk powder*	正常	
	调制乳-*modified milk*	正常	
	发酵乳-*fermented milk*	正常	
	风味发酵乳-*flavored fermented milk*	正常	
	干酪-*cheese*	正常	
	黄油-*butter*	正常	
	加糖炼乳-*sweetened condensed milk*	正常	
	炼乳-*condensed milk*	正常	
	灭菌乳-*sterilized milk*	正常	
	浓缩乳清蛋白粉-*whey protein concentrate*	正常	
	配方乳粉-*formula milk powder*	正常	
	其他炼乳-*other condensed milk*	正常	
	其他奶酪-*other cheese*	正常	
	其他奶油-*other milkfat*	正常	
	其他乳粉-*other milk powder*	正常	
	其他乳及乳制品-*other milk and milk products*	正常	
	其他乳清粉-*other whey powder*	正常	
	其他消毒乳-*other disinfection milk*	正常	
	全脂加糖乳粉-*sweetened milk powder*	正常	
	全脂乳粉-*whole milk powder*	正常	
	乳粉-*milk powder*	正常	
	乳清粉-*whey powder*	正常	
	脱盐乳清粉-*demineralized whey powder*	正常	
	脱脂乳粉-*skimmed milk powder*	正常	
	无糖炼乳-*evaporated milk*	正常	
	稀奶油-*cream*	正常	
	营养强化配方乳粉-*fortified formula milk powder*	正常	
	硬质干酪-*hard cheese*	正常	
	婴幼儿配方乳粉-*infant formula milk powder*	正常	
	婴幼儿配方液态乳-*infant formula liquid milk*	正常	

续表15

国家和地区	产品名称	准入状态	企业名单
葡萄牙	巴氏杀菌乳-*pasteurized milk*	正常	
	部分脱脂乳粉-*partly skimmed milk powder*	正常	
	调味灭菌乳-*flavored sterilized milk*	正常	
	调味乳粉-*flavoured milk powder*	正常	
	调制乳-*modified milk*	正常	
	发酵乳-*fermented milk*	正常	
	风味发酵乳-*flavored fermented milk*	正常	
	干酪-*cheese*	正常	
	黄油-*butter*	正常	
	加糖炼乳-*sweetened condensed milk*	正常	
	炼乳-*condensed milk*	正常	
	灭菌乳-*sterilized milk*	正常	
	浓缩乳清蛋白粉-*whey protein concentrate*	正常	
	配方乳粉-*formula milk powder*	正常	
	其他炼乳-*other condensed milk*	正常	
	其他奶酪-*other cheese*	正常	
	其他奶油-*other milkfat*	正常	
	其他乳粉-*other milk powder*	正常	
	其他乳及乳制品-*other milk and milk products*	正常	
	其他乳清粉-*other whey powder*	正常	
	其他消毒乳-*other disinfection milk*	正常	
	全脂加糖乳粉-*sweetened milk powder*	正常	
	全脂乳粉-*whole milk powder*	正常	
	乳粉-*milk powder*	正常	
	乳清粉-*whey powder*	正常	
	脱盐乳清粉-*demineralized whey powder*	正常	
	脱脂乳粉-*skimmed milk powder*	正常	
	无糖炼乳-*evaporated milk*	正常	
	稀奶油-*cream*	正常	
	营养强化配方乳粉-*fortified formula milk powder*	正常	
	硬质干酪-*hard cheese*	正常	
	婴幼儿配方乳粉-*infant formula milk powder*	正常	
	婴幼儿配方液态乳-*infant formula liquid milk*	正常	

续表16

国家和地区	产品名称	准入状态	企业名单
瑞典	巴氏杀菌乳-*pasteurized milk*	正常	
	部分脱脂乳粉-*partly skimmed milk powder*	正常	
	调味灭菌乳-*flavored sterilized milk*	正常	
	调味乳粉-*flavoured milk powder*	正常	
	调制乳-*modified milk*	正常	
	发酵乳-*fermented milk*	正常	
	风味发酵乳-*flavored fermented milk*	正常	
	干酪-*cheese*	正常	
	黄油-*butter*	正常	
	加糖炼乳-*sweetened condensed milk*	正常	
	炼乳-*condensed milk*	正常	
	灭菌乳-*sterilized milk*	正常	
	浓缩乳清蛋白粉-*whey protein concentrate*	正常	
	配方乳粉-*formula milk powder*	正常	
	其他炼乳-*other condensed milk*	正常	
	其他奶酪-*other cheese*	正常	
	其他奶油-*other milkfat*	正常	
	其他乳粉-*other milk powder*	正常	
	其他乳及乳制品-*other milk and milk products*	正常	
	其他乳清粉-*other whey powder*	正常	
	其他消毒乳-*other disinfection milk*	正常	
	全脂加糖乳粉-*sweetened milk powder*	正常	
	全脂乳粉-*whole milk powder*	正常	
	乳粉-*milk powder*	正常	
	乳清粉-*whey powder*	正常	
	脱盐乳清粉-*demineralized whey powder*	正常	
	脱脂乳粉-*skimmed milk powder*	正常	
	无糖炼乳-*evaporated milk*	正常	
	稀奶油-*cream*	正常	
	营养强化配方乳粉-*fortified formula milk powder*	正常	
	硬质干酪-*hard cheese*	正常	
	婴幼儿配方乳粉-*infant formula milk powder*	正常	
	婴幼儿配方液态乳-*infant formula liquid milk*	正常	

续表17

国家和地区	产品名称	准入状态	企业名单
瑞士	巴氏杀菌乳-*pasteurized milk*	正常	
	部分脱脂乳粉-*partly skimmed milk powder*	正常	
	调味灭菌乳-*flavored sterilized milk*	正常	
	调味乳粉-*flavoured milk powder*	正常	
	调制乳-*modified milk*	正常	
	发酵乳-*fermented milk*	正常	
	风味发酵乳-*flavored fermented milk*	正常	
	干酪-*cheese*	正常	
	黄油-*butter*	正常	
	加糖炼乳-*sweetened condensed milk*	正常	
	炼乳-*condensed milk*	正常	
	灭菌乳-*sterilized milk*	正常	
	浓缩乳清蛋白粉-*whey protein concentrate*	正常	
	配方乳粉-*formula milk powder*	正常	
	其他炼乳-*other condensed milk*	正常	
	其他奶酪-*other cheese*	正常	
	其他奶油-*other milkfat*	正常	
	其他乳粉-*other milk powder*	正常	
	其他乳及乳制品-*other milk and milk products*	正常	
	其他乳清粉-*other whey powder*	正常	
	其他消毒乳-*other disinfection milk*	正常	
	全脂加糖乳粉-*sweetened milk powder*	正常	
	全脂乳粉-*whole milk powder*	正常	
	乳粉-*milk powder*	正常	
	乳清粉-*whey powder*	正常	
	脱盐乳清粉-*demineralized whey powder*	正常	
	脱脂乳粉-*skimmed milk powder*	正常	
	无糖炼乳-*evaporated milk*	正常	
	稀奶油-*cream*	正常	
	营养强化配方乳粉-*fortified formula milk powder*	正常	
	硬质干酪-*hard cheese*	正常	
	婴幼儿配方乳粉-*infant formula milk powder*	正常	
	婴幼儿配方液态乳-*infant formula liquid milk*	正常	

续表18

国家和地区	产品名称	准入状态	企业名单
塞尔维亚	干酪-*cheese*	正常	
	黄油-*butter*	正常	
	灭菌乳-*sterilized milk*	正常	
	其他奶酪-*other cheese*	正常	
	其他乳及乳制品-*other milk and milk products*	正常	
	全脂乳粉-*whole milk powder*	正常	
	乳粉-*milk powder*	正常	
	脱脂乳粉-*skimmed milk powder*	正常	
	稀奶油-*cream*	正常	
	硬质干酪-*hard cheese*	正常	
塞浦路斯	干酪-*cheese*	正常	
	其他奶酪-*other cheese*	正常	
	稀奶油-*cream*	正常	
	硬质干酪-*hard cheese*	正常	
斯洛伐克	部分脱脂乳粉-*partly skimmed milk powder*	正常	
	调味乳粉-*flavoured milk powder*	正常	
	干酪-*cheese*	正常	
	黄油-*butter*	正常	
	炼乳-*condensed milk*	正常	
	灭菌乳-*sterilized milk*	正常	
	浓缩乳清蛋白粉-*whey protein concentrate*	正常	
	配方乳粉-*formula milk powder*	正常	
	其他奶酪-*other cheese*	正常	
	其他奶油-*other milkfat*	正常	
	其他乳粉-*other milk powder*	正常	
	其他乳及乳制品-*other milk and milk products*	正常	
	其他乳清粉-*other whey powder*	正常	
	全脂加糖乳粉-*sweetened milk powder*	正常	
	全脂乳粉-*whole milk powder*	正常	
	乳粉-*milk powder*	正常	
	乳清粉-*whey powder*	正常	
	脱盐乳清粉-*demineralized whey powder*	正常	
	脱脂乳粉-*skimmed milk powder*	正常	
	无糖炼乳-*evaporated milk*	正常	
	稀奶油-*cream*	正常	

续表19

国家和地区	产品名称	准入状态	企业名单
斯洛伐克	营养强化配方乳粉-*fortified formula milk powder*	正常	
	硬质干酪-*hard cheese*	正常	
斯洛文尼亚	部分脱脂乳粉-*partly skimmed milk powder*	正常	
	调味乳粉-*flavoured milk powder*	正常	
	发酵乳-*fermented milk*	正常	
	风味发酵乳-*flavored fermented milk*	正常	
	干酪-*cheese*	正常	
	黄油-*butter*	正常	
	炼乳-*condensed milk*	正常	
	灭菌乳-*sterilized milk*	正常	
	其他奶酪-*other cheese*	正常	
	其他奶油-*other milkfat*	正常	
	其他乳及乳制品-*other milk and milk products*	正常	
	其他消毒乳-*other disinfection milk*	正常	
	全脂加糖乳粉-*sweetened milk powder*	正常	
	全脂乳粉-*whole milk powder*	正常	
	乳粉-*milk powder*	正常	
	脱脂乳粉-*skimmed milk powder*	正常	
	稀奶油-*cream*	正常	
	硬质干酪-*hard cheese*	正常	
乌克兰	部分脱脂乳粉-*partly skimmed milk powder*	正常	
	调味乳粉-*flavoured milk powder*	正常	
	干酪-*cheese*	正常	
	黄油-*butter*	正常	
	浓缩乳清蛋白粉-*whey protein concentrate*	正常	
	配方乳粉-*formula milk powder*	正常	
	其他奶酪-*other cheese*	正常	
	其他奶油-*other milkfat*	正常	
	其他乳粉-*other milk powder*	正常	
	其他乳及乳制品-*other milk and milk products*	正常	
	其他乳清粉-*other whey powder*	正常	
	全脂加糖乳粉-*sweetened milk powder*	正常	
	全脂乳粉-*whole milk powder*	正常	
	乳粉-*milk powder*	正常	
	乳清粉-*whey powder*	正常	

续表20

国家和地区	产品名称	准入状态	企业名单
乌克兰	脱盐乳清粉-*demineralized whey powder*	正常	
	脱脂乳粉-*skimmed milk powder*	正常	
	稀奶油-*cream*	正常	
	营养强化配方乳粉-*fortified formula milk powder*	正常	
	硬质干酪-*hard cheese*	正常	
西班牙	巴氏杀菌乳-*pasteurized milk*	正常	
	部分脱脂乳粉-*partly skimmed milk powder*	正常	
	调味灭菌乳-*flavored sterilized milk*	正常	
	调味乳粉-*flavoured milk powder*	正常	
	调制乳-*modified milk*	正常	
	发酵乳-*fermented milk*	正常	
	风味发酵乳-*flavored fermented milk*	正常	
	干酪-*cheese*	正常	
	黄油-*butter*	正常	
	加糖炼乳-*sweetened condensed milk*	正常	
	炼乳-*condensed milk*	正常	
	灭菌乳-*sterilized milk*	正常	
	浓缩乳清蛋白粉-*whey protein concentrate*	正常	
	配方乳粉-*formula milk powder*	正常	
	其他炼乳-*other condensed milk*	正常	
	其他奶酪-*other cheese*	正常	
	其他奶油-*other milkfat*	正常	
	其他乳粉-*other milk powder*	正常	
	其他乳及乳制品-*other milk and milk products*	正常	
	其他乳清粉-*other whey powder*	正常	
	其他消毒乳-*other disinfection milk*	正常	
	全脂加糖乳粉-*sweetened milk powder*	正常	
	全脂乳粉-*whole milk powder*	正常	
	乳粉-*milk powder*	正常	
	乳清粉-*whey powder*	正常	
	脱盐乳清粉-*demineralized whey powder*	正常	
	脱脂乳粉-*skimmed milk powder*	正常	
	无糖炼乳-*evaporated milk*	正常	
	稀奶油-*cream*	正常	
	营养强化配方乳粉-*fortified formula milk powder*	正常	

续表21

国家和地区	产品名称	准入状态	企业名单
西班牙	硬质干酪-*hard cheese*	正常	
	婴幼儿配方乳粉-*infant formula milk powder*	正常	
	婴幼儿配方液态乳-*infant formula liquid milk*	正常	
希腊	巴氏杀菌乳-*pasteurized milk*	正常	
	部分脱脂乳粉-*partly skimmed milk powder*	正常	
	调味灭菌乳-*flavored sterilized milk*	正常	
	调味乳粉-*flavoured milk powder*	正常	
	调制乳-*modified milk*	正常	
	发酵乳-*fermented milk*	正常	
	风味发酵乳-*flavored fermented milk*	正常	
	干酪-*cheese*	正常	
	黄油-*butter*	正常	
	加糖炼乳-*sweetened condensed milk*	正常	
	炼乳-*condensed milk*	正常	
	灭菌乳-*sterilized milk*	正常	
	浓缩乳清蛋白粉-*whey protein concentrate*	正常	
	配方乳粉-*formula milk powder*	正常	
	其他炼乳-*other condensed milk*	正常	
	其他奶酪-*other cheese*	正常	
	其他奶油-*other milkfat*	正常	
	其他乳粉-*other milk powder*	正常	
	其他乳及乳制品-*other milk and milk products*	正常	
	其他乳清粉-*other whey powder*	正常	
	其他消毒乳-*other disinfection milk*	正常	
	全脂加糖乳粉-*sweetened milk powder*	正常	
	全脂乳粉-*whole milk powder*	正常	
	乳粉-*milk powder*	正常	
	乳清粉-*whey powder*	正常	
	脱盐乳清粉-*demineralized whey powder*	正常	
	脱脂乳粉-*skimmed milk powder*	正常	
	无糖炼乳-*evaporated milk*	正常	
	稀奶油-*cream*	正常	
	营养强化配方乳粉-*fortified formula milk powder*	正常	
	硬质干酪-*hard cheese*	正常	
	婴幼儿配方乳粉-*infant formula milk powder*	正常	
	婴幼儿配方液态乳-*infant formula liquid milk*	正常	

续表22

国家和地区	产品名称	准入状态	企业名单
匈牙利	调制乳-*modified milk*	正常	
	干酪-*cheese*	正常	
	黄油-*butter*	正常	
	灭菌乳-*sterilized milk*	正常	
	浓缩乳清蛋白粉-*whey protein concentrate*	正常	
	配方乳粉-*formula milk powder*	正常	
	其他奶酪-*other cheese*	正常	
	其他乳粉-*other milk powder*	正常	
	其他乳及乳制品-*other milk and milk products*	正常	
	乳粉-*milk powder*	正常	
	乳清粉-*whey powder*	正常	
	脱盐乳清粉-*demineralized whey powder*	正常	
	脱脂乳粉-*skimmed milk powder*	正常	
	硬质干酪-*hard cheese*	正常	
意大利	巴氏杀菌乳-*pasteurized milk*	正常	
	部分脱脂乳粉-*partly skimmed milk powder*	正常	
	调味灭菌乳-*flavored sterilized milk*	正常	
	调味乳粉-*flavoured milk powder*	正常	
	调制乳-*modified milk*	正常	
	发酵乳-*fermented milk*	正常	
	风味发酵乳-*flavored fermented milk*	正常	
	干酪-*cheese*	正常	
	黄油-*butter*	正常	
	加糖炼乳-*sweetened condensed milk*	正常	
	炼乳-*condensed milk*	正常	
	灭菌乳-*sterilized milk*	正常	
	浓缩乳清蛋白粉-*whey protein concentrate*	正常	
	配方乳粉-*formula milk powder*	正常	
	其他炼乳-*other condensed milk*	正常	
	其他奶酪-*other cheese*	正常	
	其他奶油-*other milkfat*	正常	
	其他乳粉-*other milk powder*	正常	
	其他乳及乳制品-*other milk and milk products*	正常	
	其他乳清粉-*other whey powder*	正常	
	其他消毒乳-*other disinfection milk*	正常	

续表23

国家和地区	产品名称	准入状态	企业名单
意大利	全脂加糖乳粉-*sweetened milk powder*	正常	
	全脂乳粉-*whole milk powder*	正常	
	乳粉-*milk powder*	正常	
	乳清粉-*whey powder*	正常	
	脱盐乳清粉-*demineralized whey powder*	正常	
	脱脂乳粉-*skimmed milk powder*	正常	
	无糖炼乳-*evaporated milk*	正常	
	稀奶油-*cream*	正常	
	营养强化配方乳粉-*fortified formula milk powder*	正常	
	硬质干酪-*hard cheese*	正常	
	婴幼儿配方乳粉-*infant formula milk powder*	正常	
	婴幼儿配方液态乳-*infant formula liquid milk*	正常	
英国	巴氏杀菌乳-*pasteurized milk*	正常	
	部分脱脂乳粉-*partly skimmed milk powder*	正常	
	调味灭菌乳-*flavored sterilized milk*	正常	
	调味乳粉-*flavoured milk powder*	正常	
	调制乳-*modified milk*	正常	
	发酵乳-*fermented milk*	正常	
	风味发酵乳-*flavored fermented milk*	正常	
	干酪-*cheese*	正常	
	黄油-*butter*	正常	
	加糖炼乳-*sweetened condensed milk*	正常	
	炼乳-*condensed milk*	正常	
	灭菌乳-*sterilized milk*	正常	
	浓缩乳清蛋白粉-*whey protein concentrate*	正常	
	配方乳粉-*formula milk powder*	正常	
	其他炼乳-*other condensed milk*	正常	
	其他奶酪-*other cheese*	正常	
	其他奶油-*other milkfat*	正常	
	其他乳粉-*other milk powder*	正常	
	其他乳及乳制品-*other milk and milk products*	正常	
	其他乳清粉-*other whey powder*	正常	
	其他消毒乳-*other disinfection milk*	正常	
	全脂加糖乳粉-*sweetened milk powder*	正常	
	全脂乳粉-*whole milk powder*	正常	

续表24

国家和地区	产品名称	准入状态	企业名单
英国	乳粉-*milk powder*	正常	
	乳清粉-*whey powder*	正常	
	脱盐乳清粉-*demineralized whey powder*	正常	
	脱脂乳粉-*skimmed milk powder*	正常	
	无糖炼乳-*evaporated milk*	正常	
	稀奶油-*cream*	正常	
	营养强化配方乳粉-*fortified formula milk powder*	正常	
	硬质干酪-*hard cheese*	正常	
	婴幼儿配方乳粉-*infant formula milk powder*	正常	
	婴幼儿配方液态乳-*infant formula liquid milk*	正常	

（五）亚洲

国家和地区	产品名称	准入状态	企业名单
哈萨克斯坦	干酪-*cheese*	正常	
	黄油-*butter*	正常	
	加糖炼乳-*sweetened condensed milk*	正常	
	炼乳-*condensed milk*	正常	
	灭菌乳-*sterilized milk*	正常	
	其他炼乳-*other condensed milk*	正常	
	其他奶酪-*other cheese*	正常	
	其他乳及乳制品-*other milk and milk products*	正常	
	全脂乳粉-*whole milk powder*	正常	
	乳粉-*milk powder*	正常	
	脱脂乳粉-*skimmed milk powder*	正常	
韩国	巴氏杀菌乳-*pasteurized milk*	正常	
	部分脱脂乳粉-*partly skimmed milk powder*	正常	
	调味灭菌乳-*flavored sterilized milk*	正常	
	调味乳粉-*flavoured milk powder*	正常	
	调制乳-*modified milk*	正常	
	发酵乳-*fermented milk*	正常	
	风味发酵乳-*flavored fermented milk*	正常	
	干酪-*cheese*	正常	
	黄油-*butter*	正常	
	加糖炼乳-*sweetened condensed milk*	正常	
	炼乳-*condensed milk*	正常	

续表1

国家和地区	产品名称	准入状态	企业名单
韩国	灭菌乳-*sterilized milk*	正常	
	浓缩乳清蛋白粉-*whey protein concentrate*	正常	
	配方乳粉-*formula milk powder*	正常	
	其他炼乳-*other condensed milk*	正常	
	其他奶酪-*other cheese*	正常	
	其他奶油-*other milkfat*	正常	
	其他乳粉-*other milk powder*	正常	
	其他乳及乳制品-*other milk and milk products*	正常	
	其他乳清粉-*other whey powder*	正常	
	其他消毒乳-*other disinfection milk*	正常	
	全脂加糖乳粉-*sweetened milk powder*	正常	
	全脂乳粉-*whole milk powder*	正常	
	乳粉-*milk powder*	正常	
	乳清粉-*whey powder*	正常	
	脱盐乳清粉-*demineralized whey powder*	正常	
	脱脂乳粉-*skimmed milk powder*	正常	
	无糖炼乳-*evaporated milk*	正常	
	稀奶油-*cream*	正常	
	营养强化配方乳粉-*fortified formula milk powder*	正常	
	硬质干酪-*hard cheese*	正常	
	婴幼儿配方乳粉-*infant formula milk powder*	正常	
	婴幼儿配方液态乳-*infant formula liquid milk*	正常	
吉尔吉斯斯坦	干酪-*cheese*	正常	
	脱脂乳粉-*skimmed milk powder*	正常	
马来西亚	巴氏杀菌乳-*pasteurized milk*	正常	
	部分脱脂乳粉-*partly skimmed milk powder*	正常	
	调味灭菌乳-*flavored sterilized milk*	正常	
	调味乳粉-*flavoured milk powder*	正常	
	调制乳-*modified milk*	正常	
	发酵乳-*fermented milk*	正常	
	风味发酵乳-*flavored fermented milk*	正常	
	干酪-*cheese*	正常	
	黄油-*butter*	正常	
	加糖炼乳-*sweetened condensed milk*	正常	
	炼乳-*condensed milk*	正常	

续表2

国家和地区	产品名称	准入状态	企业名单
马来西亚	灭菌乳-*sterilized milk*	正常	
	浓缩乳清蛋白粉-*whey protein concentrate*	正常	
	配方乳粉-*formula milk powder*	正常	
	其他炼乳-*other condensed milk*	正常	
	其他奶酪-*other cheese*	正常	
	其他奶油-*other milkfat*	正常	
	其他乳粉-*other milk powder*	正常	
	其他乳及乳制品-*other milk and milk products*	正常	
	其他乳清粉-*other whey powder*	正常	
	其他消毒乳-*other disinfection milk*	正常	
	全脂加糖乳粉-*sweetened milk powder*	正常	
	全脂乳粉-*whole milk powder*	正常	
	乳粉-*milk powder*	正常	
	乳清粉-*whey powder*	正常	
	脱盐乳清粉-*demineralized whey powder*	正常	
	脱脂乳粉-*skimmed milk powder*	正常	
	无糖炼乳-*evaporated milk*	正常	
	稀奶油-*cream*	正常	
	营养强化配方乳粉-*fortified formula milk powder*	正常	
	硬质干酪-*hard cheese*	正常	
	婴幼儿配方乳粉-*infant formula milk powder*	正常	
	婴幼儿配方液态乳-*infant formula liquid milk*	正常	
泰国	发酵乳-*fermented milk*	正常	
	风味发酵乳-*flavored fermented milk*	正常	
	干酪-*cheese*	正常	
	黄油-*butter*	正常	
	加糖炼乳-*sweetened condensed milk*	正常	
	灭菌乳-*sterilized milk*	正常	
	配方乳粉-*formula milk powder*	正常	
	其他炼乳-*other condensed milk*	正常	
	其他奶酪-*other cheese*	正常	
	其他奶油-*other milkfat*	正常	
	其他乳粉-*other milk powder*	正常	
	其他乳及乳制品-*other milk and milk products*	正常	
	其他消毒乳-*other disinfection milk*	正常	

续表3

国家和地区	产品名称	准入状态	企业名单
泰国	乳粉-*milk powder*	正常	
	无糖炼乳-*evaporated milk*	正常	
	稀奶油-*cream*	正常	
	营养强化配方乳粉-*fortified formula milk powder*	正常	
	硬质干酪-*hard cheese*	正常	
土耳其	部分脱脂乳粉-*partly skimmed milk powder*	正常	
	调味乳粉-*flavoured milk powder*	正常	
	干酪-*cheese*	正常	
	黄油-*butter*	正常	
	加糖炼乳-*sweetened condensed milk*	正常	
	炼乳-*condensed milk*	正常	
	浓缩乳清蛋白粉-*whey protein concentrate*	正常	
	配方乳粉-*formula milk powder*	正常	
	其他炼乳-*other condensed milk*	正常	
	其他奶酪-*other cheese*	正常	
	其他奶油-*other milkfat*	正常	
	其他乳粉-*other milk powder*	正常	
	其他乳及乳制品-*other milk and milk products*	正常	
	其他乳清粉-*other whey powder*	正常	
	全脂加糖乳粉-*sweetened milk powder*	正常	
	全脂乳粉-*whole milk powder*	正常	
	乳粉-*milk powder*	正常	
	乳清粉-*whey powder*	正常	
	脱盐乳清粉-*demineralized whey powder*	正常	
	脱脂乳粉-*skimmed milk powder*	正常	
	无糖炼乳-*evaporated milk*	正常	
	稀奶油-*cream*		
	营养强化配方乳粉-*fortified formula milk powder*	正常	
	硬质干酪-*hard cheese*	正常	
新加坡	巴氏杀菌乳-*pasteurized milk*	正常	
	部分脱脂乳粉-*partly skimmed milk powder*	正常	
	调味灭菌乳-*flavored sterilized milk*	正常	
	调味乳粉-*flavoured milk powder*	正常	
	调制乳-*modified milk*	正常	
	发酵乳-*fermented milk*	正常	

续表4

国家和地区	产品名称	准入状态	企业名单
新加坡	风味发酵乳-*flavored fermented milk*	正常	
	干酪-*cheese*	正常	
	黄油-*butter*	正常	
	加糖炼乳-*sweetened condensed milk*	正常	
	炼乳-*condensed milk*	正常	
	灭菌乳-*sterilized milk*	正常	
	浓缩乳清蛋白粉-*whey protein concentrate*	正常	
	配方乳粉-*formula milk powder*	正常	
	其他炼乳-*other condensed milk*	正常	
	其他奶酪-*other cheese*	正常	
	其他奶油-*other milkfat*	正常	
	其他乳粉-*other milk powder*	正常	
	其他乳及乳制品-*other milk and milk products*	正常	
	其他乳清粉-*other whey powder*	正常	
	其他消毒乳-*other disinfection milk*	正常	
	全脂加糖乳粉-*sweetened milk powder*	正常	
	全脂乳粉-*whole milk powder*	正常	
	乳粉-*milk powder*	正常	
	乳清粉-*whey powder*	正常	
	脱盐乳清粉-*demineralized whey powder*	正常	
	脱脂乳粉-*skimmed milk powder*	正常	
	无糖炼乳-*evaporated milk*	正常	
	稀奶油-*cream*	正常	
	营养强化配方乳粉-*fortified formula milk powder*	正常	
	硬质干酪-*hard cheese*	正常	
	婴幼儿配方乳粉-*infant formula milk powder*	正常	
	婴幼儿配方液态乳-*infant formula liquid milk*	正常	
以色列	干酪-*cheese*	正常	
	浓缩乳清蛋白粉-*whey protein concentrate*	正常	
	其他奶酪-*other cheese*	正常	
	其他乳粉-*other milk powder*	正常	
	乳清粉-*whey powder*	正常	
	硬质干酪-*hard cheese*	正常	

续表5

国家和地区	产品名称	准入状态	企业名单
越南	调制乳-*modified milk*	正常	
	发酵乳-*fermented milk*	正常	
	风味发酵乳-*flavored fermented milk*	正常	
	加糖炼乳-*sweetened condensed milk*	正常	
	灭菌乳-*sterilized milk*	正常	
	其他炼乳-*other condensed milk*	正常	
	其他奶酪-*other cheese*	正常	
	其他乳及乳制品-*other milk and milk products*	正常	
中国台湾	巴氏杀菌乳-*pasteurized milk*	正常	
	部分脱脂乳粉-*partly skimmed milk powder*	正常	
	调味灭菌乳-*flavored sterilized milk*	正常	
	调味乳粉-*flavoured milk powder*	正常	
	调制乳-*modified milk*	正常	
	发酵乳-*fermented milk*	正常	
	风味发酵乳-*flavored fermented milk*	正常	
	干酪-*cheese*	正常	
	黄油-*butter*	正常	
	加糖炼乳-*sweetened condensed milk*	正常	
	炼乳-*condensed milk*	正常	
	灭菌乳-*sterilized milk*	正常	
	浓缩乳清蛋白粉-*whey protein concentrate*	正常	
	配方乳粉-*formula milk powder*	正常	
	其他炼乳-*other condensed milk*	正常	
	其他奶酪-*other cheese*	正常	
	其他奶油-*other milkfat*	正常	
	其他乳粉-*other milk powder*	正常	
	其他乳及乳制品-*other milk and milk products*	正常	
	其他乳清粉-*other whey powder*	正常	
	其他消毒乳-*other disinfection milk*	正常	
	全脂加糖乳粉-*sweetened milk powder*	正常	
	全脂乳粉-*whole milk powder*	正常	
	乳粉-*milk powder*	正常	
	乳清粉-*whey powder*	正常	
	脱盐乳清粉-*demineralized whey powder*	正常	
	脱脂乳粉-*skimmed milk powder*	正常	

续表6

国家和地区	产品名称	准入状态	企业名单
中国台湾	无糖炼乳-*evaporated milk*	正常	
	稀奶油-*cream*	正常	
	营养强化配方乳粉-*fortified formula milk powder*	正常	
	硬质干酪-*hard cheese*	正常	
	婴幼儿配方乳粉-*infant formula milk powder*	正常	
	婴幼儿配方液态乳-*infant formula liquid milk*	正常	

三、植物源性食品名单

（一）干辣椒

产品名称	国家和地区	准入状态	备注
干辣椒	乌兹别克斯坦	正常	

（二）保鲜和脱水蔬菜

产品名称	国家和地区	准入状态	备注
蓖麻叶	未获准入	无	
刺嫩芽	未获准入	无	
地瓜梗	朝鲜	正常	
干木耳	朝鲜	正常	
干银耳（白木耳）	未获准入	无	
干芋头	老挝	正常	
	马来西亚	正常	
	美国	正常	
	缅甸	正常	
	日本	正常	
	泰国	正常	
	印度尼西亚	正常	
	越南	正常	
	中国台湾	正常	
干制牛肝菌	马来西亚	正常	
干制榛蘑	朝鲜	正常	
甘薯	日本	正常	
含高淀粉或菊粉其他濒危类似根茎	未获准入	无	
含高淀粉或菊粉其他类似根茎	未获准入	无	
马蹄叶	未获准入	无	
魔芋干	未获准入	无	

续表1

产品名称	国家和地区	准入状态	备注
魔芋干片	印度尼西亚	正常	
南瓜	汤加	正常	
柿子果实 *Diospyros kaki*	未获准入	无	
双孢菇	中国香港	正常	
甜椒	荷兰	正常	
薇菜	未获准入	无	
鲜、冷藏或干的非种用藕	日本	正常	
鲜、冷藏或干的箭叶黄体芋	未获准入	无	
鲜、冷藏或干的兰科植物块茎	未获准入	无	
鲜或冷藏的抱子甘蓝	美国	正常	
	中国台湾	正常	
鲜或冷藏的菠菜	未获准入	无	
鲜或冷藏的薄荷	未获准入	无	
鲜或冷藏的菜心	埃塞俄比亚	正常	
鲜或冷藏的蚕豆	比利时	正常	
	美国	正常	
	日本	正常	
	新西兰	正常	
	越南	正常	
鲜或冷藏的草菇	未获准入	无	
鲜或冷藏的莼菜	泰国	正常	
鲜或冷藏的大白菜	朝鲜	正常	
	俄罗斯	正常	
	韩国	正常	
	尼泊尔	正常	
	日本	正常	
	越南	正常	
鲜或冷藏的大葱	泰国	正常	
	印度	正常	
鲜或冷藏的冬瓜	埃塞俄比亚	正常	
鲜或冷藏的番茄	未获准入	无	
鲜或冷藏的番杏	未获准入	无	
鲜或冷藏的分葱	法国	正常	

续表2

产品名称	国家和地区	准入状态	备注
鲜或冷藏的胡萝卜	比利时	正常	
	韩国	正常	
	美国	正常	
	日本	正常	
	中国台湾	正常	
鲜或冷藏的花椰菜	比利时	正常	
	法国	正常	
	瑞士	正常	
	中国台湾	正常	
鲜或冷藏的黄瓜及小黄瓜	加拿大	正常	
鲜或冷藏的黄秋葵	未获准入	无	
鲜或冷藏的豇豆及菜豆（不论是否脱荚）	巴基斯坦	正常	
	法国	正常	
	老挝	正常	
	老挝	正常	2021 年 31 号公告关于进口老挝新鲜豆类检验检疫要求的公告
	美国	正常	
	缅甸	正常	
	印度	正常	
鲜或冷藏的茭白	未获准入	无	
鲜或冷藏的结球茴香	未获准入	无	
鲜或冷藏的结球莴苣（包心生菜）	澳大利亚	正常	
	中国台湾	正常	
鲜或冷藏的芥蓝	朝鲜	正常	
	越南	正常	
鲜或冷藏的金针菜（黄花菜）	未获准入	无	
鲜或冷藏的金针菇	朝鲜	正常	
	韩国	正常	
	马来西亚	正常	
	日本	正常	
	中国台湾	正常	
鲜或冷藏的韭葱	泰国	正常	
	印度	正常	
鲜或冷藏的卷心菜（结球甘蓝）	法国	正常	
	中国台湾	正常	

续表3

产品名称	国家和地区	准入状态	备注
鲜或冷藏的蕨菜	俄罗斯	正常	
鲜或冷藏的口蘑	未获准入	无	
鲜或冷藏的苦瓜	中国台湾	正常	
鲜或冷藏的苦苣	荷兰	正常	
	美国	正常	
鲜或冷藏的块菌	未获准入	无	
鲜或冷藏的辣椒（包括甜椒）	韩国	正常	
	荷兰	正常	
	缅甸	正常	
	泰国	正常	
	乌兹别克斯坦	正常	
	越南	正常	
鲜或冷藏的芦笋	澳大利亚	正常	
	秘鲁	正常	
	泰国	正常	
鲜或冷藏的萝卜	澳大利亚	正常	
	比利时	正常	
	韩国	正常	
	荷兰	正常	
	美国	正常	
	日本	正常	
鲜或冷藏的落葵	未获准入	无	
鲜或冷藏的马齿苋	未获准入	无	
鲜或冷藏的毛豆（未成熟大豆）	老挝	正常	
	老挝	正常	2021年31号公告关于进口老挝新鲜豆类检验检疫要求的公告
	美国	正常	
鲜或冷藏的魔芋	比利时	正常	
	朝鲜	正常	
	缅甸	正常	
	日本	正常	
鲜或冷藏的南瓜、笋瓜及瓠瓜（南瓜属）	老挝	正常	
	缅甸	正常	
	新西兰	正常	

续表4

产品名称	国家和地区	准入状态	备注
鲜或冷藏的牛蒡	韩国	正常	
	日本	正常	
鲜或冷藏的欧芹	美国	正常	
鲜或冷藏的其他葱属蔬菜	未获准入	无	
鲜或冷藏的其他豆类蔬菜（不论是否脱荚）	未获准入	无	
鲜或冷藏的其他菊苣	未获准入	无	
鲜或冷藏的其他蘑菇	未获准入	无	
鲜或冷藏的其他食用芥菜类蔬菜	未获准入	无	
鲜或冷藏的其他蔬菜	未获准入	无	
鲜或冷藏的其他莴苣	未获准入	无	
鲜或冷藏的其他竹笋	未获准入	无	
鲜或冷藏的荞头	菲律宾	正常	
	泰国	正常	
	印度	正常	
鲜或冷藏的茄子	泰国	正常	
鲜或冷藏的芹菜	美国	正常	
	新西兰	正常	
鲜或冷藏的青葱	菲律宾	正常	
	泰国	正常	
	越南	正常	
鲜或冷藏的青江菜	中国台湾	正常	
鲜或冷藏的伞菌属蘑菇	朝鲜	正常	
	韩国	正常	
	日本	正常	
	泰国	正常	
鲜或冷藏的山葵	未获准入	无	
鲜或冷藏的山药	澳大利亚	正常	
	缅甸	正常	
	日本	正常	
	泰国	正常	
	新西兰	正常	
	印度	正常	
	印度尼西亚	正常	
	越南	正常	

续表5

产品名称	国家和地区	准入状态	备注
鲜或冷藏的丝瓜	中国台湾	正常	
鲜或冷藏的四棱豆	新西兰	正常	
鲜或冷藏的松茸	朝鲜	正常	
鲜或冷藏的苏子叶	未获准入	无	
鲜或冷藏的蒜苔及蒜苗（包括青蒜）	巴西	正常	
	美国	正常	
	缅甸	正常	
	墨西哥	正常	
	日本	正常	
	西班牙	正常	
鲜或冷藏的蒜头	巴西	正常	
	美国	正常	
	缅甸	正常	
	墨西哥	正常	
	日本	正常	
	西班牙	正常	
鲜或冷藏的茼蒿	未获准入	无	
鲜或冷藏的豌豆（不论是否脱荚）	比利时	正常	
	波兰	正常	
	加拿大	正常	
	美国	正常	
	日本	正常	
	新西兰	正常	
	匈牙利	正常	
	越南	正常	
鲜或冷藏的维特罗夫菊苣	荷兰	正常	
鲜或冷藏的莴苣	荷兰	正常	
	美国	正常	
	中国台湾	正常	
鲜或冷藏的芜菁	未获准入	无	
鲜或冷藏的西葫芦	未获准入	无	
鲜或冷藏的西兰花	韩国	正常	
	中国台湾	正常	
鲜或冷藏的苋菜	未获准入	无	
鲜或冷藏的香椿芽	埃塞俄比亚	正常	

续表6

产品名称	国家和地区	准入状态	备注
鲜或冷藏的香菇	墨西哥	正常	
鲜或冷藏的小白菜	埃塞俄比亚	正常	
	泰国	正常	
	中国台湾	正常	
鲜或冷藏的小萝卜及类似食用根茎	未获准入	无	
鲜或冷藏的小松菜	澳大利亚	正常	
	泰国	正常	
鲜或冷藏的杏鲍菇	韩国	正常	
鲜或冷藏的芫荽	未获准入	无	
鲜或冷藏的洋葱	巴西	正常	
	比利时	正常	
	德国	正常	
	法国	正常	
	韩国	正常	
	美国	正常	
	缅甸	正常	
	日本	正常	
	乌克兰	正常	
	印度	正常	
	越南	正常	
	中国台湾	正常	
鲜或冷藏的洋蓟	未获准入	无	
鲜或冷藏的油菜	未获准入	无	
鲜或冷藏的油橄榄	未获准入	无	
鲜或冷藏的鱼腥草	未获准入	无	
鲜或冷藏的紫苏	澳大利亚	正常	
	美国	正常	
	泰国	正常	
	新西兰	正常	
鲜或冷藏其他甘蓝	未获准入	无	
鲜或冷藏硬花甘蓝	未获准入	无	
鲜或冷藏羽衣甘蓝	韩国	正常	
	美国	正常	
	瑞士	正常	
	中国台湾	正常	

（三）保鲜蔬菜类

产品名称	国家和地区	准入状态	备注
芦笋	未获准入	无	
食用大黄	未获准入	无	
鲜、冷藏或干的荸荠	未获准入	无	

（四）调味品

产品名称	国家和地区	准入状态	备注
干玫瑰花	日本	正常	非调味品

（五）干豆

产品名称	国家和地区	准入状态	备注
白凤豆	缅甸	正常	
干巴姆巴拉豆	未获准入	无	
干白豆	日本	正常	
	意大利	正常	
干扁豆	法国	正常	
	美国	正常	
	缅甸	正常	
	土耳其	正常	
干蚕豆	缅甸	正常	
干赤豆	朝鲜	正常	
	缅甸	正常	
	日本	正常	
	泰国	正常	
	越南	正常	
干饭豆	缅甸	正常	
干瓜尔豆	巴基斯坦	正常	
	印度	正常	
干黑豆	缅甸	正常	
干红腰豆	美国	正常	
	缅甸	正常	
干豇豆及莱豆	巴基斯坦	正常	
	美国	正常	
	缅甸	正常	
	印度	正常	
干角豆	美国	正常	

续表1

产品名称	国家和地区	准入状态	备注
干绿豆	埃塞俄比亚	正常	2019年181号公告关于进口埃塞俄比亚绿豆检验检疫要求的公告
	澳大利亚	正常	
	丹麦	正常	
	缅甸	正常	
	泰国	正常	
	乌兹别克斯坦	正常	
	印度	正常	
	印度尼西亚	正常	
	越南	正常	
干眉豆	美国	正常	
	缅甸	正常	
干木豆	未获准入	无	
干牛豆	未获准入	无	
干豌豆	阿根廷	正常	
	澳大利亚	正常	
	波兰	正常	
	法国	正常	
	荷兰	正常	
	加拿大	正常	
	马拉维	正常	
	美国	正常	
	缅甸	正常	
	南非	正常	
	新西兰	正常	
	匈牙利	正常	
	印度	正常	
	英国	正常	
干鹰嘴豆	法国	正常	
	哈萨克斯坦	正常	
	土耳其	正常	
	意大利	正常	
	印度	正常	

续表2

产品名称	国家和地区	准入状态	备注
干芸豆	朝鲜	正常	
	哥斯达黎加	正常	
	吉尔吉斯斯坦	正常	
	加拿大	正常	
	美国	正常	
	缅甸	正常	
	日本	正常	
干珍珠豆	缅甸	正常	
干竹豆	缅甸	正常	
绿豆	埃塞俄比亚	正常	
	乌兹别克斯坦	正常	
其他干豆	未获准入	无	
西豆	加纳	正常	
	尼日利亚	正常	

（六）干果

产品名称	国家和地区	准入状态	备注
菠萝蜜干	越南	正常	
草莓干	未获准入	无	
翅果油树干果	未获准入	无	
干菠萝	德国	正常	
	菲律宾	正常	
	哥伦比亚	正常	
	泰国	正常	
	越南	正常	
干的橙	未获准入	无	
干的鳄梨（干牛油果）	墨西哥	正常	
干的柑橘及杂交柑橘	未获准入	无	
干的焦柑	未获准入	无	
干的阔叶柑橘	未获准入	无	
干的其他柑橘属水果	未获准入	无	
干的山竹果	泰国	正常	
干番石榴	泰国	正常	
	中国台湾	正常	

续表1

产品名称	国家和地区	准入状态	备注
干红枣	德国	正常	
	德国	正常	
	吉尔吉斯斯坦	正常	
	吉尔吉斯斯坦	正常	
	沙特阿拉伯	正常	
	沙特阿拉伯	正常	
	泰国	正常	
	泰国	正常	
	伊朗	正常	
	伊朗	正常	
	约旦	正常	
	约旦	正常	
干芒果	菲律宾	正常	
	缅甸	正常	
	泰国	正常	
	中国台湾	正常	
干柠檬果及干酸橙	德国	正常	
	泰国	正常	
干葡萄柚（包括干柚）	未获准入	无	
干无花果	阿富汗	正常	
	德国	正常	
	美国	正常	
	墨西哥	正常	
	泰国	正常	
	土耳其	正常	
	伊朗	正常	
	越南	正常	
干香蕉、芭蕉	巴西	正常	
	菲律宾	正常	
	泰国	正常	
	越南	正常	

续表2

产品名称	国家和地区	准入状态	备注
干椰枣	阿拉伯联合酋长国	正常	
	巴基斯坦	正常	
	沙特阿拉伯	正常	
	伊拉克	正常	
	伊朗	正常	
	以色列	正常	
干椰子、干椰子肉	菲律宾	正常	
	马来西亚	正常	
	美国	正常	
	缅甸	正常	
	斯里兰卡	正常	
	泰国	正常	
	印度尼西亚	正常	
	越南	正常	
橄榄干	缅甸	正常	
	西班牙	正常	
	希腊	正常	
哈密瓜干	泰国	正常	
海底椰干	缅甸	正常	
	泰国	正常	
	越南	正常	
蓝莓干	朝鲜	正常	
	泰国	正常	
李子干	乌兹别克斯坦	正常	
荔枝干	菲律宾	正常	
	泰国	正常	
	越南	正常	
榴莲干	泰国	正常	
龙眼干	老挝	正常	
	缅甸	正常	
	泰国	正常	
	越南	正常	
	中国台湾	正常	

续表3

产品名称	国家和地区	准入状态	备注
罗望子干（酸角、甜角）	菲律宾	正常	
	老挝	正常	
	缅甸	正常	
	泰国	正常	
蔓越桔干果	未获准入	无	
蔓越莓干	美国	正常	
	泰国	正常	
	中国台湾	正常	
玫瑰果干	朝鲜	正常	
梅干、李干、樱桃干	澳大利亚	正常	
	德国	正常	
	法国	正常	
	美国	正常	
	泰国	正常	
	智利	正常	
	中国台湾	正常	
猕猴桃干	美国	正常	
木瓜干	泰国	正常	
苹果干	德国	正常	
	美国	正常	
葡萄干	阿富汗	正常	
	阿根廷	正常	
	澳大利亚	正常	
	德国	正常	
	哈萨克斯坦	正常	
	吉尔吉斯斯坦	正常	
	马来西亚	正常	
	美国	正常	
	南非	正常	
	日本	正常	
	泰国	正常	
	土耳其	正常	
	乌兹别克斯坦	正常	
	希腊	正常	
	伊朗	正常	

续表4

产品名称	国家和地区	准入状态	备注
葡萄干	智利	正常	
	中国台湾	正常	
其他干果	未获准入	无	
其他供人食用果核、仁	未获准入	无	
其他甜瓜子	未获准入	无	
蔷薇果干	未获准入	无	
桑葚干	未获准入	无	
柿饼	未获准入	无	
桃干	未获准入	无	
甜瓜干	乌兹别克斯坦	正常	
西西果干	缅甸	正常	
	缅甸	正常	
杏干	阿富汗	正常	
	吉尔吉斯斯坦	正常	
	美国	正常	
	塔吉克斯坦	正常	
	土耳其	正常	
	乌兹别克斯坦	正常	

（七）谷物产品和麦芽

产品名称	国家和地区	准入状态	备注
大豆粉	澳大利亚	正常	
	巴基斯坦	正常	
	德国	正常	
	俄罗斯	正常	
	韩国	正常	
	荷兰	正常	
	加拿大	正常	
	美国	正常	
	日本	正常	
	泰国	正常	
	西班牙	正常	
	印度	正常	
	印度尼西亚	正常	

续表1

产品名称	国家和地区	准入状态	备注
大米粉	奥地利	正常	
	澳大利亚	正常	
	俄罗斯	正常	
	韩国	正常	
	老挝	正常	
	泰国	正常	
	中国台湾	正常	
干豆粉	澳大利亚	正常	
	巴基斯坦	正常	
	德国	正常	
	俄罗斯	正常	
	韩国	正常	
	荷兰	正常	
	加拿大	正常	
	美国	正常	
	日本	正常	
	泰国	正常	
	西班牙	正常	
	印度	正常	
	印度尼西亚	正常	
黑麦粉	未获准入	无	
藜麦粉	玻利维亚	正常	
	秘鲁	正常	
藜麦片	玻利维亚	正常	
	秘鲁	正常	
麦芽	澳大利亚	正常	
	比利时	正常	
	丹麦	正常	
	德国	正常	
	法国	正常	
	加拿大	正常	
	捷克	正常	
	马来西亚	正常	
	美国	正常	
	日本	正常	

续表2

产品名称	国家和地区	准入状态	备注
麦芽	新西兰	正常	
	英国	正常	
其他谷物（包括细粉、团粒、片）	未获准入	无	
去壳黍子	丹麦	正常	
	老挝	正常	
	缅甸	正常	
	日本	正常	
	泰国	正常	
去壳野米	加拿大	正常	
去壳薏米	泰国	正常	
	越南	正常	
	中国台湾	正常	
小麦粉	埃及	正常	
	澳大利亚	正常	
	白俄罗斯	正常	
	比利时	正常	
	丹麦	正常	
	德国	正常	
	俄罗斯	正常	
	法国	正常	
	菲律宾	正常	
	哈萨克斯坦	正常	
	韩国	正常	
	荷兰	正常	
	吉尔吉斯斯坦	正常	
	加拿大	正常	
	卢森堡	正常	
	美国	正常	
	蒙古	正常	海关总署关于进口蒙古国面粉检验检疫要求的公告 2020 年公告第 126 号
	蒙古	正常	
	尼泊尔	正常	
	日本	正常	
	泰国	正常	
	英国	正常	
	越南	正常	

续表3

产品名称	国家和地区	准入状态	备注
燕麦粉	澳大利亚	正常	
	芬兰	正常	
	加拿大	正常	
	马来西亚	正常	
	美国	正常	
	印度尼西亚	正常	
	英国	正常	
燕麦片	芬兰	正常	

（八）坚果与籽类

产品名称	国家和地区	准入状态	备注
白瓜子	中国台湾	正常	
板栗	意大利	正常	
碧根果	澳大利亚	正常	
	美国	正常	
	墨西哥	正常	
	南非	正常	
	泰国	正常	
	意大利	正常	
扁桃仁（巴旦木）	澳大利亚	正常	
	哈萨克斯坦	正常	
	吉尔吉斯斯坦	正常	
	美国	正常	
	日本	正常	
	泰国	正常	
干巴旦杏	未获准入	无	
干巴西果（包括其他巴西坚果、鲍鱼果）	巴西	正常	
	玻利维亚	正常	
	德国	正常	
	泰国	正常	
	越南	正常	
干的白果（银杏果）	朝鲜	正常	

续表1

产品名称	国家和地区	准入状态	备注
干的去壳核桃	澳大利亚	正常	
	朝鲜	正常	
	吉尔吉斯斯坦	正常	
	罗马尼亚	正常	
	美国	正常	
	摩尔多瓦	正常	
	墨西哥	正常	
	日本	正常	
	泰国	正常	
	乌克兰	正常	
	乌兹别克斯坦	正常	
	印度	正常	
	越南	正常	
	智利	正常	
干的去壳或未去壳开心果（阿月浑子果）	澳大利亚	正常	
	吉尔吉斯斯坦	正常	
	美国	正常	
	日本	正常	
	泰国	正常	
	土耳其	正常	
	伊朗	正常	
	越南	正常	
干的松子仁	朝鲜	正常	
	俄罗斯	正常	
	蒙古	正常	
	意大利	正常	
干的未去壳核桃	澳大利亚	正常	
	巴基斯坦	正常	
	朝鲜	正常	
	哈萨克斯坦	正常	
	吉尔吉斯斯坦	正常	
	美国	正常	
	秘鲁	正常	
	墨西哥	正常	
	南非	正常	

续表2

产品名称	国家和地区	准入状态	备注
干的未去壳核桃	日本	正常	
	塔吉克斯坦	正常	
	越南	正常	
	智利	正常	
干的未去壳或去壳板栗、未去壳的冷冻板栗	澳大利亚	正常	
	朝鲜	正常	
	韩国	正常	
	日本	正常	
	意大利	正常	
干的夏威夷果（马卡达姆坚果、澳洲坚果）	澳大利亚	正常	
	巴西	正常	
	德国	正常	
	津巴布韦	正常	
	肯尼亚	正常	
	美国	正常	
	南非	正常	
	日本	正常	
	泰国	正常	
	危地马拉	正常	
	越南	正常	
干的榛子	朝鲜	正常	
	格鲁吉亚	正常	
	美国	正常	
	泰国	正常	
	土耳其	正常	
	伊朗	正常	
	意大利	正常	
	越南	正常	
干或冷冻的榧子	未获准入	无	
干或冷冻的其他坚果	未获准入	无	
干或冷冻的松子	阿富汗	正常	
	巴基斯坦	正常	
	巴勒斯坦	正常	
	朝鲜	正常	
	俄罗斯	正常	

续表3

产品名称	国家和地区	准入状态	备注
干或冷冻的松子	哈萨克斯坦	正常	
	蒙古	正常	
干橡子仁	朝鲜	正常	
干腰果	巴西	正常	
	贝宁	正常	
	多哥	正常	
	加纳	正常	
	柬埔寨	正常	
	科特迪瓦	正常	
	马达加斯加	正常	
	马里	正常	
	美国	正常	
	缅甸	正常	
	尼日利亚	正常	
	泰国	正常	
	坦桑尼亚	正常	
	印度	正常	
	印度尼西亚	正常	
	越南	正常	
黑瓜子	中国台湾	正常	
红瓜子	越南	正常	
花生	阿根廷	正常	
	埃塞俄比亚	正常	
	美国	正常	
	缅甸	正常	
	塞内加尔	正常	
	苏丹	正常	仅限去壳的花生
	乌兹别克斯坦	正常	
	印度	正常	
	印度尼西亚	正常	
	越南	正常	
	中国台湾	正常	
咖啡豆	埃塞俄比亚	正常	
	奥地利	正常	
	澳大利亚	正常	

续表4

产品名称	国家和地区	准入状态	备注
咖啡豆	巴布亚新几内亚	正常	
	巴拿马	正常	
	巴西	正常	
	玻利维亚	正常	
	德国	正常	
	东帝汶	正常	
	多米尼加共和国	正常	
	厄瓜多尔	正常	
	法国	正常	
	菲律宾	正常	
	哥伦比亚	正常	
	哥斯达黎加	正常	
	洪都拉斯	正常	
	加拿大	正常	
	喀麦隆	正常	
	肯尼亚	正常	
	老挝	正常	
	卢旺达	正常	
	美国	正常	
	秘鲁	正常	
	缅甸	正常	
	墨西哥	正常	
	尼加拉瓜	正常	
	瑞士	正常	
	萨尔瓦多	正常	
	坦桑尼亚	正常	
	危地马拉	正常	
	乌干达	正常	
	西班牙	正常	
	新加坡	正常	
	牙买加	正常	
	意大利	正常	
	印度	正常	
	印度尼西亚	正常	
	英国	正常	

续表5

产品名称	国家和地区	准入状态	备注
咖啡豆	越南	正常	
	赞比亚	正常	
	中国台湾	正常	
可可豆	巴布亚新几内亚	正常	
	比利时	正常	
	多哥	正常	
	厄瓜多尔	正常	
	加纳	正常	
	喀麦隆	正常	
	科特迪瓦	正常	
	马来西亚	正常	
	尼日利亚	正常	
	塞拉利昂	正常	
	坦桑尼亚	正常	
	乌干达	正常	
	新加坡	正常	
	印度尼西亚	正常	
苦杏仁、甜杏仁	阿富汗	正常	
	澳大利亚	正常	
	巴基斯坦	正常	
	朝鲜	正常	
	哈萨克斯坦	正常	
	吉尔吉斯斯坦	正常	
	美国	正常	
	日本	正常	
	塔吉克斯坦	正常	
	土耳其	正常	
	乌兹别克斯坦	正常	
	西班牙	正常	
	英国	正常	
	越南	正常	
莲子	越南	正常	
其他未列名坚果	未获准入	无	
其他杏核，桃、梅或李的核及核仁（杏仁除外，包括油桃）	未获准入	无	

续表6

产品名称	国家和地区	准入状态	备注
去壳榛子	智利	正常	
脱壳的花生	未获准入	无	
鲜或干的啤酒花	阿根廷	正常	
	澳大利亚	正常	
	德国	正常	
	法国	正常	
	捷克	正常	
	美国	正常	
	斯洛文尼亚	正常	
	新西兰	正常	

（九）冷冻水果

产品名称	国家和地区	准入状态	备注
冷冻菠萝	菲律宾	正常	
	智利	正常	
冷冻博伊森莓	智利	正常	
冷冻草莓	阿根廷	正常	
	埃及	正常	
	波兰	正常	
	法国	正常	
	美国	正常	
	秘鲁	正常	
	摩洛哥	正常	
	墨西哥	正常	
	智利	正常	
冷冻鳄梨	肯尼亚	正常	
	智利	正常	
冷冻番荔枝	智利	正常	
冷冻番木瓜	智利	正常	
冷冻黑莓	立陶宛	正常	
	墨西哥	正常	
	智利	正常	

续表1

产品名称	国家和地区	准入状态	备注
冷冻蓝莓	阿根廷	正常	
	爱沙尼亚	正常	
	白俄罗斯	正常	
	俄罗斯	正常	
	法国	正常	
	芬兰	正常	
	加拿大	正常	
	拉脱维亚	正常	
	美国	正常	
	瑞典	正常	
	乌克兰	正常	
	智利	正常	
冷冻榴莲	马来西亚	正常	
	泰国	正常	
冷冻蔓越莓	加拿大	正常	
	美国	正常	
	智利	正常	
冷冻芒果	菲律宾	正常	
	智利	正常	
冷冻猕猴桃	智利	正常	
冷冻木莓	墨西哥	正常	
	塞尔维亚	正常	
	智利	正常	
冷冻柠檬	越南	正常	
冷冻苹果	智利	正常	
冷冻葡萄	智利	正常	
冷冻桑椹	法国	正常	
	英国	正常	
冷冻石榴	智利	正常	
冷冻穗醋栗	波兰	正常	
	法国	正常	
	新西兰	正常	
冷冻桃	智利	正常	
冷冻无花果	法国	正常	

续表2

产品名称	国家和地区	准入状态	备注
冷冻香蕉	厄瓜多尔	正常	
	菲律宾	正常	
冷冻樱桃	波兰	正常	
	美国	正常	
	智利	正常	
冷冻越橘	爱沙尼亚	正常	
	白俄罗斯	正常	
	俄罗斯	正常	
	法国	正常	
	芬兰	正常	
	拉脱维亚	正常	
	罗马尼亚	正常	
	瑞典	正常	
	乌克兰	正常	

（十）其他植物产品

产品名称	国家和地区	准入状态	备注
熊果叶（越橘叶）	美国	正常	

（十一）食用谷物

产品名称	国家和地区	准入状态	备注
糙米	巴基斯坦	正常	
	韩国	正常	
	美国	正常	
	泰国	正常	
	乌拉圭	正常	
	印度	正常	
	越南	正常	
	中国台湾	正常	
高粱	澳大利亚	正常	
	美国	正常	
	缅甸	正常	
谷子（粟）	吉尔吉斯斯坦	正常	
	加纳	正常	
	缅甸	正常	

续表1

产品名称	国家和地区	准入状态	备注
谷子、粟	未获准入	无	
加那利草子（非种用）	加拿大	正常	
精米	巴基斯坦	正常	
	韩国	正常	
	柬埔寨	正常	
	老挝	正常	
	美国	正常	
	缅甸	正常	
	日本	正常	
	泰国	正常	
	乌拉圭	正常	
	意大利	正常	
	印度	正常	
	越南	正常	
	中国台湾	正常	
昆诺阿黎	未获准入	无	
昆诺阿藜（藜麦）	玻利维亚	正常	
	秘鲁	正常	
藜麦	未获准入	无	
其他谷物	未获准入	无	
荞麦	俄罗斯	正常	
	缅甸	正常	
	日本	正常	
荞麦粉	澳大利亚	正常	
	比利时	正常	
	韩国	正常	
	美国	正常	
	缅甸	正常	
	日本	正常	
	泰国	正常	
	印度	正常	
去壳谷子	吉尔吉斯斯坦	正常	
	加纳	正常	
	缅甸	正常	
去壳加那利草子	加拿大	正常	

续表2

产品名称	国家和地区	准入状态	备注
去壳昆诺阿藜（藜麦）	玻利维亚	正常	
	秘鲁	正常	
去壳其他谷物	未获准入	无	
去壳荞麦	俄罗斯	正常	
	缅甸	正常	
	日本	正常	
黍子	未获准入	无	
碎米	巴基斯坦	正常	
	韩国	正常	
	柬埔寨	正常	
	美国	正常	
	缅甸	正常	
	泰国	正常	
	乌拉圭	正常	
	印度	正常	
	越南	正常	
	中国台湾	正常	
燕麦	澳大利亚	正常	
	俄罗斯	正常	
	芬兰	正常	
	马来西亚	正常	
	美国	正常	
	英国	正常	
野米	加拿大	正常	
薏米	荷兰	正常	
	泰国	正常	
	越南	正常	
	中国台湾	正常	
直长马唐	未获准入	无	

（十二）油籽类

产品名称	国家和地区	准入状态	备注
黑加仑籽	波兰	正常	
	新西兰	正常	
	英国	正常	

续表1

产品名称	国家和地区	准入状态	备注
红花子	哈萨克斯坦	正常	
	印度	正常	
芥子	比利时	正常	
	德国	正常	
	加拿大	正常	
	捷克	正常	
	美国	正常	
	土耳其	正常	
	印度	正常	
葵花籽	未获准入	无	
葵花子（仁）	阿根廷	正常	
	保加利亚	正常	仅限去壳葵花子
	俄罗斯	正常	
	俄罗斯	正常	
	哈萨克斯坦	正常	
	美国	正常	
琉璃苣籽	波兰	正常	
	加拿大	正常	
	新西兰	正常	
	英国	正常	
	智利	正常	
棉子	澳大利亚	正常	
	巴基斯坦	正常	
	美国	正常	
	缅甸	正常	
	印度	正常	
牛油树果	多哥	正常	
	加纳	正常	
	塞拉利昂	正常	
葡萄籽	澳大利亚	正常	
	法国	正常	
	乌兹别克斯坦	正常	
	意大利	正常	
其他含油子仁及果实	未获准入	无	
其他含油子仁及果实的细粉或粗粉	未获准入	无	

续表2

产品名称	国家和地区	准入状态	备注
奇亚籽	墨西哥	正常	
去壳葵花籽	未获准入	无	
水飞蓟籽	蒙古	正常	
苏籽	朝鲜	正常	
	韩国	正常	
亚麻子	埃塞俄比亚	正常	
	澳大利亚	正常	
	俄罗斯	正常	
	法国	正常	
	哈萨克斯坦	正常	
	荷兰	正常	
	加拿大	正常	
	美国	正常	
	新西兰	正常	
	印度	正常	
油棕果及油棕仁	埃塞俄比亚	正常	
	朝鲜	正常	
	德国	正常	
	美国	正常	
	缅甸	正常	
	越南	正常	
月见草籽	朝鲜	正常	
	荷兰	正常	
	新西兰	正常	
芝麻	埃及	正常	
	埃塞俄比亚	正常	
	巴基斯坦	正常	
	巴拉圭	正常	
	贝宁	正常	
	玻利维亚	正常	
	布基纳法索	正常	
	朝鲜	正常	
	多哥	正常	
	厄立特里亚	正常	
	冈比亚	正常	
	吉布提	正常	
	加纳	正常	

续表3

产品名称	国家和地区	准入状态	备注
芝麻	柬埔寨	正常	
	喀麦隆	正常	
	肯尼亚	正常	
	老挝	正常	
	马里	正常	
	美国	正常	
	孟加拉国	正常	
	缅甸	正常	
	莫桑比克	正常	
	墨西哥	正常	
	尼日尔	正常	
	尼日利亚	正常	
	日本	正常	
	塞内加尔	正常	
	斯里兰卡	正常	
	苏丹	正常	
	索马里	正常	
	泰国	正常	
	坦桑尼亚	正常	
	土耳其	正常	
	危地马拉	正常	
	委内瑞拉	正常	
	乌干达	正常	
	乌兹别克斯坦	正常	
	印度	正常	
	印度尼西亚	正常	
	越南	正常	
	中国台湾	正常	
棕榈果及棕榈仁	美国	正常	

（十三）原糖或制糖原料类

产品名称	国家和地区	准入状态	备注
其他供人食用濒危植物产品	未获准入	无	
甜叶菊	未获准入	无	

（十四）植物性调料类

产品名称	国家和地区	准入状态	备注
毕拔	朝鲜	正常	
	马来西亚	正常	
	印度尼西亚	正常	
	越南	正常	

（十五）植物性调味料

产品名称	国家和地区	准入状态	备注
奥勒岗	未获准入	无	
八角茴香	朝鲜	正常	
	美国	正常	
	缅甸	正常	
	日本	正常	
	瑞典	正常	
	土耳其	正常	
	乌克兰	正常	
	新加坡	正常	
	叙利亚	正常	
	印度	正常	
	印度尼西亚	正常	
	越南	正常	
百里香叶（粉）	奥地利	正常	
	澳大利亚	正常	
	波兰	正常	
	德国	正常	
	荷兰	正常	
	马来西亚	正常	
	美国	正常	
	摩洛哥	正常	
	日本	正常	
	泰国	正常	
	土耳其	正常	
	西班牙	正常	
	印度	正常	
	中国台湾	正常	

续表1

产品名称	国家和地区	准入状态	备注
丁香	巴西	正常	
	马达加斯加	正常	
	马来西亚	正常	
	坦桑尼亚	正常	
	印度尼西亚	正常	
	越南	正常	
豆蔻	阿拉伯联合酋长国	正常	
	澳大利亚	正常	
	巴布亚新几内亚	正常	
	德国	正常	
	格林纳达	正常	
	老挝	正常	
	马来西亚	正常	
	美国	正常	
	危地马拉	正常	
	伊朗	正常	
	印度	正常	
	印度尼西亚	正常	
	越南	正常	
多香果	美国	正常	
	墨西哥	正常	
番红花（西红花）*Crocus sativus L.*	阿拉伯联合酋长国	正常	
	美国	正常	
	日本	正常	
	伊朗	正常	
干薄荷叶	阿尔巴尼亚	正常	
	埃及	正常	
	美国	正常	
胡椒	阿拉伯联合酋长国	正常	
	奥地利	正常	
	澳大利亚	正常	
	巴西	正常	
	比利时	正常	
	朝鲜	正常	
	丹麦	正常	
	德国	正常	
	俄罗斯	正常	
	厄瓜多尔	正常	
	法国	正常	
	韩国	正常	
	荷兰	正常	

续表2

产品名称	国家和地区	准入状态	备注
胡椒	加拿大	正常	
	马来西亚	正常	
	美国	正常	
	缅甸	正常	
	日本	正常	
	瑞典	正常	
	斯里兰卡	正常	
	泰国	正常	
	土耳其	正常	
	新加坡	正常	
	意大利	正常	
	印度	正常	
	印度尼西亚	正常	
	英国	正常	
	越南	正常	
	中国台湾	正常	
葫芦巴子	印度	正常	
花椒	日本	正常	
茴芹子	美国	正常	
姜黄	缅甸	正常	
	日本	正常	
	印度	正常	
	越南	正常	
芥末粉	埃及	正常	
	德国	正常	
	加拿大	正常	
	马来西亚	正常	
	美国	正常	
	日本	正常	
	泰国	正常	

续表3

产品名称	国家和地区	准入状态	备注
咖喱粉	德国	正常	
	韩国	正常	
	马来西亚	正常	
	日本	正常	
	泰国	正常	
	土耳其	正常	
	新加坡	正常	
	印度	正常	
	英国	正常	
枯茗子	埃及	正常	
	德国	正常	
	美国	正常	
	日本	正常	
	西班牙	正常	
	印度	正常	
	越南	正常	
辣椒粉	奥地利	正常	
	澳大利亚	正常	
	德国	正常	
	韩国	正常	
	加拿大	正常	
	马来西亚	正常	
	美国	正常	
	秘鲁	正常	
	南非	正常	
	日本	正常	
	泰国	正常	
	土耳其	正常	
	西班牙	正常	
	以色列	正常	
	印度	正常	
	中国台湾	正常	

续表4

产品名称	国家和地区	准入状态	备注
辣椒干	卢旺达	正常	
	美国	正常	
	秘鲁	正常	
	缅甸	正常	
	日本	正常	
	泰国	正常	
	印度	正常	
	越南	正常	
兰香子（学名明列子，又名罗勒子）	柬埔寨	正常	
	印度	正常	
	越南	正常	
龙蒿	未获准入	无	
罗勒粉	埃及	正常	
	奥地利	正常	
	德国	正常	
	马来西亚	正常	
	美国	正常	
	日本	正常	
马玉兰	马来西亚	正常	
迷迭香	美国	正常	
墨角兰	未获准入	无	
墨角兰（甘牛至）	美国	正常	
柠檬草	马来西亚	正常	
牛至叶（包括牛至叶粉）	未获准入	无	
牛至叶（包括牛至叶粉）	奥地利	正常	
	德国	正常	
	法国	正常	
	马来西亚	正常	
	美国	正常	
	日本	正常	
	土耳其	正常	
	西班牙	正常	
	新加坡	正常	
	意大利	正常	
其他调味香料	未获准入	无	

续表5

产品名称	国家和地区	准入状态	备注
芹菜子	马来西亚	正常	
	美国	正常	
	印度	正常	
肉豆蔻	斯里兰卡	正常	
	印度尼西亚	正常	
肉豆蔻衣	未获准入	无	
肉桂及肉桂花	缅甸	正常	
	印度尼西亚	正常	
	越南	正常	
生姜	澳大利亚	正常	
	菲律宾	正常	
	韩国	正常	
	老挝	正常	
	马来西亚	正常	
	马来西亚	正常	
	美国	正常	
	缅甸	正常	
	尼日利亚	正常	
	日本	正常	
	泰国	正常	
	印度	正常	
	越南	正常	
莳萝粉	埃及	正常	
	德国	正常	
	美国	正常	
	泰国	正常	
	以色列	正常	
	印度	正常	
鼠尾草	马来西亚	正常	
	土耳其	正常	
五香	未获准入	无	

续表6

产品名称	国家和地区	准入状态	备注
香草	埃及	正常	
	奥地利	正常	
	澳大利亚	正常	
	巴布亚新几内亚	正常	
	德国	正常	
	美国	正常	
	西班牙	正常	
	意大利	正常	
香蜂叶	保加利亚	正常	
香叶	格鲁吉亚	正常	
香子兰豆	巴布亚新几内亚	正常	
	法国	正常	
	马达加斯加	正常	
	新加坡	正常	
	印度尼西亚	正常	
小茴香子	埃及	正常	
	美国	正常	
	印度	正常	
芫荽子	巴布亚新几内亚	正常	
	德国	正常	
	马来西亚	正常	
	日本	正常	
	泰国	正常	
	印度	正常	
洋苏叶	美国	正常	

续表7

产品名称	国家和地区	准入状态	备注
页蒿子	波兰	正常	
	德国	正常	
	西班牙	正常	
	印度	正常	
玉桂	未获准入	无	
月桂	未获准入	无	
众香子	未获准入	无	

四、肉类产品名单

国家	产品大类	品名	注册企业	状态
美国	冷冻猪产品	冷冻猪肉（带骨）	3、19、28、35、89、92、222、226、244、279、296、360、413、511、582、623、635、669、687、717、724、760、791、812、965、995、1077、1152、1161、1168、1361、1417、1489、1540、1620、1647、1758、1775、1936、1962、1980、2029、2101、2121、2133、2136、2269、2289、2405、2435、2450、2472、2508、2574、2585、3318、3532、3535、4398、5369、5536、5537、6024、6068、6133、6775、6863、6911、6916、7467、8028、8069、8080、8327、8934、9553、9586、9977、13025、13054、13331、13597、15878、17086、17767、17965、18079、18963、19140、19190、19433、19504、19692、19706、19717、19790、20239、20441、20654、20748、20845（暂停）、21059、21069、21171、21397、27373、27384、27398、31681、31690、31896、31913、31965、32006、32009、33832、34176、34193、34224、34225、34560、34589、34835、39876、40373、45171、45390、45411、45682、	31559（暂停）、5804（暂停）44904（暂停）
		冷冻猪肉（去骨）		
		冷冻未炼制猪脂肪		
		冷冻猪心		
		冷冻猪肝		
		冷冻猪肾		
		冷冻猪舌		
		冷冻猪尾		
		冷冻猪耳		
		冷冻猪蹄（全蹄）		
		冷冻猪胃（猪肚）		
		冷冻猪睾丸		
		其他猪杂碎（冷冻猪耳根）		
		其他猪杂碎（冷冻猪鼻）		
		其他猪杂碎（冷冻猪脚圈）		

续表1

<table>
<tr><th>国家</th><th>产品大类</th><th>品名</th><th>注册企业</th><th>状态</th></tr>
<tr><td rowspan="35">美国</td><td rowspan="18">冷冻猪产品</td><td>其他猪杂碎（冷冻猪脸）</td><td rowspan="35">45856、46071、46211、46264、46491、48097、48166、51207、51340、112A、17202A、17202B、17202S、17564F、17626B、17D、17S、18296A、19140A、20968B、2121A、221A、2260E、226B、244C、244G、244I（暂停）、244L、244M、244P、244S、244W、2574A、2574B、2574C、279A、32006A、320M、360A、360C、382F、3JC、3M、3S、3W、4226B、509K、509L、7066A、717C、717CR、717M、717W、756A、7877A、791A、791C、79C、85B、85M、85O、86C、86G、86J、86P、89A、965A、M44883、V1311B、V13182、V13535、V17054、V17068、V17130、V17223、V17276、V17461、V17534、V17534A、V17534B、V17564D、V17626、V17626A、V17754、V17756、V17787、V17864、V17941、V17959、V17993、V18034、V18064、V18073、V18161、V18198、V18273、V18286、V18290、V18294、V18359、V18376、V18435、V18441、V18611、V18674、V18695、V18699、V18707、V18778、V18802、V18811、V18815、V18869、V18918、V18986、V18A、V19、V19080、V19111B、V19129、V19146、V19147、V19209、V19225、V19246、V19275、V19288、V19296、V19331、V19338、V19444、V19458、V19464、V19470、V19489、V19494、V19558、V19564、V19584、V19603、V19723、V19742、V19758、V19759、V19840、V19869、V19911、V19934、V19996、V20190、V20230、V20343、V20520、V20716、V20737、V20886、V20944、V20968、V20968A、V20982、V20989、V21231、V21467、V21483、V21504、V21598、V21621、V21857、V21899、V21934A、V22073、V226A、V27290A、V27324、V27324A、V27453、V27492、V3056、V3116B、V3131、V3136、V3144、V3149、V3150、V3154、V31552、V3157、V3161、V31615、V31640、V31695、V3170、V31726、V31726A、V31740、V31767、V3190、V3198、V32087、V3215、V3216、V3229、V3245、V3274、V3283、V3308、V3326、V3334、V3338、V3363、V33808、V33830、V34099、V34140、V34162、V3425、V3431、V34435、V34461、V34498、V34552、V34555、V34582、V3464、V34671、V34694、V34705、V3474、V3475、V34796、V34824、V34829、V3504、V3507、V3531、V3537、V3555、V3562、V3563、</td><td rowspan="35"></td></tr>
<tr><td>其他猪杂碎（冷冻猪唇）</td></tr>
<tr><td>其他猪杂碎（冷冻猪上颚）</td></tr>
<tr><td>其他猪杂碎（冷冻猪下颚）</td></tr>
<tr><td>其他猪杂碎（冷冻猪心管）</td></tr>
<tr><td>其他猪杂碎（冷冻猪脚趾）</td></tr>
<tr><td>其他猪杂碎（冷冻猪皮）</td></tr>
<tr><td>其他猪杂碎（冷冻猪头）</td></tr>
<tr><td>其他猪杂碎（冷冻猪脑）</td></tr>
<tr><td>其他猪杂碎（冷冻猪横膈膜）</td></tr>
<tr><td>其他猪杂碎（冷冻猪软骨）</td></tr>
<tr><td>其他猪杂碎（冷冻猪气管）</td></tr>
<tr><td>其他猪杂碎（冷冻猪食管）</td></tr>
<tr><td>其他猪杂碎（冷冻猪喉管）</td></tr>
<tr><td>其他猪杂碎（冷冻猪骨）</td></tr>
<tr><td>其他猪杂碎（冷冻猪肠）</td></tr>
<tr><td>其他猪杂碎（冷冻猪膀胱）</td></tr>
<tr><td>冷冻猪肉馅</td></tr>
<tr><td rowspan="17">冰鲜猪产品</td><td>冰鲜猪肉（带骨）</td></tr>
<tr><td>冰鲜猪肉（去骨）</td></tr>
<tr><td>冰鲜未炼制猪脂肪</td></tr>
<tr><td>冰鲜猪心</td></tr>
<tr><td>冰鲜猪肝</td></tr>
<tr><td>冰鲜猪肾</td></tr>
<tr><td>冰鲜猪舌</td></tr>
<tr><td>冰鲜猪尾</td></tr>
<tr><td>冰鲜猪耳</td></tr>
<tr><td>冰鲜猪蹄（全蹄）</td></tr>
<tr><td>冰鲜猪胃（猪肚）</td></tr>
<tr><td>冰鲜猪睾丸</td></tr>
<tr><td>其他猪杂碎（冰鲜猪耳根）</td></tr>
<tr><td>其他猪杂碎（冰鲜猪鼻）</td></tr>
<tr><td>其他猪杂碎（冰鲜猪脚圈）</td></tr>
<tr><td>其他猪杂碎（冰鲜猪脸）</td></tr>
<tr><td>其他猪杂碎（冰鲜猪唇）</td></tr>
</table>

续表2

国家	产品大类	品名	注册企业	状态
美国	冰鲜猪产品	其他猪杂碎（冰鲜猪上颚）	V3563A、V3563D、V3573、V3610、V3688、V3707、V3738、V3768、V3845A、V38528、V38558、V3898、V3923、V40008、V40016、V40072、V40234、V40339、V40373A、V40439、V44170、V44175、V44194、V44789、V44808、V45018、V45030、V45073、V45128、V45325、V45391、V45395、V45412、V45440、V45561、V45586、V45656、V45658、V45671、V45789、V45988、V46014、V46161、V46197、V46422、V46466、V46473、V46490、V46504、V46518、V46744、V46745、V46746、V46840、V46840A、V46879、V47009、V47011、V47024、V48118、V48142、V48194、V48205、V48273、V48311、V48313、V50、V51264、V51296、V51311、V51545、V51556、V532、V54250、V5511、V74、V7435、V81、V94、V21935、V18675、21716、V3318、V3398、245D、21781、2508J、V19223、V19168、V40309、1957A、V19451A、5813、V20358、44819、13415、34095、548A、235、21837、V54264、18357、V47159、V31896、V18762、51212、818、M51237、V17276、31812、40375A、20608、V21654、V19451、31812、V21654A、17643、44919、18532、32027、760A、2260Y、32166、V47000、32004、V40083、V47157、V34526、V47575、V47423、V105、V47269、17564、47370、21179、V19462、V20582、V27261、V51549、V47543、44904（暂停）、19879（暂停）、325、426（暂停）、26A、V34092、20722、26C、V19461、6184、V47436、21069L、V20816、V32006C、V47762、V47803、7780A、47104B、33960、V9228、1300、V19870、244U、V47798、7543B、V47737、404、48204V47958、1163、48098M、1841E、1841D、V47980、6124、V47209、791N、47667	
		其他猪杂碎（冰鲜猪下颚）		
		其他猪杂碎（冰鲜猪心管）		
		其他猪杂碎（冰鲜猪脚趾）		
		其他猪杂碎（冰鲜猪皮）		
		其他猪杂碎（冰鲜猪头）		
		其他猪杂碎（冰鲜猪脑）		
		其他猪杂碎（冰鲜猪横膈膜）		
		其他猪杂碎（冰鲜猪软骨）		
		其他猪杂碎（冰鲜猪气管）		
		其他猪杂碎（冰鲜猪食管）		
		其他猪杂碎（冰鲜猪喉管）		
		其他猪杂碎（冰鲜猪骨）		
		其他猪杂碎（冰鲜猪肠）		
		其他猪杂碎（冰鲜猪膀胱）		
		冰鲜猪肉馅		
	加工猪肉制品	猪油脂（食用）		
		以上述产品为原料制成的熟制猪肉产品		
		以上述产品为原料制成的腌制（干、熏、盐制）猪肉产品		
		以上述产品为原料制成的猪肉罐头产品		
		以上述产品为原料制成的猪肉均化食品		
	冷冻牛产品	冷冻牛肉（带骨）	3、8、19、27、28、89、92、105、222、235、253、262、267、278、279、296、301、322、332、337、354、360、410、413、511、532、550、562、578、582、623、628、630（暂停）、635、675、717、724、760、783、788、934、960、965、969、1077、1085、1152、1161、1168、1198、1311、1361、1417、1438、1489、1540、1557、1758、1775、1896、1936、1940、1980、2101、2121、2133、2136、2255、2269、2289、2327、2405、2435、2460、2472、2508、2574、2585、2966、3318、3532、3535、4195、4215、4398、4465、4891、5200、5369、5511、6024、6068、6810、6863、6911、6916、7162、7282、7467、7644、8028、8069、8080、8327、8934、9268、9287、	44094（暂停）
		冷冻牛肉（去骨）		
		冷冻未炼制牛脂肪		
		冷冻牛头肉		
		冷冻牛唇		
		冷冻牛心		
		冷冻牛肾		
		冷冻牛肝		
		冷冻牛筋		
		冷冻牛舌		
		冷冻牛尾		

续表3

国家	产品大类	品名	注册企业	状态
美国	冷冻牛产品	冷冻牛蹄	9400、9586、9977、13054、13415、15878、17086、17419、17767、18079、18963、19140、19336、19504、19692、19706、19790、19872、19911、20247、20374、20441、20654、20845（暂停）、21059、21171、21263、21397、21488、22052、27221、27300、27373、27384、27398、27472、31681、31690、31896、31913、32009、33832、33861、34176、34193、34560、34569、34589、34706、34741、34835、38468、39876、40373、44151、44189、44824、M44883、44932、44999、45099、45171、45261、45321、45390、45411、45471、45682、45705、45834、45948、46023、46407、46264、46339、48097、48166、51308、51309、112A、1198A、17202A、17202B、17202S、17D、17S、19140A、208A、20968B、2121A、221A、2260E、244C、244G、244S、245C、245D、245E、245J、245L、2508J、2574A、2574B、2574C、279A、320M、360A、360C、382F、3D、3JC、3M、509K、509L、562M、6063A、7066A、717C、717CR、717M、717W、756A、79C、85M、86A、86C、86E、86F、86G、86J、86K、86M、86P、86R、86X、889A、89A、924A、960A、965A、969G、M13331、M548A、V1311B、V13182、V13535、V17054、V17068、V17130、V17223、V17276、V17461、V17534、V17534A、V17534B、V17564D、V17626、V17626A、V17754、V17756、V17787、V17864、V17993、V18034、V18064、V18073、V18161、V18198、V18273、V18286、V18290、V18294、V18359、V18376、V18435 、V18441、V18611、V18674、V18695、V18699、V18707、V18778、V18802、V18811、V18815、V18918、V18986、V18A、V19、V19080、V19111B、V19129、V19146、V19209、V19225、V19246、V19275、V19288、V19296、V19331、V19338、V19444、V19458、V19464、V19489、V19494、V19558、V19564、V19584、V19603、V19723、V19742、V19758、V19759、V19840、V19869、V19934、V19996、V20190、V20230、V20343、V20520、V20716、V20737、V20816、V20886、V20944、V20968A、V20982、V20989、V21231、V21241、V21467、V21483、V21504、V21598、V21621、V21857、V21899、V21934A、V22073、V226A、V27324、V27324A、V27453、V27492、V3056、V3116B、V3131、V3136、V3144、V3149、V3150、V3154、V31552、V3157、V3161、V31615、V31640、V31695、V3170、V31726、V31726A、V31740、V31767、V3190、V3198、V32006A、V32087、V3215、V3216、V3229、V3245、V3274、V3283、V3308、V3326、V3334、V3338、V3363、	
		冷冻牛骨		
		冷冻牛横膈膜		
		冷冻牛鞭		
		其他牛杂碎（冷冻牛软骨）		
		其他牛杂碎（冷冻牛睾丸）		
		其他牛杂碎（冷冻牛心管）		
		其他牛杂碎（冷冻牛肠）		
		其他牛杂碎（冷冻牛气管）		
		冷冻牛瓣胃（牛百叶）		
		冷冻牛真胃（牛肚）		
		冷冻牛网胃		
		冷冻牛瘤胃		
		冷冻牛绞肉		
		冷冻牛肉饼		
	冰鲜牛产品	冰鲜牛肉（带骨）		
		冰鲜牛肉（去骨）		
		冰鲜未炼制牛脂肪		
		冰鲜牛头肉		
		冰鲜牛唇		
		冰鲜牛心		
		冰鲜牛肾		
		冰鲜牛肝		
		冰鲜牛筋		
		冰鲜牛舌		
		冰鲜牛尾		
		冰鲜牛蹄		
		冰鲜牛骨		
		冰鲜牛横膈膜		
		冰鲜牛鞭		
		其他牛杂碎（冰鲜牛软骨）		
		其他牛杂碎（冰鲜牛睾丸）		
		其他牛杂碎（冰鲜牛心管）		
		其他牛杂碎（冰鲜牛肠）		
		冰鲜牛瓣胃（牛百叶）		

续表4

国家	产品大类	品名	注册企业	状态
美国	冰鲜牛产品	冰鲜牛真胃（牛肚）	V33808、V33830、V34099、V34140、V34162、V3425、V3431、V34435、V34461、V34498、V34520、V34552、V34555、V34582、V3464、V34671、V34694、V34705、V3474、V3475、V34796、V34824、V34829、V3504、V3507、V3531、V3537、V3555、V3562、V3563、V3563A、V3563D、V3573、V3610、V3688、V3707、V3738、V3768、V3845A、V38528、V3898、V3923、V40008、V40016、V40072、V40234、V40339、V40373A、V40439、V44175、V44194、V44789、V44808、V45018、V45030、V45073、V45128、V45325、V45391、V45395、V45412、V45440、V45561、V45586、V45658、V45671、V45789、V45988、V46014、V46161、V46197、V46466、V46473、V46490、V46504、V46518、V46745、V46746、V46840、V46879、V47009、V47011、V47024、V48118、V48142、V48194、V48205、V48273、V48311、V48313、V50、V51264、V51296、V51311、V51545、V51556、V532、V54250、V74、V7435、V81、V94、V21935、V18675、V45440、21716、V3318、V3398、V19223、V19168、V19451A、5813、V34249、V20358、V34081、47104B、34095、4975、21837、47104、18357、V47159、V31896、51212、V47347、M46617、V17276、48087、31812、V21654、V46422、V21654A、17643、44919、2260Y、V47000、32004、47033、47277、V47157、V34526、19652、1160、47368、21183、V47575、96、6423、V47593、V105、46877、47370、V19462、V20582、V27261、V51549、47366、V47543、17626B、44904（暂停）、19879（暂停）、426（暂停）、26A、V34092、51303、20722、6173、5561A、V19461、46017、V47436、V32006C、47085、V47762、2862B、V47803、7780A、33960、V9228、1300、48144、V19870、47494、1079、244U、V47798、332T、45092、V48144C、V47737、19478、404、48204、447681841D、V2862C、V47958、47264、47031、1841E、6214、6124、48098M、454、V47980、46554、9457、V47209、21528、6056、1163、47667、6056A	
		冰鲜牛网胃		
		冰鲜牛瘤胃		
		冰鲜牛绞肉		
		冰鲜牛肉饼		
	加工牛肉产品	牛油脂（食用）		
		以上述产品为原料制成的熟制牛肉产品		
		以上述产品为原料制成的腌制（干、熏、盐制）牛肉产品		
		以上述产品为原料制成的牛肉罐头产品		
		以上述产品为原料制成的牛肉均化食品		

续表5

<table>
<tr><th>国家</th><th>产品大类</th><th>品名</th><th>注册企业</th><th>状态</th></tr>
<tr><td rowspan="34">美国</td><td rowspan="23">冷冻鸡产品</td><td>冷冻的整只鸡</td><td rowspan="34">P7174、P511、P7345、P8727、P190、P551、P579、P544、P403、P7760、P19299、P45131、P7769、P7769A、P22000、P757、P157、P286、P2130、P34349、P5533、P27391 、P18、P961、P963、P32130、P3505、P261、P460、P20935、P20935A、P425、P1049、P1049A、P244、P9905A、P7669、P1096A、P300、P2375、P646、P308、P6529、P1254、P509、P9141、P7487、P6666、P9181、P1949、P727、P7470、P3、P1234、P667、P6504、P6616、P6510、P890、P468、P45483、P1317、P1009、P1235、P445、P519、P170、P7485、P7342、P912、P1307、P517、P32、P419、P19128、P15724、P7987、P7927、P6505、P2178、P19112、P21234、P9197、P18285、P7903、P1243、P1318、P17980、P56、P7091、P1272、P17500、P206、P7091A、P843、P112、P7156、P7085、P559、P243、P19636、P7100、P7101、P13556、P20245、P2686、P19514、P13456、P20322、P1、P6651、P622、P325、P18873、P1362、P6、P806、P758、P164、P768、P72、P1241、P7044、P7089、P1325、P146、P1137、P1315、P27、P746、P7264、P522、P45910、P51179、P34308、P32182、P18557、P40183、P19688、P320、P247、P46374、P6137、P6164A、P7632、P6137A、P33900、P208、P2186、P46091、P13369、P1249、P21498、P737、P510、P19865、P687、P1309、P910、P165S、P165H、P31812、P1250、P1257、P215、P794、P48304、P4602A、P1480、P935、P46338、P1304、P40、P855D、P855、P6719、P529、P322、P476、P5787、P6638、P810、P17340、P1284、P1353、P584、P705、P1201、P2632、P218、P192、P177、P20816、P46205、V19790、V34552、V34823、V34824、V45073、P20935A、P21059、P21804、P31881、V51264、V19870、V19458、V18611、V18811、V19190、V40339、V44102、P3283、V19424、V18707、V18802、V20737、V34198、V17276、P17202A、P17202S、P17604、V19209、V20190、P20968B、P27424、P3133、V3136、P31812、V3190、V3338、P45484、P46349、P6519、P7255、P7573、P1304A、P17766、P19378、P40124、P481、P548、P6519B、P7760、V17068、V17534A、V17534B、V17754、V17756、V17941、V17954、V17959、V18064、V18161、V18198、V18273、V18400、V18441、V18695、V18801、V18815、V18869、V18914、V18918、V18965、V18967、V18986、V18998、V19080、</td><td rowspan="34">P5842（暂停）、P165S（暂停）</td></tr>
<tr><td>冷冻鸡肉（整的或块的，不包括冷冻鸡胸、冷冻鸡腿）</td></tr>
<tr><td>冷冻未炼制鸡脂肪</td></tr>
<tr><td>冷冻鸡胸</td></tr>
<tr><td>冷冻鸡腿</td></tr>
<tr><td>冷冻鸡爪</td></tr>
<tr><td>冷冻鸡整翅（翼）</td></tr>
<tr><td>冷冻鸡翅（翼）根</td></tr>
<tr><td>冷冻鸡翅（翼）中</td></tr>
<tr><td>冷冻鸡两节翅（翼）</td></tr>
<tr><td>冷冻鸡翅（翼）尖</td></tr>
<tr><td>其他鸡杂碎（冷冻鸡膝软骨）</td></tr>
<tr><td>其他鸡杂碎（冷冻其他鸡软骨）</td></tr>
<tr><td>其他鸡杂碎（冷冻鸡脚骨）</td></tr>
<tr><td>其他鸡杂碎（冷冻鸡皮）</td></tr>
<tr><td>其他鸡杂碎（冷冻鸡心）</td></tr>
<tr><td>其他鸡杂碎（冷冻鸡肝）</td></tr>
<tr><td>其他鸡杂碎（冷冻鸡颈）</td></tr>
<tr><td>其他鸡杂碎（冷冻鸡胃）</td></tr>
<tr><td>其他鸡杂碎（冷冻鸡肾）</td></tr>
<tr><td>其他鸡杂碎（冷冻鸡睾丸）</td></tr>
<tr><td>其他鸡杂碎（冷冻鸡骨）</td></tr>
<tr><td>冷冻鸡肉馅</td></tr>
<tr><td rowspan="11">冷冻鸭产品</td><td>冷冻的整只鸭</td></tr>
<tr><td>冷冻鸭肉（整的或块的，不包括冷冻鸭胸、冷冻鸭腿）</td></tr>
<tr><td>冷冻未炼制鸭脂肪</td></tr>
<tr><td>冷冻鸭胸</td></tr>
<tr><td>冷冻鸭腿</td></tr>
<tr><td>冷冻鸭爪</td></tr>
<tr><td>冷冻鸭翼（不包括翼尖）</td></tr>
<tr><td>冷冻鸭翼（包括翼尖）</td></tr>
<tr><td>鸭杂碎（冷冻鸭翼尖）</td></tr>
<tr><td>鸭杂碎（冷冻鸭脚骨）</td></tr>
<tr><td>鸭杂碎（冷冻鸭软骨）</td></tr>
</table>

续表6

国家	产品大类	品名	注册企业	状态
美国	冷冻鸭产品	鸭杂碎（冷冻鸭肝）	V19111B、V19146、V19147、V19246、V19275、V19288、V19296、V19462、V19464、V19470、V19584、V19723、V19742、V19767、V19874、V19934、V20716、V20886、V20982、V210A、V21483、V21598、V21857、V22010、V27453、V27492、V3116B、V3133A、V31727、V31740、V3308、V3334、V34099、V34162、V34244、V3425、V34435、V34461、V34812、V3504、V3688、V3720、V3794A、V3845A、V38528、V38538、V38539、V38558、V3923、V39977、V40330、V44808、V45030、V45128、V45391、V45395、V45491、V45656、V45671、V45789、V45988、V46283、V46422、V46473、V46572、V46599、V47024、V51545、V7435、V7470A、V19494、P39936、P20373、V20211、V21621、V532、V18034、V18359、V21935、V51311、P33885、P20214、P19719、P45682、P18863、V34520、P1294、P31877、P44935、P34805、P46549、P27505、V19713、P5839、P27389、P7048、P31727、P34453、P32174、P20699A、P2028、V3474、V17534、P7875、P165M、P607、P1AA、P112A、P7211、P17728、P20385、P17966、P45411、P32009、P8721、V3478、P19051、P717CR、V320、P7613、P360、P1161、P34589、P6024、P20845、P4398、P6068、P6828、P44883、P2472、P33832、P46264、P34835、P2405、P2585、P19254、P19254A、P18963、P8069、P45171、P2121A、P9155、P1152、P19415、P15878、P19140A、P19140、P1936、P19、P2121、P2136、P5535、P27384、P28、P2564、P360A、P3JC、P8908、P5636、P509K、P509L、P6863、P18144、P2122、P360C、P7467、P27373、P4119、P21397、P2435、P9147、V39917、P48082、V21504、V18073、P4177、V3229、P8721、V17054、V21935、P894、P89、P276、V276A、V18675、V45440、V51549、P34227、P21716、V3563、V20373、P51212、V46746、V46744、V46745、V3563A、P7875A、V19451A、V3318、V19223、V19168、P9424、V45658、V40309、P2260E、P44826、V20358、P46481、V34555、V34095、P13584、P21837、P34225、P7374、P9181、P5842、P235、P788、V40072、P19705、P18357、V47159、V31896、P689、P31910、P46617、P19150、P51237、V17276、V40439、P8757、V47212、V21654、P20251W、P20251、V46422、V19451、V27290A、	
		鸭杂碎（冷冻鸭皮）		
		鸭杂碎（冷冻鸭颈）		
		鸭杂碎（冷冻鸭心）		
		鸭杂碎（冷冻鸭胃）		
		鸭杂碎（冷冻鸭肾）		
		鸭杂碎（冷冻鸭舌）		
		鸭杂碎（冷冻鸭骨）		
		冷冻鸭肉馅		
	冷冻鹅产品	冷冻的整只鹅		
		冷冻鹅肉（整的或块的，不包括冷冻鹅胸、冷冻鹅腿）		
		冷冻未炼制鹅脂肪		
		冷冻鹅胸		
		冷冻鹅腿		
		冷冻鹅爪		
		冷冻鹅翼（不包括翼尖）		
		冷冻鹅翼（包括翼尖）		
		鹅杂碎（冷冻鹅翼尖）		
		鹅杂碎（冷冻鹅脚骨）		
		鹅杂碎（冷冻鹅软骨）		
		鹅杂碎（冷冻鹅皮）		
		鹅杂碎（冷冻鹅颈）		
		鹅杂碎（冷冻鹅肝）		
		鹅杂碎（冷冻鹅心）		
		鹅杂碎（冷冻鹅胃）		
		鹅杂碎（冷冻鹅肾）		
		鹅杂碎（冷冻鹅骨）		
		冷冻鹅肉馅		
	冷冻火鸡产品	冷冻的整只火鸡		
		冷冻火鸡肉（整的或块的，不包括冷冻火鸡胸、冷冻火鸡腿）		
		冷冻未炼制火鸡脂肪		
		冷冻火鸡胸		
		冷冻火鸡腿		

续表7

国家	产品大类	品名	注册企业	状态
美国	冷冻火鸡产品	火鸡杂碎（冷冻火鸡爪）	V21654A、P17643、P44919、P2260Y、P32166、V47000、P34193、P32004、P46826、V47157、V34526、P21171、P21200、P21183、V47575、V47423、V105、V47593、V47269、P13415、V51549、V47543、P17626B、P44904、V51212、P19879、P17065、P423、V34092、P20722、P26C、P47579、P5561A、V19461、V47436、V19758、V20816、V32006C、V27398、P764、V47762、V123、V47803、P7780A、P33960、P5615、V47515、V47534、V17626A、P244U、V47798、P45565、P1304B、V74、V47737、P48204、P447684770、V44194、P19349D、P1163、P19349E、48098M、V40083、V47980、P6037、P2298、P4894、P6124、V47958、46947、V47209、47667	
		冷冻火鸡翼（不包括翼尖）		
		冷冻火鸡翼（包括翼尖）		
		火鸡杂碎（冷冻火鸡翼尖）		
		火鸡杂碎（冷冻火鸡软骨）		
		火鸡杂碎（冷冻火鸡脚骨）		
		火鸡杂碎（冷冻火鸡皮）		
		火鸡杂碎（冷冻火鸡颈）		
		火鸡杂碎（冷冻火鸡心）		
		火鸡杂碎（冷冻火鸡肝）		
		火鸡杂碎（冷冻火鸡胃）		
		火鸡杂碎（冷冻火鸡肾）		
		火鸡杂碎（冷冻火鸡睾丸）		
		火鸡杂碎（冷冻火鸡骨）		
		冷冻火鸡肉馅		
	冷冻珍珠鸡产品	冷冻的整只珍珠鸡		
		冷冻珍珠鸡肉（整的或块的，不包括冷冻珍珠鸡胸、冷冻珍珠鸡腿）		
		冷冻未炼制珍珠鸡脂肪		
		冷冻珍珠鸡胸		
		冷冻珍珠鸡腿		
		珍珠鸡杂碎（冷冻珍珠鸡爪）		
		冷冻珍珠鸡翼（不包括翼尖）		
		冷冻珍珠鸡翼（包括翼尖）		
		珍珠鸡杂碎（冷冻珍珠鸡翼尖）		
		珍珠鸡杂碎（冷冻珍珠鸡肾）		
		珍珠鸡杂碎（冷冻珍珠鸡颈）		
		珍珠鸡杂碎（冷冻珍珠鸡软骨）		
		珍珠鸡杂碎（冷冻珍珠鸡脚骨）		
		珍珠鸡杂碎（冷冻珍珠鸡皮）		
		珍珠鸡杂碎（冷冻珍珠鸡肝）		
		珍珠鸡杂碎（冷冻珍珠鸡心）		
		珍珠鸡杂碎（冷冻珍珠鸡胃）		
		珍珠鸡杂碎（冷冻珍珠鸡骨）		

续表8

国家	产品大类	品名	注册企业	状态
美国	冰鲜鸡产品	冰鲜的整只鸡		
		冰鲜鸡肉（整的或块的，不包括冰鲜鸡胸、冰鲜鸡腿）		
		冰鲜未炼制鸡脂肪		
		冰鲜鸡胸		
		冰鲜鸡腿		
		冰鲜鸡爪		
		冰鲜鸡整翅（翼）		
		冰鲜鸡翅（翼）根		
		冰鲜鸡翅（翼）中		
		冰鲜鸡两节翅（翼）		
		冰鲜鸡翅（翼）尖		
		其他鸡杂碎（冰鲜鸡膝软骨）		
		其他鸡杂碎（冰鲜其他鸡软骨）		
		其他鸡杂碎（冰鲜鸡脚骨）		
		其他鸡杂碎（冰鲜鸡皮）		
		其他鸡杂碎（冰鲜鸡心）		
		其他鸡杂碎（冰鲜鸡肝）		
		其他鸡杂碎（冰鲜鸡颈）		
		其他鸡杂碎（冰鲜鸡胃）		
		其他鸡杂碎（冰鲜鸡肾）		
		其他鸡杂碎（冰鲜鸡骨）		
	冰鲜鸭产品	冰鲜的整只鸭		
		冰鲜鸭肉（整的或块的，不包括冰鲜鸭胸、冰鲜鸭腿）		
		冰鲜未炼制鸭脂肪		
		冰鲜鸭胸		
		冰鲜鸭腿		
		冰鲜鸭爪		
		冰鲜鸭翼（不包括翼尖）		
		冰鲜鸭翼（包括翼尖）		
		鸭杂碎（冰鲜鸭翼尖）		
		鸭杂碎（冰鲜鸭脚骨）		
		鸭杂碎（冰鲜鸭软骨）		
		鸭杂碎（冰鲜鸭肝）		
		鸭杂碎（冰鲜鸭皮）		

续表9

国家	产品大类	品名	注册企业	状态
美国	冰鲜鸭产品	鸭杂碎（冰鲜鸭颈）		
		鸭杂碎（冰鲜鸭心）		
		鸭杂碎（冰鲜鸭胃）		
		鸭杂碎（冰鲜鸭肾）		
		鸭杂碎（冰鲜鸭骨）		
	冰鲜鹅产品	冰鲜的整只鹅		
		冰鲜鹅肉（整的或块的，不包括冰鲜鹅胸、冰鲜鹅腿）		
		冰鲜未炼制鹅脂肪		
		冰鲜鹅胸		
		冰鲜鹅腿		
		冰鲜鹅爪		
		冰鲜鹅翼（不包括翼尖）		
		冰鲜鹅翼（包括翼尖）		
		鹅杂碎（冰鲜鹅翼尖）		
		鹅杂碎（冰鲜鹅脚骨）		
		鹅杂碎（冰鲜鹅软骨）		
		鹅杂碎（冰鲜鹅皮）		
		鹅杂碎（冰鲜鹅颈）		
		鹅杂碎（冰鲜鹅肝）		
		鹅杂碎（冰鲜鹅心）		
		鹅杂碎（冰鲜鹅胃）		
		鹅杂碎（冰鲜鹅肾）		
		鹅杂碎（冰鲜鹅骨）		
	冰鲜火鸡产品	冰鲜的整只火鸡		
		冰鲜火鸡肉（整的或块的，不包括冰鲜火鸡胸、冰鲜火鸡腿）		
		冰鲜未炼制火鸡脂肪		
		冰鲜火鸡胸		
		冰鲜火鸡腿		
		冰鲜火鸡翼（不包括翼尖）		
		冰鲜火鸡翼（包括翼尖）		
		火鸡杂碎（冰鲜火鸡翼尖）		
		火鸡杂碎（冰鲜火鸡爪）		
		火鸡杂碎（冰鲜火鸡肾）		

续表10

国家	产品大类	品名	注册企业	状态
美国	冰鲜火鸡产品	火鸡杂碎（冰鲜火鸡颈）		
		火鸡杂碎（冰鲜火鸡软骨）		
		火鸡杂碎（冰鲜火鸡皮）		
		火鸡杂碎（冰鲜火鸡颈）		
		火鸡杂碎（冰鲜火鸡心）		
		火鸡杂碎（冰鲜火鸡脚骨）		
		火鸡杂碎（冰鲜火鸡肝）		
		火鸡杂碎（冰鲜火鸡胃）		
		火鸡杂碎（冰鲜火鸡骨）		
	冰鲜珍珠鸡产品	冰鲜的整只珍珠鸡		
		冰鲜珍珠鸡肉（整的或块的，不包括冰鲜珍珠鸡胸、冰鲜珍珠鸡腿）		
		冰鲜未炼制珍珠鸡脂肪		
		冰鲜珍珠鸡胸		
		冰鲜珍珠鸡腿		
		珍珠鸡杂碎（冰鲜珍珠鸡爪）		
		冰鲜珍珠鸡翼（不包括翼尖）		
		冰鲜珍珠鸡翼（包括翼尖）		
		珍珠鸡杂碎（冰鲜珍珠鸡翼尖）		
		珍珠鸡杂碎（冰鲜珍珠鸡肾）		
		珍珠鸡杂碎（冰鲜珍珠鸡颈）		
		珍珠鸡杂碎（冰鲜珍珠鸡软骨）		
		珍珠鸡杂碎（冰鲜珍珠鸡脚骨）		
		珍珠鸡杂碎（冰鲜珍珠鸡皮）		
		珍珠鸡杂碎（冰鲜珍珠鸡肝）		
		珍珠鸡杂碎（冰鲜珍珠鸡心）		
		珍珠鸡杂碎（冰鲜珍珠鸡胃）		
		珍珠鸡杂碎（冰鲜珍珠鸡骨）		
	加工禽肉制品	以上述产品为原料制成的熟制禽肉产品		
		以上述产品为原料制成的腌制（干、熏、盐制）禽肉产品		
		以上述产品为原料制成的禽肉罐头产品		

续表 11

国家	议定书签署时间	产品大类	品名	注册企业	状态
加拿大	2000 年 3 月 31 日	冷冻猪产品	冷冻猪肉（带骨） 冷冻猪肉（去骨） 冷冻未炼制猪脂肪（食用，不包括内脏脂肪） 冷冻猪胃（猪肚） 冷冻猪心 冷冻猪肝 冷冻猪肾 冷冻猪舌 冷冻猪尾 冷冻猪耳 冷冻猪蹄（全蹄） 其他猪杂碎（冷冻猪耳根） 其他猪杂碎（冷冻猪鼻） 其他猪杂碎（冷冻猪脚圈） 其他猪杂碎（冷冻猪脸） 其他猪杂碎（冷冻猪唇） 其他猪杂碎（冷冻猪下颚） 其他猪杂碎（冷冻猪心管） 其他猪杂碎（冷冻猪皮） 其他猪杂碎（冷冻猪头） 其他猪杂碎（冷冻猪脑） 其他猪杂碎（冷冻猪横膈膜） 其他猪杂碎（冷冻猪软骨） 其他猪杂碎（冷冻猪气管） 其他猪杂碎（冷冻猪食管） 其他猪杂碎（冷冻猪骨）	001A（屠宰、分割、冷藏）、4（屠宰、分割、冷藏）（暂停）、7（屠宰、分割、冷藏）（暂停）、9（屠宰、分割、冷藏）、12（屠宰、分割、冷藏）、14（屠宰、分割、冷藏）、68（屠宰、分割、冷藏）、80（屠宰、分割、冷藏）、86（屠宰、分割、冷藏）、94（屠宰、分割、冷藏）（暂停）、126（屠宰、分割、冷藏）、129（屠宰、分割、冷藏）、147（屠宰、分割、冷藏）、147C（屠宰、分割、冷藏）、170（屠宰、分割、冷藏）、191（分割、冷藏）、199（屠宰、分割、冷藏）、215（屠宰、分割、冷藏）、225（分割、冷藏）、254（屠宰、分割、冷藏）（暂停）、266、270A（屠宰、分割、冷藏）、354（屠宰、分割、冷藏）、356A（屠宰、分割、冷藏）、365（屠宰、分割、冷藏）、391（屠宰、分割、冷藏）（暂停）、394（屠宰、分割、冷藏）（暂停）、413（屠宰、分割、冷藏）、419（屠宰、分割、冷藏）、429（屠宰、分割、冷藏）、456（屠宰、分割、冷藏）、473A（屠宰、分割、冷藏）、484（屠宰、分割、冷藏）（暂停）、508（屠宰、分割、冷藏）、513（屠宰、分割、冷藏）、604（屠宰、分割、冷藏）、642（分割、冷藏）、10（屠宰、分割、冷藏）、544（分割、冷藏）、573（分割、冷藏）、653（分割、冷藏）	1. 加拿大自主暂停 484 企业自 2020 年 9 月 18 日起启运的猪肉产品对华出口； 2. 加拿大自主暂停 4 企业自 2020 年 10 月 16 日起启运的猪肉产品对华出口。 3. 加拿大自主暂停 394 企业自 2020 年 11 月 16 日起启运的猪肉产品对华出口。 4. 加拿大自主暂停 391 企业自 2021 年 1 月 15 日起启运的猪肉产品对华出口
		冰鲜猪产品	冰鲜猪肉（带骨） 冰鲜猪肉（去骨） 冰鲜未炼制猪脂肪（食用，不包括内脏脂肪）	001A（屠宰、分割、冷藏）、7（屠宰、分割、冷藏）（暂停）、126（屠宰、分割、冷藏）、270A（屠宰、分割、冷藏）、391（屠宰、分割、冷藏）（暂停）、394（屠宰、分割、冷藏）（暂停）、429（屠宰、分割、冷藏）、513（屠宰、分割、冷藏）、573（分割、冷藏）、604（屠宰、分割、冷藏）	自 2018 年 3 月 8 日及以后生产的符合中国要求的肉类产品输华。

续表 12

国家	议定书签署时间	产品大类	品名	注册企业	状态
加拿大	2016 年 9 月 22 日	冷冻牛产品	冷冻牛肉（去骨，30 月龄以下）	剔骨牛肉企业注册号：38（屠宰、分割、冷藏）、93（屠宰、分割、冷藏）（暂停）、657（屠宰、分割、冷藏）、51（屠宰、分割、冷藏）（暂停）、597（屠宰、分割、冷藏）、11（屠宰、分割、冷藏）、714（屠宰、分割、冷藏）、710（屠宰、分割、冷藏）、429（屠宰、分割、冷藏）剔骨及带骨牛肉企业注册号：573（分割、冷藏）、587（屠宰、分割、冷藏）、653（分割、冷藏）、656（屠宰、分割、冷藏）（暂停）	恢复进口加拿大 710、429 企业自 2017 年 6 月 15 日及以后生产的符合中国要求的剔骨牛肉产品进口报检
			冷冻牛肉（带骨，30 月龄以下）		
			冷冻未炼制牛脂肪（食用、不包括内脏脂肪，30 月龄以下）		
		冰鲜牛产品	冰鲜牛肉（带骨，30 月龄以下）	剔骨牛肉企业注册号：11（屠宰、分割、冷藏）、38（屠宰、分割、冷藏）、93（屠宰、分割、冷藏）（暂停）、429（屠宰、分割、冷藏）、657（屠宰、分割、冷藏）剔骨及带骨牛肉企业注册号：573（分割、冷藏）、656（屠宰、分割、冷藏）（暂停）	自 2018 年 3 月 8 日及以后生产的符合中国要求的肉类产品输华。
			冰鲜牛肉（去骨，30 月龄以下）		
			冰鲜未炼制牛脂肪（食用、不包括内脏脂肪，30 月龄以下）		
	冷库	冷冻猪肉	S111、S124、S150、S206、S402、S537、S702、S729、S748、S757、S772、S788、S795、S239、S404、S413、796、S116、S108、S212、S730、S360、S104、S109、S110、S102		
		冷冻剔骨牛肉	S111、S124、S150、S206、S224、S702、S757、S239、S730、S360、S104、S537、S109、S110、S102		
阿根廷	2002 年 8 月 16 日	冷冻鸡产品	冷冻鸡肉（整的或块的，不包括冷冻鸡胸、冷冻鸡腿）	350（屠宰、分割、冷藏）、1304（屠宰、分割、冷藏）、1310（屠宰、分割、冷藏）、1325（屠宰、分割、冷藏）、1610（屠宰、分割、冷藏）、1683（屠宰、分割、冷藏）、1774（屠宰、分割、冷藏）、2589（屠宰、分割、冷藏）、3811（屠宰、分割、冷藏）、1621（屠宰、分割、冷藏）（暂停）、1631（屠宰、分割、冷藏）、1646（屠宰、分割、冷藏）、3976（屠宰、分割、冷藏）、4491（屠宰、分割、冷藏）、3649（屠宰、分割、冷藏）、1567（屠宰、分割、冷藏）、4121（冷藏）、5029（屠宰、分割、冷藏）、4880（屠宰、分割、冷藏）、4770（冷藏）、1315（屠宰、分割、冷藏）、1543（屠宰、分割、冷藏）、1612（屠宰、分割、冷藏）、1775（屠宰、分割、冷藏）、4563（屠宰、分割、冷藏）、4782（屠宰、分割、冷藏）、4889（屠宰、分割、冷藏）、4776（屠宰、分割、冷藏）、4121（冷藏）	
			冷冻鸡胸		
			冷冻鸡腿		
			冷冻的整只鸡（不包括内脏及胃肠等消化道器官）		
			冷冻鸡爪		
			冷冻鸡整翅（翼）		
			冷冻鸡翅（翼）根		
			冷冻鸡翅（翼）中		
			冷冻鸡两节翅（翼）		
			冷冻鸡翅（翼）尖		
			其他鸡杂碎（冷冻鸡冠）		
			其他鸡杂碎（冷冻鸡脚骨）		
			其他鸡杂碎（冷冻鸡膝软骨）		
			其他鸡杂碎（冷冻其他鸡软骨）		
			其他鸡杂碎（冷冻鸡皮）		

续表 13

<table>
<tr><th>国家</th><th>议定书签署时间</th><th>产品大类</th><th>品名</th><th>注册企业</th><th>状态</th></tr>
<tr><td rowspan="3">阿根廷</td><td rowspan="3">2018 年 5 月 17 日</td><td rowspan="3">冷冻牛产品</td><td>冷冻牛肉（去骨）</td><td rowspan="3">13（屠宰、分割、冷藏）、189（屠宰、分割、冷藏）、249（屠宰、分割、冷藏）、391（分割、冷藏）、1014（屠宰、分割、冷藏）、1113（屠宰、分割、冷藏）、1399（屠宰、分割、冷藏）、1920（屠宰、分割、冷藏）、1930（屠宰、分割、冷藏）、1970（屠宰、分割、冷藏）、1989（屠宰、分割、冷藏）、2025（屠宰、分割、冷藏）、2035（屠宰、分割、冷藏）、2082（屠宰、分割、冷藏）、3675（分割、冷藏）、4069（屠宰、分割、冷藏）、4073（屠宰、分割、冷藏）、4641（冷藏）、4720（屠宰、分割、冷藏）、4750（冷藏）、1918（屠宰、分割、冷藏）、2062（屠宰、分割、冷藏）、2550（屠宰、分割、冷藏）、3676（屠宰、分割、冷藏）、1301（分割、冷藏）、4121（冷藏）、2083（屠宰、分割、冷藏）、4407（分割、冷藏）、2534（屠宰、分割、冷藏）、1352（屠宰、分割、冷藏）、4770（冷藏）、5039（屠宰、分割、冷藏）、3203（屠宰、分割、冷藏）、4072（屠宰）、2531（屠宰、分割、冷藏）、3270（屠宰、分割、冷藏）、4555（屠宰、分割、冷藏）、1974（分割、冷藏）、1237（分割、冷藏）、2520（屠宰、分割、冷藏）、2830（分割、冷藏）、3008（分割、冷藏）、3879（屠宰、分割、冷藏）、4560（分割、冷藏）、5209（屠宰、分割、冷藏）、89（屠宰、分割、冷藏）、1838（分割、冷藏）、2075（屠宰、分割、冷藏）（暂停）、2595（屠宰、分割、冷藏）、3492（屠宰、分割、冷藏）、3648（屠宰、分割、冷藏）、4071（屠宰、分割、冷藏）、4635（屠宰、分割、冷藏）、2792（屠宰、分割、冷藏）</td><td rowspan="3"></td></tr>
<tr><td>冷冻牛肉（带骨）</td></tr>
<tr><td>冷冻未炼制牛脂肪（食用、不包括内脏脂肪）</td></tr>
</table>

续表 14

国家	议定书签署时间	产品大类	品名	注册企业	状态
阿根廷	2018 年 5 月 17 日	冰鲜牛产品	冰鲜牛肉（带骨）	13（屠宰、分割、冷藏）、189（屠宰、分割、冷藏）、249（屠宰、分割、冷藏）、391（分割、冷藏）、1014（屠宰、分割、冷藏）、1113（屠宰、分割、冷藏）、1399（屠宰、分割、冷藏）、1918（屠宰、分割、冷藏）、1920（屠宰、分割、冷藏）、1930（屠宰、分割、冷藏）、1970（屠宰、分割、冷藏）、1989（屠宰、分割、冷藏）、2025（屠宰、分割、冷藏）、2035（屠宰、分割、冷藏）、2062（屠宰、分割、冷藏）、2082（屠宰、分割、冷藏）、3675（分割、冷藏）、4069（屠宰、分割、冷藏）、4073（屠宰、分割、冷藏）、4720（屠宰、分割、冷藏）、2550（屠宰、分割、冷藏）、3676（屠宰、分割、冷藏）、1301（分割、冷藏）、2083（屠宰、分割、冷藏）、1352（屠宰、分割、冷藏）、4641（冷藏）、4750（冷藏）、4121（冷藏）、4407（分割、冷藏）、2534（屠宰、分割、冷藏）、4770（冷藏）、5039（屠宰、分割、冷藏）、3203（屠宰、分割、冷藏）、2531（屠宰、分割、冷藏）、3270（屠宰、分割、冷藏）、4555（屠宰、分割、冷藏）、1974（分割、冷藏）、1237（分割、冷藏）、2520（屠宰、分割、冷藏）、2830（分割、冷藏）、3008（分割、冷藏）、3879（屠宰、分割、冷藏）、4560（分割、冷藏）、5209（屠宰、分割、冷藏）、89（屠宰、分割、冷藏）、1838（分割、冷藏）、2075（屠宰、分割、冷藏）（暂停）、2595（屠宰、分割、冷藏）、3492（屠宰、分割、冷藏）、3648（屠宰、分割、冷藏）、4071（屠宰、分割、冷藏）、4635（屠宰、分割、冷藏）、2085（屠宰、冷藏）	
			冷冻和冰鲜的牛二分体	2085（屠宰、冷藏） 注：不可直接对华出口，可提供用于分割的原料	

续表 15

国家	议定书签署时间	产品大类	品名	注册企业	状态
阿根廷	2019 年 4 月 24 日	冷冻猪产品	冷冻猪肉（去骨）	1130（屠宰、分割、冷藏）、3092（屠宰、分割、冷藏）、3655（屠宰、分割、冷藏）、131（屠宰、分割、冷藏）、1974（屠宰、分割、冷藏）、3696（屠宰、分割、冷藏）、4305（屠宰、分割、冷藏）、4886（屠宰、分割、冷藏）、4948（分割、冷藏）、1974（屠宰、分割、冷藏）	
			冷冻猪肉（带骨）		
		冰鲜猪产品	冰鲜猪肉（去骨）		
			冰鲜猪肉（带骨）		
	2018 年 12 月 2 日	冷冻羊产品	冷冻绵羊肉（带骨）	4449（屠宰、分割、冷藏）	
			冷冻绵羊肉（去骨）		
			冷冻未炼制绵羊脂肪（食用，不包括内脏脂肪）		
			冷冻山羊肉（带骨）		
			冷冻山羊肉（去骨）		
			冷冻未炼制山羊脂肪（食用，不包括内脏脂肪）		
			冷冻绵羊心		
			冷冻绵羊肝		
			冷冻绵羊肾		
			冷冻绵羊睾丸		
			其他绵羊杂碎（冷冻绵羊尾）		
			其他绵羊杂碎（冷冻绵羊鞭）		
			其他绵羊杂碎（冷冻绵羊筋）		
			其他绵羊杂碎（冷冻绵羊横膈膜）		
			冷冻山羊心		
			冷冻山羊肝		
			冷冻山羊肾		
			冷冻山羊睾丸		
			其他山羊杂碎（冷冻山羊尾）		
			其他山羊杂碎（冷冻山羊鞭）		
			其他山羊杂碎（冷冻山羊筋）		
			其他山羊杂碎（冷冻山羊横膈膜）		
		冰鲜羊产品	冰鲜绵羊肉（带骨）		
			冰鲜绵羊肉（去骨）		
			冰鲜山羊肉（带骨）		
			冰鲜山羊肉（去骨）		
	冷库		1326、3540、4704、4795		

续表 16

国家	议定书签署时间	产品大类	品名	注册企业	状态
巴西	2004年11月12日	冷冻禽产品	冷冻鸡肉（整的或块的，不包括冷冻鸡胸、冷冻鸡腿）	SIF1（屠宰、分割、冷藏）、SIF18（屠宰、分割、冷藏）、SIF68（屠宰、分割、冷藏）、SIF103（屠宰、分割、冷藏）、SIF121（屠宰、分割、冷藏）、SIF516（屠宰、分割、冷藏）、SIF544、SIF576（屠宰、分割、冷藏）、SIF601（屠宰、分割、冷藏）、SIF922（屠宰、分割、冷藏）、SIF1155（屠宰、分割、冷藏）、SIF1215（屠宰、分割、冷藏）、SIF1661（屠宰、分割、冷藏）、SIF1798（屠宰、分割、冷藏）、SIF2022（屠宰、分割、冷藏）、SIF2032（屠宰、分割、冷藏）、SIF2435、SIF2485（屠宰、分割、冷藏）、SIF3125（屠宰、分割、冷藏）、SIF3300（屠宰、分割、冷藏）、SIF3595（屠宰、分割、冷藏）、SIF3742（屠宰、分割、冷藏）、SIF3887（屠宰、分割、冷藏）、SIF4444（屠宰、分割、冷藏）、SIF87（屠宰、分割、冷藏）、SIF490（屠宰、分割、冷藏）、SIF1194（屠宰、分割、冷藏）、SIF2172（屠宰、分割、冷藏）、SIF3409（屠宰、分割、冷藏）（暂停）、SIF3404（屠宰、分割、冷藏）（暂停）、SIF4166（屠宰、分割、冷藏）、SIF797（屠宰、分割、冷藏）、SIF716（屠宰、分割、冷藏）、SIF4017（屠宰、分割、冷藏）、SIF2014（屠宰、分割、冷藏）（暂停）、SIF725（屠宰、分割、冷藏）、SIF3571（屠宰、分割、冷藏）、SIF1672（屠宰、分割、冷藏）、SIF4430（屠宰、分割、冷藏）、SIF664（屠宰、分割、冷藏）、SIF926（屠宰、分割、冷藏）、SIF1860（屠宰、分割、冷藏）、SIF3515（屠宰、分割、冷藏）（暂停）、SIF4087（屠宰、分割、冷藏）、SIF802（屠宰、分割、冷藏）、SIF603（屠宰、分割、冷藏）、SIF2675（屠	1.暂停受理SIF530企业自2017年3月21日起肉类产品的进口报检。 2.暂停受理巴西SIF1001企业自2018年3月10日起启运的输华肉类产品进口报检。
			冷冻鸡胸		
			冷冻鸡腿		
			冷冻的整只鸡（不包括内脏及胃肠等消化道器官）		
			冷冻鸡爪		
			冷冻鸡整翅（翼）		
			冷冻鸡翅（翼）根		
			冷冻鸡翅（翼）中		
			冷冻鸡两节翅（翼）		
			冷冻鸡翅（翼）尖		
			其他鸡杂碎（冷冻鸡脚骨）		
			其他鸡杂碎（冷冻鸡膝软骨）		
			其他鸡杂碎（冷冻其他鸡软骨）		
			其他鸡杂碎（冷冻鸡皮）		

续表 17

<table>
<tr><th>国家</th><th>议定书签署时间</th><th>产品大类</th><th>品名</th><th>注册企业</th><th>状态</th></tr>
<tr><td rowspan="5">巴西</td><td></td><td></td><td></td><td>宰、分割、冷藏）、SIF2758（屠宰、分割、冷藏）</td><td rowspan="5"></td></tr>
<tr><td rowspan="2">2015 年 5 月19日</td><td rowspan="2">冷冻牛产品</td><td>冷冻牛肉（去骨，30月龄以下）</td><td rowspan="2">SIF42（屠宰、分割、冷藏）、SIF337（屠宰、分割、冷藏）、SIF385（屠宰、分割、冷藏）、SIF421（屠宰、分割、冷藏）、SIF2007（屠宰、分割、冷藏）、SIF2543（屠宰、分割、冷藏）、SIF4507（屠宰、分割、冷藏）（暂停）、SIF177（屠宰、分割、冷藏）、SIF232（屠宰、分割、冷藏）、SIF2051（屠宰、分割、冷藏）、SIF2121（屠宰、分割、冷藏）、SIF2924（屠宰、分割、冷藏）、SIF2960（屠宰、分割、冷藏）、SIF504（屠宰、分割、冷藏）、SIF3225（屠宰、分割、冷藏）、SIF112（屠宰、分割、冷藏）、SIF411（屠宰、分割、冷藏）（暂停）、SIF431（屠宰、分割、冷藏）、SIF1440（屠宰、分割、冷藏）、SIF1811（屠宰、分割、冷藏）、SIF2015（屠宰、分割、冷藏）、SIF2437（屠宰、分割、冷藏）（暂停）、SIF2583（屠宰、分割、冷藏）、SIF3215（屠宰、分割、冷藏）、SIF3941（屠宰、分割、冷藏）、SIF3974（屠宰、分割、冷藏）、SIF4490（屠宰、分割、冷藏）、SIF4554（屠宰、分割、冷藏）、SIF93（屠宰、分割、冷藏）、SIF791（屠宰、分割、冷藏）、SIF941（屠宰、分割、冷藏）、SIF1751（屠宰、分割、冷藏）、SIF847（屠宰、分割、冷藏）、SIF889（屠宰、分割、冷藏）、SIF1365（屠宰、分割、冷藏）、SIF1900（屠宰、分割、冷藏）、SIF2058（屠宰、分割、冷藏）</td></tr>
<tr><td>冷冻未炼制牛脂肪（食用、不包括内脏脂肪，30月龄以下）</td></tr>
<tr><td></td><td></td><td>冷冻猪肉（带骨）</td><td>SIF3392（屠宰、分割、冷藏）、SIF3548（屠宰、分割、冷藏）、SIF377（屠宰、分割、冷藏）、SIF784（屠宰、分割、冷藏）、SIF3237（屠宰、分割、冷藏）、SIF1156（屠宰、分割、冷藏）、</td></tr>
</table>

续表 18

国家	议定书签署时间	产品大类	品名	注册企业	状态
巴西	2008 年 12 月1日	冷冻猪产品		SIF160（屠宰、分割、冷藏）	
			冷冻猪肉（去骨）	SIF3392（屠宰、分割、冷藏）、SIF3548（屠宰、分割、冷藏）、SIF377（屠宰、分割、冷藏）、SIF784（屠宰、分割、冷藏）、SIF3237（屠宰、分割、冷藏）、SIF915（屠宰、分割、冷藏）、SIF1156（屠宰、分割、冷藏）、SIF160（屠宰、分割、冷藏）、SIF1184、SIF2146（屠宰、分割、冷藏）、SIF3515（屠宰、分割、冷藏）（暂停）、SIF15（屠宰、分割、冷藏）、SIF60（屠宰、分割、冷藏）、SIF876（屠宰、分割、冷藏）、SIF3847（屠宰、分割、冷藏）、SIF3975（屠宰、分割、冷藏）	
			冷冻未炼制猪脂肪（食用，不包括内脏脂肪）	SIF3392（屠宰、分割、冷藏）、SIF3548（屠宰、分割、冷藏）、SIF377（屠宰、分割、冷藏）、SIF784（屠宰、分割、冷藏）、SIF3237（屠宰、分割、冷藏）、SIF915（屠宰、分割、冷藏）、SIF1156（屠宰、分割、冷藏）、SIF160（屠宰、分割、冷藏）、SIF1184、SIF2146（屠宰、分割、冷藏）、SIF3515（屠宰、分割、冷藏）（暂停）、SIF876（屠宰、分割、冷藏）	
			冷冻猪舌	SIF160（屠宰、分割、冷藏）、SIF377（屠宰、分割、冷藏）、SIF784（屠宰、分割、冷藏）、SIF1156（屠宰、分割、冷藏）、SIF3237（屠宰、分割、冷藏）、SIF3548（屠宰、分割、冷藏）、SIF3392（屠宰、分割、冷藏）	4
			冷冻猪脸		
			冷冻猪鼻		
			冷冻猪耳		
			冷冻猪尾		
			冷冻猪蹄		
	2012 年 2 月13日	冷冻驴产品	冷冻去骨驴肉	SIF46（屠宰、分割、冷藏）	
			冷冻带骨驴肉		
			冷冻可食用驴皮		

续表 19

国家	议定书签署时间	产品大类	品名	注册企业	状态
哥斯达黎加	2011年6月13日	冷冻牛产品	冷冻牛肉（带骨）	8（屠宰、分割、冷藏）、9（屠宰、分割、冷藏）、12（屠宰、分割、冷藏）、502（冷藏）	
			冷冻牛肉（去骨）		
			冷冻未炼制牛脂肪（食用，不包括内脏脂肪）		
			冷冻牛鞭		
			冷冻牛尾		
			冷冻牛筋		
			冷冻牛横膈膜		
			其他牛杂碎（冷冻牛睾丸）		
			其他牛杂碎（冷冻牛头肉）		
			其他牛杂碎（冷冻牛唇）		
			其他牛杂碎（冷冻牛心管）		
			其他牛杂碎（冷冻牛动脉管）		
	2013年6月3日	冷冻猪产品	冷冻猪肉（带骨）	24（屠宰、分割、冷藏）、21（分割、冷藏）、18C（屠宰、分割、冷藏）	
			冷冻猪肉（去骨）		
			冷冻未炼制猪脂肪（食用，不包括内脏脂肪）		
			其他猪杂碎（冷冻猪心）		
			其他猪杂碎（冷冻猪肝）		
			其他猪杂碎（冷冻猪肾）		
			其他猪杂碎（冷冻猪尾）		
			冷冻猪蹄（全蹄）		
			其他猪杂碎（冷冻猪耳）		
			其他猪杂碎（冷冻猪舌）		
			其他猪杂碎（冷冻猪鼻）		

续表 20

国家	议定书签署时间	产品大类	品名	注册企业	状态
乌拉圭	2018年12月3日	冷冻牛产品	冷冻牛肉（带骨）	屠宰、分割、冷藏：2、3、7、8、12、14、22、26、52、55、58、74、85、104、150、224、245、310、344、365、379、394、439、91；分割、冷藏：158、177； 冷藏：20；中转冷库：23、87。	
			冷冻牛肉（去骨）		
			冷冻未炼制牛脂肪（食用，不包括内脏脂肪）		
			冷冻牛心	屠宰、分割、冷藏：2、3、7、8、12、14、22、55、58、85、224、344、379、439、26、52、150、310、104、74、394、245、365、91；冷藏：20；中转冷库：23、87。	
			冷冻牛鞭	屠宰、分割、冷藏：2、3、7、8、12、14、22、55、58、85、224、344、379、439、26、52、150、310、104、74、394、245、91；冷藏：20；中转冷库：23、87。	
			冷冻牛尾	屠宰、分割、冷藏：2、3、7、8、12、14、22、55、58、85、224、344、379、439、26、52、150、310、104、74、394、245、91；冷藏：20；中转冷库：23、87。	
			冷冻牛肝	屠宰、分割、冷藏：2、3、7、8、12、14、22、55、58、85、224、344、379、439、26、52、150、310、104、74、394、245、365、91；冷藏：20； 中转冷库：23、87。	
			冷冻牛筋	屠宰、分割、冷藏：2、3、7、8、12、14、22、55、58、85、224、344、379、439、26、52、150、310、104、74、394、245、365、91；冷藏：20；中转冷库：23、87。	
			冷冻牛横膈膜	屠宰、分割、冷藏：2、3、7、8、12、14、22、55、58、85、224、344、379、439、26、52、150、310、104、74、394、245、91；冷藏：20；中转冷库：23、87。	
			其他牛杂碎（冷冻牛动脉管）	屠宰、分割、冷藏：2、3、7、8、12、14、22、55、58、85、224、344、379、439、26、52、150、310、104、74、394、245、	

续表 21

国家	议定书签署时间	产品大类	品名	注册企业	状态
乌拉圭	2018 年 12 月3日	冷冻牛产品		365、91；冷藏：20；中转冷库：23、87。	
			其他牛杂碎（冷冻牛软骨）	屠宰、分割、冷藏：2、3、7、8、12、14、22、55、58、85、224、344、379、439、26、52、150、310、104、74、394、245、91；冷藏：20；中转冷库：23、87。	
			其他牛杂碎（冷冻牛肾）	屠宰、分割、冷藏：2、3、7、8、12、14、22、55、58、85、224、344、379、439、26、52、150、310、104、74、394、245、365、91；冷藏：20；中转冷库：23、87。	
			其他牛杂碎（冷冻牛心管）	屠宰、分割、冷藏：2、3、7、8、12、14、22、55、58、85、224、344、379、439、26、52、150、310、104、74、394、245；冷藏：20；中转冷库：23、87。	
			其他牛杂碎（冷冻牛睾丸）	屠宰、分割、冷藏：2、3、7、8、12、14、22、55、58、85、224、344、379、439、26、52、150、310、104、74、394、245、91；冷藏：20；中转冷库：23、87。	
			其他牛杂碎（冷冻牛骨髓）	屠宰、分割、冷藏：2、3、7、8、12、14、22、55、58、85、224、344、379、439、26、52、150、310、104、74、394、245；冷藏：20；中转冷库：23、87。	
	2018 年 12 月3日	冰鲜牛产品	冰鲜牛肉（去骨）	屠宰、分割、冷藏：2、3、7、8、12、14、22、26、52、55、58、74、85、104、150、224、245、310、344、379、394、439；分割、冷藏：158、177。	
			冰鲜牛肉（带骨）		
	2018 年 12 月3日	冷冻羊产品	冷冻绵羊肉（带骨）	屠宰、分割、冷藏：3、7、14、22、55、58、74、344、379、394、104、91；分割、冷藏：177 ；冷藏：20；中转冷库：23、87。	
			冷冻绵羊肉（去骨）		
			冷冻未炼制绵羊脂肪（食用，不包括内脏脂肪）		
			冷冻山羊肉（带骨）		
			冷冻山羊肉（去骨）		
			冷冻未炼制山羊脂肪（食用，不包括内脏脂肪）		
			冷冻绵羊心	屠宰、分割、冷藏：3、7、14、	

续表 22

国家	议定书签署时间	产品大类	品名	注册企业	状态
乌拉圭	2018年12月3日	冷冻羊产品	冷冻绵羊肝	22、55、58、344、379、394、104、74、91；冷藏：20；中转冷库：23、87。	
			冷冻绵羊肾		
			冷冻绵羊睾丸		
			其他绵羊杂碎（冷冻绵羊尾）		
			其他绵羊杂碎（冷冻绵羊鞭）		
			其他绵羊杂碎（冷冻绵羊蹄）		
			其他绵羊杂碎（冷冻绵羊筋）		
			其他绵羊杂碎（冷冻绵羊板筋）		
			其他绵羊杂碎（冷冻绵羊骨）		
			冷冻山羊心		
			冷冻山羊肝		
			冷冻山羊肾		
			冷冻山羊睾丸		
			其他山羊杂碎（冷冻山羊尾）		
			其他山羊杂碎（冷冻山羊鞭）		
			其他山羊杂碎（冷冻山羊蹄）		
			其他山羊杂碎（冷冻山羊筋）		
			其他山羊杂碎（冷冻山羊板筋）		
			其他山羊杂碎（冷冻山羊骨）		
	2018年12月3日	冰鲜羊产品	冰鲜羊肉（去骨）	屠宰、分割、冷藏：3、7、14、22、55、58、74、104、344、379、394；分割、冷藏：177。	
			冰鲜羊肉（带骨）		
巴拿马	2018年12月4日	冷冻牛产品	冷冻牛肉（带骨）	19–C（屠宰、分割、冷藏）、01–C（屠宰）、165–C（分割、冷藏）	
			冷冻牛肉（去骨）		
			冷冻未炼制牛脂肪（食用，不包括内脏脂肪）		

续表 23

国家	议定书签署时间	产品大类	品名	注册企业	状态
墨西哥	2008 年 7 月11日	冷冻猪产品	冷冻猪肉（带骨）	TIF57（屠宰、分割、冷藏）、TIF66（屠宰、分割、冷藏）、TIF74（屠宰、分割、冷藏）、TIF67（屠宰、分割、冷藏）、TIF152（屠宰、分割、冷藏）（暂停）、TIF66（屠宰、分割、冷藏）–TIF148（分割、冷藏）–TIF148（分割、冷藏）	
			冷冻猪肉（去骨）		
			冷冻未炼制猪脂肪（食用，不包括内脏脂肪）		
			冷冻猪蹄（全蹄）		
	2014 年 9 月24日	冷冻牛产品	冷冻牛肉（去骨）	TIF388（屠宰、分割、冷藏）、TIF431（屠宰、分割、冷藏）	
			冷冻未炼制牛脂肪（食用，不包括内脏脂肪）		
智利	2004 年 11 月19日	冷冻禽产品	冷冻的整只火鸡（不包括内脏及胃肠等消化道器官）	13–07（屠宰、分割、冷藏）、05–09（屠宰、分割、冷藏）、	
			冷冻火鸡肉（整的或块的，不包括冷冻火鸡胸、冷冻火鸡腿）		
			冷冻火鸡胸		
			冷冻火鸡腿		
			冷冻火鸡翼（不包括翼尖）		
			冷冻火鸡翼（包括翼尖）		
			火鸡杂碎（冷冻火鸡翼尖）		
			火鸡杂碎（冷冻火鸡肾）		
			火鸡杂碎（冷冻火鸡脖）		
			火鸡杂碎（冷冻火鸡爪）		
			冷冻鸡肉（整的或块的，不包括冷冻鸡胸、冷冻鸡腿）	01–11（屠宰、分割、冷藏）、06–02（屠宰、分割、冷藏）、06–08（屠宰、分割、冷藏）、13–07（屠宰、分割、冷藏）、	
			冷冻鸡胸		
			冷冻鸡腿		
			冷冻的整只鸡（不包括内脏及胃肠等消化道器官）		
			冷冻鸡爪		
			冷冻鸡整翅（翼）		
			冷冻鸡翅（翼）根		

续表 24

国家	议定书签署时间	产品大类	品名	注册企业	状态
智利	2004年11月19日	冷冻禽产品	冷冻鸡翅（翼）中		
			冷冻鸡两节翅（翼）		
			冷冻鸡翅（翼）尖		
			其他鸡杂碎（冷冻鸡冠）		
			其他鸡杂碎（冷冻鸡膝软骨）		
			其他鸡杂碎（冷冻其他鸡软骨）		
			其他鸡杂碎（冷冻鸡脚骨）		
			其他鸡杂碎（冷冻鸡皮）		
			其他鸡杂碎（冷冻鸡肾）		
	2008年4月13日	冷冻猪肉	冷冻猪肉（带骨）	06-01（屠宰、分割、冷藏）、06-02（屠宰、分割、冷藏）、06-06（屠宰、分割、冷藏）、06-17（屠宰、分割、冷藏）、07-03（屠宰、分割、冷藏）、	
			冷冻猪肉（去骨）		
			冷冻未炼制猪脂肪（食用，不包括内脏脂肪）		
			冷冻猪心		
			冷冻猪肝		
			冷冻猪蹄（全蹄）		
			冷冻猪耳		
			冷冻猪舌		
			其他猪杂碎（冷冻猪头）		
			其他猪杂碎（冷冻猪皮）		
			其他猪杂碎（冷冻猪骨）		
	2012年6月26日	冷冻牛产品	冷冻牛肉（带骨）	09-12（屠宰、分割、冷藏）、09-31（分割、冷藏）、10-24（分割、冷藏）（暂停）、10-26（屠宰、分割、冷藏）、10-15（屠宰、分割、冷藏）、12-01（屠宰、分割、冷藏）、10-31（屠宰、分割、冷藏）	
			冷冻牛肉（去骨）		
			冷冻未炼制牛脂肪（食用、不包括内脏脂肪）		
			冷冻牛心	09-12（屠宰、分割、冷藏）、10-15（屠宰、分割、冷藏）、10-26（屠宰、分割、冷藏）、10-31（屠宰、分割、冷藏）、12-01（屠宰、分割、冷藏）	
			冷冻牛肝		
			冷冻牛肾		
			冷冻牛头肉		
			冷冻牛软骨		

续表 25

国家	议定书签署时间	产品大类	品名	注册企业	状态
智利	2012年6月26日	冷冻牛产品	冷冻牛心管		
			冷冻牛食管		
			冷冻牛气管		
			冷冻牛舌		
			冷冻牛唇		
			冷冻牛脸颊肉		
			冷冻牛筋		
			冷冻牛横膈膜		
			冷冻牛尾		
		冰鲜牛产品	冰鲜牛肉（带骨）	09-12（屠宰、分割、冷藏）、09-31（分割、冷藏）、10-15（屠宰、分割、冷藏）、10-24（分割、冷藏）（暂停）、10-26（屠宰、分割、冷藏）、10-31（屠宰、分割、冷藏）、12-01（屠宰、分割、冷藏）	
			冰鲜牛肉（去骨）		
	2012年6月26日	冷冻羊产品	冷冻绵羊肉（带骨）	09-31（分割、冷藏）、12-01（屠宰、分割、冷藏）、12-05（屠宰、分割、冷藏）、12-08（屠宰、分割、冷藏）、12-10（屠宰、分割、冷藏）、	
			冷冻绵羊肉（去骨）		
			冷冻未炼制绵羊脂肪（食用，不包括内脏脂肪）		
			冷冻山羊肉（带骨）		
			冷冻山羊肉（去骨）		
			冷冻未炼制山羊脂肪（食用，不包括内脏脂肪）		
			冷冻绵羊心	12-01（屠宰、分割、冷藏）、12-05（屠宰、分割、冷藏）、12-08（屠宰、分割、冷藏）、12-10（屠宰、分割、冷藏）	
			冷冻绵羊肝		
			冷冻绵羊肾		
			冷冻绵羊头肉		
			冷冻绵羊软骨		
			冷冻绵羊心管		
			冷冻绵羊食管		
			冷冻绵羊气管		
			冷冻绵羊舌		
			冷冻绵羊唇		
			冷冻绵羊脸颊肉		
			冷冻绵羊筋		

续表 26

国家	议定书签署时间	产品大类	品名	注册企业	状态
智利	2012 年 6 月26日	冷冻羊产品	冷冻绵羊横膈膜		
			冷冻绵羊尾		
			冷冻山羊心		
			冷冻山羊肝		
			冷冻山羊肾		
			冷冻山羊头肉		
			冷冻山羊软骨		
			冷冻山羊心管		
			冷冻山羊食管		
			冷冻山羊气管		
			冷冻山羊舌		
			冷冻山羊唇		
			冷冻山羊脸颊肉		
			冷冻山羊筋		
			冷冻山羊横膈膜		
			冷冻山羊尾		
		冰鲜羊产品	冰鲜绵羊肉（带骨）	09-31（分割、冷藏）、12-01（屠宰、分割、冷藏）、12-05（屠宰、分割、冷藏）、12-08（屠宰、分割、冷藏）、12-10（屠宰、分割、冷藏）	
			冰鲜绵羊肉（去骨）		
			冰鲜山羊肉（带骨）		
			冰鲜山羊肉（去骨）		
	冷库	13-19（冷藏）、13-18（冷藏）（暂停）、06-23（冷藏）、13-33（冷藏）、06-03（冷藏）（企业对应关系见附件4）			
玻利维亚	2019 年 4 月26日	冷冻牛产品	冷冻牛肉（去骨）	08-01-03-02-0006（屠宰、分割、冷藏）、08-01-03-02-0003（屠宰、分割、冷藏）、08-01-03-02-0022（屠宰、分割、冷藏）	
			冷冻未炼制牛脂肪（食用，不包括内脏脂肪）		
新西兰	2017年11月15日	冷冻牛产品	冷冻牛肉（带骨）	ME9（屠宰、分割、冷藏）、ME18（屠宰、分割、冷藏）、ME21（屠宰、分割、冷藏）、ME26（屠宰、分割、冷藏）、ME32（屠宰、分割、冷藏）、ME34（屠宰、分割、冷藏）、ME39（屠宰、分割、冷藏）、ME40（屠宰、分割、冷藏）、	
			冷冻牛肉（去骨）		
			冷冻未炼制牛脂肪（食用，不包括内脏脂肪）		
			冷冻牛心		

续表 27

国家	议定书签署时间	产品大类	品名	注册企业	状态
新西兰	2017年11月15日	冷冻牛产品	冷冻牛肝	ME42（屠宰、分割、冷藏）、ME43（屠宰、分割、冷藏）、ME47（屠宰、分割、冷藏）、ME52（屠宰、分割、冷藏）、ME56（屠宰、分割、冷藏）、ME66（屠宰、分割、冷藏）、ME70（屠宰、分割、冷藏）、ME78（屠宰、分割、冷藏）、ME80（屠宰、分割、冷藏）、ME82（屠宰、分割、冷藏）、ME86（屠宰、分割、冷藏）、ME100（屠宰、分割、冷藏）、ME102（屠宰、分割、冷藏）、ME104（屠宰、分割、冷藏）、ME112（屠宰、分割、冷藏）、ME113（分割、冷藏）、ME119（屠宰、分割、冷藏）、ME124（屠宰、分割、冷藏）、ME125（屠宰、分割、冷藏）、ME127（屠宰、分割、冷藏）、ME128（屠宰、分割、冷藏）、ME132（屠宰、分割、冷藏）、ME136（屠宰、分割、冷藏）、ME137（屠宰、分割、冷藏）、ME500（屠宰、冷藏）、PH31（分割、冷藏）、PH134（分割）、DSP12/PH30（屠宰、分割、冷藏）、SPM51（屠宰、分割、冷藏）、SPM135（屠宰、分割、冷藏）、ME168（屠宰、分割、冷藏）、ME58（屠宰、分割、冷藏）、ME103（屠宰、分割、冷藏）、ME118（屠宰、分割、冷藏）、ME23（屠宰、分割）	
			冷冻牛肾		
			冷冻牛尾		
			冷冻牛鞭		
			冷冻牛蹄（去除蹄匣）		
			冷冻牛横膈膜		
			冷冻牛筋		
			其他牛杂碎（冷冻牛软骨不含喉软骨）		
			其他牛杂碎（冷冻牛睾丸）		
			其他牛杂碎（冷冻牛动脉管）		
			其他牛杂碎（冷冻牛食管）		
			其他牛杂碎（冷冻牛心管）		
			其他牛杂碎（冷冻牛骨髓）		
			其他牛杂碎（冷冻牛骨）		
		冰鲜牛产品	冰鲜牛肉（带骨）	ME18（屠宰、分割、冷藏）、ME23（屠宰、分割）、ME39（屠宰、分割、冷藏）、ME52（屠宰、分割、冷藏）、ME58（屠宰、分割、冷藏）、ME66（屠宰、分割、冷藏）、ME78（屠宰、分割、冷藏）、ME124（屠宰、分割、冷藏）、ME128（屠宰、分割、冷藏）	
			冰鲜牛肉（去骨）		
			冰鲜未炼制牛脂肪（食用，不包括内脏脂肪）		
		冷冻羊产品	冷冻绵羊肉（带骨）	ME9（屠宰、分割、冷藏）、ME17（屠宰、分割、冷藏）、ME18（屠宰、分割、冷藏）、	
			冷冻绵羊肉（去骨）		

续表 28

国家	议定书签署时间	产品大类	品名	注册企业	状态
新西兰	2017年11月15日	冷冻羊产品	冷冻未炼制绵羊脂肪（食用，不包括内脏脂肪） 冷冻绵羊心 冷冻绵羊肝 冷冻绵羊肾 冷冻绵羊舌 冷冻绵羊睾丸 其他绵羊杂碎（冷冻绵羊尾） 其他绵羊杂碎（冷冻绵羊鞭） 其他绵羊杂碎（冷冻绵羊蹄（去除蹄匣）） 其他绵羊杂碎（冷冻绵羊横膈膜） 其他绵羊杂碎（冷冻绵羊软骨不含喉/声带软骨） 其他绵羊杂碎（冷冻绵羊筋） 其他绵羊杂碎（冷冻绵羊动脉管） 其他绵羊杂碎（冷冻绵羊食管） 其他绵羊杂碎（冷冻绵羊心管） 其他绵羊杂碎（冷冻绵羊骨髓） 其他绵羊杂碎（冷冻绵羊骨） 其他绵羊杂碎（冷冻绵羊脸颊肉） 冷冻山羊肉（带骨） 冷冻山羊肉（去骨） 冷冻未炼制山羊脂肪（食用，不包括内脏脂肪） 冷冻山羊心 冷冻山羊肝 冷冻山羊肾 冷冻山羊舌 冷冻山羊睾丸 其他山羊杂碎（冷冻山羊尾）	ME21（屠宰、分割、冷藏）、ME26（屠宰、分割、冷藏）、ME34（屠宰、分割、冷藏）、ME39（屠宰、分割、冷藏）、ME40（屠宰、分割、冷藏）、ME42（屠宰、分割、冷藏）、ME47（屠宰、分割、冷藏）、ME50（屠宰、分割、冷藏）、ME56（屠宰、分割、冷藏）、ME58（屠宰、分割、冷藏）、ME77（屠宰、分割、冷藏）、ME78（屠宰、分割、冷藏）、ME80（屠宰、分割、冷藏）、ME86（屠宰、分割、冷藏）、ME87（屠宰、分割、冷藏）、ME102（屠宰、分割、冷藏）、ME104（屠宰、分割、冷藏）、ME112（屠宰、分割、冷藏）、ME113（分割、冷藏）、ME128（屠宰、分割、冷藏）、ME130（屠宰、分割、冷藏）、ME132（屠宰、分割、冷藏）、ME134（屠宰、分割、冷藏）、ME136（屠宰、分割、冷藏）、ME137（屠宰、分割、冷藏）、ME188（屠宰、分割、冷藏）、ME500（屠宰、冷藏）、PH31（分割、冷藏）、PH71（分割、冷藏）、PH134（分割）、DSP12/PH30（屠宰、分割、冷藏）、SPM51（屠宰、分割、冷藏）、SPM135（屠宰、分割、冷藏）、ME103（屠宰、分割、冷藏）、ME118（屠宰、分割、冷藏）	

续表 29

国家	议定书签署时间	产品大类	品名	注册企业	状态
			其他山羊杂碎（冷冻山羊鞭）		
			其他山羊杂碎（冷冻山羊蹄（去除蹄匣））		
			其他山羊杂碎（冷冻山羊横膈膜）		
			其他山羊杂碎（冷冻山羊软骨不含喉/声带软骨）		
			其他山羊杂碎（冷冻山羊筋）		
		冷冻羊产品	其他山羊杂碎（冷冻山羊动脉管）		
			其他山羊杂碎（冷冻山羊食管）		
			其他山羊杂碎（冷冻山羊心管）		
			其他山羊杂碎（冷冻山羊骨髓）		
			其他山羊杂碎（冷冻山羊骨）		
			其他山羊杂碎（冷冻山羊脸颊肉）		
			冰鲜绵羊肉（带骨）		
			冰鲜绵羊肉（去骨）		
新西兰	2017年11月15日	冰鲜羊产品	冰鲜未炼制绵羊脂肪（食用，不包括内脏脂肪）	ME18（屠宰、分割、冷藏）、ME39（屠宰、分割、冷藏）、ME50（屠宰、分割、冷藏）、ME58（屠宰、分割、冷藏）、ME78（屠宰、分割、冷藏）、ME128（屠宰、分割、冷藏）	
			冰鲜山羊肉（带骨）		
			冰鲜山羊肉（去骨）		
			冰鲜未炼制山羊脂肪（食用，不包括内脏脂肪）		
			冷冻牛真胃（牛肚）		
		冷冻牛胃产品	冷冻牛瓣胃（牛百叶）	ME18（屠宰、分割、冷藏）、ME21（屠宰、分割、冷藏）、ME32（屠宰、分割、冷藏）、ME39（屠宰、分割、冷藏）、ME42（屠宰、分割、冷藏）、ME47（屠宰、分割、冷藏）、ME56（屠宰、分割、冷藏）、ME70（屠宰、分割、冷藏）、ME82（屠宰、分割、冷藏）、ME86（屠宰、分割、冷藏）、ME124（屠宰、分割、冷藏）、ME125（屠宰、分割、冷藏）、ME127（屠宰、分割、冷藏）、ME137（屠宰、分割、冷藏）、SPM51（屠宰、分割、冷藏）、SPM135（屠宰、分割、冷藏）	
			冷冻牛网胃		
			冷冻牛瘤胃		

续表 30

<table>
<tr><th>国家</th><th>议定书签署时间</th><th>产品大类</th><th>品名</th><th>注册企业</th><th>状态</th></tr>
<tr><td rowspan="19"></td><td rowspan="8"></td><td rowspan="8">冷冻羊胃产品</td><td>冷冻绵羊真胃（绵羊肚）</td><td rowspan="8">ME18（屠宰、分割、冷藏）、ME21（屠宰、分割、冷藏）、ME39（屠宰、分割、冷藏）、ME42（屠宰、分割、冷藏）、ME47（屠宰、分割、冷藏）、ME56（屠宰、分割、冷藏）、ME58（屠宰、分割、冷藏）、ME86（屠宰、分割、冷藏）、ME137（屠宰、分割、冷藏）、SPM51（屠宰、分割、冷藏）、SPM135（屠宰、分割、冷藏）</td><td rowspan="8"></td></tr>
<tr><td>冷冻绵羊瓣胃（绵羊百叶）</td></tr>
<tr><td>冷冻绵羊网胃</td></tr>
<tr><td>冷冻绵羊瘤胃</td></tr>
<tr><td>冷冻山羊真胃（山羊肚）</td></tr>
<tr><td>冷冻山羊瓣胃（山羊百叶）</td></tr>
<tr><td>冷冻山羊网胃</td></tr>
<tr><td>冷冻山羊瘤胃</td></tr>
<tr><td rowspan="9">2006年4月6日</td><td rowspan="9">冷冻鹿产品</td><td>冷冻鹿肉（带骨）</td><td rowspan="9">ME9（屠宰、分割、冷藏）、ME17（屠宰、分割、冷藏）、ME22（屠宰、分割、冷藏）、ME113（分割、冷藏）、PH21（屠宰、分割、冷藏）、PH23（屠宰、分割、冷藏）、PH31（分割、冷藏）、PH58（屠宰、分割、冷藏）、PH366（屠宰、分割、冷藏）、PH423（屠宰、分割、冷藏）、DSP12/PH30（屠宰、分割、冷藏）</td><td rowspan="9"></td></tr>
<tr><td>冷冻鹿肉（去骨）</td></tr>
<tr><td>冷冻鹿心</td></tr>
<tr><td>冷冻鹿鞭</td></tr>
<tr><td>冷冻鹿睾丸</td></tr>
<tr><td>其他鹿杂碎（冷冻鹿尾）</td></tr>
<tr><td>其他鹿杂碎（冷冻鹿筋，不包括鹿蹄筋）</td></tr>
<tr><td>其他鹿杂碎（冷冻鹿肌腱）</td></tr>
<tr><td></td></tr>
<tr><td rowspan="2">冷库</td><td colspan="3">ME9、ME17、ME18、ME21、ME22、ME23、ME26、ME32、ME34、ME37、ME39、ME40、ME42、ME43、ME47、ME50、ME52、ME56、ME58、ME60、ME66、ME70、ME77、ME78、ME80、ME82、ME86、ME87、ME100、ME102、ME104、ME112、ME113、ME119、ME124、ME125、ME127、ME128、ME130、ME132、ME134、ME136、ME137、ME188、ME500、DSP12/PH30、PH21、PH23、PH31、PH58、PH71、PH134、PH149、PH366、PH423、PH516、PH635、MCL01、PSL8、S9、S11、S28（暂停）、S39、S40、S41、S56、S60、S64、S66、S71、S88、S105、S107、S138、S143、S145、S156、S162、S164、S167、S183、S190、S198、S216、S226、S238、S250、S354、SPM51、SPM135、FOODPRO1、PH515、S158、S323、S2219、S9697</td><td rowspan="2"></td></tr>
<tr><td colspan="3">生产方式还包括屠宰或分割功能的冷库企业的注册产品对应其生产的产品种类，其余只有冷藏功能的冷库企业的注册产品包括牛肉、羊肉、鹿肉及其可食用肉产品</td></tr>
<tr><td rowspan="3">澳大利亚</td><td rowspan="3">2011年6月23日</td><td rowspan="3">冷冻牛产品</td><td>冷冻牛肉（带骨）</td><td rowspan="3">4（屠宰、分割、冷藏）、7（屠宰、分割、冷藏）、67（屠宰、分割、冷藏）、154（屠宰、分割、冷藏）、194（屠宰、分割、冷藏）、195（屠宰、分割、冷藏）、203（屠宰、分割、冷藏）、218</td><td rowspan="3"></td></tr>
<tr><td>冷冻牛肉（去骨）</td></tr>
<tr><td>冷冻未炼制牛脂肪（食用，不包括内脏脂肪）</td></tr>
</table>

续表 31

国家	议定书签署时间	产品大类	品名	注册企业	状态
澳大利亚	2011 年 6 月23日	冷冻牛产品	冷冻牛心 冷冻牛肝 冷冻牛肾 冷冻牛尾 冷冻牛鞭 冷冻牛横膈膜 暂停 冷冻牛筋（不包括蹄筋） 其他牛杂碎（冷冻牛睾丸） 其他牛杂碎（冷冻牛心管）	（屠宰、分割、冷藏）、235（屠宰、分割、冷藏）（暂停）、243（屠宰、分割、冷藏）（暂停）、249（屠宰、分割、冷藏）、260（屠宰、分割、冷藏）、291（屠宰、分割、冷藏）、294（屠宰、分割、冷藏）、399（屠宰、分割、冷藏）、423（屠宰、分割、冷藏）（暂停）、486（屠宰、分割、冷藏）、517（屠宰、分割、冷藏）、558（屠宰、分割、冷藏）、612（屠宰、分割、冷藏）、648（屠宰、分割、冷藏）、686（屠宰、分割、冷藏）、688（屠宰、分割、冷藏）（暂停）、716（屠宰、分割、冷藏）、1265（屠宰、分割、冷藏）、1912（屠宰、分割、冷藏）、3416（屠宰、分割、冷藏）（暂停）、1620（屠宰、分割）（暂停）、170（屠宰、分割、冷藏）（暂停）、262（屠宰、分（割、冷藏）、239（屠宰、分割、冷藏）（暂停）、640（屠宰、分割、冷藏）（暂停）	
		冰鲜牛产品	冰鲜牛肉（带骨） 冰鲜牛肉（去骨） 冰鲜未炼制牛脂肪（食用，不包括内脏脂肪）	7（屠宰、分割、冷藏）、203（屠宰、分割、冷藏）、218（屠宰、分割、冷藏）、235（屠宰、分割、冷藏）（暂停）、239（屠宰、分割、冷藏）（暂停）、243（屠宰、分割、冷藏）（暂停）、291（屠宰、分割、冷藏）、294（屠宰、分割、冷藏）、640（屠宰、分割、冷藏）（暂停）、686（屠宰、分割、冷藏）、1265（屠宰、分割、冷藏）	
		冷冻羊产品	冷冻绵羊肉（带骨） 冷冻绵羊肉（去骨） 冷冻未炼制绵羊脂肪（食用，不包括内脏脂肪） 冷冻绵羊心 冷冻绵羊肝 冷冻绵羊肾 冷冻绵羊尾	8（屠宰、分割、冷藏）、90（屠宰、分割、冷藏）、101（屠宰、分割、冷藏）、195（屠宰、分割、冷藏）、206（屠宰、分割、冷藏）、217（屠宰、分割、冷藏）262（屠宰、分割、冷藏）、282（屠宰、分割、冷藏）（暂停）、	

续表 32

国家	议定书签署时间	产品大类	品名	注册企业	状态
澳大利亚	2011 年 6 月23日	冷冻羊产品	冷冻绵羊鞭	344（屠宰、分割、冷藏）、394（屠宰、分割、冷藏）、572（屠宰、分割、冷藏）、612（屠宰、分割、冷藏）、686（屠宰、分割、冷藏）、688（屠宰、分割、冷藏）（暂停）、1614（屠宰、分割、冷藏）、2309（屠宰、分割、冷藏）、369（屠宰、分割、冷藏）	
			冷冻绵羊横膈膜		
			冷冻绵羊筋（不包括蹄筋）		
			其他绵羊杂碎（冷冻绵羊睾丸）		
			冷冻山羊肉（带骨）		
			冷冻山羊肉（去骨）		
			冷冻未炼制山羊脂肪（食用，不包括内脏脂肪）		
			冷冻山羊心		
			冷冻山羊肝		
			冷冻山羊肾		
			冷冻山羊尾		
			冷冻山羊鞭		
			冷冻山羊横膈膜		
			冷冻山羊筋（不包括蹄筋）		
			其他山羊杂碎（冷冻山羊睾丸）		
		冰鲜羊产品	冰鲜绵羊肉（带骨）	686（屠宰、分割、冷藏）	
			冰鲜绵羊肉（去骨）		
			冰鲜未炼制绵羊脂肪（食用，不包括内脏脂肪）		
			冰鲜山羊肉（带骨）		
			冰鲜山羊肉（去骨）		
			冰鲜未炼制山羊脂肪（食用，不包括内脏脂肪）		
	2006 年 4 月3日	冷冻鹿产品	冷冻鹿肉（带骨）	2019（屠宰、分割、冷藏）、369（屠宰、分割、冷藏）	
			冷冻鹿肉（去骨）		
			冷冻鹿鞭		
			冷冻鹿睾丸		
			其他鹿杂碎（冷冻鹿尾）		
			其他鹿杂碎（冷冻鹿筋，不包括鹿蹄筋）		
			其他鹿杂碎（冷冻鹿肌腱）		
	冷库	17、40、81、127、209、264、513、516、533、628、1013、1125、1379、1662、1804、2764、3823、5153、5323、5345、5353、5740、6927、8888			
		1804冷库注册产品为牛肉、羊肉及其可食用副产品，其它所有冷库注册产品均为牛肉、羊肉、鹿肉及其可食用副产品			
法国	2000 年 10 月23日	冷冻猪产品	冷冻猪肉（带骨）	FR 29.027.001 CE（屠宰、分割）、FR 35.125.002 CE（屠宰、分割）、FR 22.046.001 CE（屠宰、分割）、FR 56.140.002 CE（屠宰、分割、冷藏）、FR 22.093.001 CE（屠宰、分割、冷藏）、FR 50.453.007 CE	
			冷冻猪肉（去骨）		
			冷冻未炼制猪脂肪（食用，不包括内脏脂肪）		
			冷冻猪心		
			冷冻猪肝		

续表 33

国家	议定书签署时间	产品大类	品名	注册企业	状态
法国	2000年10月23日	冷冻猪产品	冷冻猪肾	（屠宰、分割）、FR 56.091.006 CE（屠宰、分割、冷藏）FR 53.097.001 CE（屠宰、分割、冷藏）FR 35.188.001 CE（屠宰、分割）、FR 35.257.002 CE（屠宰、分割）、FR 22.136.006 CE（屠宰、分割）、FR 03.138.017 CE（屠宰、分割、冷藏）、FR 62.767.001 CE（屠宰、分割、冷藏）、FR 64.305.002 CE（屠宰、分割、冷藏）、FR 12.241.002 CE（屠宰、分割）、FR 29.233.001 CE（屠宰、分割、冷藏）、FR 79.246.002 CE（屠宰、分割）、FR 72.264.005 CE（屠宰、分割、冷藏）、FR 01.053.034 CE（屠宰、分割）	
			冷冻猪舌		
			冷冻猪尾		
			冷冻猪耳		
			冷冻猪蹄（全蹄）		
			冷冻猪睾丸		
			其他猪杂碎（冷冻猪鼻）		
			其他猪杂碎（冷冻猪脚圈）		
			其他猪杂碎（冷冻猪脸）		
			其他猪杂碎（冷冻猪唇）		
			其他猪杂碎（冷冻猪下颚）		
			其他猪杂碎（冷冻猪心管）		
			其他猪杂碎（冷冻猪皮）		
			其他猪杂碎（冷冻猪头）		
			其他猪杂碎（冷冻猪脑）		
			其他猪杂碎（冷冻猪横膈膜）		
			其他猪杂碎（冷冻猪软骨）		
			其他猪杂碎（冷冻猪气管）		
			其他猪杂碎（冷冻猪食管）		
			其他猪杂碎（冷冻猪喉骨）		
			其他猪杂碎（冷冻猪骨）		
	2013年12月5日	熟制猪肉	熟制猪肉火腿、熟制猪肉香肠、熟制猪肉块	FR 14.752.020 CE（罐装、烹调）、FR 13.074.001 CE（加工）	
			熟制猪肉香肠	FR 49.215.004 CE（烹调）	
			熟制火腿、熟制香肠、肉酱类产品（熟肉酱、肉冻、肉丸）	FR 35.040.022 CE（加工）	
			熟制猪肉应使用我国允许进口的冷冻猪肉作为原料生产，不含有我国未允许进口的猪肠、胃、血液等成份，不含有其它动物源性成分。		
		腌制猪肉	干香肠	FR 12.300.005 CE（自然发酵熟化、脱水腌制）、FR 42.129.001 CE（自然发酵熟化、脱水腌制）、FR 07.197.004 CE（自然发酵熟化、脱水腌制）、FR 69.238.001 CE（自然发酵熟化、脱水腌制）	

续表 34

国家	议定书签署时间	产品大类	品名	注册企业	状态
法国	2013 年 12 月5日	腌制猪肉	硬香肠	FR 19.275.008 CE（自然发酵熟化、脱水腌制）	
			干火腿	FR 63.300.031 CE（自然发酵熟化、脱水腌制）、FR 64.010.003 CE（自然发酵熟化、脱水腌制）、FR 81.004.011 CE（自然发酵熟化、脱水腌制）	
			风干熟化的猪肉块	FR 81.004.011 CE（自然发酵熟化、脱水腌制）	
			腌制猪肉企业注册品种：1.干香肠；2.干火腿；3风干熟化的猪肉块。腌制猪肉应使用我国允许进口的冷冻猪肉作为原料生产，不含有我国未允许进口的猪肠、胃、血液等成份，不含有其它动物源性成分。允许2015年3月1日及以后生产的腌制猪肉对华出口。		
	2018 年 6 月25日	冷冻牛产品	冷冻牛肉（去骨，30月龄以下）	FR 49.176.001 CE（屠宰、分割、冷藏）、FR 59.225.104 CE（屠宰、分割、冷藏）、FR 03.185.002 CE（屠宰）、FR 03.185.038 CE（分割、冷藏）、FR 89.257.007 CE（屠宰、分割）、FR 22.371.001 CE（屠宰、分割、冷藏)FR 29.233.001 CE（屠宰、分割、冷藏）FR 71.157.028 CE（屠宰、分割、冷藏）	
			冷冻未炼制牛脂肪（食用、不包括内脏脂肪，30月龄以下）		
			冷冻牛绞肉（30月龄以下）		
		冰鲜牛产品	冰鲜牛肉（去骨，30月龄以下）		
			冰鲜未炼制牛脂肪（食用、不包括内脏脂肪，30月龄以下）		
			冰鲜牛绞肉（30月龄以下）		
	2019 年 3 月26日	冷冻禽产品	冷冻鸡肉（整的或块的，不包括冷冻鸡胸、冷冻鸡腿）	FR 29.026.010 CE（屠宰、分割、冷藏）、FR 72.168.001 CE（屠宰、分割）、FR 72.264.002 CE（屠宰、分割）（暂停）、FR 79.195.003 CE（屠宰、分割）、FR 85.084.001 CE（屠宰、分割、冷藏）、FR 30.233.001 CE（屠宰、分割、冷藏）、FR 89.069.001 CE（屠宰、分割、冷藏）	暂停
			冷冻鸡胸		
			冷冻鸡腿		
			冷冻的整只鸡（不包括内脏及胃肠等消化道器官）		
			冷冻鸡爪		
			冷冻鸡整翅（翼）		
			冷冻鸡翅（翼）根		
			冷冻鸡翅（翼）中		
			冷冻鸡两节翅（翼）		
			冷冻鸡翅（翼）尖		
			其他鸡杂碎（冷冻鸡脚骨）		
			其他鸡杂碎（冷冻鸡膝软骨）		

续表 35

国家	议定书签署时间	产品大类	品名	注册企业	状态
法国	2019 年 3 月26日	冷冻禽产品	其他鸡杂碎（冷冻其他鸡软骨）		
			其他鸡杂碎（冷冻鸡冠）		
			其他鸡杂碎（冷冻鸡皮）		
			冷冻鸡胸	FR 22.158.026 CE（屠宰、分割、冷藏）	
			冷冻鸡腿		
			冷冻鸡爪		
			冷冻鸡整翅（翼）		
			冷冻鸡翅（翼）根		
			冷冻鸡翅（翼）中		
			冷冻鸡两节翅（翼）		
			冷冻鸡翅（翼）尖		
			冷冻鸭肉（整的或块的，不包括冷冻鸭胸、冷冻鸭腿）	FR 65.304.002 CE（屠宰、分割、冷藏）	
			冷冻鸭胸	FR 65.304.002 CE（屠宰、分割、冷藏）、 FR 40.191.001 CE（屠宰、分割）	
			冷冻鸭腿		
			其他鸭杂碎（冷冻鸭肝）		
			其他鹅杂碎（冷冻鹅肝）		
			冷冻鸭翼（不包括翼尖）	FR 40.191.001 CE	
			冷冻鸭翼（包括翼尖）		
			其他鸭杂碎（冷冻鸭翼尖）		
			其他鸭杂碎（冷冻鸭颈）		
			冷冻鸭爪		
			冷冻鹅胸		
			冷冻鹅腿		
			冷冻鹅爪		
			冷冻鹅翼（不包括翼尖）		
			冷冻鹅翼（包括翼尖）		
			其他鹅杂碎（冷冻鹅翼尖）		
			其他鹅杂碎（冷冻鹅颈）		

续表 36

国家	议定书签署时间	产品大类	品名	注册企业	状态
	冷库			FR 01.053.003 CE、FR 14.752.065 CE、FR 22.136.004 CE、FR 22.278.005 CE、FR 22.371.001 CE、FR 29.105.040 CE、FR 29.184.040 CE、FR 29.241.040 CE、FR 34.172.021 CE、FR 35.023.001 CE、FR 35.023.007 CE、FR 35.167.002 CE、FR 35.238.012 CE、FR 35.257.002 CE、FR 40.020.001 CE、FR 40.261.001 CE、FR 40.282.006 CE、FR 44.138.001 CE、FR 44.180.018 CE、FR 49.099.003 CE、FR 49.099.029 CE、FR 49.176.002 CE、FR 50.147.003 CE、FR 50.502.001 CE、FR 53.097.008 CE、FR 56.074.001 CE、FR 56.121.001 CE、FR 56.140.001 CE、FR 56.178.005 CE、FR 56.246.004 CE、FR 56.260.001 CE、FR 61.096.018 CE、FR 72.003.568 CE、FR 72.264.007 CE、FR 85.212.003 CE、FR 89.257.002 CE、FR 12.241.022 CE、FR 12.300.005 CE、FR 14.437.065 CE、FR 22.371.015 CE、FR 22.389.005 CE、FR 29.024.040 CE、FR 29.027.001 CE、FR 29.181.040 CE、FR 29.254.045 CE、FR 35.023.036 CE、FR 35.226.014 CE、FR 56.165.007 CE、FR 60.057.092 CE、FR 28.281.004 CE、FR 62.842.005 CE、FR 76.305.013 CE、FR 79.246.003 CE	
爱尔兰	2005 年 1 月18日	冷冻猪产品	冷冻猪肉（带骨）	EC 332（屠宰、分割、冷藏）、EC 355（屠宰、分割、冷藏）、IE 356 EC（屠宰、分割、冷藏）、EC 380（屠宰、分割）/EC 016（冷藏）、IE 608 EC（屠宰、分割、冷藏）、EC 033（冷藏）、EC 040（冷藏）、IE 378 EC（冷藏）	
			冷冻猪肉（去骨）		
			冷冻未炼制猪脂肪（食用，不包括内脏脂肪）		
			冷冻猪心		
			冷冻猪肝		
			冷冻猪肾		
			冷冻猪舌		
			冷冻猪尾		
			冷冻猪耳		
			冷冻猪蹄（全蹄）		
			冷冻猪睾丸		
			其他猪杂碎（冷冻猪鼻）		
			其他猪杂碎（冷冻猪脚圈）		
			其他猪杂碎（冷冻猪唇）		
			其他猪杂碎（冷冻猪下颚）		
			其他猪杂碎（冷冻猪心管）		
			其他猪杂碎（冷冻猪皮）		
			其他猪杂碎（冷冻猪头）		

续表 37

<table>
<tr><th>国家</th><th>议定书签署时间</th><th>产品大类</th><th>品名</th><th>注册企业</th><th>状态</th></tr>
<tr><td rowspan="9">爱尔兰</td><td rowspan="7">2005 年 1 月18日</td><td rowspan="7">冷冻猪产品</td><td>其他猪杂碎（冷冻猪横膈膜）</td><td rowspan="7"></td><td rowspan="7"></td></tr>
<tr><td>其他猪杂碎（冷冻猪软骨）</td></tr>
<tr><td>其他猪杂碎（冷冻猪气管）</td></tr>
<tr><td>其他猪杂碎（冷冻猪食管）</td></tr>
<tr><td>其他猪杂碎（冷冻猪喉骨）</td></tr>
<tr><td>其他猪杂碎（冷冻猪鞭）</td></tr>
<tr><td>其他猪杂碎（冷冻猪骨）</td></tr>
<tr><td rowspan="2">2017 年 4 月18日</td><td rowspan="2">冷冻牛产品</td><td>冷冻牛肉（去骨，30月龄以下）</td><td rowspan="2">IE 292 EC（屠宰、分割、冷藏）、IE 296 EC（屠宰、分割、冷藏）、IE 378 EC（屠宰、分割、冷藏）、IE 290 EC（屠宰、分割）、IE 317 EC（屠宰、分割）、IE 368 EC（屠宰、分割、冷藏）、EC 033（冷藏）、IE 325 EC（屠宰、分割）/EC033(冷藏)、IE 268 EC（屠宰、分割、冷藏）、IE 297 EC（屠宰、分割、冷藏）、IE 300 EC（屠宰、分割、冷藏）、IE 311 EC（屠宰）、IE 313 EC（屠宰）、IE 344 EC（屠宰、分割）、IE 350 EC（屠宰、分割、冷藏）、IE 351 EC（屠宰、分割）、IE 354 EC（屠宰、分割）、IE 364 EC（屠宰、分割、冷藏）、IE 382 EC（屠宰、冷藏）、IE 512 EC（分割、冷藏）、IE 533 EC（分割、冷藏）、IE 2007 EC（屠宰）、IE 079 EC（冷藏）、IE 2048 EC（冷藏）</td><td rowspan="2">暂停受理自2020年5月22日起启运的爱尔兰牛肉的进口申报。</td></tr>
<tr><td>冷冻未炼制牛脂肪（食用、不包括内脏脂肪，30月龄以下）</td></tr>
<tr><td rowspan="3">白俄罗斯</td><td rowspan="3">2017 年 7 月10日</td><td rowspan="3">冷冻牛产品</td><td>冷冻牛肉（带骨）</td><td>BY 01-05-08（屠宰、冷藏）</td><td rowspan="3"></td></tr>
<tr><td>冷冻牛肉（带骨）</td><td rowspan="2">BY 05-12-05（屠宰、分割、冷藏）、BY 06-14-04（屠宰、分割、冷藏）、BY 01-03-06（屠宰、分割、冷藏）、BY 01-10-04(屠宰、分割、冷藏)、BY 01-14-01（屠宰、分割、冷藏）、BY 02-04-02（屠宰、分割、冷藏）、BY 03-02-03</td></tr>
<tr><td>冷冻牛肉（去骨）</td></tr>
</table>

续表 38

国家	议定书签署时间	产品大类	品名	注册企业	状态
白俄罗斯	2017 年 7 月10日	冷冻牛产品	冷冻未炼制牛脂肪（食用，不包括内脏脂肪）	（屠宰、分割、冷藏）、BY 03-04-11（屠宰、分割、冷藏）、BY 03-08-30（屠宰、分割、冷藏）、BY 04-02-01（屠宰、分割、冷藏）、BY 04-04-04（屠宰、分割、冷藏）、BY 04-15-25（屠宰、分割、冷藏）、BY 05-20-37（屠宰、分割、冷藏）、BY 01-02-02（屠宰、分割、冷藏）、BY 05-16-26（屠宰、分割、冷藏）、BY 06-01-26（分割、冷藏）、BY 01-05-08（屠宰、分割、冷藏）、BY 05-14-03（屠宰、分割、冷藏）、BY 05-10-22（屠宰、分割、加工、冷藏）、BY 06-02-01（屠宰、分割、加工、冷藏）、BY 04-04-40（屠宰、分割、加工、冷藏）、BY 03-09-03（屠宰、分割、加工、冷藏）、BY 01-01-55（分割、加工、冷藏）	
	2019 年 11 月5日	冷冻鸡产品	冷冻的整只鸡（不包括内脏及胃肠等消化道器官）	BY 01-01-02（屠宰、分割、冷藏）、BY 02-04-01（屠宰、分割、冷藏）、BY 05-17-03（屠宰、分割、冷藏）、BY 05-05-01（屠宰、分割、冷藏）、BY 06-14-08（屠宰、分割、冷藏）、BY 03-02-02（屠宰、分割、冷藏）、BY 03-04-01（屠宰、分割、冷藏）、BY 03-19-01（屠宰、分割、冷藏）、BY 04-04-01（屠宰、分割、冷藏）、BY 04-16-29（屠宰、分割、冷藏）、BY 05-20-99（屠宰、分割、冷藏）	
			冷冻鸡肉（整的或块的，不包括冷冻鸡胸、冷冻鸡腿）		
			冷冻鸡胸		
			冷冻鸡腿		
			冷冻鸡整翅（翼）		
			冷冻鸡翅（翼）根		
			冷冻鸡翅（翼）中		
			冷冻鸡两节翅（翼）		
			冷冻鸡翅（翼）尖		
			其他鸡杂碎（冷冻鸡爪）		
			冷冻鸡肫（鸡胃）		
			其他鸡杂碎（冷冻鸡皮）		
			其他鸡杂碎（冷冻鸡肝）		
			其他鸡杂碎（冷冻鸡心）		
			其他鸡杂碎（冷冻鸡肾）		

续表 39

国家	议定书签署时间	产品大类	品名	注册企业	状态
			其他鸡杂碎（冷冻鸡冠）		
			其他鸡杂碎（冷冻鸡膝软骨）		
			其他鸡杂碎（冷冻其他鸡软骨）		
丹麦	2000 年 8 月15日	冷冻猪产品	冷冻猪肉（带骨）	14（屠宰、分割）、22（屠宰、分割）、25（屠宰、分割）、31（屠宰、分割）、71（屠宰、分割）、320（屠宰、分割）、338（屠宰、分割）、801（屠宰、分割）、865（屠宰、分割）、101（冷藏）、170（冷藏）、177（冷藏）、180（冷藏）、188（冷藏）、192（冷藏）、377（冷藏）、472（冷藏）	
			冷冻猪肉（去骨）		
			冷冻未炼制猪脂肪（食用，不包括内脏脂肪）		
			冷冻猪心	14（屠宰、分割）、22（屠宰、分割）、25（屠宰、分割）、31（屠宰、分割）、53（分割）、71（屠宰、分割）、320（屠宰、分割）、338（屠宰、分割）、801（屠宰、分割）、865（屠宰、分割）、101（冷藏）、170（冷藏）、177（冷藏）、180（冷藏）、188（冷藏）、192（冷藏）、377（冷藏）、472（冷藏）	
			冷冻猪肝		
			冷冻猪肾		
			冷冻猪舌		
			冷冻猪尾		
			冷冻猪耳		
			冷冻猪蹄（全蹄）		
			冷冻猪睾丸		
			冷冻猪胃（猪肚）		
			其他猪杂碎（冷冻猪鼻）		
			其他猪杂碎（冷冻猪脚圈）		
			其他猪杂碎（冷冻猪脸）		
			其他猪杂碎（冷冻猪唇）		
			其他猪杂碎（冷冻猪下颚）		
			其他猪杂碎（冷冻猪心管）		
			其他猪杂碎（冷冻猪脚趾）		
			其他猪杂碎（冷冻猪皮）		
			其他猪杂碎（冷冻猪头）		
			其他猪杂碎（冷冻猪脑）		
			其他猪杂碎（冷冻猪横膈膜）		
			其他猪杂碎（冷冻猪软骨）		
			其他猪杂碎（冷冻猪气管）		
			其他猪杂碎（冷冻猪食管）		
			其他猪杂碎（冷冻猪喉骨）		
			其他猪杂碎（冷冻猪鞭）		
			其他猪杂碎（冷冻猪骨）		

续表 40

国家	议定书签署时间	产品大类	品名	注册企业	状态
丹麦	2017年5月3日	罐头类猪肉制品	午餐肉罐头	211、260、65	
			熟制猪肉香肠		
			碎猪肉罐头		
			猪肉罐头		
		烹调熟制猪肉制品	法兰克福香肠		
			腊香肠		
			意式香肠		
			火腿肠		
		熟制熏制产品	熟腊肠		
			熟辣味香肠		
意大利		热处理猪肉（所有注册企业输华热处理去骨猪肉产品中心温度应达70℃，30分钟）	摩泰台拉香肠	IT D321 M CE（加工）、CE IT D627X（加工）、CE IT 202 L（加工）、CE IT 169 L（加工）、CE IT 757 L（加工）、 CE IT 1125 L（加工）	暂停
			熟火腿	CE IT 648 L、CE IT 645 L、CE IT 202 L、IT 368L CE（加工）、CE IT 169 L（加工）、CE IT 363 L、 CE IT 1125 L	
			烤火腿	CE IT 645 L（加工）、CE IT 363 L（加工）、 CE IT 1125 L（加工）	
			松露熟火腿	CE IT 645 L（加工）	
			熟猪肩	IT 368L CE（加工）、CE IT 363 L（加工）、 CE IT 1143 L（加工）	
			熏猪肉香肠	IT 368L CE（加工）	
			含猪皮香肠	IT 368L CE（加工）	
			烤猪里脊	IT 368L CE（加工）、CE IT 363 L（加工）、 CE IT 1143 L（加工）	
			法兰克福香肠	IT 368L CE（加工）	
			熟猪肚	CE IT 363 L（加工）	
			熟猪肉香肠	CE IT 363 L（加工）	
			烤乳猪	CE IT 363 L（加工）	
			炖培根	CE IT 1143 L（加工）	

续表41

国家	议定书签署时间	产品大类	品名	注册企业	状态
意大利			莱澳茜妮牌意大利培根	CE IT 169 L（加工）	暂停
	2013年12月5日	去骨腌制猪肉（腌制猪肉生产加工临时注册企业的注册腌制去骨产品需加施经认可的原产地保护命名产品（DOP）标识）	帕尔玛火腿	CE IT 100L、CE IT 335L、CE IT 713L、CE IT 1157L、CE IT 25L、CE IT 90L、CE IT 153L、CE IT 167L、CE IT 212L、CE IT 282L、CE IT 299L、CE IT 316L、CE IT 412L、CE IT 480L、CE IT 498L、CE IT 513L、CE IT 514L、CE IT 515L、CE IT 550L、CE IT 586L、CE IT 669L、CE IT 702L、CE IT 714L、CE IT 736L、CE IT 758L、CE IT 670 L、CE IT 2050 L（加工）	
			圣达涅火腿	CE IT 168L、CE IT 205L、CE IT 442L、CE IT880 L、CE IT 770L、CE IT 151L、CE IT Y6L19、CE IT 649 L（加工）	
	2019年3月23日	冷冻猪产品	冷冻猪肉（去骨）	CE IT 92L（屠宰、分割、冷藏）、CE IT 207 M（屠宰、分割、冷藏）、CE IT 304 M（屠宰、分割、冷藏）、CE IT 312 M（屠宰、分割、冷藏）（暂停）、CE IT 361M（屠宰、分割、冷藏）、CE IT 404 M（屠宰、分割、冷藏）、CE IT 544 M（屠宰、分割、冷藏）、CE IT 643 M（屠宰、分割、冷藏）、CE IT 791 M（屠宰、分割、冷藏）	
			冷冻未炼制猪脂肪（食用，不包括内脏脂肪）	CE IT 207 M（屠宰、分割、冷藏）、CE IT 304 M（屠宰、分割、冷藏）、CE IT 312 M（屠宰、分割、冷藏）（暂停）、	
			冷冻猪蹄（全蹄）		

续表 42

国家	议定书签署时间	产品大类	品名	注册企业	状态
意大利	2019年3月23日	冷冻猪产品	其他猪杂碎（冷冻猪脚圈）	CE IT 361M（屠宰、分割、冷藏）、CE IT 404 M（屠宰、分割、冷藏）、CE IT 544 M（屠宰、分割、冷藏）、CE IT 643 M（屠宰、分割、冷藏）、CE IT 791 M（屠宰、分割、冷藏）	
			其他猪杂碎（冷冻猪皮）		
			其他猪杂碎（冷冻猪尾）		
			其他猪杂碎（冷冻猪软骨）		
	2020年4月8日	冷冻牛产品	冷冻牛肉（去骨，30月龄以下）	CE IT 132M（屠宰、分割、冷藏）	
			冷冻未炼制牛脂肪（食用、不包括内脏脂肪，30月龄以下）		
		冰鲜牛产品	冰鲜牛肉（去骨，30月龄以下）		
			冰鲜未炼制牛脂肪（食用、不包括内脏脂肪，30月龄以下）		
比利时	2009年4月7日	冷冻猪产品	冷冻猪肉（带骨）	93-93/1（屠宰、分割）-KF43（冷藏）、93-F341（屠宰、分割）-KF43（冷藏）、93-171/1（屠宰、分割）-KF43（冷藏）、93-F1012（屠宰、分割）-F1012（冷藏）、93-F1012(屠宰、分割)-KF43（冷藏）、93-93/1（屠宰、分割）- F1012（冷藏）、93-93/1（屠宰、分割）- KF43（冷藏）、135-F341（屠宰、分割）-KF43（冷藏）、135-F341-93/1（屠宰、分割）-KF43（冷藏）、135-171/1（屠宰、分割）-KF43(冷藏)、135-93/1（屠宰、分割）-KF43（冷藏）、135-F1012（屠宰、分割）KF43（冷藏）、F341-F1012（屠宰、分割）-KF43（冷藏）、135-F1012（屠宰、分割）- F1012（冷藏）、F341-F1012（屠宰、分割）-F1012（冷藏）、171-171/1（屠宰、分割）-KF43（冷藏）、171-171/1-93/1（屠宰、分割）-KF43（冷藏）、171-93/1（屠宰、分割）-KF43（冷藏）、171-F341(屠宰、分割)-KF43（冷藏）、171-F1012（屠宰、分割）-KF43（冷藏）、	51/2（分割、冷藏）仅"冷冻猪头"可输华 其他暂停
			冷冻猪肉（去骨）		
			冷冻未炼制猪脂肪（食用，不包括内脏脂肪）		
			冷冻猪心		
			冷冻猪肾		
			冷冻猪舌		
			冷冻猪尾		
			冷冻猪耳		
			冷冻猪睾丸		
			其他猪杂碎（冷冻猪鼻）		
			其他猪杂碎（冷冻猪脚圈）		
			其他猪杂碎（冷冻猪脸）		

续表 43

国家	议定书签署时间	产品大类	品名	注册企业	状态
比利时	2009年4月7日	冷冻猪产品	其他猪杂碎（冷冻猪唇）	171-171/1-F1012（屠宰、分割）-KF43(冷藏)、171-F1012（屠宰、分割）-F1012（冷藏）、171-171/1-F1012（屠宰、分割）-F1012（冷藏）、153-153/1（屠宰、分割）-KF349（冷藏）、153-153/1（屠宰、分割）-KF916（冷藏）、153-153/1（屠宰、分割）-KF61（冷藏）、153-F1012（屠宰、分割）-KF470（冷藏）、153-F1012（屠宰、分割）-F1012（冷藏）、17-17/1（屠宰、分割）-KF75（冷藏）、17-17/1（屠宰、分割）-KF470（冷藏）、17-F1012（屠宰、分割）-F1012（冷藏）、17-F1012（屠宰、分割）-KF470（冷藏）、17-17/1-F1012（屠宰、分割）-F1012（冷藏）、135-17-17/1-F1012（屠宰、分割）-KF470（冷藏）、17-F819（屠宰、分割）-KF236(冷藏)、51-51/2（屠宰、分割）-51/2（冷藏）、51-51/2（屠宰、分割）-KF470（冷藏）、51-51/2（屠宰、分割）-KF916（冷藏）、51-F1012（屠宰、分割）-F1012(冷藏)、51-17/1（屠宰、分割）-KF75（冷藏）、51-F819（屠宰、分割）-KF236(冷藏)、93-F819（屠宰、分割）-KF236（冷藏）、15-F819（屠宰、分割）-KF236（冷藏）	
			其他猪杂碎（冷冻猪下颚）		
			其他猪杂碎（冷冻猪心管）		
			其他猪杂碎（冷冻猪皮）		
			其他猪杂碎（冷冻猪头）		
			其他猪杂碎（冷冻猪横膈膜）		
			其他猪杂碎（冷冻猪软骨）		
			其他猪杂碎（冷冻猪气管）		
			其他猪杂碎（冷冻猪食管）		
			其他猪杂碎（冷冻猪喉骨）		
波兰	2018年7月3日	冷冻鸡产品	冷冻鸡肉（整的或块的，不包括冷冻鸡胸、冷冻鸡腿）	14170501(屠宰、分割、冷藏)、28620501(屠宰、分割、冷藏)、30053903(屠宰、分割、冷藏)、30210501(屠宰、分割、冷藏)、14023901(屠宰、分割、冷藏)、12190501(屠宰、分割、冷藏)、10160501(屠宰、分割、冷藏)、30051101（冷藏）	暂停
			冷冻鸡胸		
			冷冻鸡腿		
			冷冻鸡翅（翼）根		

续表 44

国家	议定书签署时间	产品大类	品名	注册企业	状态
波兰	2018 年 7 月3日	冷冻鸡产品	冷冻鸡翅（翼）中		
			冷冻鸡两节翅（翼）[不包括翅（翼）尖]		
			冷冻火鸡肉（整的或块的，不包括冷冻火鸡胸、冷冻火鸡腿）	14170501(屠宰、分割、冷藏)、28153901(屠宰、分割、冷藏)、28620501(屠宰、分割、冷藏)、30210501(屠宰、分割、冷藏)、30051101（冷藏）	暂停
			冷冻火鸡胸		
			冷冻火鸡腿		
			冷冻火鸡翼（不包括翼尖）		
	2010 年 5 月24日	冷冻猪产品	暂停	暂停	暂停
德国	2008 年 9 月1日	冷冻猪产品	冷冻猪肉（带骨）	DE BW 01102 EG（屠宰、分割、冷藏）、DE BW 01117 EG（分割、冷藏）、 DE NW-ES 202 EG(屠宰)、DE EZ 917 EG（分割）、DE ES 161 EG（屠宰）、DE EZ 494 EG（分割）、DE ES 265 EG(屠宰)、DE EZ 320 EG（分割）、DE NI 11906 EG(屠宰、分割、冷藏)、 DE – NI 10078 EG（屠宰、分割）、DE ES 249 EG(屠宰)、DE EZ 206 EG(分割)、DE ES 996 EG（屠宰）、DE EZ 996 EG（分割）、 DE ES 691 EG、DE ST 00691 EG（屠宰）/DE EZ 688 EG、DE ST 00688 EG（分割）/DE EZ 688 EG、DE ST 00689 EG（冷藏）、DE NI 11806 EG（屠宰、分割）、DE ES 397 EG（屠宰）、DE EZ 568EG（分割、冷藏）、DE RP-ES 313 EG（屠宰）、DE RP-EZ 335 EG（分割）、 DE BY 21143 EG（屠宰、分割）、DE NI 20658 EG（屠宰、分割）	暂停
			冷冻猪肉（去骨）		
			冷冻未炼制猪脂肪（食用，不包括内脏脂肪）		
			冷冻猪心		
			冷冻猪肝		
			冷冻猪肾		
			冷冻猪舌		
			冷冻猪尾		
			冷冻猪耳		
			冷冻猪睾丸		
			其他猪杂碎（冷冻猪鼻）		
			其他猪杂碎（冷冻猪脚圈）		
			其他猪杂碎（冷冻猪脸）		
			其他猪杂碎（冷冻猪唇）		
			其他猪杂碎（冷冻猪下颚）		
			其他猪杂碎（冷冻猪心管）		
			其他猪杂碎（冷冻猪皮）		
			其他猪杂碎（冷冻猪头）		
			其他猪杂碎（冷冻猪脑）		
			其他猪杂碎（冷冻猪横膈膜）		
			其他猪杂碎（冷冻猪软骨）		
			其他猪杂碎（冷冻猪气管）		

续表 45

国家	议定书签署时间	产品大类	品名	注册企业	状态
德国	2008 年 9 月1日	冷冻猪产品	其他猪杂碎（冷冻猪食管）		
			其他猪杂碎（冷冻猪喉骨）		
			其他猪杂碎（冷冻猪鞭）		
			其他猪杂碎（冷冻猪骨）		
			冷冻猪蹄（全蹄）	DE NW–ES 202 EG（屠宰）、DE EZ 917 EG（分割）、DE ES 691 EG/DE ST 00691 EG（屠宰）、 DE EZ 688 EG/DE ST 00688 EG（分割）、DE EZ 688 EG/DE ST 00689 EG（冷藏）、DE ES 161 EG（屠宰）、DE EZ 494 EG（分割）、DE NI 11806 EG（屠宰、分割）、DE NI 11906 EG（屠宰、分割、冷藏）、DE ES 265 EG/DE EZ 320 EG（屠宰、分割）	
		冷库	DE EK 67 EG（冷藏）、DE EK 152 EG（冷藏）、DE ST 00300 EG（冷藏）、DE NI–EK 549 EG（冷藏）、DE NI 10565 EG（冷藏）、DE – NI 10033 EG（冷藏）、DE NW–EK 103 EG（冷藏）、DE EK 917 EG（冷藏）、DE NI 11201 EG（冷藏）、DE NI 10048 EG（冷藏）、DE NW 40135 EG（冷藏）		
备注：DE BW 01102 EG企业注册产品品种为：乳猪肉，不包括蹄、胃、肠。					
英国	2008 年 8 月22日	冷冻猪产品	冷冻猪肉（带骨）	4085（屠宰、分割）（暂停）、5091（屠宰、分割）、5213（屠宰、分割）（暂停）、2060（屠宰、分割）、4175（分割）（暂停）、2093（屠宰、分割）、9052（屠宰、分割）、9045（屠宰、分割）、1136（屠宰、分割）（暂停）、8061（屠宰、分割）、	
			冷冻猪肉（去骨）		
			冷冻未炼制猪脂肪（食用，不包括内脏脂肪）		
			冷冻猪心		
			冷冻猪肝		
			冷冻猪肾		
			冷冻猪舌		
			冷冻猪尾		
			冷冻猪耳		
			冷冻猪睾丸		
			其他猪杂碎（冷冻猪头）		
			其他猪杂碎（冷冻猪横膈膜）		

续表 46

国家	议定书签署时间	产品大类	品名	注册企业	状态
德国	2008 年 9 月1日	冷冻猪产品	其他猪杂碎（冷冻猪鼻）		
			其他猪杂碎（冷冻猪脚圈）		
			其他猪杂碎（冷冻猪脸）		
			其他猪杂碎（冷冻猪唇）		
			其他猪杂碎（冷冻猪下颚）		
			其他猪杂碎（冷冻猪皮）		
			其他猪杂碎（冷冻猪心管）		
			其他猪杂碎（冷冻猪气管）		
			其他猪杂碎（冷冻猪食管）		
			其他猪杂碎（冷冻猪喉骨）		
			其他猪杂碎（冷冻猪软骨）		
			其他猪杂碎（冷冻猪骨）		
			冷冻猪蹄（全蹄）	2093（屠宰、分割）、9052（屠宰、分割）、9045（屠宰、分割）、1136（屠宰、分割）（暂停）、2060（屠宰、分割）、4085（屠宰、分割）（暂停）、5091（屠宰、分割）、5213（屠宰、分割）（暂停）、8061（屠宰、分割）	
			冷库	9028 （冷藏）、NE028（冷藏）、LI036 （冷藏）、DL005（冷藏）、9022 （冷藏）、AO011 （冷藏）、ZU027（冷藏）、XA007（冷藏）、SR020 （冷藏）、9064 （冷藏）、WX7158（冷藏）	
	2019 年 6 月18日	冷冻牛产品	冷冻牛肉（去骨，30月龄以下）	4073 （屠宰、分割）、9056 （屠宰、分割）、DL005（冷藏）、9022（冷藏）	禁止进口
			冷冻未炼制牛脂肪（食用、不包括内脏脂肪，30月龄以下）		

续表47

国家	议定书签署时间	产品大类	品名	注册企业	状态
芬兰	2011年10月26日	冷冻猪产品	冷冻猪肉（带骨）	FI 22 EY（屠宰分割）、S743109（速冻冷藏）、FI 18 EY（屠宰分割）、S061101（速冻冷藏）	
			冷冻猪肉（去骨）		
			冷冻未炼制猪脂肪（食用，不包括内脏脂肪）		
			冷冻猪心		
			冷冻猪肾		
			冷冻猪舌		
			冷冻猪蹄（全蹄）		
			冷冻猪尾		
			其他猪杂碎（冷冻猪头）		
			其他猪杂碎（冷冻猪皮）		
荷兰	2008年10月23日	冷冻猪产品	冷冻猪肉（带骨）	NL-028-EG（屠宰、分割、冷藏）、NL-61-EG（屠宰、分割）、NL-82-EG（分割、冷藏）、NL-109-EG（分割、冷藏）、NL-121-EG（屠宰、分割、冷藏）、NL-194-EG（分割）、NL-292-EG（分割）、NL-307-EG（分割）、NL-312-EG（屠宰、分割）、NL-367-EG（屠宰、分割）、NL-908-EG（屠宰）、NL-3603-EG（屠宰、分割、冷藏）、NL-514-EG（冷藏）、NL-515-EG（冷藏）、NL-584-EG（冷藏）、NL-5009-EG（冷藏）、NL-575-EG（冷藏）、NL-208108-EG（冷藏）、NL-214-EG（屠宰、分割）	
			冷冻猪肉（去骨）		
			冷冻未炼制猪脂肪（食用，不包括内脏脂肪）		
			冷冻猪心		
			冷冻猪肝		
			冷冻猪肾		
			冷冻猪舌		
			冷冻猪尾		
			冷冻猪耳（不包括内耳）		
			冷冻猪蹄（全蹄）		
			其他猪杂碎（冷冻猪鼻）		
			其他猪杂碎（冷冻猪脚圈）		
			其他猪杂碎（冷冻猪脸）		
			其他猪杂碎（冷冻猪下颚）		

续表 48

国家	议定书签署时间	产品大类	品名	注册企业	状态
荷兰	2008 年 10 月23日	冷冻猪产品	其他猪杂碎（冷冻猪皮）		
			其他猪杂碎（冷冻猪头不包括内耳）		
			其他猪杂碎（冷冻猪横膈膜）		
			其他猪杂碎（冷冻猪软骨）		
			冷冻猪肉（带骨）	NL-29-EG（屠宰、分割）	
			冷冻猪肉（去骨）		
			冷冻未炼制猪脂肪（食用，不包括内脏脂肪）		
			冷冻猪心		
			冷冻猪肝		
			冷冻猪肾		
			冷冻猪舌		
			冷冻猪尾		
			冷冻猪耳（不包括内耳）		
			冷冻猪蹄（全蹄）		
			其他猪杂碎（冷冻猪鼻）		
			其他猪杂碎（冷冻猪皮）		
			其他猪杂碎（冷冻猪头不包括内耳）		
			其他猪杂碎（冷冻猪横膈膜）		
			其他猪杂碎（冷冻猪软骨）		
			冷冻猪肉（带骨）	NL-375-EG（分割）	
			冷冻猪肉（去骨）		
			冷冻猪蹄（全蹄）		
	2018 年 7 月2日	冷冻小牛产品	冷冻牛肉（去骨，12月龄以下）	NL-9-EG（屠宰、分割、冷藏）、NL-5009-EG（分割、冷藏）、NL-87-EG（屠宰、分割、冷藏）、NL-451-EG（冷藏）、NL-34-EG屠宰、分割）、NL-939-EG（分割、冷藏）	
			冷冻未炼制牛脂肪（食用、不包括内脏脂肪，12月龄以下）		
		冰鲜小牛产品	冰鲜牛肉（去骨，12月龄以下）		
			冰鲜未炼制牛脂肪（食用、不包括内脏脂肪，12月龄以下）		
	2018 年 7 月2日	食用猪油脂产品	猪油脂（食用）	NL149EG（加工）、NL138EG（加工）、NL 59 EG（加工）	该产品生产原料必须来自该表中冷冻猪产品注册企业

续表 49

国家	议定书签署时间	产品大类	品名	注册企业	状态
罗马尼亚	2013年11月25日	冷冻猪产品	冷冻猪肉（带骨）	RO6CE	暂停
			冷冻猪肉（去骨）		
			冷冻未炼制猪脂肪（食用，不包括内脏脂肪）		
			冷冻猪心		
			冷冻猪肝		
			冷冻猪肾		
			冷冻猪舌		
			冷冻猪蹄（全蹄）		
			其他猪杂碎（冷冻猪头,不包括脑、眼）		
			其他猪杂碎（冷冻猪皮）		
			其他猪杂碎（冷冻猪脚圈）		
			其他猪杂碎（冷冻猪下颚）		
西班牙	2007年11月15日	冷冻、冰鲜猪产品	冷冻猪肉（带骨）	10.04664/SA（屠宰、分割、加工、冷藏）、10.00285/MA（分割、冷藏）、10.00837/MA（屠宰、加工）、10.01672/MU（屠宰、分割、加工、冷藏）、10.01204/B（屠宰、分割、冷藏）、10.07957/Z（屠宰、分割、冷藏）、10.03935/GE（屠宰、分割、加工、冷藏）、10.05357/GE（屠宰）–10.20874/GE（分割、冷藏）、10.10179/GE（屠宰）–10.04311/GE（分割、冷藏）、10.00159/H（屠宰、分割、加工、冷藏）、10.01274/B（屠宰、分割、冷藏）、10.01293/B（屠宰、分割、冷藏）、10.04425/GE（屠宰、分割、冷藏）、10.10797/MA（屠宰、分割、加工 、冷藏）、10.15289/CU（屠宰、分割、冷藏）、10.17362/BU（屠宰、分割、冷藏）、10.026472/SA（屠宰、分割、加工、冷藏）、	

续表 50

国家	议定书签署时间	产品大类	品名	注册企业	状态
西班牙	2007年11月15日	冷冻、冰鲜猪产品	冷冻猪肉（带骨）	10.21332/SA（屠宰、分割、加工、冷藏）、10.07810/TO（屠宰、分割、冷藏）、10.17858/Z（屠宰、分割、冷藏）（暂停）、10.10709/Z（屠宰、分割、加工、冷藏）、10.00655/B（屠宰、分割、冷藏）、10.03924/B（分割、冷藏）、10.03950/L（屠宰、分割、冷藏）、10.06579/GE（分割、冷藏）、10.19744/BA（分割、加工、冷藏）、10.01678/PO（屠宰、分割、冷藏）、10.09362/BA（屠宰、分割、加工、冷藏）、10.01293/B（屠宰、分割、加工、冷藏）、10.00018/SA（屠宰、分割、加工、冷藏）、10.03948/L（屠宰、分割、加工、冷藏）、10.15304/BA（屠宰、分割、加工、冷藏）、10.02141/CU（屠宰、分割、冷藏）、10.08166/B（分割、冷藏）、10.08934/BA（屠宰、分割、加工）、10.07986/B（分割、冷藏）、10.03341/LE（屠宰、分割、加工、冷藏）、0.12386/MU（屠宰）–10.027366/MU(分割、冷藏)、10.03987/GE（分割、冷藏）、10.04472/B（分割、冷藏）、10.02794/SA（屠宰、分割、加工、冷藏）、10.03929/GE（分割、冷藏）、10.08224/B（屠宰）、10.00581/M（分割、冷藏）、10.01184/B（屠宰、分割、冷藏）、10.03233/SA（屠宰、分割、冷藏）、10.04059/GE（分割、冷藏）、10.04481/TO（分割、冷藏）、10.027284/HU（屠宰、分割、冷藏）、10.04578/H（屠宰、分割、冷藏）、10.04578/H（屠宰、分割、冷藏）、10.15422/SA（屠宰、分割、加工、冷藏）、10.04521/SA（屠宰、分割、加工、冷藏）、10.02453/HU（屠宰、分割、冷藏）、	

续表 51

国家	议定书签署时间	产品大类	品名	注册企业	状态
西班牙	2007年11月15日	冷冻、冰鲜猪产品		10.027309/SG（屠宰、分割、冷藏）、10.20722/GE（冷藏）、10.01317/GE（冷藏）、10.17391/B（冷藏）、10.17130/B（冷藏）	
			冷冻猪肉（去骨）	10.04664/SA（屠宰、分割、加工、冷藏）、10.00285/MA（分割、冷藏）、10.00837/MA（屠宰、加工）、10.01672/MU（屠宰、分割、加工、冷藏）、10.01204/B（屠宰、分割、冷藏）、10.07957/Z（屠宰、分割、冷藏）、10.03935/GE（屠宰、分割、加工、冷藏）、10.05357/GE（屠宰）-10.20874/GE（分割、冷藏）、10.10179/GE（屠宰）-10.04311/GE（分割、冷藏）、10.00159/H（屠宰、分割、加工、冷藏）、10.01274/B（屠宰、分割、冷藏））、10.01293/B（屠宰、分割、冷藏）、10.04425/GE（屠宰、分割、冷藏）、10.10797/MA（屠宰、分割、加工、冷藏）、10.15289/CU（屠宰、分割、冷藏）、10.17362/BU（屠宰、分割、冷藏）、10.026472/SA（屠宰、分割、加工、冷藏）、10.21332/SA（屠宰、分割、加工、冷藏）、10.07810/TO（屠宰、分割、冷藏）、10.17858/Z（屠宰、分割、冷藏）（暂停）、10.10709/Z（屠宰、分割、加工、冷藏）、10.00655/B（屠宰、分割、冷藏）、10.03924/B（分割、冷藏）、10.03950/L（屠宰、分割、冷藏）、10.06579/GE（分割、冷藏）、10.19744/BA（分割、加工、冷藏）、10.01678/PO（屠宰、分割、冷藏）、10.09362/BA（屠宰、分割、加工、冷藏）、10.01293/B（屠宰、分割、加工、冷藏）、10.00018/SA（屠宰、分割、加工、冷藏）、10.03948/L（屠宰、分割、加工、冷藏）、	

续表 52

国家	议定书签署时间	产品大类	品名	注册企业	状态
西班牙	2007年11月15日	冷冻、冰鲜猪产品	冷冻猪肉（去骨）	10.15304/BA（屠宰、分割、加工、冷藏）、10.02141/CU（屠宰、分割、冷藏）、10.08166/B（分割、冷藏）、10.08934/BA（屠宰、分割、加工）、10.07986/B（分割、冷藏）、10.03341/LE（屠宰、分割、加工、冷藏）、10.12386/MU（屠宰）-10.027366/MU(分割、冷藏)、10.03987/GE（分割、冷藏）、10.04472/B（分割、冷藏）、10.02794/SA（屠宰、分割、加工、冷藏）、10.03929/GE（分割、冷藏）、10.00581/M（分割、冷藏）、10.01184/B（屠宰、分割、冷藏）、10.03233/SA（屠宰、分割、冷藏）、10.04059/GE（分割、冷藏）、10.04481/TO（分割、冷藏）、10.027284/HU（屠宰、分割、冷藏）、10.04578/H（屠宰、分割、冷藏）、10.15422/SA（屠宰、分割、加工、冷藏）、10.04521/SA（屠宰、分割、加工、冷藏）、10.02453/HU（屠宰、分割、冷藏）、10.027309/SG（屠宰、分割、冷藏）、10.20722/GE（冷藏）、10.01317/GE（冷藏）、10.17391/B（冷藏）、10.17130/B（冷藏）	
			冷冻未炼制猪脂肪（食用，不包括内脏脂肪）	10.04664/SA（屠宰、分割、加工、冷藏）、10.00285/MA（分割、冷藏）、10.00837/MA（屠宰、加工）、10.01672/MU（屠宰、分割、加工、冷藏）、10.01184/B（屠宰、分割、冷藏）、10.027284/HU（屠宰、分割、冷藏）、10.04578/H（屠宰、分割、冷藏）10.01204/B（屠宰、分割、冷藏）、10.07957/Z（屠宰、分割、冷藏）、10.03935/GE（屠宰、分割、加工、冷藏）、10.05357/GE（屠宰）-10.20874/GE（分割、冷藏）、10.10179/GE（屠宰）	

续表 53

国家	议定书签署时间	产品大类	品名	注册企业	状态
西班牙	2007年11月15日	冷冻、冰鲜猪产品	冷冻未炼制猪脂肪（食用，不包括内脏脂肪）	–10.04311/GE（分割、冷藏）、10.00159/H（屠宰、分割、加工、冷藏）、10.01274/B（屠宰、分割、冷藏））、10.01293/B（屠宰、分割、冷藏）、10.04425/GE（屠宰、分割、冷藏）、 10.10797/MA（屠宰、分割、加工、冷藏）、10.15289/CU（屠宰、分割、冷藏）、10.17362/BU（屠宰、分割、冷藏）、10.026472/SA（屠宰、分割、加工、冷藏）、10.21332/SA（屠宰、分割、加工、冷藏）、10.07810/TO（屠宰、分割、冷藏）、10.17858/Z（屠宰、分割、冷藏）（暂停）、10.10709/Z（屠宰、分割、加工、冷藏）、10.00655/B（屠宰、分割、冷藏）、10.03924/B（分割、冷藏）、10.03950/L（屠宰、分割、冷藏）、10.06579/GE（分割、冷藏）、10.19744/BA（分割、加工、冷藏）、10.01678/PO（屠宰、分割、冷藏）、10.09362/BA（屠宰、分割、加工、冷藏）、10.01293/B（屠宰、分割、加工、冷藏）、10.00018/SA（屠宰、分割、加工、冷藏）、10.03948/L（屠宰、分割、加工、冷藏）、10.15304/BA（屠宰、分割、加工、冷藏）、10.02141/CU（屠宰、分割、冷藏）、10.08166/B（分割、冷藏）、10.08934/BA（屠宰、分割、加工）、10.07986/B（分割、冷藏）、10.03341/LE（屠宰、分割、加工、冷藏）、10.12386/MU（屠宰）–10.027366/MU(分割、冷藏)、10.03987/GE（分割、冷藏）、10.04472/B（分割、冷藏）、10.02794/SA（屠宰、分割、加工、冷藏）、10.03929/GE（分割、冷藏）、10.01184/B（屠宰、分割、冷藏）、10.03233/SA（屠宰、分割、	

续表 54

国家	议定书签署时间	产品大类	品名	注册企业	状态
西班牙	2007年11月15日	冷冻、冰鲜猪产品	冷冻未炼制猪脂肪（食用，不包括内脏脂肪）	冷藏）、10.04059/GE（分割、冷藏）、10.04481/TO（分割、冷藏）、10.04578/H（屠宰、分割、冷藏）、10.02453/HU（屠宰、分割、冷藏）、10.027309/SG（屠宰、分割、冷藏）	
			冷冻猪心	10.00285/MA（分割、冷藏）、10.00837/MA（屠宰、加工）、10.01672/MU（屠宰、分割、加工、冷藏）、10.01204/B（屠宰、分割、冷藏）、10.07957/Z（屠宰、分割、冷藏）、10.03935/GE（屠宰、分割、加工、冷藏）、10.05357/GE（屠宰）-10.20874/GE（分割、冷藏）、10.10179/GE（屠宰）-10.04311/GE（分割、冷藏）、10.00159/H（屠宰、分割、加工、冷藏）、10.01274/B（屠宰、分割、冷藏）、10.01293/B（屠宰、分割、冷藏）、10.04425/GE（屠宰、分割、冷藏）、10.10797/MA（屠宰、分割、加工、冷藏）、10.15289/CU（屠宰、分割、冷藏）、10.17362/BU（屠宰、分割、冷藏）、10.026472/SA（屠宰、分割、加工、冷藏）、10.21332/SA（屠宰、分割、加工、冷藏）、10.07810/TO（屠宰、分割、冷藏）、10.17858/Z（屠宰、分割、冷藏）（暂停）、10.10709/Z（屠宰、分割、加工、冷藏）、10.00655/B（屠宰、分割、冷藏）、10.03924/B（分割、冷藏）、10.06579/GE（分割、冷藏）、10.01678/PO（屠宰、分割、冷藏）、10.04664/SA（屠宰、分割、加工、冷藏）、10.03948/L（屠宰、分割、加工、冷藏）、10.025510/Z（分割、冷藏）、10.02141/CU（屠宰、分割、冷藏）、10.08166/B	
			冷冻猪肝		
			冷冻猪肾		
			冷冻猪舌		
			冷冻猪尾		
			冷冻猪耳		
			冷冻猪睾丸		
			其他猪杂碎（冷冻猪鼻）		
			其他猪杂碎（冷冻猪脚圈）		
			其他猪杂碎（冷冻猪脸）		
			其他猪杂碎（冷冻猪唇）		
			其他猪杂碎（冷冻猪下颚）		
			其他猪杂碎（冷冻猪心管）		
			其他猪杂碎（冷冻猪皮）		
			其他猪杂碎（冷冻猪头）		
			其他猪杂碎（冷冻猪脑）		
			其他猪杂碎（冷冻猪横膈膜）		
			其他猪杂碎（冷冻猪软骨）		

续表 55

国家	议定书签署时间	产品大类	品名	注册企业	状态
西班牙	2007年11月15日	冷冻、冰鲜猪产品	其他猪杂碎（冷冻猪气管）	（分割、冷藏）、10.07986/B（分割、冷藏）、10.03341/LE（屠宰、分割、加工、冷藏）、10.12386/MU（屠宰）–10.027366/MU(分割、冷藏)、10.03987/GE（分割、冷藏）、10.00018/SA（屠宰、分割、加工、冷藏）、10.04472/B（分割、冷藏）、10.03950/L（屠宰、分割、冷藏）、10.03929/GE（分割、冷藏）、10.02453/HU（屠宰、分割、冷藏）、10.027309/SG（屠宰、分割、冷藏）、10.20722/GE（冷藏）、10.01317/GE（冷藏）、10.17391/B（冷藏）、10.17130/B（冷藏）	
			其他猪杂碎（冷冻猪食管）		
			其他猪杂碎（冷冻猪喉骨）		
			其他猪杂碎（冷冻猪鞭）		
			其他猪杂碎（冷冻猪骨）		
			其他猪杂碎（冷冻猪脚圈）	10.00285/MA（分割、冷藏）、10.00837/MA（屠宰、加工）、10.01672/MU（屠宰、分割、加工、冷藏）、10.01204/B（屠宰、分割、冷藏）、10.07957/Z（屠宰、分割、冷藏）、10.03935/GE（屠宰、分割、加工、冷藏）、10.05357/GE（屠宰）–10.20874/GE（分割、冷藏）、10.10179/GE（屠宰）–10.04311/GE（分割、冷藏）、10.00159/H（屠宰、分割、加工、冷藏）、10.01274/B（屠宰、分割、冷藏）、10.01293/B（屠宰、分割、冷藏）、10.04425/GE（屠宰、分割、冷藏）、10.10797/MA（屠宰、分割、加工、冷藏）、10.15289/CU（屠宰、分割、冷藏）、10.17362/BU（屠宰、分割、冷藏）、10.026472/SA（屠宰、分割、加工、冷藏）、10.21332/SA（屠宰、分割、加工、冷藏）、10.07810/TO（屠宰、分割、冷藏）、10.17858/Z（屠宰、分割、冷藏）（暂停）、10.10709/Z（屠宰、分割、加工、冷藏）、10.00655/B（屠宰、分割、冷藏）、10.03924/B（分割、冷	

续表 56

国家	议定书签署时间	产品大类	品名	注册企业	状态
西班牙	2007年11月15日	冷冻、冰鲜猪产品	其他猪杂碎（冷冻猪脚圈）	藏）、10.06579/GE（分割、冷藏）、10.01678/PO（屠宰、分割、冷藏）、10.04664/SA（屠宰、分割、加工、冷藏）、10.03948/L（屠宰、分割、加工、冷藏）、10.02141/CU（屠宰、分割、冷藏）、10.08166/B（分割、冷藏）、10.07986/B（分割、冷藏）、10.03341/LE（屠宰、分割、加工、冷藏）、10.12386/MU（屠宰）-10.027366/MU(分割、冷藏)、10.03987/GE（分割、冷藏）、10.00018/SA（屠宰、分割、加工、冷藏）、10.025510/Z（分割、冷藏）、10.04472/B（分割、冷藏）、10.03950/L（屠宰、分割、冷藏）、10.03929/GE（分割、冷藏）、10.02453/HU（屠宰、分割、冷藏）、10.027309/SG（屠宰、分割、冷藏）、10.20722/GE（冷藏）、10.01317/GE（冷藏）、10.17391/B（冷藏）、10.17130/B（冷藏）	
			冷冻猪蹄（全蹄）	10.00285/MA（分割、冷藏）、10.00837/MA（屠宰、加工）、10.01672/MU（屠宰、分割、加工、冷藏）、10.01204/B（屠宰、分割、加工、冷藏）、10.07957/Z（屠宰、分割、冷藏）、10.03935/GE（屠宰、分割、加工、冷藏）、10.05357/GE（屠宰）-10.20874/GE（分割、冷藏）、10.10179/GE（屠宰）-10.04311/GE（分割、冷藏）、10.01293/B（屠宰、分割、冷藏）、10.04425/GE（屠宰、分割、冷藏）、10.10797/MA（屠宰、分割、加工、冷藏）、10.15289/CU（屠宰、分割、冷藏）、10.17362/BU（屠宰、分割、冷藏）、10.026472/SA（屠宰、分割、加工、冷藏）、10.21332/SA（屠宰、分割、加工、冷藏）、10.07810/TO（屠宰、分割、冷藏）、	

续表 57

国家	议定书签署时间	产品大类	品名	注册企业	状态
西班牙	2007年11月15日	冷冻、冰鲜猪产品	冷冻猪蹄（全蹄）	10.10709/Z（屠宰、分割、加工、冷藏）、10.00655/B（屠宰、分割、冷藏）、10.03924/B（分割、冷藏）、10.06579/GE（分割、冷藏）、10.01678/PO（屠宰、分割、冷藏）、10.04664/SA（屠宰、分割、加工、冷藏）、10.03948/L（屠宰、分割、加工、冷藏）、10.025510/Z（分割、冷藏）、10.02141/CU（屠宰、分割、冷藏）、10.08166/B（分割、冷藏）、10.07986/B（分割、冷藏）、10.03341/LE（屠宰、分割、加工、冷藏）、10.12386/MU（屠宰）–10.027366/MU（分割、冷藏）、10.03987/GE（分割、冷藏）、10.00018/SA（屠宰、分割、加工、冷藏）、10.04472/B（分割、冷藏）、10.03929/GE（分割、冷藏）、10.03950/L（屠宰、分割、冷藏）、10.02453/HU（屠宰、分割、冷藏）、10.027309/SG（屠宰、分割、冷藏）、10.20722/GE（冷藏）、10.01317/GE（冷藏）、10.17391/B（冷藏）、10.17130/B（冷藏）	
			冰鲜猪肉（带骨）	10.03950/L（屠宰、分割、冷藏）、10.06579/GE（分割、冷藏）、10.19744/BA（分割、加工、冷藏）、10.00285/MA（分割、冷藏）、10.00837/MA（屠宰、加工）、10.01293/B（屠宰、分割、冷藏）、10.03935/GE（屠宰、分割、加工、冷藏）、10.09362/BA（屠宰、分割、加工、冷藏）、10.10709/Z（屠宰、分割、加工、冷藏）、10.10797/MA（屠宰、分割、加工 、冷藏）、10.15289/CU（屠宰、分割、冷藏）、10.00018/SA（屠宰、分割、加工、冷藏）、10.07957/Z（屠宰、分割、冷藏）、10.04664/SA（屠宰、分割、	

续表 58

国家	议定书签署时间	产品大类	品名	注册企业	状态
西班牙	2007年11月15日	冷冻、冰鲜猪产品	冰鲜猪肉（带骨）	加工、冷藏）、10.00655/B（屠宰、分割、冷藏）、10.04425/GE（屠宰、分割、冷藏）、10.02141/CU（屠宰、分割、冷藏）、10.08166/B（分割、冷藏）、10.08934/BA（屠宰、分割、加工）、10.04472/B（分割、冷藏）、10.02794/SA（屠宰、分割、加工、冷藏）、10.03929/GE（分割、冷藏）、10.00159/H（屠宰、分割、加工、冷藏）、10.21332/SA（屠宰、分割、加工、冷藏）、10.08224/B（屠宰）、10.00581/M（分割、冷藏）、10.01184/B（屠宰、分割、冷藏）、10.03233/SA（屠宰、分割、冷藏）、10.04481/TO（分割、冷藏）、10.04578/H（屠宰、分割、冷藏）、10.15422/SA（屠宰、分割、加工、冷藏）、10.04521/SA（屠宰、分割、加工、冷藏）	
			冰鲜猪肉（去骨）	10.03950/L（屠宰、分割、冷藏）、10.06579/GE（分割、冷藏）、10.19744/BA（分割、加工、冷藏）、10.00285/MA（分割、冷藏）、10.00837/MA（屠宰、加工）、10.01293/B（屠宰、分割、冷藏）、10.03935/GE（屠宰、分割、加工、冷藏）、10.09362/BA（屠宰、分割、加工、冷藏）、10.10709/Z（屠宰、分割、加工、冷藏）、10.10797/MA（屠宰、分割、加工、冷藏）、10.15289/CU（屠宰、分割、冷藏）、10.00018/SA（屠宰、分割、加工、冷藏）、10.07957/Z（屠宰、分割、冷藏）、10.04664/SA（屠宰、分割、加工、冷藏）、10.00655/B（屠宰、分割、冷藏）、10.04425/GE（屠宰、分割、冷藏）、10.02141/CU（屠宰、分割、冷藏）、10.08166/B（分割、冷藏）、10.08934/BA（屠宰、	

续表 59

国家	议定书签署时间	产品大类	品名	注册企业	状态
西班牙	2007年11月15日	冷冻、冰鲜猪产品	冰鲜猪肉（去骨）	分割、加工）、10.04472/B（分割、冷藏）、10.02794/SA（屠宰、分割、加工、冷藏）、10.03929/GE（分割、冷藏）、10.00159/H（屠宰、分割、加工、冷藏）、10.21332/SA（屠宰、分割、加工、冷藏）、10.00581/M（分割、冷藏）、10.01184/B（屠宰、分割、冷藏）、10.03233/SA（屠宰、分割、冷藏）、10.04481/TO（分割、冷藏）、10.04578/H（屠宰、分割、冷藏）、10.15422/SA（屠宰、分割、加工、冷藏）、10.04521/SA（屠宰、分割、加工、冷藏）	
			冰鲜未炼制猪脂肪（食用，不包括内脏脂肪）	10.03950/L（屠宰、分割、冷藏）、10.06579/GE（分割、冷藏）、10.19744/BA（分割、加工、冷藏）、10.00285/MA（分割、冷藏）、10.00837/MA（屠宰、加工）、10.01293/B（屠宰、分割、冷藏）、10.03935/GE（屠宰、分割、加工、冷藏）、10.09362/BA（屠宰、分割、加工、冷藏）、10.10709/Z（屠宰、分割、加工、冷藏）、10.10797/MA（屠宰、分割、加工、冷藏）、10.15289/CU（屠宰、分割、冷藏）、10.00018/SA（屠宰、分割、加工、冷藏）、10.07957/Z（屠宰、分割、冷藏）、10.04664/SA（屠宰、分割、加工、冷藏）、10.00655/B（屠宰、分割、冷藏）、10.04425/GE（屠宰、分割、冷藏）、10.02141/CU（屠宰、分割、冷藏）、10.08166/B（分割、冷藏）、10.04472/B（分割、冷藏）、10.02794/SA（屠宰、分割、加工、冷藏）、10.03929/GE（分割、冷藏）、10.00159/H（屠宰、分割、加工、冷藏）、10.21332/SA（屠宰、分割、加工、冷藏）	

续表 60

国家	议定书签署时间	产品大类	品名	注册企业	状态
西班牙	2007年11月15日	冷冻、冰鲜猪产品	冷冻猪心	10.01184/B（屠宰、分割、冷藏）	
			冷冻猪肝		
			冷冻猪肾		
			冷冻猪舌		
			冷冻猪尾		
			冷冻猪耳		
			冷冻猪蹄（全蹄）		
			冷冻猪鼻		
			冷冻猪心管		
			冷冻猪皮		
			冷冻猪头		
			冷冻猪横膈膜		
			冷冻猪软骨		
			冷冻猪气管		
			冷冻猪食管		
			冷冻猪骨		
			冷冻猪心	10.03233/SA（屠宰、分割、冷藏）	
			冷冻猪肝		
			冷冻猪肾		
			冷冻猪舌		
			冷冻猪耳		
			冷冻猪心管		
			冷冻猪皮		
			冷冻猪头		
			冷冻猪横膈膜		
			冷冻猪气管		
			冷冻猪骨		
			冷冻猪心	10.04059/GE（分割、冷藏）	
			冷冻猪肝		
			冷冻猪肾		
			冷冻猪舌		
			冷冻猪尾		
			冷冻猪耳		
			冷冻猪睾丸		
			冷冻猪蹄（全蹄）		
			冷冻猪鼻		
			冷冻猪脚圈		
			冷冻猪脸		
			冷冻猪唇		
			冷冻猪下颚		
			冷冻猪心管		
			冷冻猪皮		

续表 61

国家	议定书签署时间	产品大类	品名	注册企业	状态
西班牙	2007年11月15日	冷冻、冰鲜猪产品	冷冻猪头		
			冷冻猪脑		
			冷冻猪横膈膜		
			冷冻猪软骨		
			冷冻猪气管		
			冷冻猪食管		
			冷冻猪喉骨		
			冷冻猪鞭		
			冷冻猪骨		
			冷冻猪心	10.027284/HU（屠宰、分割、冷藏）	
			冷冻猪肝		
			冷冻猪肾		
			冷冻猪舌		
			冷冻猪尾		
			冷冻猪耳		
			冷冻猪睾丸		
			冷冻猪鼻		
			冷冻猪脚圈		
			冷冻猪脸		
			冷冻猪唇		
			冷冻猪下颚		
			冷冻猪心管		
			冷冻猪皮		
			冷冻猪头		
			冷冻猪脑		
			冷冻猪横膈膜		
			冷冻猪软骨		
			冷冻猪气管		
			冷冻猪食管		
			冷冻猪喉骨		
			冷冻猪鞭		
			冷冻猪骨		
			冷冻猪蹄（全蹄）		

续表 62

国家	议定书签署时间	产品大类	品名	注册企业	状态
西班牙	2007年11月15日	腌制猪产品	腌制火腿/肩（带骨或去骨）Jamon paleta curado	10.00092/TO（加工）、10.00159/H（屠宰、分割、加工、冷藏）、10.00837/MA（屠宰、加工）、10.01672/MU（屠宰、分割、加工、冷藏）、10.02794/SA（屠宰、分割、加工、冷藏）、10.04664/SA（屠宰、加工、冷藏）、10.09362/BA（屠宰、分割、加工、冷藏）、10.10797/MA（屠宰、分割、加工 、冷藏）、10.026472/SA（屠宰、分割、加工、冷藏）、10.20191/SA（加工）、10.21332/SA（屠宰、分割、加工、冷藏）、10.00018/SA（屠宰、分割、加工、冷藏）、10.09978/GR（加工）、10.11137/GE（加工）、10.19744/BA（分割、加工、冷藏）、10.04664/SA（屠宰、分割、加工、冷藏）、10.09362/BA（屠宰、分割、加工、冷藏）、10.10709/Z（屠宰、分割、加工、冷藏）、10.08934/BA（屠宰、分割、加工）、10.03341/LE（屠宰、分割、加工、冷藏）、10.15422/SA（屠宰、分割、加工、冷藏）、10.04521/SA（屠宰、分割、加工、冷藏）	
			色冉诺火腿（带骨或去骨）Jam 6 n Serrano	10.00092/TO（加工）、10.11137/GE（加工）、10.19744/BA（分割、加工、冷藏）、10.01672/MU（屠宰、分割、加工、冷藏）、10.04664/SA（屠宰、分割、加工、冷藏）、10.09362/BA（屠宰、分割、加工、冷藏）、10.03948/L（屠宰、分割、加工、冷藏）、10.08934/BA（屠宰、分割、加工）、10.03341/LE（屠宰、分割、加工、冷藏）、10.10709/Z（屠宰、分割、加工、冷藏）、10.02794/SA（屠宰、分割、加工、冷藏）、10.21332/SA（屠宰、分割、加工、冷藏）、10.15422/SA（屠宰、分割、加工、冷藏）、	

续表 63

国家	议定书签署时间	产品大类	品名	注册企业	状态
西班牙	2007年11月15日	腌制猪产品		10.04521/SA（屠宰、分割、加工、冷藏）	
			伊比利亚火腿/肩（带骨或去骨）	10.00092/TO（加工）、10.19744/BA（分割、加工、冷藏）、10.01672/MU（屠宰、分割、加工、冷藏）、10.04664/SA（屠宰、分割、加工、冷藏）、10.09362/BA（屠宰、分割、加工、冷藏）、10.10709/Z（屠宰、分割、加工、冷藏）、10.00018/SA（屠宰、分割、加工、冷藏）、10.08934/BA（屠宰、分割、加工）、10.03341/LE（屠宰、分割、加工、冷藏）、10.15304/BA（屠宰、分割、加工、冷藏）、10.00159/H（屠宰、分割、加工、冷藏）、10.21332/SA（屠宰、分割、加工、冷藏）、10.02794/SA（屠宰、分割、加工、冷藏）、10.15422/SA（屠宰、分割、加工、冷藏）、10.04521/SA（屠宰、分割、加工、冷藏）	
			腌里脊肉（loin）	10.00092/TO（加工）、10.19744/BA（分割、加工、冷藏）、10.00837/MA（屠宰、加工）、10.04664/SA（屠宰、分割、加工、冷藏）、10.09362/BA（屠宰、分割、加工、冷藏）、10.00018/SA（屠宰、分割、加工、冷藏）、10.15304/BA（屠宰、分割、加工、冷藏）、10.08934/BA（屠宰、分割、加工）、10.01672/MU（屠宰、分割、加工、冷藏）、10.00159/H（屠宰、分割、加工、冷藏）、10.02794/SA（屠宰、分割、加工、冷藏）、10.15422/SA（屠宰、分割、加工、冷藏）、10.04521/SA（屠宰、分割、加工、冷藏）	

续表 64

国家	议定书签署时间	产品大类	品名	注册企业	状态
西班牙	2007年11月15日	腌制猪产品	克里索香肠（Chorizo）	10.00092/TO（加工）、10.19744/BA（分割、加工、冷藏）、10.00837/MA（屠宰、加工）、10.01672/MU（屠宰、分割、加工、冷藏）、10.04664/SA（屠宰、分割、加工、冷藏）、10.09362/BA（屠宰、分割、加工、冷藏）、10.15304/BA（屠宰、分割、加工、冷藏）、10.08934/BA（屠宰、分割、加工）、10.00018/SA（屠宰、分割、加工、冷藏）、10.00159/H（屠宰、分割、加工、冷藏）10.02794/SA（屠宰、分割、加工、冷藏）10.15422/SA（屠宰、分割、加工、冷藏）、10.04521/SA（屠宰、分割、加工、冷藏）	
			萨尔齐琼香肠（SalchichÓn）	10.00092/TO（加工）、10.19744/BA（分割、加工、冷藏）、10.00837/MA（屠宰、加工）、10.01672/MU（屠宰、分割、加工、冷藏）、10.04664/SA（屠宰、分割、加工、冷藏）、10.09362/BA（屠宰、分割、加工、冷藏）、10.15304/BA（屠宰、分割、加工、冷藏）、10.08934/BA（屠宰、分割、加工）、10.00018/SA（屠宰、分割、加工、冷藏）、10.00159/H（屠宰、分割、加工、冷藏）、10.02794/SA（屠宰、分割、加工、冷藏）、10.15422/SA（屠宰、分割、加工、冷藏）、10.04521/SA（屠宰、分割、加工、冷藏）	
匈牙利	2009年10月16日	冷冻猪产品	冷冻猪肉（带骨）	HU-23-EK、HU-23-EK/HU-122-EK、HU-6-EK、HU-62-EK	暂停
			冷冻猪肉（去骨）		
			冷冻未炼制猪脂肪（食用，不包括内脏脂肪）		
			冷冻猪心		
			冷冻猪肝		
			冷冻猪肾		

续表 65

国家	议定书签署时间	产品大类	品名	注册企业	状态
匈牙利	2009年10月16日	冷冻猪产品	冷冻猪舌		
			冷冻猪尾		
			冷冻猪耳		
			冷冻猪蹄（全蹄）		
			其他猪杂碎（冷冻猪头）		
			其他猪杂碎（冷冻猪脑）		
			其他猪杂碎（冷冻猪鼻）		
			其他猪杂碎（冷冻猪脚圈）		
			其他猪杂碎（冷冻猪脸）		
			其他猪杂碎（冷冻猪唇）		
			其他猪杂碎（冷冻猪喉骨）		
			其他猪杂碎（冷冻猪心管）		
			其他猪杂碎（冷冻猪气管）		
			其他猪杂碎（冷冻猪食管）		
			其他猪杂碎（冷冻猪下颚）		
			其他猪杂碎（冷冻猪皮）		
			其他猪杂碎（冷冻猪横膈膜）		
	2014年11月13日	冷冻牛产品	冷冻牛肉（去骨）	HU-35-EK（屠宰、分割、冷藏）、HU-351-EK（屠宰、分割、冷藏）、HU-1038-EK（屠宰、分割、冷藏）	
			冷冻牛肉（带骨，不含脊柱和头骨）		
			冷冻未炼制牛脂肪（食用，不包括内脏脂肪）		
	2003年8月28日	冷冻鸭产品	冷冻鸭肉（带骨）	HU-131-EK（屠宰、分割）/HU-543-EK（冷藏）、HU-131-EK（屠宰、分割）/HU-122-EK（冷藏）	暂停
			冷冻鸭肉（去骨）		
			冷冻鸭胸		
			冷冻鸭腿		
			冷冻鸭肝		

续表 66

国家	议定书签署时间	产品大类	品名	注册企业	状态
俄罗斯	2018年11月7日	冷冻鸡产品	冷冻鸡肉（整的或块的，不包括冷冻鸡胸、冷冻鸡腿） 冷冻的整只鸡（不包括内脏及胃肠等消化道器官） 冷冻鸡胸 冷冻鸡腿 冷冻未炼制鸡脂肪（食用，不包括内脏脂肪） 冷冻鸡整翅（翼） 冷冻鸡翅（翼）根 冷冻鸡翅（翼）中 冷冻鸡两节翅（翼） 冷冻鸡翅（翼）尖 其他鸡杂碎（冷冻鸡头） 冷冻鸡肫（鸡胃） 其他鸡杂碎（冷冻鸡皮） 其他鸡杂碎（冷冻鸡肝） 其他鸡杂碎（冷冻鸡心） 其他鸡杂碎（冷冻鸡肾） 其他鸡杂碎（冷冻鸡脚骨） 其他鸡杂碎（冷冻其他鸡软骨）	RU-012/MD06762、RU-023/TJ03169、RU-026/AX01232、RU-031/KK03303、RU-031/KN03601、RU-032/DL03369、RU-034/DH02076、RU-036/MD03866、RU-047/LP02092（暂停）、RU-058/XQ01309、RU-066/TL03960、RU-068/FN03837、RU-068/ZS04410、RU-071/TZ04017、RU-074/BR02141（暂停）、RU-076/QA01875、RU-053/KA02962、RU-050/FP04529、RU-050/JV03935、RU-046/SV03636、RU-031/VM03456、RU-054/LX03718、RU-054/UK04224、RU-070/QJ01925（暂停）、RU-074/GY01703（暂停）、RU-031/BX03092、RU-032/GE02370、RU-021/MP06430、RU-012/SQ00137、RU-012/YP23903、RU-016/MK01882（暂停）、RU-022/QB04175、RU-031/UA28280、RU-031/YD03103、RU-052/EB02759、RU-054/PF13794、RU-091/MN26529、RU-040/QU00574、RU-063/SJ07474、RU-069/VM06833、RU-071/AR29940、RU-016/TY04437、RU-074/FD03446（暂停）、RU-040/GN07181（屠宰、分割、冷藏）	RU-074/BR02141（暂停）、RU-074/FD03446（暂停）、RU-074/GY01703（暂停）、RU-074/VQ4902（暂停）、RU-070/QJ01925（暂停）、RU-016/MK01882（暂停）

续表 67

国家	议定书签署时间	产品大类	品名	注册企业	状态
俄罗斯	2018年11月7日	冷冻鸡产品	其他鸡杂碎（冷冻鸡爪）	RU-012/MD06762、RU-023/TJ03169、RU-026/AX01232、RU-026/LB00895、RU-031/KK03303、RU-031/KN03601、RU-032/DL03369、RU-034/DH02076、RU-036/MD03866、RU-047/LP02092（暂停）、RU-058/XQ01309、RU-066/TL03960、RU-068/FN03837、RU-068/ZS04410、RU-071/TZ04017、RU-074/BR02141（暂停）、RU-076/QA01875、RU-053/KA02962、RU-050/FP04529、RU-050/JV03935、RU-046/SV03636、RU-031/VM03456、RU-054/LX03718、RU-054/UK04224、RU-070/QJ01925（暂停）、RU-074/GY01703（暂停）、RU-031/BX03092、RU-032/GE02370、RU-021/MP06430、RU-012/SQ00137、RU-012/YP23903、RU-016/MK01882（暂停）、RU-022/QB04175、RU-031/UA28280、RU-031/YD03103、RU-052/EB02759、RU-054/PF13794、RU-091/MN26529、RU-040/QU00574、RU-063/SJ07474、RU-069/VM06833、RU-071/AR29940、RU-016/TY04437、RU-040/GN07181（屠宰、分割、冷藏）	

续表 68

国家	议定书签署时间	产品大类	品名	注册企业	状态
俄罗斯	2018年11月7日	冷冻鸡产品	其他鸡杂碎（冷冻鸡膝软骨）	RU-012/MD06762、RU-023/TJ03169、RU-026/AX01232、RU-026/LB00895、RU-031/KK03303、RU-031/KN03601、RU-032/DL03369、RU-034/DH02076、RU-036/MD03866、RU-047/LP02092（暂停）、RU-058/XQ01309、RU-066/TL03960、RU-068/FN03837、RU-068/ZS04410、RU-071/TZ04017、RU-074/BR02141（暂停）、RU-076/QA01875、RU-053/KA02962、RU-050/FP04529、RU-050/JV03935、RU-046/SV03636、RU-031/VM03456、RU-054/LX03718、RU-054/UK04224、RU-070/QJ01925（暂停）、RU-074/GY01703（暂停）、RU-031/BX03092、RU-032/GE02370、RU-021/MP06430、RU-012/SQ00137、RU-012/YP23903、RU-016/MK01882（暂停）、RU-022/QB04175、RU-031/UA28280、RU-031/YD03103、RU-052/EB02759、RU-054/PF13794、RU-091/MN26529（屠宰、分割、冷藏）	
		冷冻火鸡产品	冷冻火鸡肉（整的或块的，不包括冷冻火鸡胸、冷冻火鸡腿）	RU-058/DB02502、RU-071/MA03824、RU-068/QL04332（屠宰、分割、冷藏）	
			冷冻的整只火鸡（不包括内脏及胃肠等消化道器官）		
			冷冻火鸡胸		
			冷冻火鸡腿		

续表 69

国家	议定书签署时间	产品大类	品名	注册企业	状态
俄罗斯	2018年11月7日	冷冻鸡产品	冷冻火鸡翼（不包括翼尖）		
			冷冻火鸡翼（包括翼尖）		
			火鸡杂碎（冷冻火鸡翼尖）		
			火鸡杂碎（冷冻火鸡肾）		
			火鸡杂碎（冷冻火鸡头）		
			火鸡杂碎（冷冻火鸡爪）		
			其他鸡杂碎（冷冻火鸡皮）		
			其他鸡杂碎（冷冻火鸡肝）		
			其他鸡杂碎（冷冻火鸡心）		
			其他鸡杂碎（冷冻火鸡肫（火鸡胃））		
			其他鸡杂碎（冷冻火鸡颈）		
			其他鸡杂碎（冷冻火鸡软骨）		
		冷冻牛肉产品	冷冻牛肉（带骨，30月龄以下）	RU-036/ZD03688 、RU-032/FQ03256	
			冷冻牛肉（去骨，30月龄以下）		
			冷冻未炼制牛脂肪（食用、不包括内脏脂肪，30月龄以下）		
			冷冻牛蹄筋（30月龄以下）		
			冷冻牛横膈膜（30月龄以下）		
			冷冻牛蹄（去匣）（30月龄以下）		
			冷冻牛板筋（30月龄以下）		
			冷冻牛鞭（30月龄以下）		
		冰鲜牛肉产品	冰鲜牛肉（带骨，30月龄以下）	RU-036/ZD03688、RU-032/FQ03256	
			冰鲜牛肉（去骨，30月龄以下）		

续表 70

国家	议定书签署时间	产品大类	品名	注册企业	状态
俄罗斯			冰鲜未炼制牛脂肪（食用、不包括内脏脂肪，30月龄以下）	RU-032/FQ03256	
			冰鲜牛蹄筋（30月龄以下）		
		RU-068/BT06947、RU-068/KY22645、RU-026/BL03908、RU-023/AY23639、RU-078/QS05315、RU-078/XG01406、RU-078/BX21647、RU-048/SS01477、RU-050/PJ12224、RU-074/VQ4902、RU-050/MF04199、RU-047/AG03547、RU-047/RP02170、RU-036/XV29790、RU-052/MQ27332、RU-016/PQ27875			RU-074/VQ4902（暂停）
奥地利	2015 年 3 月27日	冷冻猪产品	冷冻猪肉（带骨）	AT 40821 EG（屠宰、分割、冷藏）、AT 60224 EG（屠宰、分割、冷藏）、AT 61877 EG（屠宰、分割、冷藏）(暂停)、AT61891 EG（屠宰）、AT 61885 EG（屠宰、分割）、AT 20244 EG（分割、冷藏）	
			冷冻猪肉（去骨）		
			冷冻未炼制猪脂肪（食用，不包括内脏脂肪）		
塞尔维亚	2014 年 12 月17日	冷冻羊产品	冷冻绵羊肉（带骨）	RS643（屠宰、分割、冷藏）、RS11（屠宰、分割、冷藏）、RS 908（屠宰、分割、冷藏）	
			冷冻绵羊肉（去骨）		
			冷冻未炼制绵羊脂肪（食用，不包括内脏脂肪）	RS643（屠宰、分割、冷藏）、RS 908（屠宰、分割、冷藏）	
	2017 年 11 月27日	冷冻牛产品	冷冻牛肉（带骨）	RS643（屠宰、分割、冷藏）、RS1（屠宰、分割、冷藏）、RS127（屠宰、分割、冷藏）、RS11（屠宰、分割、冷藏）、RS 908（屠宰、分割、冷藏）	
			冷冻牛肉（去骨）		
			冷冻未炼制牛脂肪（食用，不包括内脏脂肪）		
葡萄牙	2019 年 5 月28日	冷冻猪产品	冷冻猪肉（带骨）	L97（屠宰、分割、冷藏）、R09（屠宰、分割、冷藏）、D36（屠宰）-D321（分割、冷藏）、R08（屠宰、分割、冷藏）、R14（屠宰、分割）、R26（屠宰、分割、冷藏）、R62（屠宰、分割、冷藏）、V962（冷藏）	
			冷冻猪肉（去骨）		
			冷冻未炼制猪脂肪（食用，不包括内脏脂肪）	L97（屠宰、分割、冷藏）、R09（屠宰、分割、冷藏）、D36（屠宰）-D321（分割、冷藏）、R62（屠宰、分割、冷藏）	

续表 71

<table>
<tr><th>国家</th><th>议定书签署时间</th><th>产品大类</th><th>品名</th><th>注册企业</th><th>状态</th></tr>
<tr><td>葡萄牙</td><td></td><td></td><td>冷冻猪蹄（全蹄）</td><td>R08（屠宰、分割、冷藏）、R26（屠宰、分割、冷藏）、R62（屠宰、分割、冷藏）、V962（冷藏）、 L97（屠宰、分割、冷藏）、 R09（屠宰、分割、冷藏）、D36（屠宰）–D321（分割、冷藏）</td><td></td></tr>
<tr><td rowspan="4">冰岛</td><td rowspan="4">2018 年 9 月7日</td><td rowspan="2">冷冻羊产品</td><td>冷冻剔骨绵羊肉（6月龄以下）</td><td rowspan="4">IS A032 EFTA（屠宰、分割、冷藏）</td><td rowspan="4"></td></tr>
<tr><td>冷冻带骨绵羊肉（6月龄以下）</td></tr>
<tr><td rowspan="2">冰鲜羊产品</td><td>冰鲜剔骨绵羊肉（6月龄以下）</td></tr>
<tr><td>冰鲜带骨绵羊肉（6月龄以下）</td></tr>
<tr><td rowspan="18">瑞士</td><td rowspan="18">2008 年 9 月25日</td><td rowspan="18">冷冻猪产品</td><td>冷冻猪肉（带骨）</td><td rowspan="2">CH103（屠宰）、CH211（分割）、CH346（屠宰）、CH50410597（分割）、CH95590059（分割、冷藏）</td><td rowspan="18"></td></tr>
<tr><td>冷冻猪肉（去骨）</td></tr>
<tr><td>冷冻未炼制猪脂肪（食用，不包括内脏脂肪）</td><td rowspan="15">CH211（分割）、CH50410597（分割）、CH95590059（分割、冷藏）</td></tr>
<tr><td>冷冻猪心</td></tr>
<tr><td>冷冻猪肝</td></tr>
<tr><td>冷冻猪肾</td></tr>
<tr><td>冷冻猪舌</td></tr>
<tr><td>冷冻猪尾</td></tr>
<tr><td>冷冻猪耳（不包括内耳）</td></tr>
<tr><td>冷冻猪头（不包括内耳）</td></tr>
<tr><td>冷冻猪脸</td></tr>
<tr><td>冷冻猪软骨</td></tr>
<tr><td>冷冻猪皮</td></tr>
<tr><td>冷冻猪喉骨</td></tr>
<tr><td>冷冻猪气管</td></tr>
<tr><td>冷冻猪骨</td></tr>
<tr><td>冷冻猪蹄（全蹄）</td><td>CH103（屠宰）、CH211（分割）、CH346（屠宰）、CH50410597（分割）、CH95590059（分割、冷藏）</td></tr>
</table>

续表 72

国家	议定书签署时间	产品大类	品名	注册企业	状态
乌克兰	2017 年 5 月22日	冷冻牛肉	冷冻牛肉（去骨）	UA-02-08-01（屠宰、分割、冷藏）、19-16-09Mt（屠宰、分割、冷藏）、18-06-10Mt（屠宰、分割、冷藏）	
立陶宛	2017 年 5 月24日	冷冻牛产品	冷冻牛肉（带骨）	LT 53-04 EB（屠宰、分割、冷藏）（暂停）	
			冷冻牛肉（去骨）		
拉脱维亚	2014 年 6 月16日	冷冻牛产品	冷冻牛肉（带骨）	A009143(屠宰、分割、冷藏)、A050394（屠宰、分割、冷藏）	
			冷冻牛肉（去骨）		
			冷冻未炼制牛脂肪（食用，不包括内脏脂肪）		
	2014 年 6 月16日	冷冻羊产品	冷冻绵羊羔羊肉（带骨）	A050394（屠宰、分割、冷藏）	
			冷冻绵羊羔羊肉（去骨）		
			冷冻未炼制绵羊羔羊脂肪（食用，不包括内脏脂肪）		
			冷冻山羊羔羊肉（带骨）		
			冷冻山羊羔羊肉（去骨）		
			冷冻未炼制山羊羔羊脂肪（食用，不包括内脏脂肪）		
泰国		冷冻鸡产品	冷冻鸡肉（整的或块的，不包括冷冻鸡胸、冷冻鸡腿）	EST11（屠宰、分割、冷藏）、EST23（屠宰、分割、冷藏）、EST44（屠宰、分割、冷藏）、EST129（屠宰、分割、冷藏）、EST139（屠宰、分割、冷藏）、EST160（屠宰、分割、冷藏）、EST79（屠宰、分割、冷藏）（暂停）、EST109（屠宰、分割、冷藏）、EST201（屠宰、分割、冷藏）、EST319（屠宰、分割、冷藏）、EST119（屠宰、分割、冷藏）（暂停）、EST266（屠宰、分割、冷藏）（暂停）、EST07（屠宰、分割、冷藏）、EST10（屠宰、分割、冷藏）、EST25（屠宰、分割、冷藏）、EST32（屠宰、分割、冷藏）、EST49（屠宰、分割、冷藏）、EST165（屠宰、分割、冷藏）、EST197	
			冷冻的整只鸡（不包括内脏及胃肠等消化道器官）		
			冷冻鸡胸		
			冷冻鸡腿		
			冷冻未炼制鸡脂肪（食用，不包括内脏脂肪）		

续表 73

国家	议定书签署时间	产品大类	品名	注册企业	状态
泰国		冷冻鸡产品		（屠宰、分割、冷藏）（暂停）、EST244（屠宰、分割、冷藏）、EST369（屠宰、分割、冷藏）	
			冷冻鸡整翅（翼） 冷冻鸡翅（翼）根 冷冻鸡翅（翼）中 冷冻鸡两节翅（翼） 冷冻鸡翅（翼）尖 冷冻鸡爪 冷冻鸡肫（鸡胃） 其他鸡杂碎（冷冻鸡骨架） 其他鸡杂碎（冷冻鸡肝） 其他鸡杂碎（冷冻鸡心） 其他鸡杂碎（冷冻鸡肌腱） 其他鸡杂碎（冷冻鸡膝软骨） 其他鸡杂碎（冷冻其他鸡软骨） 其他鸡杂碎（冷冻鸡脖）	EST11（屠宰、分割、冷藏）、EST23（屠宰、分割、冷藏）、EST129（屠宰、分割、冷藏）、EST139（屠宰、分割、冷藏）、EST160（屠宰、分割、冷藏）、EST44（屠宰、分割、冷藏）、EST53（屠宰、分割、冷藏）、EST79（屠宰、分割、冷藏）（暂停）、EST109（屠宰、分割、冷藏）、EST201（屠宰、分割、冷藏）、EST319（屠宰、分割、冷藏）、EST119（屠宰、分割、冷藏）（暂停）、EST07（屠宰、分割、冷藏）、EST10（屠宰、分割、冷藏）、EST25（屠宰、分割、冷藏）、EST32（屠宰、分割、冷藏）、EST49（屠宰、分割、冷藏）、EST165（屠宰、分割、冷藏）、EST197（屠宰、分割、冷藏）（暂停）、EST266（屠宰、分割、冷藏）（暂停）、EST244（屠宰、分割、冷藏）、EST369（屠宰、分割、冷藏）	
		冷冻鸭产品	冷冻鸭肉（整的或块的，不包括冷冻鸭胸、冷冻鸭腿） 冷冻鸭胸 冷冻鸭腿 冷冻未炼制鸭脂肪（食用，不包括内脏脂肪）	EST14（屠宰、分割、冷藏）	
韩国	2015年10月31日	参鸡汤	参鸡汤	19980476002（加工、储藏）、6430000-00402006-0014（加工、储藏）（暂停）、2013-0476004（加工、储藏）、6460000-004-1998-0002（加工、储藏）（暂停）、6430000-004-2009-0002（加工、储藏）、2000-0262008（加工、储藏）、6410000-004-2009-0125（加工、储藏）、2001-0448005（加工、储藏）、2015-0405012	韩国自主暂停注册号分别为6430000-00402006-0014（加工、储藏）、6460000-004-1998-0002（加工、储藏）、2015-0405012（加工、储藏）、2006-0405061 、6460000-005-1998-0004、

续表 74

国家	议定书签署时间	产品大类	品名	注册企业	状态
韩国	2015年10月31日			（加工、储藏）（暂停）、6500000-004-2013-0006（加工、储藏）、627000-004-2014-0009（加工、储藏）	6460000-005-1992-0002企业自2020年11月13日起启运的参鸡汤对华出口。
			对华出口参鸡汤企业仅提供冰鲜禽肉原料，不可对华直接出口	19900476001、20060405059、2006-0405061（暂停）、2013-0476033、460000-005-1998-0004（暂停）、6460000-005-1992-0002（暂停）、470000-005-2003-0001、1982-0476001	
蒙古	2005年5月24日	冷冻马产品	冷冻马肉（去骨）	018（屠宰、分割）、23暂停（屠宰、分割）、5342074（屠宰、分割、冷藏）、5470099（屠宰、分割）、2069229（屠宰、分割、冷藏）、3491404（屠宰、分割、冷藏）、4402022（屠宰、分割、冷藏）、6161154（屠宰、分割、冷藏）、2845008（屠宰、分割、冷藏）、6093787（屠宰、分割、冷藏）、4252284暂停（屠宰、分割）	
	2012年6月26日	熟制牛羊肉	牛羊肉干、酱牛羊肉、卤牛羊肉、熏烤牛羊肉、牛羊排、牛羊肉串、手把羊肉	5643171暂停（热加工）	
			牛羊肉干、卤牛羊肉、牛羊肉松、牛羊肉脯、牛羊肉串、牛羊肉肠	5470099（热加工）	
			水煮牛、羊肉、牛肉干、香肠	2610604（热加工）	
			水煮牛、羊肉、油炸牛肉干	2088118暂停（热加工）	
			牛羊肉软包装罐头	5960029（热加工）	
			香肠、火腿肠、水煮牛羊肉、酱卤牛羊肉、油炸牛羊肉丸、水煮牛羊肉丸、油炸牛肉干	6105947（热加工）	
			熟制牛、羊肉	5527341（热加工）、2776022（热加工）、6129188（热加工）、6093787（热加工）、6161154（热加工）、5082161（热加工）、6180876（热加工）、2845008暂停（热加工）、	

续表 75

国家	议定书签署时间	产品大类	品名	注册企业	状态
蒙古	2012 年 6 月26日	熟制牛羊肉		6138217暂停（热加工）	
			水煮牛羊肉	5481678（热加工）、2089173（热加工）	
			水煮牛羊肉、油炸牛羊肉	4252284（热加工）	
			香肠	2057123（热加工）	
		上述产品原料必须来自右侧注册屠宰企业		5643171（羊肉 屠宰、分割）、5342074（牛、羊肉 屠宰、分割）、5470099（牛、羊肉 屠宰、分割）、4252284（牛、羊肉 屠宰、分割）、5396565（牛、羊肉 屠宰、分割）、2069229（牛、羊肉 屠宰、分割）、2610604（牛、羊肉 分割）、6093787（牛、羊肉 屠宰、分割）、6161154（牛、羊肉 屠宰、分割）、2845008（牛、羊肉 屠宰、分割）	
	2016 年 1 月14日	冷冻牛产品	暂停	暂停	暂停
		冷冻羊产品	暂停	暂停	暂停
哈萨克斯坦	2017 年 6 月8日	冷冻羊产品	冷冻绵羊肉（带骨）	130140012796（屠宰、分割、冷藏）、061240005724（屠宰、分割、冷藏）、140340013634（屠宰、分割、冷藏）、070240000306（屠宰、分割、冷藏）、1639-1926-LLP（屠宰、分割、冷藏）	暂停
			冷冻绵羊肉（去骨）		
			冷冻未炼制绵羊脂肪（食用，不包括内脏脂肪）		
			冷冻山羊肉（带骨）		
			冷冻山羊肉（去骨）		
			冷冻未炼制山羊脂肪（食用，不包括内脏脂肪）		
	2018 年 6 月7日	冷冻牛产品	冷冻牛肉（带骨）	BIN 040840005125（屠宰、分割、冷藏）、BIN 020840012729（屠宰、分割、冷藏）、021040004375（屠宰、分割、冷藏）、101-1902-09-JSC（屠宰、分割、冷藏）	
			冷冻牛肉（去骨）		

续表 76

国家	议定书签署时间	产品大类	品名	注册企业	状态
纳米比亚	2018 年 3 月29日	冷冻牛产品	冷冻牛肉（去骨）	NA22（屠宰、分割、储存）、NA23（屠宰、分割、储存）	
			冷冻牛肉（带骨）		
			冷冻未炼制牛脂肪（食用、不包括内脏脂肪）		
		冰鲜牛产品	冰鲜牛肉（去骨）		
			冰鲜牛肉（带骨）		
			冰鲜未炼制牛脂肪（食用、不包括内脏脂肪）		
南非	2017 年 2 月24日	冷冻牛产品	冷冻牛肉（带骨）	ZA71、ZA131、ZA150	暂停
			冷冻牛肉（去骨）		
			冷冻牛尾		
			冷冻未炼制牛脂肪（食用，不包括内脏脂肪）		
土耳其		冷冻鸡肉	冷冻的整只鸡（不包括内脏及胃肠等消化道器官）	TR-64-0059	
			冷冻鸡肉（整的或块的，不包括冷冻鸡胸、冷冻鸡腿）		
			冷冻未炼制鸡脂肪（食用，不包括内脏脂肪）		
			冷冻鸡胸		
			冷冻鸡腿		
			冷冻鸡整翅（翼）		
			冷冻鸡翅（翼）根		
			冷冻鸡翅（翼）中		
			冷冻鸡两节翅（翼）		
			冷冻鸡翅（翼）尖		
			冷冻鸡爪		
			其他鸡杂碎（冷冻鸡脚骨）		

五、燕窝产品名单

<table>
<tr><th>国家/地区</th><th>产品名称</th><th>准入状态</th><th>暂停与恢复信息</th><th>备注</th></tr>
<tr><td rowspan="2">马来西亚</td><td>毛燕</td><td>正常</td><td rowspan="4">1. 暂停接受印度尼西亚注册编号 024、025、026 自 2021 年 7 月 26 日起启运的燕窝产品进口申报。
2. 暂停接受印度尼西亚注册编号 027、029 自 2021 年 8 月 3 日起启运的燕窝产品进口申报。
3. 恢复印度尼西亚注册编号 027、029 自 2021 年 9 月 29 日起及以后生产的符合中国要求的燕窝产品输华。
4. 恢复印度尼西亚注册编号 026 自 2021 年 11 月 12 日起及以后生产的符合中国要求的燕窝产品输华。
5. 恢复印度尼西亚注册编号 024 自 2022 年 11 月 2 日起及以后生产的符合中国要求的燕窝产品输华。</td><td rowspan="4">1. 允许符合评估审查要求的国家或地区的在华注册的燕窝生产企业（被暂停后恢复企业除外）自注册日期起及以后生产的符合要求的产品输华。
2. 被暂停后恢复的企业自恢复日期起及以后生产的符合要求的产品输华。
3. 已注册企业名单和相关日期等信息详见：http：//jckspj. customs. gov. cn/spj/zwgk75/2706880/2811812/4150146/index. html</td></tr>
<tr><td>食用燕窝</td><td>正常</td></tr>
<tr><td>泰国</td><td>食用燕窝</td><td>正常</td></tr>
<tr><td>印度尼西亚</td><td>食用燕窝</td><td>正常</td></tr>
</table>

六、肠衣产品名单

<table>
<tr><th>国家/地区</th><th>产品名称</th><th>准入状态</th><th>暂停与恢复信息</th><th>备注</th></tr>
<tr><td>加拿大</td><td>猪肠衣（盐渍）</td><td>正常</td><td rowspan="19">1. 暂停法国注册编号为 FR 41018004 CE 企业自 2021 年 9 月 1 日起启运的产品的进口申报。
2. 暂停接受法国签字兽医官 Viviane MARIAU 自 2021 年 9 月 1 日起签发的法国输华肠衣兽医卫生证书。</td><td rowspan="19">1. 允许符合评估审查要求的国家或地区的在华注册的肠衣生产企业（被暂停后恢复企业除外）自注册日期起及以后生产的符合要求的产品输华。
2. 被暂停后恢复的企业自恢复日期起及以后生产的符合要求的产品输华。
3. 已在华注册企业名单和相关日期等信息详见：http：//jckspj. customs. gov. cn/spj/zwgk75/2706880/2811812/4150146/index. html</td></tr>
<tr><td rowspan="2">美国</td><td>羊肠衣（盐渍）</td><td>正常</td></tr>
<tr><td>猪肠衣（盐渍）</td><td>正常</td></tr>
<tr><td rowspan="2">澳大利亚</td><td>羊肠衣（盐渍、冷冻）</td><td>正常</td></tr>
<tr><td>猪肠衣（盐渍、冷冻）</td><td>暂停</td></tr>
<tr><td>新西兰</td><td>羊肠衣（盐渍、干制）</td><td>正常</td></tr>
<tr><td>智利</td><td>猪肠衣（盐渍、干制）</td><td>正常</td></tr>
<tr><td>爱尔兰</td><td>猪肠衣（盐渍）</td><td>正常</td></tr>
<tr><td>丹麦</td><td>猪肠衣（盐渍）</td><td>正常</td></tr>
<tr><td rowspan="2">法国</td><td>羊肠衣（盐渍）</td><td>正常</td></tr>
<tr><td>猪肠衣（盐渍）</td><td>正常</td></tr>
<tr><td rowspan="2">荷兰</td><td>羊肠衣（盐渍）</td><td>正常</td></tr>
<tr><td>猪肠衣（盐渍）</td><td>正常</td></tr>
<tr><td>西班牙</td><td>猪肠衣（盐渍）</td><td>正常</td></tr>
<tr><td rowspan="2">乌兹别克斯坦</td><td>牛肠衣（盐渍）</td><td>正常</td></tr>
<tr><td>羊肠衣（盐渍）</td><td>正常</td></tr>
</table>

七、蜂产品名单

国家/地区	产品名称	状态	暂停与恢复信息	备注
智利	天然蜂蜜、蜂王浆、蜂胶	正常	1. 暂停泰国注册编号为CTHA04011812010009企业自2022年4月20日起启运的输华天然蜂蜜产品进口申报。 2. 暂停墨西哥注册编号为CMEX04011812010004企业2022年7月6日起启运的天然蜂蜜产品进口申报。 3. 暂停俄罗斯注册编号为CRUS04011812010016企业自自2021年9月2日起启运的天然蜂蜜产品进口申报。	1. 允许符合评估审查要求的国家或地区的在华注册的蜂产品生产企业（被暂停后恢复企业除外）自注册日期起及以后生产的符合要求的产品输华。2. 被暂停后恢复的企业自恢复日期起及以后生产的符合要求的产品输华。 3. 已注册企业名单和相关日期等信息详见：http：//jckspj. customs. gov. cn/spj/zwgk75/2706880/2811812/4150146/index. html
斯洛文尼亚	天然蜂蜜	正常		
拉脱维亚	天然蜂蜜	正常		
亚美尼亚	天然蜂蜜	正常		
哈萨克斯坦	天然蜂蜜	正常		
赞比亚	天然蜂蜜	正常		
吉尔吉斯斯坦	天然蜂蜜	正常		
匈牙利	天然蜂蜜	正常		
罗马尼亚	天然蜂蜜	正常		
保加利亚	天然蜂蜜	正常		
乌兹别克斯坦	天然蜂蜜	正常		
阿根廷	天然蜂蜜	正常		
法国	天然蜂蜜、蜂花粉	正常		
新西兰	天然蜂蜜、蜂花粉、蜂胶、蜂王浆	正常		
泰国	天然蜂蜜	正常		
波兰	天然蜂蜜	正常		
澳大利亚	天然蜂蜜、蜂花粉、蜂胶、蜂王浆	正常		
土耳其	天然蜂蜜	正常		
西班牙	天然蜂蜜、蜂花粉、蜂胶	正常		
墨西哥	天然蜂蜜	正常		
乌拉圭	蜂胶	正常		
巴西	天然蜂蜜、蜂花粉、蜂胶、蜂王浆	正常		
中国台湾	天然蜂蜜、蜂花粉、蜂胶	正常		
马来西亚	天然蜂蜜、蜂王浆	正常		
俄罗斯	天然蜂蜜	正常		
瑞士	天然蜂蜜	正常		
希腊	天然蜂蜜	正常		
日本	天然蜂蜜、蜂胶	正常		
葡萄牙	天然蜂蜜	正常		
英国	天然蜂蜜	正常		
奥地利	天然蜂蜜	正常		
美国	天然蜂蜜	正常		
爱沙尼亚	天然蜂蜜	正常		
意大利	天然蜂蜜、蜂花粉、蜂王浆	正常		

续表

国家/地区	产品名称	状态	暂停与恢复信息	备注
加拿大	天然蜂蜜、蜂王浆	正常		
埃及	天然蜂蜜	正常		
印度尼西亚	天然蜂蜜	正常		
缅甸	天然蜂蜜	正常		
丹麦	天然蜂蜜	正常		
德国	天然蜂蜜、蜂胶、蜂王浆	正常		

附录 2

食品安全国家标准目录

食品添加剂质量规格及相关标准、食品营养强化剂质量规格标准、食品相关产品标准等目录详见《海关检验检疫业务指导手册——进出口商品检验篇》。

通用标准 13 项

序号	标准名称	标准号
1	食品安全国家标准 食品中真菌毒素限量	GB 2761—2017
2	食品安全国家标准 食品中污染物限量	GB 2762—2022
3	食品安全国家标准 食品中农药最大残留限量	GB 2763—2021
4	食品安全国家标准 食品中兽药最大残留限量	GB 31650—2019
5	食品安全国家标准 食品中致病菌限量	GB 29921—2021
6	食品安全国家标准 散装即食食品中致病菌限量	GB 31607—2021
7	食品安全国家标准 食品添加剂使用标准	GB 2760—2014
8	食品安全国家标准 食品接触材料及制品用添加剂使用标准	GB 9685—2016
9	食品安全国家标准 食品营养强化剂使用标准	GB 14880—2012
10	食品安全国家标准 预包装食品标签通则	GB 7718—2011
11	食品安全国家标准 预包装食品营养标签通则	GB 28050—2011
12	食品安全国家标准 预包装特殊膳食用食品标签	GB 13432—2013
13	食品安全国家标准 食品添加剂标识通则	GB 29924—2013

食品产品标准 70 项

序号	标准名称	标准号
1	食品安全国家标准 干酪	GB 5420—2021
2	食品安全国家标准 乳清粉和乳清蛋白粉	GB 11674—2010
3	食品安全国家标准 浓缩乳制品	GB 13102—2022
4	食品安全国家标准 生乳	GB 19301—2010
5	食品安全国家标准 发酵乳	GB 19302—2010
6	食品安全国家标准 乳粉	GB 19644—2010
7	食品安全国家标准 巴氏杀菌乳	GB 19645—2010
8	食品安全国家标准 稀奶油、奶油和无水奶油	GB 19646—2010
9	食品安全国家标准 灭菌乳	GB 25190—2010
10	食品安全国家标准 调制乳	GB 25191—2010

续表1

序号	标准名称	标准号
11	食品安全国家标准 再制干酪和干酪制品	GB 25192—2022
12	食品安全国家标准 蜂蜜	GB 14963—2011
13	食品安全国家标准 速冻面米与调制食品	GB 19295—2021
14	食品安全国家标准 食用盐碘含量	GB 26878—2011
15	食品安全国家标准 蒸馏酒及其配制酒	GB 2757—2012
16	食品安全国家标准 发酵酒及其配制酒	GB 2758—2012
17	食品安全国家标准 面筋制品	GB 2711—2014
18	食品安全国家标准 豆制品	GB 2712—2014
19	食品安全国家标准 酿造酱	GB 2718—2014
20	食品安全国家标准 食用菌及其制品	GB 7096—2014
21	食品安全国家标准 巧克力、代可可脂巧克力及其制品	GB 9678. 2—2014
22	食品安全国家标准 水产调味品	GB 10133—2014
23	食品安全国家标准 食糖	GB 13104—2014
24	食品安全国家标准 淀粉糖	GB 15203—2014
25	食品安全国家标准 保健食品	GB 16740—2014
26	食品安全国家标准 膨化食品	GB 17401—2014
27	食品安全国家标准 包装饮用水	GB 19298—2014
28	食品安全国家标准 坚果与籽类食品	GB 19300—2014
29	食品安全国家标准 淀粉制品	GB 2713—2015
30	食品安全国家标准 酱腌菜	GB 2714—2015
31	食品安全国家标准 味精	GB 2720—2015
32	食品安全国家标准 食用盐	GB 2721—2015
33	食品安全国家标准 腌腊肉制品	GB 2730—2015
34	食品安全国家标准 鲜、冻动物性水产品	GB 2733—2015
35	食品安全国家标准 蛋与蛋制品	GB 2749—2015
36	食品安全国家标准 冷冻饮品和制作料	GB 2759—2015
37	食品安全国家标准 罐头食品	GB 7098—2015
38	食品安全国家标准 糕点、面包	GB 7099—2015
39	食品安全国家标准 饼干	GB 7100—2015
40	食品安全国家标准 饮料	GB 7101—2022
41	食品安全国家标准 动物性水产制品	GB 10136—2015
42	食品安全国家标准 食用动物油脂	GB 10146—2015
43	食品安全国家标准 胶原蛋白肠衣	GB 14967—2015
44	食品安全国家标准 食用油脂制品	GB 15196—2015
45	食品安全国家标准 食品工业用浓缩液（汁、浆）	GB 17325—2015

续表2

序号	标准名称	标准号
46	食品安全国家标准 方便面	GB 17400—2015
47	食品安全国家标准 果冻	GB 19299—2015
48	食品安全国家标准 食用植物油料	GB 19641—2015
49	食品安全国家标准 干海参	GB 31602—2015
50	食品安全国家标准 鲜（冻）畜、禽产品	GB 2707—2016
51	食品安全国家标准 粮食	GB 2715—2016
52	食品安全国家标准 熟肉制品	GB 2726—2016
53	食品安全国家标准 蜜饯	GB 14884—2016
54	食品安全国家标准 食品加工用粕类	GB 14932—2016
55	食品安全国家标准 糖果	GB 17399—2016
56	食品安全国家标准 冲调谷物制品	GB 19640—2016
57	食品安全国家标准 藻类及其制品	GB 19643—2016
58	食品安全国家标准 食品加工用植物蛋白	GB 20371—2016
59	食品安全国家标准 花粉	GB 31636—2016
60	食品安全国家标准 食用淀粉	GB 31637—2016
61	食品安全国家标准 酪蛋白	GB 31638—2016
62	食品安全国家标准 食品加工用酵母	GB 31639—2016
63	食品安全国家标准 食用酒精	GB 31640—2016
64	食品安全国家标准 植物油	GB 2716—2018
65	食品安全国家标准 酱油	GB 2717—2018
66	食品安全国家标准 食醋	GB 2719—2018
67	食品安全国家标准 饮用天然矿泉水	GB 8537—2018
68	食品安全国家标准 乳糖	GB 25595—2018
69	食品安全国家标准 复合调味料	GB 31644—2018
70	食品安全国家标准 胶原蛋白肽	GB 31645—2018

特殊膳食食品标准 10 项

序号	标准名称	标准号
1	食品安全国家标准 婴儿配方食品	GB 10765—2021
2	食品安全国家标准 较大婴儿配方食品	GB 10766—2021
3	食品安全国家标准 幼儿配方食品	GB 10767—2021
4	食品安全国家标准 婴幼儿谷类辅助食品	GB 10769—2010
5	食品安全国家标准 婴幼儿罐装辅助食品	GB 10770—2010
6	食品安全国家标准 特殊医学用途婴儿配方食品通则	GB 25596—2010
7	食品安全国家标准 特殊医学用途配方食品通则	GB 29922—2013

续表

序号	标准名称	标准号
8	食品安全国家标准 辅食营养补充品	GB 22570—2014
9	食品安全国家标准 运动营养食品通则	GB 24154—2015
10	食品安全国家标准 孕妇及乳母营养补充食品	GB 31601—2015

生产经营规范标准 34 项

序号	标准名称	标准号
1	食品安全国家标准 食品生产通用卫生规范	GB 14881—2013
2	食品安全国家标准 食品经营过程卫生规范	GB 31621—2014
3	食品安全国家标准 乳制品良好生产规范	GB 12693—2010
4	食品安全国家标准 粉状婴幼儿配方食品良好生产规范	GB 23790—2010
5	食品安全国家标准 特殊医学用途配方食品良好生产规范	GB 29923 2013
6	食品安全国家标准 食品接触材料及制品生产通用卫生规范	GB 31603—2015
7	食品安全国家标准 罐头食品生产卫生规范	GB 8950—2016
8	食品安全国家标准 蒸馏酒及其配制酒生产卫生规范	GB 8951—2016
9	食品安全国家标准 啤酒生产卫生规范	GB 8952—2016
10	食品安全国家标准 食醋生产卫生规范	GB 8954—2016
11	食品安全国家标准 食用植物油及其制品生产卫生规范	GB 8955—2016
12	食品安全国家标准 蜜饯生产卫生规范	GB 8956—2016
13	食品安全国家标准 糕点、面包卫生规范	GB 8957—2016
14	食品安全国家标准 畜禽屠宰加工卫生规范	GB 12694—2016
15	食品安全国家标准 饮料生产卫生规范	GB 12695—2016
16	食品安全国家标准 谷物加工卫生规范	GB 13122—2016
17	食品安全国家标准 糖果巧克力生产卫生规范	GB 17403—2016
18	食品安全国家标准 膨化食品生产卫生规范	GB 17404—2016
19	食品安全国家标准 食品辐照加工卫生规范	GB 18524—2016
20	食品安全国家标准 蛋与蛋制品生产卫生规范	GB 21710—2016
21	食品安全国家标准 发酵酒及其配制酒生产卫生规范	GB 12696—2016
22	食品安全国家标准 原粮储运卫生规范	GB 22508—2016
23	食品安全国家标准 水产制品生产卫生规范	GB 20941—2016
24	食品安全国家标准 肉和肉制品经营卫生规范	GB 20799—2016
25	食品安全国家标准 食品冷链物流卫生规范	GB 31605—2020
26	食品安全国家标准 航空食品卫生规范	GB 31641—2016
27	食品安全国家标准 酱油生产卫生规范	GB 8953—2018
28	食品安全国家标准 包装饮用水生产卫生规范	GB 19304—2018
29	食品安全国家标准 速冻食品生产和经营卫生规范	GB 31646—2018

续表

序号	标准名称	标准号
30	食品安全国家标准 食品添加剂生产通用卫生规范	GB 31647—2018
31	食品安全国家标准 食品中黄曲霉毒素污染控制规范	GB 31653—2021
32	食品安全国家标准 餐（饮）具集中消毒卫生规范	GB 31651—2021
33	食品安全国家标准 即食鲜切果蔬加工卫生规范	GB 31652—2021
34	食品安全国家标准 餐饮服务通用卫生规范	GB 31654—2021

理化检验方法标准 237 项

序号	标准名称	标准号
1	食品安全国家标准 食品相对密度的测定	GB 5009. 2—2016
2	食品安全国家标准 食品中水分的测定	GB 5009. 3—2016
3	食品安全国家标准 食品中灰分的测定	GB 5009. 4—2016
4	食品安全国家标准 食品中蛋白质的测定	GB 5009. 5—2016
5	食品安全国家标准 食品中脂肪的测定	GB 5009. 6—2016
6	食品安全国家标准 食品中还原糖的测定	GB 5009. 7—2016
7	食品安全国家标准 食品中果糖、葡萄糖、蔗糖、麦芽糖、乳糖的测定	GB 5009. 8—2016
8	食品安全国家标准 食品中淀粉的测定	GB 5009. 9—2016
9	食品安全国家标准 食品中总砷及无机砷的测定	GB 5009. 11—2014
10	食品安全国家标准 食品中铅的测定	GB 5009. 12—2017
11	食品安全国家标准 食品中铜的测定	GB 5009. 13—2017
12	食品安全国家标准 食品中锌的测定	GB 5009. 14—2017
13	食品安全国家标准 食品中镉的测定	GB 5009. 15—2014
14	食品安全国家标准 食品中锡的测定	GB 5009. 16—2014
15	食品安全国家标准 食品中总汞及有机汞的测定	GB 5009. 17—2021
16	食品安全国家标准 食品中黄曲霉毒素 B 族和 G 族的测定	GB 5009. 22—2016
17	食品安全国家标准 食品中黄曲霉毒素 M 族的测定	GB 5009. 24—2016
18	食品安全国家标准 食品中杂色曲霉素的测定	GB 5009. 25—2016
19	食品安全国家标准 食品中 N-亚硝胺类化合物的测定	GB 5009. 26—2016
20	食品安全国家标准 食品中苯并（a）芘的测定	GB 5009. 27—2016
21	食品安全国家标准 食品中苯甲酸、山梨酸和糖精钠的测定	GB 5009. 28—2016
22	食品安全国家标准 食品中对羟基苯甲酸酯类的测定	GB 5009. 31—2016
23	食品安全国家标准 食品中 9 种抗氧化剂的测定	GB 5009. 32—2016
24	食品安全国家标准 食品中亚硝酸盐与硝酸盐的测定	GB 5009. 33—2016
25	食品安全国家标准 食品中二氧化硫的测定	GB 5009. 34—2022
26	食品安全国家标准 食品中合成着色剂的测定	GB 5009. 35—2016
27	食品安全国家标准 食品中氰化物的测定	GB 5009. 36—2016

续表1

序号	标准名称	标准号
28	食品安全国家标准 食盐指标的测定	GB 5009. 42—2016
29	食品安全国家标准 味精中麸氨酸钠（谷氨酸钠）的测定	GB 5009. 43—2016
30	食品安全国家标准 食品中氯化物的测定	GB 5009. 44—2016
31	食品安全国家标准 食品添加剂中重金属限量试验	GB 5009. 74—2014
32	食品安全国家标准 食品添加剂中铅的测定	GB 5009. 75—2014
33	食品安全国家标准 食品添加剂中砷的测定	GB 5009. 76—2014
34	食品安全国家标准 食品中维生素 A、D、E 的测定	GB 5009. 82—2016
35	食品安全国家标准 食品中胡萝卜素的测定	GB 5009. 83—2016
36	食品安全国家标准 食品中维生素 B_1 的测定	GB 5009. 84—2016
37	食品安全国家标准 食品中维生素 B_2 的测定	GB 5009. 85—2016
38	食品安全国家标准 食品中抗坏血酸的测定	GB 5009. 86—2016
39	食品安全国家标准 食品中磷的测定	GB 5009. 87—2016
40	食品安全国家标准 食品中膳食纤维的测定	GB 5009. 88—2014
41	食品安全国家标准 食品中烟酸和烟酰胺的测定	GB 5009. 89—2016
42	食品安全国家标准 食品中铁的测定	GB 5009. 90—2016
43	食品安全国家标准 食品中钾、钠的测定	GB 5009. 91—2017
44	食品安全国家标准 食品中钙的测定	GB 5009. 92—2016
45	食品安全国家标准 食品中硒的测定	GB 5009. 93—2017
46	食品安全国家标准 植物性食品中稀土元素的测定	GB 5009. 94—2012
47	食品安全国家标准 食品中赭曲霉毒素 A 的测定	GB 5009. 96—2016
48	食品安全国家标准 食品中环己基氨基磺酸钠的测定	GB 5009. 97—2016
49	食品安全国家标准 食品中脱氧雪腐镰刀菌烯醇及其乙酰化衍生物的测定	GB 5009. 111—2016
50	食品安全国家标准 食品中 T-2 毒素的测定	GB 5009. 118—2016
51	食品安全国家标准 食品中丙酸钠、丙酸钙的测定	GB 5009. 120—2016
52	食品安全国家标准 食品中脱氢乙酸的测定	GB 5009. 121—2016
53	食品安全国家标准 食品中铬的测定	GB 5009. 123—2014
54	食品安全国家标准 食品中氨基酸的测定	GB 5009. 124—2016
55	食品安全国家标准 食品中胆固醇的测定	GB 5009. 128—2016
56	食品安全国家标准 食品中锑的测定	GB 5009. 137—2016
57	食品安全国家标准 食品中镍的测定	GB 5009. 138—2017
58	食品安全国家标准 饮料中咖啡因的测定	GB 5009. 139—2014
59	食品安全国家标准 食品中诱惑红的测定	GB 5009. 141—2016
60	食品安全国家标准 植物性食品中游离棉酚的测定	GB 5009. 148—2014
61	食品安全国家标准 食品中栀子黄的测定	GB 5009. 149—2016
62	食品安全国家标准 食品中红曲色素的测定	GB 5009. 150—2016

续表2

序号	标准名称	标准号
63	食品安全国家标准 食品中植酸的测定	GB 5009. 153—2016
64	食品安全国家标准 食品中维生素 B_6的测定	GB 5009. 154—2016
65	食品安全国家标准 食品接触材料及制品迁移试验预处理方法通则	GB 5009. 156—2016
66	食品安全国家标准 食品有机酸的测定	GB 5009. 157—2016
67	食品安全国家标准 食品中维生素 K_1的测定	GB 5009. 158—2016
68	食品安全国家标准 食品中脂肪酸的测定	GB 5009. 168—2016
69	食品安全国家标准 食品中牛磺酸的测定	GB 5009. 169—2016
70	食品安全国家标准 食品中三甲胺的测定	GB 5009. 179—2016
71	食品安全国家标准 食品中丙二醛的测定	GB 5009. 181—2016
72	食品安全国家标准 食品中铝的测定	GB 5009. 182—2017
73	食品安全国家标准 食品中展青霉素的测定	GB 5009. 185—2016
74	食品安全国家标准 食品中米酵菌酸的测定	GB 5009. 189—2016
75	食品安全国家标准 食品中指示性多氯联苯含量的测定	GB 5009. 190—2014
76	食品安全国家标准 食品中氯丙醇及其脂肪酸酯含量的测定	GB 5009. 191—2016
77	食品安全国家标准 贝类中失忆性贝类毒素的测定	GB 5009. 198—2016
78	食品安全国家标准 食用油中极性组分（PC）的测定	GB 5009. 202—2016
79	食品安全国家标准 食品中丙烯酰胺的测定	GB 5009. 204—2014
80	食品安全国家标准 食品中二噁英及其类似物毒性当量的测定	GB 5009. 205—2013
81	食品安全国家标准 水产品中河豚毒素的测定	GB 5009. 206—2016
82	食品安全国家标准 食品中生物胺的测定	GB 5009. 208—2016
83	食品安全国家标准 食品中玉米赤霉烯酮的测定	GB 5009. 209—2016
84	食品安全国家标准 食品中泛酸的测定	GB 5009. 210—2016
85	食品安全国家标准 食品中叶酸的测定	GB 5009. 211—2022
86	食品安全国家标准 贝类中腹泻性贝类毒素的测定	GB 5009. 212—2016
87	食品安全国家标准 贝类中麻痹性贝类毒素的测定	GB 5009. 213—2016
88	食品安全国家标准 食品中有机锡的测定	GB 5009. 215—2016
89	食品安全国家标准 食品中桔青霉素的测定	GB 5009. 222—2016
90	食品安全国家标准 食品中氨基甲酸乙酯的测定	GB 5009. 223—2014
91	食品安全国家标准 大豆制品中胰蛋白酶抑制剂活性的测定	GB 5009. 224—2016
92	食品安全国家标准 酒中乙醇浓度的测定	GB 5009. 225—2016
93	食品安全国家标准 食品中过氧化氢残留量的测定	GB 5009. 226—2016
94	食品安全国家标准 食品中过氧化值的测定	GB 5009. 227—2016
95	食品安全国家标准 食品中挥发性盐基氮的测定	GB 5009. 228—2016
96	食品安全国家标准 食品中酸价的测定	GB 5009. 229—2016
97	食品安全国家标准 食品中羰基价的测定	GB 5009. 230—2016

续表3

序号	标准名称	标准号
98	食品安全国家标准 水产品中挥发酚残留量的测定	GB 5009. 231—2016
99	食品安全国家标准 水果、蔬菜及其制品中甲酸的测定	GB 5009. 232—2016
100	食品安全国家标准 食醋中游离矿酸的测定	GB 5009. 233—2016
101	食品安全国家标准 食品中铵盐的测定	GB 5009. 234—2016
102	食品安全国家标准 食品中氨基酸态氮的测定	GB 5009. 235—2016
103	食品安全国家标准 动植物油脂水分及挥发物的测定	GB 5009. 236—2016
104	食品安全国家标准 食品 pH 值的测定	GB 5009. 237—2016
105	食品安全国家标准 食品水分活度的测定	GB 5009. 238—2016
106	食品安全国家标准 食品酸度的测定	GB 5009. 239—2016
107	食品安全国家标准 食品中伏马毒素的测定	GB 5009. 240—2016
108	食品安全国家标准 食品中镁的测定	GB 5009. 241—2017
109	食品安全国家标准 食品中锰的测定	GB 5009. 242—2017
110	食品安全国家标准 高温烹调食品中杂环胺类物质的测定	GB 5009. 243—2016
111	食品安全国家标准 食品中二氧化氯的测定	GB 5009. 244—2016
112	食品安全国家标准 食品中聚葡萄糖的测定	GB 5009. 245—2016
113	食品安全国家标准 食品中二氧化钛的测定	GB 5009. 246—2016
114	食品安全国家标准 食品中纽甜的测定	GB 5009. 247—2016
115	食品安全国家标准 食品中叶黄素的测定	GB 5009. 248—2016
116	食品安全国家标准 铁强化酱油中乙二胺四乙酸铁钠的测定	GB 5009. 249—2016
117	食品安全国家标准 食品中乙基麦芽酚的测定	GB 5009. 250—2016
118	食品安全国家标准 食品中 1，2-丙二醇的测定	GB 5009. 251—2016
119	食品安全国家标准 食品中乙酰丙酸的测定	GB 5009. 252—2016
120	食品安全国家标准 动物源性食品中全氟辛烷磺酸（PFOS）和全氟辛酸（PFOA）的测定	GB 5009. 253—2016
121	食品安全国家标准 动植物油脂中聚二甲基硅氧烷的测定	GB 5009. 254—2016
122	食品安全国家标准 食品中果聚糖的测定	GB 5009. 255—2016
123	食品安全国家标准 食品中多种磷酸盐的测定	GB 5009. 256—2016
124	食品安全国家标准 食品中反式脂肪酸的测定	GB 5009. 257—2016
125	食品安全国家标准 食品中棉子糖的测定	GB 5009. 258—2016
126	食品安全国家标准 食品中生物素的测定	GB 5009. 259—2016
127	食品安全国家标准 食品中叶绿素铜钠的测定	GB 5009. 260—2016
128	食品安全国家标准 贝类中神经性贝类毒素的测定	GB 5009. 261—2016
129	食品安全国家标准 食品中溶剂残留量的测定	GB 5009. 262—2016
130	食品安全国家标准 食品中阿斯巴甜和阿力甜的测定	GB 5009. 263—2016
131	食品安全国家标准 食品中乙酸苄酯的测定	GB 5009. 264—2016
132	食品安全国家标准 食品中多环芳烃的测定	GB 5009. 265—2021

续表4

序号	标准名称	标准号
133	食品安全国家标准 食品中甲醇的测定	GB 5009. 266—2016
134	食品安全国家标准 食品中碘的测定	GB 5009. 267—2020
135	食品安全国家标准 食品中多元素的测定	GB 5009. 268—2016
136	食品安全国家标准 食品中滑石粉的测定	GB 5009. 269—2016
137	食品安全国家标准 食品中肌醇的测定	GB 5009. 270—2016
138	食品安全国家标准 食品中邻苯二甲酸酯的测定	GB 5009. 271—2016
139	食品安全国家标准 食品中磷脂酰胆碱、磷脂酰乙醇胺、磷脂酰肌醇的测定	GB 5009. 272—2016
140	食品安全国家标准 水产品中微囊藻毒素的测定	GB 5009. 273—2016
141	食品安全国家标准 水产品中西加毒素的测定	GB 5009. 274—2016
142	食品安全国家标准 食品中硼酸的测定	GB 5009. 275—2016
143	食品安全国家标准 食品中葡萄糖酸-δ-内酯的测定	GB 5009. 276—2016
144	食品安全国家标准 食品中双乙酸钠的测定	GB 5009. 277—2016
145	食品安全国家标准 食品中乙二胺四乙酸盐的测定	GB 5009. 278—2016
146	食品安全国家标准 食品中木糖醇、山梨醇、麦芽糖醇、赤藓糖醇的测定	GB 5009. 279—2016
147	食品安全国家标准 食品中 4-己基间苯二酚残留量的测定	GB 5009. 280—2020
148	食品安全国家标准 食品中肉桂醛残留量的测定	GB 5009. 281—2020
149	食品安全国家标准 食品中 1-甲基咪唑，2-甲基咪唑及 4-甲基咪唑的测定	GB 5009. 282—2020
150	食品安全国家标准 婴幼儿食品和乳品中乳糖、蔗糖的测定	GB 5413. 5—2010
151	食品安全国家标准 婴幼儿食品和乳品中不溶性膳食纤维的测定	GB 5413. 6—2010
152	食品安全国家标准 食品中维生素 B_{12} 的测定	GB 5009. 285—2022
153	食品安全国家标准 婴幼儿食品和乳品中维生素 C 的测定	GB 5413. 18—2010
154	食品安全国家标准 婴幼儿食品和乳品中胆碱的测定	GB 5413. 20—2022
155	食品安全国家标准 婴幼儿食品和乳品溶解性的测定	GB 5413. 29—2010
156	食品安全国家标准 乳和乳制品杂质度的测定	GB 5413. 30—2016
157	食品安全国家标准 婴幼儿食品和乳品中脲酶的测定	GB 5413. 31—2013
158	食品安全国家标准 婴幼儿食品和乳品中反式脂肪酸的测定	GB 5413. 36—2010
159	食品安全国家标准 生乳冰点的测定	GB 5413. 38—2016
160	食品安全国家标准 乳和乳制品中非脂乳固体的测定	GB 5413. 39—2010
161	食品安全国家标准 婴幼儿食品和乳品中核苷酸的测定	GB 5413. 40—2016
162	食品安全国家标准 饮用天然矿泉水检验方法	GB 8538—2022
163	食品安全国家标准 食品中总酸的测定	GB 12456—2021
164	食品安全国家标准 食品中放射性物质检验 总则	GB 14883. 1—2016
165	食品安全国家标准 食品中放射性物质氢-3 的测定	GB 14883. 2—2016
166	食品安全国家标准 食品中放射性物质锶-89 和锶-90 的测定	GB 14883. 3—2016
167	食品安全国家标准 食品中放射性物质钷-147 的测定	GB 14883. 4—2016

续表5

序号	标准名称	标准号
168	食品安全国家标准 食品中放射性物质钋-210的测定	GB 14883.5—2016
169	食品安全国家标准 食品中放射性物质镭-226和镭-228的测定	GB 14883.6—2016
170	食品安全国家标准 食品中放射性物质天然钍和铀的测定	GB 14883.7—2016
171	食品安全国家标准 食品中放射性物质钚-239、钚-240的测定	GB 14883.8—2016
172	食品安全国家标准 食品中放射性物质碘-131的测定	GB 14883.9—2016
173	食品安全国家标准 食品中放射性物质铯-137的测定	GB 14883.10—2016
174	食品安全国家标准 含脂类辐照食品鉴定 2-十二烷基环丁酮的气相色谱质谱分析法	GB 21926 —2016
175	食品安全国家标准 干酪及加工干酪制品中添加的柠檬酸盐的测定	GB 22031—2010
176	食品安全国家标准 食品中三氯蔗糖（蔗糖素）的测定	GB 22255—2014
177	食品安全国家标准 辐照食品鉴定筛选法	GB 23748—2016
178	食品安全国家标准 保健食品中α-亚麻酸、二十碳五烯酸、二十二碳五烯酸和二十二碳六烯酸的测定	GB 28404—2012
179	食品安全国家标准 婴幼儿食品和乳品中左旋肉碱的测定	GB 29989—2013
180	食品安全国家标准 食品接触材料及制品 高锰酸钾消耗量的测定	GB 31604.2—2016
181	食品安全国家标准 食品接触材料及制品 树脂干燥失重的测定	GB 31604.3—2016
182	食品安全国家标准 食品接触材料及制品 树脂中挥发物的测定	GB 31604.4—2016
183	食品安全国家标准 食品接触材料及制品 树脂中提取物的测定	GB 31604.5—2016
184	食品安全国家标准 食品接触材料及制品 树脂中灼烧残渣的测定	GB 31604.6—2016
185	食品安全国家标准 食品接触材料及制品 脱色试验	GB 31604.7—2016
186	食品安全国家标准 食品接触材料及制品 总迁移量的测定	GB 31604.8—2021
187	食品安全国家标准 食品接触材料及制品 食品模拟物中重金属的测定	GB 31604.9—2016
188	食品安全国家标准 食品接触材料及制品 2，2-二（4-羟基苯基）丙烷（双酚A）迁移量的测定	GB 31604.10—2016
189	食品安全国家标准 食品接触材料及制品 1，3-苯二甲胺迁移量的测定	GB 31604.11—2016
190	食品安全国家标准 食品接触材料及制品 1，3-丁二烯的测定和迁移量的测定	GB 31604.12—2016
191	食品安全国家标准 食品接触材料及制品 11-氨基十一酸迁移量的测定	GB 31604.13—2016
192	食品安全国家标准 食品接触材料及制品 1-辛烯和四氢呋喃迁移量的测定	GB 31604.14—2016
193	食品安全国家标准 食品接触材料及制品 2，4，6-三氨基-1，3，5-三嗪（三聚氰胺）迁移量的测定	GB 31604.15—2016
194	食品安全国家标准 食品接触材料及制品 苯乙烯和乙苯的测定	GB 31604.16—2016
195	食品安全国家标准 食品接触材料及制品 丙烯腈的测定和迁移量的测定	GB 31604.17—2016
196	食品安全国家标准 食品接触材料及制品 丙烯酰胺迁移量的测定	GB 31604.18—2016
197	食品安全国家标准 食品接触材料及制品 己内酰胺的测定和迁移量的测定	GB 31604.19—2016
198	食品安全国家标准 食品接触材料及制品 醋酸乙烯酯迁移量的测定	GB 31604.20—2016
199	食品安全国家标准 食品接触材料及制品 对苯二甲酸迁移量的测定	GB 31604.21—2016
200	食品安全国家标准 食品接触材料及制品 发泡聚苯乙烯成型品中二氟二氯甲烷的测定	GB 31604.22—2016

续表6

序号	标准名称	标准号
201	食品安全国家标准 食品接触材料及制品 复合食品接触材料中二氨基甲苯的测定	GB 31604.23—2016
202	食品安全国家标准 食品接触材料及制品 镉迁移量的测定	GB 31604.24—2016
203	食品安全国家标准 食品接触材料及制品 铬迁移量的测定	GB 31604.25—2016
204	食品安全国家标准 食品接触材料及制品 环氧氯丙烷的测定和迁移量的测定	GB 31604.26—2016
205	食品安全国家标准 食品接触材料及制品 塑料中环氧乙烷和环氧丙烷的测定	GB 31604.27—2016
206	食品安全国家标准 食品接触材料及制品 己二酸二（2-乙基）己酯的测定和迁移量的测定	GB 31604.28—2016
207	食品安全国家标准 食品接触材料及制品 甲基丙烯酸甲酯迁移量的测定	GB 31604.29—2016
208	食品安全国家标准 食品接触材料及制品 邻苯二甲酸酯的测定和迁移量的测定	GB 31604.30—2016
209	食品安全国家标准 食品接触材料及制品 氯乙烯的测定和迁移量的测定	GB 31604.31—2016
210	食品安全国家标准 食品接触材料及制品 木质材料中二氧化硫的测定	GB 31604.32—2016
211	食品安全国家标准 食品接触材料及制品 镍迁移量的测定	GB 31604.33—2016
212	食品安全国家标准 食品接触材料及制品 铅的测定和迁移量的测定	GB 31604.34—2016
213	食品安全国家标准 食品接触材料及制品 全氟辛烷磺酸（PFOS）和全氟辛酸（PFOA）的测定	GB 31604.35—2016
214	食品安全国家标准 食品接触材料及制品 软木中杂酚油的测定	GB 31604.36—2016
215	食品安全国家标准 食品接触材料及制品 三乙胺和三正丁胺的测定	GB 31604.37—2016
216	食品安全国家标准 食品接触材料及制品 砷的测定和迁移量的测定	GB 31604.38—2016
217	食品安全国家标准 食品接触材料及制品 食品接触用纸中多氯联苯的测定	GB 31604.39—2016
218	食品安全国家标准 食品接触材料及制品 顺丁烯二酸及其酸酐迁移量的测定	GB 31604.40—2016
219	食品安全国家标准 食品接触材料及制品 锑迁移量的测定	GB 31604.41—2016
220	食品安全国家标准 食品接触材料及制品 锌迁移量的测定	GB 31604.42—2016
221	食品安全国家标准 食品接触材料及制品 乙二胺和己二胺迁移量的测定	GB 31604.43—2016
222	食品安全国家标准 食品接触材料及制品 乙二醇和二甘醇迁移量的测定	GB 31604.44—2016
223	食品安全国家标准 食品接触材料及制品 异氰酸酯的测定	GB 31604.45—2016
224	食品安全国家标准 食品接触材料及制品 游离酚的测定和迁移量的测定	GB 31604.46—2016
225	食品安全国家标准 食品接触材料及制品 纸、纸板及纸制品中荧光增白剂的测定	GB 31604.47—2016
226	食品安全国家标准 食品接触材料及制品 甲醛迁移量的测定	GB 31604.48—2016
227	食品安全国家标准 食品接触材料及制品 砷、镉、铬、铅的测定和砷、镉、铬、镍、铅、锑、锌迁移量的测定	GB 31604.49—2016
228	食品安全国家标准 食品接触材料及制品 壬基酚迁移量的测定	GB 31604.50—2020
229	食品安全国家标准 食品接触材料及制品 1,4-丁二醇迁移量的测定	GB 31604.51—2021
230	食品安全国家标准 食品接触材料及制品 芳香族伯胺迁移量的测定	GB 31604.52—2021
231	食品安全国家标准 辐照食品鉴定 电子自旋共振波谱法	GB 31642—2016
232	食品安全国家标准 含硅酸盐辐照食品的鉴定 热释光法	GB 31643—2016
233	食品安全国家标准 食品中香兰素、甲基香兰素、乙基香兰素和香豆素的测定	GB 5009.284—2021

续表7

序号	标准名称	标准号
234	食品安全国家标准 食品中偶氮甲酰胺的测定	GB 5009. 283—2021
235	食品安全国家标准 食品中纳他霉素的测定	GB 5009. 286—2022
236	食品安全国家标准 食品中胭脂树橙的测定	GB 5009. 287—2022
237	食品安全国家标准 食品接触材料及制品 5-亚乙基-2-降冰片烯迁移量的测定	GB 31604. 53—2022

微生物检验方法标准 32 项

序号	标准名称	标准号
1	食品安全国家标准 食品微生物学检验 总则	GB 4789. 1—2016
2	食品安全国家标准 食品微生物学检验 菌落总数测定	GB 4789. 2—2022
3	食品安全国家标准 食品微生物学检验 大肠菌群计数	GB 4789. 3—2016
4	食品安全国家标准 食品微生物学检验 沙门氏菌检验	GB 4789. 4—2016
5	食品安全国家标准 食品微生物学检验 志贺氏菌检验	GB 4789. 5—2012
6	食品安全国家标准 食品微生物学检验 致泻大肠埃希氏菌检验	GB 4789. 6—2016
7	食品安全国家标准 食品微生物学检验 副溶血性弧菌检验	GB 4789. 7—2013
8	食品安全国家标准 食品微生物学检验 小肠结肠炎耶尔森氏菌检验	GB 4789. 8—2016
9	食品安全国家标准 食品微生物学检验 空肠弯曲菌检验	GB 4789. 9—2014
10	食品安全国家标准 食品微生物学检验 金黄色葡萄球菌检验	GB 4789. 10—2016
11	食品安全国家标准 食品微生物学检验 β 型溶血性链球菌检验	GB 4789. 11—2014
12	食品安全国家标准 食品微生物学检验 肉毒梭菌及肉毒毒素检验	GB 4789. 12—2016
13	食品安全国家标准 食品微生物学检验 产气荚膜梭菌检验	GB 4789. 13—2012
14	食品安全国家标准 食品微生物学检验 蜡样芽孢杆菌检验	GB 4789. 14—2014
15	食品安全国家标准 食品微生物学检验 霉菌和酵母计数	GB 4789. 15—2016
16	食品安全国家标准 食品微生物学检验 常见产毒霉菌的形态学鉴定	GB 4789. 16—2016
17	食品安全国家标准 食品微生物学检验 乳与乳制品检验	GB 4789. 18—2010
18	食品安全国家标准 食品微生物学检验 商业无菌检验	GB 4789. 26—2013
19	食品安全国家标准 食品微生物学检验 培养基和试剂的质量要求	GB 4789. 28—2013
20	食品安全国家标准 食品微生物学检验 唐菖蒲伯克霍尔德氏菌（椰毒假单胞菌酵米面亚种）检验	GB 4789. 29—2020
21	食品安全国家标准 食品微生物学检验 单核细胞增生李斯特氏菌检验	GB 4789. 30—2016
22	食品安全国家标准 食品微生物学检验 沙门氏菌、志贺氏菌和致泻大肠埃希氏菌的肠杆菌科噬菌体诊断检验	GB 4789. 31—2013
23	食品安全国家标准 食品微生物学检验 双歧杆菌的鉴定	GB 4789. 34—2016
24	食品安全国家标准 食品微生物学检验 乳酸菌检验	GB 4789. 35—2016
25	食品安全国家标准 食品微生物学检验 大肠埃希氏菌 O157：H7/NM 检验	GB 4789. 36—2016
26	食品安全国家标准 食品微生物学检验 大肠埃希氏菌计数	GB 4789. 38—2012

续表

序号	标准名称	标准号
27	食品安全国家标准 食品微生物学检验 粪大肠菌群计数	GB 4789. 39—2013
28	食品安全国家标准 食品微生物学检验 克罗诺杆菌属（阪崎肠杆菌）检验	GB 4789. 40—2016
29	食品安全国家标准 食品微生物学检验 肠杆菌科检验	GB 4789. 41—2016
30	食品安全国家标准 食品微生物学检验 诺如病毒检验	GB 4789. 42—2016
31	食品安全国家标准 食品微生物学检验 微生物源酶制剂抗菌活性的测定	GB 4789. 43—2016
32	食品安全国家标准 食品微生物学检验 创伤弧菌检验	GB 4789. 44—2020

毒理学检验方法与规程标准 29 项

序号	标准名称	标准号
1	食品安全国家标准 食品安全性毒理学评价程序	GB 15193. 1—2014
2	食品安全国家标准 食品毒理学实验室操作规范	GB 15193. 2—2014
3	食品安全国家标准 急性经口毒性试验	GB 15193. 3—2014
4	食品安全国家标准 细菌回复突变试验	GB 15193. 4—2014
5	食品安全国家标准 哺乳动物红细胞微核试验	GB 15193. 5—2014
6	食品安全国家标准哺乳动物骨髓细胞染色体畸变试验	GB 15193. 6—2014
7	食品安全国家标准 小鼠精原细胞或精母细胞染色体畸变试验	GB 15193. 8—2014
8	食品安全国家标准 啮齿类动物显性致死试验	GB 15193. 9—2014
9	食品安全国家标准 体外哺乳类细胞 DNA 损伤修复（非程序性 DNA 合成）试验	GB 15193. 10—2014
10	食品安全国家标准 果蝇伴性隐性致死试验	GB 15193. 11—2015
11	食品安全国家标准 体外哺乳类细胞 HGPRT 基因突变试验	GB 15193. 12—2014
12	食品安全国家标准 90 天经口毒性试验	GB 15193. 13—2015
13	食品安全国家标准 致畸试验	GB 15193. 14—2015
14	食品安全国家标准 生殖毒性试验	GB 15193. 15—2015
15	食品安全国家标准 毒物动力学试验	GB 15193. 16—2014
16	食品安全国家标准 慢性毒性和致癌合并试验	GB 15193. 17—2015
17	食品安全国家标准 健康指导值	GB 15193. 18—2015
18	食品安全国家标准 致突变物、致畸物和致癌物的处理方法	GB 15193. 19—2015
19	食品安全国家标准 体外哺乳类细胞 TK 基因突变试验	GB 15193. 20—2014
20	食品安全国家标准 受试物试验前处理方法	GB 15193. 21—2014
21	食品安全国家标准 28 天经口毒性试验	GB 15193. 22—2014
22	食品安全国家标准 体外哺乳类细胞染色体畸变试验	GB 15193. 23—2014
23	食品安全国家标准 食品安全性毒理学评价中病理学检查技术要求	GB 15193. 24—2014
24	食品安全国家标准 生殖发育毒性试验	GB 15193. 25—2014
25	食品安全国家标准 慢性毒性试验	GB 15193. 26—2015
26	食品安全国家标准 致癌试验	GB 15193. 27—2015

续表

序号	标准名称	标准号
27	食品安全国家标准 体外哺乳类细胞微核试验	GB 15193. 28—2020
28	食品安全国家标准 扩展一代生殖毒性试验	GB 15193. 29—2020
29	食品安全国家标准 哺乳动物体内碱性彗星试验	GB 31655—2021

农药残留检测方法标准 120 项

序号	标准名称	标准号
1	食品安全国家标准 除草剂残留量检测方法 第 1 部分：气相色谱-质谱法测定 粮谷及油籽中酰胺类除草剂残留量	GB 23200. 1—2016
2	食品安全国家标准 除草剂残留量检测方法 第 2 部分：气相色谱-质谱法测定 粮谷及油籽中二苯醚类除草剂残留量	GB 23200. 2—2016
3	食品安全国家标准 除草剂残留量检测方法 第 3 部分：液相色谱-质谱/质谱法测定食品中环己酮类除草剂残留量	GB 23200. 3—2016
4	食品安全国家标准 除草剂残留量检测方法 第 4 部分：气相色谱-质谱/质谱法测定食品中芳氧苯氧丙酸酯类除草剂残留量	GB 23200. 4—2016
5	食品安全国家标准 除草剂残留量检测方法 第 5 部分：液相色谱-质谱/质谱法测定食品中硫代氨基甲酸酯类除草剂残留量	GB 23200. 5—2016
6	食品安全国家标准 除草剂残留量检测方法 第 6 部分：液相色谱-质谱/质谱法测定食品中杀草强残留量	GB 23200. 6—2016
7	食品安全国家标准 蜂蜜、果汁和果酒中 497 种农药及相关化学品残留量的测定气相色谱-质谱法	GB 23200. 7—2016
8	食品安全国家标准 水果和蔬菜中 500 种农药及相关化学品残留量的测定气相色谱-质谱法	GB 23200. 8—2016
9	食品安全国家标准 粮谷中 475 种农药及相关化学品残留量的测定气相色谱-质谱法	GB 23200. 9—2016
10	食品安全国家标准 桑枝、金银花、枸杞子和荷叶中 488 种农药及相关化学品残留量的测定 气相色谱-质谱法	GB 23200. 10—2016
11	品安全国家标准 桑枝、金银花、枸杞子和荷叶中 413 种农药及相关化学品残留量的测定 液相色谱-质谱法	GB 23200. 11—2016
12	食品安全国家标准 食用菌中 440 种农药及相关化学品残留量的测定 液相色谱-质谱法	GB 23200. 12—2016
13	食品安全国家标准 茶叶中 448 种农药及相关化学品残留量的测定 液相色谱-质谱法	GB 23200. 13—2016
14	食品安全国家标准 果蔬汁和果酒中 512 种农药及相关化学品残留量的测定 液相色谱-质谱法	GB 23200. 14—2016
15	食品安全国家标准 食用菌中 503 种农药及相关化学品残留量的测定 气相色谱-质谱法	GB 23200. 15—2016
16	食品安全国家标准 水果和蔬菜中乙烯利残留量的测定液相色谱法	GB 23200. 16—2016
17	食品安全国家标准 水果和蔬菜中噻菌灵残留量的测定液相色谱法	GB 23200. 17—2016
18	食品安全国家标准 蔬菜中非草隆等 15 种取代脲类除草剂残留量的测定 液相色谱法	GB 23200. 18—2016

续表1

序号	标准名称	标准号
19	食品安全国家标准 水果和蔬菜中阿维菌素残留量的测定 液相色谱法	GB 23200. 19—2016
20	食品安全国家标准 食品中阿维菌素残留量的测定 液相色谱-质谱/质谱法	GB 23200. 20—2016
21	食品安全国家标准 水果中赤霉酸残留量的测定 液相色谱-质谱/质谱法	GB 23200. 21—2016
22	食品安全国家标准 坚果及坚果制品中抑芽丹残留量的测定 液相色谱法	GB 23200. 22—2016
23	食品安全国家标准 食品中地乐酚残留量的测定 液相色谱-质谱/质谱法	GB 23200. 23—2016
24	食品安全国家标准 粮谷和大豆中 11 种除草剂残留量的测定 气相色谱-质谱法	GB 23200. 24—2016
25	食品安全国家标准 水果中噁草酮残留量的检测方法	GB 23200. 25—2016
26	食品安全国家标准 茶叶中 9 种有机杂环类农药残留量的检测方法	GB 23200. 26—2016
27	食品安全国家标准 水果中 4，6-二硝基邻甲酚残留量的测定 气相色谱-质谱法	GB 23200. 27—2016
28	食品安全国家标准 食品中多种醚类除草剂残留量的测定 气相色谱-质谱法	GB 23200. 28—2016
29	食品安全国家标准 水果和蔬菜中唑螨酯残留量的测定 液相色谱法	GB 23200. 29—2016
30	食品安全国家标准 食品中环氟菌胺残留量的测定 气相色谱-质谱法	GB 23200. 30—2016
31	食品安全国家标准 食品中丙炔氟草胺残留量的测定 气相色谱-质谱法	GB 23200. 31—2016
32	食品安全国家标准 食品中丁酰肼残留量的测定 气相色谱-质谱法	GB 23200. 32—2016
33	食品安全国家标准 食品中解草嗪、莎稗磷、二丙烯草胺等 110 种农药残留量的测定 气相色谱-质谱法	GB 23200. 33—2016
34	食品安全国家标准 食品中涕灭砜威、吡唑醚菌酯、嘧菌酯等 65 种农药残留量的测定 液相色谱-质谱/质谱法	GB 23200. 34—2016
35	食品安全国家标准 植物源性食品中取代脲类农药残留量的测定 液相色谱-质谱法	GB 23200. 35—2016
36	食品安全国家标准 植物源性食品中氯氟吡氧乙酸、氟硫草定、氟吡草腙和噻唑烟酸除草剂残留量的测定 液相色谱-质谱/质谱法	GB 23200. 36—2016
37	食品安全国家标准 食品中烯啶虫胺、呋虫胺等 20 种农药残留量的测定 液相色谱-质谱/质谱法	GB 23200. 37—2016
38	食品安全国家标准 植物源性食品中环己烯酮类除草剂残留量的测定 液相色谱-质谱/质谱法	GB 23200. 38—2016
39	食品安全国家标准 食品中噻虫嗪及其代谢物噻虫胺残留量的测定液相色谱-质谱/质谱法	GB 23200. 39—2016
40	食品安全国家标准 可乐饮料中有机磷、有机氯农药残留量的测定气相色谱法	GB 23200. 40—2016
41	食品安全国家标准 食品中噻节因残留量的检测方法	GB 23200. 41—2016
42	食品安全国家标准 粮谷中氟吡禾灵残留量的检测方法	GB 23200. 42—2016
43	食品安全国家标准 粮谷及油籽中二氯喹磷酸残留量的测定气相色谱法	GB 23200. 43—2016
44	食品安全国家标准 粮谷中二硫化碳、四氯化碳、二溴乙烷残留量的检测方法	GB 23200. 44—2016
45	食品安全国家标准 食品中除虫脲残留量的测定液相色谱-质谱法	GB 23200. 45—2016
46	食品安全国家标准 食品中嘧霉胺、嘧菌胺、腈菌唑、嘧菌酯残留量的测定气相色谱-质谱法	GB 23200. 46—2016
47	食品安全国家标准 食品中四螨嗪残留量的测定气相色谱-质谱法	GB 23200. 47—2016
48	食品安全国家标准 食品中野燕枯残留量的测定气相色谱-质谱法	GB 23200. 48—2016

续表2

序号	标准名称	标准号
49	食品安全国家标准 食品中苯醚甲环唑残留量的测定气相色谱-质谱法	GB 23200. 49—2016
50	食品安全国家标准 食品中吡啶类农药残留量的测定液相色谱-质谱/质谱法	GB 23200. 50—2016
51	食品安全国家标准 食品中呋虫胺残留量的测定液相色谱-质谱/质谱法	GB 23200. 51—2016
52	食品安全国家标准 食品中嘧菌环胺残留量的测定气相色谱-质谱法	GB 23200. 52—2016
53	食品安全国家标准 食品中氟硅唑残留量的测定气相色谱-质谱法	GB 23200. 53—2016
54	食品安全国家标准 食品中甲氧基丙烯酸酯类杀菌剂残留量的测定气相色谱-质谱法	GB 23200. 54—2016
55	食品安全国家标准 食品中 21 种熏蒸剂残留量的测定 顶空气相色谱法	GB 23200. 55—2016
56	食品安全国家标准 食品中喹氧灵残留量的检测方法	GB 23200. 56—2016
57	食品安全国家标准 食品中乙草胺残留量的检测方法	GB 23200. 57—2016
58	食品安全国家标准 食品中氯酯磺草胺残留量的测定 液相色谱-质谱/质谱法	GB 23200. 58—2016
59	食品安全国家标准 食品中敌草腈残留量的测定 气相色谱-质谱法	GB 23200. 59—2016
60	食品安全国家标准 食品中炔草酯残留量的检测方法	GB 23200. 60—2016
61	食品安全国家标准 食品中苯胺灵残留量的测定 气相色谱-质谱法	GB 23200. 61—2016
62	食品安全国家标准 食品中氟烯草酸残留量的测定 气相色谱-质谱法	GB 23200. 62—2016
63	食品安全国家标准 食品中噻酰菌胺残留量的测定 液相色谱-质谱/质谱法	GB 23200. 63—2016
64	食品安全国家标准 食品中吡丙醚残留量的测定液相色谱-质谱/质谱法	GB 23200. 64—2016
65	食品安全国家标准 食品中四氟醚唑残留量的检测方法	GB 23200. 65—2016
66	食品安全国家标准 食品中吡螨胺残留量的测定气相色谱-质谱法	GB 23200. 66—2016
67	食品安全国家标准 食品中炔苯酰草胺残留量的测定气相色谱-质谱法	GB 23200. 67—2016
68	食品安全国家标准 食品中啶酰菌胺残留量的测定气相色谱-质谱法	GB 23200. 68—2016
69	食品安全国家标准 食品中二硝基苯胺类农药残留量的测定液相色谱-质谱/质谱法	GB 23200. 69—2016
70	食品安全国家标准 食品中三氟羧草醚残留量的测定液相色谱-质谱/质谱法	GB 23200. 70—2016
71	食品安全国家标准 食品中二缩甲酰亚胺类农药残留量的测定气相色谱-质谱法	GB 23200. 71—2016
72	食品安全国家标准 食品中苯酰胺类农药残留量的测定气相色谱-质谱法	GB 23200. 72—2016
73	食品安全国家标准 食品中鱼藤酮和印楝素残留量的测定液相色谱-质谱/质谱法	GB 23200. 73—2016
74	食品安全国家标准 食品中井冈霉素残留量的测定液相色谱-质谱/质谱法	GB 23200. 74—2016
75	食品安全国家标准 食品中氟啶虫酰胺残留量的检测方法	GB 23200. 75—2016
76	食品安全国家标准 食品中氟苯虫酰胺残留量的测定液相色谱-质谱/质谱法	GB 23200. 76—2016
77	食品安全国家标准 食品中苄螨醚残留量的检测方法	GB 23200. 77—2016
78	食品安全国家标准 肉及肉制品中巴毒磷残留量的测定气相色谱法	GB 23200. 78—2016
79	食品安全国家标准 肉及肉制品中吡菌磷残留量的测定气相色谱法	GB 23200. 79—2016
80	食品安全国家标准 肉及肉制品中双硫磷残留量的检测方法	GB 23200. 80—2016
81	食品安全国家标准 肉及肉制品中西玛津残留量的检测方法	GB 23200. 81—2016
82	食品安全国家标准 肉及肉制品中乙烯利残留量的检测方法	GB 23200. 82—2016
83	食品安全国家标准 食品中异稻瘟净残留量的检测方法	GB 23200. 83—2016

续表3

序号	标准名称	标准号
84	食品安全国家标准 肉品中甲氧滴滴涕残留量的测定气相色谱-质谱法	GB 23200. 84—2016
85	食品安全国家标准 乳及乳制品中多种拟除虫菊酯农药残留量的测定气相色谱-质谱法	GB 23200. 85—2016
86	食品安全国家标准 乳及乳制品中多种有机氯农药残留量的测定气相色谱-质谱/质谱法	GB 23200. 86—2016
87	食品安全国家标准 乳及乳制品中噻菌灵残留量的测定荧光分光光度法	GB 23200. 87—2016
88	食品安全国家标准 水产品中多种有机氯农药残留量的检测方法	GB 23200. 88—2016
89	食品安全国家标准 动物源性食品中乙氧喹啉残留量的测定液相色谱法	GB 23200. 89—2016
90	食品安全国家标准 乳及乳制品中多种氨基甲酸酯类农药残留量的测定液相色谱-质谱法	GB 23200. 90—2016
91	食品安全国家标准 动物源性食品中 9 种有机磷农药残留量的测定 气相色谱法	GB 23200. 91—2016
92	食品安全国家标准 动物源性食品中五氯酚残留量的测定液相色谱-质谱法	GB 23200. 92—2016
93	食品安全国家标准 食品中有机磷农药残留量的测定气相色谱-质谱法	GB 23200. 93—2016
94	食品安全国家标准 动物源性食品中敌百虫、敌敌畏、蝇毒磷残留量的测定液相色谱-质谱/质谱法	GB 23200. 94—2016
95	食品安全国家标准 蜂产品中氟胺氰菊酯残留量的检测方法	GB 23200. 95—2016
96	食品安全国家标准 蜂蜜中杀虫脒及其代谢产物残留量的测定液相色谱-质谱/质谱法	GB 23200. 96—2016
97	食品安全国家标准 蜂蜜中 5 种有机磷农药残留量的测定 气相色谱法	GB 23200. 97—2016
98	食品安全国家标准 蜂王浆中 11 种有机磷农药残留量的测定 气相色谱法	GB 23200. 98—2016
99	食品安全国家标准 蜂王浆中多种氨基甲酸酯类农药残留量的测定液相色谱-质谱/质谱法	GB 23200. 99—2016
100	食品安全国家标准 蜂王浆中多种菊酯类农药残留量的测定 气相色谱法	GB 23200. 100—2016
101	食品安全国家标准 蜂王浆中多种杀螨剂残留量的测定 气相色谱-质谱法	GB 23200. 101—2016
102	食品安全国家标准 蜂王浆中杀虫脒及其代谢产物残留量的测定 气相色谱-质谱法	GB 23200. 102—2016
103	食品安全国家标准 蜂王浆中双甲脒及其代谢产物残留量的测定 气相色谱-质谱法	GB 23200. 103—2016
104	食品安全国家标准 肉及肉制品中 2 甲 4 氯及 2 甲 4 氯丁酸残留量的测定液相色谱-质谱法	GB 23200. 104—2016
105	食品安全国家标准 肉及肉制品中甲萘威残留量的测定 液相色谱-柱后衍生荧光检测法	GB 23200. 105—2016
106	食品安全国家标准 肉及肉制品中残杀威残留量的测定 气相色谱法	GB 23200. 106—2016
107	食品安全国家标准 植物源性食品中草铵膦残留量的测定 液相色谱-质谱联用法	GB 23200. 108—2018
108	食品安全国家标准 植物源性食品中二氯吡啶酸残留量的测定 液相色谱-质谱联用法	GB 23200. 109—2018
109	食品安全国家标准 植物源性食品中氯吡脲残留量的测定 液相色谱-质谱联用法	GB 23200. 110—2018
110	食品安全国家标准 植物源性食品中唑嘧磺草胺残留量的测定 液相色谱-质谱联用法	GB 23200. 111—2018
111	食品安全国家标准 植物源性食品中 9 种氨基甲酸酯类农药及其代谢物残留量的测定 液相色谱-柱后衍生法	GB 23200. 112—2018

续表4

序号	标准名称	标准号
112	食品安全国家标准 植物源性食品中208种农药及其代谢物残留量的测定 气相色谱-质谱联用法	GB 23200.113—2018
113	食品安全国家标准 植物源性食品中灭瘟素残留量的测定 液相色谱-质谱联用法	GB 23200.114—2018
114	食品安全国家标准 鸡蛋中氟虫腈及其代谢物残留量的测定 液相色谱-质谱联用法	GB 23200.115—2018
115	食品安全国家标准 植物源性食品中90种有机磷类农药及其代谢物残留量的测定 气相色谱法	GB 23200.116—2019
116	食品安全国家标准 植物源性食品中喹啉铜残留量的测定 高效液相色谱法	GB 23200.117—2019
117	食品安全国家标准 植物源性食品中单氰胺残留量的测定 液相色谱法-质谱联用法	GB 23200.118—2021
118	食品安全国家标准 植物源性食品中沙蚕毒素类农药残留量的测定 气相色谱法	GB 23200.119—2021
119	食品安全国家标准 植物源性食品中甜菜安残留量的测定 液相色谱法-质谱联用法	GB 23200.120—2021
120	食品安全国家标准 植物源性食品中331种农药及其代谢物残留量的测定 液相色谱法-质谱联用法	GB 23200.121—2021

兽药残留检测方法标准74项

序号	标准名称	标准号
1	食品安全国家标准 牛奶中左旋咪唑残留量的测定 高效液相色谱法	GB 29681—2013
2	食品安全国家标准 水产品中青霉素类药物多残留的测定 高效液相色谱法	GB 29682—2013
3	食品安全国家标准 动物性食品中对乙酰氨基酚残留量的测定 高效液相色谱法	GB 29683—2013
4	食品安全国家标准 水产品中红霉素残留量的测定 液相色谱-串联质谱法	GB 29684—2013
5	食品安全国家标准 动物性食品中林可霉素、克林霉素和大观霉素多残留的测定 气相色谱-质谱法	GB 29685—2013
6	食品安全国家标准 猪可食性组织中阿维拉霉素残留量的测定 液相色谱-串联质谱法	GB 29686—2013
7	食品安全国家标准 水产品中阿苯达唑及其代谢物多残留的测定 高效液相色谱法	GB 29687—2013
8	食品安全国家标准 牛奶中氯霉素残留量的测定 液相色谱-串联质谱法	GB 29688—2013
9	食品安全国家标准 牛奶中甲砜霉素残留量的测定 高效液相色谱法	GB 29689—2013
10	食品安全国家标准 动物性食品中尼卡巴嗪残留标志物残留量的测定 液相色谱-串联质谱法	GB 29690—2013
11	食品安全国家标准 鸡可食性组织中尼卡巴嗪残留量的测定 高效液相色谱法	GB 29691—2013
12	食品安全国家标准 牛奶中喹诺酮类药物多残留的测定 高效液相色谱法	GB 29692—2013
13	食品安全国家标准 动物性食品中常山酮残留量的测定 高效液相色谱法	GB 29693—2013
14	食品安全国家标准 动物性食品中13种磺胺类药物多残留的测定 高效液相色谱法	GB 29694—2013
15	食品安全国家标准 水产品中阿维菌素和伊维菌素多残留的测定 高效液相色谱法	GB 29695—2013
16	食品安全国家标准 牛奶中阿维菌素类药物多残留的测定 高效液相色谱法	GB 29696—2013
17	食品安全国家标准 动物性食品中地西泮和安眠酮多残留的测定 气相色谱-质谱法	GB 29697—2013
18	食品安全国家标准 奶及奶制品中17β-雌二醇、雌三醇、炔雌醇多残留的测定 气相色谱-质谱法	GB 29698—2013

续表1

序号	标准名称	标准号
19	食品安全国家标准 鸡肌肉组织中氯羟吡啶残留量的测定 气相色谱-质谱法	GB 29699—2013
20	食品安全国家标准 牛奶中氯羟吡啶残留量的测定 气相色谱-质谱法	GB 29700—2013
21	食品安全国家标准 鸡可食性组织中地克珠利残留量的测定 高效液相色谱法	GB 29701—2013
22	食品安全国家标准 水产品中甲氧苄啶残留量的测定 高效液相色谱法	GB 29702—2013
23	食品安全国家标准 动物性食品中呋喃苯烯酸钠残留量的测定 液相色谱-串联质谱法	GB 29703—2013
24	食品安全国家标准 动物性食品中环丙氨嗪及代谢物三聚氰胺多残留的测定 超高效液相色谱-串联质谱法	GB 29704—2013
25	食品安全国家标准 水产品中氯氰菊酯、氰戊菊酯、溴氰菊酯多残留的测定 气相色谱法	GB 29705—2013
26	食品安全国家标准 动物性食品中氨苯砜残留量的测定 液相色谱-串联质谱法	GB 29706—2013
27	食品安全国家标准 牛奶中双甲脒残留标志物残留量的测定 气相色谱法	GB 29707—2013
28	食品安全国家标准 动物性食品中五氯酚钠残留量的测定 气相色谱-质谱法	GB 29708—2013
29	食品安全国家标准 动物性食品中氮哌酮及其代谢物多残留的测定 高效液相色谱法	GB 29709—2013
30	食品安全国家标准 水产品中大环内酯类药物残留量的测定 液相色谱-串联质谱法	GB31660. 1—2019
31	食品安全国家标准 水产品中辛基酚、壬基酚、双酚 A、己烯雌酚、雌酮、17α-乙炔雌二醇、17β-雌二醇、雌三醇残留量的测定 气相色谱-质谱法	GB31660. 2—2019
32	食品安全国家标准 水产品中氟乐灵残留量的测定 气相色谱法	GB31660. 3—2019
33	食品安全国家标准 动物性食品中醋酸甲地孕酮和醋酸甲羟孕酮残留量的测定 液相色谱-串联质谱法	GB31660. 4—2019
34	食品安全国家标准 动物性食品中金刚烷胺残留量的测定 液相色谱-串联质谱法	GB31660. 5—2019
35	食品安全国家标准 动物性食品中 5 种 α2-受体激动剂残留量的测定 液相色谱-串联质谱法	GB31660. 6—2019
36	食品安全国家标准 猪组织和尿液中赛庚啶及可乐定残留量的测定 液相色谱-串联质谱法	GB31660. 7—2019
37	食品安全国家标准 牛可食性组织及牛奶中氮氨菲啶残留量的测定 液相色谱-串联质谱法	GB31660. 8—2019
38	食品安全国家标准 家禽可食性组织中乙氧酰胺苯甲酯残留量的测定 高效液相色谱法	GB31660. 9—2019
39	食品安全国家标准 牛可食性组织中氨丙啉残留量的测定 液相色谱-串联质谱法和高效液相色谱法	GB 31613. 1—2021
40	食品安全国家标准 猪、鸡可食性组织中泰万菌素和 3-乙酰泰乐菌素残留量的测定 液相色谱-串联质谱法	GB 31613. 2—2021
41	食品安全国家标准 鸡可食性组织中二硝托胺残留量的测定	GB 31613. 3—2021
42	食品安全国家标准 水产品中甲苯咪唑及代谢物残留量的测定 高效液相色谱法	GB 31656. 1—2021
43	食品安全国家标准 水产品中泰乐菌素残留量的测定 高效液相色谱法	GB 31656. 2—2021
44	食品安全国家标准 水产品中诺氟沙星、环丙沙星、恩诺沙星、氧氟沙星、噁喹酸、氟甲喹残留量的测定 高效液相色谱法	GB 31656. 3—2021
45	食品安全国家标准 水产品中氯丙嗪残留量的测定 液相色谱-串联质谱法	GB 31656. 4—2021

续表2

序号	标准名称	标准号
46	食品安全国家标准 水产品中安眠酮残留量的测定 液相色谱-串联质谱法	GB 31656. 5—2021
47	食品安全国家标准 水产品中丁香酚残留量的测定 气相色谱-质谱法	GB 31656. 6—2021
48	食品安全国家标准 水产品中氯硝柳胺残留量的测定 液相色谱-串联质谱法	GB 31656. 7—2021
49	食品安全国家标准 水产品中有机磷类药物残留量的测定 液相色谱-串联质谱法	GB 31656. 8—2021
50	食品安全国家标准 水产品中二甲戊灵残留量的测定 液相色谱-串联质谱法	GB 31656. 9—2021
51	食品安全国家标准 水产品中四聚乙醛残留量的测定 液相色谱-串联质谱法	GB 31656. 10—2021
52	食品安全国家标准 水产品中土霉素、四环素、金霉素和多西环素残留量的测定	GB 31656. 11—2021
53	食品安全国家标准 水产品中青霉素类药物多残留的测定 液相色谱-串联质谱法	GB 31656. 12—2021
54	食品安全国家标准 水产品中硝基呋喃类代谢物多残留的测定 液相色谱-串联质谱法	GB 31656. 13—2021
55	食品安全国家标准 蜂蜜和蜂王浆中氟胺氰菊酯残留量的测定 气相色谱法	GB 31657. 1—2021
56	食品安全国家标准 蜂产品中喹诺酮类药物多残留的测定 液相色谱-串联质谱法	GB 31657. 2—2021
57	食品安全国家标准 动物性食品中头孢噻呋残留量的测定 高效液相色谱法	GB 31658. 1—2021
58	食品安全国家标准 动物性食品中氯霉素残留量的测定 液相色谱-串联质谱法	GB 31658. 2—2021
59	食品安全国家标准 猪尿中巴氯酚残留量的测定 液相色谱-串联质谱法	GB 31658. 3—2021
60	食品安全国家标准 动物性食品中头孢类药物残留量的测定 液相色谱-串联质谱法	GB 31658. 4—2021
61	食品安全国家标准 动物性食品中氟苯尼考及氟苯尼考胺残留量的测定 液相色谱-串联质谱法	GB 31658. 5—2021
62	食品安全国家标准 动物性食品中四环素类药物残留量的测定 高效液相色谱法	GB 31658. 6—2021
63	食品安全国家标准 动物性食品中 17β-雌二醇、雌三醇、炔雌醇和雌酮残留量的测定 气相色谱-质谱法	GB 31658. 7—2021
64	食品安全国家标准 动物性食品中拟除虫菊酯类药物残留量的测定 气相色谱-质谱法	GB 31658. 8—2021
65	食品安全国家标准 动物性食品及尿液中雌激素类药物多残留的测定 液相色谱-串联质谱法	GB 31658. 9—2021
66	食品安全国家标准 动物性食品中氨基甲酸酯类杀虫剂残留量的测定 液相色谱-串联质谱法	GB 31658. 10—2021
67	食品安全国家标准 动物性食品中阿苯达唑及其代谢物残留量的测定 高效液相色谱法	GB 31658. 11—2021
68	食品安全国家标准 动物性食品中环丙氨嗪残留量的测定 高效液相色谱法	GB 31658. 12—2021
69	食品安全国家标准 动物性食品中氯苯胍残留量的测定 液相色谱-串联质谱法	GB 31658. 13—2021
70	食品安全国家标准 动物性食品中 α-群勃龙和 β-群勃龙残留量的测定 液相色谱-串联质谱法	GB 31658. 14—2021
71	食品安全国家标准 动物性食品中赛拉嗪及代谢物 2，6-二甲基苯胺残留量的测定 液相色谱-串联质谱法	GB 31658. 15—2021
72	食品安全国家标准 动物性食品中阿维菌素类药物残留量的测定 高效液相色谱法和液相色谱-串联质谱法	GB 31658. 16—2021
73	食品安全国家标准 动物性食品中四环素类、磺胺类和喹诺酮类药物残留量的测定 液相色谱-串联质谱法	GB 31658. 17—2021
74	食品安全国家标准 牛奶中赛拉嗪残留量的测定 液相色谱-串联质谱法	GB 31659. 1—2021

被替代（拟替代）和已废止（待废止）标准 107 项

序号	标准名称		标准号
1	食品安全国家标准 食品添加剂 β-胡萝卜素	2011 年 12 月 21 日被替代	GB 8821—2010
2	食品安全国家标准 食品添加剂 山梨醇酐单硬脂酸酯（司盘 60）	2011 年 12 月 21 日被替代	GB 13481—2010
3	食品安全国家标准 食品添加剂 山梨醇酐单油酸酯（司盘 80）	2011 年 12 月 21 日被替代	GB 13482—2010
4	食品安全国家标准 食品添加剂 活性白土	2011 年 12 月 21 日被替代	GB 25571—2010
5	食品安全国家标准 硅藻土	2013 年 1 月 25 日被替代	GB 14936—2012
6	食品安全国家标准 食品中百菌清等 12 种农药最大残留限量	2013 年 3 月 1 日废止	GB 25193—2010
7	食品安全国家标准 食品中百草枯等 54 种农药最大残留限量	2013 年 3 月 1 日废止	GB 26130—2010
8	食品安全国家标准 食品中阿维菌素等 85 中农药最大残留限量	2013 年 3 月 1 日废止	GB 28260—2011
9	食品安全国家标准 食品中农药最大残留限量	2014 年 8 月 1 日被替代	GB 2763—2012
10	食品安全国家标准 食品添加剂使用标准	2015 年 5 月 24 日被替代	GB 2760—2011
11	食品安全国家标准 食品添加剂 丁苯橡胶	2015 年 5 月 24 日被替代	GB 29987—2013
12	食品安全国家标准 食品添加剂 琼脂（琼胶）	2017 年 1 月 1 日废止	GB 1975—2010
13	食品安全国家标准 食品添加剂 乙基麦芽酚	2017 年 1 月 1 日废止	GB 12487—2010
14	食品安全国家标准 食品添加剂 吗啉脂肪酸盐果蜡	2017 年 1 月 1 日废止	GB 12489—2010
15	食品安全国家标准 食品添加剂 滑石粉	2017 年 1 月 1 日废止	GB 25578—2010
16	食品安全国家标准 食品添加剂 稳定态二氧化氯溶液	2017 年 1 月 1 日废止	GB 25580—2010
17	食品安全国家标准 食品添加剂 碳酸氢钾	2017 年 1 月 1 日废止	GB 25589—2010
18	食品安全国家标准 食品添加剂 复合膨松剂	2017 年 1 月 1 日废止	GB 25591—2010
19	食品安全国家标准 食品工业用酶制剂	2017 年 1 月 1 日废止	GB 25594—2010
20	食品安全国家标准 食品添加剂 山梨糖醇	2017 年 1 月 1 日废止	GB 29219—2012
21	食品安全国家标准 食品添加剂 乙酸乙酯	2017 年 1 月 1 日废止	GB 29224—2012
22	食品安全国家标准 婴幼儿食品和乳品中维生素 B_1 的测定	2017 年 3 月 1 日废止	GB 5413. 11—2010
23	食品安全国家标准 婴幼儿食品和乳品中游离生物素的测定	2017 年 3 月 1 日废止	GB 5413. 19—2010
24	食品安全国家标准 婴幼儿食品和乳品中氯的测定	2017 年 3 月 1 日废止	GB 5413. 24—2010
25	食品安全国家标准 婴幼儿食品和乳品中牛磺酸的测定	2017 年 3 月 1 日废止	GB 5413. 26—2010
26	食品安全国家标准 生乳相对密度的测定	2017 年 3 月 1 日废止	GB 5413. 33—2010
27	食品安全国家标准 乳和乳制品酸度的测定	2017 年 3 月 1 日废止	GB 5413. 34—2010
28	食品安全国家标准 食品中水分的测定	2017 年 3 月 1 日被替代	GB 5009. 3—2010
29	食品安全国家标准 食品中灰分的测定	2017 年 3 月 1 日被替代	GB 5009. 4—2010
30	食品安全国家标准 生乳冰点的测定	2017 年 3 月 1 日被替代	GB 5413. 38—2010
31	食品安全国家标准 食品微生物学检验 霉菌和酵母计数	2017 年 4 月 19 日被替代	GB 4789. 15—2010

续表1

序号	标准名称		标准号
32	食品安全国家标准 不锈钢制品	2017年4月19日被替代	GB 9684—2011
33	食品安全国家标准 内壁环氧聚酰胺树脂涂料	2017年4月19日被替代	GB 9686—2012
34	食品安全国家标准 有机硅防粘涂料	2017年4月19日被替代	GB 11676—2012
35	食品安全国家标准 易拉罐内壁水基改性环氧树脂涂料	2017年4月19日被替代	GB 11677—2012
36	食品安全国家标准 食品中农药最大残留限量	2017年6月18日被替代	GB 2763—2014
37	食品安全国家标准 食品中蛋白质的测定	2017年6月23日被替代	GB 5009. 5—2010
38	食品安全国家标准 食品中黄曲霉毒素 M_1 和 B_1 的测定	2017年6月23日被替代	GB 5009. 24—2010
39	食品安全国家标准 食品中亚硝酸盐与硝酸盐的测定	2017年6月23日被替代	GB 5009. 33—2010
40	食品安全国家标准 婴幼儿食品和乳品中脂肪的测定	2017年6月23日被替代	GB 5413. 3—2010
41	食品安全国家标准 婴幼儿食品和乳品中维生素A、D、E的测定	2017年6月23日被替代	GB 5413. 9—2010
42	食品安全国家标准 婴幼儿食品和乳品中维生素 K_1 的测定	2017年6月23日被替代	GB 5413. 10—2010
43	食品安全国家标准 婴幼儿食品和乳品中维生素 B_2 的测定	2017年6月23日被替代	GB 5413. 12—2010
44	食品安全国家标准 婴幼儿食品和乳品中维生素 B_6 的测定	2017年6月23日被替代	GB 5413. 13—2010
45	食品安全国家标准 婴幼儿食品和乳品中烟酸和烟酰胺的测定	2017年6月23日被替代	GB 5413. 15—2010
46	食品安全国家标准 婴幼儿食品和乳品中钙、铁、锌、钠、钾、镁、铜和锰的测定	2017年6月23日被替代	GB 5413. 21—2010
47	食品安全国家标准 婴幼儿食品和乳品中磷的测定	2017年6月23日被替代	GB 5413. 22—2010
48	食品安全国家标准 婴幼儿食品和乳品中碘的测定	2017年6月23日被替代	GB 5413. 23—2010
49	食品安全国家标准 婴幼儿食品和乳品中肌醇的测定	2017年6月23日被替代	GB 5413. 25—2010
50	食品安全国家标准 婴幼儿食品和乳品中脂肪酸的测定	2017年6月23日被替代	GB 5413. 27—2010
51	食品安全国家标准 乳和乳制品杂质度的测定	2017年6月23日被替代	GB 5413. 30—2010
52	食品安全国家标准 婴幼儿食品和乳品中β-胡萝卜素的测定	2017年6月23日被替代	GB 5413. 35—2010
53	食品安全国家标准 乳和乳制品中黄曲霉毒素 M_1 的测定	2017年6月23日被替代	GB 5413. 37—2010
54	食品安全国家标准 乳和乳制品中苯甲酸和山梨酸的测定	2017年6月23日被替代	GB 21703—2010
55	食品安全国家标准 食品微生物学检验 总则	2017年6月23日被替代	GB 4789. 1—2010
56	食品安全国家标准 食品微生物学检验 菌落总数测定	2017年6月23日被替代	GB 4789. 2—2010
57	食品安全国家标准 食品微生物学检验 大肠菌群计数	2017年6月23日被替代	GB 4789. 3—2010
58	食品安全国家标准 食品微生物学检验 沙门氏菌检验	2017年6月23日被替代	GB 4789. 4—2010
59	食品安全国家标准 食品微生物学检验 金黄色葡萄球菌检验	2017年6月23日被替代	GB 4789. 10—2010
60	食品安全国家标准 食品微生物学检验 单核细胞增生李斯特氏菌检验	2017年6月23日被替代	GB 4789. 30—2010
61	食品安全国家标准 食品微生物学检验 乳酸菌检验	2017年6月23日被替代	GB 4789. 35—2010
62	食品安全国家标准 食品微生物学检验 阪崎肠杆菌检验	2017年6月23日被替代	GB 4789. 40—2010
63	食品安全国家标准 食品微生物学检验 双歧杆菌的鉴定	2017年6月23日被替代	GB 4789. 34—2012

续表2

序号	标准名称		标准号
64	食品安全国家标准 食品中真菌毒素限量	2017 年 9 月 17 日被替代	GB 2761—2011
65	食品安全国家标准 食品中污染物限量	2017 年 9 月 17 日被替代	GB 2762—2012
66	食品安全国家标准 食品中铅的测定	2017 年 10 月 6 日被替代	GB 5009. 12—2010
67	食品安全国家标准 食品中硒的测定	2017 年 10 月 6 日被替代	GB 5009. 93—2010
68	食品安全国家标准 乳糖	2018 年 12 月 21 日被替代	GB 25595—2010
69	食品安全国家标准 婴幼儿食品和乳品中叶酸（叶酸盐活性）的测定	2018 年 6 月 5 日被替代	GB 5413. 16—2010
70	食品安全国家标准 婴幼儿食品和乳品中泛酸的测定	2018 年 6 月 5 日被替代	GB 5413. 17—2010
71	食品安全国家标准 食品中农药最大残留限量	2020 年 2 月 28 日被替代	GB 2763—2016
72	食品安全国家标准 食品中百草枯等 43 种农药最大残留限量	2020 年 2 月 28 日被替代	GB 2763. 1—2018
73	食品安全国家标准 食品添加剂 六偏磷酸钠	2021 年 3 月 11 日被替代	GB 1886. 4—2015
74	食品安全国家标准 食品中碘的测定	2021 年 3 月 11 日被替代	GB 5009. 267—2016
75	食品安全国家标准 食品添加剂 二氧化硅	2021 年 3 月 11 日被替代	GB 25576—2010
76	食品安全国家标准 食品添加剂 氨水	2021 年 3 月 11 日被替代	GB 29201—2012
77	食品安全国家标准 食品用香料通则	2021 年 3 月 11 日被替代	GB 29938—2013
78	食品安全国家标准 食品用香精	2021 年 3 月 11 日被替代	GB 30616—2014
79	食品安全国家标准 干酪	2021 年 11 月 22 日被替代	GB 5420—2010
80	食品安全国家标准 婴儿配方食品	2023 年 2 月 22 日被替代	GB 10765—2010
81	食品安全国家标准 较大婴儿和幼儿配方食品	2023 年 2 月 22 日被替代	GB 10767—2010
82	食品安全国家标准 食品添加剂 碳酸钠	2021 年 8 月 22 日被替代	GB 1886. 1—2015
83	食品安全国家标准 食品添加剂 磷酸氢钙	2021 年 8 月 22 日被替代	GB 1886. 3—2016
84	食品安全国家标准 食品中农药最大残留限量	2021 年 9 月 5 日被替代	GB 2763—2019
85	食品安全国家标准 预包装食品中致病菌限量	2021 年 11 月 22 日被替代	GB 29921—2013
86	食品安全国家标准 速冻面米制品	2022 年 3 月 7 日被替代	GB 19295—2011
87	食品安全国家标准 食品接触材料及制品 总迁移量的测定	2022 年 3 月 7 日被替代	GB 31604. 8—2016
88	食品安全国家标准 食品中多环芳烃的测定	2022 年 3 月 7 日被替代	GB 5009. 265—2016
89	食品安全国家标准 食品中总汞及有机汞的测定	2022 年 3 月 7 日被替代	GB 5009. 17—2014
90	食品安全国家标准 食品中污染物限量	2023 年 6 月 30 日被替代	GB 2762—2017
91	食品安全国家标准 饮料	2022 年 12 月 30 日被替代	GB 7101—2015
92	食品安全国家标准 炼乳	2022 年 12 月 30 日被替代	GB 13102—2010
93	食品安全国家标准 再制干酪	2022 年 12 月 30 日被替代	GB 25192—2010
94	食品安全国家标准 食品添加剂 丁香酚	2022 年 12 月 30 日被替代	GB 1886. 129—2015
95	食品安全国家标准 食品添加剂 甜菊糖苷	2022 年 12 月 30 日被替代	GB 8270—2014
96	食品安全国家标准 食品添加剂 丙酸钙	2022 年 12 月 30 日被替代	GB 25548—2010
97	食品安全国家标准 食品添加剂 靛蓝铝色淀	2022 年 12 月 30 日被替代	GB 28318—2012
98	食品安全国家标准 食品添加剂 磷脂	2022 年 12 月 30 日被替代	GB 28401—2012

续表3

序号	标准名称		标准号
99	食品安全国家标准 食品添加剂 胶基及其配料	2022年12月30日被替代	GB 29987—2014
100	食品安全国家标准 洗涤剂	2023年6月30日被替代	GB 14930.1—2015
101	食品安全国家标准 食品接触用纸和纸板材料及制品	2023年6月30日被替代	GB 4806.8—2016
102	食品安全国家标准 婴幼儿食品和乳品中维生素 B_{12}的测定	2022年12月30日被替代	GB 5413.14—2010
103	食品安全国家标准 食品中二氧化硫的测定	2022年12月30日被替代	GB 5009.34—2016
104	食品安全国家标准 婴幼儿食品和乳品中胆碱的测定	2022年12月30日被替代	GB 5413.20—2013
105	食品安全国家标准 食品中叶酸的测定	2022年12月30日被替代	GB 5009.211—2014
106	食品安全国家标准 食品微生物学检验 菌落总数测定	2022年12月30日被替代	GB 4789.2—2016
107	食品安全国家标准 饮用天然矿泉水检验方法	2022年12月30日被替代	GB 8538—2016

主要参考文献

1. 国家质量监督检验检疫总局．中国质检工作手册：进出口食品安全监管分册［M］．北京：中国质检出版社，2012—2013.

2. 国家质量监督检验检疫总局．检验检疫工作手册［M/CD］．北京：中国农业出版社，2006.